| 제3판 |

구개열 및 두개안면 기형

말과 공명에 미치는 영향

Cleft Palate and Craniofacial Anomalies: Effects on Speech and Resonance

Ann W. Kummer 지음 | 표화영 · 한진순 옮김

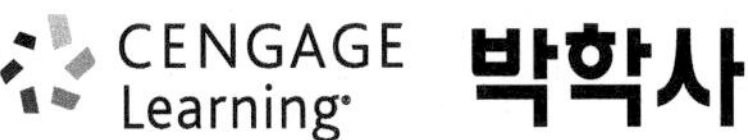

Andover • Melbourne • Mexico City • Stamford, CT • Toronto • Hong Kong • New Delhi • Seoul • Singapore • Tokyo

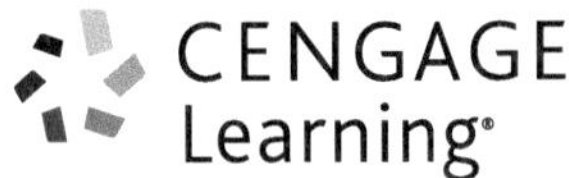

Cleft Palate & Craniofacial Anomalies

3rd Edition

Ann W. Kummer

Original edition © 2014 Delmar, a part of Cengage Learning.
Cleft Palate & Craniofacial Anomalies, International Edition, 3rd Edition by Ann W. Kummer
ISBN: 9781133732648

This edition is translated by license from Delmar, a part of Cengage Learning, for sale in Korea only.

ISBN-13: 978-89-98521-51-6

Cengage Learning Korea Ltd.
14F, YTN Newsquare
76, Sangamsan-ro, Mapo-gu
Seoul, 03926, Korea, South
Tel: (82) 2 330 7000
Fax: (82) 2 330 7001

Cengage Learning is a leading provider of customized learning solutions with office locations around the globe, including Singapore, the United Kingdom, Australia, Mexico, Brazil, and Japan. Locate your local office at: www.cengage.com/global

Cengage Learning products are represented in Canada by Nelson Education, Ltd.

For product information, visit www.cengageasia.com

Printed in Korea
1 2 3 4 19 18 17 16

역자 서문

이 책은 신시내티 의과대학 교수이자 신시내티 아동병원 메디컬센터 언어치료실 수석 팀장인 Dr. Ann W. Kummer가 2014년에 쓴 *Cleft Palate and Craniofacial Anomalies* 제3판을 번역한 것이다. Dr. Kummer는 2008년에 이 책의 제2판인 *Cleft Palate and Craniofacial Anomalies: Effects on Speech and Resonance*를 썼으며, 우리나라에서는 2010년에 본 역자들이 『구개열 및 두개안면 기형: 말과 공명에 미치는 영향』이란 제목으로 제2판의 번역서를 출간하였다. 이제 제3판의 번역서가 출간에 이르렀는데, 그동안 몇 년에 걸쳐 번역서의 출간을 기다려 준 분들께 한편 송구하고 한편 감사할 따름이다.

원래 Dr. Kummer의 책은 23개 장(chapter)으로 구성되어 있었으나 이 역서에는 제4장과 제23장이 빠져서 총 21개 장으로 구성되어 있다. 제4장은 유전과 유전학에 대한 내용으로 구개열의 언어치료를 공부하고자 하는 독자에게는 지나치게 전문적이라고 판단하여 생략했고, 제23장은 개발도상국의 구개열 치료에 대한 내용으로 우리나라의 현실과는 동떨어져 있다고 판단하여 생략했다. 대신 제2판의 번역서에서는 빠졌던 제3장의 내용을 추가했다. 유전적 평가에 대한 내용이라 제2판의 번역서에서는 생략했지만 구개열 및 두개안면 기형과 관련된 증후군의 내용은 필요하다고 판단하여 제3판의 번역서에는 추가하였다.

제3판 원서는 제2판이 나온 지 6년 만에 나왔는데, 보강 및 추가된 내용이 상당히 많아 개정판이라기보다는 새로운 책의 초판이라는 생각이 들 정도여서 Dr. Kummer의 열정에 감탄을 금치 못하였다. 그러한 열정이 고스란히 내용에 들어 있기 때문에 구개열과 두개안면 기형을 공부하는 사람에게 이 책이 큰 도움이 되리라 믿는다.

책을 번역하는 데 있어 가장 어려웠던 것은 용어의 문제였다. 언어치료의 영역뿐 아니라 다양한 의학 분야까지 포함되어 있다 보니 용어가 낯선 것도 문제였지만 더 큰 문제는 통일되어 있지 않은 용어가 많았다는 것이었다. 의학용어는 대한의사협회 의학용어위원회에서 사용하는 용어집의 도움을 많이 받았지만 거기 언급되지 않은 용어들은 적절한 용어를 찾는 것이 쉽지 않았다. 통일되지 않은 용어로 힘들었던 것은 언어치료의 영역에서도 크게 다르지 않았다. 그렇기 때문에 일부 독자에게는 이 책의 용어나 그런 용어를 사용한 문장 표현이 낯설거나 어색할 수도 있을 것이다. 그에 대해서는 역자주를 붙여 이해를 돕고자 하였고 문장 표현도 쉽게 이해될 수 있도록 최선을 다하였다. 그럼에도 불구하고 용어 사용이나 문장 표현에 문제가 있거나 더 좋은 예가 있다고 생각하는 분은 기탄없는 조언을 부탁드린다.

이 책을 번역하게 허락해 주신 원저자 Dr. Ann W. Kummer에게 깊은 감사를 드리며 그 열정에도 찬사를 보낸다. 아울러 이 책의 번역과 출간을 허락해주신 박학사 구본하 사장님 이하 편집직원 여러분께도 깊은 감사를 드린다.

마지막으로 휴일과 방학도 따로 없는 우리를 위해 물심양면 지원을 아끼지 않은 우리의 사랑하는 가족에게도 무궁무진한 감사와 사랑을 보낸다. 우리의 가족은 우리의 모든 것이며 시작과 끝임을 다시 한 번 부끄럽게 고백한다.

2016년 7월

표화영 · 한진순

저자 서문

태어날 아기를 기다리는 일은 삶 속에서 매우 흥분되는 시간이다. 출산을 앞둔 부부는 아기의 방과 이부자리를 꾸미고 아기 옷과 기저귀를 준비하고 이름을 정하는 등 아기를 맞이할 준비를 많이 하게 된다. 부모는 손가락 10개, 발가락 10개, 눈, 코, 입, 귀가 제대로 된 아기가 탄생할 것을 기대한다. 그렇기 때문에 자신의 기대와 다른 아기가 태어날 수도 있다는 가능성은 생각하지도 못한다.

불행히도 모든 아기가 완전한 구조를 갖고 태어나는 것은 아니다. 아기가 구순열/구개열이나 두개안면 기형을 갖고 태어난다는 것은 매우 충격적인 일인데, 얼굴에 기형이 있기 때문에 더욱더 그러하다. 이는 가족에게 매우 엄청난 충격이 된다. 매우 행복하고 흥분될 것이라 예상했던 시간은 스트레스가 심하고 감정을 주체할 수 없는 시간으로 변하게 된다. 부모가 아기의 기형을 직시하여 이제 막 태어난 아기를 진정으로 환영하고 유대감을 형성하기가 불가능해지기도 한다.

구순열이나 구개열은 선천성 기형 중 네 번째로 흔히 나타나며, 선천성 얼굴 기형 중에서는 가장 흔히 나타난다. 실제로 해마다 미국에서는 600명당 1명꼴로 구순열/구개열이 있는 신생아가 태어난다. 이 아동들 중 절반 정도는 파열뿐만 아니라 다른 연관 기형도 함께 갖고 있다. 구개열은 알려져 있는 증후군 중 약 400개 이상의 증후군에서 나타나는 특성이다.

현재까지의 의료기술로 이러한 선천성 기형이 나타나는 것을 막을 수는 없지만 두개안면 기형과 연관되어 있는 말장애와 신체장애 대부분은 여러 전문가들로 구성되어 있는 팀의 도움을 받는다면 개선하거나 심지어는 완전히 해결할 수도 있다. 구순열/구개열 및 두개안면 기형 환자들이 필요로 하는 치료를 제공하기 위해서는 해당 분야의 전문가들로 구성된 팀 접근이 이루어져야 한다. 질적 관리를 위해서는 팀의 전문가들 모두가 대상 환자들의 평가와 치료 방법에 대해 철저히 이해하고 있어야 할 것이다.

그러나 일반 인구 중 파열 및 두개안면 기형의 출현율을 고려하면, 모든 의료 종사자들이 이들의 관리와 적절한 의뢰에 대한 기본 지식을 알고 있어야 할 것이다. 이들의 문제가 말에 지대한 영향을 미치는 경우가 흔히 있으므로, 언어치료전문가는 이들에 대한 기본적인 평가방법, 치료방법뿐만 아니라 관련 전문가에게 제대로 의뢰하는 것에 대해 더 잘 훈련되어 있어야 할 것이다. 학교에 소속된 언어치료전문가도 파열, 두개안면 기형 또는 공명장애 사례를 다루게 될 가능성이 매우 높다.

✲ 이 책의 목적

이 책은 파열이나 두개안면 기형의 이력이 있는 사람들의 관리와 관련된 임상에 관여할 언어병리학, 의학 및 치의학 전공생들과 전문가들에게 정보를 제공하고, 지식을 전달하고, 관심을 불러일으키는 데 그 목적이 있다. 이 책은 대학원생의 교재로 사용하기 위해 집필하였으나, 이 분야에서 전문 서비스를 제공하고 있는 의료 종사자들에게도 참고도서로 유용할 것이다. 이 책을 집필할 때 독자들에게 방대한 양의 정보를 재미있으면서도 이해하기 쉽게 제공하려고 노력하였다. 나 스스로가 현재도 활동 중인 임상가이기 때문에 이 책이 교과서로서 이론 정보를 제공해 줄 뿐만 아니라 "실제로 어떻게 하면 되는지"를 알려 주는 실용서가 되었으면 좋겠다.

이 책의 궁극적인 목적은 파열이나 두개안면 기형 환자들을 다루는 전문가들의 지식을 향상시키는 것이다. 이러한 지식이 파열이나 두개안면 기형 환자들의 질적 치료에 좋은 영향을 미칠 수 있기를 희망한다.

✲ 이 책의 구성

이 책은 앞 장에서 얻은 정보가 토대가 되어 뒤 장에서 정보를 이해할 수 있도록 순차적으로 구성하였다.

제1부는 정상적인 구강안면 구조와 연인두 밸브의 해부 및 생리에 대한 기본 정보를 제공하고 있다. 앞 장에서 정상적인 구조와 기능에 대해 먼저 설명한 뒤에 뒤 장에서 파열과 두개안면 기형에 관한 정보를 다루었다. 이러한 기형과 관련되어 있는 유전적 요인 등 여러 가지 원인에 대해서도 살펴보았다. 제1부를 통해 얼굴과 연인두 구조와 기능이 정상적인 경우와 비정상적인 경우에는 어떤 특성을 보이는지, 그리고 이와 관련되어 있는 원인은 무엇인지에 대해 자세히 알 수 있게 될 것이다.

제2부는 파열 및 두개안면 기형과 연관되어 있는 여러 가지 문제에 관한 장으로 이루어져있다. 특히 이러한 기형이 섭식, 치열, 언어, 인지, 조음, 공명, 청력 및 심리 발달에 미치는 영향에 대해 다루었다. 제2부를 읽고 난 이후에는 파열과 두개안면 기형에 부차

적으로 나타나는 문제와 그 종류 및 복잡성을 이해할 수 있을 것이다. 이 환자들에게는 학제적 환경에서 다학문적 접근이 필요함을 알게 될 것이다.

제3부는 말, 공명, 연인두 기능에 대한 여러 가지 진단방법을 다루고 있다. 말과 공명에 대한 지각적 평가, 구강 및 기타 구강안면 구조에 대한 신체검사에 대해 다루었다. 대학원생이 읽기에 적합한 기기 및 장비에 대한 개요를 다룬 장도 있다. 다양한 검사 절차에 대한 장도 있다. 이 장에서는 이러한 절차를 사용할 임상가들을 훈련하는 데 필요한 구체적 정보를 자세히 제시하였다.

제4부는 파열, 두개안면 기형 및 연인두 기능장애로 인하여 나타나는 말장애와 공명장애의 치료에 대해 다루고 있다. 여기에서는 수술, 보철 및 말 치료에 대해 다루었다.

제5부는 짧지만 매우 중요하다. 이 환자들에게는 여러 전문영역의 관리가 필요함을 강조하고 있기 때문이다. 이 부분을 읽고 나면 파열 및 두개안면 기형 환자들의 평가와 치료의 질적 측면을 위해서는 여러 전문영역 간의 상호작용과 협력이 필요함을 이해할 수 있을 것이다.

✲ 이 책의 특징

- **이 장의 개요:** 각 장에서 다루는 내용이 무엇인지 독자가 재빨리 알 수 있게 해준다.
- **삽화:** 이 책에는 400여 장의 사진과 90여 점의 선 그림을 포함, 총 500여 개의 삽화가 있다(이 책은 원서에서 2개의 장을 번역하지 않았으므로 정확한 숫자와는 차이가 있음을 밝혀 둔다—역자 주). 이는 각 장에서 논의한 정보와 개념의 이해를 증진시키기 위한 것이다.
- **사례 보고:** 일부 장에 사례 보고가 포함되어 있다. 각 장에서 다룬 내용이 실생활 상황에 어떻게 적용될 수 있는지 보여 준다.
- **복습 및 논의:** 각 장의 끝에 논의를 위한 질문과 주제를 목록으로 제시했다. 이는 독자들이 각 장에서 제시한 정보를 종합하여 응용할 수 있게 돕기 위한 것이다. 강사는 이를 수업 토론, 과제 또는 서술식 시험문제로도 이용할 수 있다.
- **용어 정의:** 전문용어와 의학용어는 처음 소개할 때 고딕체로 표시하고 그 정의를 제시하였다.
- **용어 해설:** 이 책의 맨 뒤에는 용어 해설이 수록되어 있는데, 각 장에서 고딕체로 표시하였던 의학용어와 전문용어의 정의를 제공하고 있다. 이 용어를 먼저 익혀 놓으면 이 책에서 다루고 있는 많은 정보를 이해하는 데 도움이 될 것이다.
- **부록:** 부록에는 부모 및 보호자를 위한 자료로, 부모지원단체의 목록이 수록되어 있다.

- **비디오**: 다양한 말장애 및 공명장애와 진단 및 치료 기법에 관한 비디오를 제시하였다.

❋ 개정판의 개정사항

- **목차**: 일부 장과 절의 순서를 흐름에 맞게 조정하였다.
- **이 장의 개요**: 각 장의 개요를 단순화하여 장이 일관성을 더 유지할 수 있게 하였다.
- **새 장**: 기기장비 각각에 대한 장이 매우 자세하기 때문에 기기장비 평가 절차의 개요라는 제목의 새 장이 포함되어 있다. 이 장은 특정 기기장비 평가 절차를 이용할 수 있는지 알아야 하나 실제로 이러한 평가를 수행하는 세부 절차까지는 알 필요가 없는 대학원생이나 기타 의료 종사자들을 위한 장이다.
- **말 노트**: 기형과 수술에 관한 장에는 말 노트라는 제목의 글 상자가 있다. 이는 이러한 기형과 수술이 말과 공명에 어떤 영향을 미치는지 강조하고 있다.
- **새 그림**: 개정판에는 약 100컷 이상의 새 그림(사진 및 선 그림)이 추가되었다.
- **음성기호**: 개정판에서는 말소리를 나타내는 데 다른 언어병리학 교과서와 마찬가지로 글자 대신 음성기호를 사용하였다. 음성기호에 익숙하지 않은 의사와 다른 전문가들이 이해하기 쉽도록 각 음성기호의 열쇠 낱말도 제시하였다.
- **용어 해설**: 더 많은 용어의 정의와 함께 용어 해설을 더 확장하였다.

❋ 온라인 자료

- **Cleft Notes(파열 노트)**: Cleft Notes는 표 형식으로 각 장의 기본 내용을 간략하게 요약하여 제공하고 있다. 이 표는 비교 및 대조 형식으로 되어 있어 학생들이 각 장의 정보를 완전히 이해하여 소화할 수 있게 도와준다. 두 가지 형식의 Cleft Notes가 있는데, 빈칸 형식은 학생들이 필기를 하거나 공부할 때 이용할 수 있으며, 기재된 형식은 강사가 이용할 수 있게 되어 있다.
- **Handouts(유인물)**: 이 책에서 다루고 있는 다양한 주제에 관한 온라인 유인물도 제공하고 있다. 주로 부모를 위해 기획된 것이지만 각 주제 영역에 익숙하지 않은 기타 전문가들에게도 도움이 될 것이다. 웹 사이트에서 유인물을 바로 인쇄할 수 있게 되어 있다. 제목, 로고, 내용을 바꾸지 않는다면 인쇄하여 배포할 수 있다.
- **Video Case Histories(사례 비디오)**: 이 책에서 다룬 공명장애 및 말 오류 유형을 쉽게 이해할 수 있게 하기 위한 사례 비디오를 많이 제시하였다. (온라인상에 계속해서 더 많은 사례 비디오를 추가해 갈 것이다.) 이 사례 비디오에는 의학력과 발달력, 필요할 경우 아동이 말하는 상황을 보여 주는 짧은 비디오가 포함되어 있다. 비인두내

시경검사/비음치측정검사 비디오가 포함되어 있는 사례도 많다. 이 비디오는 보는 사람으로 하여금 진단 및 치료 기술을 개발하도록 돕기 위해 고안된 것이다. 이 비디오는 신중하게 편집한 것으로, 클리닉에서 직접 관찰하는 것보다 훨씬 더 좋다.

- **PowerPoint Presentation(파워포인트 프레젠테이션)**: 각 장에 맞는 파워포인트 프레젠테이션을 제공하고 있는데, 중요한 그림과 사진도 포함되어 있다.
- **Exam and Test Yourself Questions(시험 및 자기 평가 질문)**: 각 장마다 많은 선다형 질문을 제공하고 있다. 강사는 이를 시험에 이용하거나 학생에게 주어 공부하게 할 수도 있다.
- **eBook(전자도서)**: 이 책은 인쇄본뿐만 아니라 전자도서로도 볼 수 있다. 전자도서의 경우 장 단위로 구매할 수도 있다.

✻ 구성 방식

서비스를 제공하는 사람들은 환자의 정서적, 심리적 요구에도 민감해야 한다. 환자의 감정에 대한 감수성은 선의의 서비스 제공자들도 빠뜨리고 넘어가는 경우가 많다. 우리는 흥미로운 사례가 아니라, 실제 사람을 다루고 있다는 사실을 쉽게 잊는다. 환자의 감정에 대한 감수성 부족은 문헌이나 일상생활에서 쓰는 용어에 반영되는 경우가 자주 있다. 어릴 때 구개열로 태어났던 한 성인이 이런 말을 한 적이 있다. 그는 어린 시절에 대해 말하면서 '구개열 아동'이라 불렸던 것이 매우 부정적인 느낌을 갖게 만들었음을 지적하였다. 다행히도 이제 이와 같은 용어는 과거에 사용하였던 '언청이'라는 용어와 마찬가지로 '정치적으로 정당하지 못한' 명칭이 되어 가고 있다. 이들을 묘사하는 용어로 '기형'이라는 용어를 쓰는 것 또한 이러한 기형을 갖고 태어나는 사람들의 감정에 둔감한 일임에 분명하다. 그렇기 때문에 '파열이 있는 아동'이라는 용어처럼 '환자를 우선으로 하는' 용어를 쓰는 것이 더 바람직할 것이다.

이 책의 여기저기에서 기형이 있는 사람을 지칭하는 용어로 '아동'이라는 표현을 자주 썼음을 알 수 있을 것이다. 이는 구순열/구개열 및 두개안면 기형에 부차적으로 나타나는 말장애와 공명장애는 주로 아동기동안 다루어지는 문제이기 때문이다. 그러나 이 책에 나오는 내용은 동일한 문제를 갖고 있는 성인들에게도 적용될 수 있음을 주지해야 할 것이다.

✻ 감사의 글

개정판이 나오기까지 도움을 주신 데 대해 감사를 표하고 싶은 분들이 너무 많다. 뛰어난 학생들 중 Brooke Goodall은 문헌 연구 및 최신 정보와 관련하여 많은 도움을 주었고, Brook Goodall, Vanessa Hardin과 Nicole Brenza는 비디오 사례 연구를 편집하는 데 도움을 주었으며, Jennifer Hanson은 각 장의 파워포인트 프레젠테이션을 개발하는 일을 도와주었다.

신시내티 아동병원의 공명 전문팀원인 문학석사 Molly Hylton Dow, 문학석사 Shyla Miller, 문학석사 Allison Flynn, 문학석사 Janet H. Middendorf, 문학석사 Meg Toner에게도 크게 감사를 표한다. 이들은 내게 피드백을 주고 Cleft Notes를 개발하게 도와주었으며 비디오를 검토해 주었다. 특별히 비디오 사례 연구 프로젝트의 조정을 훌륭하게 해낸 Meg Toner에게 감사를 전한다. 우리 분과의 프로젝트 책임자인 Mary Gilene에게도 참조, 유인물, 파워포인트, 기타 여러 가지 가치를 따질 수 없는 일을 도와준 데에 대해 감사를 전하고 싶다. 행정조교 Colleen Kinnard(언어병리학 석사과정 진학을 위해 나를 떠났다)와 Debbie Kleemeier에게도 빚을 졌다. 이 둘은 편집, 서식 설정, 허락 승인 등 여러 방면에서 나를 도와주었다.

제13장과 제16장에 대한 피드백을 준 KayPENTAX의 제품 관리 영업 이사 Robert McClurkin, 제6장에 대한 피드백을 준 신시내티 아동병원 이비인후과-두경부 외과 조교수인 의학박사 Sid Khosla에게도 감사를 전한다. 이들이 시간과 노력을 들여 이 책을 검토해준 데 대해 특별히 감사를 표하고 싶다. 그들의 비평과 제안은 매우 값진 것이었다.

동료이자 친구인 문학석사 Janet H. Middendorf에게도 특별히 감사를 전하고 싶다. 그녀가 나를 대신하여 환자와 클리닉을 도맡아 주어서 이 책의 집필을 위한 여행을 할 수 있었고 이 작업을 계속할 수 있었다! 마지막으로 신시내티 아동병원의 두개안면 팀원들에게 훌륭한 동료이자 멘토, 친구가 되어 준 데에 대해 감사를 전한다. 이들 모두로부터 많은 것을 배웠다.

끝으로 남편에게 감사를 표하고 싶다. 이 책에 내 개인적인 시간과 에너지를 어마어마하게 쏟아 부었다. 남편의 지원, 격려, 인내심과 이해가 없었더라면 해낼 수 없었을 것이다.

✲ 피드백

이 책을 읽고 제안을 해주시거나 의견을 주실 분은 이메일(ann.kummer@cchmc.org)로 연락해 주시면 감사하겠습니다. 계속해서 이 책을 발전시키고 싶습니다.

✲ 맺는 말

나 스스로와 이 책이 나올 수 있도록 도움을 주신 모든 분들에게 이 책을 출판할 수 있게 된 것에 대해 감사를 전합니다. 이 책을 읽는 모든 분들이 이 책을 통하여 파열이나 두개안면 기형이 있는 사람들을 위해 더 나은 임상 서비스를 제공할 수 있는 지식과 배움을 얻고 영감을 얻게 되기를 바랍니다.

Ann W. Kummer

✲ 이 책을 검토해 주신 분들

Nancye C. Roussel, **철학박사**, CCC-SLP
루이지애나 주 라파예트 루이지애나 대학교 의사소통장애학과 학과장

Monica C. Devers, **철학박사**, CCC-SLP
미네소타 주 세인트클라우드 세인트클라우드 주립대학교 보건사회복지대학원 임시학장

Dianne Altuna, **이학석사**, CCC-SLP
텍사스 주 댈러스 텍사스 대학교 의사소통장애학과 강사

Ann Blanton, **철학박사**, CCC-SLP
캘리포니아 주 새크라멘토 캘리포니아 주립대학교 조교수

헌정사

내 인생에 커다란 영향을 미쳤으며 최선을 다해 날 도와준 세 분에게 이 책을 바친다. 그들의 사랑과 지지가 없었다면 나는 내가 원하는 일을 하지도 못했을 것이고, 이제 3판이 되는 이 책을 쓸 기회도 얻지 못했을 것이다.

첫 번째로 헌정할 분은 내 아버지다. 내 아버지는 훌륭하고 다정다감하며 내가 존경해 마지않는 능력 있는 이비인후과 의사셨다. 아버지, 저는 커서 아버지 같은 사람이 되길 항상 바라왔습니다.

두 번째로 헌정할 분은 내 어머니다. 내 어머니는 내가 아는 사람 중 가장 친절하고 사려 깊고 다정하시다. 어머니, 어른이 된 지금 저는 어머니같이 되려고 얼마나 노력하고 있는지 모릅니다.

세 번째로 헌정할 분은 내 남편이다. 항상 나를 지지해 주고 용기를 주고 내가 내 일에 집중하고 성공을 거둘 수 있도록 도와주었다. 존, 당신은 내가 펼칠 날개를 준 사람입니다. 무궁무진한 감사를 보냅니다!

내 모든 사랑을 담아,

Ann

이 책에 사용된 음성기호

모음

기호	예
/i/	**bee,** s**ee**
/æ/	h**a**t, c**a**t
/ɑ/	f**a**ther, p**o**t
/ɚ/	teach**er,** moth**er**

자음

기호	철자	예
ʔ	성문파열음	bu**tt**on, mi**tt**en
/ʃ/	sh	**sh**oe
/ʒ/	zh	mea**su**re
/ʧ/	ch	**ch**air
/ʤ/	j	**j**ump
/θ/	th	**th**in
/ð/	th	**th**en
/ŋ/	ng	si**ng**

저자에 관하여

철학박사이자 CCC-SLP인 **ANN W. KUMMER**는 신시내티 아동병원 언어병리학 분과 수석이사이자 신시내티 대학병원 이비인후과-두경부 외과 교수로 재직 중이다.

그의 지도하에 신시내티 아동병원의 언어병리학 분과는 미국에서 가장 크고 가장 명망 높은 프로그램으로 성장하였다. Kummer 박사는 언어병리학 분야에서 리더십과 전문 경영자 과정에서 자주 강연하였다. 이 책 외에도 2004년 미국 말언어청각협회(ASHA)에서 출판한 『사업실무: 언어치료전문가를 위한 지침서(*Business Practices: A Guide for Speech-Language Pathologists*)』라는 제목의 책의 저자 중 한 사람이기도 하다. 그는 1995년에 IBM/Lotus로부터 International Beacon Award를 수상한 업무용 소프트웨어 주 개발자 중 한 사람이기도 하다. [Derivative 사의 소프트웨어는 ChartLinks(재활용 소프트웨어 판매 온라인 사이트—역자 주)를 통해 구입할 수 있다.]

임상가이자 연구자의 한 사람으로서 Kummer 박사는 구개열, 두개안면 기형 및 연인두 기능장애로 인한 말장애와 공명장애를 전문으로 하고 있다. 그는 신시내티 아동병원과 신시내티 소재의 자선병원 두개안면 팀의 팀원이다. 다학문 VPI 클리닉에서도 서비스를 제공하고 있다. 구개열을 위한 다수의 국제 자원봉사 단체와도 일하고 있으며, 미국 구개열-두개안면 협회(ACPA)에서 활동하고 있으며, 미국 말언어청각협회의 여러 위원회에서 봉사하고 있다.

Kummer 박사는 국내 및 해외에서 구개열, 두개안면 기형, 공명장애, 연인두 기능장애에 관하여 수많은 강의와 세미나를 맡아 왔다. 여러 학술논문의 저자이며, 언어병리학 및 의학 서적 분야에서도 20개가 넘는 장의 저자이기도 하다. 이 책 외에도 간편 비음치측정검사(Simplified Nasometric Assessment Procedures, SNAP, 1996)와 Nasometer II(KayPENTAX, Montvale, N.J.)를 위한 SANP-R 검사(2005)의 공동 저자이다. Super Duper 사가 개발하여 판매 중인 Oral & Nasal Listener의 특허권을 갖고 있다.

Kummer 박사는 오하이오 남서부 말청각협회(Southwestern Ohio Speech and Hearing Association, SWOSHA, 1995), 오하이오 말청각협회(Ohio Speech and Hearing Association, OSHA, 1997)로부터 수상한 이력이 있으며, 오하이오 말언어청각협회(Ohio Speech-Language and Hearing Association, OSLHA, 2012)로부터 Elwood Chaney 우수임상가상을 수상하였고, 신시내티 대학교의 의사소통과학 및 장애학과에서 학과를 빛낸 동문상(1999)을 수상하였고, 신시내티 대학교 병설 보건대학에서 우수 동문상(2012)을 수상하였다. 2002년에는 미국 말언어청각협회 특별회원으로 선출되기도 하였다. 2006년에는 *Therapy Times*로부터 미국 내에서 가장 영향력 있는 25명의 치료사 중 한 명으로 선정되었고, 2007년에는 *Inspire Magazine*으로부터 신시내티 주에서 가장 영향력 있는 여성 인사 중 한명으로 선정되었다.

Kummer 박사는 인디애나 대학교에서 학사와 석사학위를 받았으며 신시내티 대학교에서 박사학위를 받았다.

공헌자

David A. Billmire, M.D.*
Professor of Clinical Surgery
University of Cincinnati College of Medicine
Director, Plastic Surgery Division
Cincinnati Children's Hospital Medical Center
Address:
Cincinnati Children's Hospital Medical Center
3333 Burnet Avenue
Cincinnati, Ohio 45229-3039

Richard Campbell, D.M.D., M.S.*
Assistant Professor of Clinical Pediatrics
University of Cincinnati College of Medicine
Director, Orthodontics
Division of Pediatric Dentistry
Cincinnati Children's Hospital Medical Center
Address:
Cincinnati Children's Hospital Medical Center
3333 Burnet Avenue
Cincinnati, Ohio 45229-3039

Julia Corcoran, M.D.
Associate Professor of Surgery
Feinberg School of Medicine Northwestern University
Attending Surgeon
Ann and Robert H. Lurie Children's Hospital of Chicago

Address:
Division of Pediatric Plastic Surgery
225 E Chicago Avenue, Box 93
Chicago, IL 60611

Deepak Krishnan, D.D.S.*
Assistant Professor of Surgery
Residency Program Director
Division of Oral & Maxillofacial Surgery
Address:
University of Cincinnati College of Medicine
231 Albert Sabin Way
Cincinnati, Ohio 45267-0558

Murray Dock, D.D.S., M.S. D.
Associate Professor of Clinical Pediatrics
University of Cincinnati College of Medicine
Division of Pediatric Dentistry
Cincinnati Children's Hospital Medical Center
Address:
Cincinnati Children's Hospital Medical Center
3333 Burnet Avenue
Cincinnati, Ohio 45229-3039

Robert J. Hopkin, M.D.*
Associate Professor of Clinical Pediatrics
University of Cincinnati College of Medicine
Division of Human Genetics
Cincinnati Children's Hospital Medical Center
Address:
Cincinnati Children's Hospital Medical Center
3333 Burnet Avenue
Cincinnati, Ohio 45229-3039

Claire K. Miller, Ph.D.
Program Director, Aerodigestive and Sleep Center
Speech Pathologist III
Division of Speech-Language Pathology
Cincinnati Children's Hospital Medical Center
Address:
Cincinnati Children's Hospital Medical Center
3333 Burnet Avenue
Cincinnati, Ohio 45229-3039

Howard M. Saal, M.D.*
Professor of Pediatrics
University of Cincinnati College of Medicine
Director, Clinical Genetics
Division of Human Genetics
Cincinnati Children's Hospital Medical Center
Address:
Cincinnati Children's Hospital Medical Center
3333 Burnet Avenue
Cincinnati, Ohio 45229-3039

Janet R. Schultz, Ph.D.*
Professor
Psychology Department
Xavier University
Address:
Xavier University
3800 Victory Parkway
Cincinnati, Ohio 45207-6511

J. Paul Willging, M.D.
Professor
Department of Otolaryngology—Head and Neck Surgery
University of Cincinnati College
of Medicine
Cincinnati Children's Hospital Medical Center
Address:
Cincinnati Children's Hospital Medical Center
3333 Burnet Avenue
Cincinnati, Ohio 45229-3039

David J. Zajac, Ph.D.
Associate Professor
Department of Dental Ecology and the Craniofacial Center
University of North Carolina at Chapel Hill
Address:
Craniofacial Center
CB# 7450
University of North Carolina at Chapel Hill
Chapel Hill, North Carolina 27599

*오하이오 주 신시내티 시의 신시내티 아동병원 두개안면 센터의 팀원임을 밝혀 둔다.

차례

제2부

제13장 비음치측정검사 ··· 375

제14장 말소리의 공기역학적 측면 ··· 411

제15장 비디오투시조영검사 ······ 445

제16장 비인두내시경검사 ······ 467

제4부

치료 절차: 말, 공명 및 연인두 기능장애 505

제17장 파열 및 연인두 형성부전/기능부전의 수술 관리 507

제18장 두개안면 기형의 악교정술 ··· 543

제19장 보철적 처치 ··· 567

제20장 말 치료 ··· 589

제5부

이 책의 **참고 문헌**은 지면상 싣지 못했습니다.
박학사 웹사이트(http://www.pakhaksa.co.kr)의 '자료실'에 가시면 내려 받을 수 있습니다.

제 1 부

정상 구조, 파열 및 두개안면 기형

제 1 장

해부 및 생리: 얼굴, 구강 및 연인두 구조

✿ 이 장의 개요

도 입

코, 입, 인두 구조는 모두 정상적인 말과 공명에 매우 중요하다. 그러나 불행히도 이들은 구순열, 구개열 및 다른 두개안면 기형의 영향을 흔히 받는 구조이기도 하다. 언어치료전문가는 구강 및 두개안면 기형이 말과 공명에 미치는 영향에 대해 제대로 이해하기 전에 정상적인 구조를 철저히 이해하는 것이 중요하다. 그리고 구강 구조와 연인두 밸브의 정상적인 기능에 대한 지식은 언어치료전문가가 비정상적인 말과 연인두 기능장애를 효율적으로 평가하는 데 필수적이다.

이 장에서는 말 산출에 관여하는 구강안면 구조와 연인두 복합 구조에 대한 해부학적 기본 지식을 소개하고자 한다. 연인두 기제뿐만 아니라 말 산출에 관여하는 하부체계의 생리에 대해서도 다루고자 한다. 말 산출을 위한 조음기관의 해부 및 생리에 대해 더 자세한 정보를 원한다면 다른 자료를 참조하기 바란다(Cassell & Elkadi, 1995; Cassell, Moon, & Elkadi, 1990; Dickson, 1972, 1975; Dickson & Dickson, 1972; Dickson, Grant, Sicher, Dubrul, & Paltan, 1974, 1975; Huang, Lee, & Rajendran, 1998; Kuehn, 1979; Maue-Dickson, 1977, 1979; Maue-Dickson & Dickson, 1980; Maue-Dickson, Dickson, & Rood, 1976; Moon & Kuehn, 1996, 1997, 2004; Perry, 2011; Seikel, King, & Drumright, 2005).

❋ 귀

외이(external ear)는 귓바퀴(이개)와 외이도로 이루어져 있다. **귓바퀴**(pinna)는 외이를 이루는 연골성의 여린 뼈대이다. 귓바퀴는 소리 에너지를 외이도로 보내는 기능을 하는데, **외이도**(external auditory canal)는 피부로 덮여 있는 통로로 외이의 입구에서 고막으로 이어진다.

중이(middle ear)는 측두골 안에 있는 빈 공간이다. **유양동**(mastoid cavity)은 중이 공간과 뒤쪽에서 연결되어 있는데, 유양동은 측두골 안에 모여 있는 함기동(air cell, 공기를 포함하고 있는 빈 공간—역자 주)으로 이루어져 있다. 중이와 유양동의 안쪽은 모두 **점막**(mucous membrane, mucosa)으로 덧대져 있으며, 점막은 중층편평상피(stratified squamous epithelium)와 점막 고유층(lamina propria)으로 구성되어 있다. (점액과 혼동하지 말아야 하는데, 점액은 점막에서 분비되는 맑고 끈끈한 분비물을 말한다.)

고막(tympanic membrane, 혹은 eardrum)은 중이의 일부이다. 고막은 소리 에너지를 이소골로 보낸 다음 내이로 전달한다. 중이 안에 있는 3개의 작은 뼈를 **이소골**(ossicle)이라 하는데, 추골(malleus), 침골(incus), 등골(stapes)이 이에 해당한다. **추골**(망치뼈)은 고막에 단단히 부착되어 있다. **침골**(모루뼈)은 추골 및 등골과 관절로 연결되어 있다. **등골**(등자뼈)은 피스톤처럼 움직여 내이의 한 부분이자 액체로 차 있는 달팽이관(cochlea) 안에 압력파를 만들어 낸다. 고막과 이소골은 외이도를 통해 전달된 소리 에너지를 증폭시키고 이 에너지를 달팽이관의 액체로 차 있는 부분에 효율적으로 전달한다.

이관(유스타키오관, Eustachian tube)은 중이와 비인두를 연결한다. 비인두에서 끝나는 이관의 끝은 휴식 상태에는 닫혀 있다. 삼킴이 일어날 때 구개긴장근이 수축하면서 이관이 열린다. 이로써 중이와 유양동의 환기가 이루어지면서 중이와 외부 환경의 공기압이 같아진다(Cunsolo, Marchioni, Leo, Incorvaia, & Presutti, 2010; Licameli, 2002; Yoshida, Takahashi, Morikawa, & Kobayashi, 2007).

내이(inner ear)는 달팽이관과 반고리관으로 구성되어 있다. **달팽이관**(cochlea)은 달팽이 껍데기처럼 나선형 튜브 모양으로 생긴 뼈 구조물이다. 뼈로 된 이 튜브 안에는 액체로 차 있는 세 부분의 공간을 나누는 역할을 하는 아주 민감한 점막이 있다. **코르티 기관**(organ of Corti)은 달팽이관으로 전달된 기계 에너지가 전기 자극으로 바뀌는 곳으로, 이 전기 자극이 청신경을 통해 청각 중추로 전해져 소리로 인식된다. 달팽이관 안과 밖의 **유모세포**(hair cell, 털과 같은 성질을 가지고 있는 감각세포)는 다양한 기제에 의해 손상될 수 있는데, 이는 감각신경성 난청을 유발하게 된다.

내이의 두 번째 기능은 균형이다. **반고리관**(semicircular canals)은 내이 안에 위치한 고리 모양의 튜브로 된 구조물로, 공간 지남력의 감각을 담당한다. 이들은 3개의 면이 서로 직각을 이룬다. **구형낭**(saccule)과 **난형낭**(utricle)은 내이 안에 있는 부가적 감각기관이다. 이 기관 안에 있는 유모세포에는 작은 탄산칼슘 입자가 있어 중력, 움직임 및 가속도에 반응한다.

❋ 얼굴 구조

얼굴은 모두에게 익숙한 구조이지만, 선천성 기형과 파열에 대해 제대로 이해하기 위해서는 몇 가지 주요 구조를 짚고 넘어가야 할 것이다. 얼굴의 주요 부위를 **그림 1-1A**와 **그림 1-1B**에서 찾아볼 수 있다. 같은 구조를 **그림 1-1B**의 정상 유아의 얼굴 사진에서도 찾아볼 것을 권한다.

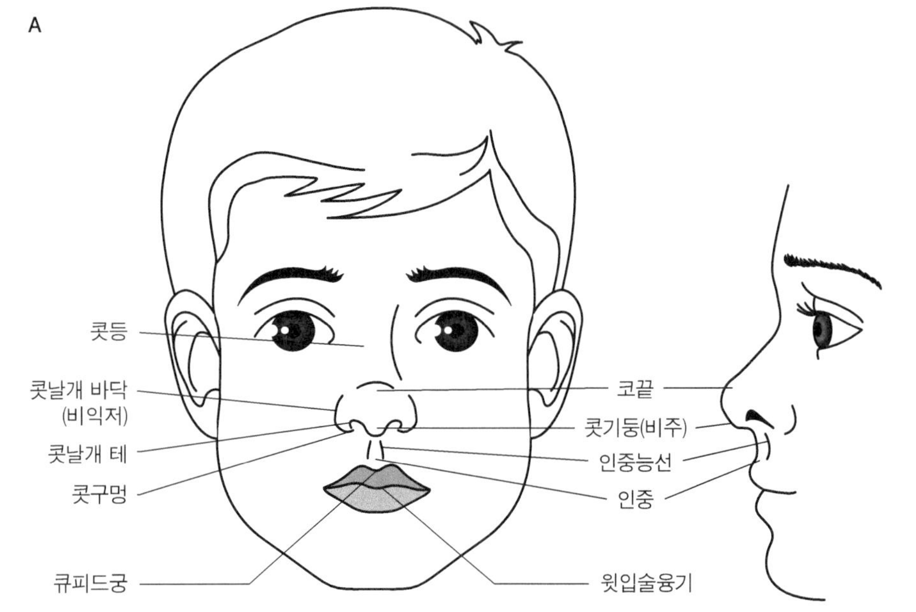

그림 1-1A 정상적인 얼굴의 주요 부위. 그림 위에 표시한 구조에 주목하라.

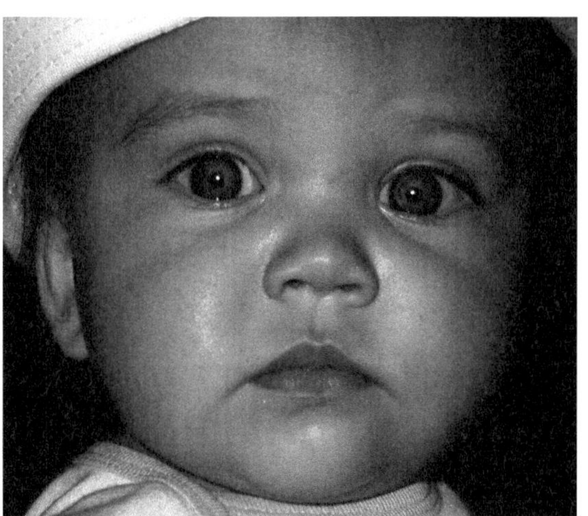

그림 1-1B 정상적인 얼굴. 이 유아의 얼굴에서 위 구조의 위치를 찾아보라.

Courtesy Ann W. Kummer, Ph.D./Cincinnati Children's Hospital Medical Center & University of Cincinnati College of Medicine

✻ 코와 비강

코에서부터 살펴보면, 눈높이에서 코가 시작되는 부위를 **콧뿌리**(비근, nasal root)라 한다. **콧뿌리점**(nasion)이라고도 불리는 **콧등**(비척, nasal bridge)은 두 눈 사이에 위치하는 뼈 구조로, 비전두봉합선(nasofrontal suture)에 해당한다. **콧기둥**(비주, columella, '작은 기둥')은 코끝(콧등의 끝, nasal tip)을 받치고 있으며 좌우 콧구멍(nostrils)을 분리하고 있는 조직이다. 콧기둥은 비중격(nasal septum)의 앞쪽 끝에 위치하며 표피, 연골 및 점막으로 이루어져 있다. 콧기둥은 이상적으로는 일직선을 이루며 바로 뒤에 곧은 비중격이 이어져 있다. 코끝이 적절히 돌출될 정도로 충분히 길어야 한다.

콧구멍(nostrils)은 흔히 **외비공**(nares, 단수형은 naris)이라고도 한다. 바깥쪽에서 곡선을 그리며 양쪽 콧구멍을 둘러싸고 있는 부분을 **콧날개**(비익, ala nasi, 'ala'는 라틴어로 '날개'를 뜻함, 'alae'는 콧구멍 양측 콧날개의 복수형)라고 하는데, 연골로 이루어져 있다. **콧날개 테**(비익연, alar rims)는 양측 콧구멍의 입구를 곡선으로 둘러싸고 있는 가장자리 부위이며, **콧날개 바닥**(비익저, alar base)은 콧날개가 윗입술과 만나는 부분을 말한다. 콧구멍의 구멍이 시작되는 기저부를 **코 문턱**(nasal sill)이라고 한다. **조롱박 구멍**(이상구, piriform aperture)은 말 그대로 조롱박 모양의 구멍을 의미하는 것으로, 콧구멍 또는 비강이 시작되는 구멍을 말한다. **비전정**(nasal vestibule)은 비강의 최전방부로 코 연골로 에워싸여 있다.

그림 1-2에 나타나 있는 바와 같이 **비중격**(nasal septum)은 중심선에 위치하며 비강을 반으로 나눈다. **사각형 연골**(quadrangular cartilage)은 비중격의 앞부분을 이루며 콧기둥을 향해 앞쪽으로 돌출되어 있다. (상악의 전비극이 콧기둥의 바닥을 이룬다.) **서골**(vomer)은 비중격을 이루고 있는 사다리꼴의 뼈이다. 서골은 구개와 수직을 이뤄 서골의 아랫부분은 상악의 비강 측 정중구개봉합선(median palatine suture line)을 따라 나 있는 홈에 꼭 들어맞게 맞물려 있다. **사골 수직판**(perpendicular plate of the ethmoid)은 아래로 뻗어 내려와 서골과 만난다. 비중격이 곧지 않고 다소 비뚤어지는 경우가 있는데, 이는 특히 성인들에게서 드물지 않게 나타난다. 비중격은 점막으로 덮여 있는데, 점막은 비강, 구강, 인두강의 안쪽 표면을 덧대고 있는 조직이다. 비중격과 비강도 구강 및

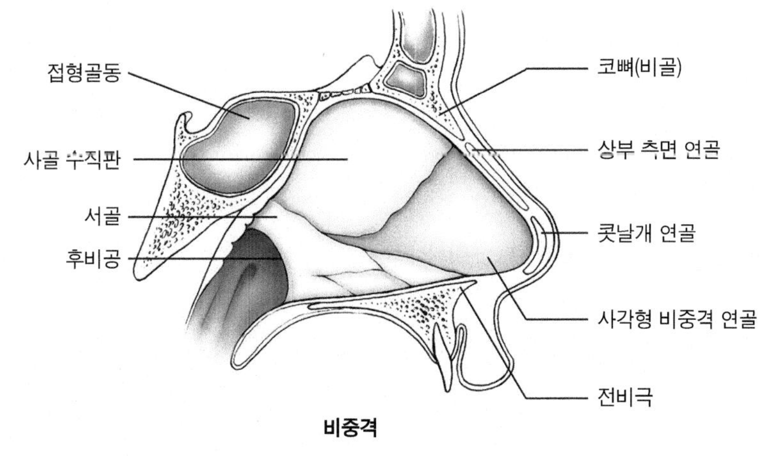

그림 1-2 비중격 및 관련 구조

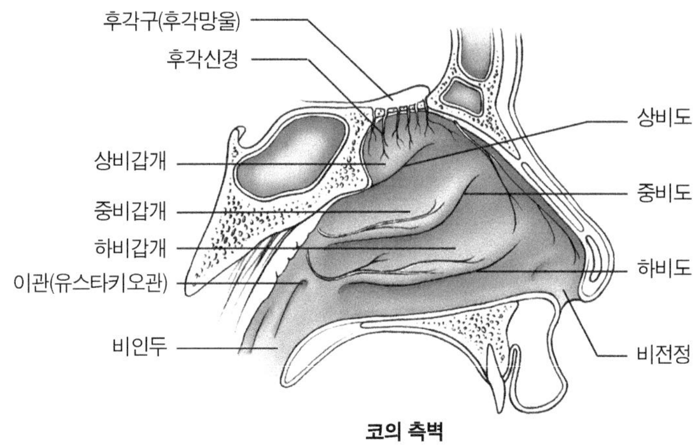

그림 1-3 비갑개를 관찰할 수 있는 코의 측벽

인두강과 마찬가지로 점막으로 덮여 있다.

비갑개(nasal turbinates, nasal conchae라고도 하며 단수형은 concha임)는 쌍을 이루는 선반 모양의 뼈 구조물로, 코의 측벽에서 비강을 향해 돌출되어 있다. 비갑개는 길고 좁은 소용돌이 모양을 이룬다(**그림 1-3**). 소용돌이 모양은 코 안에 난기류를 생성하여(그래서 이름이 'turbinates'임) 흡입한 공기가 비강 안의 뼈를 덮고 있는 점막과 최대한 접촉하게 도와준다. 상비갑개와 중비갑개는 사골의 일부이다. 하비갑개는 세 개의 비갑개 중 가장 크며, 다른 두개골(머리뼈)이나 뼈의 일부가 아니라 따로 분리되어 있는 고유한 뼈다.

비갑개는 코 안에서 세 가지의 서로 구분되는 기능을 한다. 첫째, 비강 점막을 덮고 있는 점액막층은 미립자 오염물질을 붙잡아 들이마신 공기의 오염물질을 걸러낸다. 둘째, 비갑개는 들이마신 공기를 데우고 습기를 더해 준다. 이는 점막의 혈관 충혈기와 충혈완화기를 번갈아 거침으로써 이루어진다. 혈관 충혈기와 충혈완화기는 매 90분 간격을 두고 번갈아 일어난다. 비강 점막의 충혈기는 흡입한 공기의 가온과 가습을 촉진시켜 준다. 비갑개의 세 번째 기능은 후각을 극대화하기 위해 코 안의 공기의 흐름을 바꾸는 것이다.

비갑개 바로 아래에는 상비도, 중비도, 하비도가 있는데, **비도**(nasal meatuses, 단수는 meatus)는 공기가 흐르는 입구 또는 통로이다. 비강의 뒤쪽, 즉 서골 뒤쪽의 양측에 깔때기 모양의 구멍인 **후비공**(choana, 복수는 choanae)이 있는데, 비인두와 연결되어 있다.

마지막으로 **부비동**(paranasal sinuses)은 얼굴뼈(안면골)와 두개골에 공기로 차 있는 공간을 말한다. 이 구조는 각각 호두알 정도의 크기로 **그림 7-5**에서처럼 컴퓨터단층촬영(CT)을 통해 관찰할 수 있다. 네 쌍의 부비동이 있는데, 전두골동(이마 부위), 상악골동(뺨 아래), 사골동(두 눈 사이), 접형골동(두개골 깊숙이)이 그것이다. 부비동은 **소공**(ostium, 복수는 ostia)이라고 하는 작은 구멍을 통해 코와 연결되어 있다.

✻ 윗입술

그림 1-1A에서 윗입술의 특징도 살펴볼 수 있다. 윗입술에는 **인중**(philtrum)이 있는데, 인중은 콧기둥 아래에서부터 윗입술까지 이어지는 길고 움푹 패인 부분을 말한다. 인중의 경계는 양측에 있는 **인중능선**(philtral ridges)이다. 실제로 양측의 인중능선은 윗입술 분절이 서로 융합하여 형성되는 배아기 융합선(embryological suture lines)에 해당된다. 인중과 인중능선은 코 아래로 내려오다가 윗입술 가장자리에서 끝난다.

윗입술의 맨 윗부분은 특이한 모양 때문에 **큐피드궁**(Cupid's bow)으로 불리는데, 큐피드궁은 둥근 모양을 띠며 가운데는 아래로 패여 있다. 윗입술과 아랫입술 둘 다 **백순**(white roll) 때문에 확연히 구분된다. 흰색의 경계 부위 조직인 백순은 입술의 붉은 부분인 홍순(적순, vermilion)을 둘러싸고 있다. 윗입술 홍순의 가운데 아래쪽은 끝이 뾰족하고 약간 두드러져 있다. 이 부분을 **윗입술융기**(상순융기, tubercle)라 부른다. 두 입술을 자연스럽게 다물면 윗입술의 아래 가장자리가 안쪽을 향하기는 하지만 윗입술이 아랫입술보다 약간 앞쪽으로 돌출된다.

✻ 구강 구조

구강 구조에는 혀, 협구궁, 입천장이 있다. 입천장(구개, palate)은 경구개(hard palate)와 연구개(soft palate), 이 2개의 주요 부위로 나뉜다(**그림 1-4**). **경구개**는 구강과 비강을 분리해 주는 뼈 구조이다. 연구개는 입천장의 근육 부분으로, 구강의 뒤쪽, 경구개의 바로 뒤에 위치하고 있다. 연구개의 뒤쪽 끝에는 목젖(구개수, uvula)이 매달려 있다. 다음에는 이 구조들에 대해 자세히 살펴보고자 한다.

✻ 혀

혀는 하악궁 내에 위치하며, 입을 다물면 혀가 구강을 가득 채운다. 입을 다물면 구강 내에 약한 음압이 형성되는데, 이로 인해 혀가 입천장에 들러붙고 혀끝이 치조(alveolar ridge)에 맞닿는다. **혓몸**(설상면, dorsum)은 혀의 윗부분을 말하며, **설하면**(설복면, ventral surface)은 혀의 아래 표면을 말한다.

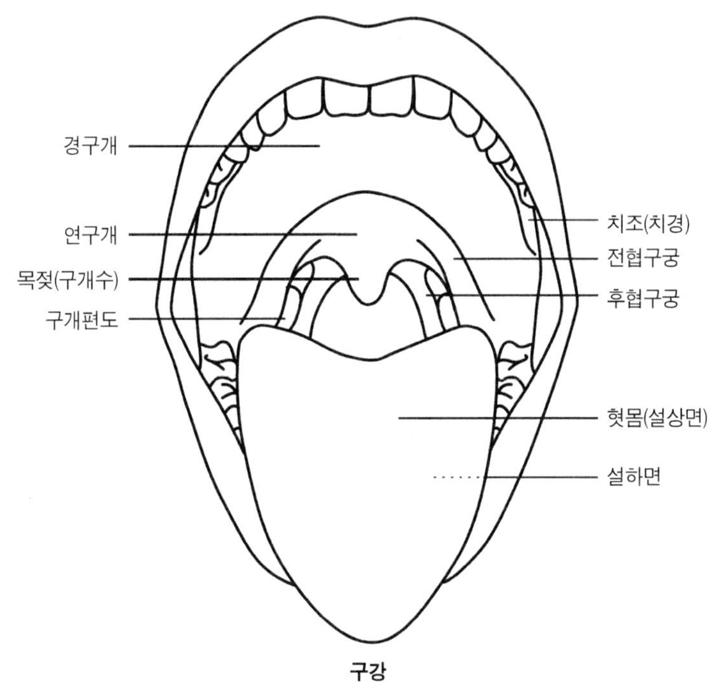

그림 1-4 구강 구조

Courtesy Robin T. Cotton, Ph.D./Cincinnati Children's Hospital Medical Center & University of Cincinnati College of Medicine

✻ 협구궁

구강의 뒤쪽에는 양측으로 쌍을 이루는 커튼 모양의 구조가 있는데, 이를 **협구궁**(faucial pillars)이라 한다(**그림 1-4**). 연구개가 혀를 향해 양측으로 곡선을 이루며 내려오면서 전협구궁(anterior faucial pillars)을 이룬다. 전협구궁 바로 뒤에 후협구궁(posterior faucial pillars)이 있다. 이 구조 안에는 연인두와 혀의 운동을 돕는 근육이 포함되어 있다. **구개편도**(편도, palatine tonsils)는 임파성 상피 조직으로, 양측 전협구궁과 후협구궁 사이에서 관찰된다. 편도는 양측에서 관찰될 수 있으나 그 크기가 서로 다른 경우가 대부분이므로 한쪽 편도가 다른 쪽 편도보다 큰 경우도 드물지 않다. **설편도**(lingual tonsils)는 혀뿌리에 위치한 임파성 조직 덩어리로 후두개까지 연장되어 있다(**그림 1-5**). **구인두 협부**(oropharyngeal isthmus)는 구강에서 인두로 이어지는 입구로, 위쪽으로는 연구개, 측면으로는 협구궁, 아래쪽으로는 혀뿌리에 의해 구분된다(편도와 아데노이드에 대한 자세한 정보는 제7장 참조).

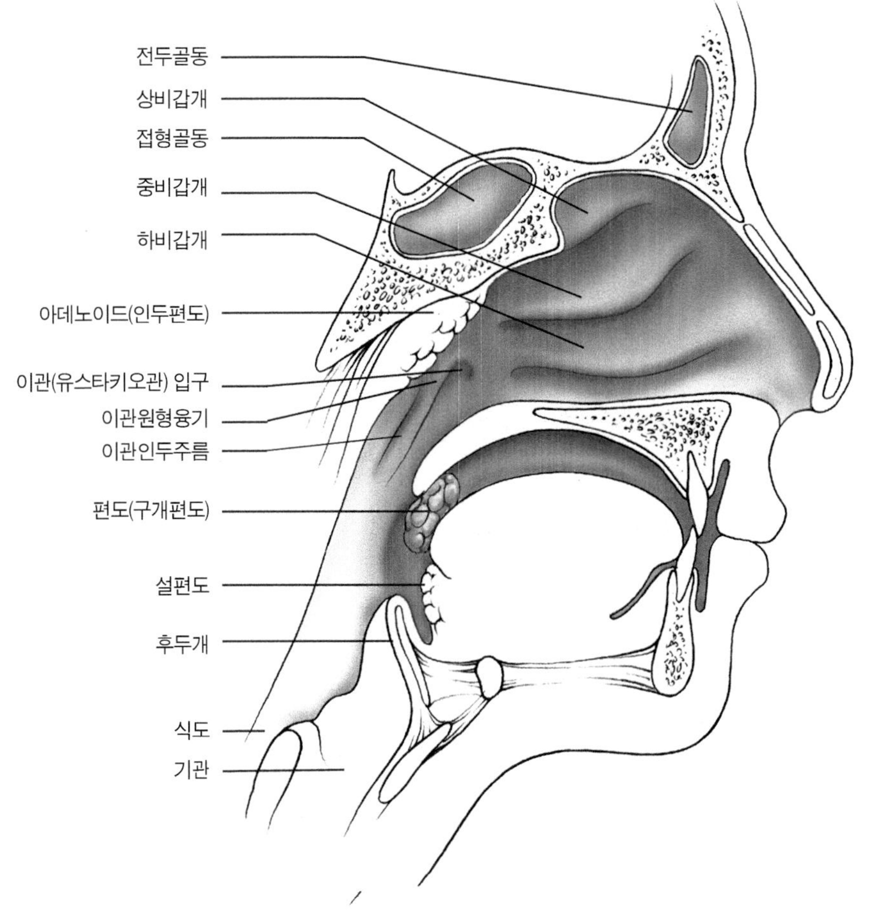

그림 1-5 비강, 구강, 인두강 및 관련 구조의 측면상

✲ 경구개

경구개는 구강과 비강을 분리해 주는 뼈 구조이다. 구강의 윗부분에 둥근 천장 모양을 이루는 경구개 부위를 **구개궁**(palatal vault)이라 한다. 구강의 천장인 동시에 비강의 비닥에 해당된다. 경구개의 가장 바깥쪽 부분을 치조(치경, alveolar ridge, alveolus, gum ridge)라 한다(**그림 1-4**). 치조는 치아를 지지해 주는 뼈 구조이다. 경구개 뼈는 점막성 골막(mucoperiosteum)으로 덮여 있다. **점막성 골막**은 점막(mucous membrane)과 골막(periosteum)으로 이루어져 있다. 골막은 얇은 섬유질 조직으로, 뼈의 표면을 덮는다. 경구개의 점막성 외피에는 가로로 여러 개의 이랑이 나 있는데, 이를 **구개주름**(rugae)이라 한다. 경구개 앞쪽의 가운데 부분은 점막이 약간 더 올라가 있는데, 이를 **절치유두**(incisive papilla)라 한다. **구개솔기**(palatine raphe)라 불리는 좁은 이랑은 절치유두에서

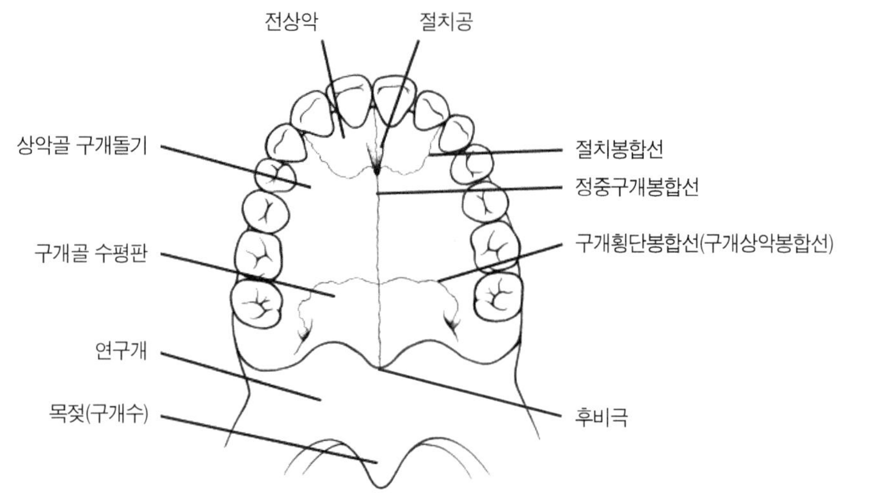

그림 1-6 경구개의 뼈 구조

부터 경구개의 점막 끝까지 경구개를 따라 중앙에서 선을 이루며 연장된다. 경구개와 연구개 연결 부위의 중심선에서 양측으로 패여 있는 것이 흔히 관찰되는데, 이는 **구개와**(foveae palati)라 하는 것으로, 침분비 기관의 입구에 해당된다.

경구개는 절치공에 의해 구분되며, 배아기 융합선에 해당되는 뼈 분절로 이루어져 있다(그림 1-6). **공**(foramen)은 뼈 구조에 나 있는 구멍이나 개구부로, 다른 쪽 영역으로 혈관이나 신경이 지나갈 수 있게 하는 역할을 한다. **절치공**(incisive foramen)은 상악궁의 치조 부위, 중절치 바로 뒤에 위치한다. **전상악**(premaxilla)은 양측의 절치봉합선(incisive suture lines)을 경계로 하는 삼각형 모양의 뼈이다. 전상악의 치조에는 상악 중절치와 측절치가 수용되어 있다.

절치봉합선 뒤에 한 쌍의 **상악골 구개돌기**(palatine processes of the maxilla)가 있는데, 이것은 상악의 전방 3/4을 이루고 있다. 이 뼈는 **구개상악봉합선**(palatomaxillary suture line)이라고도 하는 **구개횡단봉합선**(transverse palatine suture line)에서 끝난다. 구개횡단봉합선 뒤에 한 쌍의 **구개골 수평판**(horizontal plates of the palatine bone)이 위치한다. 이 뼈는 경구개의 후방 부위를 형성하며, 돌출된 **후비극**(posterior nasal spine)에서 끝난다. 상악골 구개돌기와 구개골 수평판은 상악간봉합선(intermaxillary suture line)이라고도 하는 **정중구개봉합선**(median palatine suture line)에 의해 중심에서 서로 분리되어 쌍을 이룬다. 이 봉합선은 절치공에서 시작되어 후비극에서 끝난다. 이 봉합선을 따라 경구개의 구강 측 표면에 유난히 두드러지는 긴 능선이 관찰되기도 하는데, 이를 **구개융기**(torus palatinus 또는 palatine torus)라 한다(그림 1-7). 이는 나이가 들면서 더 커진다. 기형이라기보다는 정상적 이형의 일종으로, 북유럽계 백인, 아메리카 원

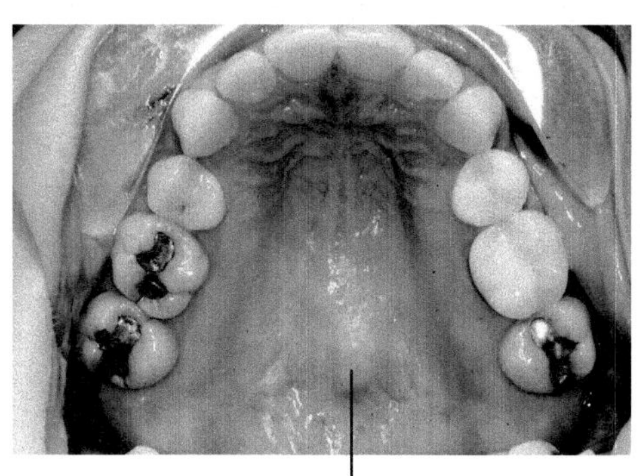

그림 1-7 구개융기

Courtesy Ann W. Kummer, Ph.D./Cincinnati Children's Hospital Medical Center & University of Cincinnati College of Medicine

주민, 에스키모인에게서 흔히 나타나는 것으로 보고되었다. 남성보다 여성에게서 더 자주 관찰된다(Garcia-Garcia, Martinez-Gonzalez, Gomez-Font, Soto-Rivadeneira, & Oviedo-Roldan, 2010).

접형골(나비뼈, sphenoid bones, 두개골의 아랫부분에 위치한 단일의 뼈)과 **측두골**(temporal bones, 두개골 옆과 아랫부분에 위치함)은 연인두 근육 조직이 부착되는 뼈다. 접형골의 **날개 모양 돌기**(익형돌기, pterigoid processes)에는 중앙 날개판, 측면 날개판 및 **갈고리 모양 돌기**(구상돌기, pterygoid hamulus)가 있는데, 모두 연인두 복합 구조의 근육이 부착되는 뼈 구조들이다(**그림 1-8**).

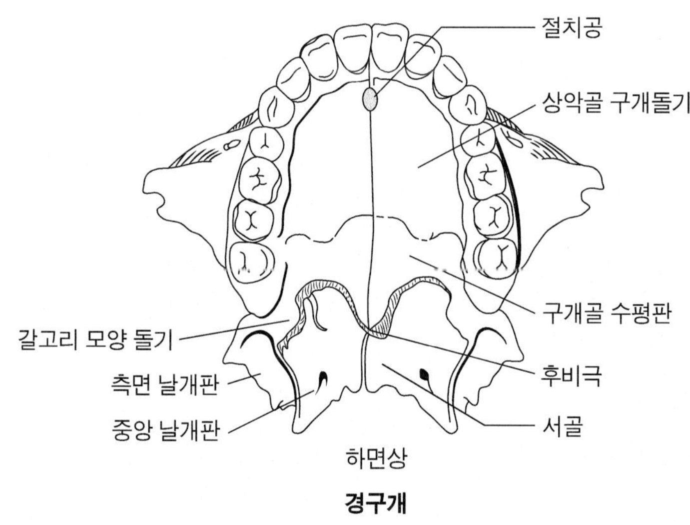

그림 1-8 경구개의 하면상(아래에서 올려다본 모습). 갈고리 모양 돌기(구상돌기), 측면 날개판 및 중앙 날개판을 관찰할 수 있다.

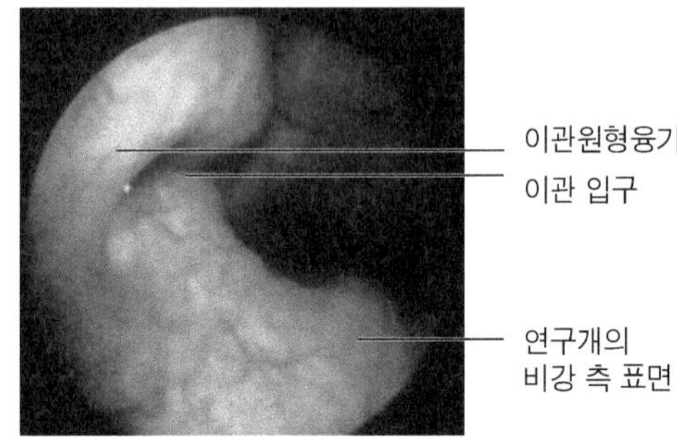

그림 1-9 비인두내시경을 통해 본 연구개의 비강 측 표면. 이관 입구가 관찰된다.
Courtesy Ann W. Kummer, Ph.D./Cincinnati Children's Hospital Medical Center & University of Cincinnati College of Medicine

✲ 연구개

연구개(velum)는 경구개의 뒤쪽 가장자리에 부착되어 있으며, 그 내부에는 여러 근육이 있다(**그림 1-4**와 **1-6** 참조). 연구개에는 구강 측 표면과 비강 측 표면이 있다. 연구개의 구강 측 표면은 점막으로 덮여 있고, 점막 아래에는 모세혈관이 분포한다. 흰색의 가는 선을 **정중구개솔기**(median palatine raphe)라고 하는데, 이 선은 연구개의 구강 측 표면의 중앙을 따라 아래로 내려간다. 연구개의 비강 측 표면(**그림 1-9**)은 연구개가 폐쇄 운동을 하는 동안 인두후벽에 접촉하는 부위로, 앞쪽은 가중층섬모원주상피(pseudodtratified, ciliated columnar epithelium), 뒤쪽은 중층편평상피로 이루어져 있다(Ettema & Kuehn, 1994; Kuehn & Kahane, 1990; Moon & Kuehn, 1996, 1997; Serrurier & Badin, 2008).

연구개의 앞부분은 근육 섬유가 매우 드문 대신 힘줄(건, tensor tendon), 선 조직, 지방 조직 및 **구개건막**(palatine or velar aponeurosis)으로 이루어져 있다(**그림 1-10**). 구개건막은 넓게 퍼져 있는 섬유질 연결조직층과 구개긴장근(tensor veli palatini tendon)에서 온 근육 섬유로 이루어져 있다. 구개건막은 경구개의 뒤쪽 가장자리에 부착되어 연구개 쪽으로 약 1cm 정도 뒤로 연장되어 있다. 구개건막은 연인두 근육이 고정되는 부위로 연구개에 단단함을 더해 준다(Cassell & Elkadi, 1995; Ettema & Kuehn, 1994; Hwang, Kim, Huan, Han, & Hwang, 2011). 연구개의 가운데 부위에 대부분의 근육 섬유가 포함되어 있는데, 이에 대해서는 이 장의 후반부에서 다룰 것이다. 연구개의 뒷부분은 앞부분과 동일한 선 및 지방 조직으로 이루어져 있다. 연구개의 끝부분에서는 근육 섬유들이 점차 가늘어지면서 근육 섬유가 거의 없다.

✲ 목젖

목젖(구개수)은 눈물방울 모양의 구조로 대개는 길고 가늘다(**그림 1-4**와 **1-6** 참조). 연구개의 뒤쪽 가장자리에 매달려 있다. 목젖은 표면의 점막과 그 아래에 있는 선 모양의

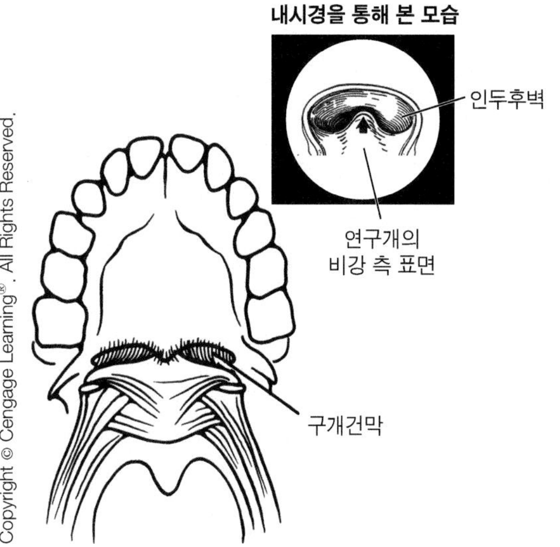

그림 1-10 구개건막의 위치. 이는 연구개의 비강 측 표면 바로 아래에 위치한 섬유성 조직층으로, 골막, 섬유성 연결조직, 구개긴장근 힘줄의 근육 섬유로 이루어져 있다. 연인두 근육이 고정되는 부위로, 연인두에 유동성과 단단함을 더해 준다.

지방질 연결조직으로 이루어져 있다. 목젖에는 근육 섬유가 전혀 없다. 목젖은 연인두 기능에는 관여하지 않으며, 알려진 기능도 없다. 연구개가 짧으면 발성을 하는 동안 연구개에 있는 구개수근이 근육을 잡아당기면서 뒤로 젖혀지는 것처럼 보이기도 한다.

인두 구조

식도(esophagus)와 비강 사이의 목구멍을 인두(pharynx)라 한다. 인두의 위쪽에 아데노이드와 이관이 있다. 아래에서 이에 대해 살펴보고자 한다.

인두

그림 1-11에서 볼 수 있듯이 인두는 몇 개의 부위로 구분할 수 있다. 여기에는 구강과 연구개 윗부분에 해당되며 비강 바로 뒤에 위치하는 **비인두**(nasopharynx), 구강의 높이, 즉 구강의 바로 뒷부분에 해당되는 **구인두**(oropharynx), 구강의 바로 아래와 후두개(epiglottis)에서부터 아래쪽으로 식도까지 연장되는 **하인두**(hypopharynx)가 있다. 목구멍의 뒷벽을 **인두후벽**(posterior pharyngeal wall)이라 하고, 목구멍의 측벽을 **인두측벽**(lateral pharyngeal walls)이라 한다. **아데노이드**(adenoids)는 **인두편도**(pharyngeal tonsil)라고도 하는 임파성 조직으로 비인두의 후벽, 즉 연구개 뒤에서 관찰된다. 아데노이드는 대개 어린 아동들에게서 관찰되며 나이가 들면서 위축된다. 성인이 되면 남아 있는 경우라도 매우 작다.

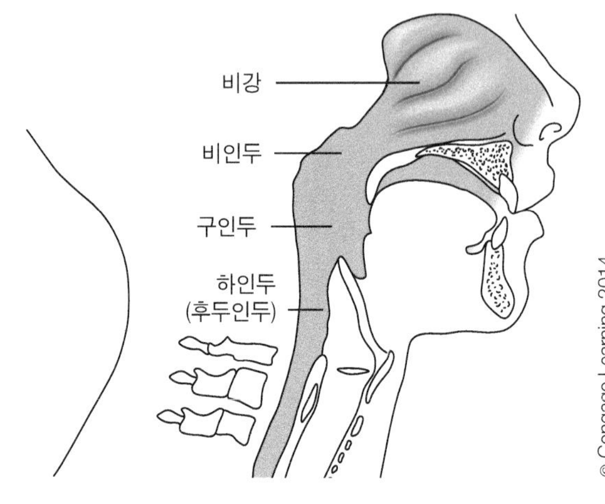

그림 1-11 인두의 부위. 구인두는 구강의 높이 또는 구강의 바로 뒤에 해당된다. 비인두는 구강과 연구개 위에서부터 비강의 바로 아래에 해당된다. 하인두는 구강 아래 부위로, 후두개에서부터 아래에 식도가 있는 부분까지 해당된다.

✲ 이관

이관(유스타키오관)은 점막으로 덮여 있는 관으로 중이와 비인두를 연결한다(**그림 1-5**와 1-9 참조). 이관의 인두 측 입구는 비강의 양 측면에 위치하며 발성 시의 연구개보다 약간 더 높은 위치에 있다.

휴식 상태에서는 닫혀서 인두와 코의 뒤쪽에서 정상적으로 관찰되는 분비물에 의해 중이가 오염되지 않도록 막아 준다. 그러나 삼키거나 하품을 할 때에는 연구개가 상승하고 구개긴장근이 수축하여 이관의 입구가 열린다. 이로써 중이의 환기가 일어나는데, 중이의 환기 작용으로 인해 귀 안쪽의 압력이 주변환경과 거의 동일하게 유지된다. 게다가 이관의 입구는 중이로부터 액체나 부스러기가 배출될 수 있도록 해준다.

영유아의 이관은 본래 수평을 이루고 입구가 작아 중이의 환기와 배수에 취약하다. 성장함에 따라 이관의 각도가 변하고 입구도 커진다. 성인이 되면 이관은 약 45°를 이루며, 입구의 크기는 연필의 지름과 유사해진다. 이관의 각도와 지름의 점진적인 변화로 인해 중이의 환기와 배출 기능이 향상된다.

이관원형융기(torus tubarius)는 이관 입구의 뒤쪽에 위치하는 융기로, 이관의 연골부가 돌출하여 생긴다. 이관인두주름(salpingopharyngeal folds)은 이관 입구에 있는 이관원형융기에서 기시하여 인두측벽을 향해 아래쪽으로 진행한다(**그림 1-5** 참조). 이 주름은 주로 선 조직과 연결조직으로 이루어져 있다(Cunsolo et al., 2010; Dickson, 1975; Lukens, Dimartino, Gunther, & Krombach, 2011).

연인두 기능

정상적인 연인두 폐쇄는 연구개, 인두측벽 및 인두후벽의 조화로운 운동에 의해 일어난다(Moon & Kuehn, 1996). 이 구조들은 말하기, 노래 부르기, 휘파람 불기, 불기, 빨기, 삼키기, 구역질하기 및 토하기 과정 동안 비강을 구강과 차단시켜 주는 밸브처럼 작용한다(Nohara et al., 2007). 이 밸브는 코로 호흡을 하고 비음을 산출하는 동안에는 열린다. 이렇게 함으로써 연인두 밸브는 구강과 비강에서 소리 에너지와 기류의 전달을 조정하고 통제한다. 전체 연인두 기제를 관찰할 때, 이 구조가 전후 차원, 수직 차원, 수평 차원을 갖는 3차원 구조의 관이라는 것을 인지하는 것이 중요하다. 폐쇄될 때 모든 차원의 모든 구조들이 조화롭게 움직여야 연인두 밸브가 괄약근과 같은 폐쇄를 이룰 수 있다. 이는 그림 1-12에 나타나 있는데, 이는 연인두 괄약근 전체를 아래에서 위를 향해 쳐다보는 하면상(inferior view)을 보여 주고 있다.

연구개 운동

코로 호흡할 때 연구개는 경구개에 느슨하게 걸쳐져 있어 혀의 기저에 맞닿아 기대어 있

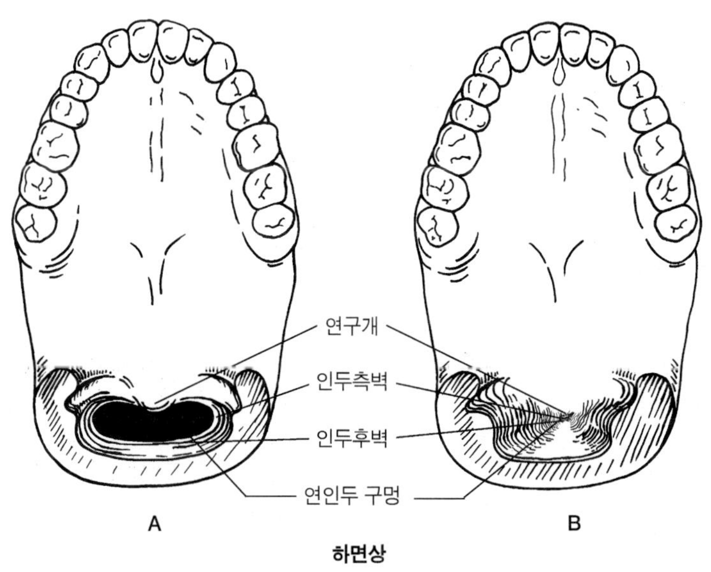

그림 1-12(A와 B) 연인두 구멍의 하면상. (A) 코로 호흡할 때 연인두 구멍은 열린다. (B) 말을 산출할 때 연인두 구멍은 닫힌다.

Courtesy Ann W. Kummer, Ph.D./Cincinnati Children's Hospital Medical Center & University of Cincinnati College of Medicine

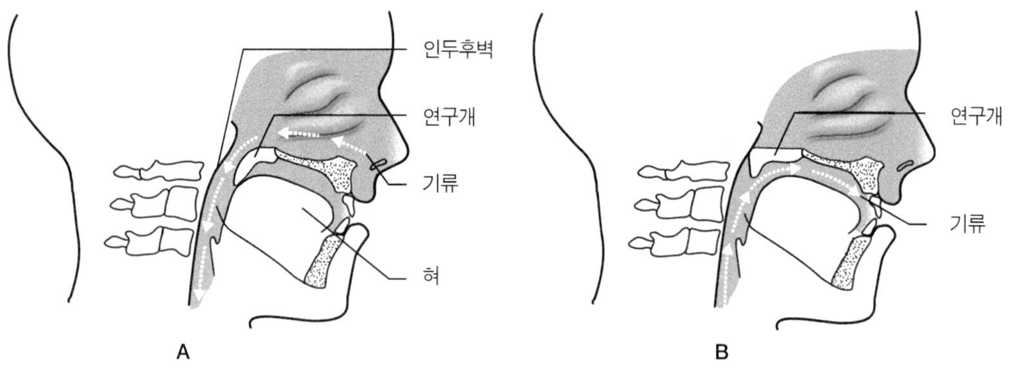

그림 1-13(A와 B) 연구개와 인두후벽의 측면상. (A) 정상적으로 코로 호흡하는 동안 연구개가 혀의 기저에 맞닿아 쉬고 있으며, 이는 기도를 열려 있게 해준다. (B) 말을 산출하는 동안 연구개가 상승하여 인두후벽에 닿아 폐쇄한다. 이로써 폐에서 위를 향해 올라오던 기압과 후두에서 위를 향해 올라온 소리가 앞을 향하면서 말 산출을 위해 구강으로 들어간다.

다(그림 1-13A). 이러한 자세는 인두가 개방될 수 있게 도와주며, 정상적인 코 호흡 시 비강과 폐 사이로 공기가 막힘없이 이동하는 데 중요하다. 구강음의 산출 시(그리고 아래에서 언급한 것처럼 공기압 활동과 비공기압 활동을 수행하는 동안) 연구개는 후상방으로 움직여 인두후벽과 접촉하거나, 일부 사례의 경우 인두측벽과도 접촉한다(그림 1-13B).

연구개가 상승할 때 일종의 '굽힘 운동(knee action)'이 일어나는데, 연구개가 무릎처럼 굽혀져 인두후벽과 최대로 넓은 표면이 접촉한다. 연구개가 굽혀지는 지점을 **연구개 패임**(velar dimple)이라 한다. 이 패임은 구개거근이 서로 맞물려 있는 부위가 수축하면서 생긴다. 연구개 패임은 대개 경구개에서부터 연구개 끝까지 길이의 약 80% 지점에서 생기며 구강검사로도 관찰할 수 있다. 내시경으로 연구개의 비강 측 표면을 관찰해 보면 연구개 패임의 비강 측 표면에 근육이 부풀어 오르는 것을 볼 수 있다. 이를 **연구개 융기**(velar eminence)라 한다. 이는 구개수근의 수축에 의해 생긴다. 실제로 구개수근의 수축은 구개거근의 '굽힘'에 대해 '무릎뼈'처럼 된다(구개거근이 수축하여 연구개를 굽혀지게 만든다면, 구개수근은 수축하여 연구개가 무릎뼈처럼 부풀어지게 만든다—역자 주). 구개수근은 수축하여 연구개 내부를 단단하게 만들어 주는 것으로 보인다. 그리고 이 부위가 융기되어 부피가 증가하면서 연인두 폐쇄가 중심선에서 단단하게 이루어지게 된다.

연구개가 상승할 때 동시에 **연구개 뻗침**(velar stretch)이 일어나면서 길어지기도 한다 (Bzoch, 1968; Mourino & Weinberg, 1975; Pruzansky & Mason, 1962; Simpson & Austin, 1972; Simpson & Chin, 1981; Simpson & Colton, 1980). 이러한 뻗침 때문에 연구개

는 휴식 시에 비해 움직일 때 실제로 더 길어진다. 그러므로 연구개의 유효 길이는 경구개의 후방 경계 부위에서부터 말을 산출할 때 인두후벽과 접촉하는 지점까지의 거리가 된다. 이 거리는 경구개의 수직 높이와 동일한 수준에서 측정할 수 있다(Satoh, Wada, Tachimura, & Fukuda, 2005). 연구개가 뻗치는 정도와 연구개의 유효 길이는 개인마다 다르며, 인두의 크기와 모양에 따라서도 달라진다. Simpson과 Colton(1980)에 따르면, 연구개 뻗침의 정도는 '필요 비율(need ratio)'과 높은 상관을 보이는데, 이는 휴식 시 인두의 깊이(depth)를 연구개 길이로 나눈 값으로 정할 수 있다.

비음을 산출할 때 연구개는 아래로 내려와서 소리 에너지가 비강을 통과할 수 있게 해준다. 연구개의 하강은 구개설근의 수축과, 기여도는 다소 약하지만 중력과 조직의 탄성에 의해 일어난다(Fritzell, 1979; Kuehn & Azzam, 1978; Moon, Kuehn, & Azzam, 1978; Moon & Kuehn, 1996). 비음 산출을 위해서는 연구개가 하강하고, 구강음 산출을 위해서는 상승해야 하는 속도를 생각해 보면, 중력의 힘만으로는 그 효과가 충분하지 않다(Cheng, Zhao, & Qi, 2006; Lam, Hundert, & Wilkes, 2007).

✲ 인두측벽 운동

인두측벽은 중앙 측으로 움직여 연구개와, 일부 사례의 경우 연구개 뒤의 중심선에서 서로 만나 폐쇄함으로써 연인두 폐쇄에 기여한다(**그림 1-14**). 연인두 폐쇄 시 양쪽 인두측벽이 움직이지만, 그 정도는 정상 화자들에게서도 상당한 차이가 있다(Lam et al., 2007). 게다가 비대칭적인 움직임을 보이는 경우도 있어, 한쪽 인두측벽이 다른 쪽에 비해 더 많이 움직이기도 한다. 구강검사 시 약간의 인두측벽 운동이 관찰되기도 하지만, 중앙 측 운동이 가장 많이 일어나는 지점은 경구개(Iglesias, Kuehn, & Morris, 1980)와 연구개 융기의 높이 근처이다(Lam et al., 2007; Shprintzen, McCall, Skolnick, & Lencione, 1975). 이 부위는 구강검사로 관찰할 수 있는 부위보다 꽤 높다. 실제로 말을 산출

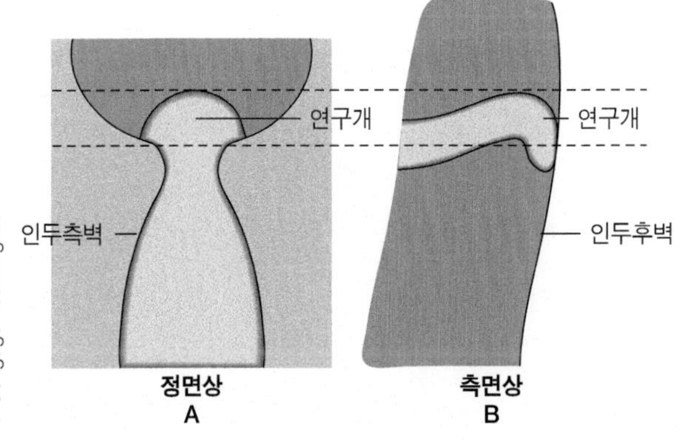

그림 1-14(A와 B) (A) 인두측벽의 정면상. 인두측벽이 중앙 측으로 움직여 연구개의 양측과 접촉하여 폐쇄됨. (B) 연구개가 인두후벽(PPW)과 접촉할 때의 측면상

할 때 인두측벽은 구강 높이에서는 바깥쪽으로 휘어지는 것처럼 보일 수도 있다(Lam et al., 2007).

✲ 인두후벽 운동

연구개가 움직일 때 인두후벽은 그 정도가 매우 약하지만 앞쪽으로 움직여 서로 접촉할 수 있게 돕기도 한다(Iglesias et al., 1980; Magen, Kang, Tiede, & Whalen, 2003). 대부분의 정상 화자들에게서 약간의 인두후벽 운동이 관찰되지만, 인두후벽 운동이 연인두 폐쇄에 기여하는 정도는 연구개와 인두측벽의 기여도에 비해 매우 적다. 일부 장애 화자들뿐만 아니라 정상 화자들에게서도 인두후벽의 특정 부위가 말을 산출할 때 앞쪽으로 부풀려 나오기도 한다. 이것을 파사반트 융기(Passavant's ridge)라 하는데, 다음은 이에 대해 논의하고자 한다.

✲ 파사반트 융기

파사반트 융기는 1800년대에 Gustav Passavant가 처음으로 보고하였는데, 말소리를 내거나 휘파람이나 바람을 불 때 일부 사람들에게서 비일관되게 인두후벽에서 돌출되는 선반 모양의 융기이다(Glaser, Skolnick, McWilliams, & Shprintzen, 1979)(그림 1-15). 파사반트 융기는 능동적인 연구개 및 인두벽 운동을 하는 동안 장애 화자뿐만 아니라 정상 화자에게서도 나타날 수 있다(Glaser et al., 1979). 파사반트 융기는 영구적인 구조가 아니라 연인두 운동이 일어나는 동안 나타났다가 코로 호흡할 때나 연인두 운동이 끝나면 사라지는 역동적인 구조이다(Skolnick & Cohn, 1989). 파사반트 융기는 국소적인 돌출 부위로, 말 산출 시 일반적으로 나타나는 인두후벽의 전방 운동과는 구분해야 한다.

파사반트 융기는 상인두수축근의 특정 섬유와 인두의 후방에 있는 구개인두근의 일

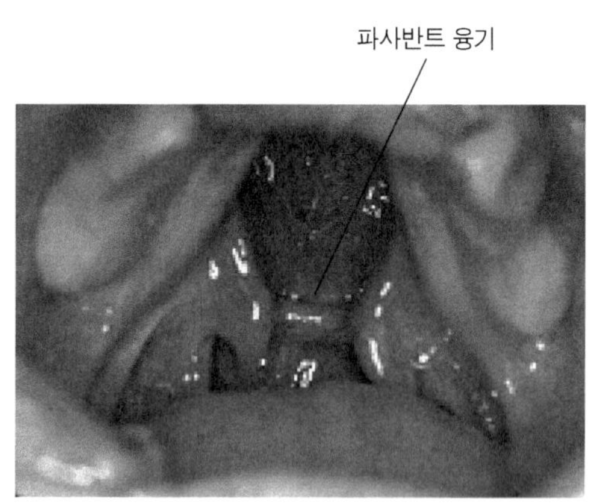

그림 1-15 발성 시 관찰된 파사반트 융기. 이 환자는 상악암 수술로 인하여 구개가 뚫려 있다. 발성 시 파사반트 융기가 인두후벽 위에서 근육 융기처럼 보인다.

Courtesy Ann W. Kummer, Ph.D./Cincinnati Children's Hospital Medical Center & University of Cincinnati College of Medicine

부 섬유가 수축하여 생기는 것으로 여겨진다(Dickson & Dickson, 1972; Finkelstein et al., 1993; Perry, 2011). 이 근육들의 수축으로 인해 인두후벽에 근육 융기가 형성되면서 돌출된다. 한쪽 인두측벽에서부터 반대쪽 인두측벽까지 파사반트 융기가 연장되기도 한다. 이 융기의 수직 위치(vertical location)는 화자에 따라 다르다. 연구개 중 움직일 수 있는 가장자리 부분의 맞은편에 생기는데, 연인두 폐쇄 부위보다 꽤 높은 위치에서 나타나는 경우도 흔히 있다. Glaser 등(1979)이 43명을 대상으로 실시한 연구에 따르면, 파사반트 융기가 연구개 융기의 맞은편에 생긴 경우가 5%, 연구개의 수직 부위의 맞은편에 생긴 경우가 58%, 구개수의 맞은편에 생긴 경우가 25%, 구개수의 맞은편보다 아래에 생긴 경우가 12%였다. 파사반트 융기의 돌출 방향 또한 화자마다 다르다. 위쪽, 앞쪽, 또는 아래쪽 방향으로 돌출된다.

파사반트 융기의 위치와 방향은 화자에 따라 다를 수 있지만, 한 화자에게서는 같은 위치에서 나타난다. 그러나 파사반트 융기의 크기는 산출되는 말소리와 전반적인 연구개 운동 정도에 따라 달라진다(Skolnick & Cohn, 1989). 파사반트 융기의 크기는 피로의 영향도 받는 것으로 보고되었다.

파사반트 융기는 정상적인 연인두 기능에 필요한 전제 조건이 아니며, 보상기제도 아니다. 연인두 기능장애 화자에게서 관찰되는 경우에도 구개열 유형이나 파열의 크기와는 상관이 없는 것으로 보인다.

그리고 파사반트 융기의 형성은 특정 말소리의 산출에 필요한 연인두 폐쇄의 정도와도 무관하다. 대신, 모음의 산출과 관련된 혀의 위치와는 밀접하게 연관되어 있는 것으로 알려져 있다(Honjo, Kojima, & Kumazawa, 1975). 한 사람이 파사반트 융기를 보이는 경우라도 모든 말소리에서 항상 나타나는 것은 아니며, 나타난다 해도 대개는 연인두 폐쇄가 이루어진 이후에 뒤늦게 나타난다. 또한 연구개와 인두측벽 운동 높이보다 꽤 아래에서 나타나는 경우도 흔히 있다. 그러므로 파사반트 융기가 있다고 해서 비정상적인 것은 아니며, 그에 맞는 치료법을 고려할 필요도 없으므로 심각한 문제는 아니다.

정상 화자에게서의 파사반트 융기의 출현율은 적게는 9.5%에서 높게는 80%에 이른다(Casey & Emrich, 1988; Finkelstein et al., 1991; Skolnick & Cohn, 1989; Skolnick, Shprintzen, McCall, & Rakoff, 1975; Yamawaki, 2003; Yanagisawa & Weaver, 1996). 파사반트 융기가 크면 클수록 고개를 뒤로 젖혔을 때 더 쉽게 관찰할 수 있는데, 이 때문에 출현율이 다르게 보고된 것일 수 있다(Glaser et al., 1979). Casey와 Emrich(1988)는 여러 연구들을 검토하여 파사반트 융기가 구개열 이력이 있는 사람들의 약 23%, 정상 화자의 약 15%에게서 나타난다고 보고하였다.

✲ 연인두 기제의 근육

연인두 괄약근(velopharyngeal sphincter)은 서로 다른 여러 근육 간의 조화로운 운동을 요하는데, 연인두 근육은 모두 중심선의 양측으로 쌍을 이룬다(Moon & Kuehn, 1996)(그림 1-16). 연인두 근육 중 다수가 접형골의 날개 모양 돌기(익형돌기)의 중앙 날개판과 측면 날개판, 그리고 갈고리 모양 돌기(구상돌기, pterygoid hamulus)에 부착되어 있다. 각 근육에 대한 연구가 광범위하게 이루어져 그 기능이 규명되어 왔다. 그러나 연인두 밸브(velopharyngeal valve)의 통제는 매우 복잡하여 연인두 근육뿐만 아니라, 특히 혀와 같은 조음기관과의 상호작용을 필요로 한다. 그러므로 이 근육들의 역학관계와 말 산출 시의 상호작용에 대해서는 앞으로도 많은 부분이 밝혀져야 한다(Kao, Soltysik, Hyde, & Gosain, 2008; Perry & Kuehn, 2009; Perry, 2011).

❀ 구개거근

구개거근(levator veli palatini muscles)은 전체 연구개의 가운데 40%를 차지하고 있는 주된 연구개 근육이다(Boorman & Sommerlad, 1985; Kuehn & Moon, 2005; Perry, Kuehn, & Sutton, 2011; Nohara, Tachimura, & Wada, 2006; Shimokawa et al., 2004). 주로 연구

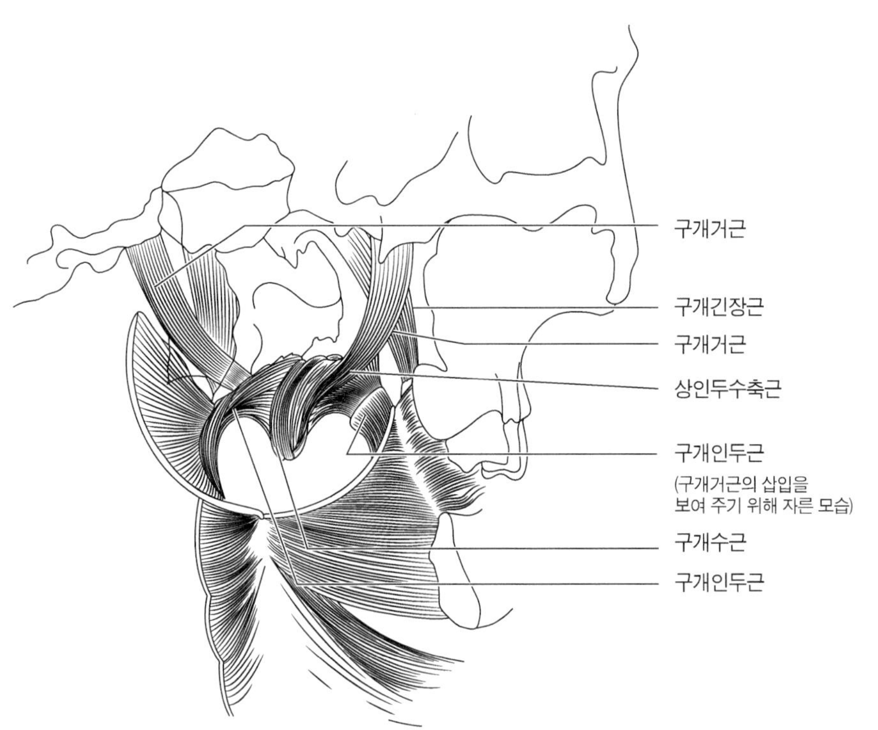

그림 1-16 연인두 기제의 근육

개의 상승에 관여한다(Smith & Kuehn, 2007). 양측의 비인두 위에서 구개거근은 두개기저부에 있는 측두골 추체부의 정점에서 기시한다. 이후 경동맥 도관(carotid canal)의 앞쪽과 옆쪽을 지나 이관의 아래쪽으로 주행한다(Moon & Kuehn, 1996, 1997). 양쪽에서 온 근육이 연구개에 약 45°의 각도로 삽입하여 구개건막의 위쪽 표면과 연구개의 중심선에 삽입한다. 구개거근이 수축하면 연구개가 위쪽과 뒤쪽 방향(45°의 각도)으로 움직여 인두후벽과 닿아 폐쇄된다. 이러한 상승각도 때문에 구개거근은 흔히 **삼각거근**(levator sling)이라 불리기도 한다(Mehendale, 2004). 구개거근의 수축 지점을 연구개 패임(velar dimple)이라 하는데, 발성을 하는 동안 연구개의 구강 측 표면에서 나타난다.

❀ 상인두수축근

상인두수축근(superior pharyngeal constrictor muscles)은 인두측벽을 중앙 측으로 움직여 연인두 구멍을 효율적으로 좁히는 데 관여하는 것으로 여겨지고 있다(Iglesias, Kuehn, & Morris, 1980; Shprintzen, McCall, Skolnick, & Lencione, 1975; Skolnick, McCall, & Barnes, 1973). 쌍을 이루는 상인두수축근은 인두의 상부에 위치하며, 날개 모양 돌기의 갈고리 모양 돌기, 익돌하악솔기(pterygomandibular raphe), 혀 후반부, 하악 후반부 및 구개건막에서 기시한다. 이 근육은 뒤쪽으로 인두후벽의 중심선에 있는 인두봉합선(인두솔기)에 삽입된다.

❀ 구개인두근

구개인두근(palatopharyngeus muscle)의 기능은 잘 알려져 있지 않다. 구개인두근의 수평섬유는 인두측벽을 중앙 측으로 밀어 인두를 좁히는 괄약근 운동을 도와 폐쇄를 이루는 데 관여하는 것으로 여겨지고 있다(Cassell & Elkadi, 1995; Cheung & Zhang, 2004; Sumida, Yamashita, & Kitamura, 2012). 수직섬유는 연구개 하강을 돕기도 하고, 후두와 인두 아래 부분의 상승을 돕기도 한다(Moon & Kuehn, 1996, 1997). 일부 연구자들은 이 근육이 연구개의 뒷부분을 조여서 인두후벽의 모양에 맞게 맞물리게 하여 연인두가 더 잘 폐쇄되도록 돕는 '근육 누수방지장치(muscular hydrostat)'의 역할을 한다고 주장하기도 하였다(Ettema & Kuehn, 1994; Moon & Kuehn, 1997). 구개인두근은 구개건막과 경구개의 뒤쪽 가장자리에서 기시하여 후협구궁을 따라 아래로 내려와 인두로 향한다. 이 근육의 수직섬유 중 극히 일부는 후두의 갑상연골에까지 이른다.

❀ 구개설근

구개설근(palatoglossus muscles)은 구개거근과 길항작용을 하여 연구개를 끌어 내리거나 혀를 올리는 데 관여한다. 이렇게 하여 연속발화에서 비음을 산출할 때 연구개를 재빨리 아래로 내리는 데 관여하는 것으로 여겨진다. 구개설근은 연구개의 전방 1/2의 구개건막에서 양측으로 기시하여 혀의 후측방으로 삽입한다. 전협구궁 내에 이 근육이 포함되어 있어서 편도절제술(tonsillectomy)로 인하여 손상되는 경우도 있다.

❀ 이관인두근

이관인두근(salpingopharyngeus muscles)은 그 크기와 위치 때문에 연인두 폐쇄에는 그다지 큰 역할을 담당하지 않는다. 이 근육은 이관원형융기(torus tubarius)의 아래쪽 가장자리에서 기시하는데, 이관원형융기는 인두의 상부에 위치하고 있다. 이 근육은 인두 측벽과 이관인두주름(salpingopharyngeal fold) 아래를 향해 수직으로 진행한다.

❀ 구개수근

구개수근(목젖근, musculus uvulae muscles)은 발성을 하는 동안 수축하여 연구개의 비강 측 표면 후반부를 불룩하게 만든다. 이렇게 부풀어 오른 부위는 두 가지 역할을 수행하는 것으로 여겨지고 있다(Kuehn, Folkins, & Linville, 1988; Moon & Kuehn, 1996, 1997). 첫 번째 역할은 수축해 있는 동안 연구개의 비강 측 표면에 단단함을 더해 주어 연구개가 뒤틀리는 것을 막아 주는 것이다. 두 번째 역할은 연구개와 인두후벽이 중심선에서 만나 서로 채워져서 연인두 폐쇄가 단단하게 유지되도록 만드는 것이다(Huang, Lee, & Rajendran, 1997; Kuehn et al., 1988).

구개수근은 비강 쪽에서 연구개 신근(extensor)으로 작용하여 연구개가 인두후벽 쪽을 향해 움직이게 만드는 것으로 여겨지고 있다(Huang et al., 1997). 쌍을 이루는 구개수근은 인두후벽의 중심선에서 삼각거근의 위에 누워 있으며, 구개건막 부위에서 기시한다. 이 근육은 연구개의 유일한 내부근육으로 연구개 내부에만 포함되어 있으며 연구개 가장자리를 벗어나 연장되지는 않는다(Moon & Kuehn, 1996; Kuehn & Moon, 2005). 이 근육은 서로 나란히 위치하며, 연구개의 뒤쪽 가장자리에 연장되어 구개거근의 겉면에 위치한다. 이 근육의 이름은 오해의 소지가 있으나, 구개수에는 이 근육이 존재하지 않는다. 실제로 구개수에는 근육 섬유가 거의 없어서 연인두 폐쇄에 관여하지 않는다(Ettema & Kuehn, 1994; Kuehn & Kahane, 1990; Moon & Kuehn, 1996, 1997).

❀ 구개긴장근

구개긴장근(tensor veli palati muscles)은 이관을 여는 데 관여하여 중이의 환기와 배수를 돕는다(Ghadiali, Swarts, & Doyle, 2003). 이 근육이 구개건막에 주로 포함되어 있기는 하지만 구개긴장근은 연구개를 끌어올리거나 내릴 수 있는 위치에 있지 않다. 그러므로 이 근육은 연인두 폐쇄에는 거의 기여하지 않는다. 각 측의 구개긴장근은 이관 연골 점막과 접형골 배오목(주상와, scaphoid fossa)의 가시 모양 돌기에서 기시한다(Barsoumian, Kuehn, Moon, & Canady, 1998). 중앙 날개판(medial pterygoid plate)의 측면과 접형골극(접형골 능선)에서도 기시한다. 구개긴장근은 이후 두개골의 기저를 향해 수직으로 내려가 갈고리 모양 돌기 주위를 지난다. 여기서 이 근육의 힘줄이 90°로 방향을 바꾸어 중심선을 향하여 연구개의 상측전방 부위에 있는 구개건막에 포함된다.

연인두 기제의 근육들은 개별적으로 작용하는 것이 아님을 주지해야 한다. 실제로, 각각의 움직임은 여러 근육들의 상승작용의 결과로 보는 것이 적절하다. 예를 들면, 이후에 논의하겠지만 연인두 밸브의 폐쇄 위치와 강도는 활동에 따라 다르게 나타난다. 이러한 다양성(차이)은 구개거근, 구개설근, 구개인두근의 상대적인 기여도의 차이 때문에 나타나는 것으로 여겨진다(Moon, Smith, Folkins, Lemke, & Gartlan, 1994). 연인두 근육들의 상호작용에서 나타나는 복잡성에 대한 연구가 진행되어 왔으나, 이러한 상호작용에 대한 면밀한 이해를 위해서는 앞으로도 지속적인 연구가 이루어져야 할 것이다.

✲ 연인두의 운동 및 감각 신경 분포

연인두 기제의 운동 및 감각 신경 분포는 연수의 뇌신경에서 시작된다. 여기에서는 구체적인 운동 및 감각 신경 분포에 대해 다루겠다.

연인두 폐쇄에 기여하는 근육들의 운동신경 분포는 인두신경총(pharyngeal plexus)에서 시작된다(그림 1-17). 인두신경총은 인두후벽을 따라 위치한 신경그물망으로, 설인신경(CN IX)의 인두분지와 미주신경(CN X)으로 이루어져 있다. 이 신경과 함께 연구개 근육의 통제는 뇌간의 미상핵(neuclei ambiguous)을 통해 일어난다(Cassell & Elkadi, 1995; Kennedy & Kuehn, 1989; Moon & Kuehn, 1996). 구개설근도 설하신경(CN XII)의 통제를 받는 것으로 알려져 있다(Cassell & Elkadi, 1995). 연인두 폐쇄에 기여하지 않는 구개긴장근의 운동 통제는 삼차신경(CN V)의 하악분지에 의해 이루어진다.

경구개와 연구개의 감각신경 통제는 큰구개신경과 작은구개신경을 통해 이루어지는 것으로 여겨지고 있는데, 이 신경은 삼차신경(CN V)의 상악분지에서 기시한다. 구강의 협구궁과 인두 영역은 설인신경(CN IX)에 의해 통제된다. 안면신경(CN VII)과 미주신경(CN X)도 감각 통제에 기여한다(Perry, 2011). 감각신경의 말초 분포가 서로 다른 뇌신경 통로를 따라 이루어지더라도 모두 삼차신경의 척수핵에서 종료되는 것으로 보인다(Cassell & Elkadi, 1995). 피부 감각신경 종말은 구강의 앞쪽 부위에 더 많이 분포되어 있고 구강의 뒤쪽 부위로 갈수록 그 양이 감소한다(Cassell & Elkadi, 1995).

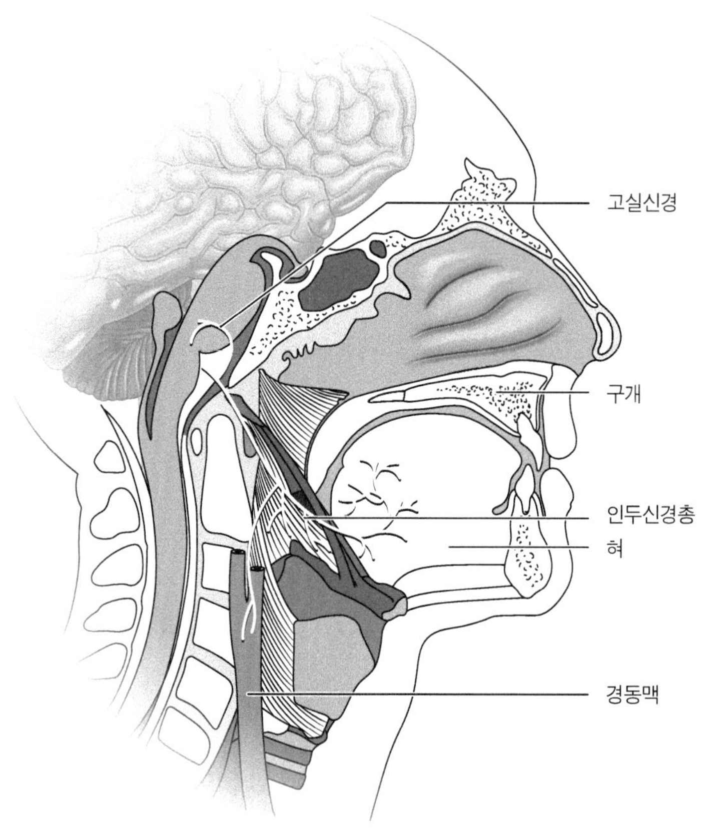

그림 1-17 인두신경총의 위치

연인두 폐쇄의 다양성

연인두 폐쇄는 사람들마다, 심지어는 동일한 사람에게서도 항상 동일하게 이뤄지는 것은 아니다. 각 개인마다 연인두 통로 구조를 이루는 근육의 상대적 기여도에 따라 특정한 기본 양상을 보인다. 그러나 기본 폐쇄 양상이 있음에도 불구하고 폐쇄의 높이, 강도, 타이밍은 활동 유형에 따라 달라진다. 예를 들면, 말을 산출할 때에 비해 비공기압 활동(즉, 구토)에서는 연인두 폐쇄가 더 높은 부위에서 더 세게 이뤄진다. 말을 산출할 때에는 산출되는 자음의 종류, 음운 맥락, 말 속도에 따라 더 미묘한 차이를 보인다.

연인두 폐쇄 양상

연인두 구조가 폐쇄에 기여하는 정도는 정상 화자와 장애 화자들에게서 다양하게 나타난다. 실제로 연구개와 인두벽의 운동 정도에 근거하여 확연히 구분되는 연인두 폐쇄 양상을 판정할 수 있다(Croft, Shprintzen, & Rakoff, 1981; Finkelstein, Talmi, Nachmani, Hauben, & Zohar, 1992; Igawa, Nishizawa, Sugihara, & Inuyama, 1998; Shprintzen et al., 1977; Siegel-Sadewitz & Shprintzen, 1982; Skolnick & Cohn, 1989; Skolnick et al., 1973; Witzel & Posnick, 1989). **그림 1-18**에 기본적인 폐쇄 양상을 제시하였다.

환형 폐쇄(coronal pattern)는 가장 흔히 관찰되는 폐쇄 양상으로, 연구개의 후방 운동으로 인두후벽과 넓게 접촉함으로써 나타난다. 인두후벽의 전방 운동도 일어날 수 있다. 이 폐쇄 양상에서는 인두측벽이 폐쇄에 기여하는 정도는 극히 미미하다. Witzel과 Posnick(1989)은 비인두내시경검사를 받은 246명의 연인두 기능을 연구하였다. 비인두내시경검사는 코로 내시경을 넣어 비인두에 이를 때까지 삽입하는 내시경검사로, 연인두 기제를 시각적으로 관찰하고 분석할 수 있게 해준다(더 많은 정보를 위해서는 제16장 참조). 그 결과, 환자의 68%가 환형 폐쇄 양상을 보이는 것으로 나타났다.

그다음으로 흔히 나타나는 폐쇄 양상은 **원형 폐쇄**(circular pattern)이다. 이 양상은 연구개가 후방으로 움직이고, 인두후벽이 전방으로 움직이고, 인두측벽이 중앙 측으로 움직일 때 나타난다. 이 경우 모든 연인두 구조가 폐쇄에 기여하므로 괄약근과 같은 폐쇄 양상을 보인다. Witzel과 Posnick(1989)의 연구대상 중 23%가 이 양상의 폐쇄를 보였다. 그 외 5%가 파사반트 융기를 동반한 원형 폐쇄 양상을 보였다. 파사반트 융기는 원형 폐쇄 양상을 보이는 사람들에게서 가장 많이 나타나는 것처럼 보이지만, 다른 폐쇄 양상을 보이는 사람들에게서도 관찰된다(Skolnick & Cohn, 1989).

가장 드물게 나타나는 폐쇄 양상은 **시상형 폐쇄**(sagittal pattern)이다. Witzel과 Posnick(1989)의 연구대상 중 4%에게서만 관찰되었다. 이 폐쇄 양상은 인두측벽이 중앙 측으로 움직여 연구개 뒤의 중심선에서 만날 때 나타난다. 연구개가 연인두 폐쇄를 위해 후방으로 움직이는 정도는 극히 미미하다. 이렇게 서로 다른 폐쇄 양상의 출현율은 정상 화자뿐만 아니라 장애 화자들에게서도 유사하였다(Croft et al., 1981).

연인두 폐쇄 양상에서의 차이를 설명하기 위해 Finkelstein 등은 구개수구개인두성형술(uvulopalatopharyngoplasty, UPPP)을 받은 42명을 연구하였는데, 이 수술은 수면무호흡증의 치료를 위해 연구개와 구개수를 부분적으로 절제하는 것이다. 연인두 밸브는 구강검사와 내시경검사를 통해 검사하였다. 구인두의 전후 길이가 긴(깊은) 사람들은 시상형 폐쇄나 원형 폐쇄 양상을 보이는 경향이 있었으며, 구인두가 평편한 사람들은 환형 폐쇄 양상을 보였다. 이 연구자들은 개인들 간에 나타나는 근육 운동 방향에서의 미세한 차이는 휴식 시와 말을 산출하는 동안에 나타나는 인두 모양의 차이를 설명하는 것이라는 결론을 내렸다(Finkelstein et al., 1992, 1993).

개인들 간에 나타나는 기본 폐쇄 양상의 다양성을 인식하고 이해하는 것이 중요하

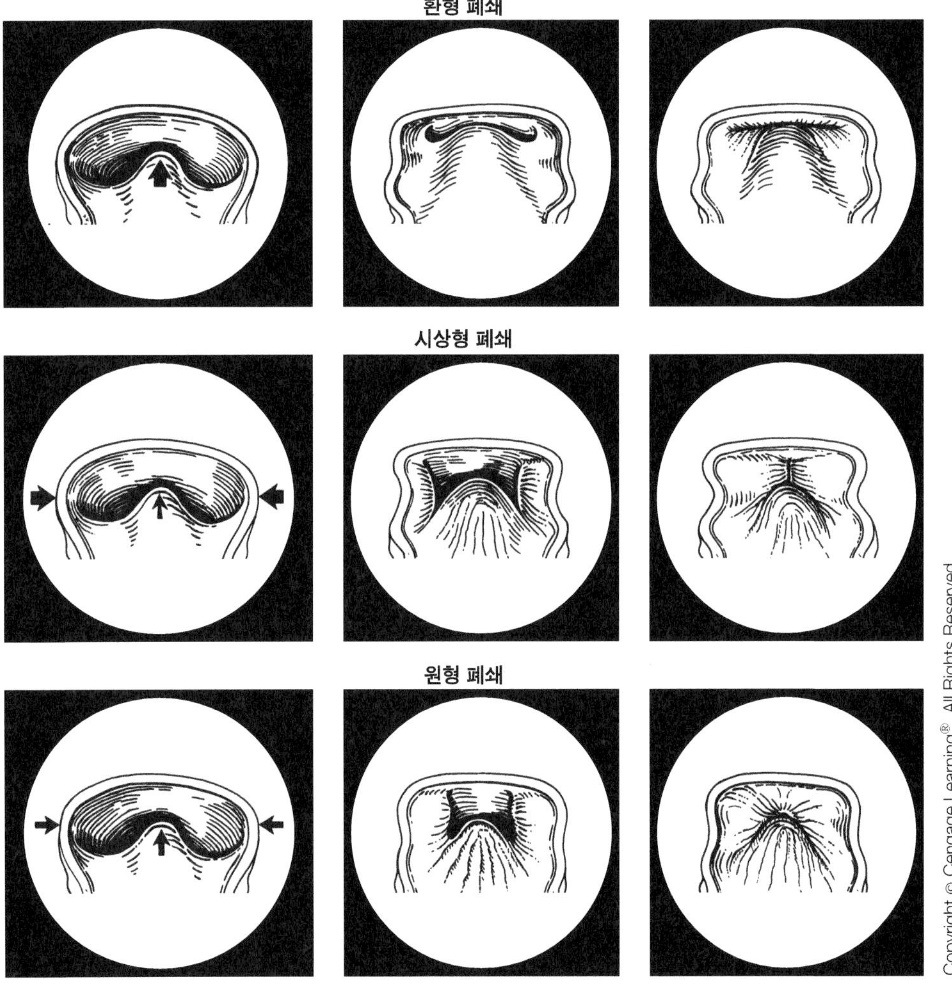

그림 1-18 비인두내시경을 통해 관찰할 수 있는 연인두 폐쇄의 양상

다. 이는 평가 과정에서 특히 더 중요한데, 기본 폐쇄 양상은 연인두 기능장애의 진단과 궁극적으로 추천할 수 있는 중재의 유형 결정에 영향을 미칠 수 있기 때문이다(Siegel-Sadewitz & Shprintzen, 1982; Skolnick et al., 1973). 예를 들어, 시상형 폐쇄 양상을 보일 경우 폐쇄가 완전히 이루어졌음에도 불구하고 연구개가 인두후벽에 닿지 않기 때문에 비디오투시조영검사(방사선검사의 일종)의 측면상(lateral view)에서는 연인두 폐쇄가 부적절한 것처럼 보일 수 있다. 그러므로 모든 연인두 구조와 그 구조들이 연인두 폐쇄에 기여하는 정도를 평가하는 것이 중요하므로 기본 폐쇄 양상을 판정하고 치료적 권고사항을 결정할 때 이를 참고할 수 있어야 한다.

✲ 공기압 활동과 비공기압 활동

연인두 폐쇄는 말 외의 활동에서도 일어난다. 이 활동을 공기가 작용하는 활동(공기압 활동)과 공기가 작용하지 않는 활동(비공기압 활동)으로 구분해 보면, 각 범주별로 서로 다른 특징과 폐쇄 양상을 보임을 알 수 있다(Flowers & Morris, 1973; Matsuya, Yamaoka, & Miyasaki, 1979; McWilliams & Bradley, 1965; Shprintzen, Lencione, McCall, & Skolnick, 1974). 실제로 비구어 활동을 할 때의 연인두 폐쇄와 말을 산출할 때의 연인두 폐쇄에는 서로 다른 신경학적 기제가 작용하는 것으로 보인다.

비공기압 활동(nonpneumatic activities)에는 삼킴, 구역질, 구토가 있다. 이 활동을 할 때 연구개는 인두 안에서 매우 높이 상승하여 인두측벽의 전체 길이를 따라 단단하게 폐쇄한다. 비디오투시조영검사를 통해 관찰해 보면 폐쇄가 매우 과장되게 나타날 뿐만 아니라 견고하다. 이러한 형태의 폐쇄는 음식물 등이 비강으로 역류하는 것을 방지하고 구강을 통과할 수 있도록 만드는 데 필수적이다. 삼킬 때 연인두 폐쇄는 혀 뒷부분의 도움을 받는데, 혀 뒷부분이 연구개 쪽으로 상승하면서 연구개를 뒤로, 그리고 위로 밀어 올린다(Flowers & Morris, 1973). 비공기압 활동에서는 연인두 폐쇄가 완전히 이루어지더라도 말 산출이나 공기압 활동에서는 결함을 보이는 경우도 있음을 유념해야 한다(Shprintzen et al., 1975).

공기압 활동(pneumatic activities)은 연인두 폐쇄의 결과로 기압(음압 및 양압)을 활용하는 활동이다. 양압은 불기, 휘파람 불기, 노래 부르기, 말 산출에 필수적이다. 음압은 빨기와 키스에 필요하다. 이러한 활동을 할 때에는 연인두 폐쇄가 비인두 안에서 낮게 일어나고 비공기압 활동에 비해 덜 과장되게 나타난다.

모든 공기압 활동에서 연인두 폐쇄가 거의 비슷하게 이루어질 것이라 생각하기 쉽다. 만약 그렇다면, 불기와 빨기 연습이 말 산출을 위한 연인두 기능을 향상시키는 데 도움이 될 수 있을 것이다. 그러나 불행히도 모든 공기압 활동에서의 연인두 폐쇄 양상은 생리학적으로 서로 상이하다(Nohara et al., 2007). 예를 들어 불기의 경우, 연인두 구조 전반의 움직임을 필요로 하는데, 불기를 할 때의 구개거근의 활동은 말을 산출할 때보다 더 높이 이루어진다(Kuehn & Moon, 1994). 반대로 말소리 산출을 위해서는 연인두 구조가 정확하고도 재빠르게 움직여야 하는데, 이후 더 논의하겠지만 폐쇄를 위한 접촉 지점은 말을 산출하는 동안에도 변화한다. 노래를 부를 때와 말을 산출할 때의 연인두 폐쇄를 비교해 보면, 연인두 구멍은 말을 산출할 때에 비해 노래를 부를 때 특히, 높은 음도로 노래를 부를 때 더 오랫동안, 더 단단하게 폐쇄된다(Austin, 1997).

✲ 폐쇄 타이밍

말을 산출할 때 음성의 시작과 연인두 폐쇄는 긴밀하게 협응되어야 한다. 구강음 산출을 위한 연구개 운동이 발성보다 먼저 시작되어, 발성이 시작될 때에는 연인두 밸브가 완전히 닫혀야 한다. 음원이 만들어지기 전에 연인두 폐쇄가 완전히 달성되지 못하면 과다비성 공명이 나타날 수 있다(Ha, Sim, Zhi, & Kuehn, 2004).

구강음을 위한 폐쇄 타이밍은 음소의 종류에 따라 어느 정도 달라지는 것으로 밝혀졌다. Kent와 Moll(1969)은 마찰음을 산출할 때 유성 마찰음에 비해 무성 마찰음을 산출할 때 연구개가 더 빨리, 그리고 더 재빠르게 상승함을 발견하였다. 하나의 발화 내에서 비음을 산출할 때에는 연인두 기능과 타이밍에 부가적인 효과가 나타난다. 구강 자음이나 모음을 산출하는 동안에는 발화의 시작부터 끝까지 연구개가 상승된 채 폐쇄가 유지되어야 한다. 비음(/m/, /n/, /ŋ/)을 산출할 때에는 연구개가 재빨리 내려오고, 인두벽이 중심선에서 서로 떨어져서 연인두 밸브를 열어 비강공명이 일어날 수 있도록 해야 한다. 구강음과 비강음을 조합하여 산출할 때에는 연구개 운동의 시간적 요구사항이 훨씬 어렵다(Jones, 2006). 게다가 비음의 앞이나 뒤에 오는 모음은 비음의 산출 직전에 연구개가 미리 하강하고 비음의 산출 직후에도 연구개의 상승이 약간 지연되어 약하게나마 비음의 영향을 받는다(Bunnell, 2005). 그러므로 폐쇄 타이밍에는 음소별 필요에 따라 발화의 처음부터 끝까지 지속적이고 정교한 조정이 필요하다. 그리고 이러한 타이밍을 맞추지 못할 경우 비음성이 지각될 수 있다.

✲ 폐쇄 높이

구강음 산출을 위해 연인두 폐쇄가 유지되는 동안에도 산출되는 음소의 종류와 음운 환경 때문에 접촉이 약간 달라진다(Flowers & Morris, 1973; Moll, 1962; Moon & Kuehn, 1997; Shprintzen et al., 1975; Simpson & Chin, 1981).

연구개 폐쇄의 높이는 음소 조음 시 혀의 운동과 혀의 높이에 의해 영향을 받으며, 음소에 따른 구강내압 필요량의 영향도 받는다(Tom, Titze, Hoffman, & Story, 2001). 일반적으로, 연구개의 높이는 모음에 비해 자음을 산출할 때 약간 더 높다. 고압력 자음(파열음, 마찰음 및 파찰음) 중에서도 특히 무성음을 산출할 때가 다른 자음을 산출할 때에 비해 연구개 폐쇄의 높이가 훨씬 높다. 저모음보다 고모음을 산출할 때 연구개의 높이가 더 높은데(Moll, 1962; Moon & Kuehn, 1997), 이는 아마도 이 모음들을 산출하는 동안 혀가 상승하기 때문일 것이다.

✱ 폐쇄 강도

말을 산출하는 동안 연구개 접촉의 높이를 상승시키는 데 관여하는 요인은 폐쇄의 강도를 증가시키는 데에도 동일하게 작용한다. 그러므로 연인두 폐쇄의 강도는 모음보다 자음에서 더 높고, 고압력 자음 중 특히 마찰음을 산출할 때 가장 높다(Kuehn & Moon, 1998). 저모음보다 고모음을 산출할 때 폐쇄 강도가 더 높다(Kuehn & Moon, 1998; Moll, 1962; Moon, Kuehn, & Huisman, 1994). Moll(1962)은 비음에 인접한 모음, 특히 비음 앞에 오는 모음이 구강음에 인접한 모음에 비해 폐쇄 강도가 약하다는 것을 입증하였다. 피로에 의해서도 전반적인 폐쇄 강도가 약해질 수 있다(Kuehn & Moon, 2000). 이 모든 요인들을 고려하면 연구개의 위치상 변화는 모음의 높이, 자음의 종류 등 여러 변인들의 상호작용의 결과로 나타난다(Seaver & Kuehn, 1980). 그러므로 연구개의 위치는 개별 음절을 산출할 때마다 변화되고 조정되어야 하는 것이다(Karnell, Linville, & Edwards, 1988).

✱ 속도 및 피로

말을 빨리 하면 연구개 운동의 효율성에 영향을 미쳐 연인두 폐쇄가 나빠질 수도 있다. 말 속도가 빨라지면 폐쇄의 높이가 낮아지고 덜 단단해지는 것으로 밝혀졌는데(Moll & Shriner, 1967), 이는 아마도 빠른 속도 때문에 적절한 높이와 접촉을 달성하기 어렵기 때문이다. 그러므로 말 속도가 증가하면 과다비성이 나타날 가능성이 높아진다.

근육 피로는 폐쇄의 높이와 강도에도 영향을 미칠 수 있다. 정상 화자의 경우에도 피곤해지면 '콧소리'가 나는 경우가 있다. 어린 아동들의 경우에도 하루가 끝날 무렵, 특히 아동이 매우 지쳐 있을 때 말소리를 '징징댄다(whiny)'고 표현할 때가 자주 있다. '징징댄다'는 표현은 실제로 연구개의 피로로 인해 과다비성이 증가할 때 쓰는 단어이다. 관악기 연주처럼 오랫동안 부는 행동도 연구개 피로를 유발할 수 있다(Tachimura, Nohara, Satoh, & Wada, 2004).

※ 성장과 연령에 따른 변화

성장함에 따라 두개안면골이 변화되면서 인두 구조들 간의 관계와 성도 공간(인두강, 구강 및 비강)의 크기도 변한다. 영유아, 아동 및 성인의 성도에서 나타나는 해부학적 차이는 매우 뚜렷하며, 이러한 차이는 발달단계에 따른 음질의 차이와 관련되어 있다.

두개골은 아동기 초기에 이미 성인의 크기에 이르는 반면, 안면골은 청소년기나 성인기 초기까지도 계속해서 성장한다. 하악과 상악골의 성장은 치열 발달의 영향을 다소 받는다. 하악과 상악은 두개골에 비해 아래와 앞쪽을 향하여 자란다. 14세경까지는 남성과 여성의 상악 및 하악 크기가 비슷하다. 이후에는 남성의 경우 약 18세까지 안면골의 성장이 계속되는 반면, 여성의 경우에는 성장이 거의 멈춘다(Tineshev, 2010; Ursi, Trotman, McNamara, & Behrents, 1993). 이렇게 두개안면골 구조의 크기에는 변화가 있으나 교합 단계와는 상관없이 골 구조의 크기 변화에 비하면 모양에서의 변화는 비교적 적은 편이다(Kent & Vorperian, 1995).

성장에 따른 인두 크기 변화는 매우 크다. 신생아의 인두 길이는 약 4cm이다. 실제로 연구개와 후두개가 서로 가까이 위치하며, 인두의 길이가 매우 짧다(이는 신생아의 고음도 음성과 관련됨). 이와는 달리 성인의 인두 길이는 약 20cm에 이른다. 남성과 여성에게서 모두 연령과 신장의 증가에 따라 인두의 길이도 선형적으로 증가한다(Rommel et al., 2003; Stellzig-Eisenhauer, 2001).

영유아기에서 성인기까지 인두의 길이도 증가하지만, 비인두(nasopharynx)의 용적도 약 80% 정도 증가한다(Bergland, 1963). 수평(방향)보다는 수직 성장이 더 많이 이루어지므로 비인두의 전후 영역(깊이)의 변화는 매우 적다(Bergland, 1963; Kent & Vorperian, 1995; Tourne, 1991). 그러나 인두후벽의 각도는 매우 크게 변화한다. 신생아의 경우, 비인두는 완만한 곡선을 그리며 구인두에 이른다. 5세경 비인두와 구인두의 인두후벽은 빗각(비스듬한 각도)을 이룬다. 사춘기에서부터 성인기에는 이 두 부위의 인두후벽이 거의 직각을 이룬다(Kent, 1976; Kent & Vorperian, 1995). 상악이 성장함에 따라 연구개는 아래와 약간 앞쪽을 향하며 동시에 인두벽의 각도도 변한다. 그리고 연구개가 길어지고 두꺼워지며 더 많이 뻗치게 되어 구조들 간의 관계에서 생기는 변화를 더 많이 보완할 수 있게 된다. 그 결과로 연인두 폐쇄 수행능력이 유지되는 것이다.

인두 공간의 상대적인 크기를 변화시키고 연인두 기능을 불안정하게 만들 수 있는 또 다른 요인은 아데노이드 조직의 유무와 크기이다. 아데노이드는 연인두 폐쇄 부위의 인두후벽에 위치한다. 많은 아동들에게서 아데노이드 조직이 폐쇄를 어느 정도 도와주는 것으로 나타났는데, 이때의 연인두 폐쇄는 실제로는 연구개-아데노이드 폐쇄인 셈이다(Croft, Shprintzen, & Ruben, 1981; Kent & Vorperian, 1995; Maryn, Van Lierde, De

Bodt, & Van Cauwenberge, 2004; Skolnick et al., 1975).

아데노이드는 사춘기 전에도 점차 퇴화되고 위축되지만, 사춘기에는 급격하게 퇴화된다. 그래도 연인두 기제는 아데노이드의 위축과 함께 일어나는 해부학적 변화에 적응하여 연인두 기능을 유지할 수 있게 된다. 아데노이드의 퇴화 이후에는 연인두의 운동이 증가하여 더 성숙한 연인두 폐쇄 양상을 보이기도 한다(Kent & Vorperian, 1995). 그러나 구개열이나 연인두 폐쇄 문제의 이력이 있는 경우에는 이와 같은 보상이 일어나지 않을 수도 있다. 이들의 경우, 사춘기에 접어들면서 일어나는 아데노이드의 퇴화로 인하여 연인두 형성부전(VPI)이 시작되어 수술이 필요해지기도 한다(Mason & Warren, 1980; Siegel-Sadewitz & Shprintzen, 1986; Van Demark & Morris, 1983; Abdel-Aziz, Dewidar, El-Hoshy, & Aziz, 2009). 연령의 증가가 연인두 기능에 미치는 영향에 대한 연구가 다소 이루어져 왔다. Hoit 등(1994)은 80세 이상의 연령층에서는 비강기류의 차이가 없었음을 보고하였는데, 이는 연령 변인만으로 연인두 기능이 나빠지는 것은 아님을 시사한다.

❋ 말 산출의 생리적 하부체계: 종합

말은 여러 생리적 하부체계가 협응하여 산출된다. 이 하부체계에는 호흡, 발성, 공명 및 조음 체계가 해당된다. 연인두 밸브는 정상적이고 명료한 말을 산출하기 위해 말 하부체계와 협응하여야 한다. 이 하부체계의 중요성과 협응의 필요성을 이해하기 위해서는 말소리가 어떻게 산출되는지 다시 알아보는 것이 도움이 될 것이다.

소리를 낼 수 있는 악기라면 적어도 다음의 세 가지 요소를 갖고 있어야 한다. (1) 소리를 내기 위한 진동 기제, (2) 진동이 일어나게 만드는 자극 기제, (3) 만들어 낸 소리를 증폭시키는 공명 기제가 그것이다. 사람의 말에서는 성대(vocal folds)가 진동체이며, 호흡한 기압이 자극의 원동력이며, 성도(vocal tract)가 소리 에너지의 공명 기제이다(Baken, 1987; Sataloff, Heman-Ackah, & Hawkshaw, 2007).

말을 산출하는 동안 모든 움직임은 재빨리 정확하게 이루어져야 한다. 모든 근육의 운동은 동일한 체계 내에 있는 다른 근육 운동의 영향을 받으며, 각 구조의 움직임은 다른 구조의 움직임의 영향을 받고, 각 음소는 인접한 다른 음소의 영향을 받는다(Kollia, Gracco, & Harris, 1995). 이 때문에 생리적 하부체계의 모든 측면이 협응하여 움직이는 것이다.

각 하부체계는 마치 '팀'에 속한 선수와 같다. 각 선수마다 자기 역할을 잘 수행할 수 있어야 할 뿐만 아니라 다른 선수들과 어떻게 협력해야 하는지도 알아야 한다. 좋은 선

수라면 팀의 다른 선수도 더 효과적으로 기능하게 할 것이다. 그러나 나쁜 선수는 팀의 다른 선수들이 하는 일도 더 어렵게 만들어 덜 효과적으로 기능하게 할 것이다. 전반적으로 말 산출의 복잡성은 과장된 것이 아니다. 다음에서는 각 하부체계가 '팀'으로 작용하는 역할에 대해 논의할 것이다.

✲ 호흡

호흡은 생명 유지에 필수적이지만, 말 산출에도 중요하다. 폐에서 올라온 공기의 흐름은 발성을 시작할 수 있는 원동력이자 말소리의 조음에 필요한 기압을 제공한다. 조용한 호흡 시 들숨(흡기, inspiration)과 날숨(호기, expiration) 단계는 비교적 길며, 들숨과 날숨 단계의 지속시간도 대략 비슷하다. 그러나 말을 산출하는 동안에는 미리 계획된 쉼 지점에서 들숨이 매우 순간적으로 일어난다. 전체 구나 문장을 산출하는 동안 성문하압이 유지된다. 날숨 단계는 상대적으로 길며 가변적인데, 발화의 길이에 따라 지속시간이 달라진다. 말 산출 시의 들숨과 날숨 단계는 모두 화자에 의해 통제된다.

✲ 발성

발성(phonation)은 성대가 진동하기 시작하여 생성되는 소리이다. 이 소리를 음성(voice)이라 하는데, 모든 모음과 절반 정도의 자음 산출 시 성대의 진동이 일어난다. 그러나 일부 자음은 무성음으로, 성대 진동이 동반되지 않는다. 그러므로 성대는 유성음을 산출할 때에는 진동해야 하며, 무성음을 산출할 때에는 갑자기 진동을 중단하였다가 후행하는 모음이나 유성 자음을 산출할 때에는 다시 진동해야 한다(Bailey, Henrich, & Pelorson, 2010; Kent & Moll, 1969; Takemoto, Mokhtari, Kitamura, 2010; Tsai, Chen, Shau, & Hsiao, 2009). 짧은 2음절 구인 'a cup'을 산출하려면, 첫 모음의 산출 시 성대가 진동하다가 /k/에서 진동을 멈춰야 하며, 그다음 모음에서 다시 진동하고, 다시 /p/에서 진동을 멈춰야 한다. 이를 위해서는 매우 정교한 신경운동 협응과 통제가 요구된다.

성대가 폐쇄되고, 폐에서 올라온 기류가 성문 아래에서 압력(성문하압)을 형성하면 발성이 시작된다. 기류는 성대의 밑(바닥) 부분을 밀어서 연 다음, 위를 향하면서 성대 윗부분을 연다. 빠른 속도로 이동하는 공기 뒤에 생기는 낮은 압력이 성대의 밑부분을 닫히게 만들고, 이후 성대의 윗부분도 닫힌다. 이를 **베르누이 효과**(Bernoulli effect)라고 한다. 성대가 폐쇄되므로 기류의 흐름이 차단되고, 공기의 진동이 일어난다. 이로써 진동 주기가 완료된다. 이 주기가 반복되면서 성대 진동이 계속되고 이로써 일종의 윙윙거리는 소리가 생성된다(이후 공명되어 조정된다). 발성을 하는 동안 유성음 산출을 위해 진동할 때 성대는 연속적으로 내전(닫힘)되며, 무성음을 산출할 때에는 주기적으로

외전(열림)된다. 발화가 끝날 때까지 기압을 유지하여 발성에 필요한 힘을 지속적으로 제공할 수 있어야 한다.

❋ 운율

운율(prosody)은 말의 강세, 억양 및 리듬을 의미한다. 연속발화에서 조음은 개별 음소의 강세와 발화의 억양에 의한 영향을 받는다. **강세**(stress)는 한 음절을 산출하는 동안 후두와 성문 아래에 생기는 압력의 증가와 관련되어 있다. 강세를 받는(강세) 음절은 강세를 받지 않는(비강세) 음절에 비해 음도와 강도가 더 높고, 지속시간도 더 길며, 조음 운동도 더 정확하게 이루어진다. **리듬**(rhythm)은 강세 음절과 비강세 음절의 변화와 각 음절의 상대적 타이밍을 말한다. **억양**(intonation)은 하나의 발화 전반에 거쳐 빈번히 나타나는 음도의 변화를 의미하는 것으로, 성대의 길이와 부피의 미세한 변화에 의해 통제된다. 이러한 변화는 성대 진동의 속도와 후두 근육의 긴장도를 변화시킨다. 연속발화의 처음부터 끝까지 음도의 변화가 일어나지만, 평서문 끝에서는 음도가 더 낮은 주파수로 급격히 떨어지며, 의문문 끝에서는 더 높은 주파수로 음도가 올라가는 경향을 보인다. 강세와 억양은 강조할 때 이용되며 의미의 전달을 돕는다. 예를 들어, 낱말 'desert'와 'dessert'는 강세의 위치가 다르기 때문에 전달되는 의미도 다르다. 문장 'Well, that's just fine'을 감탄 부호가 있는 것처럼 발화하면 끝에 마침표가 있는 것처럼 말할 때와는 다른 의미를 갖는다. 의미의 차이는 억양과 강세의 차이에 의해 전달된다.

❋ 공명 몇 연인두 기능

일단 발성이 시작되면 폐에서 나온 기압과 성대에서 만들어진 소리 에너지는 성도의 상부를 향해 이동한다. 소리 에너지는 인두강에서부터 구강이나 비강에 이르는 성대 위의 성도(성문 상부)가 이루는 공간을 지나는 동안 진동한다. 소리 에너지의 진동 결과 말소리에 공명 특성이 더해진다.

음성의 진동과 전반적인 음향적 특성에 영향을 미치는 요소가 있다. 이 요소에는 성도 공간의 크기나 모양도 해당된다. 이 요소가 미치는 효과를 알아보기 위해 입술을 옆으로 살짝 벌려 병에 바람을 불어 보면 어떤 일이 일어나는지 알 수 있다. 병에 물이 거의 차 있는 경우에는 공명 공간이 작아서 높은 음도의 소리가 난다. 병이 거의 비어 있는 경우에는 공명 공간이 많이 남아 있으므로 낮은 음도의 소리가 난다. 공명강의 크기와 모양에서의 개인차는 연령과 성별에 따라 달라지는 경우가 많다. 예를 들어, 영유아는 공명강이 매우 작기 때문에 매우 높은 음도의 음성을 산출한다. 여성과 아동들은 대개 남성에 비해 성도의 길이가 더 짧기 때문에 음성의 공명 주파수가 더 높다. 그 외에도 공명강을 이루는 벽의 두께도 고려해야 한다. 인두벽이 두꺼운 경우에는 소리를 흡수하는 반면, 얇으면 소리를 반사시킨다. 이러한 요인들이 작용하여 진동이 변한 결과 공명이 증가되고 음질의 지각적 차이가 나타나게 되는 것이다(Sataloff, 1992).

연인두 밸브는 말을 산출하는 동안 소리 에너지와 기류를 적절한 성도 공간(구강 또는 비강)으로 전달하는 일을 조정하기 때문에 정상적인 말과 공명을 위해서는 연인두 밸브가 매우 중요하다. 구강음(/m/, /n/, /ŋ/을 제외한 모든 음소)을 산출할 때 연인두 밸브는 닫혀서 비강과 구강을 서로 차단한다. 이로써 소리 에너지와 기류가 구강 앞쪽으로 향하도록 조절되는 것이다. 비음을 산출할 때에는 연인두 밸브가 열린다. 이로써 비강이 구강 및 인두강과 서로 연결되어(소리 에너지를 함께 나누어) 소리 에너지가 주로 비강에서 공명된다.

❊ 조음

발성과 공명 과정을 거친 소리는 조음기의 운동에 의해 개별 말소리로 변형된다. 구강의 조음기는 입술, 턱(치아 포함), 혀, 연구개와 같은 구조를 말한다. 조음기는 소리 에너지를 두 가지 방법을 이용하여 서로 다른 말소리로 전환시킨다. 먼저, 조음 운동과 조음기의 위치 변화를 통해 구강의 크기와 모양을 변화시킨다. 그리고 조음기는 말소리가 만들어지는 방법, 특히 기류가 방출되는 방법을 조정한다.

모음과 구강 자음을 산출하기 위해서는 구강 공명이 필요하며, 많은 자음의 산출에는 구강내압도 필요하다. 모음의 산출에는 구강의 크기와 모양을 조절하기 위해 혀와 턱이 관여하나 소리 에너지나 기류의 협착은 일어나지 않는다. 모음은 혀의 높이(고, 중, 저), 혀의 위치(전설, 중설, 후설) 및 입술의 둥근 정도(원순, 평순)에 따라 구분할 수 있다.

반면, 자음은 구강을 부분적으로나 완전히 폐쇄하여 산출되므로, 구강내압을 형성하게 된다. 구강내압은 모든 압력 자음(파열음, 마찰음, 파찰음)의 산출을 위한 원동력이다. 파열음(/p/, /b/, /t/, /d/, /k/, /g/)은 구강내압을 형성하였다가 갑자기 방출하면서 산출된다. 마찰음(/f/, /v/, /s/, /z/, /ʃ/, /ʒ/, /h/)은 좁은 틈을 통해 기압을 점진적으로 방출하면서 산출된다. 파찰음(/ʧ/, /ʤ/)은 파열음과 마찰음이 결합된 것이다(/ʧ/=/t/+/ʃ/, /ʤ/=/d/+/ʒ/). 이와 같이 파찰음은 구강내압을 형성하였다가 좁은 틈으로 서서히 방출하여 산출된다. 자음은 조음방법(파열음, 마찰음, 파찰음, 유음 및 활음)뿐만 아니라 조음위치(양순음, 순치음, 치경음, 경구개음, 연구개음 및 성문음)와 유성성(유성음 또는 무성음)에 의해 구분된다(우리말의 자음은 조음방법, 조음위치, 발성 유형에 의해 구분된다—역자 주).

✲ 말 하부체계의 협응

말을 산출하는 동안 모든 하부체계는 하나의 '팀'에 소속된 선수처럼 기능한다. 팀이 정상적인 말 산출이라는 목표를 달성하기 위해서는 각 하부체계라는 선수가 순조롭고도 효율적으로 일해야 한다.

팀에 속해 있는 것과 마찬가지로, 하나의 하부체계가 제대로 된 선수가 아닐 경우 다른 팀 선수(하부체계)의 기능에 영향을 미칠 뿐만 아니라 궁극적으로는 팀의 목표에도 영향을 미친다. 예를 들어 연인두 기능장애는 호흡, 발성 및 조음에 영향을 미칠 수 있다. 코로 기류가 손실되면 말을 산출하는 동안 기류의 변화가 야기되면서 기류를 보충하기 위해 더 자주 숨을 쉬게 될 수도 있다. 부적절한 구강기류를 보상하기 위해 발성 유형을 변화시켜 무성음을 유성음으로 대치하는 경우(예: n/s)도 있다. 한편, 과다비성을 감출 목적으로 기식성의 음성을 사용하기도 한다. 연인두 기능장애로 인한 구강기류의 손실은 고압력 자음의 조음에 영향을 미쳐 구강에서 조음하는 대신 인두에서 말소리를 산출하게 만들기도 한다. 전반적으로 하부체계는 서로 연관되어 있고 서로 의존하여 정상적인 말 산출이라는 목표를 달성함을 이해하는 것이 중요하다.

✲ 요약

얼굴, 구강 및 연인두 밸브의 해부에 대해서는 상세히 보고되어 왔기 때문에 설명과 이해가 쉽다. 반면, 연인두 기제의 생리적 측면, 특히 말과 관련된 측면은 매우 복잡하여 이해하기 쉽지 않다. 여러 근육의 기능, 연인두 기능과 조음의 상호작용, 연인두 기능과 말 산출의 기타 하부체계와의 협응에 필요한 신경근육 운동 통제에 관해서는 더 많은 것이 밝혀져야 할 것이다. 성도의 해부와 생리에 대한 면밀한 이해는 말 장애와 공명장애의 관리에 특히 중요하다.

✲ 복습 및 논의

1. 구순구개열 이력이 있는 사람들과 일할 때 정상적인 구조를 이해하는 것이 중요한 이유는 무엇인가?
2. 구순열을 이해하는 데 필요한 얼굴의 주요 부위와 구조는 무엇인가?
3. 비강 내부 구조에 대해 설명하고 비갑개의 다양한 기능에 대해 설명하라.

4. 육안으로 관찰할 수 있는 구강 구조에는 어떤 것이 있는가?
5. 경구개의 봉합선을 열거하라. 왜 '봉합선'이라 부르는가? 봉합선이 어떻게 형성되는지 설명하라.
6. 연인두 구조의 움직임과 연인두 밸브의 개폐에 관여하는 연인두 근육의 역할에 대해 설명하라.
7. 말 산출의 생리적 하부체계는 무엇이며, 정상적인 말의 산출에 이 하부체계들이 어떻게 상호작용하는가? 하나의 하부체계에서의 문제가 다른 하부체계에 어떤 영향을 미치는지 설명하라.
8. 정상 화자와 장애 화자의 연인두 폐쇄 양상은 어떠한가? 말 장애 화자를 평가할 때 말 산출에서 나타나는 기본 폐쇄 양상을 이해하는 것이 왜 중요한가?
9. 활동 유형, 음소 유형, 말 속도 및 피로가 연인두 폐쇄에 미치는 영향에 대해 설명하라. 이러한 변인들이 연인두 폐쇄에 미치는 영향을 고려할 때 이 변인이 말 산출을 위한 연인두 기능의 평가방법에 어떤 영향을 미치는가?
10. 연인두 폐쇄는 성장과 아데노이드 퇴화에 따라 어떻게 변화하는가? 이러한 변화가 말에 어떤 영향을 미칠 수 있는가?

제 2 장

구순열과 구개열

✿ 이 장의 개요

도 입

구순열과 구개열은 출생 시 나타나는 기형 중 네 번째로 많이 나타나며, 선천성 안면 기형 중에서는 가장 많이 나타나는 문제이다. 입술의 파열은 얼굴 미용에 영향을 미치는 반면, 구개의 파열은 섭식, 중이 기능과 말소리 산출에 영향을 미친다. 파열은 다양한 유형과 중증도를 보이는데, 대체로 배아기에 정상적으로 형성되는 봉합선을 따라 나타난다.

이 장은 구개열 및 동반 기형에 대한 전체적인 설명으로 시작된다. 다음으로 입술과 구개의 발달을 발생학적 측면에서 설명하고, 그 발달 과정에 문제가 생겼을 때 발생할 수 있는 다양한 구개열의 종류에 대해 설명하고 있다. 여기서는 점막하 구개열을 특히 강조하고 있는데, 이 기형이 말과 공명에 중대한 영향을 미치면서도 쉽게 구분해내기 어렵기 때문이다. 또한 이 장에서는 구개열이 입술, 구개 및 주변 구조물의 해부학적 구조에 미치는 영향에 대해서도 설명하고 있다. 그리고 파열로 인해 2차적으로 생기는 기능상의 잠재적 문제도 제시하고 있다.

✻ 파열이란 무엇인가?

파열[cleft, '열(裂)'이라고도 많이 번역하나 열(熱, fever)과 구분하기 위해 파열이란 용어를 쓰도록 하겠다—역자 주]이란, 정상적으로는 봉합되어 있어야 할 해부학적 구조물에 발생하는 갈라진 틈을 말한다. 구순열은 태아기 초기 무렵에 융합되어야 할 입술 조직 중 일부가 융합에 실패함으로써 생긴다. 구개열은 태아기 동안 정상적으로 융합되어야 할 입천장 조직 중 일부가 융합에 실패함으로써 발생하는데, 이로 말미암아 구강과 비강 사이에 틈이 생기게 된다. 파열은 융합의 정도에 따라 다양한 길이와 넓이로 나타난다. 파열이 있을 때, 각각의 구조물들은 모두 정상적으로 존재하되 다만 융합이 정상적으로 이루어지지 않았을 뿐이라는 것을 명심해야 한다. 그러나 그 구조물들은 때로 **발육부전**의 형태를 보이기도 하는데, 이는 조직(뼈, 근육과 신경을 말함)의 형태가 완전히 발달되지 않은 것을 말한다.

구순열과 구개열은 임신 초기 3개월 동안에 자궁 내에서 발생하는 **선천성** 기형(유전 혹은 임신 중에 발생한 어떤 일로 인해 출생 시부터 나타나는 문제)이다. 파열이 대개 배아기(임신 9주 이전 기간—역자 주)에 발생하기 때문에 파열은 대개 배아의 정상적인 봉합선을 따라 발생한다. 배아기 시기에 안면 중앙부(midface)와 구강의 발달을 방해하는 문제가 생길 경우, 종종 코, 눈, 그 외 다른 얼굴 구조물의 기형도 동반한다(Mossey, Little, Munger, Dixon, & Shaw, 2009; Yu, Serrano, Miguel, Ruest, & Svoboda, 2009). 파열과 더불어 다른 선천성 기형이 동반될 때 이들은 대개 유전적인 원인을 가지고 있으며 여러 기형을 복합적으로 가지고 있는 증후군의 일부일 수도 있다(Jones, 1988; Sekhon, Ethunandan, Markus, Gopalkrishnan, & Rao, 2010).

구순열은 구개열에 비해 미용 측면에서 문제가 더 심각하고, 구개열은 기능 측면, 특히 말소리와 청각의 문제가 더 심각하다. 구순열과 구개열을 모두 가지고 태어난 사람은 심미적 측면, 섭식, 말소리, 공명과 청각의 측면에서 심각한 위험요소를 가지고 있다. 기본적으로 구개열에서 나타나는 외형상의 특징들에는 많은 공통점이 있지만 특징적인 해부학적, 기능적 결함이 나타나기도 한다. 이러한 결함의 원인은 매우 다양한데, 환자가 가지고 있는 문제에 따라 그 치료 형태도 매우 다양해진다. 그러므로 심미적 측면과 기능적 측면의 중증도는 알아차리기 어려운 수준에서부터 심각하게 손상되고 기형적인 수준에 이르기까지 다양하다.

❋ 발생학적 발달 과정

전반적인 발생학적 발달 과정과 입술 및 구개의 발달 과정에 대한 기초지식은 왜 구순구개열이 발생하는지 이해하는 데 도움을 준다. 또한 이러한 지식은 구순구개열을 설명하고 분류하는 것과도 연계성이 있다.

안면과 구개의 배아기 발생과 발달은 배아 안의 신경릉세포(neural crest cell)의 형성에 따라 달라진다. 이 세포는 서로 다른 속도로 이동하여 두개골과 얼굴의 구조물을 형성한다. 신경릉세포의 이동이 일어나지 않거나 지연되면 안면 구조물의 형성에 영향을 미쳐 구개열이나 그 외 다른 두개안면 기형이 발생한다.

입술과 치조의 발생은 임신 6, 7주 사이에 절치공(incisive foramen)에서 시작된다. **그림 2-1**은 배아기에 나타나는 봉합선의 폐쇄 방향을 보여 준다. 융합은 절치공에서 시작해서 앞쪽으로 진행되며, 양쪽 절치 봉합선(incisive suture line)이 융합하여 치조가 형성된다. 그 후에 폐쇄가 진행되면서 코 앞쪽의 기저부와 윗입술이 형성된다. 다음으로, 입술의 가운데 부분과 양쪽 끝이 융합하여 인중(philtrum)과 인중능선(philtrum line)이 형성된다. 이로 인해 윗입술의 형성이 완성된다.

구개의 발생은 임신 8, 9주에 시작된다. 구개가 형성되기 전의 혀는 비강의 후방부에서 관찰될 정도로 높게 위치해 있다. 그리고 구개선반(palatal shelf)이 혀의 양옆에 수직으로 늘어져 있다. 임신 7, 8주 무렵에 혀가 서서히 아래로 내려오기 시작한다. 이때 수

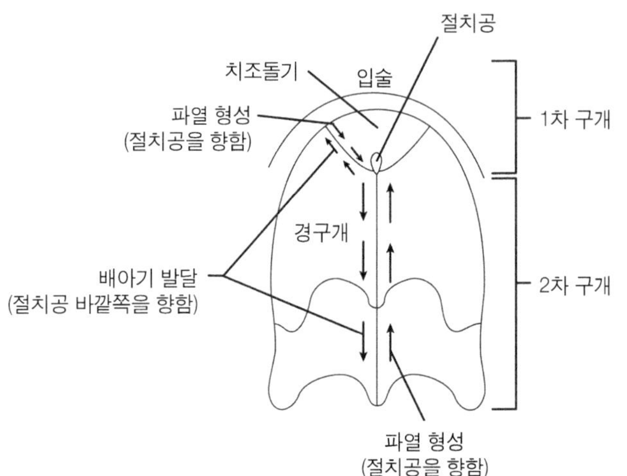

그림 2-1 배아기 발달과 구개열 형성 양상. 배아기의 발달은 절치공에서 시작해서 주변 영역으로 진행한다. 구개열의 형성 양상은 이와 달리 주변 영역에서 시작해서, 절치공을 거쳐 파열의 지점까지, 정상적인 배아기 봉합선을 따라 나타난다. 파열이 1차 구개에 나타나는지, 2차 구개에 나타나는지에 따라 분류하는 방법은 배아기의 발달 과정에 기초하며, 1차 구개와 2차 구개의 분기점은 절치공이다.

직으로 위치해 있던 구개선반도 서서히 수평 위치로 이동한다. 절치공 부근의 전상악(premaxilla)과 구개선반이 먼저 융합된 후 양쪽 구개선반이 서로 융합된다. **그림 2-1**에서 볼 수 있듯이, 절치공에서 융합이 시작된 후 2개의 구개선반이 융합되는데, 정중구개 봉합선을 따라 뒤쪽을 향해 이동한다. 이로써 경구개가 완성된다. 비중격(nasal septum)의 일부를 형성하는 서골(vomer)은 위에서 아래를 향해 자란 뒤 경구개의 위쪽 표면과 융합되는데, 이로써 비강과 구강의 분리가 이루어진다. 일단 경구개가 형성되면 연구개가 가운데에서 융합되는데 이를 통해 정중구개솔기(median raphe)가 형성된다. 마지막으로 구개수가 형성된다. 연구개 구강 측 표면의 융합이 비강 측 표면의 융합보다 먼저 시작된다고 보는 것이 일반적인데, 때때로 관찰되는 잠재성 점막하 구개열(비강 측 표면에서만 나타나는 구개열)의 발생을 이를 통해 설명할 수도 있다. 경구개와 연구개의 융합은 대개 임신 12주 무렵에 완성된다.

구개열의 원인

배아기의 융합이 절치공에서 시작해서 바깥쪽(앞으로는 치조와 입술, 뒤로는 경구개와 연구개 방향)으로 진행되기 때문에, 융합의 과정을 방해하는 어떤 문제라도 생기면 그 지점에서 주변 영역(입술이나 구개수)으로 가는 모든 경로에서 파열이 생길 수 있다.

그러므로 **그림 2-1**에서 보듯이 파열은 주변 영역에서 시작하여 절치공을 거쳐 구개열이 발생한 지점까지 정상적인 배아기 봉합선을 따라 이루어진다. '완전' 파열(complete cleft)은 절치공으로 가는 봉합선 전체에서 파열이 생긴 경우이다.

파열은 세포의 이동이나 구개선반의 이동이 방해받거나 지연되면서 발생한다. 파열 및 두개안면 기형의 원인에는 여러 가지가 있다. 여기에는 **내적 요인**(endogenous factor)인 염색체 이상과 유전자 이상도 포함된다. 최근 부모의 출산연령이 높아지는 것 또한 구순열과 구개열의 위험요소를 증가시키는 것으로 보고되고 있다(Bille et al., 2005; Martelli et al., 2010). 게다가, 구개열은 임신 중 기형생성인자(teratogen)에 노출되었거나 물리적 충격에 의해서 발생할 수도 있다. 이들은 **외적 요인**(exogenous factor)에 해당된다.

기형생성인자는 선천성 기형을 유발하는 물질을 말한다. 구순/구개열과 관련 있는 기형생성인자로는 담배 연기(Honein, Paulozzi, & Watkins, 2001; Reiter et al., 2012), 페니토인(다일랜틴, 항경련제의 일종—역자 주), 탈리도마이드(진정최면제의 일종—역자 주), 발륨과 전신(全身)성 코티코스테로이드 제제(Edwards et al., 2003), 납 오염(Vinceti et al., 2001) 등이 있다. 풍진이나 인플루엔자 등의 바이러스도 구개열을 유발하는 위험요소가 된다(Metneki, Puho, & Czeizel, 2005). 어머니의 영양 결핍도 기형을 유발하는 원인으로 알려져 있다. 비타민 B_6의 부족도 구개열 형성과 관련이 있다(Munger et al., 2004). 과거에는 엽산의 결핍도 구강안면열(orofacial cleft)의 원인으로 알려져 있었는데, 이는 엽산이 배아 및 태아기 신경관(neural tube) 발달에 중요한 역할을 하기 때문이었다. 그러나 최근의 연구에서 임신기간 동안의 엽산 보충이 구개열의 유병률을 특별히 감소시키지는 못하는 것으로 밝혀졌다(Bille, Knudsen, & Christensen, 2005; Castilla, Orioli, Lopez-Camelo, Dutra Mda, & Nazer-Herrera, 2003; Hashmi, Waller, Langlois, Canfield, & Hecht, 2005; Munger et al., 2004; Ray, Meier, Vermeulen, Wyatt, & Cole, 2003). 엽산의 부족이 구개열 형성과 연결되어 있다는 것은 분명하지 않지만, 엽산이 신경관 손상의 예방에 중요한 역할을 한다는 것은 그 근거가 명백하다(Simmons, Mosley, Fulton-Bond, & Hobbs, 2004). 그리고 어머니의 비만도 구강안면열의 위험을 증가시키는 것으로 밝혀졌다(Moore, Singer, Bradlee, Rothman, & Milunsky, 2000).

물리적 충격도 배아기 발달에 영향을 미치며, 구개열을 유발할 수 있다. 예를 들어, 구개열을 동반하는 피에르 로빈 연쇄의 원인 중에는 쌍둥이 임신 시 자궁 안에서 일어날 수 있는 물리적 충격도 있다. 이로 인해 머리가 아래로 눌리게 되고, 그 결과 하악의 전하방 발달에 제한을 받게 된다. 혀의 위치는 하악의 위치에 의해 결정되기 때문에 하악이 전방으로 발달하지 못하면 혀가 여전히 높은 위치에 머물러 있게 되므로 구개 형성이 방해를 받게 된다. 그 결과, 넓은 종 모양(다른 원인으로 인해 생기는 V자 모양의 구개열과는 다른 모양)의 구개열이 발생하게 된다.

구개열의 원인은 매우 다양하며, 한 개인에게서 나타나는 구개열의 원인도 매우 복잡하고, 여러 요인들이 복합적으로 작용하기도 한다. 여러 개의 유전자가 구개열 형성의 원인이 되기도 한다. 이 유전자는 구개열 발생의 유전적 원인이 될 수도 있지만, 특정한 환경적 요인과 결합되지 않으면 구개열이 나타나지 않을 수도 있다. 사실 대부분의 경우 구개열은 단 하나의 요인에 의해 생기지는 않으며, 여러 요인들 간의 상호작용으로 발생한다. 이를 **다요인 유전**(multifactorial inheritance)이라고 한다.

구개열의 분류

서로 다른 조합으로 서로 다른 유형의 구개열을 보이는 경우가 많기 때문에, 구개열의 이름을 구분하여 붙이는 것이 쉬운 일은 아니다. 그동안 여러 분류체계가 제시되었지만 가장 보편적으로 사용되는 체계는 Kernahan과 Stark(1958)가 제시한 체계이다. Kernahan과 Stark는 구개열을 배아기의 발달 순서에 따라 2개의 기본 범주로 구분할 것을 제안하였다. 절치공을 기점으로 해서 1차 구개열과 2차 구개열로 구분하는데, 이 분류는 **그림 2-1**의 오른쪽에 제시하였다.

1차 구개는 절치공의 앞부분에 위치한 구조물들이 해당된다. 이들은 임신 7주 무렵에 융합되는 구조물로, 치조와 입술(비록 용어에 '구개'라는 표현이 들어가긴 해도 입술도 포함된다)로 이루어진다. **2차 구개**는 절치공의 뒷부분에 위치한 구조물들이 해당된다. 이들은 임신 9주 무렵에 융합되는 구조물로, 경구개(치조를 제외한)와 연구개로 이루어진다. 구개열은 1차 구개열, 2차 구개열 혹은 1, 2차 모두의 구개열로 구분할 수 있다.

이 분류체계가 널리 사용되었지만 Kernahan(1971)은 후에 이 체계를 수정하여 발표하였다. 구개열은 중증도에 따라 다양하게 나타나기 때문에 이 체계는 더욱 세분화된 체계이다. 이는 **그림 2-2**에서 보는 바와 같이 구개열의 정도를 보여 주기 위해 'Y자 모양의 띠'를 사용한다. Y자의 위쪽 팔 부분은 1차 구개를 뜻하고 그 아래는 2차 구개를 뜻한다. Y자의 형태는 번호가 붙은 구역들로 나뉜다. Y 모양은 1, 2, 3으로 번호가 붙은 오른쪽 3개의 구역과 4, 5, 6으로 번호가 붙은 왼쪽 3개의 구역으로 나뉜다. 가장 앞쪽 구역은 입술을, 중간 구역은 치조, 뒤쪽 구역은 치조와 절치공의 중간 부위를 나타낸다. 2차 구개(경구개 및 연구개) 또한 7, 8, 9로 번호가 붙은 3개의 구역으로 나뉜다. 구개열이 있는 부분을 다이어그램 위에 어둡게 표시함으로써 구개열의 유형과 정도를 시각적으로 표현할 수 있다. 점막하 구개열이 있다면 구개열이 나타난 부분에 그물 모양 표시를 한다. 이를 이용하면 다이어그램이나 그림을 이용하여 구개열의 정도를 설명해 줄 수 있다.

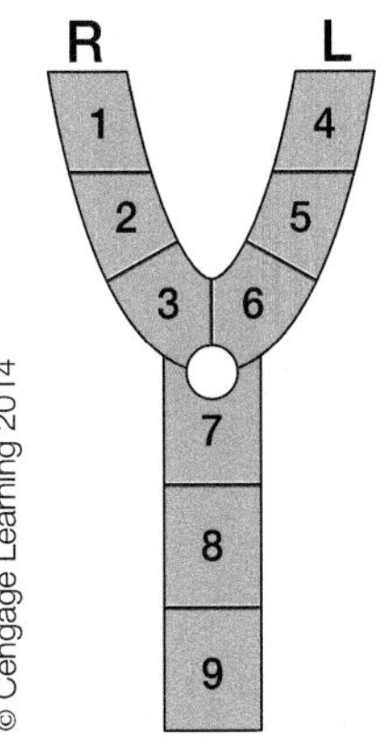

그림 2-2 Kernahan의 Y자 모양 띠를 이용한 구개열 분류체계. Y자의 위쪽 팔 부분은 1차 구개를, 그 아래쪽은 2차 구개를 나타낸다. 위쪽 팔 부분의 가장 앞쪽 구역은 입술을, 중간 구역은 치조를, 가장 뒤쪽 구역은 치조와 절치공의 중간 부위를 나타낸다. 2차 구개(경구개와 연구개)도 연구개와 경구개 부분을 표현하는 구역들로 나뉜다. 구개열이 있는 부분은 다이어그램 위에 어둡게 표시함으로써 구개열의 유형과 정도를 시각적으로 표시한다. 점막하 구개열의 경우, 구개열이 있는 부분을 그물 모양으로 표시한다.

1차 구개열

앞서 언급한 바와 같이, 1차 구개는 절치공 앞의 구조물을 말한다. 그러므로 1차 구개의 파열에는 입술이 포함되며 종종 치조도 포함된다.

유형과 중증도

1차 구개열의 유형과 중증도는 **그림 2-3**에서 보듯이 매우 다양하다. 1차 구개열에는 입술 전체, 콧구멍, 치조를 거쳐 절치공까지 파열이 이어지는 '완전' 파열이 있다. '완전 구순열'은 1차 구개의 완전한 파열을 의미한다. 파열이 절치공까지 이어지지 않는 경우는 '불완전' 파열로 본다. 불완전 파열에는 홍순에 약간의 흠집만 있는 정도로 가벼운 경우도 있고, 치조를 제외한 입술 전체가 파열된 경우도 있다.

1차 구개열은 불완전 혹은 완전 파열 외에도 편측성(왼쪽 혹은 오른쪽)과 양측성(양쪽) 파열로 구분할 수 있다. 파열이 편측성일 경우는 왼쪽에 나타나는 경우가 많다(Jensen, Kreiborg, Dahl, & Fogh-Andersen, 1988; Kim & Baek, 2006; McWilliams, Morris, & Shelton, 1990). **그림 2-4**의 A와 B는 입술과 치조에 나다난 편측성 불완전 1차(입술과 치조) 구개열의 사례이다. **그림 2-5**의 A부터 D까지는 편측성 완전 1차 구개열의 사례이다. **그림 2-6**의 A부터 D까지는 입술에 나타난 양측성 불완전 파열의 사례이다. 마지막으로 **그림 2-7**의 A부터 C까지는 양측성 완전 1차 구개열 아동의 사례이다.

양측성 구순열이 있으면 정상적으로는 인중이 형성될 부분의 조직이 완전히 갈라지게 된다. 양측성 구순열로 인해 앞으로 돌출되는 인중 조직을 전순(윗입술중심, prolabium)이라고 한다. 양측성 구순열이 입술에서 치조의 양쪽 절치봉합선을 거쳐 절치공까지 이어지면, 삼각형 모양으로 생긴 전상악골이 분리된다. 그러므로 입술과 치조에 양

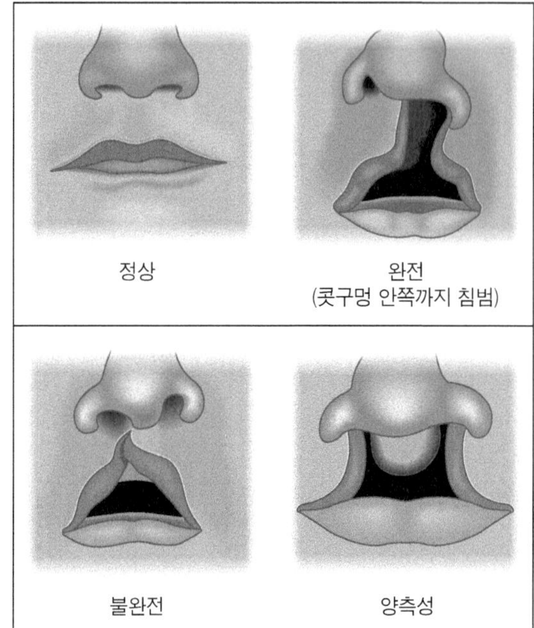

그림 2-3 정상적인 입술과 구순열의 기본 유형. 그림에서, 콧기둥이 낮고 콧날개(ala)가 뒤틀려 있는 것을 볼 수 있다.

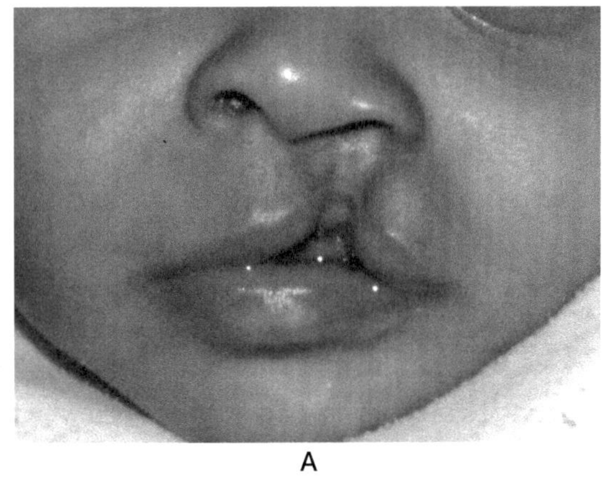

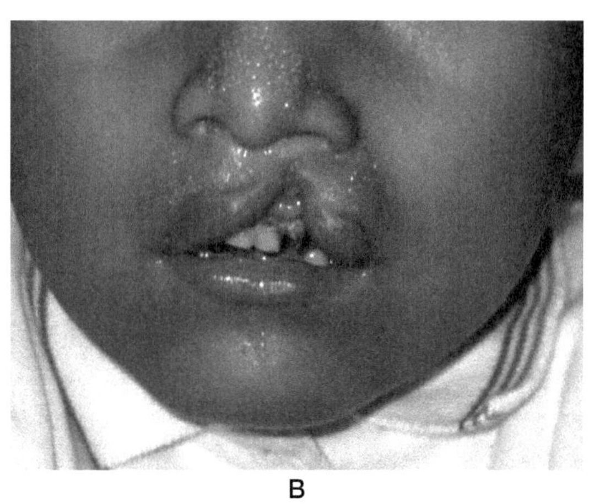

그림 2-4(A와 B) 편측성 불완전 1차 구개(입술과 치조)열 아동

A와 B: Courtesy Ann W. Kummer, Ph.D./Cincinnati Children's Hospital Medical Center & University of Cincinnati College of Medicine

측성 완전 파열이 나타날 경우, 전순과 전상악이 모두 분리된다. 많은 경우, 이 구조물들은 출생 시부터 지나치게 앞쪽에 위치해 있기 때문에 마치 코끝에서 뻗어나온 것처럼 보인다. 그림 2-7에서 전순이 코끝에 거의 붙어 있는 것처럼 보이며, 전상악은 앞쪽에 떨어져 위치해 있는 것이 관찰된다.

수술 전 구순열 상태를 세밀히 관찰해 봄으로써 인중 패임 등 모든 구조물이 다 있는

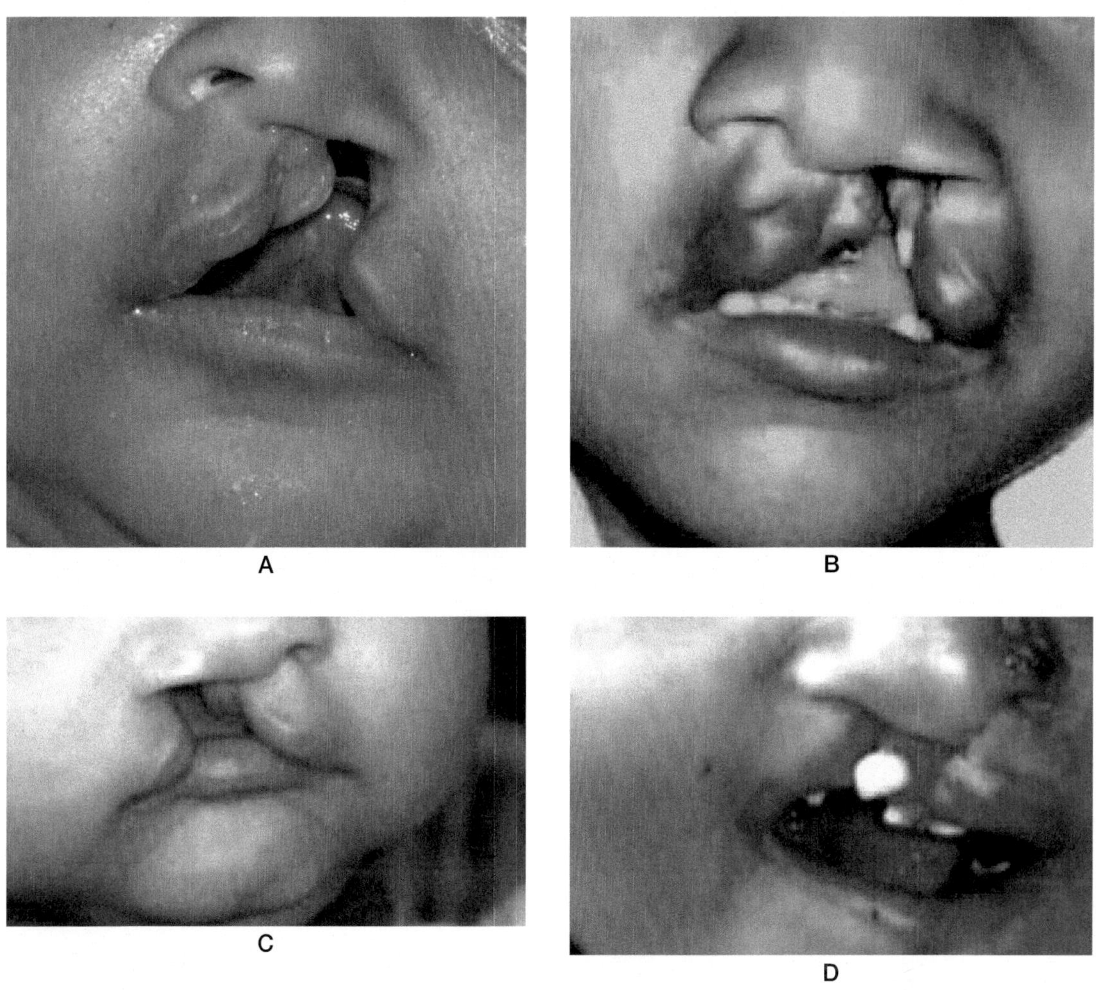

그림 2-5(A~D) 편측성 완전 1차 구개열 아동

A~D: Courtesy Ann W. Kummer, Ph.D./Cincinnati Children's Craniofacial Team

지 확인해 볼 수 있다. 구순열은 인중능선을 따라 나타난다. 구순열이 있는 쪽의 입술은 매우 짧으며, 큐피드궁은 파열이 있는 쪽으로 뒤틀려 있다. 구순열은 단독으로 나타나기도 하지만 구개열과 함께 나타나는 경우가 더 많다.

드물게, 미세열(forme fruste, 혹은 microform cleft)이 관찰되기도 한다(**그림 2-8**). 미세열은 발육이 부분적으로 지연된 형태의 구순열이다. **그림 2-8**에서 보듯이, 피부는 정상이지만 대개 그 아래의 근육, 코 연골, 구강 내 괄약근의 기능은 심각하게 손상되어 있다. 완전 파열이든, 불완전 파열이든 파열이 콧구멍 바닥에까지 이르게 되면 코의 변형이 나타날 수 있다. 구순열과 관련해서 가끔 관찰되기는 하지만 흔치 않은 또 다른 경우는 **시모나트 띠**(Simonart's band)(**그림 2-9**)이다. 시모나트 띠는 배아기에 윗입술 융합이

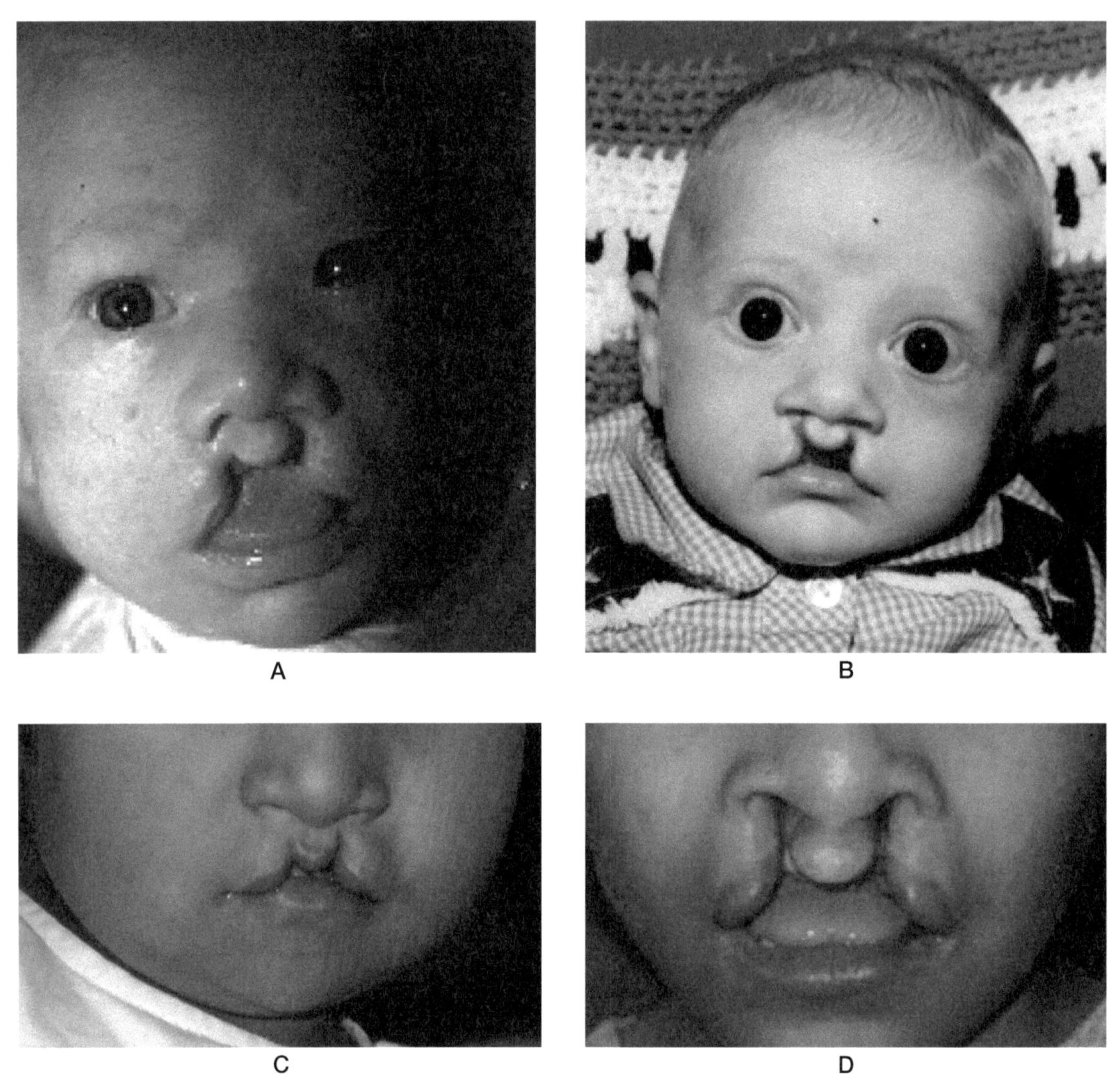

그림 2-6(A~D) 양측성 불완전 1차 구개열 아동. 코의 변형이 관찰된다.

A~D: Courtesy Ann W. Kummer, Ph.D./Cincinnati Children's Craniofacial Team

부분적으로 불완전하게 이루어진 경우에 나타난다. 임상적으로 특별히 중요하지는 않으며, 치료법은 완전 구순열과 같다.

✲ 구조와 기능에 미치는 영향

입술과 치조의 완전 파열은 콧구멍 안까지 파열이 연장되기 때문에 코의 손상이 심할 수 있다. 코가 넓고 평편하게 보일 수 있는데, 이는 입술을 오므려 입을 동그랗게 만드는 구

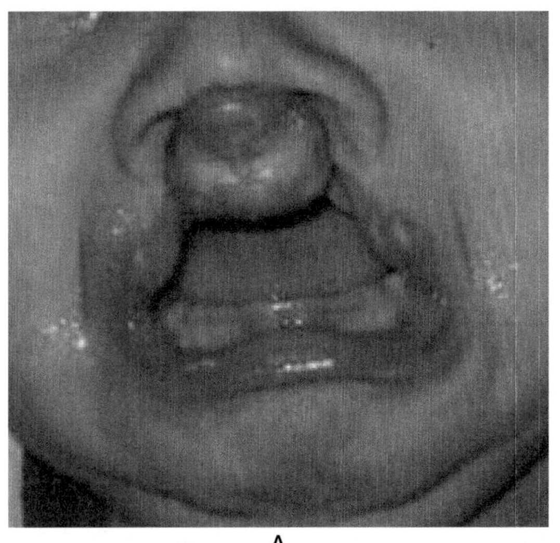
A

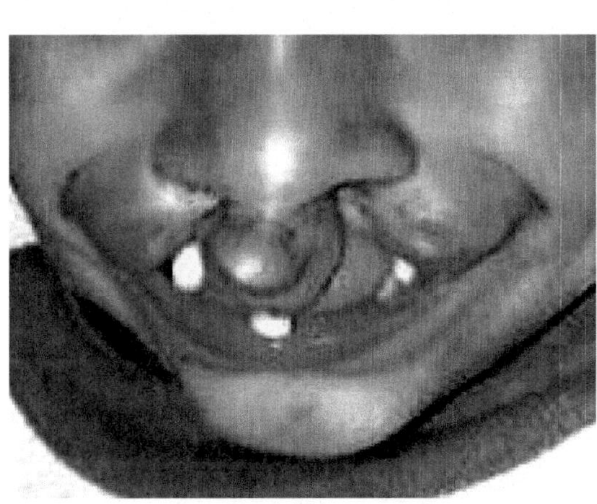
B

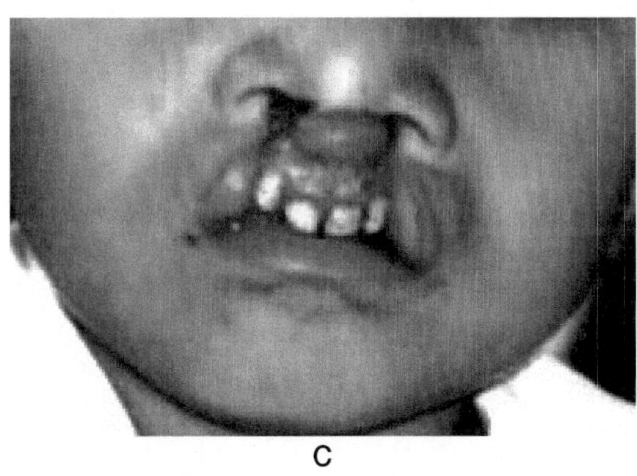
C

그림 2-7(A~C) 양측성 완전 1차 구개열 아동

A~C: Courtesy Ann W. Kummer, Ph.D./Cincinnati Children's Craniofacial Team

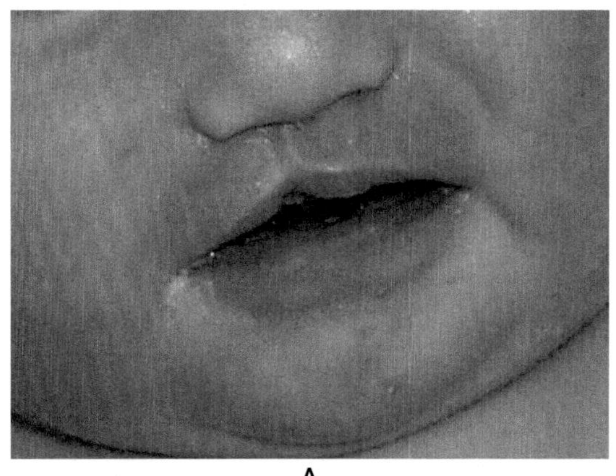
A

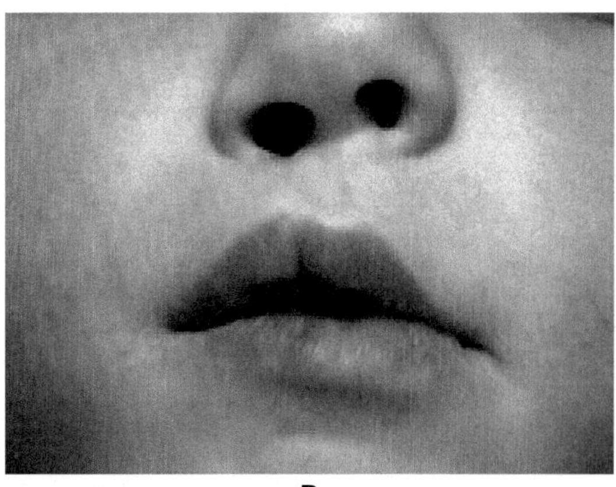
B

그림 2-8(A와 B) 미세열 아동. 부분적으로 발달이 지연된 형태의 구순열이다.

A와 B: Courtesy Ann W. Kummer, Ph.D./Cincinnati Children's Craniofacial Team

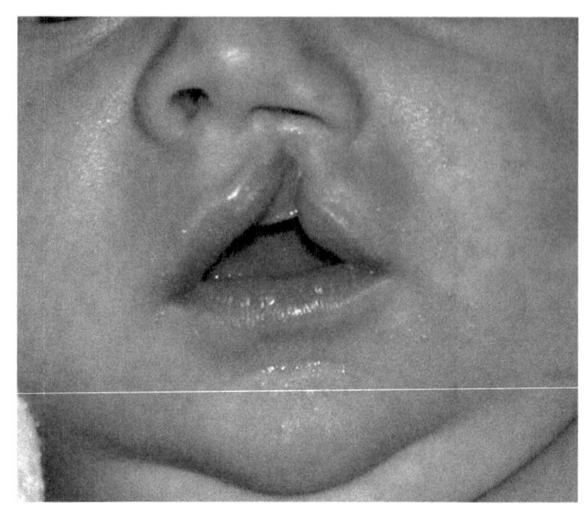

그림 2-9 시모나트 띠 아동. 윗입술이 부분적으로 불완전하게 융합하여 파열 부분의 조직이 연조직의 띠로 연결되어 있다.
Courtesy Ann W. Kummer, Ph.D./Cincinnati Children's Craniofacial Team

륜근(orbicularis oris muscle)이 분리되어 있기 때문이다. 구순열이 있을 경우에는 이 근육이 둘로 갈라져 있을 뿐만 아니라, 홍순의 가장자리가 파열 부위를 따라 위쪽을 향하는 것과 같은 잘못된 배열도 관찰된다. 콧날개가 점점 넓게 퍼지면서 파열 사이의 공간도 더 넓어진다. 실제로, 갈라진 틈이 넓을수록 코의 변형은 더 심해진다.

콧기둥의 모양 또한 구순열의 영향을 받게 되는데, 이로 인해 콧기둥이 비정상적으로 짧아진다. 편측성 구순열의 경우에는 파열이 있는 쪽의 콧기둥이 더 짧아진다. 코의 바닥은 파열이 없는 쪽으로 기울어지기 때문에, 콧기둥은 사선을 그리며 위치하게 된다. 양측성 완전 구순열의 경우, 콧기둥이 너무 짧아 거의 없는 것처럼 보이며, 이로 말미암아 전순과 전상악은 코끝에 닿게 된다. 미세열과 같이 드물게 나타나는 구순열의 경우, 입술은 정상이지만 구순열 사례에서 전형적으로 관찰되는 코의 변형과 근육 연결의 분리도 관찰할 수 있다.

1차(2차도 포함) 구개열은 종종 비강의 기형을 동반하는 경우가 많은데, 이로 인해 비강통로의 크기가 감소되는 경향을 보인다. 비강통로의 크기는 양측성보다 편측성 구순구개열 환자가 더 작다. 연령과 더불어 구순열 아동의 코는 정상 아동보다 30% 정도 더 작은데, 이는 주로 선천적으로 조직이 부족하거나 재건수술이 조직 발달에 영향을 미치기 때문이다(Drake, Davis, & Warren, 1993; Reiser, Andlin-Sobocki, Mani, & Holmstrom, 2011).

이러한 결과로 인해 1차 구개열은 치아와 교합의 이상을 유발하며 구강의 크기도 감소시킨다. 치아가 혀끝의 움직임을 방해하거나 구강 앞부분에 덧니가 나 있는 경우, 전방음 산출 시 조음오류를 유발하며 작은 구강 크기는 공명에 영향을 미친다.

2차 구개열

앞서 언급한 것처럼, 2차 구개는 절치공 뒷부분의 구조물을 말한다. 따라서 2차 구개의 파열에는 항상 구개수가 포함되며 대개 연구개가 포함되고 종종 경구개도 포함된다.

유형과 중증도

구순열과 마찬가지로, 구개열에도 불완전 파열과 완전 파열이 있으며 중증도도 다양한데, 이는 **그림 2-10**에 나타나 있다. 불완전 구개열은 구개수 가운데에 선이 보이거나 이분구개수(bifid uvula)와 같이 가벼운 경우도 있다. 더 심각한 불완전 구개열은 연구개 혹은 경구개의 일부까지 파열이 이어진다. 완전 2차 구개열은 구개수와 연구개에서 경구개의 정중구개봉합선을 따라 절치공에 이르는 전체 경로에 파열이 이어지는 경우이다. 비중격의 기저에 위치해 있는 서골은 편측성 구개열의 경우에는 2개의 구개 분절 중 더 큰 쪽에 붙게 되고 양측성인 경우에는 어느 쪽에도 붙지 않는다. 구개열은 구순열을 동반할 수도 있고 동반하지 않을 수도 있다. 단독 구개열(isolated cleft palate, 구순열을 동반하지 않은 경우)은 특정 증후군에 동반되는 경우가 많으므로 다른 기형을 함께 보이는 경우가 많다. **그림 2-11A**와 **B**는 편측성 구순열 수술을 받았으나 아직 완전 구개열 수술은 받지 않은 아동의 사진이다. **그림 2-11C**는 1차 구개는 정상이지만 수술받지 않은 넓은 구개열을 가진 아동을 보여 준다. 넓은 종 모양의 구개열과 정상적인 입술은 피에르 로빈 연쇄의 특성이다. **그림 2-12A**와 **B**는 양측성 완전 구순구개열 아동의 사진이다. 전순과 전상악이 분리되어 앞쪽에 위치해 있는 것을 관찰할 수 있다. 구개열 사이로 비중격의 서골 부분이 관찰된다.

몇몇 환자들은 구개천공(palatal fistula), 즉 구개열 수술 후 구개에 구멍이 생기는 경우도 있다. 이는 수술받지 않은 불완전 구개열과는 구분해야 한다. 이런 유형의 천공은 대개 구개열 수술 후의 부분적인 갈라짐(혹은 붕괴) 때문에 나타난다. 이 천공은 경구개나 연구개 어디에든 생길 수 있지만 항상 배아기 혹은 수술 시의 봉합선을 따

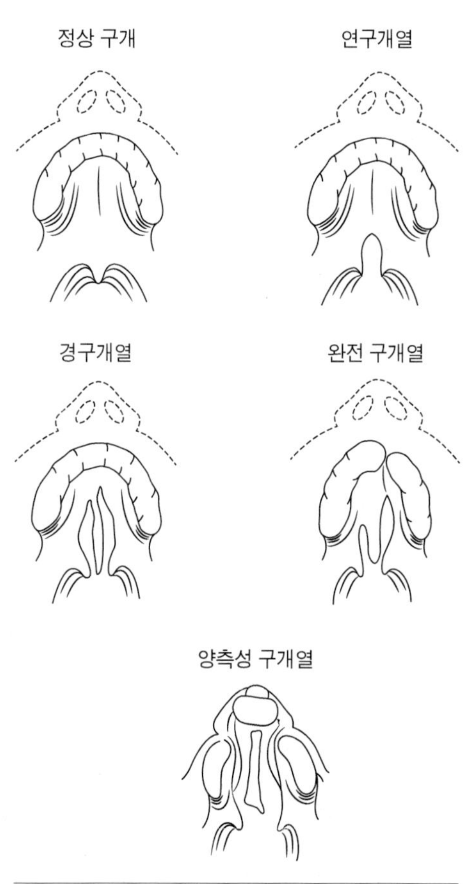

그림 2-10 정상 구개와 다양한 유형의 구개열

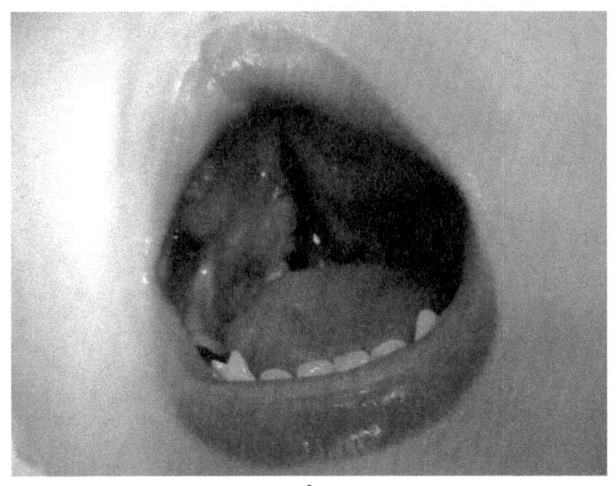

A

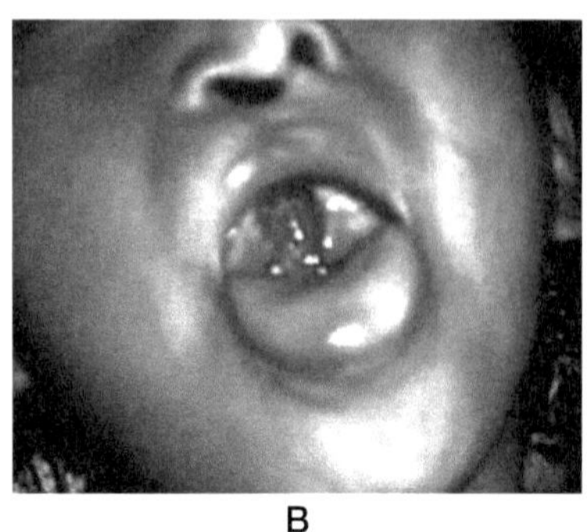

B

그림 2-11(A와 B) (A) 수술받지 않은 완전 구개열(경구개와 연구개 포함)의 사례. 우측 편측성 구순열은 수술을 받은 상태이다. (B) 수술받지 않은 넓은 구개열(경구개와 연구개 포함)의 사례.

A와 B: Courtesy Ann W. Kummer, Ph.D./Cincinnati Children's Craniofacial Team

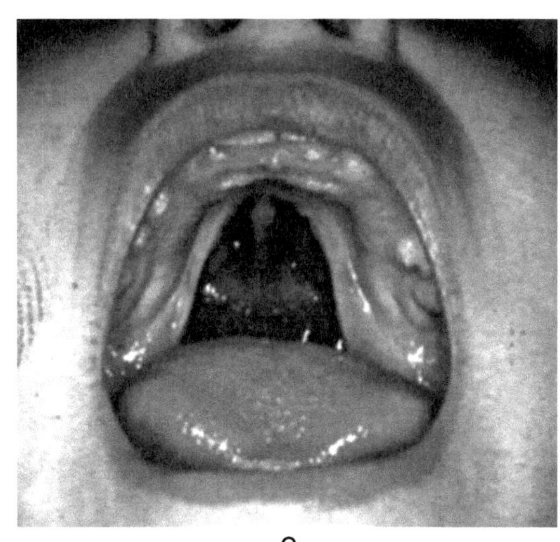

C

그림 2-11C 넓은 종 모양의 구개열과 정상적인 입술은 피에르 로빈 연쇄의 특성이다.

Courtesy Ann W. Kummer, Ph.D./Cincinnati Children's Craniofacial Team

라 위치한다(그림 2-13). 게다가, 1차 구개열을 가지고 있는 환자는 **비순천공**(nasolabial fistula)을 가지고 있는 경우도 있는데, 이는 대개 윗입술 바로 아래의 치조에 위치한다. 일부 의사들은 초기 수술 시 의도적으로 천공을 남겨 두기도 하는데, 이는 성장기 동안 하악 성장이 제한을 받지 않도록 하기 위해서이다. 이는 후에 영구치가 나기 전에 치조골이식술을 통해 폐쇄된다. 구개천공에 대한 정보를 더 얻고 싶다면 제6장과 제7장을 보라.

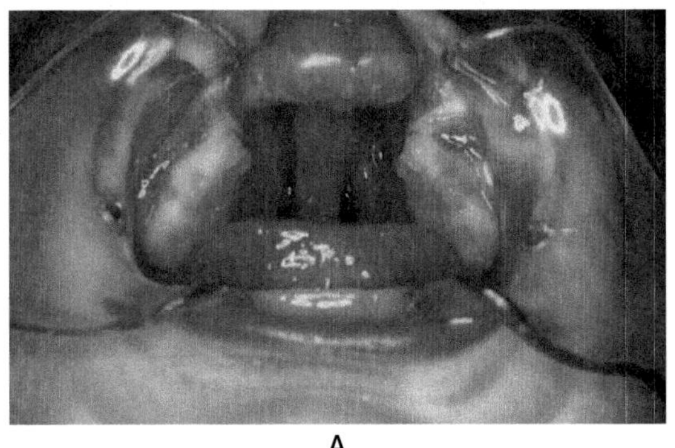

A

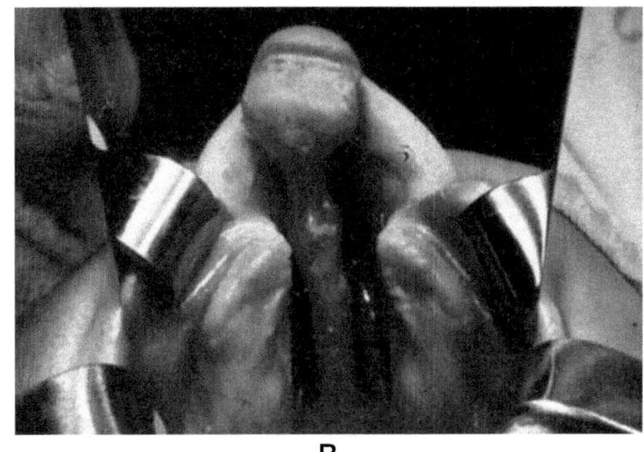

B

그림 2-12(A와 B) 입술과 구개(1차 및 2차 구개)의 양측성 완전 파열 아동. 전순과 전상악, 비중격이 관찰된다.

A와 B: Courtesy Ann W. Kummer, Ph.D./Cincinnati Children's Craniofacial Team

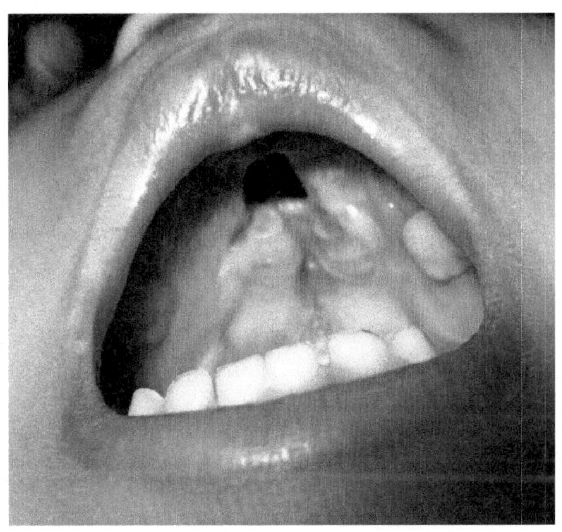

그림 2-13 구개천공. 구개천공은 구개열 수술 후 구개가 부분적으로 갈라져(혹은 붕괴되어) 생기는 구멍이다. 이 천공은 경구개나 연구개 어디에든 생길 수 있지만 항상 배아기 혹은 수술 시의 봉합선을 따라 생긴다.

Courtesy Ann W. Kummer, Ph.D./Cincinnati Children's Craniofacial Team

❊ 구조와 기능에 미치는 영향

구개열은 위에서 본 것과 같은 명백한 문제들 외에 부가적인 비정상적 구조도 동반할 수 있다. 파열이 연구개 전체에 걸쳐 나타나면 구개건막(aponeurosis)이 관찰되지 않으며(Dickson, 1972; Koch, Grzonka, & Koch, 1998; Rittler et al., 2011), 구개거근, 구개인두근 혹은 구개수근과 같은 근육의 기시점(orientation)도 바뀌게 된다. 구개거근의 경우 근육의 기시점(두개저 부근의 측두골)은 정상이다. 그러나 연구개의 가운데에서 손가락을 깍지 낀 것처럼 맞물려야 할 근육의 삽입점은 벌어진 파열 부위 때문에 비정상적으로 나타난다. 양쪽의 구개거근은 가운데로 삽입되는 대신 파열된 구개의 뒤쪽 경계선에 삽입됨으로써 근육이 제 기능을 하지 못하게 된다(Dickson, 1972; Dickson, Grant, Sicher, Dubrul, & Paltan, 1974, 1975; Kriens, 1975; Maue-Dickson, 1979; Maue-Dickson & Dickson, 1980; Mehendale, 2004). 구개인두근의 근육도 비정상적으로 경구개에 삽입되곤 한다. 결과적으로, 구개거근과 구개인두근의 근육이 없는 것은 아니지만 연구개 앞쪽 1/3 부분에 위치해 있게 된다(Dickson, 1972). 구개열이 동반되는 경우, 연구개의 중앙선과 평행을 이루는 내근인 구개수근도 대개 형성부전의 문제를 보인다. 이렇게 구개열로 인해 비정상적으로 형성된 근육의 모양을 Veau의 **구개열 근육**(Cleft muscle of Veau)이라고 한다. **그림 2-14A**는 정상적인 연구개 근육 배치 모양을 보여 주고 있고, **그림 2-14B**는 구개열이 있을 때의 비정상적인 근육 배치 모양을 보여 준다.

구개열 수술의 목표 중 하나는 정상적인 기능을 확보하기 위해 근육의 주행 방향을 수정하는 것이다. 근육의 주행 방향을 바로잡고자 하는 수술적 시도에도 불구하고 수술 후 연구개 근육이 삽입되는 지점과 근육의 양은 개인마다 매우 다양하게 나타난다(Hassan & Askar, 2007; Moon & Kuehn, 1997). 그러므로 수술 후 근육의 기능은 예측하기 어렵다. 게다가, 구개건막이 없거나 구개거근과 구개수근의 불완전한 형성으로 인해

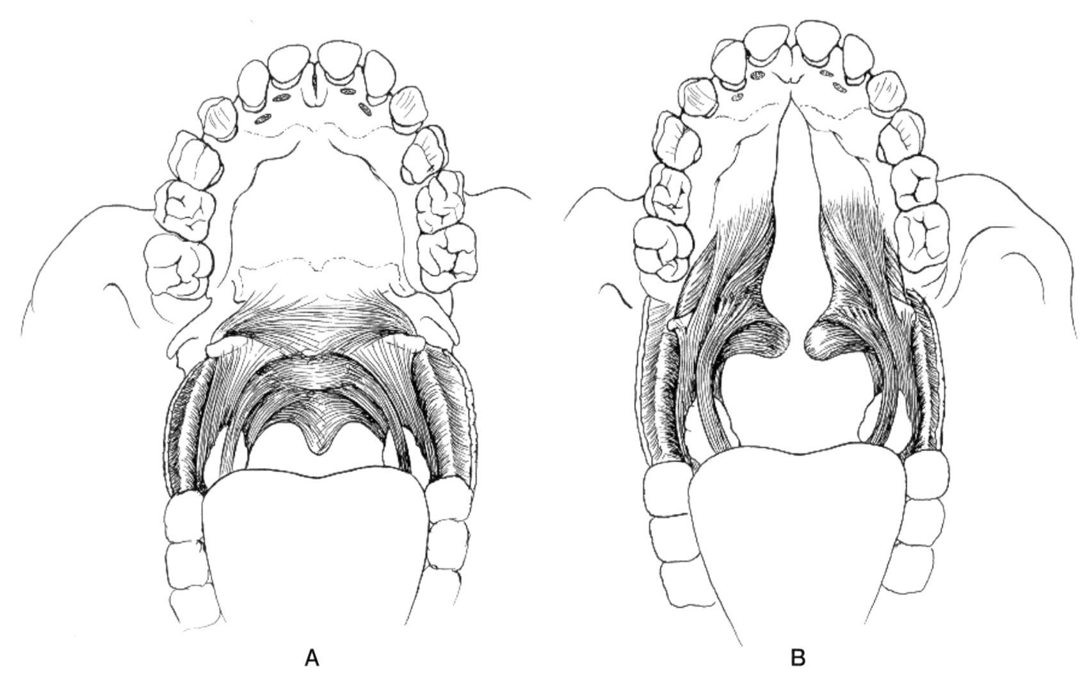

그림 2-14(A와 B) (A) 정상적인 연구개 근육 배치의 모양. 가운데 부분에서 근육들의 기시점이 관찰된다. (B) 구개열로 인한 비정상적인 근육 배치의 모양. 파열로 인해 구개거근과 구개인두근의 근섬유가 연구개 앞쪽 1/3 부분에 위치해 있다. 이 근육들은 연구개의 중앙선으로 삽입되는 대신 경구개의 뒤쪽 경계선으로 삽입된다. 이러한 비정상적인 근육 배치를 'Veau의 구개열 근육(Cleft muscle of Veau)'이라고 한다.

Courtesy Robin T. Cotton, Ph.D./Cincinnati Children's Hospital Medical Center & University of Cincinnati College of Medicine

연구개가 비정상적으로 짧아지거나 얇아질 수도 있다(Dickson, 1972). 구개열 전력이 있는 환자 중 20~30%가 연인두 폐쇄부전을 보이곤 하는데(Bardach, 1995), 이는 연구개나 짧거나 비정상적인 근육으로 인해 연구개 운동이 부족해서 나타난다. (연인두 폐쇄부전은 말소리의 왜곡이나 비정상적인 공명의 원인이 되기도 한다. 자세한 정보는 제6장을 참조하라.)

구개열 전력이 있는 사람은 초기 섭식 문제와 비강역류의 위험이 있다(제4장 참조). 또한 이들은 중이염 및 그와 동반되는 전도성 난청의 위험도 있다(제7장 참조). 이는 중이와 인두의 뒷부분을 연결하는 이관(유스타키오관, Eustachian tube)의 기능부전에 기인한다(Sheer, Swarts, & Ghadiali, 2010). 정상적인 이관은 휴식기에는 닫혀 있다. 외부 기압의 변화에 맞게 귀 안의 압력을 맞추려면 사람들은 대개 침을 삼킨다(혹은 하품을 한다). 이러한 행동은 구개긴장근(tensor veli palatini muscle)을 수축시키고 이로 인해 이관이 열리게 된다. 이관이 열리면 중이의 기류가 인두로 빠져나오게 된다. 이로 인해 중이 안의 압력과 주변환경의 압력이 같아지게 된다. 구개열 아동의 구개긴장근이 정상적으로 기능하지 않는 것은 흔한 일인데, 이로 인해 중이 내의 환기가 어려워진다. 이는 박테리아 감염, 염증 혹은 중이에 물이 차는 증상을 유발한다. 중이에 물이 차게 되면 이소골을 통한 소리의 전달이 방해를 받으며, 이로 인해 전도성 난청이 생길 수도 있다. 이렇게 중이에 물이 차거나 염증이 생긴 것이 만성적으로 진행되면 중이와 주변 구조물, 청각에 손상을 입히게 된다.

앞서 언급한 바와 같이, 구순구개열로 인한 발육부전으로 비강 안의 공간이 좁아질 수 있다. 구개열만 있는 경우, 비중격의 연골 및 경골 부분의 비정상이 동반될 수 있는데, 비중격 결손으로 비강의 크기가 바뀌기도 한다(Sandham & Murray, 1993). 구개열 전력이 있는 환자에게서 비인두 구조물의 변형이 종종 관찰되곤 한다(Fukushiro & Trindade, 2005; Satho, Wada, Tachimura, & Fukuda, 2005; Smahel, Kasalova, & Skvarilova, 1991; Smahel & Mullerova, 1992). 이러한 변형에는, 비인두의 깊이가 얕고 상악이 후퇴함으로써 비인두 기도(airway)가 전체적으로 좁아지는 현상도 포함된다. 비강 크기와 비인두 깊이의 감소는 구개열 환자들에게서 관찰되는 상기도폐색과 입으로 숨을 쉬는 현상을 설명해 줄 수 있다(Liu, Warren, Drake, & Davis, 1992; Rosé, Thissen, Otten, & Jonas, 2003; Warren & Drake, 1993; Warren, Hairfield, & Dalston, 1990, 1991). 특히 피에르 로빈 연쇄로 인해 구개열이 생긴 경우에 동반되는 혀의 후방 이동이 더욱 특별한 관심사가 되고 있다. 그러므로 이러한 아동들에 대해 최우선으로 적용해야 할 치료 기법은 적절한 호흡을 확보하는 것이다(피에르 로빈 연쇄에 대해서는 제3장을 참조하라).

점막하 구개열

점막하 구개열(submucous cleft palate)은 구강 측 표면의 점막은 정상이지만 그 아래 구개의 구조물에는 결손이 나타나는 선천성 질환이다. 점막하 구개열의 정확한 병인은 명확히 알려져 있지 않지만, 발생과정에서 구개의 구강 측 표면보다 비강 측 표면의 발달이 지연되는 것과 관련이 있다고 보고 있다. 점막하 구개열은 중증도의 측면에 있어 잘못 형성된 구개수 혹은 경도의 이분구개수부터 연구개 근육과 경구개 경골을 지나 절치공까지 모든 경로의 구강 점막 아래에 파열이 있는 경우까지 다양하게 나타난다. 점막하 구개열은 주로 연구개의 비강 측 표면에서 명백히 나타나는데, 이는 비인두내시경을 통해 관찰할 수 있다. 이는 구개수근이 잘못 형성되어 생길 수도 있고 구개거근이 경구개 경계선으로 잘못 삽입되어 생길 수도 있다. 명백한 구개열과 마찬가지로 점막하 구개열도 여러 기형이 복합되어 있는 증후군의 일부 증세로 나타날 수도 있다(Reiter, Haase, & Brosch, 2010).

유형과 중증도

점막하 구개열은 연구개의 구강 측 표면 쪽에서도 명백히 관찰되는 정도에서부터 내시경을 통해 연구개의 비강 측 표면을 관찰해야만 관찰되는 정도까지 매우 다양한 유형을 보인다. 이는 중증도의 측면에서도 잘못 형성된 구개수나 경도의 이분구개수(bifid uvula)부터 절치공까지 모든 경로의 구강 점막 아래에 파열이 나타나는 경우까지 매우 다양하다.

명백한 점막하 구개열

명백한 점막하 구개열(overt submucous cleft palate)은 구강 측 표면에서도 관찰되는 경우로 구강내부검사만으로 충분히 구분해 낼 수 있다. 검사 시 이분구개수(bifid uvula) 혹은 구개수 형성부전(hypoplastic uvula), 투명대(zona pellucida), 경구개 뒤쪽 경계선의 절흔(notch) 중 하나 이상의 고전적인 징표가 관찰될 때 진단이 가능하다.

구개수의 비정상성은 다양한 모양으로 나타난다. 일부의 경우에는 구개수가 하나의 자루 모양이 아니라 2개의 추가 매달려 있는 모양을 보인다(그림 2-15A). 또 다른 경우, 갈라진 것은 쉽게 관찰되지 않지만 가운데에 선이 보이거나(그림 2-15B) 형성부전(hypoplastic, 작거나 발육부전의 경우)이 관찰된다(그림 2-15C). 이분구개수 혹은 구개수 형성부전은 연구개의 점막하 구개열을 동반하지 않는 단독 기형일 수도 있으며 정상 조음을 보일 수도 있다. 이는 구개의 발달이 절치공에서 시작하여 구개수에서 끝난다

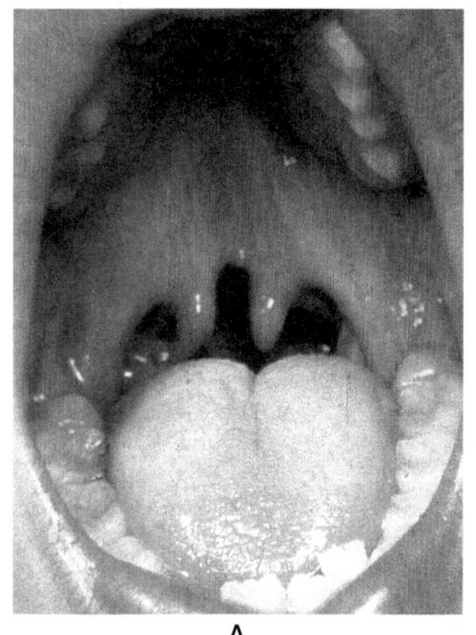
A

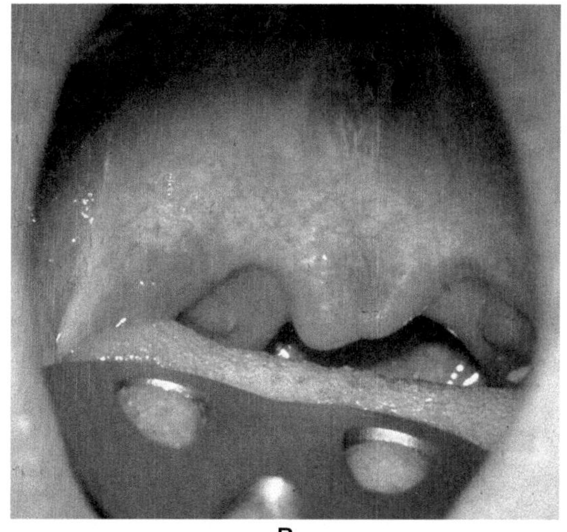
B

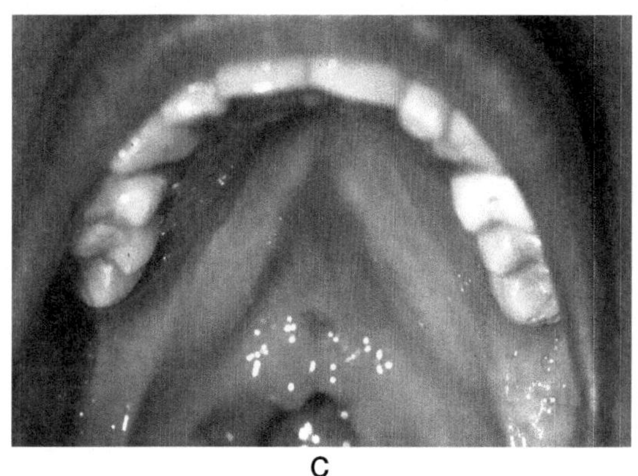
C

그림 2-15(A~C) (A) 이분구개수와 투명대를 보이는 점막하 구개열. (B) 덜 뚜렷하지만 그래도 확실히 구분되는 점막하 구개열. 가운데에 희미한 선이 있으며 불완전하게 형성된 구개수와 투명대가 관찰된다. (C) 연구개 근육이 확연히 분리되어 있는 점막하 구개열. 경구개로 삽입되는 근육이 거꾸로 된 V자 모양을 그리고 있다.

A~C: Courtesy Ann W. Kummer, Ph.D./Cincinnati Children's Craniofacial Team

는 것을 기억하면 이해될 것이다. 그러나 이분구개수 혹은 구개수 형성부전이 나타난다는 것은 발생과정에서 2차 구개가 형성되는 동안 문제가 생겼을 수 있음을 의미한다. 그러므로 이분구개수가 관찰되면 동반된 점막하 구개열이 연구개까지(혹은 경구개까지) 이어지지 않았는지 확인해야 한다. 연구개의 점막하 구개열은 과다비성을 동반하는 연인두 형성부전을 보이는 경우도 있다(Reiter, Brosch, Wefel, Schlomer, & Hasse, 2011; Shprintzen, Schwartz, Daniller, & Hoch, 1985).

연구개를 관찰해 보면, 이분구개수뿐만 아니라 투명대도 관찰할 수 있다(그림 2-15A와 B 참조). 이는 연구개의 가운데에서 관찰되는 푸르스름한 부분으로, 점막 아래의 근육량이 정상보다 적기 때문에 나타나는 결과이다. 연구개는 거꾸로 된 V자 모양을 보이기도 하는데, 이는 휴식기에도 관찰되지만 특히 목소리를 낼 때 더 잘 관찰된다(그림 2-15D). 거꾸로 된 V자 모양은 쌍을 이루는 구개거근이 경구개의 뒤쪽 경계선으로 잘

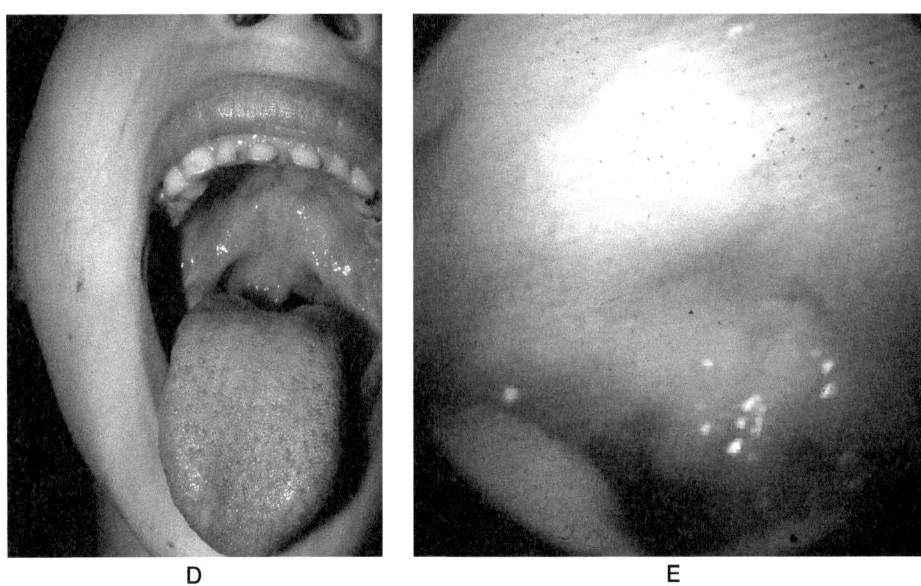

그림 2-15(D와 E) (D) 목소리를 낼 때에만 관찰되는 점막하 구개열. 연구개가 올라갈 때 희미하지만 거꾸로 된 V자 모양이 관찰되는데, 이는 구개거근이 비정상적으로 삽입된 결과이다. (E) 가운데에 희미한 선과 함께 불완전하게 형성된 구개수의 특징을 보이는 점막하 구개열.

D와 E: Courtesy Ann W. Kummer, Ph.D./Cincinnati Children's Craniofacial Team

못 삽입되어 분리(diastasis)되었기 때문이다. 이렇게 비정상적으로 삽입된 근육은 목소리를 낼 때 연구개를 경구개 쪽으로 끌어올리는 모양을 띠게 한다. 점막하 구개열은 절치공에서 경구개에 이르는 전체 경로에서 나타날 수 있다. 비정상적인 V자 모양은 근골막의 표면 아래에서 관찰되며 때로 그 손상이 뚜렷하지 않아서 연구개에 미세한 문제가 있는 정도로만 보일 때도 있다(그림 2-15E).

점막하 구개열의 세 번째 징표는 경구개 후방 경계선 가운데에서 관찰되는 절흔이다. 이는 구개 뼈 부분의 가장자리를 만져 보면 확인할 수 있다[구개를 만져서 검사하는 방법(촉진)은 제11장 '구강안면검사' 참조]. 구강검사 결과 정상적인 구개수와 연구개가 관찰되었어도 경구개의 절흔이 관찰될 수 있다(Malata, Cooter, & Batchelor, 1993; Shprintzen et al., 1985). 이는 점막하 구개열이 잠재적(겉으로 드러나 보이지 않음)이어서 그럴 수도 있다. 그림 2-16은 점막하 구개열의 다양한 중증도와 그러한 결손이 근육 구조에 미치는 영향을 보여 주고 있다.

❀ 잠재성 점막하 구개열

잠재성 점막하 구개열(occult submucous cleft palate)은 구강 측 표면에서 보았을 때 연구개 결손이 뚜렷하지 않은 경우를 말한다(Abdel-Aziz, Dewidar, El-Hoshy, & Aziz,

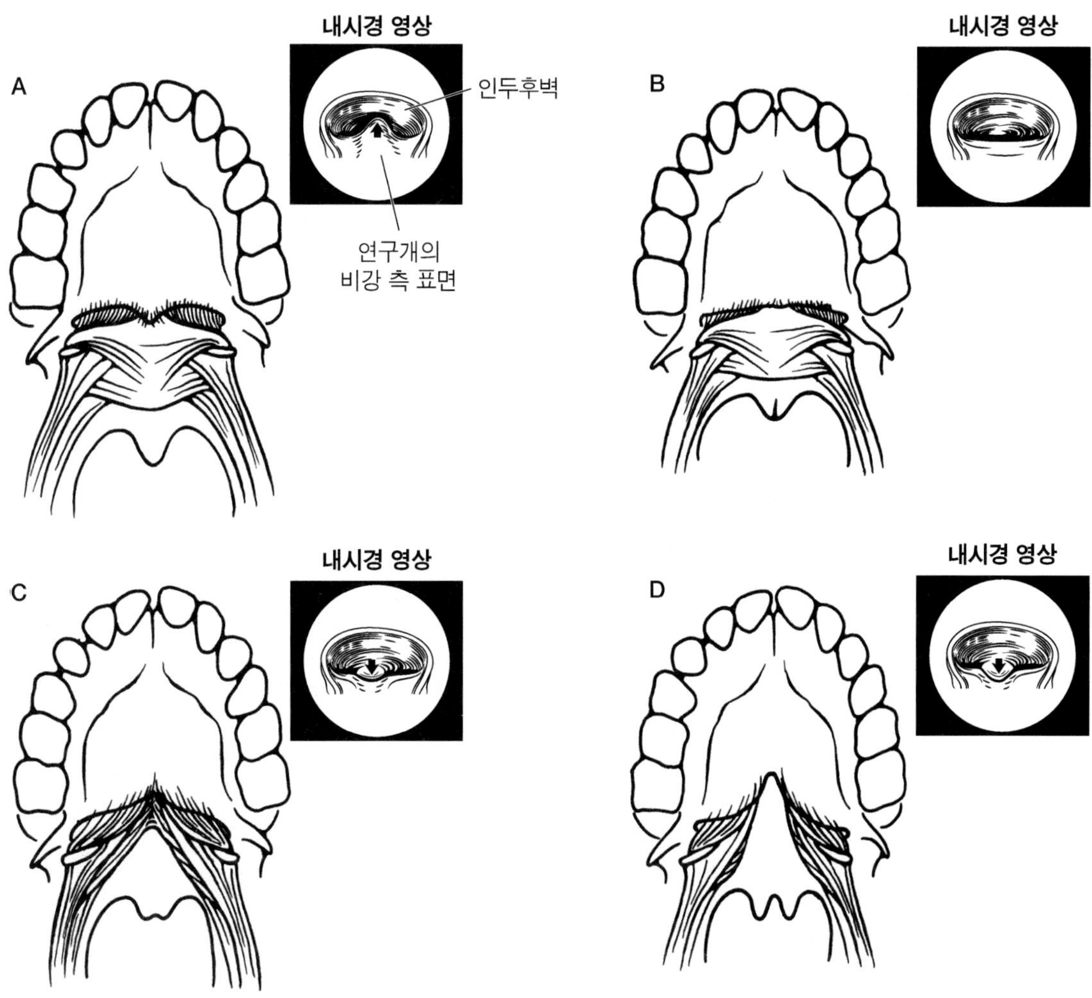

그림 2-16(A~D) 점막하 구개열의 중증도와 구개수 및 연구개 근육 구조에 미치는 영향. 원 안의 내시경 영상에서 연구개의 비강 측 표면을 확인할 수 있다. (A) 연구개와 구개수가 정상이고 연구개 근육도 정상이다. (B) 이분구개수가 있으나 연구개 근육 구조에는 문제가 없어 정상이다. 이 유형의 점막하 구개열은 대개 연인두 기능에는 영향을 미치지 않는다. (C) 이분구개수와 함께 점막하 구개열이 연구개를 지나 경구개 부근까지 연장되어 있다. 이 유형의 점막하 구개열은 연구개 근육의 주행 방향에 영향을 미쳐 연인두 기능과 말소리에도 영향을 미친다. (D) 이분구개수와 함께 점막하 구개열이 연구개를 지나 경구개 일부까지 연장되어 있다. 이 유형의 점막하 구개열은 근육 구조에 영향을 미쳐 말소리 문제를 유발할 가능성이 크다.

2009). 사실 이러한 경우는 비인두내시경검사(nasopharyngoscopy)를 통해 연구개의 비강 측 표면을 관찰해 보아야 확인할 수 있다. 영어 단어 'occult'의 의미는 '숨겨진', '드러나지 않은' 등의 의미를 갖고 있기 때문에 이러한 이름이 붙은 것이다. 잠재성 점막하 구개열은 발생적으로 혹은 유전학적으로 다른 종류의 점막하 구개열과 다르지 않다. 오히려, 잠재성 점막하 구개열은 점막하 구개열과 구개열의 연속선상에 있다.

잠재성 점막하 구개열은 연구개에서 별다른 구조적 비정상성이 관찰되지 않는 경우처럼, VPI의 이유를 알 수 없을 때 비로소 진단이 이루어진다. McWilliams 등(1990)은 구개열의 병력이 없고 점막하 구개열의 뚜렷한 증거도 없으며 그 외 별다른 원인이 없는데도 불구하고 VPI가 나타날 때, 이에 대해 선천성 구개 형성부전(congenital palatal insufficiency, CPI)이라는 용어를 사용하였다. 과거에 CPI로 진단받은 환자가 사실 잠재성 점막하 구개열이었을 가능성도 있다. 비강 측 표면으로만 연구개의 비정상성이 나타나므로 비디오투시조영검사(videofluoroscopy)로는 관찰할 수 없었던 것을 비인두내시경검사의 도움으로 관찰할 수 있게 되었다.

그림 2-17은 연구개의 비강 측 표면을 내시경으로 본 모습이다. 연구개의 뒤쪽 가장자리에 작은 톱니 모양의 홈이 보이고, 비강 측 표면에서는 위로 볼록하게 부풀어 오른 듯한 모양을 띠어야 할 구개수근(musculus uvulae)이 움푹 패인 듯한 모양으로 관찰된다. 연구개의 구강 측 표면은 정상으로 보이는데, 이는 잠재성 점막하 구개열의 전형적인 특징이다. 문제가 비강 측 표면에서 나타나기 때문에 확인이 쉽지 않아 예전에는 인두피판술(pharyngeal flap)을 시술하던 집도의가 점막하 구개열을 발견하는 경우가 많았다. 명백한 구개열이 없는 상태에서 인두피판술을 시술받은 52명의 환자를 대상으로 한 연구를 통해 Trier(1983)는 48명(92%)의 환자가 비정상적인 연구개 구조에 의한 VPI를 보였다고 보고하였다.

잠재성 점막하 구개열을 가지고 있는 환자들은 대부분 명백한 점막하 구개열을 가지고 있는 환자들이 보이는 비정상적인 특징을 보인다. 구개수근은 없거나 결손이 있고(Croft, Shprintzen, Daniller, & Lewin, 1978; Finkelstein, Hauben, Talmi, Nachmani, & Zohar, 1992), 구개수근이 경구개로 삽입되는 비정상성을 보인다. 이를 비인두내시경을

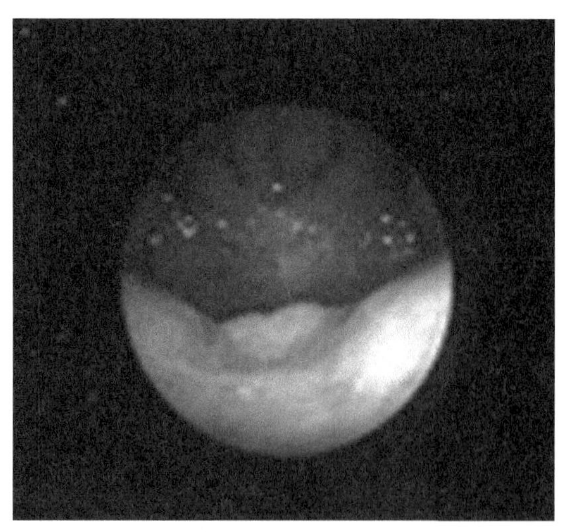

그림 2-17 비강 측 표면에서 내시경을 통해 관찰한 연구개. 연구개의 가장자리가 위로 볼록하게 부풀어 올라 있지 않고 움푹 패인 모양을 하고 있어 잠재성 점막하 구개열임을 보여 주고 있다.

Courtesy Ann W. Kummer, Ph.D./Cincinnati Children's Hospital Medical Center & University of Cincinnati College of Medicine

통해서 보면 중심선 부근에 V자 모양의 결손이 관찰되고, 연구개 융기(velar eminence)가 생겨야 할 부분이 평편하거나 움푹 패여 있는 것이 관찰된다.

✲ 구조와 기능에 미치는 영향

점막하 구개열이 구조와 기능에 미치는 영향은 명백한 구개열과 비슷하며 결손의 유형과 정도에 따라 다양하게 나타난다. 연구개 구조의 비정상성은 연인두 기능과 말소리에 영향을 미치게 된다. 이러한 비정상성은 생후 1년 이내에 음식을 삼킬 때 코로 역류하는 원인이 된다. 점막하 구개열로 인해 전도성 난청이 유발되는 등 중이 질환의 위험도 증가하는데, 이는 비정상적인 구개긴장근이 이관의 기능부전을 유발하기 때문이다(Garcia Velasco, Ysunza, Hernandez, & Marquez, 1988; Saad, 1980; Schwartz, Hayden, Rodriquez, Shprintzen, & Cassidy, 1985; Sheahan, Miller, Earley, Sheahan, & Blayney, 2004).

점막하 구개열을 가지고 있는 환자에게서 연인두 밸빙에 문제가 생길 위험이 높기는 하지만 이런 문제를 가지고도 정상적인 말소리를 산출하고 정상적인 중이 기능을 보이며 음식을 삼킬 때 음식물이 코로 역류하지 않는 사람도 많다. McWilliams(1991)는 점막하 구개열을 가진 사람들 130명을 대상으로 한 연구 결과, 이 중 44%는 성인기에 이르기까지 별다른 증세를 보이지 않았던 것으로 밝혀졌다. 그러므로 단순히 점막하 구개열이 있다고 해서 말소리에 문제가 있지 않을지 걱정할 필요는 없다. 그러나 이러한 문제를 가지고 있는 사람과 그 가족은 다음의 몇 가지 이유 때문에 이러한 비정상성에 대해 상담을 받을 필요가 있다. 가족들은 점막하 구개열이 있는 경우에 아데노이드 절제술을 실시하게 되면 VPI가 유발될 수 있으므로 이는 금기시되고 있다는 것을 알아야 한다(Saunders, Hartley, Sell, & Sommerlad, 2004). 게다가, 그 가족들은 유전학적으로 구개열이나 그와 동반되는 증후군을 가진 다른 자녀가 태어날 수 있는 위험이 있다는 것을 알아야 한다.

✲ 점막하 구개열의 치료

많은 점막하 구개열 환자들이 정상적인 말소리 산출, 삼킴, 중이 기능을 보이기 때문에, 많은 연구 결과나 전문가들은 점막하 구개열에서 관찰되는 신체적인 징표의 수술적 처치를 지지하지 않는다. 대신, 말소리에 영향을 미치는 연인두 형성부전의 증세가 나타날 때에는 수술적 처치를 고려한다(Abdel-Aziz et al., 2009; Chen, Wu, & Noordhoff, 1994; Garcia Velasco et al., 1988; Gosain, Conley, Marks, & Larson, 1996). 그러므로 말소리 발달이 완성되어, 말소리와 연인두 기능을 적절히 평가할 수 있을 때까지 수술적 처치를 미루는 것이 좋다. 그러나 연인두 형성부전이 있는 것으로 진단되면 최적의 말소리 산출을 위해서 바로 수술적 처치를 실시하는 것이 좋다(Reiter et al., 2011).

수술적 처치가 필요한데 아동이 아직 어릴 때, 근육의 기시점을 수정함으로써 기능을 개선시키고자 하는 구개성형술(palatoplasty)을 실시한다. 이 방법이 효율적이지 못하고 환자의 나이가 좀 더 많을 때 혹은 심각한 연인두 형성부전이 있을 때에는 인두피판술이나 인두괄약근성형술을 단독으로, 혹은 구개성형술과 함께 실시하는 것이 일반적이다(Carlisle, Sykes, & Singhal, 2011).

❋ 안면열

대부분의 파열은 배아기의 입술 및 구개의 융합선을 따라 나타난다. 그러나 신경릉세포의 이동이 실패하면서 다른 유형의 파열도 나타날 수 있는데, 이는 아가미궁(branchial arch) 등 여러 안면 융기들이 제대로 융합하지 못하여 나타난다. 게다가, **양막대**(amniotic bands, 양막에서 갈라져 나온 느슨한 조직 가닥)가 특정 유형의 안면열과 관련이 있는 것으로 알려져 있다(Hukki et al., 2004; Rintala, Leisti, Liesmaa, & Ranta, 1980). 안면열(facial clefts)은 대개 매우 심각하고 다른 기형을 동반할 때가 많다.

❋ 유형과 중증도

안면열의 유형 중 하나는 사선열(oblique cleft)로, 대개 편측성이나(그림 2-18A), 양측성인 경우도 있다(그림 2-18B). 이는 얼굴의 선천성 기형 중 매우 결손이 심한 경우로, 골격 구조와 연조직 구조에 영향을 미친다(Kuriyama, Udagawa, Yoshimoto, Ichinose, & Suzuki, 2008). 사선열은 입에서 시작해서 측면으로, 수평으로, 위쪽 방향으로 진행할 수 있는데, 이로써 안면 골격, 코의 구조, 안와(orbit), 심지어 귀에까지 영향을 미친다.

안면열의 또 다른 유형 중 하나는 정중열[midline(median) cleft]이다(그림 2-19A~E). 이러한 유형의 파열은 정도가 심하지 않으므로, 홍순의 정중 부분에 약간 파인 부분이 있거나 윗입술이 약간 파열되어 있는 정도로 나타난다(그림 2-19A). 그러나 정중열이 있는 경우 다른 종류의 정중선 기형을 동반하기도 하는데, 그 예로는 이분비(bifid nose)(Miller, Grinberg, & Wang, 1999; Patel & Tantri, 2010), 전비(前鼻) **이형성**(dysplasia, 비정상적인 조직 발달)(Hodgkins et al., 1998), 양쪽 눈 사이의 간격이 지나치게 넓은 양안과격리증(hypertelorism)(그림 2-19B~E) 등이 있다. 정중열은 두뇌 발달에도 영향을 미쳐, 두개저 기형, **두개 뇌류**(encephalocele, 두개골에 선천적으로 생긴 틈으로 뇌 조직이

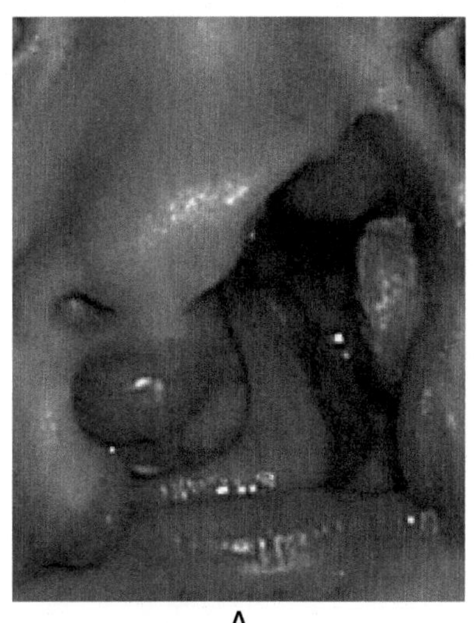
A

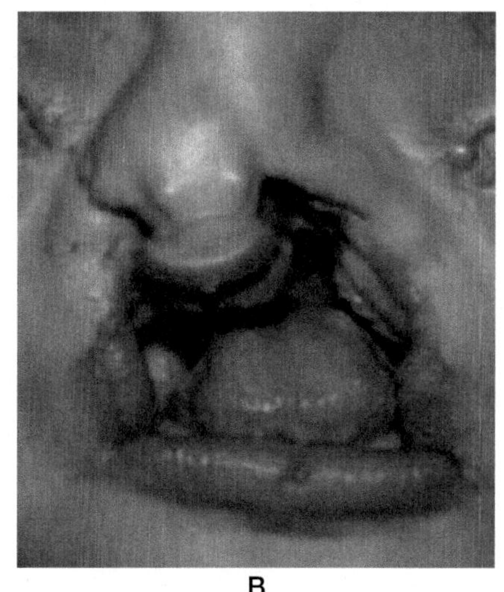
B

그림 2-18(A와 B) 사선 안면열. (A) 코와 안와에 영향을 미친 좌측 편측성 안면열. (B) 양측성 안면열.

A와 B: Courtesy Ann W. Kummer, Ph.D./Cincinnati Children's Craniofacial Team

코나 구개로 흘러나오는 것), **뇌량**(corpus callosum, 대뇌 반구 사이의 정보 교환을 하도록 해주는 신경섬유)의 무형성증 등을 유발한다. 심각한 경우, **완전전뇌증**(holoprosencephaly)을 보이기도 하는데, 이는 전뇌(前腦)가 두 개의 반구로 나뉘는 데 실패함으로써 나타나는 기형이다(그림 2-19F).

✲ 구조와 기능에 미치는 영향

안면열은 심각한 경우가 많고, 또 다른 심각한 두개안면 기형이나 의학적 문제도 보일 수 있다. 이와 관련된 기형으로는 귀, 눈, 코, 안면골, 턱 혹은 두개골의 기형이 있다. 두부(head, 얼굴 혹은 두개골)의 바깥쪽에 기형이 있으면 두부 안쪽에도 그와 관련된 기형이 있다고 보는 것이 일반적이다. 또한 두부의 안쪽에 기형이 있으면 그와 관련된 기능에도 문제가 있다고 보는 것이 일반적이다. 예를 들어 외이(external ear) 기형이 관찰된다는 것은 더 안쪽의 이소골 혹은 달팽이관에도 기형이 있을 수 있다는 것을 의미한다. 내이의 기형은 청각 문제를 유발한다. 또 다른 경우로, **양안과격리증**(hypertelorism, 미간이 넓은 눈)과 두개골 모양의 기형이 관찰된다는 것은 뇌 안쪽에 인지와 언어 기능에 문제를 유발할 수 있는 기형이 있을 수 있다는 것을 의미한다. 외부의 기형은 대개 외모와 미용의 문제를 유발한다. 내부의 기형은 대개 기능(즉, 인지, 언어, 말, 공명, 청각, 섭식과 삼킴 기능)의 문제를 유발한다.

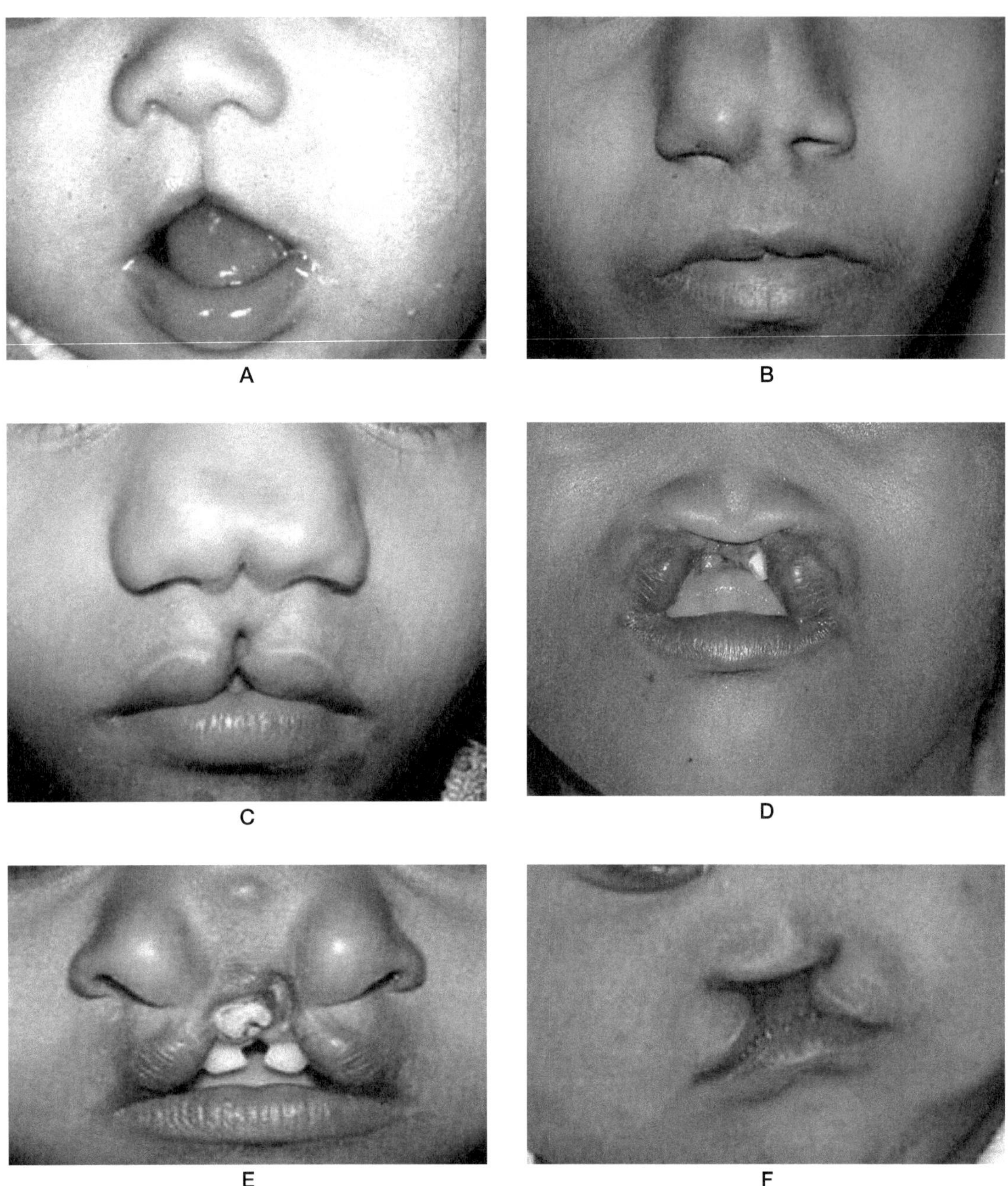

그림 2-19(A~F) 다양한 중증도의 정중안면열. (A) 입술만 영향을 받은 미세한 정중안면열. (B~E) 코에 영향을 미친 정중열. (F) 완전전뇌증을 동반한 정중열. 이는 전뇌가 2개의 반구로 나뉘는 데 실패함으로써 나타난다.

A와 F: Courtesy Ann W. Kummer, Ph.D./Cincinnati Children's Craniofacial Team
B~E: Courtesy of Likith V. Reddy, D.D.S, M.D., Louisiana State University & Srinivas Gosla Reddy, M.B.B.S., B.D.S., M.D.S., Ph.D., Hyderabad, India

구개열 및 안면열의 유병률

구개열은 유전적 요인과 환경적 요인이 복합되어 나타나는 것이기 때문에 구개열의 유병률을 파악하는 것은 대상에 따라 다양하게 나타난다. 게다가, 증세가 명백히 드러나지 않는 경우가 많은 점막하 구개열의 경우는 더욱 유병률을 파악하기 어렵다. 그러나 뒤에 제공되는 정보들은 구개열과 안면열의 대략적인 유병률을 파악하는 데 도움을 주며 이런 유병률이 대상이 달라짐에 따라 어떻게 다르게 나타나는지도 보여 준다.

구순열과 구개열의 유병률

구순열과 구개열은 출생 시 나타나는 기형 중 네 번째로 흔하며, 안면 기형 중에는 가장 흔하다. 구순열과 구개열의 유병률은 미국의 경우 600명마다 1명꼴로 보고되고 있는데(Cleft Palate Foundation, 2011), 이는 인종에 따라 달라질 수 있다(이 수치에는 이분구개수, 점막하 구개열 혹은 구개열이 아닌 연인두 형성부전은 포함되어 있지 않다). 어떤 부부에게서 구개열을 가진 아기가 태어났다면 이 부부에게서 구개열을 동반한 다른 아기가 태어날 확률은 2~5% 정도이다. 역학적으로 **발생률**(incidence)이라는 용어는 특정 인구에서 새롭게 질환 혹은 장애를 갖게 된 사람, 즉 새롭게 병을 앓게 된 사람의 수를 말한다. 그러므로 유병률은 전체 인구에서 구개열을 가진 모든 사람의 수를 말한다.

구순열(구개열을 동반하든 하지 않든) 환자 중 10~15%가 관련 증후군을 동반하고 있다. 대조적으로 구개열만 있는 사람들 중에서는 40~50%가 관련 증후군을 동반하고 있다(Cleft Palate Foundation, 2011). 사실, 구순열 혹은 구순구개열을 동반할 수 있는 증후군의 종류는 400여 가지나 된다. 구개열이 특정 증후군의 증세 중 하나로 나타나면 다른 기형과 질환뿐만 아니라 다른 두개안면 기형을 동반할 수도 있다(Beriaghi et al., 2009; Jones, 1988; Rollnick & Pruzansky, 1981; Shprintzen et al., 1985). 구순열과 구개열뿐만 아니라 다른 선천성 두개안면 기형도 의사소통 발달과 의사소통 기술에 영향을 미칠 수 있다.

구순열과 구개열의 유병률은 인종에 따라 큰 차이를 보인다. 그 유병률은 미국 원주민(Native Americans)이 가장 높고(300명 중 1명), 다음으로 아시아인(500명 중 1명), 백인(800명 중 1명)의 순서로 나타난다. 구순열과 구개열의 유병률은 아프리카인이 가장 낮다(2000명 중 1명)(Gorlin, Cohen, & Hennekam, 2001).

전형적으로 나타나는 구순열 및 구개열의 발생률에 남녀 차이가 있다는 것은 증명된 사실이다. 구개열을 동반하거나 동반하지 않은 구순열은 여자보다 남자에게서 두 배 이상 높게 나타나며 남자에게서 더 심각하게 나타난다. 반대로, 구개열은 남자보다 여자에게서 두 배 이상 높게 나타난다(Jensen et al., 1988; Maresova, Veleminska, & Mullerova, 2004). 이러한 성차가 나타나는 원인은 명확하게 밝혀져 있지는 않지만, 남녀가 배아기 때 입술과 구개의 발달 시기가 다른 사실과 연관성이 있다고 보는 것이 일반적이다. Burdi와 Sillvey(1969)는 2차 구개의 수평 배치 및 폐쇄가 여자의 배아보다 남자의 배아에서 더 빨리 나타난다는 사실을 발견하였다. 여자의 경우 구개선반이 더 오랫동안 열린 채로 있기 때문에 환경적 기형생성인자에 노출될 시기도 더 길어진다고 볼 수 있다.

❋ 점막하 구개열의 유병률

일부 연구는 백인의 이분구개수 유병률이 0.2%에서 2.0% 사이로 나타난다고 보고하고 있다(Bagatin, 1985; Gorlin, Cervenka, & Pruzansky, 1971; Meskin, Gorlin, & Isaacson, 1964; Saad, 1985; Wharton & Mowrer, 1992). 4개 인종에서 나타나는 이분구개수의 유병률을 비교한 연구가 있다(Shapiro, Meskin, Cervenka, & Pruzansky, 1971). 연구자들은 미국 원주민인 치피와(Chippewa)족은 10.25%, 일본인은 9.96%, 백인은 1.44%, 흑인은 0.27%에게서 이분구개수가 나타났다고 보고하였다. 인종에 따라 나타난 상대적인 빈도 분포는 구순열 및 구개열의 상대적인 빈도 분포와 유사하다. 이 연구가 이분구개수의 유병률을 보고한 것이기는 하지만, 이분구개수를 가지고 있는 아동은 VPI와 과다비성(hypernasality)을 포함하는 점막하 구개열의 특징을 부가적으로 많이 보인다(Rivron, 1989).

일부 연구는 전체 인구 중 나타나는 점막하 구개열의 유병률을 알아보기 위한 시도를 하였다(Bagatin, 1985; Gosain, Conley, Santoro, & Denny, 1996). Gosain과 동료들(1996)은 몇 차례의 문헌 연구를 통해 여러 연구를 요약한 결과, 전체 인구에서 점막하 구개열의 고전적인 징표가 나타난 경우의 유병률은 0.02%에서 0.08% 사이였다고 보고하였다.

점막하 구개열은, 출생 시나 출생 직후, 특히 섭식의 문제가 조기에 나타날 때에는 일찍 발견할 수 있다고 해도, 잠재성 점막하 구개열은 아이가 말을 하고 난 뒤, 혹은 과다비성의 증세가 나타난 뒤에야 발견되는 경우가 많다. 때로, 그러한 결손은, 특히 별다른 증세가 없고 말소리 산출에 문제를 유발하지 않으면, 오랫동안 혹은 전혀 발견되지 않을 수도 있다. 그러므로 잠재성 점막하 구개열의 정확한 유병률은 알 수가 없다.

1차 구개의 파열을 가지고 있는 사람에게서 관찰되는 점막하 구개열의 유병률은 전체 인구 중 관찰되는 점막하 구개열의 유병률보다 훨씬 더 높다(Gosain et al, 1999; Kono, Young, & Holtmann, 1981). 이러한 위험요소 때문에 구순열을 가지고 있는 환자들은 점막하 구개열에 대해서도 철저하게 검사를 받아야 한다. 구순열과 동반되는 점막하 구개열의 조기 발견은 중이 질환의 예방과 VPI의 적절한 관리를 위해서도 중요하다.

점막하 구개열을 가진 사람들은 연인두 형성부전으로 인한 과다비성이 나타날 위험이 많다. 여러 연구가 점막하 구개열 환자의 25% 또는 50%가 연인두 기능장애를 보이는 것으로 파악하였다(Bagatin, 1985; Garcia Velasco et al., 1988; Kono et al., 1981; Sullivan, Vasudavan, Marrinan, & Mulliken, 2011). 한편으로, 점막하 구개열 환자 중 대부분은 정상적인 말소리를 산출한다는 것을 알아두어야 한다(Park et al., 2000).

✻ 안면열의 유병률

다행히도 안면열은 매우 드물다. 안면열의 정확한 유병률은 알려져 있지 않으며 그 결과도 매우 다양하게 나타나는데, 이는 출현 자체가 매우 드물고 데이터 수집 방법이 표준화되어 있지 않기 때문이다(Cooper, Ratay, & Marazita, 2006; Darzi & Chowdri, 1993).

✻ 요약

구순열과 구개열은 다양한 방식으로 나타나는, 흔한 선천성 기형이다. 파열에는 여러 종류가 있는데, 1차 구개열과 2차 구개열 등이 포함된다. 이분구개수부터 완전 구개열까지, 혹은 입술의 절흔부터 입술과 치조의 양측성 완전 구개열까지 중증도도 매우 다양하게 나타난다. 점막하 구개열도 파열의 일종으로, 구강 측 표면은 정상이지만 그 안쪽 구조에서만 문제가 나타나기 때문에 쉽게 확인할 수 없다. 파열은 배아기 발달 과정의 문제로 말미암아 나타난다. 여러 두개안면 증후군의 표현형 중 일부로 구개열이 나타난다.

이후에 살펴보겠지만, 구순열과 구개열은 다양한 방식으로 의사소통 기술의 발달에 영향을 미친다. 그러므로 이들의 건강관리에 책임이 있는 사람, 특히 구개열이나 두개안면 팀의 일원인 사람들은 적절한 치료의 시작을 위해 이들의 의사소통 문제에 대해 잘 알고 있어야 한다.

✻ 복습 및 논의

1. 입술과 구개의 배아기 발달 과정과 방향에 대해 절치공부터 시작하여 설명하라.

2. 구개열의 원인에는 어떤 것들이 있는가? 이 원인들에 비추어 볼 때, 전체 인구 중 구개열 발생의 위험을 줄이려면 무엇을 해야 한다고 생각하는가?
3. '1차 구개'와 '2차 구개'라는 용어는 무엇을 의미하는가? 어떤 구조물들이 여기에 포함되는가? 이 분류체계는 배아기 발달과 무슨 관련이 있는가?
4. 1차 구개열의 종류에 대해 나열하라. 이 파열과 함께 나타날 수 있는 기능 문제에는 어떤 것들이 있는가? 이의 치료를 위해 필요한 전문 영역에는 어떤 것들이 있는가?
5. 2차 구개열의 종류에 대해 나열하라. 이 파열과 함께 나타날 수 있는 기능 문제에는 어떤 것들이 있는가? 이의 치료를 위해 필요한 전문 영역에는 어떤 것들이 있는가?
6. 점막하 구개열의 특징을 설명하라. 왜 이 파열이 출생 시에 잘 발견되지 않는가? 점막하 구개열의 발생을 배아기 발달과 연관시켜 논의하라.
7. 안면열에는 어떤 구조물들의 결손이 포함되는가? 미용적 측면의 명백한 문제 외에, 이러한 유형의 파열이 특히 관심의 대상이 되는 이유는 무엇인가?

제3장

유전적 평가 및 두개안면 증후군

HOWARD M. SAAL, M.D.

✿ 이 장의 개요

도 입

선천성 기형은 신생아의 3~5%에서 발견되는데, 이는 아동기 잦은 입원의 가장 일반적인 이유 중 하나이다. 선천성 기형에는 수많은 이유가 있는데, 여기에는 유전적 요인과 환경적 요인이 모두 영향을 미친다.

구개열과 기타 두개안면 기형은 선천성 기형에서 중요한 비중을 차지한다. 구개열을 동반하든 동반하지 않든 구순열의 유병률은 신생아 1,000명당 0.2명에서 2.3명꼴로 나타나는 데 비해 단독 구개열은 신생아 1,000명당 0.1명에서 1.1명꼴로 나타난다(Gorlin, Cohen, & Hennekam, 2001; Mitchell, 2009; Mossey & Little, 2002; Rahimov, Jugessur, & Murray, 2012). 유병률은 인종, 주변환경의 기형생성인자, 그리고 연구에서 사용하는 기준에 따라 다르게 나타날 수 있다(Mitchell, 2009). 두개안면 기형에서 관찰되는 기타 증세로는 두개골조기유합증, 반안면왜소증, 점막하 구개열, 연인두 폐쇄부전 등이 있다. 두개안면 장애의 병리적 원인이 대부분 심각한 유전적 소인에 기인하므로 이런 질환을 갖고 태어나는 아기에 대해 종합적인 유전적 평가를 실시하고 아동이 성장함에 따라 적절한 추후관찰을 실시하는 것이 매우 중요하다.

이 장에서는 먼저 유전적 평가 시 사용되는 요소와 적절한 유전적 진단을 내리는 데 필요한 정보에 대해 설명하고자 한다. 다음으로 다양한 기형의 유형과 원인에 대해 설명하고 파열과 관련된 유전적 측면과 발생률에 대해 설명할 것이다. 마지막으로 일반적으로 나타나는 두개안면 증후군에 대해 설명할 것이다.

❋ 유전적 평가

유전적 평가의 목적은 다음과 같다. (1) 진단명을 결정한다. (2) 질환의 발달 과정에 대해 파악한다. 이는 의학적 및 발달적 측면에서 추후 진행되어야 할 조처를 결정하는 데 도움을 준다. (3) 부모 및 다른 가족 구성원을 위해 그 문제가 가족 중에 다시 나타날 위험, 즉 재현위험률(recurrence risk)을 파악한다. 이는 후에 어머니가 다시 임신할 경우 출산 전 진단의 유효성을 판단하는 데 중요한 정보가 된다. (4) 유전과 관련된 심리사회적 상담 및 가족 지원을 제공한다. 이는 유전적 평가의 가장 중요한 기능 중 하나이다. 유전적 평가는 두개안면 장애 아동의 조기중재에 매우 중요하며, 그 결과는 장기적인 의료 및 학업 관리의 궁극적 성과에 중대한 영향을 미친다.

유전적 평가는 임신 및 가족력을 강조하기 때문에 표준적인 의학적 평가와는 다소 다른 양상을 보인다(Abuelo, 2002; Jones & Jones, 2009; McDonald-McGinn, Driscoll, & Matthews, 2009). 게다가 대부분의 두개안면 장애는 장기간의 통합적 치료를 요하는 만성적 질환으로 간주된다.

❋ 출산 전 사례력 조사

출산 전 사례력은 유전적 평가의 핵심 요소이다. 이는 태아가 기형생성인자에 노출되었는지 결정하는 데 매우 중요하다. **기형생성인자**(teratogen)는 정상적인 배아 발달을 방해하는 화학적 · 물리적 인자를 말한다. 기형생성인자로는 약물, 방사선, 바이러스, 기타 비정상적인 태아 발달을 유발하는 외부 인자들이 있다. 그러므로 어머니가 임신 중 약물이나 방사선 등에 노출되었는지, 감염성 질환이나 당뇨병 등에 걸렸는지 파악하는 것이 진단명을 결정하는 데 매우 중요하다.

일상적으로 사용하는 약물 중 일부가 기형생성인자로 작용하며, 임신 중 이를 복용하게 되면 두개안면 기형이나 기타 기형을 유발할 수 있다. 여기에는 항경련제, 코티코스테로이드 제제, 벤조디아제핀(불안 혹은 불면증에 복용하는 약물)이 포함된다(Mitchell, 2009). 이들 중 항경련제 같은 일부 약물은 지금도 임신한 여성에게 처방되고 있는데, 간질을 조절함으로써 얻는 이득이 태아 기형의 위험보다 더 크다고 보기 때문이다. 음주와 흡연도 기형생성인자가 된다. 발달장애와 성장지연뿐만 아니라 구순열, 구개열과 피에르 로빈 연쇄도 이와 관련이 있다.

❋ 병력 조사

두개안면 장애를 가지고 태어난 신생아의 병력을 조사하는 것은 매우 간단하다. 주로 출산 중에 관찰할 수 있는 모든 합병증을 파악하는데, 특히 호흡의 문제나 간질, 심장 결손 혹은 선천성 기형이 나타나지 않았는지 확인한다. 다수의 증후군이 출생 시 저체중 혹은 작은 머리 둘레와 관련이 있기 때문에 출생 시 체중, 키와 머리 둘레는 진단에 매우 귀중한 정보를 제공한다. 베크위트-위드만 증후군(Beckwith-Wiedemann syndrome)은 임신 중 태아의 과체중과 관련이 있다. 임신기간 중 지나치게 크거나 작은 태아는 이외에도 여러 기저 문제를 동반할 수 있으므로 주의 깊게 관찰해야 한다. 선천성 기형이 진단에 중요한 단서를 제공하지만 일부 선천성 장애는 심장 구조 기형, 간질, 눈 기형, 생식기 기형 등 유전적 질환과 관련이 있다.

좀 더 나이가 많은 아동의 경우, 이전에 특정 증후군, 장애 혹은 질환을 갖고 있었는지 파악하는 것이 중요한데, 특히 눈 혹은 신경과 관련된 병력이 있는지 조사하는 것이 매우 중요하다. 주요 질병의 이력, 입원 및 수술에 대한 정보를 얻는 것이 중요하다. 마지막으로 과거에 복용했던 약물과 지금 복용하고 있는 약물에 대한 조사도 유용하다.

✲ 발달력 조사

발달력 조사는 매우 중요하며 초기 발달 이정표에 따른 종합적인 정보, 특히 대근육 운동 발달 및 언어 발달에 대한 정보를 얻는 것이 매우 중요하다. 초기 발달 중재, 특히 조음치료 및 물리치료와 관련된 중재 여부도 파악해야 한다. 학업능력과 관련된 정보도 필요한데, 특수치료를 받은 경험, 특수교육의 필요 여부, 발달검사 혹은 지능검사 결과 등이 포함된다. 같은 학년을 계속 다니고 있다면 그 이유가 무엇인지, 예를 들어 특정 질환이나 의학적 중재로 인한 잦은 결석 때문인지, 학습장애가 있어서인지, 행동 혹은 사회적 문제가 있어서인지 파악해야 한다.

✲ 섭식 관련 사례력 조사

초기 섭식 문제는 구개열 유아에게서 매우 흔한 일로, 파열된 구개 때문에 빨기가 어렵고 유두를 구개에 대고 압착하는 것도 어렵다. 이런 문제들은 섭식방법을 수정함으로써 간단히 해결할 수 있다. 섭식장애와 관련된 또 다른 구조적 문제로는 설기저부 후퇴로 인한 기도폐색(tongue-based airway obstruction), 후비공폐색증 또는 후비공협착증, 점막하 구개열 등이 있는데, 피에르 로빈 연쇄 아동에게서 흔히 관찰된다.

신생아가 생후 1주가 넘도록 지속적인 섭식 문제를 보인다면 기저에 신경 문제가 있을 수 있으므로 유전적 진단을 내릴 때 이를 정확히 파악해야 한다. 신경 문제가 복합적으로 나타나면 섭식장애를 동반할 수 있는데, 여기에는 염색체 이상, 근긴장저하와 관련된 기타 유전적 질환, 선천성 근긴장성 이영양증(congenital myotonic dystrophy), 척수근육 위축(spinal muscular atrophy), 선천성 뇌 기형 등이 포함된다. 섭식장애를 유발하는 별다른 원인이 발견되지 않으면 섭식 전문가 혹은 섭식 팀이 추가적인 평가를 실시해야 한다.

좀 더 나이 든 아동의 평가에는 섭식장애 사례력과 수정된 섭식방법을 사용해 본 경험 등이 포함되어야 한다. 현재 나타나는 섭식 문제가 무엇인지 파악하고 이를 어떻게 중재할 것인지 결정하는 일도 매우 중요하다.

✲ 가족력 조사

일반적인 의학적 평가에 비해 유전적 평가가 보이는 가장 큰 차이는 가족력을 집중적으로 평가한다는 것이다. 가족 구성원과 그 친족관계를 그림으로 표시하는 가계도(pedi-

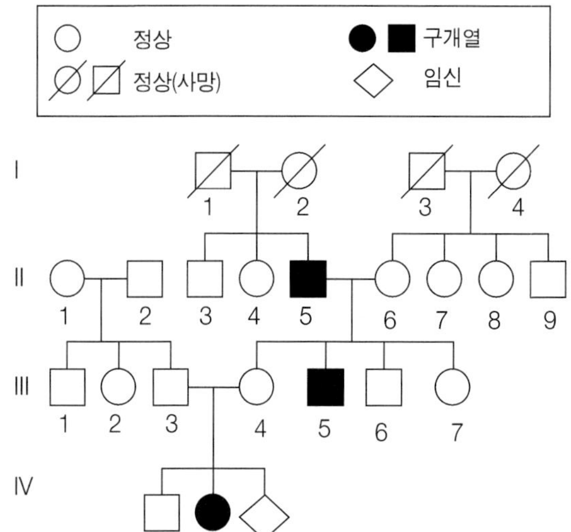

그림 3-1 가족 구성원과 그 친족관계를 그림으로 표시한 가계도

Courtesy Howard M. Saal, M.D./Cincinnati Children's Hospital Medical Center & University of Cincinnati College of Medicine

gree)를 작성해야 한다(**그림 3-1**). 유전학자는 이를 통해 유전적 특성, 특히 특징적인 유전형질이나 기형을 파악한다. 가계도는 충분한 정보를 확보할 수 있다면 4대까지의 정보를 포함하는 것이 좋다. 부모가 어떤 식으로든 혈연관계가 있는지[**혈족관계**(consanguinity)인지] 파악하는 것도 매우 중요한데, 이런 경우 흔치 않은 상염색체 열성장애(autosomal recessive disorders)의 가능성이 존재하기 때문이다. 구순열이나 구개열 같은 다요인 장애(multifactorial disorders)는 1촌 혹은 2촌 간의 친족에게서 흔히 나타나므로 재현위험률과 관련하여 유전 상담을 하는 데 중요한 역할을 한다.

다른 친족에게서 나타나는 모든 의학적 문제를 파악해야 하며, 특히 불임, 유산, 선천성 결손(예: 구순열, 구개열, 선천성 심장 결손 등), 주요 신체장애 혹은 질환, 조기 사망의 사례가 있을 경우 특별한 주의를 요한다. 가족 중 발달장애력이 있는지도 반드시 파악해야 한다.

✲ 신체 검진

두개안면 기형 아동의 신체 검진은 단순하다. 무슨 검사를 하든 성장 요인(체중, 키, 머리 둘레)에 주의를 집중해야 한다. 머리가 지나치게 작은 소두증(microcephaly)의 경우, 뇌의 성장이나 발달에 문제가 있을 수 있으므로 주의 깊게 파악해야 한다. 소두증 아동은 기저에 유전적 질환을 갖고 있을 수 있으며 발달장애를 동반할 위험은 더욱 크다. 저체중은 섭식 문제나 염색체 이상으로 인한 저신장증(small stature)을 동반할 수 있다.

표준적인 신체 검진 외에 임상 유전학자는 기형학 검사도 함께 수행한다. 이때 아동만이 갖고 있고 다른 가족에게서는 관찰되지 않는 비정상적 특성이 있는지 확인해야 하는데, 이것이 특정 장애나 증후군의 특징일 가능성이 있기 때문이다. 이를 위해 눈, 귀, 입, 코, 기타 다수 구조물에 대한 검사가 필요하다. 특징적인 피문(dermatoglyphics), 즉 손의 주름이나 지문의 변화를 조사하는 것도 유용한데, 이들이 초기 발달 문제의 단서가 될 수 있기 때문이다. 신경학적 검사는 아동의 근긴장, 기능 수준, 사회적 상호작용 정도에 대한 정보를 제공하므로 특히 유용하다.

방문할 때마다 아동의 사진을 찍도록 한다. 처음 부모가 아동을 데리고 방문했을 때뿐만 아니라 다른 가족 구성원과 방문했을 때의 사진을 찍어 두는 것도 유용하다. 또한 아동과 비슷한 특성을 보이는 부모 혹은 형제를 검사해 보는 것도 도움이 된다.

✲ 검사실 검사 및 영상 분석

사례력 조사와 신체 검진을 끝낸 뒤에는 검사실 검사(laboratory study)가 필요한지 결정해야 한다. 염색체 이상을 동반한 아동은 다양한 신체 변형 및 기형의 특성을 보이는데, 이중 일부는 극히 적은 수의 증세만을 보이기도 한다. 염색체 검사는 일반적으로 알려져 있는 경우는 물론 매우 드물게 나타나는 증후군까지 변별함으로써 아동이 보이는 특징에 대한 막연한 인상을 명확하게 하는 데 도움을 준다.

특정한 염색체 기형이 의심될 경우(예: 13번 삼염색체 증후군, 21번 삼염색체 증후군으로도 알려져 있는 다운 증후군, 터너 증후군 등) 염색체 분석을 위한 검사를 시행한다. 연구개-심장-안면 증후군(22q11.2 결실 증후군)이 의심될 경우, 22q11.2 염색체 결실을 확인하기 위해 형광제자리부합검사(fluorescence in situ hybridization, FISH. 특정 유전물질의 세포 내 분포 혹은 발현 위치를 확인하는 검사방법—역자 주)를 실시한다(Bartsch et al., 2003; Oh, Workman, & Wong, 2007).

염색체 이상을 보이는 아동이 염색체 결실이나 중복을 보이는 경우는 많지 않다. 다양한 선천성 기형 혹은 발달지연이나 지능 문제를 보여 염색체 이상이 의심되는 경우에 가장 유용한 진단검사는 마이크로어레이 분석 검사(microarray analysis)이다. 이는 DNA에 기초한 검사로, 초현미경적(submicroscopic) 중복이나 결손을 포함하는 대부분의 염색체 기형을 구분해 낼 수 있다(Manning & Hudgins, 2010).

검사실 검사뿐만 아니라 골격 구조의 성숙도나 특정한 골격 증후군을 알아내기 위해 방사선검사를 실시하기도 한다. 두뇌 MRI는 심각한 발달장애, 소뇌증 혹은 신경학적 장애 아동의 구조적 문제를 파악하는 데 도움을 준다.

마지막으로 정확한 유전적 평가를 위해 필요하다면 다른 전문의에게 아동을 의뢰하는 것도 필요하다. 단독 구개열 아동은 모두 안과 검진을 받아야 하는데, 근시(myopia)

를 동반한다면 스티클러 증후군을 진단하는 데 중요한 단서가 되기 때문이다. 연구개-심장-안면 증후군 아동처럼 심장 결손이 의심되는 아동에게는 심장초음파검사(echocardiogram)를 실시해야 한다. 심장 기형이 의심되는 아동은 심장내과 전문의에게 진단을 받아야 한다.

✲ 유전적 상담

앞서 언급한 검사들이 모두 끝나면 아동 및 보호자는 유전적 상담을 받아야 한다. 이는 유전적 검사 중 가장 긴 시간이 걸리는 부분인데, 유전과 발달에 대한 상담이 진행되기 때문이다. 이 과정에서 의심되는 질환의 진행 과정에 대해 설명하고 어떤 의학적 중재를 취할 것인지 계획한다. 가족들은 대개 그 질환이 생기게 된 원인과 가족 중 같은 환자가 나타날 위험도에 대해 알고 싶어 한다. 다수의 유전적 질환이 재현위험이 있으며 이로 인해 같은 질환이 다른 가족에게도 나타날 수 있다. 유전적 배경정보뿐만 아니라 다양한 환경적 영향[예: 흡연, 음주, 식이 요인(dietary factor) 등]에 근거하여 구순열 및 구개열이 친족에서 나타날 재현위험률을 연구하는 것은 지금도 진행 중이다. 이는 미래의 유전적 상담에 큰 도움을 줄 것이며 예방적 진단의 발전에도 기여할 것이다(Kohli & Kohli, 2012).

재현위험률뿐만 아니라 출산 전 검사를 통해 질환 유무를 확인하고 그에 따른 출산 방법을 결정하는 것도 중요하다. 양수검사(amniocentesis)를 통해 출산 전에 염색체 이상 유무를 확인할 수 있고 분자 분석을 통해 특정 유전 질환 유무를 확인할 수 있다. 출산 전 진단 시 구개열을 동반한 혹은 동반하지 않은 구순열 등 선천성 결손의 유무를 파악하는 데 유효한 유일한 검사는 태아 초음파검사이다. 불행히도 대부분의 선천성 결손에 대한 출산 전 치료는 별 효과가 없다.

많은 유전 질환이 발달장애를 동반하기 때문에 말 및 언어 평가를 포함하는 발달검사를 의뢰하는 것이 필요하다. 또한 필요한 경우, 학교 시스템이나 공동체 조직에 특수교육 서비스를 의뢰하는 학교 중재 계획도 필요하다.

✲ 심리사회적 상담

마지막으로, 유전적 평가는 선천성 결손 아동을 키우는 것이 얼마나 힘든 일인지 가족에게 인식시키고 그에 대한 심리사회적 지지를 제공하는 과정을 포함해야 한다. 지자체 혹은 국가에서 운영하는 지원 단체나 회합과 같이 공공단체에서 시행하는 지원 정보를 전달해 줘야 한다. 가족에게 도움을 줄 수 있는 웹사이트를 알려 주고 교육 및 재정적 지원을 받을 수 있는 방법에 대한 정보도 알려 주도록 한다.

기형학

기형학(dysmorphology)은 비정상적인 형태나 모양에 대해 연구하는 분야이다. 의학 및 미용의 측면에서 심각한 결과를 유발하는 모든 비정상성, 특히 의학적 중재가 필요한 경우를 주 기형(major anomaly)으로 간주한다. 반면 임상적으로 비정상이라고 진단을 받았어도 의학 및 미용의 측면에서 별로 심각하지 않고 특별한 중재가 필요하지 않으면 소기형(minor anomaly)으로 간주한다. 소 기형은 인구 중 5% 이하로 나타난다. 다수의 유전적, 두개안면 기형의 진단은 주 기형이든 소 기형이든 특정한 기형적 형태가 나타나는지 구분함으로써 이루어진다.

이를 위해서는 선천성 기형의 기저에 있는 병리적 원인(pathogenesis)에 대한 이해가 필요하다. **형태형성**(morphogenesis)은 배아기에 조직이 형성되는 과정을 말한다. **이상형태 발생**(dysmorphogenesis)은 이 과정에 오류가 발생한 경우이다. 그 결과 **이상형태**(비정상적인 형성)의 특성을 보이게 된다. 이런 비정상성을 유발하는 요인은 유전과 상관없는 외부의 힘과 관련 있는데, 이로 인해 비정상적인 태아 환경이 형성되거나 정상 발달이 방해를 받게 된다. 혹은 내적 요인으로서 유전적 혹은 발달적 이상과 관련성을 보이기도 한다.

기형과 변형

다수의 두개안면 문제는 기형의 문제를 보인다. **기형**(malformation)은 주로 비정상적인 발달의 결과로 나타나는 형태학적 이상을 말하며 유전적 문제로 발생한다(Jones, 2006). 구순열과 다수의 구개열 사례가 기형의 한 예이다. 지적장애도 그 원인이 유전적 문제나 뇌 기형에 기인한다면 기형의 일종으로 볼 수 있다. 유전적 요인은 조직 내 세포가 비정상적으로 형성되어 기형이 나타나는 **이형성**(dysplasia)의 원인이 될 수 있다. **두개골조기유합증**(craniosynostosis)은 흔히 접하게 되는 이형성의 예이다. 이는 주로 두개골의 비정상적인 발달로 나타나는데, 두개골 외의 다른 골격 구조나 조직에도 영향을 미칠 수 있다.

일부 선천성 결손은 정상적으로 발달할 수 있었던 구조물에 비정상적인 물리력이 가해지면서 나타날 수도 있다. 태아기에 가해진 물리력 때문에 발생하는 이상을 **변형**(deformation, deformity)이라고 한다(Jones, 2006c). 변형은 완전히 형성되었던 기관 혹은 구조물의 모양이나 형태가 비정상적으로 되는 것을 말한다. 태아 변형의 고전적인 예에

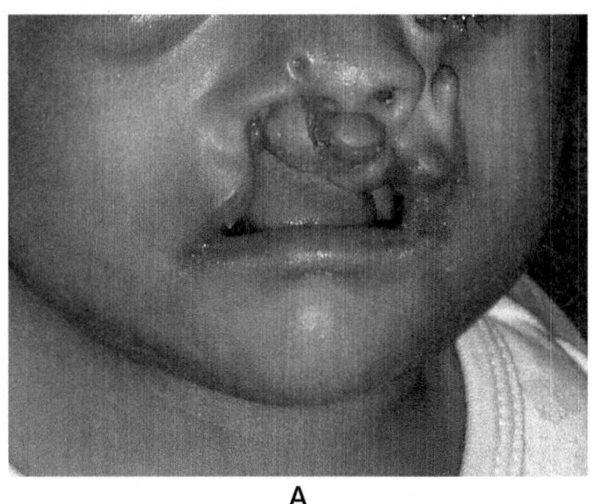

A

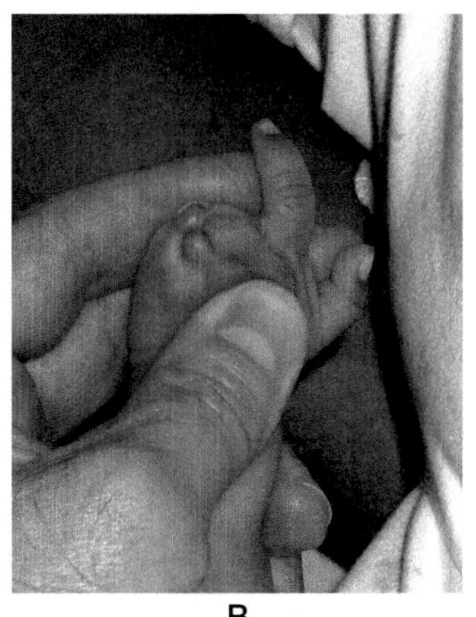

B

그림 3-2(A와 B) 양막대로 인한 변형. (A) 양막대로 인한 안면열과 안면 변형. (B) 양막대로 인한 손가락 절단.

A와 B: Courtesy Howard M. Saal, M.D./Cincinnati Children's Hospital Medical Center & University of Cincinnati College of Medicine

는 만곡족(clubfoot, 발이 안이나 밖으로 휘어 있는 경우를 말함—역자 주)이나 사두증(plagiocephaly, 두개골의 모양이 비정상적인 경우) 등이 있다.

변형은 원래는 정상적 발달을 보이던 구조물에 외부의 힘이 가해져 발달이 붕괴될 때 나타난다. **붕괴**(disruption)는 정상 발달 과정이 외부의 힘에 의해 중단되거나 방해를 받아 이상형태가 발생하는 것을 말한다. 기형생성인자는 정상적인 배아 발달 과정을 방해하기 때문에 붕괴를 유발하는 한 요인으로 간주된다. 선천성 기형을 유발하는 기형생성인자에는 음주, 항경련제(하이단토인, 발프로산, 카바마제핀 등), 비타민 A 유사체(레티노산 등) 등이 있는데, 이들은 귀 기형, 난청, 뇌 기형 및 선천성 심장결손을 유발한다.

정상 발달을 붕괴시키는 물리적 요인도 있다. 예를 들어 **양막대**(amniotic bands)는 배아와 태아 주변을 감싸고 있는 양막(amnion)을 파열시키며 양막강 안에 그 안을 떠다니는 조직 가닥을 남겨 놓는다. 이 가닥이 팔이나 다리, 머리, 기타 신체 일부에 붙게 되면 압박대 역할을 하면서 발달 중인 구조물에 혈액공급을 차단하게 된다. 이로 인해 팔, 다리, 손가락, 발가락의 절단, 구순열, 기타 구강 및 안면 변형을 유발한다(**그림 3-2A와 B**). 때로는 어머니의 당뇨병이 태아의 척추, 심장, 심지어 뇌 기형을 유발하는 등, 어머니의 질환에 의해서도 붕괴가 나타난다.

✻ 증후군과 연합

증후군(syndrome)이란 유사한 병리적 원인을 공유하는 다수의 기형이 함께 나타나는 다발성 기형의 한 유형이다. 두개안면 증후군은 안면 구조에 영향을 미치기 때문에 이 환자들은 친족관계가 아니라고 해도 서로 비슷한 외모를 가지고 있다. 대표적인 예가 다운 증후군(Down syndrome)이다. 많은 두개안면 기형 아동이 두개안면 기형의 원인이 되는 특정 증후군을 동반하고 있다. 그러한 증후군을 구별해 내는 것은 의학적 치료를 위해 매우 중요하며 유전적 상담의 핵심이 된다.

연합(association)이란 하나의 증후군으로 묶이지 않는 두 개 이상의 기형이 함께 나타나는 경우를 말한다. 연합은 그 병리적 원인이 미상인 경우가 많으므로 유전의 원인을 규명하기가 어렵다. 연합은 제외 진단에 따라 진단한다. 즉, 연합 진단을 내리기 전에 유전, 발달 혹은 기형생성인자 요인을 먼저 제외해야 한다는 것이다. 유전적 원인이 명확하지 않기 때문에 연합의 재현위험률은 전체 인구에서 나타나는 위험률보다 크지 않다. 연합의 예로는 VATER[척추(vertebral), 항문(anal), 기관식도(tracheo-esophageal), 신장(renal)] 연합이 있다. VATER 연합의 경우, 척추 기형, 항문직장 기형(anorectal anomaly, 항문무공증), 기관식도 천공, 신장이나 요골 혹은 사지의 기형 등이 나타난다. VATER 연합도 원인이 명확하지 않으므로 재현위험률은 전체 인구에서 나타나는 위험률보다 높지 않다.

❋ 피에르 로빈 연쇄

증후군이나 연합과 달리, **연쇄**(sequence)는 단일한 사건, 기형 혹은 역학적 요인에 의해 나타나는 일련의 기형을 말한다. 가장 잘 알려진, 그리고 아마 가장 잘 이해하고 있는 예가 피에르 로빈 연쇄(Pierre Robin sequence)일 것이다(**그림 3-3**). 이 연쇄에서, 시작 사건은 **소하악증**(micrognathia, 작은 아래턱)이며 이로 인해 2차적으로 설하수증(glossoptosis, 혀가 지나치게 후방 이동한 경우)과 상기도폐색이 나타난다. 발달 과정에서 혀가 지나치게 많이 후방으로 이동하면서 정상적인 구개 융합을 방해하면 넓은 종 모양의 구개열이 나타난다. 피에르 로빈 연쇄는 임신 중 물리적인 힘에 의해 나타나며 주로 단독으로 나타나지만 때로 증후군을 동반하기도 한다(예: 스티클러 증후군, 트레처 콜린스 증후군, 연구개-안면-심장 증후군, 태아 알코올 증후군 등). 재현위험률은 소하악증의 원인과 관련이 있다.

출생 후 설하수증에 의해 상기도가 막힐 수 있다. 이는 생명을 위협할 정도로 심각한 호흡 문제를 야기할 수 있다. 상기도폐색 유아를 위한 기도 확보 방법에는 여러 가지가 있는데 이는 유아 개개인에 맞춰 시행되어야 한다. 첫 번째 방법은 유아를 엎드리게 하는 것으로, 이렇게 하면 중력이 혀를 앞으로 당겨 일부 유아의 설하수증 문제를 해결해 준다. 때로 코를 통해 혀와 인두벽이 닿는 부분 사이로 **비인두 기도관**(nasopharyngeal

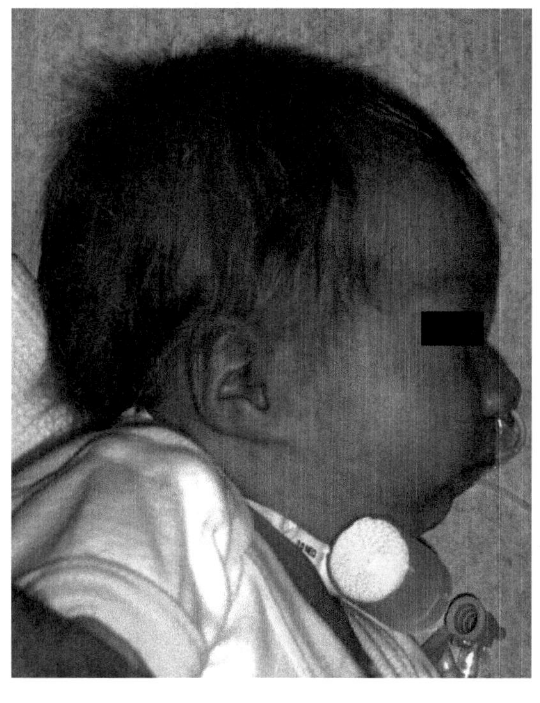

그림 3-3 소하악증의 특징을 보이는 피에르 로빈 연쇄 유아

Courtesy Howard M. Saal, M.D./Cincinnati Children's Hospital Medical Center & University of Cincinnati College of Medicine

airway tube)을 삽입하는 것이 필수적일 때도 있다. 이 튜브는 대개 생후 3, 4개월까지 사용한다. 그런 보존적 치료에 반응하지 않는 유아에게는 상기도폐색 부위를 지나 기관(trachea)으로 직접 튜브를 삽입하는 **기관절개술**(tracheostomy)을 실시한다. 기관절개관은 구개 수술이 끝날 때까지 혹은 생후 14개월까지 유지한다. 그러나 기관절개관은 발성을 막거나 방해하므로 후에 말소리 문제를 유발할 수도 있다.

피에르 로빈 연쇄와 설기저부 폐색으로 인한 수면무호흡증에 대한 최신 치료 기법으로 하악골신장술(mandibular distraction)을 적용한다(Fitz & Sidman, 2004; Hong, McNeil, Kearns, & Magit, 2012; Sidman, Sampson, & Temepleton, 2001). 이 과정에서는 하악 양쪽에 골 절단술(osteotomy)을 실시하여 두 분절을 분리한 후 (며칠 혹은 몇 주에 걸쳐) 점진적으로 거리를 넓혀 나간다. 이 과정을 설하수증으로 인한 폐색이 해소될 정도로 하악이 길어질 때까지 계속한다. 유아기 초기에 실시하며, 호흡과 섭식을 정상화시키는 역할을 한다(더 많은 정보를 보려면 제18장 참조).

대부분의 피에르 로빈 연쇄 유아는 초기 섭식 문제를 갖고 있다. 이 유아 중 일부는 짧은 기간 동안 코를 통해 위장으로 삽입되는 **비위장관**(nasogastric tube, NG-tube)을 이용해 섭식을 한다. 더 심각한 경우에는 **위루관**(gastrostomy tube, G-tube)을 사용하는데, 이는 섭식을 위해 위장에 직접 삽입하는 튜브이다.

❋ 구개열과 관련된 유전적 특성

앞서 언급한 바와 같이 구개열을 동반하거나 동반하지 않은 구순열(cleft lip with or without cleft palate, CL±P)은 매우 흔한 선천성 결손이다. 3대 2 정도의 비율로 남자 아동이 여자 아동보다 더 높은 출현빈도를 보인다(Wyszynski, Beaty, & Maestri, 1996). 좌측 구순열이 우측 구순열보다, 편측성이 양측성보다 더 빈번하게 나타난다.

❋ 증후군을 동반하지 않은 구순열(단독 혹은 구개열 동반)의 유전적 특성

다수의 CL±P 사례가 단독으로, 즉 증후군이나 다른 선천성 결손을 동반하지 않고 나타난다고 해도 그 기저에는 유전적 병인이 존재할 수 있다. 이는 CL±P의 재현위험률이 환자 본인, 부모, 심지어 자녀에게서도 높게 나타난다는 데에서 뒷받침된다. CL±P 아동 및 그 부모가 미래에 아기를 가질 경우 재현위험률은 3~5%에 달하는데, 달리 말하면 기본 위험률보다 30~45배나 높아진다는 것이다. 두 번째 CL±P 아동이 태어난 후의 재현위험률은 유전 위험도가 더욱 높아지면서 10~15%로 증가한다. 1촌 내의 친족 중 세 번째 아동이 태어났다면 상염색체 우성 혹은 열성 유전과 함께 재현위험률은 25~50%로 증가한다. 재현위험률은 CL±P의 중증도의 영향을 받는다. 양측성 구순구개열 아동의 재현위험률은 5.6%이고, 편측성 구순구개열은 4.1%, 구개열을 동반하거나 동반하지 않은 편측성 구순열은 2.6%이다(Fraser, 1970).

일부 가족에서는 CL±P를 동반한 다수의 환자가 나타날 수 있다. 이는 기저의 유전적 영향이나 소인이 강하다는 것을 의미하며, 이 가족에서는 상염색체 우성유전이 나타날 수 있다. 특히 반 데르 보우데 증후군(Van der Woude syndrome)은 구개열의 상염색체 우성유전성을 갖고 있다. 구개열을 동반하거나 하지 않은 구순열뿐만 아니라 이 증후군을 가진 대부분의 환자들이 아랫입술에 입술패임을 갖고 있다. 상염색체 우성유전 증후군이기 때문에 증후군을 동반하지 않은 구개열의 전형적인 재현위험률이 3~5%인 데 비해 반 데르 보우데 증후군의 재현위험률은 50%에 달한다.

CL±P의 발생률에는 인종에 따른 유의한 차이가 나타난다. 아프리카인의 위험률은 2,000명 중 1명이고 백인은 800명 중 1명, 아시아인은 500명 중 1명이다. CL±P의 위험률이 가장 높은 경우는 아메리카 원주민으로 300명 중 1명꼴로 나타난다. 그러나 이러한 데이터에도 불구하고 재현위험률은 모든 인종과 민족에서 비슷한 비율로 나타난다(Gorlin et al., 2001; Wyszynski et al., 1996).

다수의 연구자가 단독(증후군을 동반하지 않은) CL±P를 유발하는 유전적 원인 혹은 소인을 찾아내고자 노력해 왔다. 초기 두개안면 발달에 활성화되는 특정 유전자가 CL±P의 원인이 된다고 알려졌는데, 여기에는 전환성장인자 알파 레티노산 수용체(transforming growth factor-alpha retinoic acid receptor), 전환성장인자 베타(TGF-β, transforming growth factor-beta), MSX1(Lidral et al., 1998)과 IRF6 유전자(Rahimov et al., 2012; Zucchero et al., 2004) 등이 포함된다. 현재까지 증후군을 동반하지 않은 구강안면열과 연관된 17개의 유전자가 밝혀졌다.

CL±P 발생률을 단일 유전자에 의한 유전에 근거하여 파악한다면 그 발생률은 상염색체 열성유전과 상염색체 우성유전 각각의 재현위험률인 25%와 50%가 될 것이다. 그러나 부모 양쪽에서 오는 다른 유전자가 이 유전자 소인의 영향을 변경시킨다. 게다가 환경 요인도 구강안면열의 발생에 영향을 미친다. 이러한 환경 요인에는 흡연, 음주, 신진대사, 영양결핍 등이 있으며 태아의 위치, 혈류, 태반의 상태까지도 구개열 발생에 영향을 미친다.

✻ 증후군을 동반한 구순열(단독 혹은 구개열 동반)의 유전적 특성

대부분의 CL±P 사례가 단독으로 나타나는 선천성 결손이지만, 일부는 기저의 유전적 증후군 때문에 나타나기도 하며 선천성 다발성 기형 중 일부로 나타나기도 한다. Gorlin과 동료들(2001)은 안면열과 연관되어 두드러지게 나타나는 증후군이 400여 가지라고 보고했다. CL±P 발생과 관련된 증후군 중 일부를 표 3-1에 제시한다.

일부 환자는 CL±P와 다발성 기형을 함께 보이기도 하는데, 기형의 유형이 앞서 언급

표 3-1 CL±P 발생과 관련된 증후군

양막대(amniotic bands)
CHARGE 증후군(CHARGE syndrome)
당뇨성 배아병증(diabetic embryopathy)
태아 알코올 증후군(fetal alcohol syndrome)
반안면왜소증(hemifacial microsomia)
오피츠 증후군(opitz syndrome)
제1형 구안지 증후군(orofaciodigital syndrome type I, OFD I)
슬와익상편 증후군(popliteal pterygium syndrome)
13번 삼염색체 증후군(trisomy 13 syndrome)
반 데르 보우데 증후군(Van der Woude syndrome)
울프-허쉬호른 증후군(Wolf-Hirshhorn syndrome)

표 3-2 구개열 발생과 관련된 증후군

CHARGE 증후군
태아 알코올 증후군
태아 하이단토인 증후군(fetal hydantoin syndrome)
반안면왜소증
가부키 증후군(Kabuki syndrome)
스티클러 증후군(Stickler syndrome)
반 데르 보우데 증후군
연구개-심장-안면 증후군(velocardiofacial syndrome)

된 바와 다르기 때문에 그 기저의 증후군에 대해 명확한 진단을 내리기는 어렵다. 전체 환자 중 대략 40~50%가 매우 드물거나 매우 독특한 증후군을 갖고 있다는 진단 결과를 듣는다. 이들은 다른 환자가 같은 유형을 보여 독립적인 증후군으로 분류되기 전까지는 임시 특별 증후군(provisionally unique syndromes)으로 분류된다.

단독 구개열의 유전적 특성

CL±P와 달리 단독 구개열(CPO)은 기저에 어떤 증후군이나 다른 선천성 기형을 동반하는 경우가 훨씬 더 많다. 구개열(CP)은 수많은 증후군 증세의 일부이다(표 3-2). 런던 기형학 데이터베이스(The London Dysmorphology Database)는 구개열의 자체적 특징인 염색체 이상을 제외하고 485종의 증후군을 나열하고 있다(Baraitser & Winter, 1991; Fryns & de Ravel, 2002). 신시내티 아동병원 메디컬센터의 두개안면 센터에서 실시한 후향적 연구(prospective analysis)에서 구개열 전체 사례 중 약 55%가 증후군이나 부가적인 기형을 갖고 있는 것으로 나타났다(Stanier & Moore, 2004).

구개열 및 두개안면 기형 증후군

증후군의 진단은 주요 및 부수 기형의 유형에 따라 달라진다(Jones & Jones, 2009). 표 3-3은 구개열 및 두개안면 기형 증후군의 전형적인 특징 및 문제점을 나열한 것이다. 그리고 좀 더 일반적으로 나타나는 일부 증후군은 다음에서 좀 더 알아볼 것이다.

표 3-3 두개안면 기형 질환: 증후군, 연합 및 연쇄

양막대(Amniotic Bands)

병인 (etiology)	양막대에 의한 협착으로 태아 신체의 일부가 발달에 제한을 받음으로써 발생
유전 (inheritance)	산발적
표현형 특징 (phenotypic features)	**구개열:** 양막대가 입 안에 머무를 경우, 입술이나 구개의 발달에 영향을 미친다. **두개안면 기형:** 양막대가 안면 발달을 방해할 경우, 안면 기형이 나타난다. **기타:** 만곡족, 팔다리와 손 및 손가락 기형 혹은 절단
기능적 문제점 (functional concerns)	구개열로 인한 의사소통장애

아퍼트 증후군[Apert Syndrome, 별칭: 제1형 첨두합지증(Acrocephalosyndactyly Type I)]

병인	10번 장완 염색체 유전자(10q25.3-q26)의 돌연변이. 섬유아세포 성장인자 수용체 2(fibroblast growth factor receptor 2, **FGFR2**)(10q26)가 두개골의 관상 봉합을 방해하여 두개골이 옆으로는 성장하나 앞으로는 성장하지 못하게 한다.
유전	상염색체 우성유전: 재현위험률 50%
표현형 특징	**구개열:** 간헐적으로 구개열이 나타난다. **두개안면 기형:** 크루종 증후군과 비슷하다. 후두부가 평편하고 이마는 돌출되어 있다. 안구돌출증, 양안과격리증, 반몽고증 사면(antimongoloid slant), 사시와 안면중앙부 결손 및 후퇴, 제3형 부정교합, 저위이(low set ears, 귀가 지나치게 낮게 위치함—역자 주), 상기도폐색 등을 동반한다. **기타:** 손가락 및 발가락의 합지증, 발달장애
의사소통의 문제점 (communication concerns)	상기도폐색과 관련된 의사소통장애, 지적장애, 구개열, 제3형 부정교합

베크위트-위드만 증후군(Beckwith-Wiedemann Syndrome)

병인	일부는 11번 단완 염색체(11p15)의 돌연변이에 기인한다.
유전	산발적
표현형 특징	**두개안면 기형:** 안면 구조물의 비대증, 대설증 **기타:** 출생 시 과체중, 신생아 저혈당증, 기관 말단비대증, 편측 비대증, 제대탈장, 배꼽류, 신장, 췌장 및 부신피질 기형, 윌름즈 종양의 위험, 간아종과 복부의 악성종양, 대설증으로 인한 섭식 문제, 상기도폐색 및 수면무호흡증, 치아 부정교합과 그로 인한 하악 돌출
의사소통의 문제점	대설증과 부정교합에 의한 의사소통장애

(다음 쪽에 계속)

표 3-3 두개안면 기형 질환: 증후군, 연합 및 연쇄(계속)

CHARGE 증후군(CHARGE Syndrome)

병인 산발적. CHD 7 유전자(8번 염색체에 위치)의 돌연변이, 7번 및 8번 염색체의 돌연변이에 기인한다.

유전 상염색체 우성유전(대부분의 경우 새로운 돌연변이)

표현형 특징 **구개열:** 로빈 연쇄, 구순구개열

주요 특징

안조직 결손(**C**oloboma)
심장 질환(**H**eart disease)
후비공폐색(**A**tresia of choanae)
성장 및 발달지체(**R**etarded growth and development)
생식기 기형(**G**enital anomalies), 잠복고환, 왜소음경, 성선기능 저하증
귀 기형(**E**ar anomalies), 청각장애 및 농(deafness)

기타: 소하악증, 뇌 및 뇌신경 기형, 뇌하수체 기형 혹은 결손, 발달장애

의사소통의 문제점 청각장애, 구개열, 신경학적 기능장애로 인한 의사소통장애

크루종 증후군(Crouzon Syndrome)

병인 10번 장완 염색체(10q25.3-q26)의 돌연변이. FGFR2(10q26)가 두개골의 관상봉합을 방해하여 두개골이 옆으로는 성장하나 앞으로는 성장하지 못하게 한다.

유전 상염색체 우성유전: 재현위험률 50%

표현형 특징 **구개열:** 때로 구개열과 점막하 구개열이 나타난다.

두개안면 기형: 아퍼트 증후군과 비슷한 특징을 보인다. 여기에는 넓은 이마, 평편한 후두부, 안구돌출증, 양안과격리증, 반몽고증 사면, 사시와 안면중앙부 결손 및 후퇴, 제3형 부정교합, 저위이가 포함된다.

기타: 뇌수종, 뇌량의 발육부전, 때로 발달장애가 동반된다.

의사소통의 문제점 발달장애나 뇌 기형(있다면), 제3형 부정교합과 상기도폐색으로 인한 의사소통장애

다운 증후군[Down Syndrome, 별칭 21번 삼염색체 증후군(Trisomy 21 Syndrome)

병인 21번 염색체의 과잉복제

유전 산발적

표현형 특징 **구개열:** 구개열은 이 증후군의 특성이 아니다.

두개안면 기형: 내안각주름(epicanthal fold) 주변의 눈꺼풀 열구(palpebral fissure)가 위로 올라가 있어 눈꼬리 쪽이 아래로 처진 모양을 한다. 소하악증과 돌출된 혀, 넓은 얼굴, 짧은 목, 저위이

기타: 작은 키로 인한 짧은 팔다리. 한쪽 혹은 양쪽 손을 가로지르는 주름, 근긴장저하증, 선천성 심장결손, 위식도 역류, 호흡 문제 및 폐쇄성 수면무호흡증,

(다음 쪽에 계속)

표 3-3 두개안면 기형 질환: 증후군, 연합 및 연쇄(계속)

	경중도의 지적장애
의사소통의 문제점	발달장애 및 대설증, 혀의 근긴장저하로 인한 의사소통장애

손발가락 결손증-외배엽 이형성-구개열 증후군(Ectrodactyly-Ectodermal Dysplasia-Cleft Syndrome, EEC Syndrome)

병인	7번 장완 염색체(7q11.2-q21.3)의 유전적 결실
유전	상염색체 우성유전: 재현위험률 50%
표현형 특징	**구개열:** 구순열과 구개열이 흔히 나타난다. **두개안면 기형:** 무치증(anodontia) 혹은 왜소치, 상악 및 관골(광대뼈) 이형성, 광선공포증(photophonia), 누관(lacrimal duct) 체계 결손, 이소골 기형 **기타:** 때로 '바닷가재 집게발(lobster-claw) 기형'이라고도 불리는 손발가락 결손증(손이나 발의 가운데 부분에서 하나 혹은 그 이상의 손가락 혹은 발가락이 없거나 결손이 생긴 경우), 외배엽 이형성(마른 피부 및 점막, 푸석푸석하고 숱이 적은 머리카락), 땀샘 결손이 나타난다.
의사소통의 문제점	음성 문제가 나타나는데, 특히 성대의 수분이 적어 기식성 음성이 산출된다. 구개열과 전도성 난청으로 인한 의사소통장애

태아 알코올 증후군(Fetal Alcohol Syndrome, FAS Syndrome)

병인	기형생성인자(하루에 4~6회 음주 시 주로 발생)
유전	기형생성인자의 영향
표현형 특징	**구개열:** 피에르 로빈 연쇄와 구개열, 구순열 **두개안면 기형:** 눈꺼풀 열구가 짧다. 코가 짧고 인중이 평편하며 윗입술이 얇다. 소두증. **기타:** 출생 시 저체중, 심실중격결손, 심방중격결손 등의 심장결손, 지적장애(평균 지능이 65 정도), 중증의 행동 문제, 과잉행동, 판단력 부족, 사회적 단서를 이해하는 데 어려움을 느낀다.
의사소통의 문제점	지적장애와 신경학적 기능장애로 인한 의사소통장애

태아 하이단토인 증후군[Fetal Hydantoin Syndrome, 별칭: 태아 다일랜틴 증후군(Fetal Dilantin Syndrome)]

병인	임신 중 경련 억제를 위해 복용한 다일랜틴에 기인한다.
유전	기형생성인자의 영향
표현형 특징	**구개열:** 구개열은 이 증후군의 특성이 아니다. **두개안면 기형:** 소두증, 두개안면 기형이 미약하게 나타난다. **기타:** 자궁 내 태아 성장지연, 사지결손, 손톱의 이형성, 발달지체 혹은 지적장애
의사소통의 문제점	발달지체나 지적장애로 인한 의사소통장애

(다음 쪽에 계속)

표 3-3 두개안면 기형 질환: 증후군, 연합 및 연쇄(계속)

반안면왜소증[Hemifacial Microsomia(HFM), 별칭 안이개척추 이형성(Oculo-Auriculo-Vertebral(OAV) Dysplasia), 안면이개척추 스펙트럼(Facio-Auriculo-Vertebral(FAV) Spectrum, 혹은 골덴하르 증후군(Goldenhar Syndrome)]

병인	산발적
유전	상염색체 우성유전: 재현위험률 50%
표현형 특징	**구개열:** 전체 중 15%에서 구순열과 구개열이 나타난다. **두개안면 기형:** 얼굴, 관골, 상악, 하악돌기의 편측성 이형성로 인한 얼굴 비대칭, 구각(corner of mouth)이 파열처럼 길게 뻗어 있다. 소이증 혹은 무이증, 귓바퀴 앞에 생긴 혹이나 패임 등의 귀 기형, 위쪽 눈꺼풀의 조직결손, 안구 유피낭종, 소안구증, 측두하악관절의 무형성 혹은 이형성. 입이나 턱을 벌리는 것이 어렵다. **기타:** 경추 기형 **참고:** 반안면왜소증은 대개 편측성으로 나타나지만 양측성으로 나타나기도 하는데, 이때 다른 한쪽이 대개 더 중증으로 나타난다.
의사소통의 문제점	연인두 형성부전이나 기능부전, 청각장애나 비대칭적인 구강 구조물에 의한 의사소통장애

뫼비우스 증후군(Moebius Syndrome)

병인	외전신경(6번 뇌신경)과 안면신경(7번 뇌신경)이 없거나 발달이 늦어 발생한다.
유전	100만 명당 2~20명 발생
표현형 특징	**구개열:** 구개열은 이 증후군의 특성이 아니다. **두개안면 기형:** 볼, 입술, 눈의 운동성에 문제가 생겨 '마스크를 쓴 듯한' 무미건조한 표정을 보인다. 사시를 동반하고 8번 뇌신경이 영향을 받으면 때로 청각장애를 동반하기도 한다. 호흡 혹은 삼킴 문제를 보이기도 한다. **기타:** 만곡족, 손가락 결손 등의 사지장애, 흉곽 기형
의사소통의 문제점	양순음 혹은 순치음 산출의 어려움으로 인한 의사소통장애. 미소를 짓거나 눈 혹은 입을 움직이기가 어려워 표정 짓기도 어렵다. 청각 문제를 보이기도 한다.

오피츠 G 증후군[Opitz G Syndrome, 별칭: 오피츠-프리아스 증후군(Opitz-Frias Syndrome), 양안과격리증-요도하열 증후군(Hypertelorism-Hypospadias Syndrome)

병인	일부는 X 염색체 중 MID1 유전자의 돌연변이에 기인한다. 다른 일부는 22번 염색체 미확인 유전자의 돌연변이에 기인한다.
유전	X 염색체와 연결되어 있다면 열성유전이다. 22번 염색체와 연결되어 있다면 상염색체 우성유전이다. 재현위험률 50%.
표현형 특징	**구개열:** 후두열(laryngeal cleft), 구순열, 구개열 **두개안면 기형:** 양안과격리증, 평편한 콧등, 얇은 윗입술, 저위이

(다음 쪽에 계속)

표 3-3 두개안면 기형 질환: 증후군, 연합 및 연쇄(계속)

	기타: 요도하열, 잠복고환, 항문폐색증, 심장결손, 서혜 탈장, 뇌량 무형성증, 학습장애와 지적장애
의사소통의 문제점	장기간 지속된 기관절개관 삽입, 구개열, 학습장애 및 지적장애와 연관된 의사소통장애
제1형 구안지 증후군[Orofaciodigital Syndrome Type 1(OFD 1)]	
병인	X 염색체와 연결
유전	여성에게서 우세하게 나타나며 남성에게는 치명적
표현형 특징	**구개열**: 구순열, 구개열, 정중구순열 **두개안면 기형**: 양안과격리증, 소엽형 혀, 구강소대(oral frenula)의 다발성 과형성, 치조의 절흔, 넓은 코, 뇌수종, 뇌량 무형성증 **기타**: 합지증 혹은 만지증(손가락이 휘는 경우—역자 주), 마른 피부, 푸석하고 숱이 적은 머리카락, 결손치, 신장 낭종, 지적장애 혹은 발달장애
의사소통의 문제점	구개열, 지적장애 혹은 발달장애와 연관된 의사소통장애. 소엽형 혀는 말 산출에 영향을 미치지 않는다.
파이퍼 증후군(Pfeiffer Syndrome)	
병인	8번 단완 염색체(8p11.2-p12) FGFR 유전자의 돌연변이에 기인한다. 이로 인해 관상 봉합선의 조기폐쇄가 나타난다.
유전	상염색체 우성유전: 재현위험률 50%
표현형 특징	**구개열**: 구개열은 매우 드물다. **두개안면 기형**: 관상 두개골조기유합증, 안면중앙부 형성부전, 얕은 안와로 인한 안구돌출증, 양안과격리증, 기관(trachea) 기형 및 상기도 협착, 청각장애 **기타**: 엄지손가락이 넓고 발끝(toe)이 크다. **참고**: 제1형은 흔하다. 제2형과 3형은 같은 임상적 특징을 보이지만 더 심각하다. 두개골조기유합증은 다수의 봉합선에서 나타나는데, 이로 인해 두개골이 클로버 잎 같은 모양을 보인다. 초기 아동기에 높은 사망률을 보인다.
의사소통의 문제점	지적장애나 청각장애와 연관된 의사소통장애.
피에르 로빈 연쇄(Pierre Robin Sequence)	
병인	임신 중 문제 혹은 증후군(예: 스티클러 증후군, 연구개-심장-안면 증후군)의 일부로 나타나는 유전적 특성에 의해 소하악증이 동반된다. 소하악증은 혀의 하방 이동과 연구개의 봉합을 방해한다.
유전	임신 중 유전적 요인에 의한 것인지, 물리적 요인에 의한 것인지에 따라 달라진다.
표현형 특징	**구개열**: 대개 넓은 종 모양의 구개열을 보인다. **두개안면 기형**: 소하악증, 설하수증, 호흡 및 섭식 문제가 나타나는데, 특히 출

(다음 쪽에 계속)

표 3-3 두개안면 기형 질환: 증후군, 연합 및 연쇄(계속)

	생 시 문제가 심각하다. **기타**: 없다.
의사소통의 문제점	구개열과 기도폐색과 연관된 의사소통장애

슬와익상편 증후군(Popliteal Pterygium Syndrome)

병인	1번 장완 염색체(1q32.3-q41)의 인터페론 조절인자[interferon regulatory factor(IRF6)]의 돌연변이에 기인한다.
유전	상염색체 우성유전
표현형 특징	**구개열**: 대개 구순열과 구개열이 나타난다. **두개안면 기형**: 아랫입술 중앙 부위의 입술패임, 양쪽 눈꺼풀 혹은 턱이 조직으로 연결되어 있는 모양을 보이기도 한다. 결손치. **기타**: 무릎 뒤에 피부막이 덮여 있다. 잠복고환 같은 비정상적 생식기, 학습장애와 경도 인지장애.
의사소통의 문제점	턱 운동성 제한, 학습장애 혹은 인지장애와 연관된 의사소통장애

스티클러 증후군(Stickler Syndrome)

병인	6번 단완 염색체(6p21)의 돌연변이에 기인한다.
유전	상염색체 우성유전: 재현위험률 50%
표현형 특징	**구개열**: 피에르 로빈 연쇄와 같은 종 모양 구개열의 특성을 보인다. **두개안면 기형**: 피에르 로빈 연쇄와 같은 소하악증, 설하수증과 넓은 종 모양의 구개열, 안면중앙부 결손으로 인한 넓고 평편한 얼굴, 내안각주름, 감각신경성 난청, 고도 근시와 망막박리의 위험을 보인다. **기타**: 골관절염이나 기타 관절 문제가 조기에 나타난다.
의사소통의 문제점	구개열과 청각장애와 연관된 의사소통장애

사에트르-쇼첸 증후군[Saethre-Chotzen Syndrome, 별칭: 제3형 첨두합지 증후군(Acrocephalo-syndactyly Type 3) 혹은 쇼첸 증후군(Chotzen Syndrome)]

병인	TWIST 유전자의 완전 혹은 부분적 결실. 두개골의 관상 봉합을 방해하여 두개골이 옆으로는 성장하나 앞으로는 성장하지 못하게 한다. 두개골조기유합증이 흔히 동반되지만 나타나지 않을 수도 있다.
유전	상염색체 우성유전: 재현위험률 50%
표현형 특징	**구개열**: 구개열 혹은 점막하 구개열 **두개안면 기형**: 관상 두개골조기유합증, 눈꺼풀의 안검하수, 안면중앙부 결손, 외이 기형 **기타**: 지적장애가 간헐적으로 나타난다.
의사소통의 문제점	구개열 혹은 (있다면) 지적장애와 연관된 의사소통장애

(다음 쪽에 계속)

표 3-3 두개안면 기형 질환: 증후군, 연합 및 연쇄(계속)

트레처 콜린스 증후군(Treacher Collins Syndrome)

병인	5번 장완 염색체(5q32-q33.3)의 돌연변이
유전	상염색체 우성유전. 표현도(expressivity)가 50%부터 다양하게 나타난다.
표현형 특징	**구개열:** 구개열은 간헐적으로 나타난다. 현저한 소하악증을 동반한 피에르 로빈 연쇄가 나타난다. **두개안면 기형:** 아래로 처진 눈꺼풀 열구, 아래 눈꺼풀의 조직 결손, 소이증 혹은 중이 기형, 관골궁 및 관골의 이형성, 대구증 혹은 소구증, 소하악증, 설하수증
의사소통의 문제점	전도성 난청과 소하악증과 연관된 의사소통장애

13번 삼염색체 증후군(Trisomy 13 Syndrome)

병인	13번 염색체의 과잉복제
유전	염색체 이상, 주로 산발적
표현형 특징	**구개열:** 구순열과 구개열. 정중안면열이 나타나기도 한다. **두개안면 기형:** 심각한 눈 결손, 안면 정중선 부위의 기형 **기타:** 완전전뇌증 등의 심각한 뇌 기형, 선천성 심장결손, 다지증, 이분척추, 고심도(severe-to-profound) 지적장애
의사소통의 문제점	대부분 첫돌 전에 사망

반 데르 보우데 증후군(Van der Woude Syndrome)

병인	11번 장완 염색체(11q.32-41)의 인터페론 조절인자 6(IRF6)의 돌연변이에 기인한다.
유전	상염색체 우성유전: 재현위험률 50%
표현형 특징	**구개열:** 구순열과 구개열 **두개안면 기형:** 아랫입술의 양측성 입술패임, 결손치
의사소통의 문제점	구개열과 연관된 의사소통장애

연구개-심장-안면 증후군[Velocardiofacial Syndrome(VCFS), 별칭: 디조지 증후군(DiGeorge Syndrome) 혹은 22q11.2 증후군(22q11.2 Syndrome)]

병인	유전적 증후군 중 다운 증후군(21번 삼염색체 증후군)에 이어 두 번째로 흔하게 나타난다.
유전	염색체 이상, 상염색체 우성유전: 재현위험률 50%
표현형 특징	**주요 특징:** • **연구개**(Velo): 연인두 기능장애로 인한 과다비성, 대개 잠재성 점막하 구개열이나 인두 근긴장저하증이 2차적으로 나타난다. • **심장**(Cardio): 심실중격결손, 심방중격결손, 동맥관개존증(patent ductus

(다음 쪽에 계속)

표 3-3 두개안면 기형 질환: 증후군, 연합 및 연쇄(계속)

	arteriosis, PDA. 출생 전에는 열려 있다가 출생 직후 닫혀야 하는 대동맥과 폐동맥 사이의 관이 닫히지 않고 열려 있는 경우—역자 주), 폐 협착증, 팔로 4징(tetralogy of Fallot. 심실중격결손, 폐동맥판 협착증, 대동맥 확장 및 전위, 우심실 비대의 네 가지 증세가 함께 나타나는 경우—역자 주), 대동맥궁 우방 편위(오른쪽에 위치함), 내경동맥의 중앙 측 전위, 망막 동맥의 굴곡. 종종 출생 시 심장잡음 병력이 보고된다. • **안면**(Facial): 소두증, 상악의 수직 과잉발달로 인한 긴 얼굴, 소하악증 혹은 하악 후퇴로 인한 제2형 부정교합, 넓은 콧등, 좁은 콧날개 바닥, 둥근 코끝 등의 코 기형, 좁은 눈꺼풀 열구, 납작한 관골, 얇은 윗입술, 미세한 귓바퀴 기형, 지나치게 많은 머리숱. • **기타**: 길고 가는 손가락, 관절의 과신전성(hyperextensibility), 백분위 점수 10퍼센타일 이하의 저체중이나 작은 키, 피에르 로빈 연쇄(구개열, 소하악증, 설하수증으로 인한 상기도폐색), 제대 탈장과 서혜 탈장, 후두열, 대근육 및 소근육 운동 발달지연, 다양한 뇌 기형, 사회적 탈억제, 청소년기의 정신이상(psychosis) 발생 위험, 학습장애 및 경직된 사고, 경중도의 지적장애
의사소통의 문제점	연인두 폐쇄부전, 인두 근긴장저하증, 말 실행증, 전도성 혹은 감각신경성 난청, 후두 기형 및 발달장애와 연관된 의사소통장애

울프-허쉬호른 증후군(Wolf-Hirschhorn Syndrome)

병인	4번 단완 염색체 일부의 결실 혹은 손실(missing)
유전	대개 산발적, 상염색체 우성유전: 재현위험률 50%
표현형 특징	**구개열**: 구개열이 흔히 나타난다. **두개안면 기형**: 고대 그리스 헬멧 같은 독특한 얼굴 모양, 양안과격리증, 홍채의 조직 결손, 현저히 돌출된 콧등, 소두증, 소하악증, 짧은 인중, 귀의 이형성과 귓바퀴 주변의 혹, 간헐적으로 나타나는 청각장애 **기타**: 선천성 심장결손, 작은 키와 발육부전, 신장 기형, 근긴장저하증, 발달장애와 고심도 지적장애
의사소통의 문제점	발달장애, 지적장애 및 (있다면) 청각장애와 연관된 의사소통장애

베크위트-위드만 증후군

베크위트-위드만 증후군(그림 3-4)은 출생 전과 출생 후의 과잉발육을 유발하는 유전적 장애이다. 이 증후군의 아동은 대개 과체중으로 태어난다(출생 시 대략 4.5kg 정도). 일부는 출생 시 제대 탈장, 심지어는 탯줄이 있던 부위에서 소장의 일부가 복부 바깥으로 빠져나와 있는 배꼽류(omphalocele)를 동반하기도 한다. 이는 심각한 신생아 저혈당증

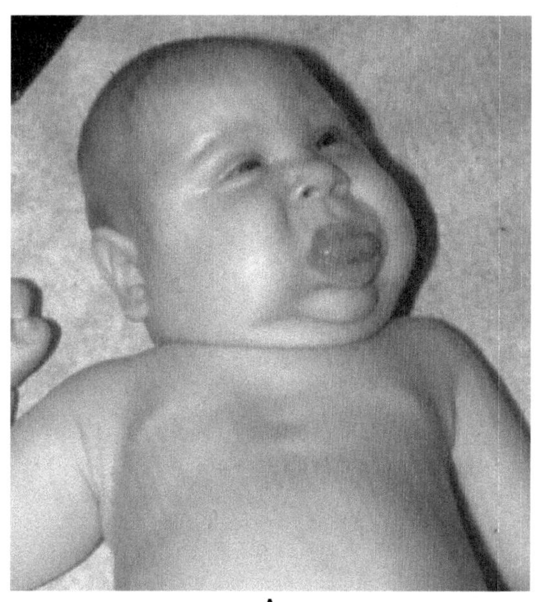
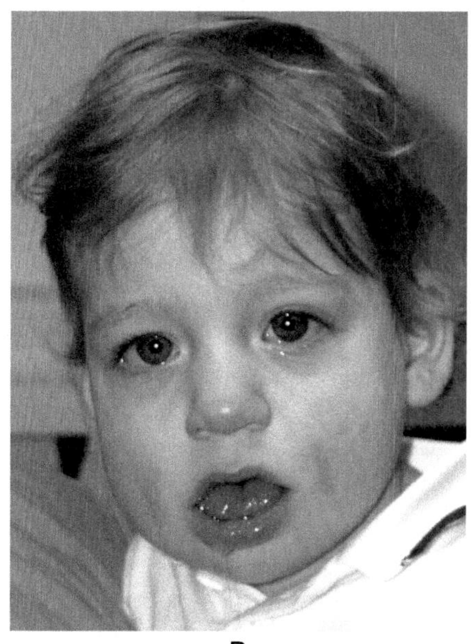

A B

그림 3-4(A와 B) 대설증을 동반한 베크위트-위드만 증후군. (A) 심각한 대설증으로 호흡 및 섭식 문제를 보이는 신생아. (B) 대설증으로 항상 입을 벌리고 있는 아동. 이로 인해 말 산출 문제가 발생한다.

A와 B: Courtesy Howard M. Saal, M.D./Cincinnati Children's Hospital Medical Center & University of Cincinnati College of Medicine

을 유발할 수 있으며 이로 인해 발작이 생길 수도 있고 심지어 생명이 위험할 수도 있다.

베크위트-위드만 증후군 환자는 초기 아동기에 성장이 가속화되어 신체의 한쪽이 다른 쪽보다 더 빨리, 더 크게 성장하여 비대칭이 나타나는 **편측 비대증**(hemihypertrophy)을 보인다. 이 증후군의 중요한 특징은 **대설증**(지나치게 큰 혀)이다. 큰 혀는 피에르 로빈 연쇄에서 나타나는 구개열의 원인이 된다(Dios, Posse, Sanroman, & Garcia, 2000; Laroche, Testelin, & Devauchelle, 2005).

베크위트-위드만 증후군 아동은 **윌름즈 종양**(신장의 악성종양), **간아종**(hepatoblastoma, 간의 악성종양)이나 기타 복부의 악성종양을 동반할 위험이 매우 크다. 그러한 종양이 나타날 위험률은 5~8%인데 대부분 8세 이전에 나타난다. 이러한 이유로 베크위트-위드만 증후군 아동은 최소한 4개월에 한 번씩 신장 및 복부 초음파검사를 받아야 한다.

베크위트-위드만 증후군 아동의 발달은 신생아 저혈당증이 오래 지속되었다면 발달장애의 위험이 있지만 대개는 정상적이다. 큰 혀는 **하악전돌증**(prognathism, 커다란 아래턱) 등 비정상적인 두개 및 치아 발달의 원인이 된다. 커다란 혀는 폐쇄성 호흡, 섭식 문제, 그리고 당연히 말 산출 문제를 유발한다. 공명은 구개열의 영향을 받기도 하지만 혀 크기의 영향도 받는데, 큰 혀는 구강 안에서 이루어지는 음향 에너지의 전달을 차단하기 때문이다. 이러한 이유로 베크위트-위드만 증후군 아동 중 일부는 혀의 크기를 감소시키는 수술을 받아야 한다(Shuman, Beckwith, Smith, & Weksberg, 2010).

❋ CHARGE 증후군

CHARGE 증후군(그림 3-5)은 안조직 결손(**c**oloboma), 심장결손(**h**eart defect), 후비공폐색(choanal **a**tresia), 성장 및 발달지체(**r**etarded growth and/or development), 비뇨생식기 이상(**g**enitourinary anomalies)과 귀 기형(**e**ar anomalies) 혹은 농(deafness)의 머리글자를 딴 이름이다(Hsueh, Yang, Lu, & Hsu, 2004). CHARGE 증후군은 위의 여섯 가지 임상적 특징 중 최소 4개 이상이 해당되고 그중 하나는 후비공폐색(비강통로 뒤쪽의 막힘)이나 안조직 결손(아래 눈꺼풀의 절흔 혹은 홍채나 망막의 결손 등과 같은 선천적인 눈의 결손)이어야 진단이 확정된다.

CHARGE 증후군의 안조직 결손은 망막에 영향을 미쳐 심각한 시각장애를 유발한다(McMain et al., 2008; Plomp et al., 1998). 심장결손도 매우 심각하며 종종 생명을 위협할 정도로 나타난다. 비뇨생식기의 기형은 남성에서는 왜소음경(작은 남성 생식기)이

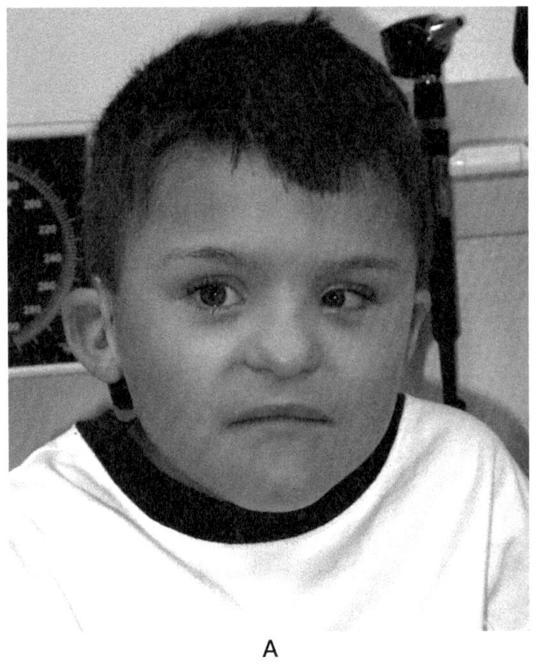

A

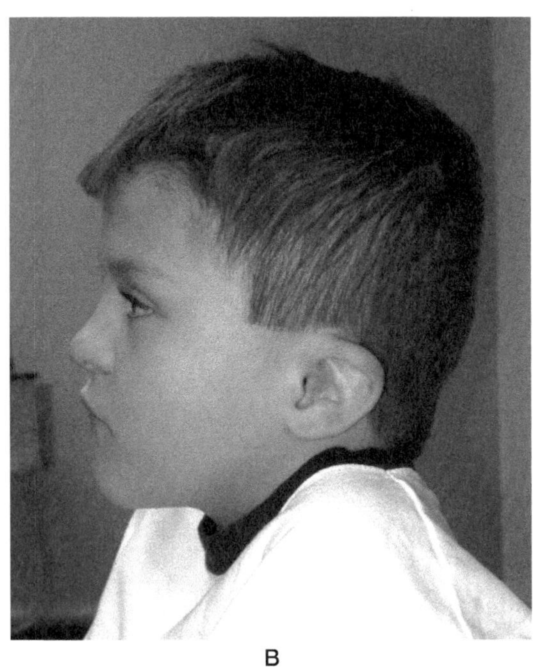

B

그림 3-5(A와 B) CHARGE 증후군. (A) 왼쪽 눈의 결손이 있고 오른쪽 귀에 보청기를 착용하고 있다. (B) 미약하게 귀 기형이 동반되어 있다.

A와 B: Courtesy Howard M. Saal, M.D./Cincinnati Children's Hospital Medical Center & University of Cincinnati College of Medicine

나 잠복고환(고환이 음낭으로 내려오지 않은 상태)으로 나타난다. 이는 뇌하수체 기형과 관련이 있는데, 이로 인해 사춘기(2차 성징기)가 없거나 늦게 나타나며 무월경이 동반되기도 한다. 외이 기형, 청각장애와 농도 매우 흔하게 나타난다. 뇌 기형도 종종 나타나는데, 뇌하수체 기형 혹은 결손으로 인해 성장과 비뇨생식기 발달이 심각한 영향을 받는다. CHARGE 증후군 환자 중 일부는 정상적인 지능을 보이지만 대부분의 환자에게서는 지적장애가 관찰되며 대개 고심도의 중증도를 보인다. 다수의 CHARGE 증후군 환자에서 구순열과 구개열이 관찰되기도 한다. 구개열과 연관된 말 및 언어장애는 동반되는 지적장애와 농으로 인해 복잡한 양상을 보인다.

✲ 다운 증후군

다운 증후군은 염색체 이상 중 가장 흔한 질환으로 700명 중 1명꼴로 발생한다. 지적장애, 근긴장저하증, 작은 키, 갑상선 저하증 발생의 위험, 백혈병, 중이 질환, 복강 내 질환 등의 증세를 보인다. 다운 증후군 아동의 대략 50%가 선천성 심장결손을 동반하고 태어난다. 구순열이나 구개열이 간혹 나타나지만 일단 이를 동반한 아동은 구강운동 기능저하, 전도성 난청과 지적장애로 말 및 언어장애를 보인다(Bull, 2011).

✲ 태아 알코올 증후군

태아 알코올 증후군(FAS)은 임신기간, 특히 임신 4개월 이전에 임산부가 과도한 음주를 했을 때 나타난다. 임신기간에 어느 정도의 술을 마시면 태아 알코올 증후군의 원인이 되는지는 알려져 있지 않지만, 일반적으로 임신기간에 매일 두 번 이상 음주를 하면 저체중 아기를 출산할 위험이 높아진다고 본다. 하루에 그 이상 음주를 하면 더 심각한 임상 문제가 야기된다(Jones, 2006; Jones & Smith, 1973).

태아 알코올 증후군의 고전적 징후는 출생 시 저체중, 소두증, 기형적 얼굴 모양(좁은 눈꺼풀 열구, 얇은 윗입술, 짧은 코, 평편한 인중 동반)과 때때로 동반되는 구순열 혹은 구개열이다. 선천성 심장결손, 특히 심실중격결손(VSD, 심장의 아래쪽 심실을 구분하는 조직이 서로 연결되어 있지 않음)이 자주 나타난다. 발달지체와 지적장애 또한 흔하다. 이 인구의 평균 지능지수는 63 정도로 보고되었다(Jones, 2006). 게다가 태아 알코올 증후군을 동반한 아동이 좀 더 성장하면 과잉행동, 주의산만, 판단력 부족, 사회적 단서 해석의 어려움 등 심각한 행동 문제를 보인다(Jones, 2006; Nash, Sheard, Rovet, & Koren, 2008; Streissguth et al., 1991).

✲ 반안면왜소증

반안면왜소증(그림 3-6)은 다양한 별칭을 갖고 있다. 안이개척추(oculo-aruiculo-vertebral, OAV) 이형성 혹은 안면이개척추facio-auriculo-vertebral, FAV) 스펙트럼이라고 불리기도 하고, 안구의 공막(sclerae, 흰 부분)에 유피낭종(지방성 낭종)이 생겨 있는 경우에는 골덴하르 증후군이라고도 부른다. 이는 3,000~5,000명 중 1명꼴로 나타나는 비교적 흔한 다발성 기형이다(Jones, 2006). 일부 가족에서는 가족력이 보고되기도 했지만 대개는 산발적으로 나타난다.

반안면왜소증의 주된 특징은 하악, 상악 및 환측(affected side) 귀의 이형성이다. 반안면왜소증은 30% 정도는 양측성으로 나타나지만 대개는 편측성으로 나타난다(그래서 이름에 '반(半)'이 붙었다)(Gorlin et al., 2001). 왼쪽보다는 오른쪽에 흔히 나타나며 여자 아동보다는 남자 아동에게서 더 빈번하게 나타난다(Jones, 2006).

반안면왜소증의 이형성은 측두하악관절에도 영향을 미쳐 턱을 벌리는 데 제한을 준다. 구강내부검사를 통해 교합면 경사(occlusal cant)와 편측성 연구개 마비를 구분할 수 있다. 구순열 혹은 구개열은 대략 15%의 환자에게서 나타난다. 환측 안면신경(7번 뇌신

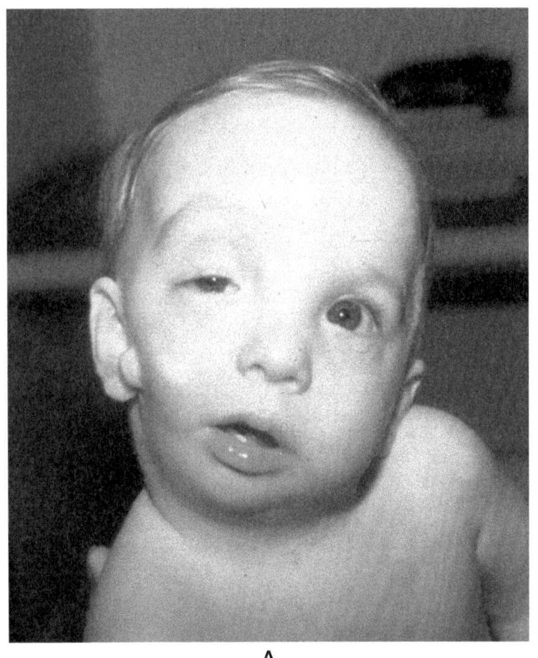
A

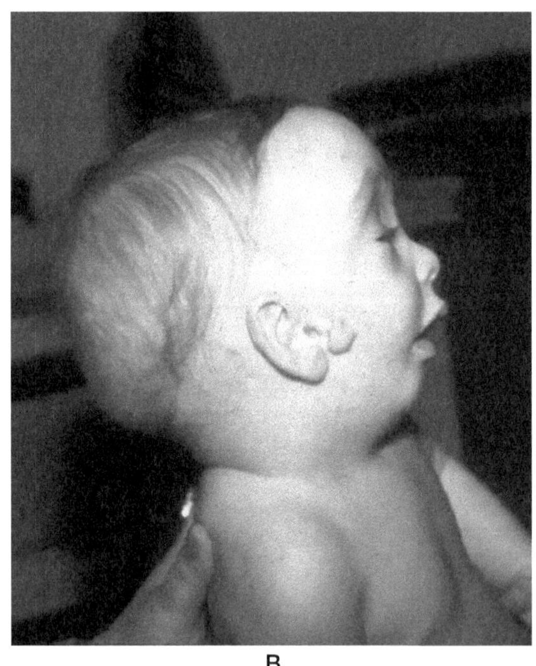
B

그림 3-6(A와 B) (A) 반안면왜소증 남자 아동. 경추의 기형 및 융합에 의해 안면 비대칭이 더욱 심각하다. (B) 측면에서 보면 오른쪽 귀의 심각한 이형성과 귓바퀴 앞의 혹이 관찰된다.

A와 B: Courtesy Howard M. Saal, M.D./Cincinnati Children's Hospital Medical Center & University of Cincinnati College of Medicine

경)의 약화가 동반되기도 한다. 귀의 문제는 가벼운 이형성부터 **무이증**(외이도가 없는 경우)에 이르기까지 다양하게 나타난다. 눈의 기형도 나타나는데, 여기에는 위쪽 눈꺼풀이나 망막의 조직 결손과 소안구증 등이 포함된다.

뇌 기형도 나타나는데 뇌수종, **뇌탈출증**(뇌가 두개골의 구멍을 통해 돌출되어 있는 경우)과 뇌량 결손 등이 포함된다. 전체 사례의 15% 정도가 척추 기형을 동반하는데 대개 경추 기형이 나타난다. 심각한 심장결손과 신장 기형도 나타날 수 있는데, 이로 인해 치명적인 상태에 이르기도 한다(Strömland et al., 2007). 대부분의 반안면왜소증 환자가 정상 지능을 갖고 있지만 뇌 기형이 동반되면 학습장애와 지적장애를 동반할 수 있다. 치아 부정교합, 구강 개방의 어려움, 구개열, 연구개의 완전 혹은 불완전 마비로 인해 말장애도 동반된다.

✲ 가부키 증후군

가부키 배우의 화장한 모습과 비슷하다고 하여 가부키 화장 증후군(Kabuki makeup syndrome)이라고도 불리는 가부키 증후군(**그림 3-7**)은 두드러진 유전적 질환이다. 얼굴 모양의 특징으로는 넓은 눈꺼풀 열구, 아래 눈꺼풀 측면 부분의 뒤집힘, 활 모양의 둥근 눈썹, 넓은 코끝 등이 있다. 기타 문제로는 구개열과 점막하 구개열, 척추 기형, 선천성 심장결손과 낮은 근긴장성 등이 있다(Hannibal et al., 2011). 경중도의 지적장애와 (있다면) 구개열로 인해 말 및 언어장애가 동반된다.

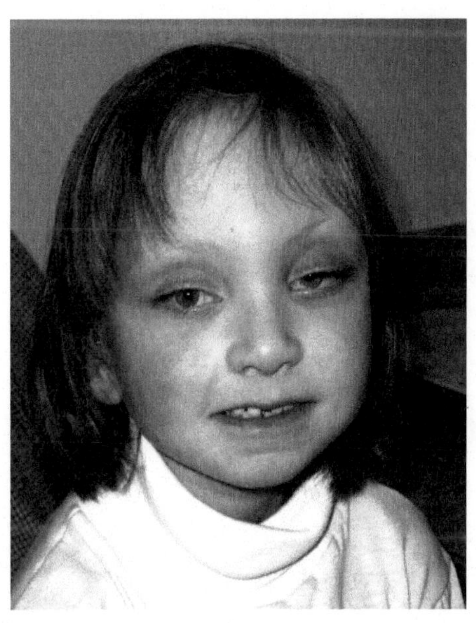

그림 3-7 가부키 증후군. 눈꺼풀 열구가 넓고 아래 눈꺼풀의 측면 부분이 뒤집혀 있으며 외이 기형을 동반하고 활 모양의 둥근 눈썹과 넓은 코끝을 갖고 있다.

Courtesy Howard M. Saal, M.D./Cincinnati Children's Hospital Medical Center & University of Cincinnati College of Medicine

✲ 제1형 신경섬유종증

제1형 신경섬유종증(neurofibromatosis type 1)(**그림 3-8**)은 가장 흔히 나타나는 상염색체 우성유전 질환으로 대략 3,000명 중 1명꼴로 나타난다(Friedman, Birch, & Greene, 1993). 제1형 신경섬유종증은 임상적 평가를 통해 일곱 가지 임상적 특징 중 두 개 이상이 나타나면 진단을 확정 짓는다. 그 일곱 가지 특징은 다음과 같다. (1) 사춘기 이전에는 5mm 이상, 이후에는 15mm 이상의 **카페오레 반점**(café au lait macules, '밀크커피' 색깔의 얼룩이 찍혀 있는 모양)이 여섯 개 이상 나타난다. (2) 두 개 이상의 신경종 혹은 한 개의 총상(plexiform, 그물 모양—역자 주) 신경섬유종(대개 더 크고 질감이 스펀지 같다)이 나타난다. (3) 겨드랑이나 서혜부에 주근깨 같은 반점이 나타난다. (4) 시각경로(optic pathway)에 종양이 나타난다(MRI로 진단한다). (5) 리쉬 결절[Lisch nodules, 작은 과오종(hamartoma, 정상 기능을 하는 세포가 비정상적으로 성장하는 양성종양—역자 주)]이 두 개 이상 나타난다. (6) 두개골 중 접형골의 익상편(sphenoid wing)에 골성 병변(osseous lesion)이 나타나거나 긴 뼈가 휘어 있는 모양을 보인다[대개 경골(tibia)에서 나타난다]. (7) 위 기준에 따라 제1형 신경섬유종증의 진단을 받은 1촌 이내 혈족이 있다(Viskochil, 2002).

제1형 신경섬유종증 환자가 두개안면 기형을 갖고 있는 경우는 드물지만 이들 중 상당수가 연인두 기능장애로 인한 공명 문제를 동반한다(Zhang et al., 2012). 신시내티 아동병원 메디컬센터의 VPI 클리닉에는 연인두 기능장애를 동반하는 증후군 중 제1형 신

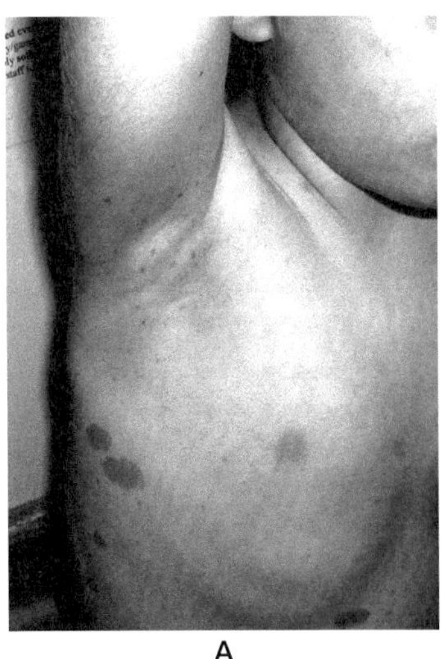
A

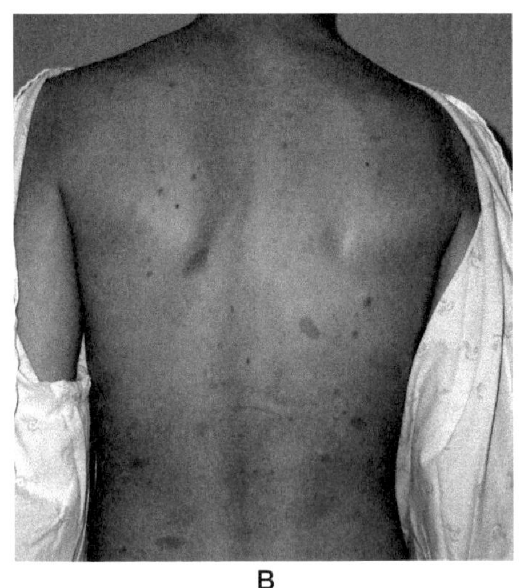
B

그림 3-8(A와 B) 제1형 신경섬유종증. 피부에 카페오레 반점이 있는 것이 보인다.

A와 B: Courtesy Howard M. Saal, M.D./Cincinnati Children's Hospital Medical Center & University of Cincinnati College of Medicine

경섬유종증이 두 번째로 많다. 게다가 이 아동들은 종종 말소리 및 언어 발달지체를 보인다(Thompson, Viskochil, Stevenson, & Chapman, 2010).

✲ 오피츠 G 증후군

오피츠 G 증후군(**그림 3-9**)은 양안과격리증-요도하열 증후군(hyperetelorism-hypospadias syndrome), 오피츠 BBB 증후군, 오피츠-프리아스 증후군 등 많은 별칭을 갖고 있다. 오피츠 G 증후군의 전형적인 특징은 양안과격리증과 남자 환자의 경우 동반되는 요도하열(음경의 구멍이 원래보다 몸 중심에 가깝게 위치하는 경우)이다. 또 다른 특징으로는 항문폐색증, 잠복고환, 선천성 심장결손, 서혜부 탈장, 지적장애와 학습장애 등이 있다.

매우 심각한 특징 중 하나는 후두열(laryngeal cleft)이다. 후두의 발달시기 동안 나타나는 이 기형은 삼킴장애, 흡인성 폐렴과 말 산출 문제를 동반한다. 다수의 환자가 이로 인해 장기간 기관절개술 처치를 받아야 한다. CL+P의 문제도 흔히 관찰된다. 사실 오피츠 G 증후군은 신시내티 아동병원 메디컬센터의 두개안면 기형 센터에서 관찰되는 CL+P를 동반하는 증후군 중 두 번째로 많다.

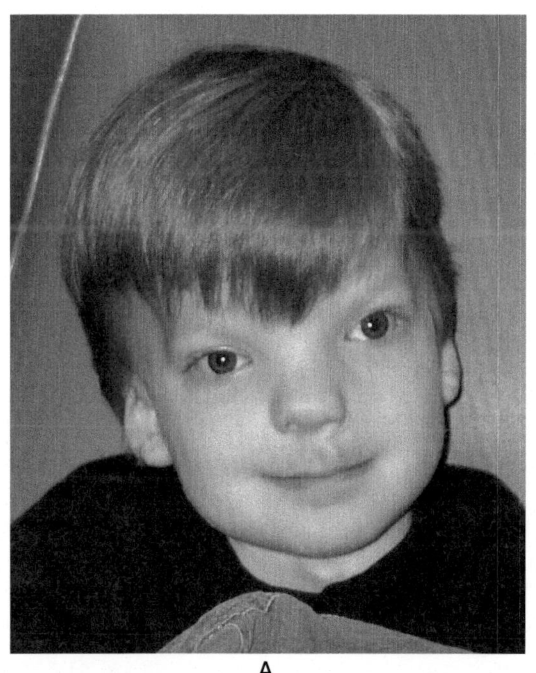
A

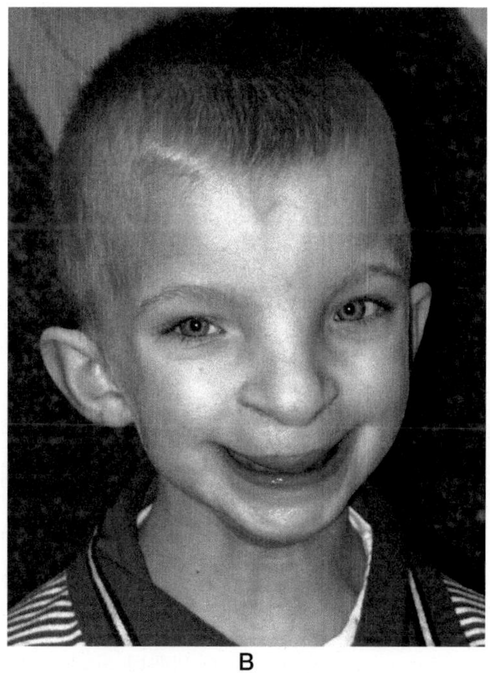
B

그림 3-9(A와 B) 오피츠 G 증후군. 둘 다 양안과격리증(양쪽 눈 사이의 간격이 넓음)과 구순열이 관찰된다.

A와 B: Courtesy Howard M. Saal, M.D./Cincinnati Children's Hospital Medical Center & University of Cincinnati College of Medicine

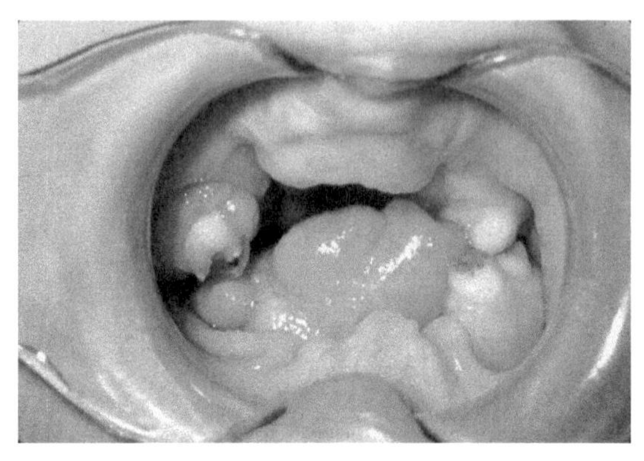

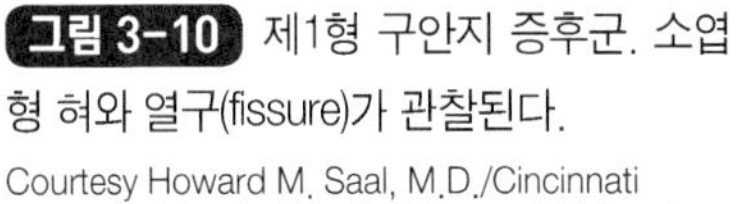

그림 3-10 제1형 구안지 증후군. 소엽형 혀와 열구(fissure)가 관찰된다.

Courtesy Howard M. Saal, M.D./Cincinnati Children's Hospital Medical Center & University of Cincinnati College of Medicine

✲ 제1형 구안지 증후군

제1형 구안지 증후군(OFD I)(그림 3-10)은 X 염색체와 연관된 우성유전 질환이다. 그러므로 여성 환자의 경우 딸도 영향을 받을 수 있지만 아들의 경우는 대개 치명적이다(Goodship, Platt, Smith, & Burn, 1991; Prattichizzo et al., 2008). 이 질환을 갖고 태어난 유아는 다수의 구강 설소대(구강 내의 격막)를 갖는 정중구순열, 구개열, 소엽형 혀와 절흔을 동반한 혀 기형을 보인다. 때로 양안과격리증과 함께 넓은 코와 거칠고 성긴 머리카락이 관찰된다. 법랑질 감소로 비정상적인 치아 혹은 결손치가 나타난다. 손발가락 기형으로 단지증(brachydactyly, 짧은 손발가락), 다양한 합지증(syndactyly, 손발가락이 융합되거나 사이에 막이 덮여 있는 경우), 혹은 만지증(clinodactyly, 손발가락이 휘거나 굽은 경우)이 관찰된다. 신장 낭종 등의 신장 기형도 동반된다. 뇌수종, 뇌량 결손 등의 뇌 기형 동반도 보고되고 있다.

발달장애도 흔히 관찰되는데, 뇌 기형이 동반되는 경우에는 그 빈도가 특히 높다(Jones, 2006). 구개열 및 발달장애와 연관된 말 및 언어장애도 종종 나타난다.

✲ 스티클러 증후군

스티클러 증후군(그림 3-11)은 피에르 로빈 연쇄의 가장 흔한 원인이며, 구개열을 동반하는 가장 흔한 증후군 중 하나이다. **다양한 표현도**(variable expressivity)를 보이는 상염색체 우성유전 질환이므로 이 환자들이 보이는 임상적 특징은 극히 적을 때도 있고 매우 많을 때도 있다.

피에르 로빈 연쇄뿐만 아니라 스티클러 증후군은 유아기의 소하악증, 평편한 얼굴 윤곽, **내안각 주름**(epicanthal folds, 눈의 구멍, 즉 눈꺼풀 열구 가운데 부분 피부 위의 주름), 작은 코, 평편한 콧등, 안면중앙부 결손 등의 특징적인 얼굴 모양을 보인다. 게다가,

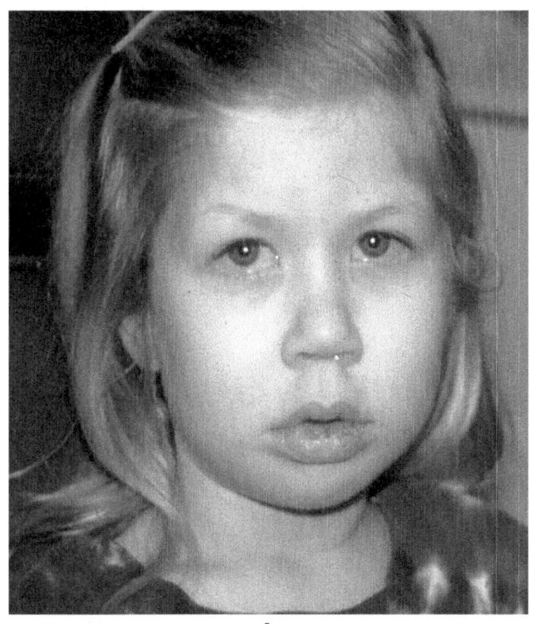
A

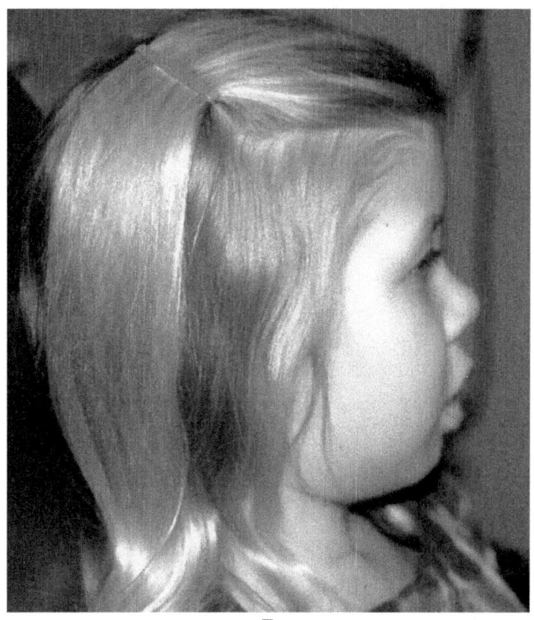
B

그림 3-11(A와 B) 스티클러 증후군. (A) 이 소녀는 특징적인 평편한 얼굴 윤곽, 작은 코와 평편한 콧등을 갖고 있다. (B) 소하악증이 관찰된다. 피에르 로빈 연쇄도 동반되어 이 증후군의 전형적인 특징인 소하악증을 갖고 있다.

A와 B: Courtesy Howard M. Saal, M.D./Cincinnati Children's Hospital Medical Center & University of Cincinnati College of Medicine

스티클러 증후군에서는 진행성 고도 근시도 나타난다. 망막박리의 위험이 높으므로 이런 환자들은 안과의사가 주의 깊게 관찰해야 한다. 대부분의 스티클러 증후군 환자가 청각장애를 동반하는 비율이 높은데, 구개열로 인한 중이염에 의해 2차적으로 전도성 난청이 동반되는 경우가 많으므로(Antunes, Alonso, & Paula, 2012; Nowak, 1998) 일련의 청력검사가 실시되어야 한다. 마지막으로 이들은 골관절염도 흔히 동반한다.

스티클러 증후군의 발달은 대개 정상적이며 학습장애를 동반할 위험도 높지 않다. 이들이 보이는 말 및 언어장애는 구개열 및 청각장애와 연관성이 높으며, 때로 기관절개술 처치로 인해 나타나기도 한다.

✲ 트레처 콜린스 증후군

트레처 콜린스 증후군(그림 3-12)은 하악안면골 이골증(mandibulofacial dysostosis, 하악골과 안면골이 비정상적으로 형성된 경우—역자 주)이라고도 불린다. 다양한 표현도를 갖고 있는 상염색체 우성유전 질환의 일종이기 때문에 환자의 후대에 같은 문제가 나타날지 예측하기가 어렵다.

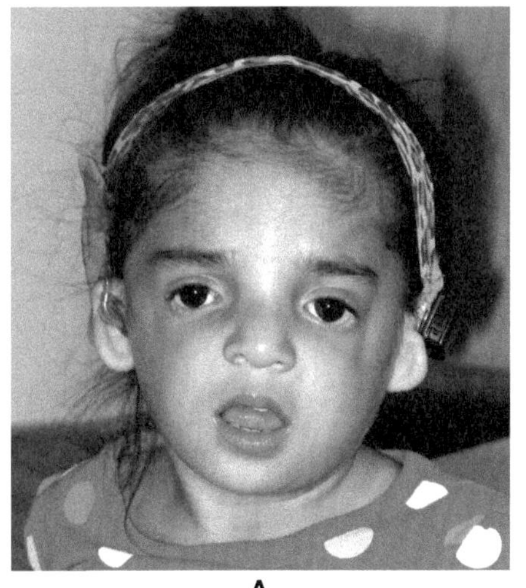

A

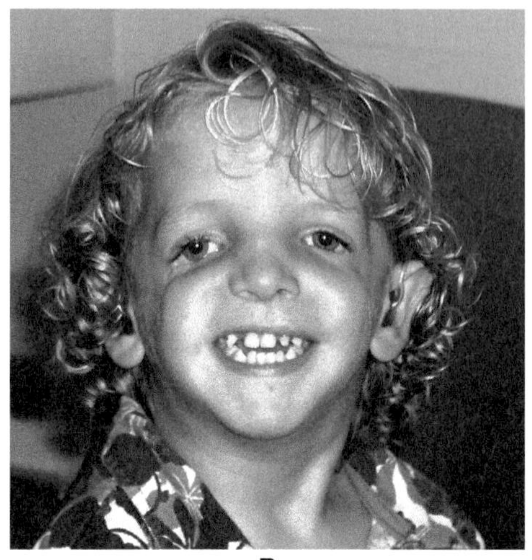

B

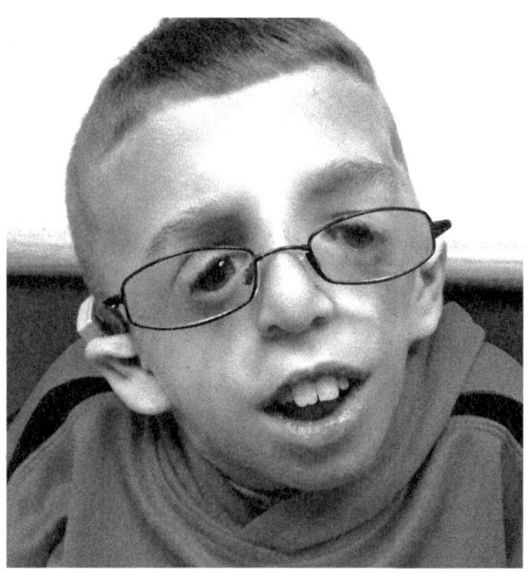

C

그림 3-12(A~C) 트레처 콜린스 증후군. 이 아동들은 소하악증, 심각한 관골궁 형성부전, 아래로 처진 눈꺼풀 열구, 2차적으로 나타나는 저위이 등의 특징을 보인다. 청각장애도 흔히 나타난다. 세 아동 모두 보청기를 착용하고 있는 것을 관찰할 수 있다.

A~C: Courtesy Howard M. Saal, M.D./Cincinnati Children's Hospital Medical Center & University of Cincinnati College of Medicine

트레처 콜린스 증후군의 고전적인 특징은 아래로 처진 눈꺼풀 열구, 아래쪽 눈꺼풀의 조직 결손, 소하악증, 상악과 관골궁의 형성부전, 대구증(macrostomia, 큰 입), 소이증(microtia, 작거나 형성부전이 동반된 귀), 외이도 폐색증 등이다(Martelli-Junior et al., 2009; Posnick & Ruiz, 2000). 중이 기형으로 인해 전도성 난청도 흔하다. 대부분의 트레처 콜린스 증후군 환자들이 현저한 소하악증에도 불구하고 구개열을 동반하지 않지만 이들은 대개 피에르 로빈 연쇄를 함께 보인다.

지능은 대개 정상이다. 청각장애와 소하악증으로 말 장애가 흔히 나타난다. 말 장애는 구개열이나 기도폐색이 동반되어 있으면 더욱 심해진다.

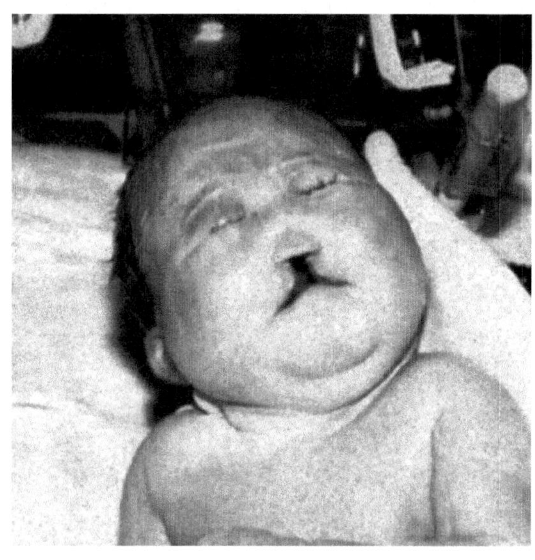

그림 3-13 13번 삼염색체 증후군과 완전 전뇌증을 갖고 태어난 여자 신생아. 정중구순열과 구개열이 관찰된다.
Courtesy Howard M. Saal, M.D./Cincinnati Children's Hospital Medical Center & University of Cincinnati College of Medicine

✻ 13번 삼염색체 증후군

13번 삼염색체 증후군(그림 3-13)은 13번 염색체가 과잉복제된 아기에게 나타나는 질환이다. 발생률은 대략 5,000명 중 1명꼴이다(Jones, 2006).

13번 삼염색체 증후군은 생명을 위협할 정도의 선천성 결손이 다발성으로 나타나는데, 여기에는 심각한 뇌 기형, 선천성 심장결손, 다지증(polydactyly), 이분척추와 심각한 눈 결손이 포함된다. 편측성 혹은 양측성 CL±P가 60~80%의 환자에게서 나타난다(Jones, 2006). 13번 삼염색체 증후군 유아 중 다수가 정중구순열과 안면 정중선 부위의 기형을 보인다. 이 중 흔한 것이 완전전뇌증(holoprosencephaly)인데, 뇌가 두 개의 반구로 나뉘는 데 실패함으로써 나타난다. 환자의 90% 이상이 중추신경계나 심장 이상으로 첫돌 전에 사망한다. 그러므로 13번 삼염색체 증후군 환자는 두개안면 기형 센터에서 거의 보기 어렵다.

수년간 생존한 아동은 대개 고심도의 지적장애를 보이며 상당한 치료를 요한다. 섭식 문제도 심각하여 비위관 섭식(nasogastric feeding, 코를 통해 위로 삽입된 튜브를 통해 시행되는 섭식)을 요한다. 13번 삼염색체 증후군 아동의 대부분이 1세 이상 생존하기 어렵기 때문에 섭식을 돕기 위한 위루관 시술(gastrostomy)은 거의 시행되지 않는다.

✻ 반 데르 보우데 증후군

반 데르 보우데 증후군(그림 3-14)은 아랫입술의 양측성 입술패임이 특징이다(Jones, 2006). 다른 특징으로는 구순열 혹은 구개열과 결손치이다. 발달은 대개 정상인데, 말소

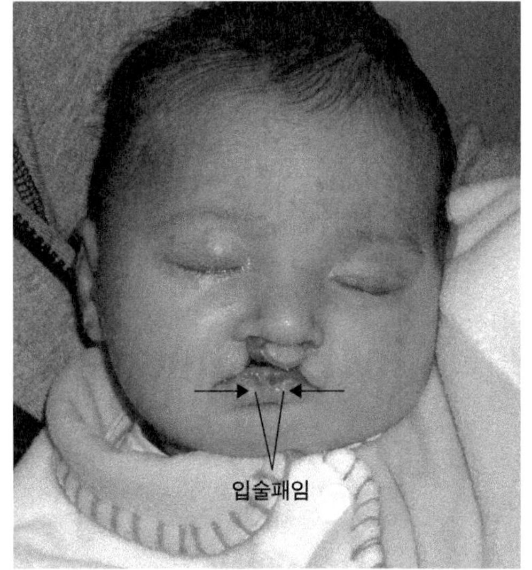

그림 3-14 반 데르 보우데 증후군. 이 유아는 양측성 구순구개열을 동반하고 있다. 아랫입술의 양측성 입술패임(약간 부어 있는 것이 함께 보인다)이 이 증후군을 진단하는 주요 특징이다.
Courtesy Howard M. Saal, M.D./Cincinnati Children's Hospital Medical Center & University of Cincinnati College of Medicine

리 산출 문제는 주로 구개열에 의해 발생한다. 구순열 사례의 3% 정도가 이 증후군을 동반한다(Murray et al., 1990; Malik et al., 2010).

✲ 연구개-심장-안면 증후군(22q11.2 결실 증후군)

22q11.2 결실 증후군, 뿔줄기 얼굴 증후군(conotruncal face syndrome), 디조지 증후군이라고도 불리는 연구개-심장-안면 증후군(velocardiofacial syndrome, VCFS)(**그림 3-15**)은 연인두 기능장애를 동반하는 가장 흔한 증후군이다. 대략 2,000~4,000명 중 1명꼴로 나타난다(Kobrynski & Sullivan, 2007; Shprintzen, 2000). VCFS의 특징으로 보고된 증세는 180가지가 넘는데, 이 중 가장 흔히 관찰되는 것은 연인두 기능장애, 선천성 심장결손과 기형적인 얼굴 모양이다(Goldmuntz, 2005; Shprintzen, 1994, 2000; Vantrappen et al., 1999).

신시내티 아동병원 메디컬센터의 연인두 폐쇄부전 클리닉에서 연구개-심장-안면 증후군은 명백한 구개열이 없는데도 연인두 기능장애를 보이는 환자 중 20% 정도에서 나타난다. 그러나 이 중 일부는 점막하 구개열을 보이기도 한다. VCFS는 구개열을 동반하는 증후군 중 세 번째로 높은 발생률을 보인다. 구개열은 피에르 로빈 연쇄와 함께 나타나기도 하므로 이 유아에 대해서는 호흡 및 섭식 문제를 주의 깊게 관찰해야 한다.

신시내티 아동병원 메디컬센터의 인간 유전학과에서 관찰 중인 VCFS 아동 중 대략 75% 정도가 선천성 심장결손을 갖고 있다. 대동맥, 심실중격(심장의 아래쪽 심실을 나누는 조직), 폐동맥과 폐동맥판의 결손을 흔히 보인다. 이러한 심혈관 계통의 기형을 그 위치와 발달 과정 때문에 **뿔줄기 결손**(conotruncal defects)이라고 한다. 뿔줄기 심장결

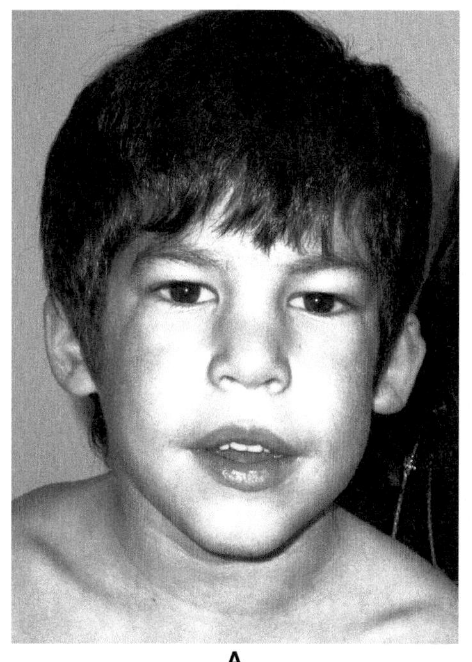

A

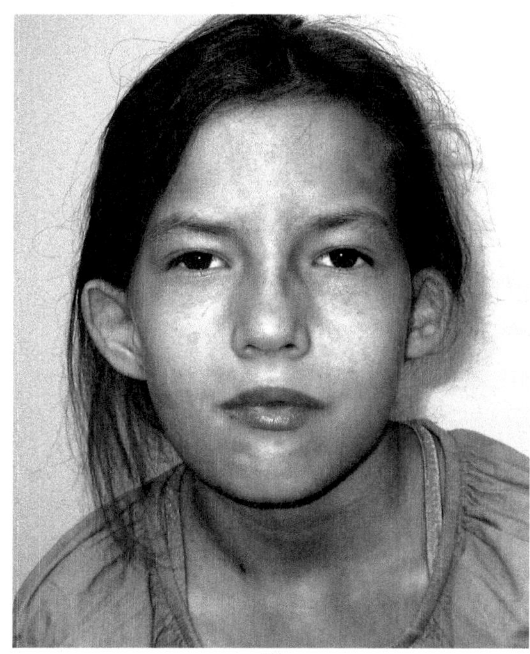

B

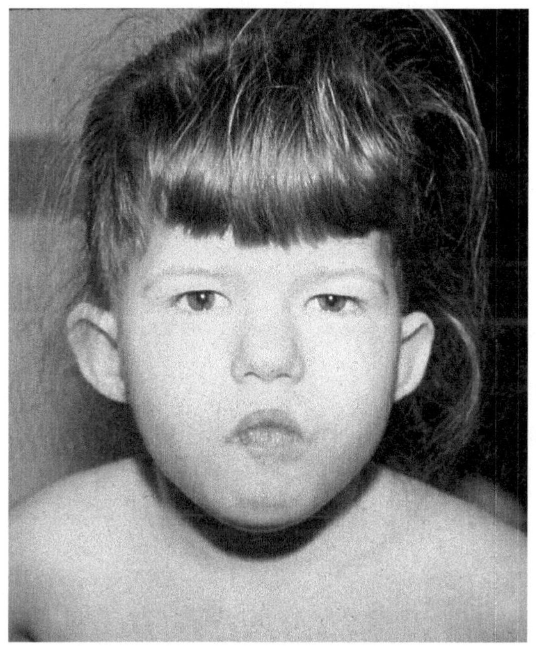

C

그림 3-15 연구개-심장-안면 증후군. 세 사례 모두에게서 길고 좁은 얼굴과 넓은 코끝, 좁은 눈꺼풀 열구(눈의 구멍)와 귀 기형이 관찰된다.

A~C: Courtesy Howard M. Saal, M.D./Cincinnati Children's Hospital Medical Center & University of Cincinnati College of Medicine

손 아동 중 10~15%가 연구개-심장-안면 증후군을 동반한다. 그러므로 구개열 혹은 연인두 폐쇄부전과 선천성 심장결손을 동반하는 아동은 VCFS의 가능성을 의심해야 한다(Goldmuntz, 2005; Marino, Digilio, Toscano, Giannotti, & Dallapiccola, 1999; Ryan et al., 1997).

VCFS에서는 심장 기형뿐만 아니라 혈관 기형도 흔한데, 여기에는 경동맥의 만곡 및 중앙 측 전위도 포함된다(Even-Or, Wohlgelernter, & Gross, 2005; Johnson, Gentry, Rice, & Mount, 2010; Ross, Witzel, Armstrong, & Thomson, 1996; Witt, Miller, Marsh, Muntz, & Grames, 1998). 비인두내시경으로 보면 인두후벽에서 경동맥의 박동이 관찰되기도 한다. 경동맥이 인두후벽으로 전위되어 있는 경우 인두피판의 위치를 정할 때 이 점을 신중하게 고려해야 한다.

연구개-심장-안면 증후군과 연관된 얼굴 특징으로는 소두증, 좁은 눈꺼풀 열구, 넓은 코뿌리, 코끝이 둥근 코, 상악의 수직방향 과잉발달, 얇은 윗입술, 긴 얼굴, 소하악증과 작은 귓바퀴 기형 등이 있다(Dyce et al., 2002). 그 외 신체적 특징에는 작은 키(대개 10 퍼센타일 이하), 길고 끝으로 갈수록 가늘어지는 손가락 등이 있다.

VCFS 환자는 다양한 의학적 문제를 갖고 있는데, 여기에는 신장 혹은 요도 기형, 비만, 유아기 성장부진 등이 포함된다(Ryan et al., 1997). 하위 그룹으로 흉선(T 림프구를 만들어 내는 흉곽 내 기관)이나 부갑상선(혈액의 칼슘 수준을 조절하는 호르몬을 만들어 냄)의 결손 혹은 이형성을 보이는 디조지 연쇄(DiGeorge sequence)가 있다(Fomin et al., 2010; Stevens, Carey, & Shigeoka, 1990). 저혈당으로 인한 발작이나 비정상적인 T 림프구 기능으로 인한 심각한 감염이 동반될 수 있다(Chao, Chao, Hwang, & Chung, 2009; Ryan et al., 1997; Tsai, Lian, & Chen, 2009). 기타 의학적 문제로는 만성적 중이염, 좁은 기도로 인한 호흡 문제, 후두 및 기관(laryngotracheal) 기형 혹은 후두격막(laryngeal web) 등이 있다(Dyce, 2002).

연구개-심장-안면 증후군 유아는 종종 근긴장저하나 구강 실행증의 증세를 보인다. 이런 유아 다수가 구개 기형과 구강운동기술 결핍으로 빨기의 문제를 보인다. 연인두 형성부전이나 기능부전, 구강운동 기능장애로 인한 말 장애도 흔하다. 연인두 기능장애를 위해 인두성형술을 시행할 경우, 인두의 근긴장저하와 구강운동 문제가 동반되어 있다면 그로 인해 예후를 예측하기 어려워진다.

VCFS에서는 학습장애, 읽기장애, 추상적 사고의 어려움, 전반적인 인지 문제도 흔히 관찰된다(Antshel, Conchelos, Lanzetta, Fremont, & Kates, 2005; Jacobson et al., 2010; Kok & Solman, 1995). 지능은 대개 정상 범주이거나 미약한 문제를 보인다(Golding-Kushner, Weller, & Shprintzen, 1985). 이러한 아동의 교육 목표는 언어와 의사소통 기술의 발달에 초점을 두어야 한다.

연구개-심장-안면 증후군 환자는 종종 행동 문제나 사회화 문제를 보인다(Swillen et al., 1997). 게다가, 다수의 환자에게서 정서적 문제도 관찰되는데, 20대 무렵 정신분열증과 정신분열 정동장애(shizo-affective disorder)가 나타나기도 한다(Heineman-de

Boer, Van Haelst, Cordia-de Haan, & Beemer, 1999; Karayiorgou et al, 1995). 우울증과 양극성 장애(조울증)의 발생률도 높다.

연구개-심장-안면 증후군은 22번 장완(long arm, q arm이라고도 함) 염색체의 11번 염색대(band 11)의 결실로 나타난다(그래서 22q11.2 결실 증후군이다). 이는 **형광제자리부합검사**[fluorescent in situ hybridization(FISH) test]나 마이크로어레이 분석(microarray analysis)을 통해 진단명을 확정한다.

대부분의 연구개-심장-안면 증후군 환자가 이 염색체의 결실을 보이지만, 이 중 10% 정도에서는 22번 염색체의 결실이 눈에 뜨일 만큼 뚜렷하지 않다. 이들에게서는 22번 염색체의 주요 영역에 현재의 진단기술로는 추적할 수 없는 돌연변이 혹은 유전적 재배열이 일어났을 것으로 추측된다. 알려진 사례의 대부분은 특별한 가족력 없이 새롭게 결실이 나타난 경우이지만, 10~20% 정도는 증후군의 특징을 보이는 부모에게서 태어났다.

✲ 울프-허쉬호른 증후군(4p-증후군)

울프-허쉬호른 증후군은 4번 단완 염색체의 결실 혹은 손실(그래서 4p-증후군이다)로 인해 매우 드물게 나타나는 염색체 이상이다. 환자는 **양안과격리증**과 튀어나온 콧등 때문에 마치 고대 그리스 병사의 헬멧처럼 보이는 특징적인 얼굴을 갖고 있다. 구순열과 구개열도 매우 흔하다. 대부분의 환자가 매우 작고 발육이 느리며 소두증을 동반한다. 심장결손을 동반하기도 하며 발작도 흔하고 발달장애도 매우 흔하다. 대부분의 환자가 고심도의 지적장애와 심각한 의사소통장애를 동반한다(Jones, 2006).

✲ 두개골조기유합증의 유전적 특성

두개골조기유합증(craniosynostosis)은 태아기 때 하나 혹은 그 이상의 봉합선이 조기에 폐쇄되어 두개골이 정상적으로 자라지 못함으로써 기형적인 머리 모양이 나타나는 경우를 말한다. 두개골의 기형은 어떤 봉합선이 영향을 받았는가에 따라 달라진다. 시상 봉합선(sagittal suture)이 영향을 받았다면 두개골의 측면 성장이 방해를 받는다. 이로 인해 두개골 성장이 전후 방향[anterior-posterior(AP) direction]으로만 이루어지고 결과적으로 전두부(앞이마)의 돌출과 두개골이 앞에서 뒤로 길쭉한 타원형의 모양을 하는 **주상두증**(scaphocephaly, 서양배처럼 생긴 머리 모양이라는 의미임—역자 주)이 나타난다. 다른 한편으로 관상 봉합선(coronal suture)이 영향을 받았다면 두개골이 전후 방향으로 커질 수 없기 때문에 두개골이 짧은 단두증(brachycephaly)이 나타난다. 두 개 이상의 봉합선이 영향을 받으면 두개골 양쪽이 서로 비대칭적인 사두증(plagiocephaly)이 나타난다. 장두증(dolicocephaly)은 미숙아에게서 흔히 나타나는 길고 좁은 두개골 형태를 말하는데, 대개 저절로 해결되는 경우가 많다.

구순열과 구개열만큼 흔하지는 않아도 두개골조기유합증은 신생아 2,000~2,500명 중 1명꼴로 나타난다(Hunter & Rudd, 1976, 1977). 대부분의 경우 융합의 문제가 한 개의 봉합선에 한정되는 단독 형태로 나타난다. 이런 경우는 유전적 원인 없이 나타나는 경우가 많다. 단독 두개골조기유합증 아동은 대부분 예후가 좋아 정상적인 건강, 성장과 신경 발달을 보인다.

두개골조기유합증이 두 개 이상의 봉합선에 나타나거나 다른 기형과 함께 나타나면 그 원인은 대개 유전적 성향에 근거한다. 두개골조기유합증을 주요 특징으로 보이는 증후군은 100개가 넘는다(Cohen, 1991; Gorlin et al., 2001; Rice, 2008). **표 3-3**에 두개골조기유합증을 동반하는 증후군 목록이 제시되어 있다. 대부분의 두개골조기유합증 동반 증후군은 상염색체 우성유전으로 후대에 전해진다. 최근, 두개골조기유합증 증후군을 유발하는 유전자가 밝혀졌다(Robin, 1999; Wilkie, 1997).

두개골조기유합증 증후군 아동의 예후는 진단명이 내려진 증후군에 따라 달라지기 때문에 단독 두개골조기유합증 아동보다 예측하기 어렵다. 두개골의 모양이나 높은 뇌압(intracranial pressure, ICP) 때문에 뇌 발달에 문제가 생기면 지적장애가 나타날 수 있다. 개두술(craniotomy, 두개골 절개술을 의미함—역자 주)과 두개골 정형술(skull reshaping)이 종종 시행되는데 둘 다 정상적인 뇌 발달과 기능 개선을 위해 이루어지며 동시에 미용적인 측면의 개선도 기대할 수 있다.

❋ 두개골조기유합증을 동반한 증후군

❋ 아퍼트 증후군

아퍼트 증후군(**그림 3-16**)은 안면 기형과 얕은 안와로 인해 **안구돌출증**(exophthalmos)이 나타난다. 양안과격리증, 사시와 매부리코도 흔히 동반된다(Cohen & Kreiborg, 1992; Jones, 2006). 구개열 혹은 매우 좁은 구개로 치아의 총생(crowding)도 흔히 나타난다(Hohoff, Joos, Meyer, Ehmer, & Stamm, 2007). 비인두 기도의 협착 혹은 후비공폐색이 흔히 나타나며, 이로 인해 심각한 상기도폐색과 과소비성이 동반된다. 마지막으로 아퍼트 증후군은 손가락과 발가락의 합지증도 나타난다. 그물막에 덮인 듯한 모양이 연조직에서도 나타나지만 뼈에서도 흔히 나타난다.

일부 환자는 정상적인 지능을 갖고 있지만 대부분의 아퍼트 증후군 환자는 어느 정도 발달장애를 갖고 있으며 경중도의 지적장애를 동반하기도 한다. 의사소통장애도 흔한데, 작은 구강과 좁은 구개로 인한 조음장애와 상기도폐색으로 인한 과소비성이 주로 나타난다.

✲ 크루종 증후군

크루종 증후군(그림 3-17)은 가장 흔한 두개골조기유합증 동반 증후군이며 관상 봉합선의 조기폐쇄로 나타난다. 이로 인해 아퍼트 증후군 아동과 비슷한 얼굴 모양이 나타나는데, 안면중앙부 결손, 얕은 안와, 안구돌출증, 양안과격리증과 사시 등이 나타난다. 구개열과 점막하 구개열도 나타나지만 흔하지는 않다(Jones, 2006; Robin, 1999).

아퍼트 증후군과 달리, 크루종 증후군에서는 손가락 기형이 나타나지 않는다. 뇌수종이나 뇌량 무형성증이 동반될 경우 발달장애가 나타날 수 있으나 대부분의 크루종 증후군 아동은 정상적인 발달을 보인다.

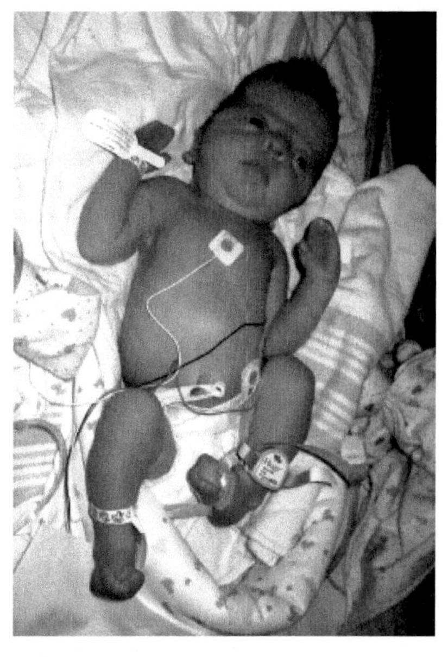

그림 3-16 아퍼트 증후군. 두개골조기유합증뿐만 아니라 사지 전체에 걸쳐 합지증이 관찰된다.

Courtesy Howard M. Saal, M.D./Cincinnati Children's Hospital Medical Center & University of Cincinnati College of Medicine

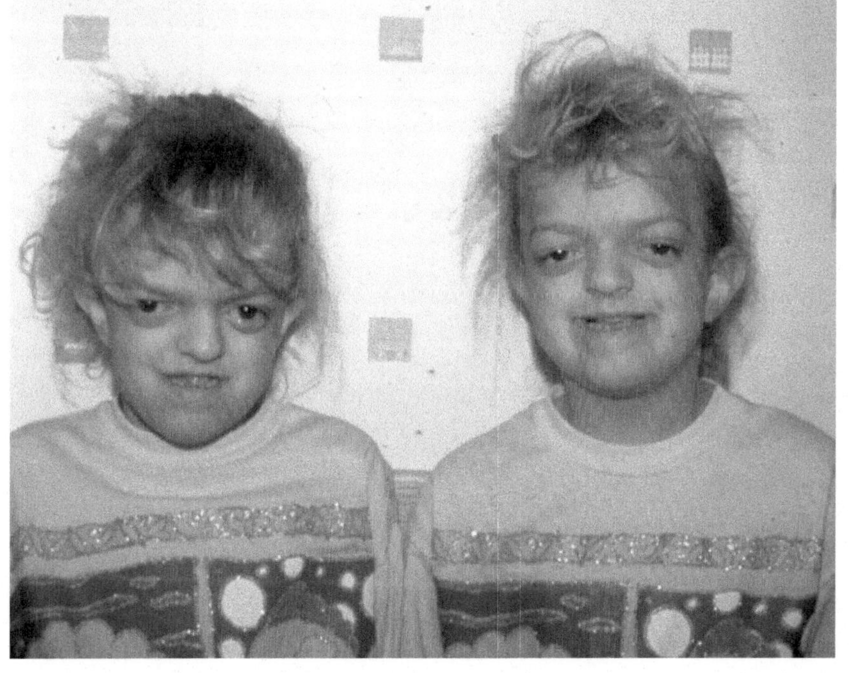

그림 3-17 크루종 증후군. 이들은 일란성 쌍둥이 여자 아동으로 얕은 안와와 돌출된 눈 등의 전형적인 얼굴 특징을 보이고 있다.

Courtesy Howard M. Saal, M.D./Cincinnati Children's Hospital Medical Center & University of Cincinnati College of Medicine

✲ 파이퍼 증후군

파이퍼 증후군(그림 3-18)은 유전적으로 이질적(heterogeneous, 서로 다른 유전자에 의해 나타남)이다. 전형적인 파이퍼 증후군 환자 대부분은 크루종 증후군 환자와 비슷한 두개안면 특성을 보이는데, 여기에는 관상 봉합선의 두개골조기유합증, 안면중앙부 결손, 얕은 안와로 인한 안구돌출증, 양안과격리증 등이 포함된다(Plomp et al., 1998). 그러나 제1형 파이퍼 증후군에서는 넓은 엄지발가락과 다양한 정도의 합지증으로 인한 커다란 발끝이 특징적으로 관찰된다. 청각장애와 구개열도 흔히 관찰된다. 대개 지능은 정상이다.

제2형과 제3형 파이퍼 증후군은 더 심각하여 사지기형(limb contractures), 기도폐색을 동반하며 때로 위장(gastrointestinal, 위와 소장을 함께 일컫는 말임—역자 주) 질환을 동반하는 경우도 있다. 제2형 파이퍼 증후군은 2개 이상의 봉합선이 영향을 받아 '클로버 잎 모양의 두개골', 심각한 안면중앙부 결손과 안구돌출증을 보인다. 제3형 파이퍼 증후군은 대개 기관(trachea) 기형과 상기도 협착을 동반한다(Stone, Trevenen, Mitchell, & Rudd, 1990). 대부분의 제2형 및 제3형 파이퍼 증후군 아동에게서 심각한 지적장애가 관찰된다. 초기 아동기에 사망하는 경우가 흔한데, 특히 클로버 잎 모양의 두개골과 심각한 상기도폐색을 동반하는 제2형 파이퍼 증후군 아동의 경우 그러한 확률이 더 높다.

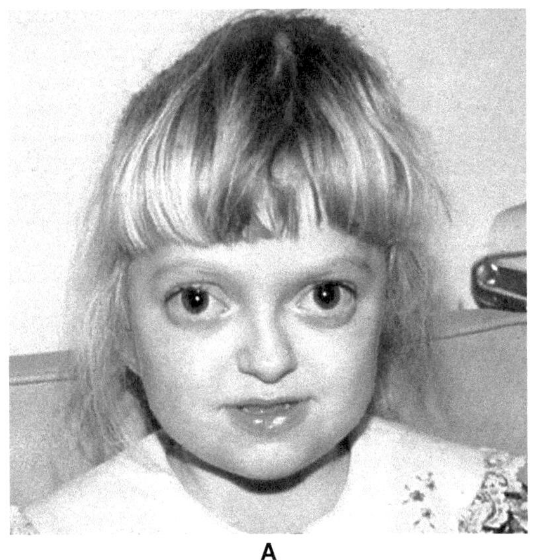
A

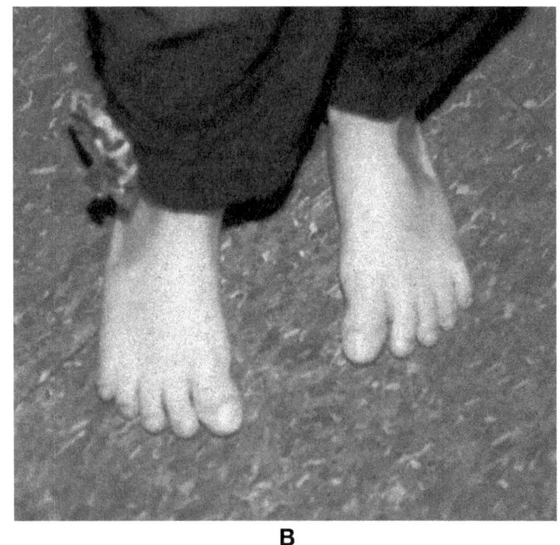
B

그림 3-18(A와 B) 파이퍼 증후군. (A) 이 여자 아동은 크루종 증후군 아동과 비슷한 얕은 안와를 갖고 있다. (B) 이와 더불어 발끝이 넓고 크며 뒤틀려 있다.

A와 B: Courtesy Howard M. Saal, M.D./Cincinnati Children's Hospital Medical Center & University of Cincinnati College of Medicine

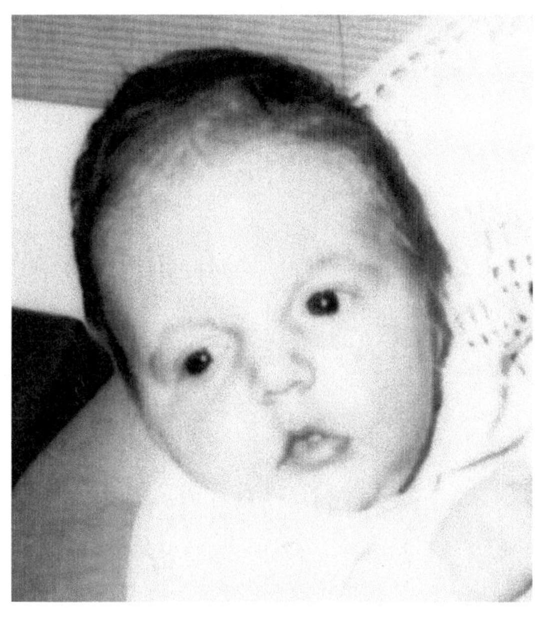

그림 3-19 사에트르-쇼첸 증후군. 이 남자 유아는 움푹 꺼진 콧등과 아래로 기울어진 눈꺼풀 열구를 갖고 있다.
Courtesy Howard M. Saal, M.D./Cincinnati Children's Hospital Medical Center & University of Cincinnati College of Medicine

⁕ 사에트르-쇼첸 증후군

사에트르-쇼첸 증후군(그림 3-19)은 다양한 정도의 두개골조기유합증을 보이는데, 특히 관상 봉합선 융합의 문제로 인한 경우가 많다. 얼굴 모양도 다양한 편인데 대개 안검하수(눈꺼풀이 처짐), 안면중앙부 결손과 외이의 위쪽 끝이 접혀 있는 모양을 보이며, 가운데 손가락의 기형(예: 합지증 혹은 단지증)을 보이기도 한다. 일부 환자는 넓은 엄지발가락과 발끝의 가운데가 크고 뒤틀려 있는 모양을 보이기도 한다. 이들 중 소수만이 구개열이나 점막하 구개열을 보인다(Stoler, Rogers, Mulliken, 2009).

사에트르-쇼첸 증후군 환자의 지능은 발달장애와 지적장애를 동반할 위험이 있기는 하지만 대개 정상이다. 구개열이나 지적장애를 동반하지 않았다면 대부분의 환자는 말소리나 언어의 문제를 보이지 않는다.

⁕ 요약

두개안면 기형 환자는 종합적인 유전적 평가를 받아야 한다. 이를 통해 적절한 진단을 내리고 재현위험률이 어느 정도인지 파악하는 것이 매우 중요하다. 그러한 유전 증후군이 어떻게 진행될 것이고 그로 인해 어떤 의학적, 발달적, 의사소통상의 문제가 나타날 수 있는지를 가족에게 상담해 주기 위해서는 유전 증후군의 감별진단이 매우 중요하다. 이러한 지식을 바탕으로 아동을 위한 최선의 결과를 얻기 위해서 어떤 의학적, 수술적, 치료적, 교육적 중재가 필요한지 두개안면 팀의 전문의료진과 가족이 함께 상의해야 한다.

복습 및 논의

1. 구순열과 구개열 아동에게 유전적 평가를 권장하는 이유는 무엇인가? 단독 구개열(구순열을 동반하지 않은) 아동의 경우에 이 평가가 특히 중요한 이유는 무엇인가?
2. 유전적 평가의 목적은 무엇이며, 그 결과가 아동의 중재에 어떤 영향을 미치는가?
3. 유전적 평가의 구성요소를 설명하고, 각각의 요소가 왜 필요한지 설명하라.
4. 변형과 기형의 차이는 무엇인가? 증후군, 연쇄, 연합의 차이는 무엇인가? 피에르 로빈 연쇄를 유발하는 요인들에 대해 설명하라.
5. 구순열과 구개열의 대략적인 발생률은 얼마인가? 인종에 따라 어떻게 다르게 나타나는가?
6. 구순열을 동반하는 증후군에는 어떤 것이 있는가?
7. 양측성 입술패임이 나타나는 경우는 어떤 증후군인가? 입술패임을 감별하는 것이 중요한 이유는 무엇인가?
8. 구개열을 동반하는 증후군에 대해 설명하라.
9. 피에르 로빈 연쇄와 스티클러 증후군의 차이는 무엇인가? 어느 쪽이 더 심각하며 그 이유는 무엇인가?
10. 연구개-심장-안면 증후군의 특징은 무엇인가? 이 증후군이 유아기보다 학령기에 더 잘 드러나는 이유는 무엇이라고 생각하는가?
11. 두개골조기유합증은 무엇이며 이를 주요 특징으로 하는 증후군에는 어떤 것들이 있는가? 두개골조기유합증을 동반하는 증후군이 보이는 기능적 문제에는 어떤 것들이 있는가?

제 2 부

구순/구개열 두개안면 기형과 관련된 문제

제4장

구순/구개열, 두개안면 기형 영유아의 섭식 문제

Claire K. Miller, Ph.D. & Ann W. Kummer, Ph.D.

✿ 이 장의 개요

도 입

섭식은 구순구개열을 가진 아기를 낳은 부모가 가장 먼저 직면하는 문제 중 하나이다. 생후 몇 주 동안 섭식 습관 습득에 도움이 되는 조언과 정보를 얻는 것은 구개열 영유아의 부모에게 매우 중요한 일이다(Bessell et al., 2011; Chuacharoen, Rittagol, Hunsrisakhun, & Nilmanat, 2009; Young, O'Riordan, Goldstein, & Robin, 2001). 다행히도, 구순구개열로 인한 대부분의 섭식 문제는 섭식법의 조정과 섭식전략 중재를 통해 해결할 수 있다.

구개에 생긴 구멍은 구강운동 기제에 다양한 영향을 미친다. 첫째로, 그러한 문제는 구강운동 기제와 효과적인 빨기에 필수적인 적절한 구강내압 형성에 심각한 영향을 미친다. 게다가, 열려 있는 구개는 섭식 동안의 빨기, 삼키기, 숨쉬기 협응을 어렵게 만든다. 음식을 삼키는 동안 적절한 기도 보호가 이루어지지 못하면 호흡기 건강에 심각한 문제를 일으키게 된다(Arvedson & Brodsky, 2002; Boesch et al., 2006). 마지막으로, 아기의 수유에 대한 어려움으로 인한 부모의 좌절은 부모와 아기의 유대감 형성에 부정적인 영향을 미친다(Johansson & Ringsberg, 2004).

일반적으로, 파열 범위가 넓으면 넓을수록, 섭식 문제의 심각성과 그로 인한 섭취량의 문제는 더욱 커진다. 적절한 섭취량은 구순열 혹은 구개열의 수술적 처치를 위한 적절한 체중 확보의 필수조건이기 때문에, 아기의 성장에 필요한 영양공급이 적절히 이루어지게 하려면 섭식 문제의 조기발견 및 중재가 필요하다.

이 장은 구개열과 두개안면 기형으로 인해 2차적으로 나타나는 정상적인 섭식과정의 붕괴에 초점을 맞추고 있다. 각자에게 맞는 섭식 문제 평가와 섭식 개선 방법이 추후 논의될 것이다.

영유아 섭식과 초기 발달

섭식의 가장 중요한 목적은 아기의 배고픔을 충족시키고 정상적인 성장과 발달을 위해 적절한 영양분을 공급하는 것이다. 그러나 섭식과정은 영유아의 신경 발달과 행복감 충족을 위해서도 매우 중요하다(Miller, 2009).

섭식 동작은 영유아에게 구강감각 및 구강운동 자극을 제공해 준다. 신경학적으로 정상인 영유아의 경우, 입으로 젖을 물었다는 감각이 감지되면 빨기 반사가 시작된다. 이러한 감각의 입력은 영유아 섭식에서 가장 중요한 빨기-삼키기-숨쉬기 연쇄의 첫 단계를 시작한다.

물론 영유아기 초기의 섭식은 전적으로 빨기에 의해 완성된다. 그러나 빨기 동작 중에 아래턱, 볼, 입술과 혀를 능동적으로 사용하는 것은 이후 더 성숙한 섭식기술을 발달시킬 수 있는 기초를 제공한다(Morris & Klein, 1987). 이러한 구강운동은 또한 말소리 산출 기술의 발달에도 도움을 준다.

영양과 자극 제공뿐만 아니라 수유성(nutritive) 및 비수유성(non-nutritive) 빨기(수유성 빨기는 영양분을 얻기 위한 빨기를 말하고, 비수유성 빨기는 심리적 안정감을 얻기 위한 빨기를 말한다—역자 주)의 반사적 행동은 영유아의 신체상태 조절을 촉진하고 항상성(homeostasis)을 유지하는 데 도움을 준다. 영유아는 심리적 안정감과 자기조절을 위해 어떻게 빨기를 활용할지 빠르게 습득한다.

마지막으로 젖을 먹일 때의 동작은 주 양육자와 아기 사이의 유대관계 형성에 매우 중요한 역할을 한다. 주 양육자는 아기에게 젖을 먹이는 대부분의 시간 동안 아기를 안고 어르면서 보내게 되며 아기가 하는 표현의 단서를 구분하는 법을 배운다. 게다가 여기에는 주 양육자와 아기 사이의 눈 맞춤과 발성도 존재한다. 섭식을 하는 동안 이루어지는 주 양육자와 아기의 행동은 성공적인 섭식과 유대관계 형성에도 매우 중요한 기여를 한다(Meyer et al., 1994).

요약하자면, 초기 영유아기에 이루어지는 섭식 경험은 중요한 섭식 기능 발달의 기초를 제공한다. 구개열은 정상적인 섭식과정을 방해할 수 있기 때문에 구개열을 동반하고 있다는 것은 영양공급뿐만 아니라 영유아 발달에 매우 중요한 다른 기능에도 심각한 영향을 미칠 수 있다는 것을 의미한다.

❋ 정상 영유아 섭식 관련 해부 및 생리

영유아의 구강, 인두 및 후두의 해부학적 구조는 성인과 매우 다르다(그림 4-1). 여기에는 구조물의 크기 차이뿐만 아니라 성도 안에서의 상대적인 위치 차이도 포함된다. 또한 섭식의 생리적 측면에서도 차이를 보이는데, 영유아의 섭식 양상은 빨기를 통해 이루어지며 효과적인 빨기-삼키기-숨쉬기 연쇄가 매우 중요하다.

❋ 영유아 섭식 관련 해부학적 지식

신생아의 구강은 매우 작은데, 이에 비해 혀는 크다(비록 어른 혀의 절반 크기밖에 안 되더라도). 이로 인해 혀가 구강 안을 가득 채우게 된다. 아기는 아직 이가 나지 않은 상태

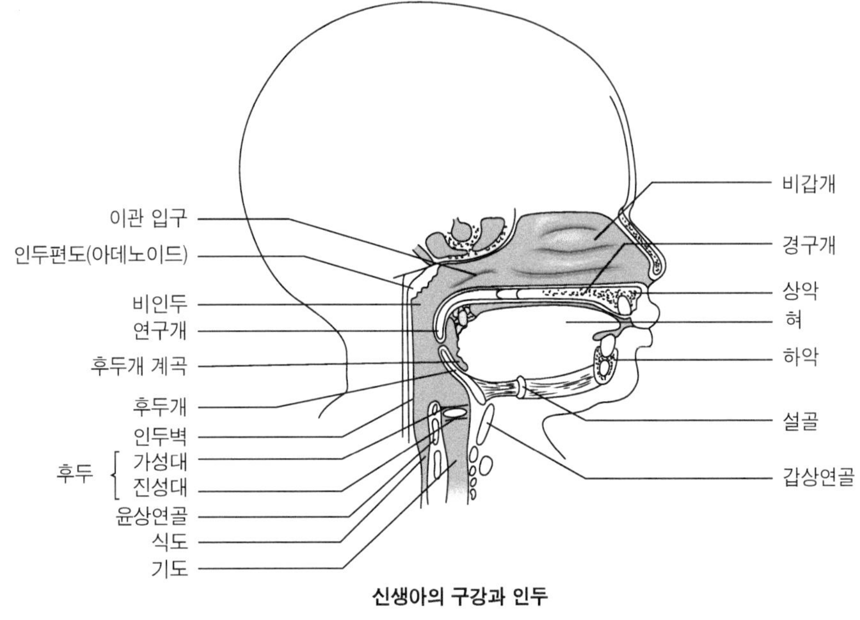

신생아의 구강과 인두

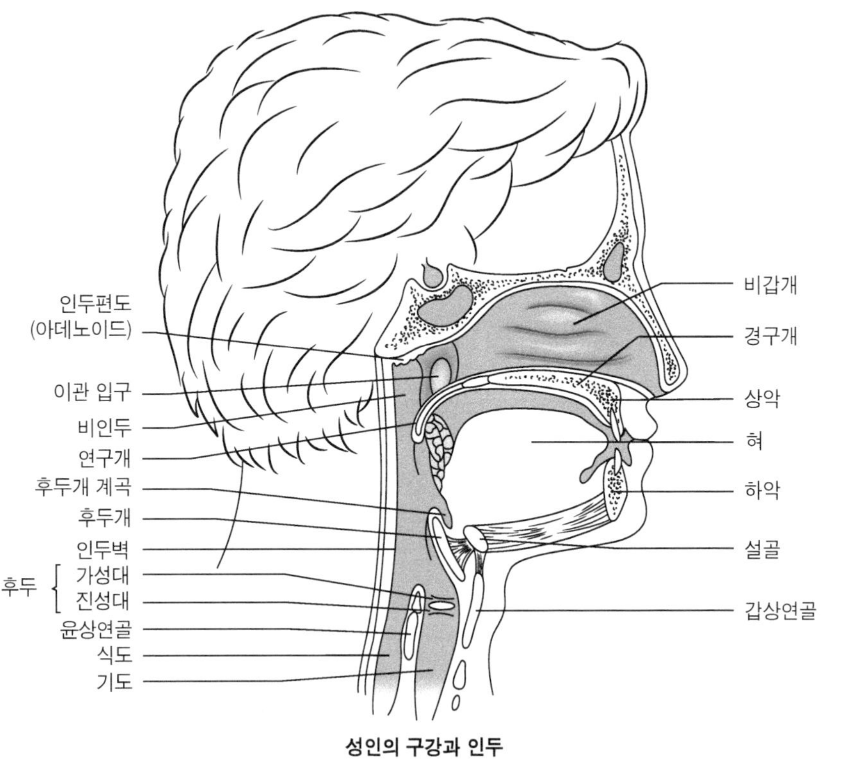

성인의 구강과 인두

그림 4-1 어른과 아기의 머리와 목 부분을 섭식과 관련하여 비교해 본 그림

이기 때문에, 구강의 수직 높이가 차지하는 비율이 비교적 낮으므로 휴식 시 아기의 혀는 어른에 비해 앞으로 더 돌출되어 있다. 혀끝이 치조를 지나 앞으로 돌출되어 아랫입술과 닿아 있는 상태를 유지한다. 측두하악관절(temporomandibular joint)의 결합조직이 아직 발달되지 않아 턱을 충분히 움직이지 못하며, 이로 인해 아기가 입을 벌릴 수 있는 정도는 성인에 비해 제한될 수밖에 없다. 이러한 구강 구조물은 초기의 빨기 동작을 촉진시켜 주는데, 초기의 빨기 동작은 혀의 신장(extension)과 수축(retraction)으로 나타나며 혀 운동의 발달과 더불어 혀의 상하 운동이 나타나게 되면 이것이 바로 진정한 의미의 빨기가 시작된 것이라 할 수 있다(Arvedson & Brodsky, 2002; Miller, 2009; Morris & Klein, 1987; Wolf & Glass, 1992).

신생아의 인두는 매우 짧아서 혀뿌리, 연구개와 인두벽이 서로 근접해 있다. 연구개의 아래쪽 경계 부근은 후두개 바로 앞에 오며, 연구개는 상당히 많은 부분이 혀에 닿아 있다.

신생아의 후두는 성인 크기의 1/3 정도이다. 이는 하인두 내에서 제 1~3번 경추 근처의 높이에 위치하고 있는 반면 성인의 후두는 제 6, 7번 경추 높이에 위치해 있다. 신생아의 후두가 높은 이유는 후두개가 위쪽으로는 연구개의 자유연(free margin)을 지나가서 비인두에까지 뻗어 있기 때문이다. 후두개는 관 모양으로 생겼는데, 신생아의 후두개는 성인에 비해 좁고 좀 더 수직에 가깝다(Myer, Cotton, & Shott, 1995). 인두의 해부학적 구조는 빨기-삼키기-숨쉬기 연쇄에 적합하게 이루어져 있다.

✲ 영유아 섭식 관련 생리학적 지식

섭식과정은 빨기, 삼키기와 숨쉬기 연쇄가 원활하게 이루어지는 과정이다. 빨기와 삼키기는 구강, 인두 및 식도 단계로 구분되는 일련의 과정을 거쳐 이루어진다.

❀ 구강 삼킴단계

신생아의 구강 삼킴단계(oral phase)는 리드미컬한 빨기 동작으로 이루어지는데, 이때 구강 내 구조물은 상호협력하여 유두를 고정시키고 젖이 흐를 수 있도록 압력차를 형성하며 삼킴 동작이 시작되기 전에 적절한 음식덩이(bolus)가 만들어지도록 한다. 먹이 찾기 반사는 유두를 찾은 후 유두에 입술을 꼭 붙이는 행위를 돕는다. 빨기 반사는 혀를 올려 유두를 치조와 경구개에 대고 압착시킴으로써 시작된다. 이렇게 유두를 단단한 뼈가 안에 있는 구조물에 대고 압착시키면 유두 안에 양압(positive pressure)이 형성되고 이로 인해 소량의 액체가 나오게 된다. 그다음 아기는 혀를 규칙적으로 앞뒤로 움직여 젖을 빨기 시작한다. 혀는 유두 주변에 흡착되어 있으며 혀의 가운데는 아래로 오목하여 홈통과 같은 모양을 유지하고 있다. 젖을 빠는 동안 혀가 뒤로 움직이면, 턱이 아래로 내

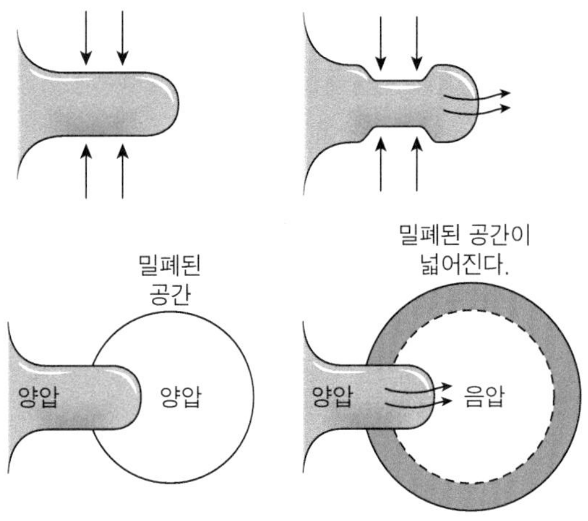

그림 4-2 젖을 빠는 동안에 형성되는 양압(압착)과 음압(흡입)의 비교

려가면서 구강 안의 공간이 넓어지게 된다. 이러한 동작으로 음압(negative pressure)이 형성되면서 흡입이 일어나 모유가 유두에서 아기의 입 안으로 흘러들어가게 된다. 그러므로 유두 압착과 음압 형성에 의한 흡입은 정상적인 섭식의 필수조건이다(그림 4-2).

❀ 인두 삼킴단계

인두 삼킴단계(pharyngeal phase)는 혀를 지난 액체 형태의 음식덩이가 인두로 들어가자마자 시작된다. 젖이 구강의 뒤쪽에 이르게 되면, 혀와 연구개, 인두후벽이 협응하여 음식물이 인두를 지나갈 수 있게 해주는 힘을 만든다. 연구개가 올라가고(이 운동의 일부는 혀가 뒤로 움직이기 때문에 나타난다) 연인두 밸브가 닫힘으로써 구강과 비강이 확실히 분리된다. 혀의 후방부가 아래로 이동하여 폐쇄된 구강이 확장되면 음압이 형성되면서 빨기가 이루어지고, 이를 통해 액체 형태의 음식덩이가 인두로 넘어가게 된다. 인두에 음압을 형성하기 위해 혀 기저부는 뒤로 이동한다. 인두가 가득 차고 뒤이어 삼킴을 위해 수축하면서 음식덩이가 후두개 주변으로 흐른다(Newman, Cleveland, Blickman, Hillman, & Jaramillo, 1991). 삼킴이 시작되면 진성대와 가성대가 폐쇄되고, 피열연골이 앞쪽 가운데 방향으로 이동하며, 뒤이어 후두개가 뒤로 기울어지면서 후두가 닫히고 이로 인해 호흡이 멈추게 된다(Ardran & Kemp, 1956; Koenig, Davies, & Thach, 1990; Mathew, 1991).

빨기 동작을 하는 동안 영유아는 지속적으로 코로 숨을 쉴 수 있다. 이를 촉진하기 위해 후두개가 연구개 뒤쪽에 위치해 있는데, 이는 인두는 열려 있고 비강은 성문과 직접 닿아 있는 상태를 만들어 지속적인 호흡을 가능하게 한다. 그러나 삼키기가 시작되면 호흡은 멈추게 된다.

❀ 식도 삼킴단계

음식덩이가 인두를 지나 식도로 들어가면 식도 삼킴단계(esophageal stage)가 시작된다. 일반적으로 **상부식도괄약근**(upper esophageal sphincter, UES)이라고 불리는 식도의 윗부분은 보통 때는 닫혀 있지만, 음식물이 하인두를 통해 식도로 이동하면 열리게 되고 **하부식도괄약근**(lower esophageal sphincter, LES)이 이완되어 음식물이 위장으로 들어가게 한다. 매번 삼킴 동작이 일어난 뒤에는 연구개가 혀 기저부 쪽으로 내려가 후

두개 앞에 놓이게 되고, 혀는 빨기와 숨쉬기를 다시 시작하기 위해 앞으로 이동하며, 상부식도괄약근과 하부식도괄약근은 닫힌 상태를 유지한다.

❀ 빨기, 삼키기, 숨쉬기 연쇄

인두는 기류뿐만 아니라 음식의 통로 역할도 하기 때문에 빨기, 삼키기, 숨쉬기의 정확한 협응은 흡인(aspiration, 기도로 이물질이 들어오는 것)을 예방하는 데 매우 중요하다(그림 4-3). 섭식을 하는 동안 빨기-삼키기-숨쉬기의 비율은 대개 1:1:1 혹은 2:1:1이다. 이러한 패턴은 상황에 따라 달라지기도 하는데, 특히 젖을 먹기 시작한 후 초기 2, 3분 동안에는 빨기 비율이 더 높아진다(Bu'Lock, Woolridge, & Baum, 1990; Mathew, 1991; Wolf & Glass, 1992). 섭식 활동을 지속하기 위해서는 추가적인 호흡 노력이 필요하지만 정상적인 아기라면 섭식을 하는 동안 공기순환이 감소하는 것을 충분히 견딜 수 있다. 그러나 호흡능력이 경계선급인 아기에게는 힘든 일일 수 있다(Glass & Wolf, 1999; Mathew, 1988b; Mathew, Clark, Pronske, Luna-Solarzano, & Peterson, 1985).

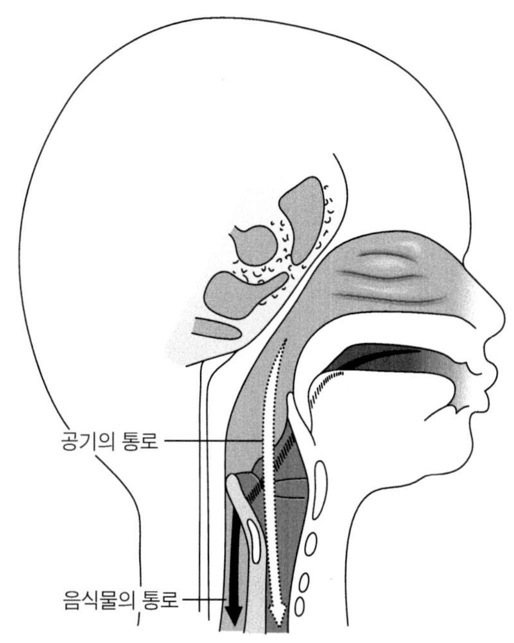

그림 4-3 음식과 공기의 통로 역할을 하는 인두

✲ 성장 및 성숙에 따른 변화

구강, 인두, 후두의 크기와 해부학적 관계는 생후 2, 3세까지 매우 큰 변화를 보인다(그림 4-1). 결과적으로 섭식과 삼키기의 과정은 아기가 성장하고 성숙하면서 바뀌게 된다.

구강은 하악의 성장과 치아의 맹출과 더불어 점점 더 커진다. 혀는 아래로 내려가고 구강 뒤쪽으로 이동하며 혀끝은 치조 아래 위치하게 된다. 이렇게 구강 면적이 증가하게 되면 컵으로 마시기, 씹기와 말소리 산출을 위한 구강운동 기술의 섬세한 발달이 가능해진다.

이와 동시에 인두가 길어지고 후두가 제3번 경추에서 제6번 경추 위치로 내려오게 되는데, 이는 3세 무렵 완성된다(Sasaki, Levine, Laitman, Phil, & Crelin, 1977). 연골과 연결조직의 증가뿐만 아니라 근신경계의 성숙도 설골과 후두를 올릴 수 있는 운동능력을 증진시키고 삼킴 동작 동안 괄약근 폐쇄가 일어날 수 있게 한다. 이는 이전에 구조물들이 서로 가까이 있어서 촉진되었던 기도 보호 기제를 유지시켜 준다(Bosma, 1985; Bosma & Donner, 1980).

구순구개열 및 두개안면 기형에 의한 섭식 문제

구순구개열 아기의 섭식 문제는 파열의 유형(구순열 혹은 구개열)과 파열의 중증도(편측성 혹은 양측성, 불완전 혹은 완전)에 따라 달라진다.

구순 및 치조열

1차 구개(입술과 치조)에 파열이 있는 아기, 특히 파열이 편측성인 아기는 대개 심각한 섭식 문제를 보이지는 않는다. 이들은 유두 주변에 입술을 밀착시켜 빨기를 위한 음압을 효과적으로 형성하는 데 문제를 보인다. 그러나 모유 수유를 할 때에는 어머니의 유방이 파열 부위를 막아 주는 역할을 한다. 젖병 수유를 할 때 그림 4-4처럼 부드럽고 바닥이 넓은 젖병 꼭지를 사용하면 이것이 파열 부위를 막아 줌으로써 적절한 빨기가 가능해진다. 아기의 어머니는 아기가 젖을 빠는 동안 윗입술을 부드럽게 모아 줌으로써 입술 폐쇄를 도와줄 수 있다. 구순열 및 치조열이 있는 아기는 유두를 꼭 무는 것이 어려울 수 있다. 그러나 일단 유두를 입 안에 넣게 되면 아기가 턱과 혀를 움직여 유두를 정상적인 치조와 구개에 압착시킴으로써 효과적인 빨기가 가능해진다.

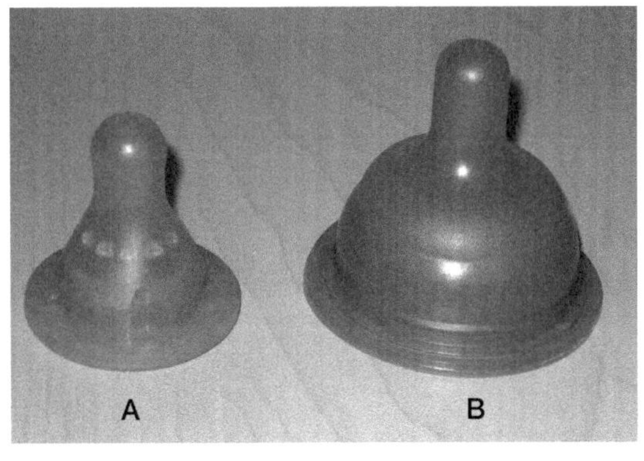

그림 4-4 기본적인 젖병 꼭지. (A) 동그랗고 X자 모양. (B) 넓고 평편하며 X자 모양

Courtesy Claire K. Miller, Ph.D./Cincinnati Children's Hospital Medical Center & University of Cincinnati College of Medicine

단독 구개열

연구개에 미세한 파열이 있는 아기는 특별한 조처를 취하지 않고도 젖을 먹을 수 있다. 일부 아기들은 빨기 동작을 하는 동안 뒷부분을 이용하여 파열 부위를 막아 적절한 음압을 형성한다(Glass & Wolf, 1999).

경구개와 연구개에 파열이 있는 아기는 여러 가지 이유로 섭식 문제가 더 심각하게 나타난다. 구개열이 동반되면 구강과 비강 사이에 열린 공간이 생기게 된다. 그러므로 아기가 빨기를 위한 적절한 음압을 형성하기 어렵다. 연구개와 경구개의 완전 구개열을 가진 아기는 빨기를 위한 음압을 형성할 수 없다는 이유 하나만으로도 모유 수유가 어려워진다. 메델라 수유보조기 구처럼 수유 보조 시스템(supplementary nursing system)을 사용하면 모유 수유를 시도해 볼 수도 있으나 아기의 성장 정도와 수분 섭취량을 면밀히 검토해야 한다. 이런 경우에는 모유 수유에만 의존하는 것보다는 젖병 수유를 전적으로 혹은 보조적으로 사용하는 것이 좋다.

파열의 정도에 따라 아기는 유두를 압착시킬 만큼 단단한 경구개의 표면을 찾지 못할 수도 있다. 경구개에서 적절한 위치를 찾지 못하면 유두를 파열 부위로 밀어넣기도 한다.

열린 구개로 인해 비강역류(nasal regurgitation)가 나타나기도 하는데, 비강역류란 액체가 비인두와 비강으로 역류하는 것을 말한다. 이는 숨을 쉬거나 음식물을 섭취할 때 불편감과 당혹감을 유발한다. 게다가 열린 구개는 섭식을 하는 동안 기류가 계속 코와 입으로 흘러가게 만든다. 이는 과도한 기류 유입을 유발하여 아기가 자주 헛배가 부르거나 구토를 하게 만든다.

섭식 시 입으로 먹는 것이 어려우면 과도한 에너지와 칼로리를 소비하게 만든다. 게다가 비강으로 역류한 우유는 전체 섭취량에서 제외해야 한다. 그러므로 구개열 아기의 체중증가와 적절한 영양공급은 아기의 초기 발달기 동안 가장 중요한 관심사이다(Glass & Wolf, 1999; Jones, 1988; Redford-Badwal, Mabry, & Frassinelli, 2003). 10개월을 다 채우고 태어난 아기가 적절한 체중을 확보하려면 몸무게 0.45kg당 57~85g의 모유 혹은 우유가 필요하다(Butte, 2005; The Cleft Palate Foundation, 1998). 그러므로 체중이 4.5kg인 아기는 매일 567~850g의 우유를 먹어야 하는데, 이는 섭식 문제를 가지고 있는 아기에게는 매우 많은 양이다. 아기의 체중이 증가할수록 우유 섭취량도 늘어야 한다.

마지막은 부모에게 원인이 있다. 건강한 아기는 대부분 20~30분 사이에 우유를 다 먹는다. 구개열을 가진 아기는 그보다 더 오랜 시간이 걸린다. 섭식 문제로 인해 우유를 먹는 시간이 길어지면 아기와 주 양육자 둘 다에게 심리적 스트레스를 주므로 정상적으로는 즐거워야 할 상호관계가 깨질 수 있다(Carlisle, 1998).

다행히도, 구개열을 가진 아기들에게는 특별한 젖병과 젖병 꼭지를 사용해서 효과적이고 다양한 방법으로 젖병 수유를 할 수 있다. 이런 방법은 주 양육자가 우유나 모유를 먹이는 데 큰 도움을 준다. 좀 더 지속적인 연구가 이루어져야 하지만, 보조섭식기술은 구개열을 가진 아기의 여러 섭식 문제를 완화시키는 데 효과적이다(Bessell et al., 2011; Shaw, Bannister, & Roberts, 1999).

✲ 구순구개열

구순구개열을 가진 아기는 섭식의 거의 모든 측면에서 어려움을 보이는데, 파열로 인해 입술의 단단한 밀착이 어렵고, 열린 구개 때문에 유두를 압착시키기가 어려우며, 빨기를 위한 적절한 음압을 형성하기 어렵다(Masarei, Sell, Habel et al., 2007). 열린 비인두로 인해 2차적으로 심각한 비인두역류가 나타날 수 있다. 이런 아기에게 모유 수유는 거의 불가능하다. 단독 구개열을 가지고 있는 아기의 경우, 보조섭식기술의 사용이 필수적일 때도 있다.

✻ 구순구개열 수술 후

구순구개열 수술 후 섭식에 대한 권장사항은 기관마다 다르며 여전히 논란이 많다(Katzel, Basile, Koltz, Marcus, & Firotto, 2009; Skinner, Arvedson, Jones, Spinner, & Rockwood, 1997). 일부 기관에서는 방법에 제한을 두지 않는 섭식을 즉시 권장한다. 예를 들어 일부 기관에서는 구순구개열 수술 직후 빨기를 제한하고 대신 컵이나 숟가락을 사용하도록 권장한다. 또 다른 기관에서는 7~10일 정도는 보조관(supplemental tube) 섭식을 권장한다. 대조적으로 일부 기관에서는 수술 후 별다른 문제가 없으면 즉각적인 무제한 섭식을 오랫동안 시행해 왔다.

✻ 기타 두개안면 기형

구순구개열뿐만 아니라 섭식 혹은 삼킴 문제를 유발하는 또 다른 구강, 인두 혹은 후두의 기형도 있다. 이러한 기형에는 **소하악증**(micrognathia, 작은 아래턱)과 **대설증**(macroglossia, 큰 혀)이 있는데, 이런 문제는 섭식과 삼킴에 관련된 구강운동 기제를 방해할 수 있다. 인두의 **협착**(좁아짐)과 혈관 기형은 식도 혹은 기도에 압박을 가할 수 있다. 후두열이나 기식도 천공은 기도와 식도의 연결로 인해 섭식 시 흡인(aspiration)을 유발할 수 있다. 근긴장저하, 근긴장과다, 혹은 전반적인 구강운동 기능장애를 유발하는 대뇌피질 혹은 뇌신경의 문제는 빨기와 삼키기에 필요한 근신경계 협응에 영향을 미친다. 마지막으로 설하수증(glossoptosis, 혀가 뒤로 치우쳐 인두에 위치하는 경우), 안면중앙부 후퇴, 선천성 심장 혹은 폐 질환, 혹은 **후비공폐색증**(코 뒤쪽의 인두와 연결된 구멍이 선천적으로 막혀 있는 경우)과 같이 기도 문제를 유발하는 질환은 빨기-삼키기-숨쉬기 연쇄를 방해한다.

그런 질환 중 하나로는 소하악증, 설하수증과 구개열을 동반하는 피에르 로빈 연쇄(Pierre Robin sequence)가 있다. 피에르 로빈 연쇄는 단독으로 나타날 수도 있고 트레처 콜린스 증후군(Treacher Collins syndrome), 스티클러 증후군(Stickler syndrome), 연구개-심장-안면 증후군(velocardiofacial syndrome)과 같은 특정 증후군의 일부로 나타날 수도 있다. 피에르 로빈 연쇄에서 특징적으로 나타나는 소하악증과 혀의 후퇴는 모유나 우유를 짜내기 위해 유두(젖병 꼭지)를 치조에 적절히 압착하는 것을 어렵게 만든다. 게다가 빨기-삼키기-숨쉬기 연쇄의 전반적인 협응을 무너뜨릴 수 있다(Lehman, Fishman, & Neiman, 1995; Miller, 2009; Shprintzen, 1992; van den Elzen et al., 2001). 피에르 로빈 연쇄의 전형적인 특징 중 하나인 설하수증은 만성적인 기도폐색의 원인이 될 수 있다. 이는 섭식을 위한 노력을 헛되게 할 수 있으며 빨기-삼키기-숨쉬기 연쇄에도 영향을 미친다(Miller & Willging, 2007; Nassar, Marques, Trindade, & Bettiol, 2006; Shprintzen & Singer, 1992). 그러므로 구강섭식 전에 기도가 정상인지 확인해야 할 필요가 있다(Bath & Buil, 1997). 일부 환자의 경우에는 비인두(nasopharyngeal, NP)관을 삽입하는데, 이 관을 통해 구강섭식을 할 수 있다(Wagener, Rayatt, Tatman, Gornall, & Slator, 2002). 마지막으로 아기가 전형적인 U자 모양의 구개열을 가지고 있다면 음압 형성이 어려워 이 또한 섭식 문제를 유발할 수 있다.

여러 문제가 있기는 해도 피에르 로빈 연쇄 아기들이 성공적으로 섭식을 하게 도와줄 수 있는 다양한 방법이 있다(Nassar et al., 2006; Kochel et al., 2011). 구강섭식이 가능하다고 의사가 판단할 경우, 섭식 시 엎드리거나 옆으로 눕혀서 혀를 앞으로 내밀면서 움직이는 것을 도와줄 수 있다(Arvedson & Brodsky, 2002; Glass & Wolf, 1999). 그러나 아기가 구개열을 가지고 있다면 우유를 목 쪽으로 보내기가 어렵기 때문에 엎드린 자세는 별로 도움이 되지 못한다. 혀가 중력의 영향을 받는 것을 막아 주려면 표준적으로 사용하는 반쯤 기울인 자세가 도움이 된다. 변형된 젖병을 사용할 때에는 옆으로 눕히는 것이 더 좋다. 이런 수정된 방법을 써도 보조섭식도구가 필요할 때가 있다(Glass & Wolf, 1999).

소하악증과 상기도폐색증이 있는 아기에게 자세 잡아 주기, 기관절개술, 혀-입술 유착술(tongue-lip adhesion), 하악전진술 등 다양한 방법을 적용할 수 있다(Al-Samkari, Kane, Molter, & Vachharajani, 2010; Chigurupati & Myall, 2005; Izadi et al., 2003; Kochel et al., 2011; Mandell, Yellon, Bradley, Izadi, & Gordon, 2004; Schaefer, Stadier, & Gosain, 2004; Tibesar, Price, & Moore, 2006; Zim, 2007). 후기도(posterior airway) 공간을 확보하기 위해 하악전진술을 받은 아기는 그 시술을 받는 동안은 턱이 고정되어 있기 때문에 빨 수가 없어 구강섭식을 할 수 없다. 그동안에는 대개 비위장(nasogastric, NG)관을 사용하여 섭식을 한다. 그러나 시술이 끝나면 전처럼 구강섭식을 할 수 있다.

뫼비우스 증후군(Moebius syndrome)은 아기의 섭식에 영향을 미치는 또 다른 질환이다. 뫼비우스 증후군은 6번 뇌신경(외전신경)과 7번 뇌신경(안면신경)이 없거나 발육부전을 보이는 유전적 질환이다. 이 증후군을 동반하는 환자들은 입술 운동성의 약화 혹은 손실로 입술을 유두에 밀착시키는 데 어려움을 갖는다. 게다가 턱과 혀의 운동범위(range of movement)가 제한적이어서 만성적으로 입을 벌리고 있는 양상도 보인다. 구개궁이 높아 혀와 구개의 적절한 밀착에 어려움을 보인다. 이런 증세들은 효율적인 빨기를 위한 구강운동 기제에 심각한 영향을 미친다(Arvedson & Brodsky, 2002; Broussard & Borazjani, 2008). 과도하게 침을 흘리거나 섭식 시 우유를 흘리는 일이 종종 발생한다. 뫼비우스 증후군을 가진 아기는 턱, 입술과 혀의 운동범위가 제한적이기 때문에 섭식방법을 수정할 필요가 있다. 양육자가 젖병을 짜주는 방법 혹은 특별히 제작된 젖병 꼭지가 달린 젖병을 사용해서 우유를 주는 것이 필수적이다.

반안면왜소증(hemifacial microsomia)은 다양한 정도의 하악 발육부전과 안면위축이 관찰되며, 대개는 편측성으로 나타나지만 양측성으로 나타날 수도 있다(Stromland et al., 2007). 이는 대개 문제가 있는 쪽의 혀, 입술, 턱의 운동범위를 제한한다. 아기가 젖을 먹는 동안 구강의 강한 쪽을 사용하고 약한 쪽은 안정시키는 것이 섭식 문제를 감소시켜 준다(Arvedson & Brodsky, 2002).

섭식방법과 조정방법 및 촉진기법

구개열 아기들은 간단한 개선방법만으로도 비교적 쉽게 모유나 우유를 먹을 수 있으며 적절한 시간 동안 적절한 양분을 섭취할 수 있다. 서로 다른 유형의 구개열이나 두개안면 기형 사례에 모두 성공적으로 적용할 수 있는 단일한 섭식방법은 없다. 대신, 초기 섭식과정 동안 아기의 수행능력을 면밀히 관찰하여 어떤 방법이 아기에게 가장 적절한지 결정해야 한다(Miller, 2009, 2011; Wolf & Glass, 1992).

일반적인 섭식방법은 부록 4-1에 요약되어 있다. 또한 미국 구개열-두개안면 협회(American Cleft Palate-Craniofacial Association, ACPA)는 구개열을 동반한 아기에게 부모와 주 양육자가 어떻게 모유나 우유를 먹일 수 있는지를 보여 주는 비디오와 온라인 자료를 제공하고 있다(ACPA, 2012).

모유 수유

대부분의 소아과 의사와 보건 전문가들은 여러 가지 이유로 신생아에게는 모유가 좋다는 데 동의하고 있다. 모유에는 병에 대항할 수 있는 어머니의 항체가 함유되어 있기 때문에 아기에게 어느 정도의 면역력을 제공해 준다. 게다가 초기에 나타나는 음식 알레르기를 모유 수유(breast feeding)로 피할 수 있고 모유 수유가 중이염을 예방해 준다는 보고도 있다(Aniansson, Svensson, Becker, & Ingvarsson, 2002; Paradise, Eister, & Tan, 1994). 그러나 구개열 아기의 모유 수유 가능성에 대해서는 의견이 분분하다(Alexander-Doelle, 1997; Biancuzzo, 1998; Crossman, 1998; Darzi, Chowdri, & Blat, 1996; Kogo et al., 1997; Mei, Morgan, & Reilly, 2009; Reilly, Reid, & Skeat, 2007). 다른 섭식방법과 마찬가지로, 모유 수유의 성공 여부는 파열의 위치와 중증도에 따라 달라진다.

구순열만 있는 아기는, 비교적 적절한 빨기를 할 수 있기 때문에 모유 수유가 큰 문제가 아니다. 입술과 치조에 파열이 있다고 해도 어머니의 유방이 그 틈을 메워 줘 정상적인 구강의 모양을 확보해 줄 수 있다. 모유 수유 동안에는 수직으로 앉은 자세를 유지하도록 권한다. 만약 모유 수유가 어려울 것으로 판단되면 보조적으로 혹은 전적으로 젖병 수유를 사용해야 한다.

앞서 말한 것처럼 구개열이 있는 아기에게 모유 수유를 하는 것은 아기가 빨기 동작을 위한 적절한 음압을 형성할 수 없기 때문에 매우 어려운 일이다. 이는 많은 어머니들에게 실망감을 준다. 만약 어머니가 구개열이 있는 아기에게 모유 수유를 원한다면 구순열이나 구개열 아기의 섭식을 중재한 경험이 있는 섭식 전문가나 모유 수유 전문가와의 상담이 필요하다. 모유 수유를 시도하는 기간 동안 체중 증가를 면밀히 체크하면 사용 가능성을 객관적으로 검토할 수 있고 보조섭식방법이 필요한지에 대한 명확한 정보를 얻을 수 있다. 전반적인 임상 프로토콜 마련을 위해 모유 수유의 성공 여부를 모니터하고 중재전략의 효율성을 적절히 기록하며 섭식 결과를 통합적으로 정리해 주는 추후 연구가 필요하다(Reilly, Reid, & Skeat, 2007).

모유 수유를 시도한 결과가 성공적이지 않은데도 어머니가 모유 수유를 원한다면, 수유 보조 시스템을 사용해 보는 것도 한 방법이다(Wolf & Glass, 1992). 수유 보조 시스템은 조제 분유나 어머니가 미리 짜놓은 모유를 사용한다. 가느다란 튜브가 저장용기와 연결되어 있고 그 끝을 어머니의 유두와 테이프로 밀착시킨다. 아기가 젖을 먹기 위해 어머니의 품에 안기게 되면 어머니는 저장용기를 짜서 튜브를 통해 우유를 흘려넣어 줌으로써 부족한 모유를 보충해 줄 수 있다. 저장용기를 짜 주는 시기는 아기가 젖을 빨려고 할 때와 동시에 이루어져야 한다. 이 방법을 이용하면 아기에게 수유를 하면서 동시에 매우 중요한 어머니와 아기 간의 신체 접촉을 유지할 수 있다. 게다가 이 방법은 계속해서 모유가 만들어질 수 있도록 어머니의 유방을 자극하는 효과도 있다. 이 수유 보조 시스템은, 우유가 흐르는 속도를 조절할 수 있는 제품도 있지만, 그렇지 않아서 적절한 수유 속도 조절이 어려울 때에는 사용을 중지해야 한다. 그리고 아기가 젖을 먹는 동안 튜브가 입 안으로 들어오는 것을 거부할 가능성도 있다.

조정된 방법으로 모유 수유를 시도해 본 뒤에라면 어머니들은 변형된 젖병이나 젖병 꼭지를 이용해 젖병 수유를 하는 방법이 더 쉽고 효율적이라 생각할 수도 있다. 모유 수유를 계속할 수도 있지만, 젖병 수유를 원할 경우에는 변형된 젖병이나 젖병 꼭지를 통해 모유를 공급한다.

모유는 여러 유형의 착유기(breast pump)를 이용해서 짜낼 수 있는데, 이는 집 근처의 건강용품 판매점에서 구입할 수도 있고 임대할 수도 있다. 일부의 경우 착유기를 보험으로 구입할 수도 있지만 이를 위해서는 아기 이름으로 받은 처방전이 필요하며 아기의 특수한 상황 때문에 이 기구가 필요함을 설명하는 의사의 진단서가 필요하다(미국의 경우임—역자 주). 착유기는 여러 종류가 있는데, 수동형 착유기, 건전지 작동 착유기, 전기 착유기 등이 있다. 전기 착유기는 수동형 착유기보다 더 효율적이고 착유 속도가 빠르다. 전기 착유기는 양쪽 유방에서 동시에 모유를 짤 수 있으므로 모유를 짜는 데 필요한 시간을 훨씬 줄여 주기 때문에 매우 유용하다.

✲ 변형된 젖병 꼭지 사용

섭식 문제가 명백해지면 다양한 특수 젖병과 젖병 꼭지를 사용하게 되는데 이에 대해서는 표 4-1에서 설명하였다. 적절한 젖병 꼭지와 젖병으로 수유하는 방법은 **부록 4-2**에서 설명하였다. 빨기를 도와주기 위해 어떤 젖병 꼭지가 유용할지 결정하는 데 고려해야 할 다섯 가지의 기본사항은 유연성, 젖병 꼭지의 모양과 크기, 젖병 꼭지 구멍의 유형과 크기이다(Mathew, 1988a; Miller, 2011).

표 4-1 시판되고 있는 젖병 꼭지와 젖병

젖병 꼭지

- **보철기용 젖병 꼭지**(Orthodontic Nipple): 이런 유형의 젖병 꼭지는 바닥이 넓고 우유가 흐르는 속도가 빠르다. 이는 빨기-삼키기-숨쉬기 협응이 빨리 이루어지는 아기에게 짤 수 있는 젖병과 함께 사용하면 효과적이다.
- **피존 젖병 꼭지**®(Pigeon Nipple®, 일본 도쿄 주오(中央)구 피존 사): 피존 젖병 꼭지®는 입천장에 대는 두꺼운 부분과 빠는 동작을 통해 아기가 우유를 짜낼 수 있게 해주는 얇은 부분으로 구성되어 있다. 얇은 부분 때문에 우유가 빨리 흐르지 않고 젖병 꼭지를 짜기 쉽다. 피존 젖병 꼭지®는 플레이텍스 벤테어® 젖병이나 닥터 브라운® 젖병과 같이 과도한 공기유입을 막기 위해 제작된 젖병 등 어떤 유형의 젖병에도 사용할 수 있다. 흐름을 원활히 하기 위해 우유를 먹이는 사람이 젖병을 짤 수 있게 되어 있다.
- **로스® 미숙아용 젖병 꼭지**(Ross® Premature Nipple): 빨기가 더 쉽도록 표준형 젖병 꼭지보다 더 작고 더 얇다. 이 젖병 꼭지는 우유가 빨리 흐르기 때문에 우유가 빨리 나와도 충분히 숨을 쉴 수 있는 아기에게만 사용할 수 있다.
- **표준형(전통적) 젖병 꼭지**(Standard Traditional Nipple): 폭넓게 사용되는 이 젖병 꼭지는 바닥이 좁은 모양으로 아기에게 젖을 먹이는 동안 짤 수 있게 만들어진 젖병과 함께 사용하면 스스로 빨지 못하는 아기들에게 효과적인 것으로 알려져 있다. 젖병 꼭지 구멍을 약간 크게 해줄 필요가 있을 때도 있다.

(다음 쪽에 계속)

표 4-1 시판되고 있는 젖병 꼭지와 젖병(계속)

특수 젖병 꼭지 및 젖병 시스템

- **미드 존슨 구순/구개열 영유아용 젖병**(Mead Johnson Cleft Lip/Palate Nurser, 미국 일리노이 주 글렌뷰 미드 존슨 사): 쉽게 우유를 짤 수 있게 고안된 부드러운 젖병으로, 길고 부드러우며 X자 모양의 구멍이 뚫려 있는 젖병 꼭지를 사용한다. 표준형의 젖병 꼭지도 이 젖병을 사용할 수 있다. 주 양육자는 젖병을 짜서 우유의 양을 조절할 수 있다. X자 구멍의 젖병 꼭지를 사용할 것인지 변형된 구멍의 표준형 젖병 꼭지를 사용할 것인지는 아기의 구강운동 기능에 따라 달라진다.
- **로스 구개열 영유아용 젖병**(Ross Cleft Palate Nurser): 젖병을 보조적으로 짜주어 우유를 인두 쪽으로 쉽게 보낼 수 있게 고안된 가늘고 긴 젖병 꼭지를 사용하는 젖병이다. 긴 젖병 꼭지는 때로 아기의 구역질 반사를 유발하기도 한다. 젖병 꼭지의 지름이 작아서 빨기를 위한 혀 운동을 촉진해 준다. 우유의 흐름이 안정적이면서도 빠르기 때문에 빠른 속도를 감당하지 못하는 아기에게는 사용하기가 어렵다. 우유가 빨리 흐르면 기도 보호를 방해하여 흡인의 가능성을 초래하기도 한다.
- **스페셜니즈® 피더**[SpecialNeeds® Feeder, 이전의 미니하버만 피더™(Mini-Haberman Feeder™)]: 특수 제작된 이 젖병 꼭지와 젖병 시스템은 빨기 없이 압착만으로 우유를 먹을 수 있도록 고안되었다. 섭식을 하기 전에 모유나 우유를 젖병 꼭지 안에 채운다. 젖병 꼭지는 공기 유입을 막아주는 일방형(one-way) 밸브로 되어 있다. 아기가 빨기 동작을 할 때에만 젖병 꼭지가 열리도록 되어 있어 우유가 빨리 흘러나오는 것을 막아 준다. 게다가 이 젖병 꼭지에는 돌출된 눈금선이 있는데, 이를 통해 젖병 꼭지의 직사각형 구멍이 아기의 입 안 어디에 있는지를 알 수 있다. 이때 그 눈금선이 길게 보일수록 나오는 우유의 양이 더 많아진다. 우유가 흐르는 양을 조절하려면 젖병을 돌려 필요한 눈금선(최소, 중간, 최대)이 아기의 코 앞에 오도록 한다. 우유의 흐름을 조절할 필요가 생기면 손가락으로 젖병 꼭지를 가볍게 눌러 조절할 수 있다. 미니 스페셜니즈® 피더는 더 작은 크기의 피더로 구개열이나 기타 특별한 섭식 문제를 가지고 있는 매우 작거나 미숙아로 태어난 아기를 위해 고안된 것이다.
- **메델라 소프트컵® 피더와 젖병 시스템**(Medela SoftCup® Feeder and Bottle): 이는 메델라® 80mL 폴리프로필렌 젖병과 함께 사용하도록 만들어진 젖병이다. 다른 병도 사용할 수 있지만 입구 부분이 새기도 한다. 이 젖병은 아기에게 적극적인 빨기 동작을 요구하지는 않는데, 컵처럼 생긴 작고 유연한 저장용기를 통해 우유를 먹을 수 있게 해주기 때문이다. 우유의 흐름속도는 우유를 먹이는 사람이 조절할 수 있다.

유연성

젖병 꼭지는 빨기 동작 없이 약간의 압축력만으로도 모유나 우유가 나올 수 있을 정도로 유연해야 하며 동시에 빨기를 자극할 수 있도록 어느 정도는 단단해서 체감각적 자극을 제공할 수 있어야 한다. 일반적으로 부드러운 젖병 꼭지는 단단한 젖병 꼭지보다 더 우유가 많이 흘러나오므로 압착력이나 빠는 힘이 덜 요구된다. 젖병 꼭지의 유연성 정도는 아기의 빠는 힘에 맞아야 하고 아기가 빨기-삼키기-숨쉬기 연쇄의 협응을 유지할 수

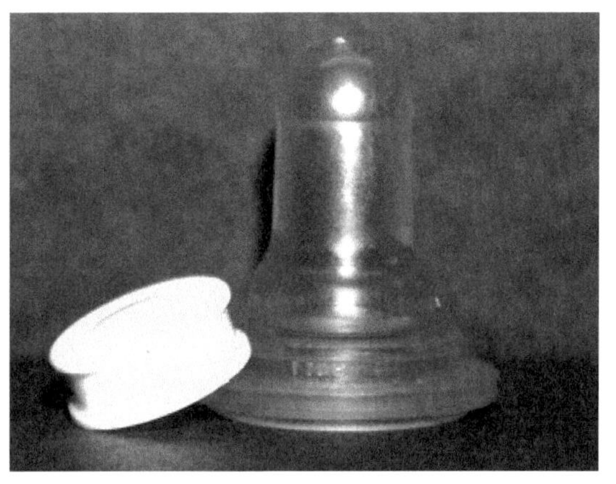

그림 4-5 피존 젖병 꼭지®

Courtesy Claire K. Miller, Ph.D./Cincinnati Children's Hospital Medical Center & University of Cincinnati College of Medicine

있도록 적절한 속도로 우유를 공급해 줄 수 있어야 한다. 예를 들어 미숙아를 위해 고안된 젖병 꼭지('미숙아용' 젖병 꼭지)나 특수 제작된 피존 젖병 꼭지®(그림 4-5)는 매우 부드럽고 유연하기 때문에 구개열 아기에게 사용할 수 있다. 표준형의 젖병 꼭지도 끓는 물에 삶아서 부드럽게 만든 뒤 사용할 수 있다.

젖병 꼭지의 모양

젖병 꼭지의 모양은 젖병 꼭지와 혀가 서로 적절하게 압착될 수 있는 것이어야 한다. 또한 그 모양은 젖을 빠는 동안 바람직한 구강운동 패턴을 유도할 수 있어야 한다(Wolf & Glass, 1992). 대체로 젖병 꼭지의 유형은 두 가지로 분류되는데, 전통적인 모양의 표준형 젖병 꼭지와 보철기용 젖병 꼭지이다(그림 4-4). 표준형 젖병 꼭지는 직선으로 쭉 뻗은 모양을 하고 있으며 깔때기처럼 아래로 갈수록 점차 좁아진다. 보철기용 젖병 꼭지는 넓고 평편한 모양을 하고 있으며 그 끝이 전구처럼 동그랗고, 커다랗고 넓은 깔때기 모양의 바닥에 붙어 있다. 이러한 유형은 누크 젖병 꼭지로 더 잘 알려져 있는데 거버나 플레이텍스 같은 여러 제조업체에서 오리지널 누크 젖병 꼭지와 비슷한 모양의 젖병 꼭지를 시판하고 있다. 이러한 유형의 젖병 꼭지는 파열을 막아 주고 젖병 꼭지를 빠는 동안 공기가 새는 것을 막아 주기 때문에 구순열이나 치조열이 있는 아기에게 유용하다.

표 4-2 통상적으로 사용되는 젖병 꼭지의 특징

젖병 꼭지의 유형	유연성	흐름 속도	모양	구멍의 유형
스페셜니즈® 피더	부드러움	양육자가 조절 가능	직사각형	
미드 존슨	부드러움	양육자가 조절 가능	X자 모양	
보철기용	부드러움	빠름	넓고 평편함	젖병 꼭지의 뾰족한 끝에 동그란 구멍
미숙아용	부드러움	중간 혹은 빠름	표준형 모양	동그란 구멍과 X자 모양 구멍
로스 구개열	부드러움	빠름	가늘고 긴 모양	커다란 구멍
표준형	중간 정도	느림	표준형 모양	동그란 구멍과 X자 모양 구멍, 여러 개의 구멍

❀ 젖병 꼭지의 길이

젖병 꼭지와 혀가 적절히 접촉할 수 있는 길이가 어느 정도인지에 따라 젖병 꼭지의 길이가 달라진다. 젖병 꼭지의 길이는 젖병 꼭지 바닥의 모양, 젖병 꼭지 끝에서 바닥까지의 거리(특히 바닥으로 갈수록 가늘어지는 젖병 꼭지의 경우)에 따라 매우 다양하게 나타난다. 아기의 빠는 힘, 젖병 꼭지 근처에서 입술이 닿는 정도, 젖병 꼭지의 위치 유지를 위해 젖병을 양육자가 조절할 수 있는 정도 등도 모두 고려해야 한다.

❀ 젖병 꼭지 구멍의 유형

젖병 꼭지 구멍의 유형뿐만 아니라 크기도 우유가 흐르는 속도를 좌우한다. 젖병 꼭지에는 표준형의 동그란 모양이나 'X'자 모양의 구멍이 뚫려 있다. 표준형 젖병 꼭지의 구멍은 깨끗이 소독된 면도칼을 이용해서 X자 모양으로 만들 수도 있다. X자 모양의 젖병 꼭지는 아기가 젖병 꼭지를 압착시켜 구멍이 열릴 때에만 우유가 흘러나오게 해준다. 이는 아기가 빨기와 삼키기의 리듬에 맞추어 우유의 흐름을 조절할 수 있게 해주고 아기가 너무 많은 우유를 마셔 섭식 시 빨기와 삼키기 협응과 기도 보호에 문제가 생기는 것을 예방해 준다.

❀ 젖병 꼭지 구멍의 크기

젖병 꼭지 구멍의 크기는 젖병 꼭지의 유형에 따라 매우 다양하다. 표준형 젖병 꼭지 구멍은 충분히 커서 젖병을 거꾸로 들면 우유가 똑똑 떨어질 정도이지만 쏟아져내릴 정도는 아니다. 우유가 흐르는 속도를 높이기 위해 구멍을 더 크게 만들거나 직사각형의 구멍을 더 뚫어 주는 방법이 있지만 흘러나오는 우유의 양이 많아지면 아기가 삼키기와 숨쉬기의 협응을 이루는 데 어려움을 느낄 수도 있다.

표 4-2는 통상적으로 사용되는 젖병 꼭지의 특성을 비교한 것이다. 어떤 유형의 젖병 꼭지를 선택할 것인가는 구개열의 유형과 초기 섭식평가 때 파악한 아기의 구강운동 및 섭식기술에 따라 결정되어야 한다.

✲ 유연한 젖병 및 보조수유기법

특수제작된 젖병 꼭지와 젖병 중에는 구개열을 가진 영유아를 위해 상업적으로 판매되는 것도 있다. 이렇게 특수제작된 젖병을 이용한 섭식방법 안내는 부록 4-2에 설명되어 있다.

미드 존슨 구개열 젖병(그림 4-6)은 양육자가 필요할 때마다 젖병을 짤 수 있도록 제작된 유연한 젖병이다. 이는 아기가 섭식을 하는 동안 에너지를 비축하고 칼로리 소비를 감소시키는 데 도움을 준다. 이 젖병은 특수제작한 젖병 꼭지를 사용하지만 이 젖병

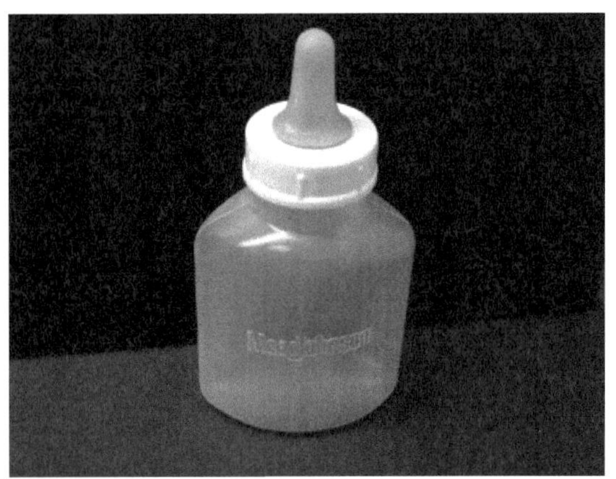

그림 4-6 미드 존슨 구개열 젖병

Courtesy of Mead Johnson & Company, LLC.

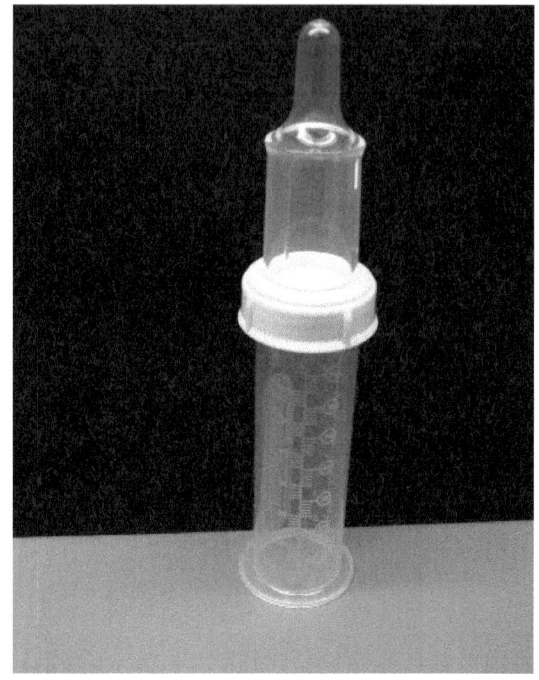

그림 4-7 메델라 사의 스페셜니즈® 피더

Courtesy Medela, Inc.

에 다른 젖병 꼭지를 끼워 사용할 수도 있다. 단순한 플라스틱 라이너(짤주머니처럼 생긴 유연한 용기—역자 주)와 다양한 유형의 젖병 꼭지를 사용하는 것만으로도 효과적으로 모유나 우유을 먹일 수 있다. 아기가 젖병 꼭지를 빨 때마다 간헐적으로 라이너를 눌러 우유를 밀어내 줄 수도 있다(Barone & Tallman, 1998). 젖을 먹이기 전에 라이너 밖으로 공기를 밀어내 주면 과도한 공기 흡입을 줄일 수 있다. 이와 비슷하게 스페셜니즈® 피더도 양육자가 우유를 먹이는 데 도움을 준다. 이 경우, 양육자가 더 길어진 젖병 꼭지를 압착하여 필요한 만큼 우유를 짜줄 수 있다(그림 4-7).

어떤 도구를 사용하든 젖병, 플라스틱 라이너 혹은 젖병 꼭지 용기를 짜주는 압력은 아기가 빨고 삼키는 속도에 맞추어야 아기의 빨기-삼키기-숨쉬기 연쇄의 협응을 방해하지 않는다. 속도가 너무 빠르거나 너무 오랫동안 짜주면 삼키는 시간이 증가하여 효율적으로 숨쉬기가 어려워진다. 이는 적절한 호흡속도를 유지하는 데 문제를 야기하며 음식물이 기도로 넘어가게 만드는 원인이 된다.

✲ 영유아 자세 잡아 주기

우유를 먹는 동안 아기를 수평으로 누이는 것은 잘못된 방법이다. 이 자세는 비강역류, 기침과 재채기를 유발할 수 있다. 게다가, 이관(유스타키오관)으로 물이 들어가면 이것이 중이로 유입되면서 삼출성 중이염이 생길 수도 있다. 반쯤 세운 자세(최소 60도 이상)가 섭식에 가장 좋은 자세인데, 이 자세가 빨기와 삼키기 협응을 위한 턱, 볼, 입술과 혀 운동 조절을 촉진해 줄 수 있기 때문이다(Morris & Klein, 1987). 이 자세는 음식물을 삼키는 데 중력의 도움을 받을 수 있으며, 이로 인해 비강역류를 예방할 수 있다(Wolf & Glass, 1992). 어깨는 양쪽이 대칭이 되도록 하며 약간 앞으로 기울어지도록 하고 몸통은 가운데로, 엉덩이는 약간 앞으로 기울인 상태로, 머리는 중립적인 위치에 두도록 한다. 목이 구부러진 젖병을 사용하면 우유가 쉽게 내려오므로 수직 자세로 앉은 아이에게도 우유를 쉽게 먹일 수 있다.

✲ 젖병 꼭지의 위치 잡아 주기

입 안의 적절한 위치에 젖병 꼭지를 두는 것이야말로 섭식 성공의 결정적 요인이 된다. 젖병 꼭지의 위치가 몇 밀리미터만 달라져도 섭식 성공의 여부가 달라질 수 있다(Clarren, Anderson, & Wolf, 1987). 적절한 압착을 위해 안정된 위치를 제공해 주려면 젖병 꼭지의 위치를 경구개의 뼈 아래쪽에 두는 것이 중요하다. 아기의 파열 부위에 맞는 적절한 크기와 모양의 젖병 꼭지를 사용하는 것이 젖병 꼭지를 입 안의 적절한 위치에 둘 수 있도록 도와준다.

✲ 흡입 속도 조절

주 양육자는 아기가 빠는 힘에 따라 우유를 주는 리듬을 맞춰 주며 흐름 속도를 주의 깊게 조절해야 한다(Law-Morstatt, Judd, Snyder, Baier, & Dhanireddy, 2003). 젖병 꼭지를 살짝 위로 올리거나 젖병 꼭지를 잠깐 입에서 빼냄으로써 우유의 흐름을 조절할 수 있다. 우유를 먹이는 사람은 아기가 눈을 크게 뜬다든가, 표정이 달라진다든가, 졸린 것 같다든가, 젖병을 피하려고 한다든가 하는 신호를 보낼 때 그 의미를 파악하고 우유를 주는 속도를 조절해야 한다. 아기가 젖병 꼭지를 빨리 빨거나, 기침이나 사레 들리는 등의 일상적이지 않은 반응을 보이면 우유를 주는 속도를 늦춰야 한다. 아기가 우유를 먹는 속도가 느려지거나 우유를 먹는 것을 멈춘다면, 이는 아기가 지쳐서 잠시 쉬고 싶어 함을 의미한다고 볼 수 있다. 아기가 과하게 공기를 흡입했다는 신호를 주면 트림을 시키기 위해 잠시 멈추어야 한다. 우유를 먹이는 사람은 아기가 지치기 전에 충분한 영양분을 주어야 한다. 그러나 안전하게 우유를 먹을 수 있도록 충분한 시간을 주는 것이 성공적인 수유의 핵심이라는 것도 감안해야 한다. 적은 양으로 높은 칼로리를 제공해 줄 수 있는 조제 분유의 사용에 대해 영양사와 상담을 해보는 것은 성장을 위해 충분한 칼로리를 공급하면서도 수유 시간을 줄이고 좀 더 천천히 수유를 할 수 있다는 점에서 유용하다(Butte, 2005; Kovar, 1997).

✲ 구강 섭식 촉진

섭식과정 동안 구강운동 조절능력을 증진시키려면 구강운동/섭식평가 결과를 이용하여 턱과 볼의 지지 방법 등 다양한 구강 촉진기법을 사용해야 한다. 사용하는 젖병의 유형도 구강운동 조절을 위한 전략 수립에 도움을 줄 수 있다. 예를 들면, 영유아용 볼루-피드 디스포저블(Volu-Feed Disposable™) 젖병(60mL 용량)을 이용하면 우유를 먹이는 동안 손과 손가락의 위치를 조절하여 턱과 뺨을 지지해 줄 수 있다(Miller, 2011; Morris & Klein, 1987).

✲ 과도한 공기 흡입의 예방

구개열 아기는 우유를 마시면서 공기도 많이 흡입하기 때문에 트림을 시키는 횟수를 증가시킬 필요가 있다. 대략 아기는 28g에 한 번꼴로 트림을 시켜야 매번 젖병 꼭지를 빨 때마다 공기 흡입으로 인해 불편감이 생기는 것을 예방할 수 있다.

사례 보고

적절한 자세와 위치 잡기

리디아는 피에르 로빈 연쇄의 전형적인 증세인 소하악증, 설하수증과 넓은 종 모양의 구개열을 가지고 태어났다. 지속적인 산소포화도 모니터링과 공식적 수면검사를 통해, 혀의 후방 이동으로 인한 상기도폐색의 가능성이 있는지 분석하였다. 수면검사 결과는 정상 범주 안에 있는 것으로 나타났고 산소포화도 수준도 구강섭식을 시도할 때를 제외하고는 정상으로 나타났다. 리디아는 빠는 횟수가 적고 자주 숨이 차며 산소포화도가 떨어져 낮은 섭식기능을 보이는 것으로 나타났다. 어머니의 헌신적인 노력에도 불구하고 리디아의 식사량은 젖 먹는 것을 완전히 멈추고 잠들기까지 겨우 최소 수준(5~10mL)을 보였고 젖 먹이는 데 걸리는 시간이 대략 10분 정도인 것으로 나타났다.

리디아는 구강운동/구강섭식전문가이기도 한 언어치료전문가에게 의뢰되었다. 검사 결과, 리드미컬한 빨기 패턴을 시작하고 유지할 수 있는 것으로 나타났을 뿐만 아니라 먹이 찾기 반사와 같은 구강 반사도 정상 범주인 것으로 나타났다. 어머니 얘기로는 이미 수도 없이 많은 젖병 꼭지를 사용해 보았는데 구개열 유아용 젖병 꼭지도 소용이 없었다고 한다.

어머니가 평상시 아기에게 우유를 먹일 때와 같은 방법으로 먹여 보라고 하여 이를 관찰하였다. 어머니는 더 빨리 우유가 나올 수 있도록 직사각형 구멍을 하나 더 만든 표준형 젖병 꼭지를 사용했고, 리디아를 반쯤 기울여 요람에 누운 것과 같은 자세를 취하게 했다. 어머니는, 구개열 아기는 빨기가 어려우므로 빨기가 필요 없는 젖병 꼭지가 필요하다는 조언을 받았다고 한다. 젖병을 이용했을 때 리디아는 젖병 꼭지에서 우유가 빠르게 흘러나올 때 몇 번 빨려는 시도를 했다. 그러나 곧 기침을 하면서 우유를 뿜어냈고 젖병 꼭지를 밀어내었다. 산소포화도도 낮아지는 것으로 보고되었다. 어머니는 젖병 꼭지를 리디아의 입 안에 다시 넣으려고 하였으나 젖병 꼭지를 혀 위에 올려놓는 데 애를 먹었다. 어머니는 이러한 시도를 여러 차례 실시했지만 아기는 계속 이를 거부했고 이에 따라 산소포화도도 간헐적으로 문제를 보였다. 리디아는 겨우 10mL 정도의 우유만 마시고 나서 잠이 들었다. 나머지 섭식은 위루관을 통해서 제공하였다.

다음 회기 때 언어치료전문가는 몇 가지 중재기법을 적용해 보았다. 첫 번째로 리디아를 반쯤 누인 요람 자세가 아닌, 수직 자세로 앉혔다. 이는 리디아가 젖을 먹으려고 하는 동안 혀가 뒤로 쏠리는 것을 막아 주고 비강역류를 줄이는 데 도움을 주었다. 리디아를 깨어 있게 하고 비수유성 구강운동(젖을 먹는 것과 상관없는 구강운동—역자 주)을 촉진하기 위해, 영양 공급과는 상관없는 구강 자극을 주었다. 스페셜니즈® 피더를 입 안으로 넣어 보았더니, 젖병 꼭지가 더 길기 때문에 혀 위에 쉽게 놓을 수 있었다. 능동적으로 젖을 빨수 있도록 젖병을 짜 주기 전에는 젖병 꼭지에서 우유가 흘러나오지 않으므로 젖병 꼭지가 입 안에 있어도 우유가 밀려들어오지 않는다는 것에 리디아가 익숙해지게 했다. 리디아가 빨기를 시도하면 그에 맞추어 적은 양의 우유가 나올 수 있도록 부드럽게 젖병을 짜주었다. 리디아는 이 적은 양의 우유를 별 문제 없이, 삼킴장애의 임상적 징후 없이 입 안에서 성공적으로 옮길 수 있었다. 리디아가 젖병 꼭지를 밀치는 거부 반응을 보이기 전에 대략 8번 정도로 젖병을 짜주었다. 잠시 쉰 후 다시 우유를 먹이려고 시도해 본 결과, 리디아는 휴지기를 가지기 전에 대략 5번 정도의 빨기-삼키기 연쇄를 완성시켰다. 잠시 동안 휴식을 취한 후 이를 다시 반복했을 때 대략 20분 정도의 시간이 걸렸으며 이때 약 30mL 정도의 우유를 먹었다. 3주 정도가 지난 후 가끔 젖병을 짜주고 잠시 동안 쉬어 주면서 우유를 먹이자 그 섭취량이 차차 증가하기 시작했다.

✻ 비강역류의 관리

구개열 아기는 코로 음식물이 역류하는 것을 자주 경험한다. 이런 경우 우유를 먹이는 것을 잠시 중단하고 아기가 기침을 하거나 재채기를 하여 코 안을 깨끗하게 할 시간을 주어야 한다. 우유를 먹이는 동안 비강역류가 자주 일어나면 주 양육자는 아기가 중력의 도움을 받을 수 있는 수직 자세로 있는지 확인해야 한다. 비강역류와 더불어 기침을 자주 한다면, 우유가 더 천천히 나오는 젖병 꼭지를 사용해야 한다. 우유를 주는 속도를 좀 더 느리게 하면 아기가 빨기-삼키기-숨쉬기 연쇄를 더 조직적으로 잘 유지할 수 있다.

✲ 방법의 일관성

일관된 수유법을 사용하는 것이 전반적인 섭식의 성공을 가능하게 한다. 아기는 같은 자세와 같은 젖병 꼭지와 젖병, 그리고 같은 기법으로 우유를 먹어야 한다. 우유를 먹이는 사람은 아기의 자세를 편하게 해주기 위해 어떻게 해야 하는지, 어느 정도로 젖병을 짜줘야 하는지, 얼마나 오랫동안 우유를 먹여야 하는지, 얼마나 자주 트림을 시켜야 하는지, 수유 시 아기가 주는 단서를 어떻게 알 수 있는지 배워야 한다. 만약 젖병과 젖병 꼭지를 자주 바꾸고 위치를 계속 바꾸고, 젖병을 짜주는 속도도 계속 다르게 하면 수유에 혼란이 오며 그로 인해 우유를 먹음으로써 생기는 이득이 부족해질 수밖에 없다. 다행히도 아기가 정상적인 발달을 보이고 주 양육자가 차차 많은 경험을 하게 되면 어떤 방법을 사용하더라도 섭식과정은 차차 개선된다.

✲ 섭식보조용 폐색장치의 사용

섭식보조용 폐색장치는 구개열 아기의 섭식을 도와주기 위해 생후 수 주 동안 사용하는 보철기구의 일종이다(그림 4-8A와 B 참조). 이는 구개의 파열 부위에 끼우는 식으로 되

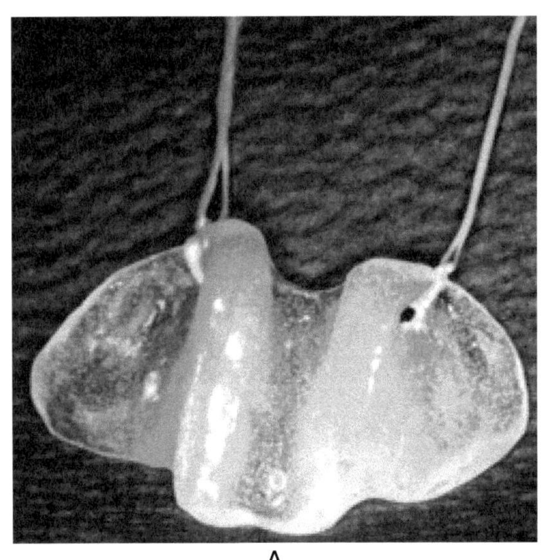

A

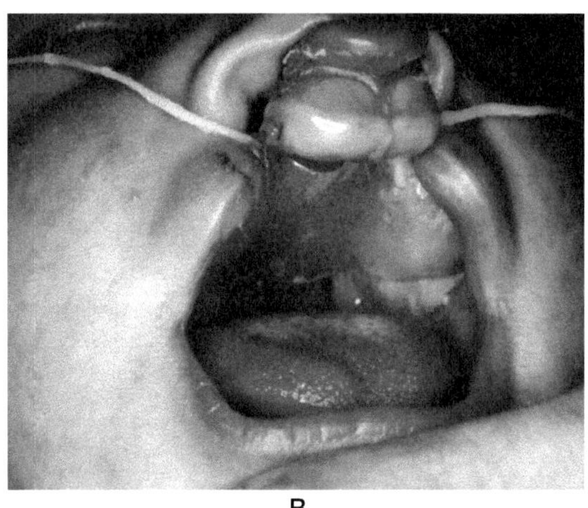

B

그림 4-8(A와 B) (A) 영유아용 섭식보조용 폐색장치. (B) 이러한 유형의 보철장치는 비강과 구강을 분리하여 액체가 코로 역류하는 것을 막아 준다. 섭식보조용 폐색장치는 휴식기 때 혀가 파열 부위 안으로 들어가지 않게 막아 주고, 우유를 짜기 위해 젖병 꼭지를 압착시킬 수 있는 단단한 표면을 제공한다.

A: Courtesy Claire K. Miller, Ph.D./Cincinnati Children's Hospital Medical Center & University of Cincinnati College of Medicine
B: Courtesy Gordon Huntress, D.D.S./Cincinnati Children's Hospital Medical Center & University of Cincinnati College of Medicine

어 있는데 이를 통해 구강과 비강 사이의 부분적인 밀폐가 가능해진다. 폐색장치는 파열 부위로 혀가 들어가지 못하게 하고 섭식 시 구강 내에 단단한 표면을 제공해 젖병 꼭지나 유두를 압착시키는 것을 개선시킨다. 소아치과 의사나 보철과 의사를 통해 섭식보조용 폐색장치를 만들고 아이가 성장하면서 정기적으로 수정할 필요가 있는지 자주 점검한다.

구개열이 있는 아기의 섭식을 돕기 위해 섭식보조용 폐색장치를 사용하는 데에는 여러 가지 서로 다른 관점이 존재한다(Choi, Kleinheinz, Joos, & Komposch, 1991; Crossman, 1998; Delgado, Schaaf, & Emrich, 1992; Kogo et al., 1997; Kochel et al., 2011; Masarei, Wade, Mars, Sommerlad, & Sell, 2007; Osuji, 1995; Savion & Huband, 2005; Sultana, Rahman, Nesssa, & Alam, 2011). 일부 두개안면 기형 센터에서는 아기의 젖병 꼭지를 빠는 능력을 개선시키는 데 섭식보조용 폐색장치가 중요한 역할을 한다고 보기 때문에 이를 일상적으로 사용하며(Crossman, 1998), 이런 방법이 체중증가에 더 효과적이라고 보는 견해도 있다(Balluf & Udin, 1986). 그러나 폐색장치가 적절한 음압형성에 별 도움이 되지 못한다는 견해도 있다(Choi et al., 1991).

대부분의 두개안면 기형 센터에서는 젖병 꼭지나 젖병을 변형시켜 사용하고 자세를 정확하게 잡아 주며 적절한 섭식방법을 사용하면 충분히 성공적인 섭식이 가능하기 때문에 폐색장치를 일상적으로 사용하지는 않는다. 상악판(maxillary plate)이 있는 보철 기구와 없는 기구를 사용했을 때 섭식능력에 미치는 영향이 서로 다르다고 보고한 연구도 있다(Glenny et al., 2004). 게다가 폐색장치를 사용하는 데에는 몇 가지 단점도 있는데, 비용 문제와 성장에 따라 장치를 주기적으로 교체해야 하는 점 등이 포함된다. 폐색장치를 사용하는 것은 쉽지 않은 일인데, 아기에게는 장치를 고정시킬 만한 치아가 없기 때문이다. 마지막으로 구강조직이 충혈될 수도 있고 폐색장치가 구강위생을 방해할 수도 있다.

✲ 구강위생

양호한 구강위생을 유지하는 것은 모든 아기에게 매우 중요하다. 생후 몇 개월 된 아기의 입 안은 스스로 정화되는 경향이 있기는 하지만, 입술이나 구개에 파열이 있는 아기에게는 구강위생이 특히 중요하다. 파열된 틈으로 액체가 유입되어 수직 자세에서조차 액체가 코로 들어올 수 있다. 액체가 입과 코에서 나오는 분비물과 섞여 고형화되면 이로 인해 감염이 생기기 쉽고, 감염으로 인해 충혈과 통증이 생길 수도 있다. 건강한 구강위생을 위해 양육자는 섭식 후 아기의 파열 및 그 주변 부위를 깨끗이 닦아 주어야 한다. 면봉이나 작은 조각의 거즈 혹은 부드러운 스펀지로 투세트(Toothette®, 미국에서 판매되는 구강 세정용품—역자 주)를 이용하여 구강점막을 부드럽게 닦아 주면 된다. 천에 물이나 과산화수소를 섞은 물을 적셔 사용할 수도 있다. 이렇게 닦아 주는 동안 상처를 주거나 불편감을 주지 않도록 주의해야 하지만 파열은 상처가 아니므로 부드럽게 닦아 주는 정도로 염증이 생기지는 않는다는 것을 기억해야 한다.

✲ 컵으로의 전환

대부분의 아기는 생후 8, 9개월이 되면 컵을 사용할 준비가 되지만 일부 아기는 훨씬 더 일찍, 생후 6~8개월 무렵에 준비가 되기도 한다(Lang, Lawrence, & Orme, 1994). 컵에 대한 초기 반응은 대개 빨기로 나타나며, 혀를 내민 상태에서 입 밖으로 물이 흘러나오곤 한다. 아기는 점차 컵으로 마시는 데 필요한 구강기능을 익히게 되는데, 양육자가 컵을 잡아 주면 컵으로 한두 모금을 마실 수 있게 된다. 처음 연습할 때에는 흐르는 속도를 느리게 해주기 위해 약간 걸쭉한 액체를 사용하는 것이 좋다.

젖병에서 컵으로 전환할 때에는 여러 가지 다양한 유형의 컵을 사용할 수 있다. 지속적으로 빨지 않아도 되는 컵을 고르는 것이 중요하다. 빨기에서 컵으로 마시기로 전환할 때에는 뾰족하게 튀어나온 부분이 없고 빨대나 뚜껑을 사용하지 않는 작은 컵이 좋다. 메델라 소프트컵® 젖병을 사용하는 것도 이 전환기에 이용할 수 있는 방법 중 하나이다(그림 4-9). 컵 모양으로 생긴 가늘고 유연한 저장용기를 이용하여 우유나 모유를 먹이는데, 이는 컵에서 흘러나오는 소량의 액체를 조절할 수 있는 구강기능의 발달을 촉진시킨다.

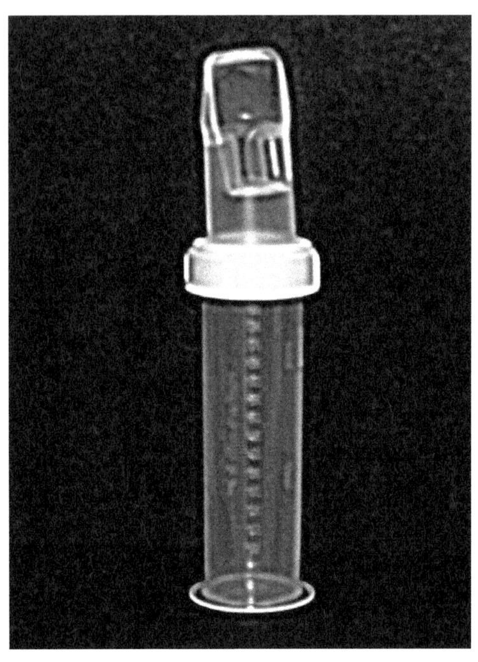

그림 4-9 메델라 소프트컵® 젖병. 이는 젖병에서 컵으로 전환하는 시기에 사용할 수 있는 방법 중 하나이다.
Courtesy Medela, Inc.

구개 수술 직후에는 빨기 동작으로 인해 수술 부위에 문제가 유발될 수 있기 때문에 많은 외과의들이 구개 수술 전에 젖병에서 컵으로 전환시킬 것을 권한다. 수술은 대개 생후 9~10개월 무렵에 실시하므로, 젖병에서 컵으로의 전환은 그 전에 이루어져야 한다.

✲ 고형식의 도입

수술 전의 구개열 아기라도 여느 다른 아기와 비슷한 시기에 고형식을 주기 시작한다. 고형식을 도입하는 시기는 소아과 의사, 부모, 아기의 선호도에 따라 달라진다. 대개, 6개월 무렵에 쌀로 만든 시리얼이나 불린 음식으로 시작한다. 처음에 아기에게 숟가락으로 음식을 먹이면 젖을 먹듯이 빨아먹으려고 할 것이다. 이로 인해 음식물이 비강으로 유입될 수도 있다. 아기가 음식을 먹는 데 점차 숙달되고 혀를 더 잘 움직이게 되면 이런 일은 차차 감소한다. 으깬 과일을 시리얼과 섞어 주면 어느 정도 농도가 진해져 비강역류의 가능성도 감소된다. 양육자는 적절한 자세, 작은 음식덩이, 느린 속도로 음식과 물을 번갈아 주다가 차차 고형식으로 전환한다. 음식을 천천히 주는 것이 특히 중요한데, 아기가 파열 주위의 음식을 어떻게 처리해야 하는지 점진적으로 배울 수 있게 해주기 위함이다. 숟가락을 아기의 혀 위에 두면 숟가락 위로 입술을 다물고 음식을 삼키기 위해 능동적으로 혀를 움직이게 된다. 이는 특히 구순열 수술 후에 중요하다. 숟가락으로 음식을 먹일 때 빨리 먹이거나 한 번에 많은 양의 음식을 떠 주면 구조화된 삼키기 습관을 방해하고 비강역류를 증가시킬 수 있다.

입에서 쉽게 녹는 음식, 그다음으로는 한입 크기의 쉽게 먹을 수 있는 일상음식으로 전환하면서 차차 섬유소 함유량을 늘리는 것은 여느 아기들과 같다. 비강역류를 줄이기 위해 아기를 수직으로 앉힌 자세에서(양육자가 도와줘야 한다) 처음에는 숟가락으로 음식을 준다. 적절한 발달 시기가 되면 바삭하지만 입에서 쉽게 녹는 고형식(영유아용 크래커나 과자)이나 한입 크기의 부드러운 과일, 작게 자른 치즈 혹은 파스타 조각같이 부드럽고 먹기 편한 음식을 손으로 잡아 먹는 연습도 하게 한다. 이는 아기에게 스스로 먹을 수 있는 기회를 주고 혀를 움직여 파열 주변에 있는 음식물을 다른 곳으로 이동시키는 연습을 할 수 있게 해주며 저작을 위해 필요한 기술의 효율성을 증가시킨다. 음식이 코로 나오거나 파열 부위 주변에 모여 있는 것이 관찰되면 손가락이나 면봉을 이용하여 부드럽게 제거해 주면 된다. 시거나 매운 음식은 구개가 아물기 전에는 먹이지 않도록 주의해야 하는데, 이런 음식이 수술 봉합선을 자극할 수 있기 때문이다. 구강운동 기술이 효율적으로 되어감에 따라 아기는 음식을 삼키려면 단단한 음식물을 어떻게 효과적으로 이동시켜야 하는지를 배우게 된다.

❋ 복합적 섭식 문제의 평가와 관리

섭식 문제를 보이는 아기의 체중증가는 소아과 의사가 면밀히 모니터해야 한다. 체중증가가 적절히 이루어지지 않는 것으로 의심되면 소아과 의사는 섭식에 대한 더 정밀한 검사가 필요한지 숙고해야 한다. 게다가 일부 아기들은 간단한 개선방법만으로는 쉽게 해결되지 않는 복잡한 섭식 문제를 가지고 있을 가능성도 있다. 심각한 섭식기능 장애나 기도 보호 문제의 징후에는 빨기-삼키기-숨쉬기 연쇄를 시작하고 완성할 수 있는 능력의 부재, 기침이나 호흡곤란, 섭식 동안 혹은 후의 안색 변화, 호흡률 증가, 섭식 동안의 산소포화도 감소 등이 있다. 심각한 섭식 문제를 갖고 있는 아기는 섭식을 시도할 때 젖병 꼭지를 거부하거나 턱을 당기는 반응을 보인다. 아기가 이러한 징후를 보이거나 우유를 먹이는 데 45분 혹은 그 이상의 시간이 걸리거나 들인 노력에 비해 상대적으로 섭취량이 적은 경우에는 임상적인 구강운동/섭식평가와 기기를 사용한 삼킴평가가 필요하다.

✲ 임상적 평가

섭식에 대한 임상적 평가는 섭식전문가(자격증을 소지한 언어치료전문가나 작업치료사)가 실시해야 한다. 게다가 아기가 안전하게 우유를 먹는지 평가하고 아기의 섭식을 증진시켜 주기 위한 보상전략의 효과를 판단하기 위해서는 방사선과 검사가 필요하다. 아기가 가진 구조적 특징, 특정 구강운동의 강점 및 약점과 보상전략에 대한 반응을 평가함으로써 아기의 구강섭식 능력을 극대화시킬 수 있는 효과적인 방법을 찾아야 한다. 평가의 궁극적인 목적은 아기에게 적합한 섭식방법을 찾아 보완해 줌으로써 안전하고 효율적인 섭식을 위해 적절한 빨기-삼키기-숨쉬기 연쇄를 촉진하고 충분한 영양섭취와 체중증가가 이루어지도록 하는 데 있다.

✲ 비디오투시조영 삼킴 검사

수정된 바륨 삼킴 검사(modified barium swallow)라고도 하는 비디오투시조영 삼킴 검사(videofluoroscopic swallowing study, VFSS)는 대개 방사선과 의사나 언어치료전문가가 실시한다. 비디오투시조영 삼킴 검사를 통해 구강, 인두, 식도 삼킴단계의 전반적인 양상뿐만 아니라 각 단계들 간의 상호작용도 볼 수 있다. 음식을 삼킬 때의 삼킴 기능뿐만 아니라 아기가 기도 보호를 유지하는지도 주의 깊게 평가하며 삼킴 동작 동안 비강역류의 정도와 흡인 여부도 판단한다. 기도로 넘어간 음식에 대한 아기의 보호반응도 평가해 볼 수 있다. 섭식과정을 개선시키는 데 효과가 있는지 알아보기 위해 자세를 적절히 잡아 주거나, 다른 젖병 꼭지를 사용하거나, 우유를 주는 속도를 조절하는 등의 보상전략도 시도해 볼 수 있다(Arvedson & Brodsky, 2002; Kramer, 1985; Newman et al., 1991). 비디오투시조영 삼킴 검사의 단점은 검사를 실시하는 동안 양육자뿐만 아니라 아기에게까지 영향을 미치는 방사선에 노출된다는 것과, 우유에 바륨을 섞어서 먹여야 한다는 것(점성을 증가시키기는 하나 그 맛이 아기에게는 익숙하지 못하다), 그리고 실제 먹는 것보다 더 적은 양의 음식으로 검사를 한다는 것이다.

✲ 굴곡형 내시경 삼킴 검사

소아를 위한 굴곡형 내시경 삼킴 검사(fiberoptic endoscopic evaluation of swallowing,

FEES)는 인두와 후두의 구조물을 관찰하기 위해 내시경을 통해 비강통로를 관찰하는 검사이다(Willging, 1995). 이 검사는 음식을 삼킬 때 이루어지는 기도 보호 과정을 평가하는 데 역점을 둔다. FEES는 인두와 후두의 감각역치에 대한 정보도 제공한다(Willging & Thompson, 2005; Aviv et al., 1998). FEES의 장점은 인두와 후두의 구조물을 시각적으로 확인할 수 있게 해줄 뿐만 아니라 섭식 시 분비물도 동시에 삼키는지 관찰할 수 있다는 데 있다. 섭식에 대한 평가는 아기가 평소에 사용하는 젖병, 젖병 꼭지와 우유를 가지고 실시한다. 적은 양(1mL 이하)의 녹색을 띠는 음식이나 아쿠아덱스™(멀티비타민과 미네랄 보충제)를 첨가해서 검사를 하는 동안 음식물의 색깔이 잘 보이도록 한다. FEES를 하는 동안 투시조영검사가 갖는 시간의 제약 없이 보상적 삼킴 전략을 시도해 볼 수 있다. 단점은 음식을 삼킬 때 내시경 주변에서 일어나는 연인두 폐쇄로 인해 일시적으로 시야를 잃게 되는 것이다. 이때 삼킴 동작을 한 번 하면 바로 원상태로 돌아오기 때문에 다시 시야가 확보된다. 그러나 삼킴의 빈도가 증가할수록 시야가 더 흐릿해지는데, 영유아기 초기에는 삼킴 연쇄가 빨리 반복되는 것이 특징이므로 단점이 될 수도 있다.

✲ 통합적 섭식 전문가 팀 평가

중증의 경우, 여러 영역의 전문가로 구성된 팀의 평가가 필요하다. 일반적으로 통합적 섭식전문가 팀(interdisciplinary feeding team)의 구성원에는 위장병 전문 의사, 영양사, 간호사, 언어치료전문가, 작업치료사, 행동수정 심리학자, 이비인후과 의사, 호흡기내과 의사, 방사선과 의사 등 의료 분야의 전문가들이 포함된다. 통합적 섭식전문가 팀의 구성은 기관마다 매우 다양하다(Lefton-Greif & Arvedson, 1997; Miller et al., 2001; Rudolph, 1994). 이 전문가들이 협력하여 실시하는 평가를 통해 복잡한 섭식 문제의 치료방법에 대한 장기 계획을 수립하고 구체적인 치료접근법을 시행할 수 있다.

✲ 중증 사례를 위한 대체섭식법

섭식 문제가 젖병 꼭지나 젖병의 변형만으로 해결하기 어려울 때에는 **구위장관**(orogastric tube) 혹은 **비위장관**(nasogastric tube)을 잠시 사용하기도 한다. 이를 통해 섭식을 위한 구강운동 기능을 개선시킬 수 있는 전략을 파악해야 한다. 섭식 문제가 지속되고 다른 방법으로는 제대로 해결되지 않을 경우에는 **위절개술**(gastrotomy)을 통해 삽입한 위**루관**(gastromy tube, G tube)을 이용한 섭식방법을 적용해 볼 수도 있다. 이는 특히 아기가 비정상적인 구강반사를 보이거나 내시경을 이용한 삼킴 평가 때 삼킴 동작과 기도 보호가 적절히 협응하지 못하는 것으로 나타났을 때 고려해 볼 수 있다. G 튜브는 수술적 처치를 통해 위에 삽입되며, 오랫동안 그대로 둘 수도 있다. 아기의 섭식기술이 발달하고 구강을 통한 섭취량이 증가하고 있다는 개선의 징후가 현저하게 나타나면 이 튜브를 제거한다(Rudolph, 1994).

❋ 요약

어떤 섭식방법을 선택하든, 섭식과정은 비교적 쉽고 효과적이어야 한다는 것이 중요하다. 일반적으로 섭식방법은 아기에게 적정량의 영양분을 섭취할 수 있게 해주며 체중이 증가할 수 있게 해주어야 한다. 그러한 방법들은 쉽고 편해서 아기가 영양분을 비축할 수 있어야 하고 효율적이어서 섭식시간이 오래 걸리지 않아야 하며 양육자에게 부담이 크지 않아야 한다. 섭식방법만큼이나 젖병 꼭지와 젖병을 일관적으로 사용하는 것도 중요하다. 섭식방법은 아기가 정상적인 구강운동 기술을 발달시키는 데 충분할 정도로 빨기 경험을 줄 수 있어야 한다. 대체방법으로 선택한 방법은 비교적 값이 싸고 꾸준히 사용할 수 있어야 한다.

마지막으로 섭식과정은 아기와 양육자 모두에게 만족스러운 경험이 되어야 한다는 것 또한 매우 중요하다. 유대감 형성뿐만 아니라 초기의 감각운동 발달의 경험을 제공하는 데에도 수유 시간은 매우 중요함을 명심해야 한다.

❋ 복습 및 논의

1. 정상적인 삼킴 과정에 대해 설명하고 성장에 따라 이 과정이 어떻게 변화하는지 설명하라.
2. 구개열이 섭식 문제를 일으키는 이유는 무엇인가? 왜 구순열에서는 문제가 덜 나타나는가?
3. 구개열 아기에게 모유 수유가 특히 어려운 이유는 무엇인가? 그 어머니에게 어떤 섭식방법을 대안으로 제시해 줄 수 있는가?
4. 구개열 아기의 섭식을 돕기 위해 젖병 꼭지를 변형시키는 방법에는 어떤 것이 있는가?
5. 시판 중인 구개열 유아용 젖병의 유형에 대해 설명하라.
6. 섭식 문제를 보이는 아기에게 유용한 섭식 촉진기법에 대해 설명하라.
7. 누운 자세보다 수직으로 앉은 자세가 더 적절한 이유는 무엇인가?
8. 구개열 아기를 위해 주 양육자가 알아야 할 구강위생방법은 무엇인가?

〈부록 4-1〉

부모용 섭식 정보

CLAIRE K. MILLER, PH.D.

편하게 생각하기

대부분의 부모들은 구개열 아기에게 우유를 먹이는 방법을 배우는 데 불안감을 느끼지만, 이는 생각보다 어렵지 않다. 적절한 젖병 꼭지, 젖병, 기술을 사용하면 충분히 극복할 수 있다는 것을 알게 될 것이다.

섭식 기구와 방법

아기가 태어나면 가능하면 빨리 간호사, 언어치료전문가 혹은 작업치료사로부터 특정 섭식방법에 대해 배워야 한다. 전문가가 추천하는 적절한 젖병 꼭지, 젖병과 섭식방법을 사용하도록 하며, 기구를 어떻게 사용해야 하는지 의문점이 생기면 지체 말고 간호사나 언어치료전문가에게 물어보도록 한다.

적절한 자세

일반적으로 사용하는 요람에 누운 자세나 반쯤 기울인 자세가 아니라 수직으로 앉힌 자세를 취하게 하면 구개열 아기에게 우유를 먹이는 동안 코로 새는 우유의 양을 줄일 수 있다. 수직으로 앉힌 자세에서 베개나 작은 쐐기형 쿠션(foam wedge)을 사용해도 된다.

비강역류에 대한 조처

수직 자세에서도 아기의 코를 통해 우유가 새면, 우유가 흐르는 속도가 너무 빠른 것이다. 더 작은 X자 구멍의 젖병 꼭지나 직사각형 구멍의 젖병 꼭지를 이용하여 속도를 더 늦춘다.

젖 먹기를 거부할 때

- 아기가 모유 수유나 젖병 수유를 거부할 수도 있다. 젖을 먹이는 시간 간격에 문제가 있는 것은 아닌지 생각해 보아야 한다. 만약 너무 자주 젖을 먹이면 아기가 배가 고프지 않아 젖을 먹고 싶은 마음이 들지 않을 수도 있다.
- 젖병 꼭지 구멍의 크기가 적절한지 생각해 보아야 한다(아기가 우유를 빠는 데 너무 힘든 크기는 아닌가? 우유가 잘 안 나오는 건 아닌가?).

이는 일상적인 문제이다. 우유의 흐름속도를 더 빨리 해주거나 짜줄 수 있는 부드러운 젖병을 시험 삼아 사용해 보라.

- 모유 수유의 경우, 처음 젖을 먹을 때 모유가 주체할 수 없을 정도로 많이 흘러나오면 모유를 먹는 것을 피하려고 할 수도 있다. 모유 수유를 시작하기 전에 손으로 모유를 약간 짜보도록 하라.
- 젖병 수유를 한다면 우유의 온도를 재보도록 한다. 연구로 입증되지는 않았지만 많은 아기들이 따뜻한 우유를 더 좋아한다.
- 사용하는 섭식방법을 일관적으로 사용하도록 노력하라. 같은 자세와 같은 섭식기구와 같은 전략으로 아기에게 우유를 먹이도록 다른 사람에게도 권하라. 예를 들어 보조적으로 젖병을 짜주는 방법이나 잠시 쉬거나 트림을 시키기 위해 쉬게 해줘야 하는 타이밍에 대한 시범을 보여 주라.

섭식 시의 공기 흡입에 대한 처치

구개열 아기는 우유를 먹는 동안 필요 이상의 공기를 삼키는 경향이 있다. 28g 정도 삼킬 때마다 우유를 먹이는 것을 잠시 쉬고 트림을 하게 하면 과도한 공기 흡입으로 발생할 수 있는 불편감을 제거하는 데 도움이 된다.

지속적인 구강 섭식 문제

대부분의 섭식 문제는 쉽게 해결된다. 아기가 계속 젖을 먹는 데 문제를 보이고 그것이 걱정스럽다면 소아과 의사와 의논하여 구개열이나 다른 두개안면 기형과 연관된 섭식 문제를 다루어 본 경험이 있는 언어치료전문가나 작업치료사의 도움을 받도록 한다.

〈부록 4-2〉

구개열 아기를 위한 젖병 꼭지와 젖병 수유

CLAIRE K. MILLER, PH.D.

미드 존슨 구개열 영유아용 젖병을 사용한 젖병 수유

- 아기를 반쯤 수직으로 세운 자세로 무릎 위에 앉힌다. 오른손으로 미드 존슨 젖병을 잡고 왼팔이나 왼손으로 아기의 머리와 어깨를 지지한다.
- 미드 존슨 젖병 꼭지나, 그 외 젖병 꼭지(피존 젖병 꼭지®, 표준형, 보철기용 젖병 꼭지 등)를 미드 존슨의 유연한 젖병과 함께 사용할 수 있다.
- 젖병 꼭지를 아기의 입꼬리에 대주어 입을 벌리도록 자극한다. 아기가 입을 벌리면 젖병 꼭지를 혀 위(혀 앞이 아님)에 놓아 준다.
- 아기가 구순구개열을 가지고 있다면 젖병을 부드럽게 짜주기 전에 젖병 꼭지를 빨아 볼 기회를 주도록 한다.
- 젖병을 부드럽게 짜주면서 아기의 반응을 살핀다.
- 아기의 빠는 속도에 맞추어 규칙적으로 젖병을 짜준다.
- 우유가 마구 흘러나올 수 있으므로 계속 짜주지는 않는다.
- 아기가 열심히 젖병 꼭지를 빠는 초기에는 규칙적으로 젖병을 짜주도록 한다. 우유를 주는 중간이나 끝 무렵 우유를 빠는 속도가 느려지면 같이 속도를 늦춘다.

스페셜니즈® 피더를 사용한 젖병 수유

- 스페셜니즈® 피더는 젖병, 젖병 꼭지, 원판(disc), 칼라(깃)와 밸브 막으로 구성되어 있다.
- 밸브 막을 원판의 위쪽에 눌러놓아(마개가 가운데 구멍에 확실히 끼워졌는지 확인해야 한다) 젖병을 조립한다.
- 젖병을 모유나 우유로 채운다. 젖병 꼭지로 밸브 막을 덮고 칼라를 이용하여 젖병 꼭지와 젖병을 연결시킨다. 젖병을 수직으로 세운 상태에서 젖병 꼭지의 아래쪽 공간을 누른다. 그다음 젖병을 거꾸로 들고 눌렀던 손을 뗀다. 그러면 우유가 젖병 꼭지 아래쪽에 있는 저장소로 흘러들어 가게 된다.

- 반 수직 자세로 아기를 무릎 위에 앉히고, 한 손으로는 젖병을 잡고 다른 팔이나 손으로는 아기를 지탱해 준다.
- 코와 젖병 저장소의 거리를 가장 가깝게(흐름 속도 0) 조정한다.
- 젖병 꼭지를 아기의 입꼬리에 대주어 아기가 입을 벌리면 젖병 꼭지를 부드럽게 아기의 혀에 대준다.
- 젖병 꼭지를 정상적인 입천장 아래에 넣어 준다.
- 아기가 젖병 꼭지를 빨기 전에 시간을 주도록 한다.
- 아기가 젖병 꼭지를 빨면 우유가 나올 것이다.
- 아기의 코와 젖병 꼭지 사이의 거리를 중간 정도(중간의 흐름 속도)나 가장 멀어지게(가장 빠른 흐름 속도) 바꾸어 보면서 아기의 반응을 보고 적절한 속도를 결정하도록 한다.
- 필요하면 아기가 젖병 꼭지를 2, 3번 빨 때마다 한 번씩 우유 저장소를 보조적으로 짜줄 수도 있다.

피존 젖병 꼭지®를 사용한 젖병 수유

- 피존 젖병 꼭지®에는 Y자 모양으로 생긴 구멍이 있다. 사용하기 전에 그 구멍 위를 부드럽고 깨끗한 천으로 닦아 유연하게 만들어 준다.
- 미드 존슨과 같은 유연한 젖병에 젖병 꼭지를 연결하여 사용한다.
- 젖병 꼭지의 바닥에 있는 V자 모양을 찾는다. 이것은 공기구멍으로 아기가 우유를 먹는 동안 코 아래, 젖병 꼭지 맨 위에 있어야 한다.
- 젖병 꼭지를 아기의 혀 위에 대준다. 아기가 젖병 꼭지를 빠는 동작이 우유의 흐름을 촉진시킬 것이다.

메델라 소프트컵® 피더를 사용한 젖병 수유

- 소프트컵 피더는 실리콘으로 만든 저장소와 원판 1개, 밸브 막 1개, 칼라(깃) 1개로 구성되어 있다.
- 마개가 완전히 가운데 구멍에 들어가도록 밸브를 원판의 위에 눌러놓는다.
- 우유 저장소를 칼라 안에 끼운다.
- 조립한 밸브는 밸브와 디스크의 가장자리가 우유 저장소 안에 정확히 맞물리게 하여 저장소 안에 끼워 넣는다.
- 저장소를 젖병 위에 놓고 칼라를 조여 밀폐가 되도록 한다.
- 젖병을 수직으로 잡고 저장소의 패드 아래를 눌러 준다.
- 계속 짜주면서 젖병의 아래위를 뒤집는다.
- 패드에서 손을 떼고 부드러운 컵을 입술 앞에 대주면 아기의 입이 약간 벌어진다.
- 아기가 충분히 우유를 넘기고 삼킬 수 있도록 매번 우유를 조금씩 주도록 한다.

제 5 장

말, 언어, 인지의 발달

✿ 이 장의 개요

도 입

구개열 병력의 아동들은 말소리 산출 기술의 습득과 초기 언어 발달이 늦어질 수도 있으며, 열려 있는 구개 때문에 또래 아동에 비해서 초기 음소 발달이 늦을 수도 있다. 구개 수술이 이루어질 때까지 이러한 지체가 계속될 수 있으며 때로는 수술 후에까지 지속될 수도 있다.

연인두 폐쇄부전(velopharyngeal insufficiency/incompetence, VPI)으로 인해 2차적으로 나타나는 조음 문제는 여러 문헌에서 많이 보고되고 있다. 비정상적인 연인두 밸브의 구조와 기능으로 인한 필연적 혹은 보상적 오류가 말소리에 어떤 영향을 미치는지에 대해서도 연구가 잘 되어 있다(Kummer, 2011; Trost-Cardamone, 1997). 그러나 구강안면 기형이 언어와 인지 발달에 어떤 영향을 미치는지는 상대적으로 잘 알려져 있지 않다. 물론, 말소리 산출에서의 심각한 어려움은 표현언어 습득의 지체를 유발할 수도 있다. 그러나 구개열 아동의 발달에 영향을 미치는 더 많은 본질적인 요인들이 있을 수 있다.

두개안면 증후군 아동들은 말-언어장애를 보일 위험이 높다. 이는 구강안면 기형뿐만 아니라 두개안면 증후군과 동반되어 나타날 수 있는 신경학적 장애 및 인지장애에 의해서일 수도 있다.

이 장은 구개열과 두개안면의 문제를 가지고 있는 유아의 발달적 측면, 특히 언어 발달 측면에 대해 기술하고 있다. 이를 통해 독자들은 이 아동들 중 1명을 평가할 때, 언어와 학습 등 대상 아동의 발달상태에 관한 모든 측면에 주의를 기울이는 방법을 배우게 될 것이다. 발달지체가 있는 경우에는 아동이 가진 모든 잠재능력을 발휘할 수 있도록 두뇌 발달의 결정적 시기에 발견하여 치료하는 것이 특히 중요하다.

말, 언어 및 인지의 정상 발달에 영향을 미치는 요인

유인원과 달리 인간은 구어를 통해 의사소통하는 방법을 배울 수 있는 선천적인 능력을 가지고 있다. 학습할 수 있는 능력은 매우 중요한 요소이며, 그 능력은 개인의 인지(인지란 학습을 위해 의식적인 지적 활동을 할 수 있는 능력을 말한다)에 따라 달라진다. 인지가 언어학습에 중요하기는 하지만 언어 발달이 인지 발달을 촉진하기도 한다(Dowling, 2004). 사실, 언어는 사고와 문제해결을 위한 도구이다.

말, 언어와 인지 발달은 두뇌 구조와 기능, 환경적 자극, 청각, 동기, 주의집중 능력 등

몇 가지 기본 전제조건의 영향을 받는다. 말 산출 기제의 정상적인 해부생리적 측면은 표현언어 능력과 말소리 산출 발달에 매우 중요하다. 정상적인 말소리와 언어학습을 위한 기본 전제조건에 대해 생각해 보면 왜 구강안면 기형 아동들이 언어 발달지체를 보일 위험이 높은지 이해하기가 쉬워진다.

이 절은 언어습득의 기본 전제조건에 대해 설명하고, 이들이 구개열이나 두개안면 기형에 의해 어떤 영향을 받는지 알아볼 것이다.

✲ 두뇌 구조와 기능

두뇌는 사물에 대한 개인의 지각, 이해, 동화, 분석, 범주화, 모방 및 학습능력을 설명해 주는 결정적 요인이다. 정상보다 심하게 낮은 지능을 보이면 인지, 말과 언어를 포함하는 모든 측면의 발달에 영향을 미쳐 전반적인 지체가 나타난다. 지능과 인지 기능은 전적으로 두뇌 구조와 중추신경계의 기능에 좌우된다. 그러므로 정상적인 두뇌 구조와 기능은 말-언어 모두의 발달에 필수적인 조건이다.

최근 연구는 구개열 아동이 뇌의 구조적 문제를 동반할 위험을 가지고 있다고 보고하고 있다. Nopoulos와 동료들(Nopoulos et al., 2001; Nopoulos et al., 2005; Nopoulos, Berg, Canady, et al., 2002; Nopoulos, Berg, Van Demark, et al., 2002; Richman & Nopoulos, 2009)은 자기공명영상검사(magnetic resonance imaging, MRI)를 통해 증후군을 동반하지 않은 구개열 아동의 두뇌 조직이 구조적인 비정상성을 보이고 있음을 발견했다. 최근 Rosen과 동료들(Rosen et al., 2011)은 출생 전 MRI 검사를 통해 구순/구개열 태아 중 6.3%가 두뇌 기형을 동반하고 있다고 보고했다. 이러한 연구 결과는 안면 발달과 두뇌 발달 간에 연관성이 있음을 보여 준다.

이와는 대조적으로 단독 구개열(cleft palate only, CPO) 아동, 특히 다른 선천성 기형을 동반한 아동은 신경학적 기능장애를 보일 위험을 가지고 있다(Broder, Richman & Matheson, 1998; Goodstein, 1961; Richman, 1980; Richman, Eliason, & Lindgren, 1988; Strauss & Broder, 1993). 단독 구개열은 대개 특정 증후군의 일부로 나타나는데, 특징적으로 신경학적 기능장애와 지적장애를 동반하는 증후군이 많기 때문이다.

많은 두개안면 증후군 중에는 구개열을 동반하는 경우도 있고, 구개열을 동반하지는 않으나 신경학적 기능장애를 보이는 경우도 있다. Shprintzen(1998)은 지적장애를 보이는 두개안면 증후군의 예로 아퍼트 증후군, BBB(Opitz) 증후군, 베크위트-위드만 증후군, 카펜터 증후군, CHARGE 증후군, 다운 증후군, 코넬리아 드 랑게 증후군, 태아 알코올 증후군, 태아 하이단토인(fatal hydantoin) 증후군, 완전전뇌증 증후군(holoprosencephaly sequence), 누난 증후군, 구안지 증후군, 루빈스타인-테이비 증후군, 슈프린첸-

골드버그 I 증후군, 슈프린첸-골드버그 II 증후군(Shprintzen et al., 1978), 연구개-심장-안면 증후군(velocardiofacial syndrome), 위버 증후군, 윌리엄스 증후군 등을 들었다.

지적장애는 연구개-심장-안면 증후군[VCFS, 22q11.2 결실 증후군 혹은 디조지[Di-George) 증후군이라고도 불린다]의 가장 일반적인 특징 중 하나이다(D'Antonio, Scherer, Miller, Kalbfleisch, & Bartley, 2001; Persson et al., 2006; Scherer, D'Antonio, & Kalbfleisch, 1999; Scherer, D'Aantonio, & Rodgers, 2001). 게다가, 여러 연구자들이 VCFS를 동반한 환자들은 백질과 회백질의 부피 감소(Eliez, Antonarakis, Morris, Dahoun, & Reiss, 2001; Eliez, Schmitt, White, & Reiss, 2000; Eliez, Blasey, et al., 2001; Kates et al., 2001, 2004; van Amelsvoort et al., 2004), 소뇌 형성부전(Devriendt, Van Thienen, Swillen, & Fryns, 1996; Lynch et al., 1995; van Amelsvoort et al., 2004; Yamagishi, 2002), 뇌량의 팽창(Antshel, Conchelos, Lanzetta, Fremont, & Kates, 2005), 키아리 기형(Hultman et al., 2000) 등의 심각한 두뇌 기형을 보인다고 보고했다. 이러한 내용들로 VCFS 환자들의 인지 · 사회성 · 언어 발달 양상을 미루어 짐작할 수 있다.

어떤 증후군은 인지장애나 신경학적 기능장애를 전형적인 특징으로 보이지 않을 수도 있지만 지적 기능이나 신경학적 기능의 장애가 발생할 소지는 갖고 있다. 예를 들면, 두개전비 이형성(craniofrontonasal dysplasia)의 경우, 두뇌의 중앙선 부위에 결함이 없다면 일반적으로 지능은 정상이다. 크루종 증후군의 경우, 정상적인 인지능력을 가지고 있을 수도 있다. 그러나 두개골조기유합증으로 뇌압이 상승하여 뇌수종(hydrocephalus)이 생길 수 있다. 이러한 상태가 치료되지 않고 방치되면 지능과 인지 기능에 영구적인 손상이 올 수 있다.

✲ 환경적 자극

환경적 자극과 경험은 언어 발달에 매우 중요한 요소이다. 어른이 외국어를 배울 때와 마찬가지로 아동이 모국어를 효과적으로 습득하려면 지속적으로 언어에 노출되어야 한다. 게다가 환경에 대한 단어의 의미를 이해하기 전에 환경과 많은 경험을 쌓아야 한다. 그러므로 언어가 풍부한 환경에서 생활하는 아동은 그렇지 않은 아동보다 더 빨리, 더 다양한 언어 기술과 어휘를 발달시키는 것으로 보인다. 언어습득은 두뇌 발달의 결정적 시기인 5세 무렵까지는 쉽게 습득된다(Dowling, 2004). 그러므로 이 시기에 제시되는 자극은 특히 중요하다.

구개열이나 두개안면 증후군의 병력을 가지고 있는 아동들이 환경으로부터 받아들이는 자극의 양은 일반아동들과 크게 다르지 않다. 한 연구에서 구개열 아동의 어머니가 전달하는 언어자극의 양은 정상아동의 어머니가 전달하는 양과 비슷한 것으로 나타났다(Chapman & Hardin, 1991). 일부 연구에서는 구개열이나 두개안면 증후군의 병력을 가지고 있는 아동들이 실질적으로는 정상 또래 아동들보다 더 많은 장점을 가지고 있는 것으로 보고되기도 하였다. 이는 대부분 이런 아동이 구개열 혹은 두개안면 기형 팀의 지도를 받고 있으며, 팀의 언어치료전문가가 집에서 언어 자극을 주는 방법에 대한 상담을 해주기 때문이다. 게다가 일부 부모는 기형 때문에 아동의 발달에 문제가 생길 것을 염려하여 더 열성적으로 언어자극을 제공하기도 한다. 이 아동이 가지고 있는 또 다른 장점은 많은 부모들이, 인지 및 언어 기술 습득에 시동을 걸어 줄 수 있는 초기 중재 프로그램에 참석하여 질적 수준을 높인다는 점이다.

일부 구개열 아동들은 조기 자극의 혜택을 받을 수도 있지만 그런 행운을 누리지 못하는 아동들도 있다. 심각한 기형과 의학적으로 심각한 상태의 아동들은 매우 어린 시기부터 자주 수술을 받고 입원을 하면서 지내야 할 수도 있다. 불행히도 대부분의 병실은 언어자극이 풍부한 공간이 아니다. 게다가, 의학적 처치 혹은 기형에 의해 얼굴 손상이 심각한 아동들은 기형이 없거나 있더라도 심하지 않은 아동들에 비하면 타인과 상호작용할 기회가 상대적으로 적다. 이러한 사회적 고립은 언어 발달에 부정적인 영향을 미친다.

✲ 청각과 시각

우리 주변에 있는 세계에 대해 학습하고 서로 의사소통할 수 있는 방법을 배우는 것은 감각기관의 지각을 통해서이다. 정상적인 말-언어 발달은 청각과 시각을 통해 이루어진다.

구개열 아동은 만성적인 삼출성 중이염과 이관 기능장애로 전도성 난청이 생길 위험이 높다. 게다가, 여러 두개안면 증후군의 표현형 특징으로 전도성 혹은 감각신경성 난청이 나타나기도 한다. 예를 들어 바르덴부르크 증후군의 주된 표현형 특징은 대개 양측성으로 나타나는 심도 선천성 감각신경성 난청이다. 감각신경성 난청은 반안면왜소증(골덴하르 증후군, 안면이개척추 이형성이라고도 불림), CHARGE 증후군, 스티클러 증후군, 트레처 콜린스 증후군, 터너 증후군 등에서도 나타난다.

경도의 유동적인 전도성 난청이라고 해도 구어 습득에 일시적으로 영향을 미칠 수 있다. 말소리 발달은 고주파 저강도음을 적절히 지각할 수 없으면 좋지 않은 영향을 받는다. 소리를 들으려고 노력하는 것이 피곤한 일이 될 수 있고, 그렇게 되면 아동은 들으려고 하지 않을 수도 있다. 결과적으로, 언어를 덜 듣게 되고 덜 지각하게 되고 덜 분석하게 되므로 덜 습득하게 된다.

고도 난청 혹은 농(deafness)은 아동이 말소리를 지각하고 모방하는 능력에 영향을 미친다. 또한 청각적 모니터링이 어렵기 때문에 연인두 기능을 조절하기 어려울 수 있고 그에 따라 공명도 영향을 받을 수 있다. 일반적으로 구어 의사소통의 습득은 매우 어려우며, 가능하다고 해도 적절한 청각 능력의 확보가 전제되어야 한다.

난청은 구개열 아동이 정상 또래 아동에 비해 낮은 구어수행 능력을 보이는 주 요인 중 하나이다(Broen, Devers, Doyle, Prouty, & Moller, 1998; Jocelyn, Penko, & Rode, 1996; Kritzinger, Louw, & Hugo, 1996; Lamb et al., 1973). 난청이 초기 지능 발달에 중요한 요인이라는 주장은 지능의 차이가 연령이 증가하고 균압관(pressure-equalizing tube, PE tube)을 삽입하면서 서서히 사라진다는 문헌들에 의해서도 지지되고 있다(Musgrave, McWilliams, & Mathews, 1975; Paradise, 1998).

정상적인 말-언어 발달을 위해서는 적절한 청능기술이 필수적이다. 그러나 시각도 매우 중요하다. 우리는 얼굴을 봄으로써 말소리를 배운다. 표정과 몸짓을 통해 의미를 배운다. 게다가 우리는 명사, 형용사, 동사 등의 언어를 청각으로 듣고 그를 시지각과 연합시켜 주변 세계를 '부호화(coding)'한다. 그러나 일부 두개안면 증후군은 눈에도 영향을 미쳐 시각에도 영향을 미친다.

✲ 동기

언어 발달의 전제조건으로 고려할 다음 요인은 동기다. 다수의 새로운 기술은 수동적으로 습득되는 것이라고 해도, 그 기술을 습득하고자 하는 바람과 습득해야 할 필요가 있다면 더 빨리 습득할 수 있으며 이러한 일반적 원리가 실제 언어학습에도 적용된다(Syal, 2011).

대화를 하는 것이 가장 좋은 의사소통 방법이기 때문에 어린 아동들은 대부분 충분한 동기부여가 되어 있는 편이다. 그러나 주 양육자나 손위의 형제가 아동의 필요나 욕구를 미리 알아서 충족시켜 준다면 아동이 말을 배워야 할 이유가 거의 없으며, 특히 몸짓(gesture)이 더 효과적 의사소통 방법인 2세 이하의 시기에는 더욱 그렇다. 아동이 의사소통의 필요를 느끼는 때는 몸짓을 통한 의사소통이 효과적이지 않은 상황, 즉 '지금 그리고 여기'의 범위를 벗어난 상황일 때만이다. 의사소통의 필요가 증가함에 따라 의사소통에 대한 동기도 증가하며 이로 인해 구어 발달도 증진된다. 다른 모든 것이 정상적인 상황이라면 이 시기가 언어 발달이 정점에 달하는 시기이다.

대부분의 구개열 아동들을 정상 또래와 비교했을 때 생후 1년 동안은 원하는 것을 얻기 위해 몸짓을 통해 의사소통을 한다는 데에서는 별 차이가 없다(Long & Dalston, 1982a). 2세 무렵의 아동은 구어를 사용하기 시작하고 구어가 의사소통을 하는 데 더 효과적이라는 것을 알게 되면서 더 이상 몸짓을 사용하지 않게 된다. 구개열 아동의 부모가 가진 문제점 중 하나는 자신의 아이를 과보호한다는 것인데, 특히 수술을 앞두고 있거나 병원 외래가 예약되어 있을 때 더욱 심해진다. 이때 부모는 아이가 말로 표현하지 않아도 필요한 것을 모두 제공해 준다. 당시에는 이것이 충분히 이해할 수 있는 일이라고 해도 과보호가 지속되면 아이가 말로 의사표현을 할 필요성을 감소시키며 이는 표현언어 발달에 부정적인 영향을 미친다.

동기부여의 측면에서 나타나는 또 다른 문제는 아동이 말소리 산출의 문제를 가지고 있을 때 나타난다. 아동의 말 명료도가 낮다면 구어는 효과적인 의사소통 수단이 될 수 없다(Grunwell & Russell, 1988). 그러므로 아동은 몸짓 혹은 대체 의사소통 수단을 사용하는 상태로 후퇴할 수도 있고, 발화 길이를 짧게 해서 문제점을 보완하려고 할 수도 있다. 표면적으로는 전보체의 말투 때문에 표현언어장애가 있는 것처럼 보일 수도 있다. 길게 말하는 대신, 짧게 말하는 것이 더 명확하고 쉬워 청자가 이해하기 쉬우므로 이것이 보완적인 전략이 될 수 있다. 말 명료도가 연령이 증가해도 계속 낮다면, 이는 다른 사람에 비해 아동이 의사소통 기술을 사용할 확고한 의지가 없어서일 수도 있다(Chapman, Graham, Gooch, & Visconti, 1998; Frederickson, Chapman, & Hardin-Jones, 2006). 이들은 성인이 되어서도 말 명료도를 높이기 위해 지속적으로 짧은 발화를 사용하려고 한다(Pannbacker, 1975).

※ 주의집중

언어습득의 또 다른 전제조건은 주변 환경, 특히 다른 사람과의 구어 의사소통에 주의를 기울일 수 있는 능력이다. **주의력결핍 과잉행동장애**(attention deficit-hyperactivity disorder, ADHD)는 주의력 결핍, 충동성, 산만함, 과잉행동 등 일군(一群)의 행동특성을 지칭하는 용어이다[American Psychiatric Association(APA), 2004]. 초등학생의 3~5%가 이 장애를 가지고 있는 것으로 추산되며, 이는 아동기에 가장 많이 나타나는 정신장애 중 하나이다(APA, 2004). ADHD는 여자 아동보다 남자 아동에게서 5~9배 더 많이 나타난다(Lecendreuz, Konofal, & Faraone, 2010).

아동이 심각한 주의력 결핍, 산만함과 과잉행동을 보인다면 환경으로부터 받은 자극이 적절히 지각되거나 처리되지 못하여 언어습득에도 영향을 미칠 수 있다. 게다가, ADHD 아동은 읽기, 이야기 듣기나 게임하기와 같이 언어를 많이 사용하는 활동에는 참여하기가 어렵다. ADHD 아동은 종종 학습장애(Cantwell & Baker, 1991; Cherkes-Julkowski, 1998; Sidoti, Marsh, Marty-Grames, & Noetzel, 1996; Tirosh, Berger, Cohn-Ophir, Davidovitch, & Cohen, 1998)나 언어장애(Cantwell & Baker, 1991; Cherkes-Julkowski, 1998; Damico, Damico, & Armstrong, 1999; Fergusson & Horwood, 1992; Love

& Thompson, 1988; Purvis & Tannock, 1997; Tirosh et al., 1998; Tirosh & Cohen, 1998; Wright, 1982)로 진단받기도 한다. 한 연구에서 말-언어장애 아동의 30%가 ADHD를 동반하고 있다고 보고하였다(Beitchman, Hood, Rochon, & Peterson, 1989).

ADHD를 진단할 때 신경학적 병인이 발견되지 않는 경우가 많기는 해도, 뇌손상이나 신경학적 결함을 보이는 환자가 ADHD 환자와 똑같은 특징을 보이기도 한다(Max et al., 1998; Niemann, Ruff, & Kramer, 1996). 두개안면 증후군과 함께 신경학적 기능장애를 가지고 있는 아동들은 주의력과 집중력에 문제가 있을 위험이 높다. 예를 들어, 주의력 결핍과 집중력의 부족은 연구개-심장-안면 증후군 아동에게서 전형적으로 관찰되는 특징이다(Heineman-de Boer, Van Haelst, Cordia-de Haan, & Beemer, 1999; Swillen et al., 1997, 1999).

✲ 성도의 해부 및 생리

말소리 산출에 관여하는 신체적 전제조건은 꽤 많다. 성도(vocal tract) 전체가 체계적으로 통합되어야 하며 호흡, 발성, 공명, 연인두 기능, 조음, 신경학적 기능의 생리학적 측면도 정상이어야 한다. 구개열과 두개안면 증후군은 부정교합, 연인두 기능장애 등 다양한 구조적 이상을 동반한다. 이러한 문제가 말소리에 미치는 영향은 이후 세 개의 장(chapter)에서 다룰 것이다.

✲ 구개열 및 두개안면 증후군 아동의 발달

구개열 병력 아동의 발달 상태에 대한 문헌은 서로 모순될 때도 많고 해석하기 어려운 경우도 많다. 이는 구개열과 두개안면 기형 아동들이 매우 이질적인 집단이기 때문일 수도 있다. 이들은 파열의 유형과 중증도 측면에서도 서로 다를 뿐만 아니라, 만성 삼출성 중이염과 난청, 입원 일수, 수술적 처치의 유형과 결과, 부모의 태도와 참여, 심지어 환경적 요인에서도 매우 다르다. 구개열 혹은 두개안면 기형을 동반한 아동은 또래 아동에 비해 문제를 보일 수도 있지만 검사 점수 자체는 정상범위 안에 있는 경우가 많다(Hardin-Jones, 2011). 또한, 어렸을 때 보인 발달 문제가 좀 더 나이가 들면 나타나지 않을 수도 있다. 그러므로 이 아동들의 전형적인 발달 양상이 어떠한지 파악하는 것은 매우 어렵다.

✲ 언어와 인지 발달

몇몇 연구자들은 증후군을 동반하지 않은 구개열 아동이 생후 3세 무렵까지 인지 발달이나 언어이전(prelanguage) 기술의 발달에 어려움을 보인다고 보고했다(Fox, Lynch, & Brookshire, 1978; Hentges et al., 2011; Kapp-Simon & Krueckeberg, 2000; Nieman & Savage, 1979; Scherer, Williams, & Proctor-Williams, 2008; Snyder & Scherer, 2004; Speltz et al., 2000; Starr, Chinski, Canter, & Meier, 1977). 게다가, 어떤 연구는 구개열 아동이 표준화된 검사의 비구어적 수행에서보다 구어적 수행에서 더 낮은 점수를 보였다고 보고했다(Broen et al., 1998; Estes & Morris, 1970; Lamb, Wilson, & Leeper, 1973; Ruess, 1965; Wirls, 1971). 그러나 또 다른 연구는 구개열 아동에게서 구어적-비구어적 수행의 차이가 나타나지 않았으며(Leeper, Pannbacker, & Roginski, 1980; McWilliams & Matthews, 1979), 구개열이 없는 또래 아동에 비교해 이해력에서 별 차이를 보이지 않는다고도 보고했다(Long & Dalston, 1983). 어떤 연구는 구개열 수술을 받은 아동이 정상 또래 아동들에 비해 미성숙한 통사구조, 짧은 발화 길이, 전반적인 표현언어 지체를 보였음을 보고했다(Hom, 1972; Morris, 1962; Smith & McWilliams, 1968; Spriestersbach, Darley, & Morris, 1958; Whitcomb, Ochsner, & Wayte, 1976). 또 다른 연구는 구개열 수술을 받은 아동들의 언어 능력이 정상 범주 안에 있는 것으로 보고하기도 하였다. 어떤 연구에서는 보상조음을 산출하는 구개열 아동이 그렇지 않은 아동보다 언어 발달지체의 사례가 더 많다고 보고했다(Pamplona, Ysunza, Gonzalez, Ramirez, & Patino, 2000).

증후군을 동반하지 않은 구개열 아동의 인지 발달에 대한 연구는 생각보다 많지 않다. 그러나 일부 소수의 연구에서 특히 어릴 때에는 구개열 아동이 또래의 정상 아동에 비해 미약하지만 인지 발달지체를 동반할 위험이 높다고 보고했다(Hardin-Jones & Chapman, 2011; Kapp-Simon & Krueckeberg, 2000; Neiman & Savage, 1997; Snyder & Scherer, 2004; Speltz et al., 2000). 언어 발달에서도 비슷한 결과가 나타난다. 구개열 아동이 또래 아동에 비해 읽기장애의 비율이 더 높다는 연구 결과가 보고되고 있다(Broder et al., 1998; Richman et al., 1988).

증후군을 동반하지 않은 구개열 아동이 초기에는 언어 및 인지 발달이 지체되기 쉽다 해도 이런 문제는 시간이 지나면 사라지는 것으로 보인다(Broen et al., 1998; Collett, 2010; Jocelyn, 1996; Musgrave et al., 1975; Neiman & Savage, 1997; Richman, 2009; Shames & Rubin, 1979; Zimmerman & Canfield, 1968). 그 원인으로는 구개열 수술로 인해 난청을 유발할 수도 있는 중이염의 위험, 표현언어 발달에 영향을 미치는 연인두 형성부전 등의 문제가 해결되었기 때문으로 보인다.

언어와 인지 발달의 예후는 단독 구개열이나 증후군을 동반한 구개열 아동의 경우 그렇게 긍정적이지는 않다. McWilliams와 Matthews(1979)는 단독 구개열과 기타 기형을 가진 아동 109명을 대상으로 한 연구에서 51%가 IQ 89 이하였고 37%가 69 이하였다고 언급하였다.

언어습득에 영향을 미치는 학습장애도 두개안면 증후군 아동에게서는 흔히 발견된다(Broder et al., 1998; Richman et al., 1988; Strauss & Broder, 1993). 예를 들어, 언어장애와 학습장애는 연구개-심장-안면 증후군(VCFS) 아동의 표현형 특징 중 하나이다(Glaser et al., 2002; Kok & Solman, 1995; Motzkin, Marion, Goldberg, Shprintzen, & Saenger, 1993; Scherer, D'Antonio, & Kalbfleisch, 1999; Shprintzen, 1998; Shprintzen et al., 1978; Swillen et al., 1999; Vantrappen et al., 1999). 두개안면 증후군을 동반한 아동은 언어 및 인지 발달에 영향을 미치는 또 다른 특성을 가지고 있는데, 여기에는 감각신경성 난청, 연인두 기능장애, 부정교합, 주의력 결핍, 잦은 입원, 심지어 사회적 고립도 포함된다(Elfenbein, Waziri, & Morris, 1981; Mossey, Little, Munger, Dixon, & Shaw, 2009; Peterson, 1973).

※ 조음음운 발달

옹알이(cooing)와 음절성 발음(babbling)의 형태로 나타나는 초기 말소리 산출은 정상적인 말소리 발달 과정에서 매우 중요한 부분이다. 촉각적-체감각적-청각적 피드백 고리를 통해 말소리 산출을 위한 신체적 움직임과 청각적 결과를 연합시킴으로써, 유아들은 말소리를 의도적으로 산출하는 방법을 배우게 된다. 그러나 구개열 유아는 부적절한 말소리 산출 기제를 가지고 있고, 청각장애로 인해 청각체계에 문제가 있는 경우도 많다. 이러한 요인들만으로도 이들은 구개열 수술을 받은 후에도 말소리 발달이 지체될 위험이 크다(Jones et al., 2003; O'Gara & Logemann, 1988).

물론 수술 전의 구개열 유아는 정상 또래 유아들에 비해 말소리 산출 측면의 다양성이 부족하고, 심지어는 수술 후에도 음성 산출량이 적은 경우가 많다(Long & Dalston, 1982b). 수술 전 구개열 유아들은 대부분의 구강음을 다른 조음방법으로 산출할 때가 많은데, 특히 비음(/m/, /n/)을 우세하게 사용한다. 이는 구강과 비강이 연결되어 있기 때문에 나타나는 **필연적 오류**(비정상적 구조로 인해 발생하는 오류)이다. 게다가, 음운 발달을 제한하는 구조적 제약 때문에 **보상적 오류**(비정상적 구조에 대한 반응으로 나타나는 오류)도 나타날 수 있다(Harding & Grunwell, 1996; Kummer, 2011; O'Gara & Logemann, 1988). 결과적으로 파열된 구개를 가지고 있는 유아는 정상적인 음절성 발음에서 자주 관찰되는 구강파열음(/p/, /b/, /t/, /d/, /k/, /g/) 대신 성문파열음을 더 자주 사용하게 된다(Chapman, 1991; Smith & Kuehn, 2007).

파열된 구개는 유아의 조음위치에도 영향을 미친다. 정상 유아들은 언어이전 단계에서 구강의 앞쪽에서 산출되는 자음을 많이 사용한다(Roug, Landberg, & Lundberg, 1989; Smith & Oller, 1981; Stoel-Gammon, 1985). 이에 반해 구개열 유아들은, 그 유형에 상관없이 음절성 발음에서 구강 뒤쪽에서 산출되는 자음, 특히 성문음과 연구개음을 우세하게 산출한다(Hardin-Jones, Chapman, & Schulte, 2003; Lohmander-Agerskov, Soderpalm, Friede, Persson, & Lilja, 1994; Russell, 1991; Willadsen & Albrechtsen, 2006). 한 연구에서는 생후 1년 이내에 소아 정형외과에서 치료를 받은 유아들은 정상 유아들에 비해 더 나은 음운 발달을 보인다고 보고했다(Konst, Rietveld, Peters, & Kuijpers-Jagtman, 2003).

파열된 구개로 인한 비정상적인 음운 발달은 초기 말소리 산출단계까지 지속될 수 있다(Estrem & Broen, 1989; Hardin, 1991; O'Gara, Logemann, & Rademaker, 1994). 게다가, 유아가 첫 낱말을 산출할 때까지 구개 수술이 이루어지지 않으면, 그 유아는 'mama'는 제대로 발음할 수 있으나 'dada'는 'nana'로 잘못 발음할 수도 있다(Lynch, Fox, & Brookshire, 1983).

초기 조음패턴이 구개 수술을 받은 뒤에까지 지속된다고 해도 일부 연구자들은 몇 년 동안 성문음의 산출이 점차 감소하고 구강음의 산출이 증가하는 것을 발견하였다. 결과적으로, 구개 수술이 성공적인 유아들의 말소리는 4, 5세 무렵까지 차차 정상 또래 유아들과 비슷해진다(Chapman, 1993; Chapman & Hardin, 1992; O'Gara & Logemann, 1988; O'Gara, Logemann, & Rademaker, 1994).

구개 수술을 받은 유아들이 얼마나 빨리 구강음을 습득하고 수술 후에 얼마나 빨리 정상 또래 유아들을 '따라잡는지'에 대한 문제는 지속적인 연구의 대상이 되어 왔다. 조음기술 습득에 영향을 미치는 요인 중 하나는 수술을 받은 나이이다. 많은 저자들이, 구개 수술을 일찍 받은 유아들이 수술을 늦게 받은 유아들보다 대체로 말소리 산출이 더 양호하다고 보고했다(Dorf & Curtin, 1990; Grobbelaar, Hudson, Fernandes, & Lentin, 1995; McWilliams, Morris, & Shelton, 1990; O'Gara & Logemann, 1988; Peterson-Falzone, 1996). 말소리 산출을 위한 두뇌 발달의 결정적 시기를 고려해 볼 때(Dowling, 2004), 구개 수술 시기가 늦어질수록 유아의 말소리 습관을 고치기는 더 어려워진다. 또 다른 요소는, 정기적으로 귀의 상태를 점검하여, 난청을 예방하고 말소리 발달지체의 위험을 감소시키는 것이다. 마지막 요소는 조기 중재의 영향이다. 조기 중재를 통해, 언어치료전문가는 구개열이 의사소통 기술 발달에 미치는 영향을 상당히 감소시킬 수 있다. 특히, 구강음 산출과 구강기류를 증가시키는 훈련을 하는 것도 매우 유용하다. 이 시기에는 치료 회기 사이마다 부모가 집에서 유아에게 자주 말소리 자극을 주어야 최상의 효과를 얻을 수 있다.

일단 구개 수술을 받으면, 대부분의 유아들은 생후 10개월 무렵에 말소리 습득에 적절한 구조를 가질 수 있게 된다. 그러나 생후 9~10개월 무렵에 구개열 수술을 받았다고 해도 음절성 발음을 통해 파열음 산출을 연습할 수 있는 발달단계(대개, 생후 6개월 무렵)를 이미 놓쳤을 수도 있다. 결과적으로, 이 유아들 중 일부는 구개 수술을 받고 난 후에도 얼마 동안은 초기에 발달하는 말소리 산출에서 결함을 보일 수도 있다(Jones, Chapman, & Hardin-Jones, 2003).

만약 유아가 수술 후에도 심각한 연인두 형성부전(짧은 연구개 혹은 연구개 결손)을 보인다면, 이는 산출할 수 있는 구강 자음의 수를 감소시킨다. 유아의 표현언어가 증가할수록 양호한 말 명료도를 위해 더 다양한 자음의 산출이 요구된다. 이러한 상황에서 많은 VPI 유아가 발화 길이를 줄여 말을 적게 하거나 인두나 후두에서 산출되는 보상조음 산출을 늘려 자음목록을 늘리기도 한다. Harding과 Grunwell(1996)은 생후 30개월 무렵이 되면 구개 수술을 받은 유아들의 음소 목록에 비강마찰음(보상조음 중 하나)이 자주 등장하게 된다고 보고했다. 이 무렵에는 마찰음과 파열음을 대조적으로 산출할 것이 요구되는데, VPI로 인해 구강내압이 감소하면 정상적인 마찰음 산출이 어렵기 때문에 이런 현상이 나타나는 것으로 파악된다. 일단 보상조음이 습득되어 습관화되면 VPI가 치료되고 난 뒤에도 지속되는 경우가 많다.

보상조음은 말 치료를 통해 교정될 수 있다고 해도, 구조적 개선이 늦어지게 되면 오류를 수정할 수 있는 시기를 놓치게 되고 수술이 늦어지면 궁극적인 예후에도 영향을 미치게 된다. 6세 이후에 새로운 언어를 배울 수 있는 능력이 차차 감소하는 것처럼—사춘기 이후에는 특별히 강화된 훈련을 받지 않는 한 거의 불가능하다—잘못된 말소리 패턴을 수정하는 능력 또한 두뇌 발달과 말/언어학습을 위한 결정적 시기를 놓치게 되면 점차 감소하게 된다(Dowling, 2004).

두개안면 증후군 아동의 말소리 발달에 영향을 미치는 또 다른 요소는 구강운동의 기능장애, 특히 실행증(apraxia)의 형태로 나타나는 기능장애를 들 수 있다. 연구개-심장-안면 증후군 아동은 VPI로 인한 필연적 오류나 보상조음뿐만 아니라 경도에서 심도의 실행증을 보이는 경우도 많다(Kummer, Lee, Stutz, Maroney, & Brandt, 2007).

❋ 요약

지금까지 이루어진 연구에 기초해 볼 때, 증후군을 동반하지 않은 구개열 아동은 생후 3세까지는 발달적 측면에서 가벼운 지체만 보인다. 이러한 지체는 유동적으로 나타나는 전도성 난청이나 VPI와 같은 요인에 의해 2차적으로 나타나는 것이다(McWilliams et al., 1990; Mossey, Little, Munger, Dixon, & Shaw, 2009). 이러한 지체와 동반되는 난청이나 VPI는 대개 가벼운 경우가 많고, 조기 중재를 통해 개선되는 경우도 많다. 궁극적으로 아동은 조만간 정상 또래 아동을 따라잡게 된다.

두개안면 증후군 혹은 단독 구개열(종종 특정 증후군을 가지고 있다는 의미가 되기도 한다) 아동들에게는 발달지체의 위험도 높다. 많은 두개안면 증후군 아동에게서 나타나는 언어 발달지체의 원인은 구개열 아동에게서 나타나는 것보다 더 복잡한 경우가 많다. 그러므로 필요하다면 빨리 중재를 시작할 수 있도록 초기에 주의 깊게 관찰해야 한다.

말소리 발달을 고려해 볼 때, 아직 구개 수술을 받지 않은 아동은 파열된 구개 때문에 정상 또래 아동에 비해 말소리 습득 양상이 다를 수밖에 없다. 구개 수술을 받은 후에는 이러한 발달 양상이 매우 다양해지는데, 이는 수술 시기의 영향을 많이 받는다. 정상적인 말소리 발달에 대한 예후는 일단 구개 수술을 받은 후면 매우 좋아지기는 하지만, VPI와 부정교합에 의한 조음오류, 보상조음 산출, 비정상적인 공명 상태를 여전히 지속적으로 보일 수 있다. 그러므로 언어 발달뿐만 아니라 말소리와 공명 발달을 주의 깊게 모니터해야 하며 특히 학령전기와 초기 학령기에는 더욱 주의를 기울여야 한다.

❋ 복습 및 논의

1. 구개열 아동 중 발달지체가 나타날 위험이 있는 인구는 얼마나 되는가? 발달지체가 나타나는 이유는 무엇인가?
2. 구순열이나 구개열이 있을 때 두뇌 구조의 문제가 동반될 수 있는 경우는 어떤 경우인가?
3. 연구개-심장-안면 증후군 아동이 보이는 언어장애와 신경학적 기능장애를 설명해 줄 수 있는 증거로 최근에 보고된 것은 무엇인가?
4. 두개안면 증후군 아동이 정상 아동보다 실제로 언어자극을 더 많이 받을 수 있는 이유는 무엇이라고 생각하는가? 왜 구개열 아동은 정상 규준보다 더 적은 언어자극만을 받아들일 수 있는가?
5. 구개열 병력 아동이 초기에 발달지체 양상을 보이지만 학령기 무렵이면 정상 또래 아동을 따라잡을 수 있는 이유가 무엇이라고 생각하는가? 이러한 초기의 부진을 완화시키기 위해 할 수 있는 일에는 어떤 것이 있다고 생각하는가?
6. 파열된 구개가 말소리 습득에 미치는 영향은 무엇인가? 왜 이러한 아동들은 구개 수

술을 받은 뒤에도 비정상적인 말소리를 산출하는가?

7. 조기에 구개 수술을 받는 것이 말소리 발달과 구개 수술 후의 궁극적인 말소리 산출을 위해 더 좋다는 것을 어떻게 의사에게 설득시킬 것인가?

8. 부모에게 말소리와 언어자극에 대해 어떻게 상담해 줄 것인지 설명하라. 공식적인 자극 기법 외에, 구개열 아동의 부모에게 제시해 줄 수 있는 추가적인 지도법에는 무엇이 있겠는가? 구개 수술 후에는 어떤 점들이 달라져야 하는가?

제 6 장

공명장애와 연인두 기능장애

✿ 이 장의 개요

도입
정상 음성과 공명
공명장애
- 과다비성
- 과소비성과 무비성
- 맹관공명
- 혼합공명
- 수술이 공명에 미치는 영향
- 공명장애의 치료

비누출이 말소리에 미치는 영향
- 비누출의 유형
- 필연적 왜곡과 보상적 오류

음성장애
연인두 기능장애
- 연인두 기능장애의 원인
- 연인두 형성부전
- 연인두 기능부전
- 연인두 학습오류

말소리와 중증도에 영향을 미치는 요인
- 연인두 틈의 크기
- 비일관적인 연인두 폐쇄
- 비정상적인 조음과 음성 산출

요약
복습 및 논의

도 입

정상적인 말소리 산출과정을 살펴보면 소리는 후두 안의 성대에 의해 생성된 뒤 성도의 빈 공간에서 공명하여 변화된다. 후두원음과 성도에서 일어난 공명은 독특한 음성의 질과 특성을 제공한다. 성도 안의 소리 에너지와 기류는 별다른 방해를 받지 않고 인두로 유입된다. 인두를 통과하면 소리와 기류는 각각의 말소리 산출에 적합한 공명강으로 보내지는데, 이때 연인두 밸브가 중요한 역할을 한다.

공명장애는 구순구개열이나 기타 두개안면 기형 환자에게서 흔히 나타난다. 공명장애는 연인두 기능장애에 의해 나타나기도 하고, 성도 안에서 한 곳 이상의 공명강에 막힘이 생겼을 때에도 나타난다. 연인두 기능장애는 공명장애(과다비성)를 유발할 뿐만 아니라 비누출의 원인이 될 수도 있다. 커다란 연인두 틈에 의해 심각한 비누출이 나타나면 자음 산출을 위한 적절한 기류-기압이 형성되지 못하여 말소리 특성이 변화된다.

이 장의 목적은 독자로 하여금 서로 다른 유형의 공명장애와 연인두 기능장애에 의한 말소리 변화에 익숙해지게 하는 데 있다. 이에 따라 다양한 연인두 기능장애의 유형과 원인에 대해 설명할 것이다.

정상 음성과 공명

말소리 산출을 위해서는 소리와 기류가 둘 다 필요하다. 폐에서 올라온 기류는 조음기관에 의해 기압의 형태로 변환되는데, 이는 파열음, 마찰음, 파찰음을 지칭하는 **고압력 자음**(pressure-sensitive phonemes)을 산출하는 데 특히 중요하다. 한편 소리(발성)는 유성음과 모든 모음에 필요한 요소이다. 성대 진동으로 인해 산출되는 소리는 성도를 통과할 때 이루어지는 자연스러운 공명에 의해 달라진다. 기류와 소리 둘 다를 이용한 말소리 산출의 도식이 **그림 6-3**에 제시되어 있다.

물리학에서 **공명**이란 진동체가 특정 주파수에서 더 큰 진폭으로 진동하는 현상을 말한다. 말소리와 관련하여, 공명은 말소리가 특정 포먼트 주파수(formant frequency)에서 선택적으로 증폭되어 수정되는 현상이다. 이러한 수정은 성도 공명강의 크기와 모양에 따라 달라진다(Kummer, 2011a).

공명에 대해 좀 더 자세히 이해하려면 먼저 공명은 발성(phonation)에서부터 시작한다는 것을 알아야 한다. **발성**[성대 진동(voicing)]을 시작하려면 근육의 힘에 의해 양쪽 성대가 가까워져야 한다. 폐에서 올라온 공기로 형성된 양압이 양쪽 성대를 벌리는 힘이 된다. 빠른 속도의 공기가 **성문**(glottis, 양쪽 성대 사이의 빈 공간) 안의 압력을 감소시키고, 이로 인해 성대의 하부(lower edges)가 다시 닫히게 된다[이를 **베르누이 효과**(Bernoulli effect)라고 한다]. 성대의 상부는 조직의 탄성에 의해 닫힌다(Titze, 1980, 2000). 성대의 진동(성대의 폐쇄가 빨리 반복되기 때문에 그렇게 보인다)은 기류를 진동시키며 이로 인해 소리가 생성된다.

폐에서 올라오는 기류량과 성대에서 받는 기류저항이 증가함에 따라 음성의 크기(강도)도 증가한다. 기류량이 증가하면 성대는 더 큰 폭으로 진동하며 기류저항이 증가하면 성대의 반동력이 더 커진다. 이러한 요인들이 음파의 진폭을 증가시켜 소리가 커지는 것으로 느끼게 한다.

소리의 높낮이(음도)는 성대의 길이, 두께와 탄성의 상호작용에 의해 달라진다. 모든 물체는 고유하게 갖고 있는 진동 주파수가 있다. 성대도 예외는 아니다. 성대는 성문하압이 성대를 미는 힘에 대한 반응으로 진동한다. 성대가 진동할 때 가장 자주 나타나는 주파수를 **기본주파수**(fundamental frequency)라고 하는데, 이는 주기적 파형에서 관찰되는 가장 낮은 주파수이다. 게다가 성대 덮개층(cover)의 조직은 기류에 의해 3차원적인 파동을 보인다. 이 파동은 배음이라고 부르는 추가적인 주파수를 생성한다. **배음**(harmonics)은 기본주파수의 정수 배의 주파수를 갖는 성분음을 말한다.

성대에서 만들어진 소리가 성도를 지나갈 때 복합음을 구성하는 다양한 주파수 중 일부가 공명강의 모양과 크기에 맞춰 증폭된다. 경험(그리고 물리학)에 비추어 보면 짧거나 작은 공명강을 복합음이 지나갈 때에는 주로 고주파음이 증폭된다. 같은 복합음이 길거나 큰 공명강을 지나갈 때에는 저주파음이 증폭된다.

공명강의 크기가 공명에 미치는 영향은 여러 방법으로 증명할 수 있다. 예를 들어, 빈 병에 물을 반만 넣고 불어 보면 특정 음도를 가진 소리가 산출된다. 여기에 물을 약간 따라내고 다시 불어 보면 같은 소리이지만 음도가 더 낮아졌다는 느낌을 받게 된다. 이는 병 안의 빈 공간이 클수록 공명강이 더 커지면서 더 낮은 주파수가 증폭되기 때문이다. 같은 원리가 관악기에도 적용된다. 공명관이 긴 악기가 더 낮은 소리를 낸다. 이와 같이 말소리를 위한 공명은 성도의 공명강(인두강, 구강과 비강)의 크기 및 모양과 직접적인 관련이 있다. 성도의 작은 공명강은 고주파음을 증폭시키는 반면, 큰 공명강은 저주파음을 증폭시키며 결과적으로 더 풍부한 소리를 내게 한다.

성대 진동과 공명강의 크기가 음도와 공명에 미치는 영향을 생각해 보면 아동의 목소리가 왜 성인의 목소리보다 높게 들리는지 쉽게 이해할 수 있다. 아동의 후두는 성인의 후두보다 작기 때문에 고주파음에 상대적으로 더 빠른 성대 진동이 추가된다. 게다가 아동의 인두는 성인보다 짧고 구강은 성인보다 작다. 그러므로 말을 할 때 더 큰 구강과 인두를 갖고 있는 성인에 비해 상대적으로 고주파수의 배음이 더 증폭되는 경향을 보인다. 성인 여자와 성인 남자는 성대의 길이와 두께가 다를 뿐만 아니라 구강과 인두강의 크기도 다르다. 이러한 차이는 공명주파수에 영향을 미치며 이는 다시 음질과 음도의 지각(perception)에도 영향을 미친다(Ikeda, Matsuzaki, & Aomatsu, 2001). 발성과 공명의 상호작용에 의해 개개인의 독특한 음성 특성이 나타나게 된다.

연속발화를 하는 동안 정상 화자는 다양한 운율(prosody)을 사용하는데, 이는 음도, 강도, 말 속도와 강세 등을 다양하게 변화시킴으로써 나타난다. 의미의 강조, 감정 표현, 질문, 의미 구분 등 다양한 기능을 위해 다양한 음도를 사용한다. 이러한 음도 변화는 성대의 길이와 질량, 인두강 크기의 변화에 의해 나타난다. 예를 들어, 후두를 올리면 인두가 짧아지며 양쪽 인두측벽의 접촉으로 인두가 좁아진다(Ikeda et al., 2001). 인두 크기의 감소는 성대에서 산출되는 고주파음을 증폭시킨다.

구강에서 형성되는 구강음의 소리 에너지는 기본적으로는 비슷하지만 유성음 음소간에는 미세한 공명의 차이가 있다. 후두, 인두, 하악, 혀와 연구개가 근육에 의해 설골과 서로 연결되어 있기 때문에 연구개의 높이와 인두의 모양은 혀 위치의 영향을 받는다(Tom, Titze, Hoffman, & Story, 2001). 결과적으로 혀나 연구개의 움직임이 인두강과 구강의 모양과 크기에 영향을 미치게 된다(Hiiemae & Palmer, 2003).

공명은 모든 유성음 음소에 관여하는 요인이지만 특히 모음에서 매우 중요하다. 모음은 '공명음'이라고 부르는데, 구강 안에서 일어나는 공명을 조절함으로써 산출되기 때문이다. 각 모음의 음향학적 특성은 구강의 크기와 모양에 영향을 미치는 혀, 하악 및 입술의 위치에 따라 결정된다. 이들 중 어느 하나의 위치가 바뀌면 포먼트 주파수의 선택적인 증폭이 이루어지며 그로 인해 모음 자체가 달라지게 된다.

모음은 대개 구강음으로 구분되지만 정상적인 모음 발화에서도 미세한 정도의 비강공명이 일어난다. 이는 비음치측정검사 결과에서도 나타난다(제13장 참조). /ㅣ/와 같은 고모음은 /ㅏ/와 같은 저모음에 비해 일관적으로 높은 비강공명을 보인다. 연구개는 무거운 커튼과도 같기 때문에 모음을 산출하는 동안 일부 소리가 연구개를 통과해 비강으로 전달될 수도 있다. 고모음이 저모음보다 비강공명이 더 높아지는 이유는 혀의 위치가 높아 구강으로 유입되는 기류가 더 많은 저항과 압력을 받기 때문이다(Jones, 2005). 이러한 요인들이 연구개를 통과하여 비강으로 전달되는 소리가 더 많아지게 한다(Gildersleeve-Neumann & Dalston, 2001).

공명장애

공명장애(resonance disorder)는 말소리를 산출하는 동안 구강, 비강 혹은 인두강에서 만들어진 소리 에너지가 비정상적으로 전달되는 경우를 말한다(Kummer, 2011a). 이로 인해 일부에서 '비성(nasality)'이라고 부르는 지각적 특성이 나타난다. 공명장애에는 과다비성(hypernasality, 비강의 소리 에너지가 너무 많은 경우), 과소비성(hyponasality, 비강의 소리 에너지가 너무 적은 경우), 맹관공명(cul-de-sac resonance, 공명강의 한쪽에서 소리 에너지의 흐름이 막힌 경우), 혹은 이 유형들이 혼합되어 나타나는 경우(혼합공명) 등이 있다. 공명장애의 원인에는 연인두 밸브의 기능장애, 구개에 천공(fistula), 즉 구멍이 생긴 경우, 하나 혹은 그 이상의 공명강이 막힌 경우 등이 있으며, 심지어 조음오류도 있다(Smith & Kuehn, 2007). 공명강에서 만들어진 소리의 전달을 방해하는 모든 요인이 비정상적 공명의 원인이 될 수 있다.

공명장애, 특히 과다비성은 '음성장애'로 분류되기도 하는데, 공명장애는 근본적으로 후두와 상관이 없기 때문에 이러한 분류는 적절하지 못하다. 그러므로 대다수의 전문가들은 공명장애를 음성장애와 별개의 문제로 간주한다(Riski & Verdolini, 1999).

다음 절에서는 비강공명의 유형과 원인에 대해 좀 더 자세히 알아보도록 하겠다.

과다비성

과다비성(hypernasality)은 구강음을 산출하는 동안 비정상적인 비강공명이 나타나는 공명장애를 말한다. 이는 말소리 산출 시 구강과 비강이 비정상적으로 **연결**(coupling, 소리 에너지의 공유)될 때 발생한다. 과다비성은 단순하게 '콧소리'로 묘사되기도 하고 때로는 막힌 소리, 웅얼거리는 소리로 묘사되기도 한다. 이는 소리가 비강 안의 비갑개 및 인두강을 통과할 때 일어나는 **감폭**(damping, 소리의 흡수) 때문이다(Buder, 2005). 이 책에서 제공하는 비디오 샘플로 이를 확인할 수 있으며, 아동, 성인 남자 및 여자의 다양한 과다비성의 오디오 샘플을 미국 구개열-두개안면 협회(American Cleft Palate-Craniofacial Association, 2006)의 홈페이지에서도 확인할 수 있다.

과다비성은 소리(공기가 아닌)의 비정상적인 공명 때문에 발생하는 것이므로 이 특성은 항상 무성음보다는 유성음에서 두드러지게 나타난다(Cassassolles et al., 1995). 과다비성은 특히 모음에서 쉽게 지각되는데, 모음이 유성음이고 상대적으로 지속시간이 길며 다른 위치에서 조음된 말소리와 대치되는 경우가 거의 없기 때문이다. 과다비성은 저모음보다는 고모음에서 특히 더 두드러지게 지각된다(Andrews & Rutherford, 1972; Lee, Wang, & Fu, 2009). 이는 높은 혀 위치가 구강공명이 일어날 공간을 줄이고 구강을 지나면서 산출되는 소리에 부분적인 저항을 주기 때문이다. 높은 혀 위치로 인해 구강 공명이 일어날 공간이 좁아지게 되면 음압이 증가되며 연구개를 통하여 비강으로 전달되는 소리를 증가시키게 된다(Awan, Omlor, & Watts, 2011; Gildersleeve-Neumann & Dalston, 2001). 점막하 구개열 등으로 연구개가 얇은 경우 과다비성의 지각을 증가시키는 원인이 되며, 심지어 연인두 기능장애가 없을 때에도 과다비성이 나타난 것으로 지각되기도 한다.

과다비성의 정도가 중고도(moderate-to-severe)인 경우, **구강음의 비음화**(nasalization of oral phonemes)가 흔히 관찰된다. 예를 들어, 유성파열음을 산출할 때 연인두 밸브가 아주 작게라도 열린 채로 있을 때 이러한 현상이 나타나는데, 이때 목표음의 동족 비음(즉, m/b, n/d, ŋ/g)처럼 들릴 수 있다. 비음화는 모든 유성구강음에서 나타날 수 있다. 게다가, 비음은 보상전략으로 무성음을 대치할 수도 있다(예: n/s). 그러므로 중고도 과다비성의 경우 말소리는 비음(/m/, /n/, /ŋ/)을 많이 포함한다. 모음의 과다비성과 자음의 비음화는 발화 길이, 말 속도, 음소적 복잡성 때문에 더 심해질 수도 있는데, 이러한 요인들이 연인두 기제에 추가적인 부담을 주기 때문이다.

과다비성은 매우 큰 연인두 틈에 의해 생기는 경우가 많다(Kummer, Briggs, & Lee, 2003; Kummer, Curtis, Wiggs, Lee, & Strife, 1992). 그러나 이는 정상적인 연인두 기능을 가진 환자에게서도 나타날 수 있는데, 점막하 구개열로 연구개가 너무 얇은 경우가 그 예이다. 과다비성은 구개열 수술을 받은 환자의 구비강 천공(oronasal fistula)이 상당히 큰 경우에도 나타날 수 있다(**그림 6-1**). 마지막으로, 과다비성은 특정 구강음만을 비음화시키는 것처럼(예: ŋ/l, ŋ/r) 특정 음소에 국한해서 나타날 수도 있다. 이러한 유형의 과다비성은 특정 음소에서만 나타나며 잘못된 학습에 의해 나타난다. (연인두 기능장애의 원인은 뒤에서 더 자세히 설명할 것이다).

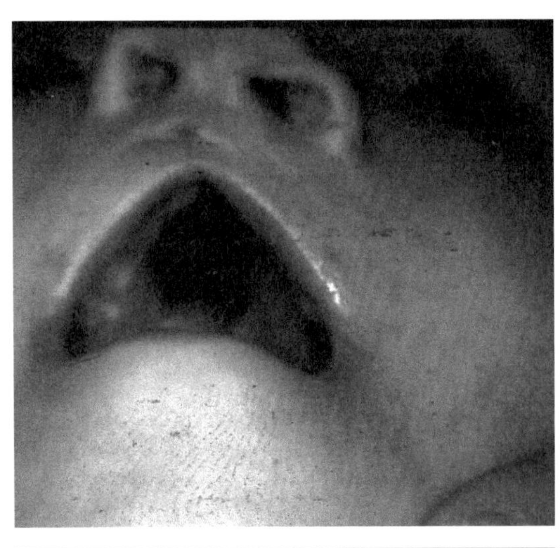

그림 6-1 심각한 과다비성을 유발할 수 있는 매우 큰 구개천공

Courtesy Ann W. Kummer, Ph.D./Cincinnati Children's Craniofacial Team

과다비성을 특정 방언에서만 특징적으로 나타나는 '비음 섞인 억양(nasal twang)'과 혼동해서는 안 된다. 이러한 음질도 어느 정도 과다비성과 유사하게 들리기는 하지만, 비음 섞인 억양은 '비강'에서 만들어지는 것이 아니다. 이 음질은 인두를 좁히고 성도를 짧게 만듦으로써 산출되는 것으로 밝혀졌다(Story, Titze, & Hoffman, 2001; Titze, Bergan, Hunter, & Story, 2003; Yanagisawa, Estill, Mambrino, & Talkin, 1991; Yanagisawa, Kmucha, & Estill, 1990). 이는 특정 모음을 후설 고모음의 혀 위치에서 산출하는 것과 관련이 있는데, 미국의 남부 방언에서 흔히 관찰된다.

✲ 과소비성과 무비성

과소비성(hyponasality)은 말소리를 산출할 때 비인두나 비강에 막힌 부분이 있어 정상적인 비강공명이 감소함으로써 나타난다. 전반적인 지각적 특징은 개별 음소의 흐름이 '막혀 있는 듯한' 느낌을 준다는 것이다. **무비성**(denasality)이란 용어는 상기도가 완전히 막혀 공명에 문제가 생긴 경우에 사용된다. 비강통로가 완전히 막혀 있는지는 지각적 평가만을 통해서는 알 수 없기 때문에, 과소비성이란 용어가 더 많이 쓰인다.

과소비성은 특히 비음(/m/, /n/, /ŋ/)의 산출에 영향을 미친다. 비강공명이 감소하면 비음은 동족 구강음(b/m, d/n, g/ŋ)과 비슷하게 들린다. 과소비성이 심각한 경우에는 모음의 질에도 영향을 미친다. 이는 모든 모음, 특히 고모음은 연구개를 통해서 소리가 전달되기 때문에 어느 정도 비강공명이 일어나는 것이 일상적이기 때문이다.

과소비성은 대개 비인두나 비강의 어딘가가 막혀 있기 때문에 나타난다. 상기도폐색(upper airway obstruction)은 과소비성 외의 다른 증세의 원인이 될 수도 있는데, 여기에는 항상 입을 벌리고 있거나 입으로 숨을 쉬는 습관, 심한 코골이 혹은 수면무호흡증 등이 포함된다. 비강폐색은 입술을 폐쇄하는 힘을 감소시킬 수도 있다(Sabashi et al., 2011).

알레르기성 비염(allergic rhinitis)이나 감기로 비강통로가 부어 있거나 아데노이드가 비대해져 있거나 비대해진 편도가 인두를 침범한 경우에도 상기도폐색이 나타난다(Scott, Moldan, Tibesar, Lander, & Sidman, 2011). 과소비성을 유발하는 상기도폐색은 선천적인 기형에 의해서도 생길 수 있다(Adil, Huntley, Choudhary, & Carr, 2011). 구개열 혹은 두개안면 기형 환자에게서 과소비성과 폐쇄성 수면무호흡증은 흔히 나타난다(Maclean, Waters, Fitzsimons, Hayward, & Fitzgerald, 2009; Muntz, Wilson, Park, Smith, & Grimmer, 2008; Robinson & Otteson, 2011a). 구개열 환자에게서는 비중격 만곡증(deviated septum, 특히 편측성 구개열의 경우), 후비공 협착증 혹은 폐색증(choanal stenosis or atresia), 비공 협착증(stenotic naris), 인두강이나 비강의 크기를 제한하는 상악 후퇴(maxillary retrusion) 등이 과소비성을 유발하는 원인이 된다. 안면중앙부 결손(midface deficiency)으로 인한 상악 후퇴는 구개열 환자뿐만 아니라 크루종 증후군(Crouzon syndrome)이나 아퍼트 증후군(Apert syndrome), 파이퍼 증후군(Pfeiffer syndrome) 같은 여러 두개안면 증후군에서도 흔히 관찰된다. 상악전진술(maxillary advancement)로 과소비성과 기도폐색의 증세를 개선시킬 수 있다(Demetriades, Chang, Laskarides, & Papageorge, 2010; Jakobsone, Stenvik, & Espeland, 2011; Pourdanesh, Sharifi, Mohebbi, & Jamilian, 2012; Schendel, Powell, & Jacobson, 2011).

구개열 청소년이나 성인에게서는 과다비성보다 과소비성이 더 흔하게 관찰된다. 그 이유 중 하나는 연인두 폐쇄부전(velopharyngeal insufficiency, VPI) 문제가 대개 학령전기나 학령기 초기에 해결되기 때문에 연령이 증가하면서 과다비성의 비율이 점차 감소하기 때문이다. 그러나 VPI를 위한 수술이 비인두 공간의 크기를 감소시키는 경향이 있기 때문에 수술 후 부작용으로 과소비성이 흔하게 나타난다(de Serres et al., 1999; Hall, Golding-Kushner, Argamaso, & Strauch, 1991; Witt, 2009).

과소비성의 원인이 대개 비강이나 인두강의 일부가 막혀 있는 것이기 때문에, 약물 혹은 수술 처치가 필요하다. 한 가지 예외는 말 실행증 때문에 과소비성이 비일관적으로 나타나는 경우이다.

맹관공명

맹관공명(cul-de-sac resonance)은 소리 에너지가 성도의 공명강으로 유입된 후 정상 통로로 빠져나오지 못하고 막혀 있는 경우를 말한다. 그러므로 주머니 모양의 공간에 소리가 갇힌 상태가 되며, 일부 소리는 연조직에 의해 흡수되기도 한다. 결과적으로 이때 지각되는 말소리는 무언가로 감싸여 있는 느낌이 들며 소리 크기도 작다. 과소비성처럼 **맹관공명**도 폐색 때문에 나타나지만 폐색 위치가 비강 입구나 안쪽이 아니라 출구 쪽이다.

맹관공명은 막힌 부위에 따라 세 가지 유형으로 나뉘는데(Kummer, 2011a), 모두 공명강 출구에 막힘이 있는 부위에 따라 구분된다.

구강 맹관공명(oral cul-de-sac resonance)은 말소리를 산출하는 동안 소리의 전달이 구강 출구에서 막혀 있는 경우에 지각된다. 이는 소구증(microstomia, 입 벌림이 매우 제한됨)으로 인해 나타나기도 한다. 말소리가 우물거리는 것처럼 들리며, 입을 제대로 안 벌리고 말하는 인상을 준다.

비강 맹관공명(nasal cul-de-sac resonance)은 말소리를 산출하는 동안 소리의 전달이 비강 출구에서 막혀 있는 경우에 지각된다. 이는 VPI(과다비성 유발)와 더불어 코 앞부분의 막힘이 동반될 때 두드러지게 나타난다. 비강 맹관공명은 구개열로 VPI가 있으면서 비공 협착 혹은 비중격 만곡증의 병력을 가진 환자에게서 흔히 관찰된다. 비강 맹관공명은 과다비성을 모방하게 하거나 코를 막은 상태에서 비음이 포함된 음절(예: ma, ma, ma, ma, ma)을 다수 반복하게 하여 확인할 수 있다.

인두강 맹관공명(pharyngeal cul-de-sac resonance)은 말을 하는 동안 대부분의 말소

리가 구인두강 안에 머물러 있는 경우에 지각된다. 이는 대개 커다란 편도가 구인두를 막아 기류가 구강으로 유입되는 것을 막기 때문에 나타난다(Kummer, Billmire, & Myer, 1993; Shprintzen et al., 1987). 이 막힘 때문에 다른 유형의 맹관공명과 마찬가지로 말소리가 우물거리는 것처럼 들리는 인상을 준다. 인두강 맹관공명은 말 그대로 '입 안에 감자를 물고 말하는 듯한' 말소리로 불려왔다(Finkelstein, Bar-Ziv, Nachmani, Berger, & Ophir, 1993). 이는 실로 매우 훌륭한 묘사인데, 입에 감자를 물고 말해 보면 이와 똑같은 소리를 낼 수 있기 때문이다! 비대한 편도가 인두강 맹관공명의 가장 흔한 원인이기는 하지만 하인두나 구인두의 인두벽에 흉터처럼 막힘을 유발하는 조직에 의해서도 나타난다(그림 6-2).

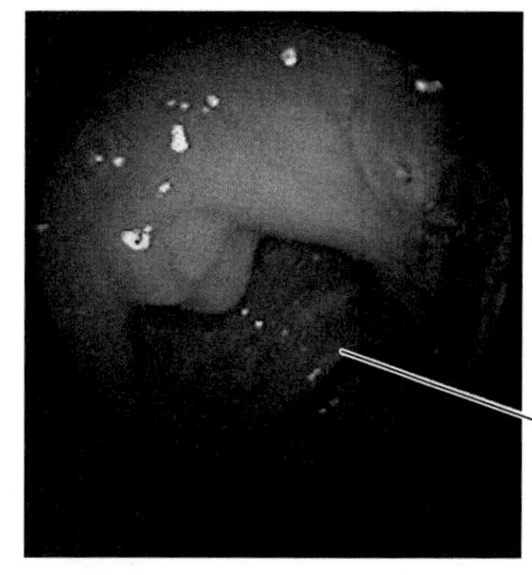

그림 6-2 인두후벽에서 관찰되는 흉터 조직. 이는 인두를 통과하는 소리 에너지의 전달에 저항을 주어 맹관공명을 유발한다.

Courtesy Ann W. Kummer, Ph.D./Cincinnati Children's Hospital Medical Center & University of Cincinnati College of Medicine

맹관공명은 공명강 중 일부의 막힘을 유발하는 비정상적인 구조에 의해서 나타난다. 그러므로 이러한 유형의 공명 문제는 말 치료만으로는 해결할 수 없으며 대신 약물 혹은 의학적 중재가 필요하다. 그러나 언어치료전문가(SLP)가 비정상적 공명의 원인을 발견하는 경우도 종종 있으므로 적절한 중재를 위해 타 분야 전문가에 대한 의뢰가 필요할 수도 있다.

✲ 혼합공명

혼합공명(mixed resonance)은 과다비성(비누출이 동반되든 아니든), 과소비성과 맹관공명 중 일부가 혼합되어 나타나는 경우를 말한다. 과다비성과 과소비성이 동시에 나타날 수는 없지만, 같은 사람에게서 자발화의 경우 시간을 달리 해서 나타날 수 있다. 예를 들어, 구강음에서는 과다비성이, 비강음에서는 과소비성이 나타날 수 있다.

혼합공명은 실행증 환자에게서 종종 관찰된다. 전방음 산출과 연인두 기능의 적절한 협응이 이루어지지 않으면 비강음을 산출할 때 연구개를 올리거나 구강음을 산출할 때 연구개를 내리는 부적절한 운동이 나타날 수 있다(Ogar et al., 2006). 자발화에서는 대체로 과소비성보다 과다비성이 더 흔한데, 연인두 폐쇄를 위해 연구개를 올리는 것이 휴식기 상태로 두는 것보다 더 어렵기 때문이다.

혼합공명은 VPI와 인두강의 막힘이 동반되어 나타나기도 한다. 예를 들어 연구개가 짧아 구강음 산출 시 적절한 연인두 폐쇄가 일어날 수 없는데 비대해진 편도가 비강음 산출 시 기류가 비강으로 유입되는 것을 차단할 때 혼합공명이 나타난다.

일부의 경우 혼합공명뿐만 아니라 과소비성과 비누출(과다비성과 같은 원인으로 발생)을 함께 보이기도 한다. 다시 말하지만, 이는 동시에 나타나지 않고 각기 다른 말소리를 산출할 때 나타난다. 이러한 조합의 일상적인 원인은 비대하지만 표면이 불규칙한 아데노이드이다. 구강음을 산출하는 동안 연구개는 아데노이드 패드에 닿아 폐쇄를 이루는데, 그 울퉁불퉁한 표면 때문에 연인두 폐쇄가 완전히 이루어지지 못하므로 비누출(nasal emission)이 생기는 것이다. 한편 연구개가 비음의 산출을 위해 내려갈 때 아데노이드 패드가 비강으로 가는 말소리의 전달을 차단할 정도로 큰 경우에는 과소비성이 유발될 수도 있다.

❋ 수술이 공명에 미치는 영향

공명에 대한 논의는 수술로 인한 구조물의 변형이 공명에 어떤 영향을 미치는지 언급해야 비로소 완성된다. 아데노이드로 인해 생긴 막힘 때문에 나타난 과소비성은 일부의 경우 아데노이드 절제술(adenoidectomy)로 개선할 수 있다. 그러나 이로 인해 과다비성을 동반하는 연인두 형성부전이 나타나 문제가 더 심각해질 수도 있다. 편도절제술(tonsillectomy)은 기류가 인두에서 구강으로 유입되는 입구에 생긴 막힘을 제거해 주므로 맹관공명을 해결할 수 있다(제7장 참조). 과다비성을 개선하기 위한 수술(예: 인두피판술 혹은 인두괄약근성형술) 결과가 좋지 못하면 과다비성이 여전히 남아 있거나 과도한 수술로 오히려 과소비성이 생길 수 있다(제17장 참조). 게다가, 인두피판이나 인두괄약근(과다비성 개선을 위한 수술로 인해 형성된)이 인두의 적절한 위치보다 너무 낮게 만들어지면 공명관이 짧아지면서 예상치 못한 공명 문제가 생길 수도 있다(Smith & Kuehn, 2007). 기본적으로 공명강의 길이나 모양을 바꿀 수 있는 모든 조처가 음질에 영향을 미칠 수 있다.

❋ 공명장애의 치료

공명장애는 대체로 구조적 기형 때문에 나타나기 때문에 대부분 약물 혹은 수술적 처치가 필요하다는 것을 다시 한 번 강조한다. 과다비성은 주로 연인두 밸브의 기능을 방해하는 구조적 혹은 신경생리적 문제로 인해 나타난다. 이는 수술 혹은 보철장치(수술이 어려울 경우)로 해결하거나 개선할 수 있다. 과소비성과 맹관공명은 주로 성도 안의 공명강 중 하나 혹은 그 이상의 위치에서 발생한 막힘으로 인해 나타난다. 이 역시 약물 혹은 수술적 중재를 실시해야 한다.

공명장애를 위한 치료로 유일하게 말 치료만이 적절한 경우는 잘못된 조음위치 습득으로 인해 공명 문제가 특정 음소에서만 나타나는 경우이다. 이는 구강음을 일관적으로 비강음으로 산출하거나 모음을 산출하는 동안 혀의 위치가 비정상적으로 높은 경우에 해당된다. 이는 수술 전에 이미 습득된 보상조음 전략이기 때문에 수술 후에도 지속된다. 구조물에 대한 수술을 먼저 하고 그다음에 말 치료를 하는 것이 보상전략 습득으로 형성된 비정상적인 기능을 개선시킬 수 있다.

✲ 비누출이 말소리에 미치는 영향

말소리의 산출은 폐에서 시작된다. 발성을 위한 원동력은 폐에서 나오는 공기다(그림 6-3). 일단 성문을 통해 공기가 배출되면 기류는 위로 올라가 인두를 지나게 된다. 비강음의 경우, 기류는 계속 위로 올라가 비강을 통해 방출되며 이로 인해 비강음이 산출된다. 그러나 구강음의 경우, 연인두 밸브가 닫혀 있기 때문에 기류(소리도 함께)가 다시 구강으로 흐르게 된다. 조음기관(혀, 치아, 입술 등)에 의해 막히거나 방해를 받으면서 구강 내 기류는 구강내압으로 변환된다(Kummer, 2011a).

연인두 기능장애(그리고 구비강 천공)가 있을 경우 말소리를 산출하는 동안 기류가 비강으로 샌다. 이는 청취 가능한 비누출을 유발하며 뒤에서 설명할 말소리의 여러 측면에 영향을 미친다.

✲ 비누출의 유형

비누출은 성도 안에 새는 곳(연인두 밸브나 구비강 천공)이 있을 때 자음을 산출하기에 충분한 구강내압을 형성하고자 하는 시도에 의해 나타난다. 구강음 산출에 필요한 기류 중 일부가 코로 새어 나가면 말소리 산출에 필요한 공기역학 과정에 문제가 생긴다. 비누출은 **압력에 민감한 음소**(파열음, 마찰음, 파찰음)을 산출할 때 주로 관찰된다. 이는 무성음에서 두드러지게 나타나는데, 무성음이 유성음보다 더 많은 기압을 필요로 하기 때문이다. 유성음은 성대의 내전이 어느 정도 기압을 낮춰 주기 때문에 상대적으로 강한 압력이 필요하지 않다. 비누출

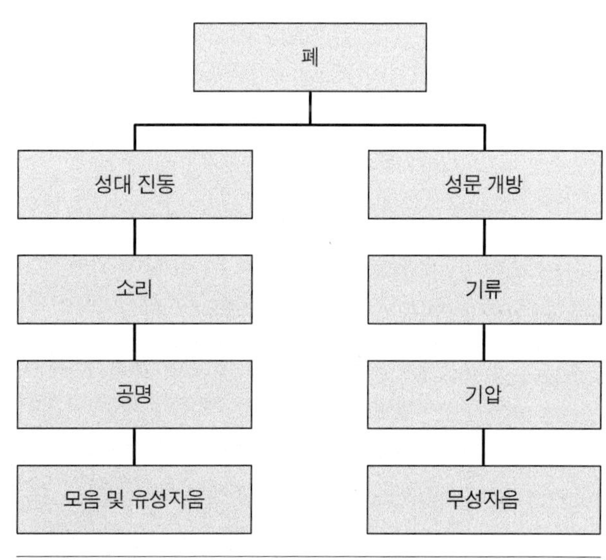

그림 6-3 말소리 산출 도식

은 과다비성과 함께 나타나는 경우가 많지만, 정상 공명에서도 나타난다.

비누출에는 청취 불가능한 비누출, 청취 가능한 비누출, 비강 스침 소리(비강 난기류라고도 함), 특정 음소 비누출 등 네 가지 유형이 있다. 비누출의 유형은 기류가 새는 구멍의 상대적인 크기(이는 비강기류와 비강공명 모두의 음향적 특성에 영향을 미친다) 및 원인(즉, 비정상적인 구조 때문인지, 비정상적인 기능 때문인지)과 관련이 있다.

청취 불가능한 비누출(inaudible nasal emission)은 상대적으로 구멍이 클 때 나타난다. 이 유형의 경우, 구멍을 통해 상당량의 기류가 빠져나가지만 비누출 소리는 안 들리는데, 기류가 받는 저항(그로 인한 마찰 포함)이 거의 없기 때문이다. 커다란 구멍은 과다비성의 원인이 될 수도 있는데, 이 과다비성이 비누출의 소리를 덮어 안 들릴 수도 있다. 청취 불가능한 비누출은 소리가 들리지는 않지만 자음의 약화 혹은 생략, 짧은 발화 길이, 코 찡그림(nasal grimace)과 보상조음 전략 등의 2차적인 특성으로 인해 비누출이 있음을 알 수 있다(자세한 정보는 뒷부분 참조).

청취 가능한 비누출(audible nasal emission)은 구멍의 크기가 중간 정도일 때 나타난다. 이 경우 기류가 받는 저항이 좀 더 커지기 때문에 비누출 소리가 더 잘 들린다. 게다가 과다비성이 동반되는 경우도 더 적다. 그러나 어느 정도는 기류가 새기 때문에 일부 2차적인 특성이 관찰된다.

비강 스침 소리[nasal rustle, **비강 난기류**(nasal turbulence)라고도 한다]는 구멍이 작을 때 나타난다. 그러나 구멍이 약간 클 때보다는 작을 때 말소리 왜곡이 더 많이 나타나는데, 이는 기류가 작은 구멍을 빠져나가면서 기류의 압력이 증가하기 때문이다. 압축된 공기가 작은 구멍을 통해 빠져나오기 때문에 비강 분비물에 거품이 생기면서 소리가 나게 된다(Kummer et al., 2003; Kummer et al., 1992; Mason & Grandstaff, 1971). 비강 스침 소리와 더불어 생기는 거품은 **비인두내시경검사**(nasopharyngoscopy, 비강을 통해 실시하는 내시경검사)를 통해 쉽게 관찰할 수 있으며 바륨 코팅이 잘 되면 비디오투시조영검사(videofluoroscopy)를 통해서도 관찰할 수 있다. 비강 스침 소리는 분비물의 거품 때문에 생기므로 코 막힘이 있을 경우에는 왜곡이 더욱 두드러지게 된다. 이런 경우 비강 스침 소리가 매우 커지게 되며 산출된 자음을 덮을 수 있으므로 말소리의 질뿐만 아니라 명료도까지 영향을 미칠 수 있다.

비강 스침 소리는 기류가 새는 구멍의 크기가 작아서 나타나므로 대체로 비일관적이며 일부 발화상황(예: 단단어나 단문)에서는 거의 들리지 않을 수도 있다. 짧은 발화처럼 발화노력이 적게 드는 경우에는 연인두 폐쇄가 쉽게 이루어지기 때문이다. 그러나 발화 길이, 말 속도, 음소의 복잡성, 피로 등이 증가하면 비누출은 더 일관적으로 나타난다. 이 때문에 비강 스침 소리는 말 치료만으로 개선되기는 어렵다. 치료실에서 나타난 정반응이 치료실 밖에서도 나타나기는 쉽지 않다.

특정 음소 비누출(phoneme-specific nasal emission, PSNE)은 비누출이 특정 고압력 음소에서만 나타나는 경우로 조음 시 인두에서 잘못된 동작이 동반되기 때문에 나타난다. PSNE가 흔히 관찰되는 음소는 /s/와 /z/인데, 이뿐만 아니라 모든 치찰음(/s/, /z/, /ʃ/, /ʒ/, /ʧ/, /ʤ/)에서 관찰된다. PSNE는 잘못된 학습(구조의 문제라기보다 기능의 문제로 봄)에 의해 나타나며 이에 대해서는 이 장의 뒷부분에서 좀 더 논의할 것이다.

✲ 필연적 왜곡과 보상적 오류

성도 안에서 관찰되는 구조적 기형(예: 치아 혹은 교합 이상, 구비강 천공, 혹은 연인두 형성부전)이 동반되면 특징적인 필연적 왜곡 혹은 보상적 오류가 나타난다(Trost-Cardamone, 1990). **수동적 말 특성**(passive speech characteristics)이라고도 불리는 **필연적 왜곡**(obligatory distortion)(Harding & Grunwell, 1996, 1998)은 조음위치는 정상이나 구조적 혹은 생리학적 비정상성 때문에 말소리의 왜곡이 나타나는 경우이다. 이와는 대조적으로, **능동적 말 특성**(active speech characteristics)이라고도 불리는 **보상적 오류**(compensatory errors)(Harding & Grunwell, 1996, 1998)는 비정상적 구조(혹은 비정상적인 말 산출 생리)에 대한 대응으로 나타나는 조음오류이다.

보상적 특성은 환자가 조절할 수 있어서 일단 구조의 문제가 해결되면 말 치료로 충분히 개선될 수 있기 때문에 필연적 왜곡과 보상적 오류를 구분하는 것은 매우 중요하다. 필연적 왜곡은 순수하게 비정상적인 구조(혹은 생리) 때문에 나타나므로 문제의 해결을 위해서는 수술적 혹은 보철적 중재가 필수적이다.

심각한 VPI 혹은 커다란 구비강 천공으로 인한 필연적 왜곡은 과다비성과 비누출을 동반한다. 상당히 큰 구멍으로 인한 필연적 왜곡은 아래와 같은 추가적 특성을 보인다.

- **자음의 약화 혹은 생략**: 기류가 연인두 밸브를 통해 빠져나가면 자음 산출을 위해 구강 내에서 형성되는 기류량이 감소한다. 이로 인해 자음의 강도와 압력이 약화되며 완전히 생략되기도 한다. 비누출의 양과 구강기류 간에는 역관계가 성립한다. 그러므로 비누출이 많이 일어날수록 산출되는 자음은 더 약화된다.
- **짧은 발화 길이**: 코를 통해 공기가 새어나오면 필요한 기류량을 확보하기 어려워진다. 그러므로 말을 하는 동안 충분한 기류량을 확보하기 위해 숨을 더 자주 쉬게 된다(Kummer et al., 2003). 이로 인해 발화 길이가 짧아지고 발화 시 목소리 크기가 고르지 못하게 된다. 연인두 틈이 큰 사람은 자음을 산출하는 동안 기류량을 증가시킴으로써 구강내압을 올리려고 시도한다. 결과적으로 이들은 정상 화자보다 2배 이상의 공기량을 사용하게 된다(Huber & Stathopoulos, 2003). 이렇게 증가된 노력은 말소리 산출을 힘겹게 만들며, 이로 인해 환자는 말을 하는 동안 지치게 된다.

- **구강 자음의 비음화**: 심각한 VPI나 커다란 구비강 천공을 동반한 상태에서 유성 파열음을 산출할 때 이 구강음들은 동족 비음으로 대치되는 경우가 많다(예: m/b, n/d, ŋ).
- **코 찡그림**: 코 찡그림은 콧등 바로 위나 콧날개 근육을 수축하여 나타난다(**그림 6-4**). 무거운 것을 들려고 할 때 안면 근육을 수축시키는 것과 마찬가지로, 코 찡그림도 연인두 폐쇄를 이루기 위해 지나친 노력을 기울이다가 근육이 과한 반응을 보여 나타나는 것이다. 연인두 기능이 개선되면, 말하는 동안에 생기는 이러한 근육 수축은 저절로 사라진다.

구비강 천공이 큰 환자들은 때로 보상조음을 산출하기도 한다. 이러한 습관은 기류가 새어 나가려고 할 때 혀로 천공을 막거나 천공 뒤의 밸브를 막으려는 시도를 하면서 형성된다. 이때 산출되는 보상조음은 아래와 같다.

- **경구개파열음**(palatal-dorsal production, 혹은 middorsum palatal stop): 이 파열음은 혓몸을 경구개 가운데 부위와 접촉하여 산출된다(Trost, 1981)(**그림 6-5**). 천공이 치조 부위에 있는 경우 치조음(/t/, /d/, /n/, /l/)의 대치음으로 산출된다. 이는 발화를 하는 동안 구개에 있는 천공을 막으려는 시도로 산출되기도 한다. 치조와 연구개 사이에서 조음되기 때문에 두 조음위치 간의 구분이 불명확해지고 산출된 소

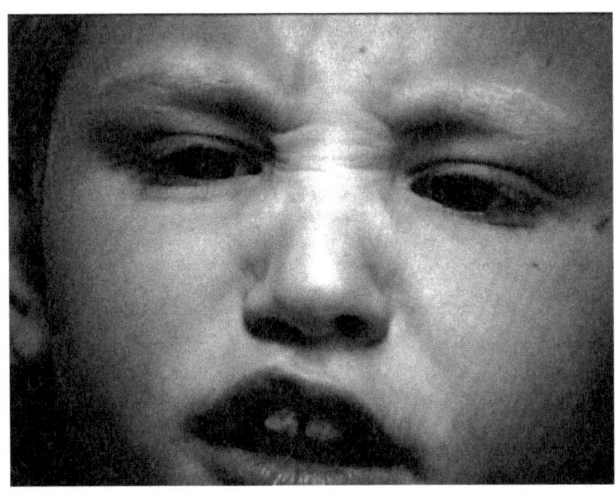

그림 6-4 말소리를 산출하는 동안 동반되는 코 찡그림. 코 위쪽과 옆쪽에 나타나는 주름을 볼 수 있다. 이는 연인두 폐쇄를 이루기 위해 과도한 노력을 기울이기 때문이다.

Courtesy Ann W. Kummer, Ph.D./Cincinnati Children's Hospital Medical Center & University of Cincinnati College of Medicine

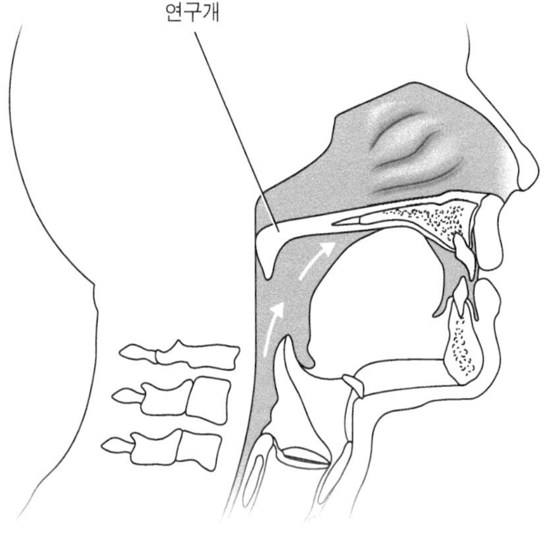

그림 6-5 경구개파열음 산출 시 혀의 위치

리도 두 위치 사이에서 중복되는 특성을 보인다. (경구개파열음의 산출은 부정교합으로 조음위치가 구강 앞쪽에 집중되어 있을 때 나타나는 보상조음으로 보기도 한다. 이에 대해서는 제8장에서 논의할 것이다).

- **연구개파열음**(velar plosive): 경구개에 커다란 구비강 천공이 있는 경우 후방 구강음을 연구개음(/k/와 /g/)으로 대치하면 기류를 천공 뒤에 가두어 새어 나가지 못하게 할 수 있다(Ainoda, Yamashita, & Tsukada, 1985; Powers, 1962; Trost-Cardamone, 1997). 그러면 기류가 천공의 수평 방향으로 흐르게 되기 때문에 상대적으로 비누출의 양이 감소한다. 일부의 경우 이 연구개음이 목표로 했던 전방음(양순음과 치조음)과 **동시조음**(co-articulated)되는 경우도 있다(Gibbon, Ellis, & Crampin, 2004). 연구개 폐쇄를 돕기 위해 혀의 뒷부분으로 연구개를 밀어 올리기도 하므로 음소의 후방화(backing)는 VPI에 대한 일종의 보상전략으로 사용되기도 한다(Brooks, Shelton, & Youngstrom, 1965).
- **연구개마찰음/파찰음**(velar fricative/affricate): 연구개마찰음은 혀 뒤쪽을 약간 올려 /j/('yellow'에서 산출되듯이)와 같은 조음위치에서 산출된다(**그림 6-6**). 혀와 연구개 사이의 좁은 통로를 통해 공기가 배출된다. 연구개파찰음은 연구개파열음과 연구개마찰음이 동시에 산출되는 경우를 말한다. 연구개마찰음 및 연구개파찰음은 유성음으로 산출되기도 하고 무성음으로 산출되기도 하며, 대개 치찰음 대신 산출된다. 대개 천공 뒤쪽에서 산출되기 때문에 구비강 천공이 클 때 보상전략으로 종종 사용된다.

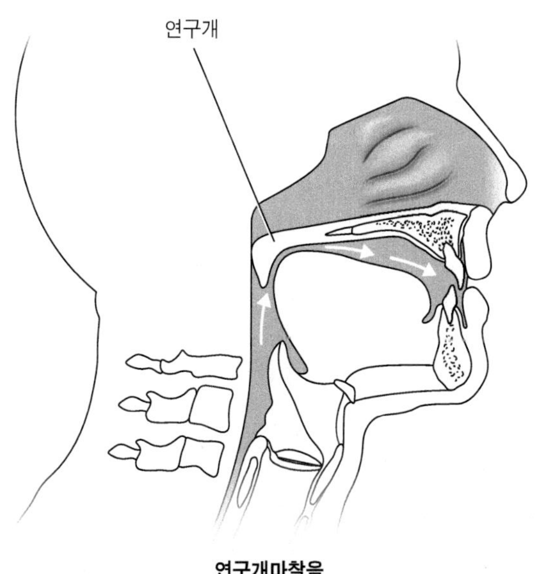

그림 6-6 연구개마찰음 산출 시 혀의 위치

보상조음이 VPI에 대한 반응으로 산출되는 경우 조음방법은 대개 유지되지만 조음위치는 후방의 인두 쪽으로 이동한다. 이는 연인두 틈으로 기류가 낭비되기 전에 인두의 공기를 활용할 수 있게 해준다. VPI가 있을 때 때로 사용되는 보상조음을 아래에 설명하였다.

- **인두파열음**(pharyngeal plosive): 인두파열음은 혀의 뒷부분을 인두벽에 닿게 하여 산출하는 자음으로, 유성음으로 산출될 때도 있고 무성음으로 산출될 때도 있다(**그림 6-7**). 다른 자음을 대치하여 산출되는 경우도 있지만 대개는 연구개파열음(/k/, /g/)을 대치하는

경우가 일반적이다. 이를 산출하기 위해 혀는 후방으로 이동하여 인두후벽에 접촉하게 되는데 이를 통하여 인두강의 기류를 사용하게 된다. 이 기류는 연인두 밸브를 통하여 방출된다. 인후 부분을 잘 보면 인두강의 크기가 증가해 있는 것이 관찰된다. 이 음소는 산출하기가 어렵기 때문에 정상적으로 조음되는 다른 음소에 비해 자음과 후행모음 사이의 지속시간이 더 길다.

- 인두마찰음/파찰음(pharyngeal fricative/affricate): 인두마찰음은 혀의 뒷부분을 후퇴시켜 인두후벽에 가깝게 접근시키지만 닿지는 않게 하여 산출되는데, 유성음으로 산출될 때도 있고 무성음으로 산출될 때도 있다(그림 6-8). 혀의 뒷부분과 인두벽 사이의 좁은 틈으로 기류가 빠져나가기 때문에 마찰음(마찰잡음)이 산출된다. 인두파찰음은 인두파열음과 인두마찰음이 함께 산출되는 경우로, 유성음과 무성음 모두로 산출된다. 인두에서 만들어지기 때문에 기류가 연인두 밸브를 통해 비누출의 형태로 빠져나간다. 인두마찰음과 인두파찰음은 대개 치찰음을 대치한다. 다른 인두 보상조음과 마찬가지로 말을 하는 동안 인후를 살펴보면 인두강의 크기가 커진 것이 관찰된다.
- 후비강마찰음(posterior nasal fricative): 후비강마찰음은 /ŋ/처럼 혀의 뒷부분을 올려 연구개에 닿게 함으로써 산출되며, 대개 무성음이다. 기류가 인두를 통과해서 위로 올라갈 때 혀의 뒷부분이 구강으로 가는 입구를 막는다. 기류가 폐쇄된 연인

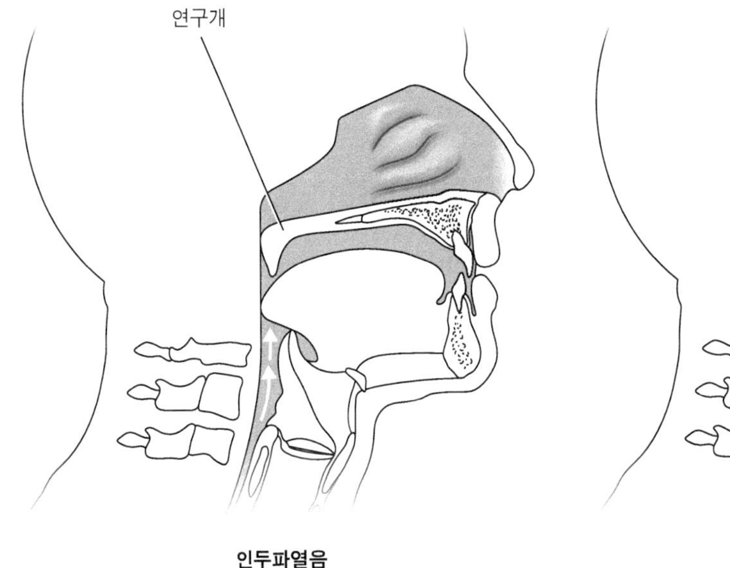

그림 6-7 인두파열음 산출 시 혀의 위치

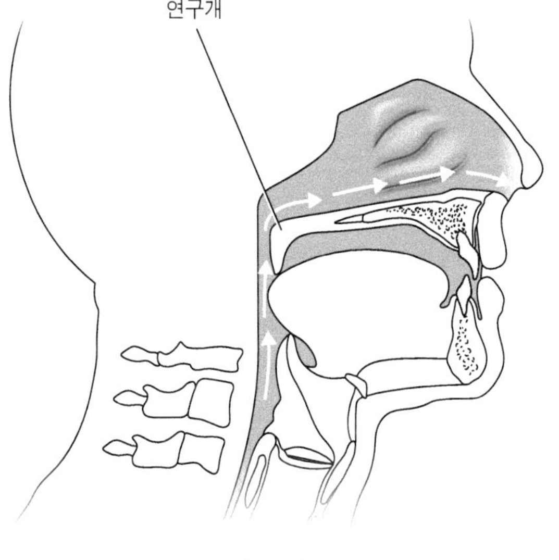

그림 6-8 인두마찰음 산출 시 혀의 위치

두 밸브를 빠져나가려고 힘을 가하므로 작은 틈이 생기게 된다(그림 6-9). 이를 통해 결국 청취 가능한 비누출이 나타나는데(Trost, 1981), 이를 비강 스침 소리(비강 난기류)라고 한다. 후비강마찰음은 모든 고압력 자음을 대치해서 산출되지만 대개는 치찰음을 대치하는 경우가 많다.

- **콧김 소리**(nasal snort): 콧김 소리는 코로 강한 기류가 방출될 때 나타나는데, 소음이 심하고 재채기 소리와 비슷한 소리가 산출된다. 콧김 소리는 /s/ 자음군을 산출할 때 자주 동반되며 코 찡그림과 동시에 나타나기도 한다.
- **코 킁킁거림**(nasal sniff): 코 킁킁거림은 보상적 오류로 나타나지만 흔하지는 않다. 코를 통해 강한 바람이 들어오면서 음소가 산출되므로 비누출의 반대라고 할 수 있다. 코 킁킁거림은 대개 치찰음, 특히 /s/를 대치하여 산출되는 경우가 많다. 코 킁킁거림을 위한 흡기와 다른 자음을 위한 호기를 적절히 협응시키는 것이 매우 어렵기 때문에 이 음소는 주로 어말 위치에서 산출되는 것이 일반적이다.
- **성문파열음**(glottal stop): 성문파열음은 유성파열음으로, 성대내전에 의해 성문하압이 올라간 뒤 급격한 성대외전으로 기류가 터져나오면서 산출된다(그림 6-10). 이로 인하여 으르렁거리는 듯한 소리로 지각된다. 성문파열음은 /n/ 뒤에 /t/가 따라올 때에는(예: 'mitten', 'button', 'Clinton' 등) 정상적으로 산출되는 음소이다. VPI가 심각한 경우, 성문파열음은 파열음을 대치하지만 아동이 아직 마찰음을 습득하지

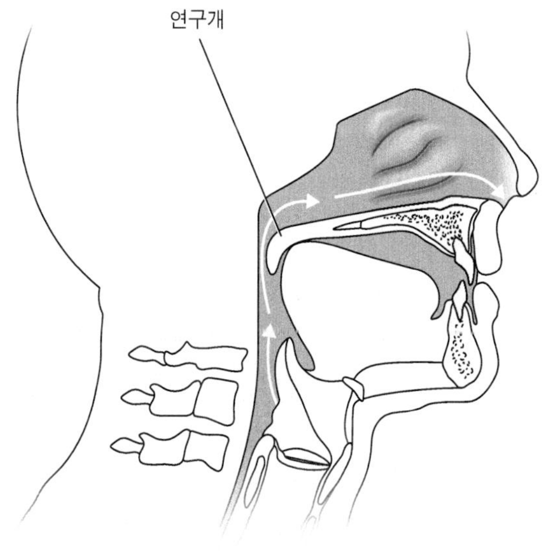

그림 6-9 후비강마찰음 산출 시 혀의 위치

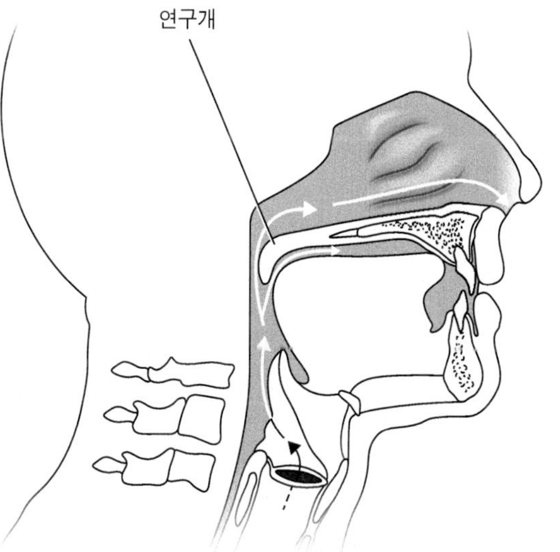

그림 6-10 /t/와 동시조음된 성문파열음 산출 시 혀의 위치

못한 경우 마찰음이나 파찰음을 대치하기도 한다. 성문파열음은 다른 음소와 동시 조음되기도 하는데, 이는 2개의 조음위치에서 동시에 폐쇄하였다가 동시에 개방함으로써 산출된다(Bispo et al., 2011; Trost-Cardamone, 1997). 예를 들어 /b/와 성문파열음을 동시조음으로 산출할 수도 있다. 실질적으로는 파열음이 성문에서 산출되는 것이지만 시각적으로는 적절한 구강 내 위치에서 산출되는 것처럼 보인다. 성문파열음 산출 시 인후를 관찰해 보면 후두의 움직임이 활발하게 나타나는 것을 볼 수 있다. 공기의 압력이 성문에서 방출되기 때문에 연인두 폐쇄가 일어날 필요가 없으므로 성문파열음은 매우 큰 연인두 틈이 동반될 때 흔히 관찰된다(Henningsson & Isberg, 1986).

- 성문마찰음(/h/, glottal fricative): 사실 /h/는 성문마찰음이다. VPI로 인해 연인두 틈 아래 부근에서 기류가 샐 때 이 소리가 산출될 수 있는데, 이를 통해 다른 구강 마찰음을 대치할 수 있다(Harding & Grunwell, 1998; Proctor, Shadle, & Iskarous, 2010).
- 기식성 음성(breathiness): 기식성 음성은 정상적인 경우보다 성대의 벌어진 틈이 커 기류가 새면서 산출된다. 기식성 음성은 과다비성을 차폐해 주기 때문에 VPI에 대한 보상전략으로 사용되기도 한다. 게다가 성문이 열려 있으면 압력이 낮아지므로 연인두 밸브를 통과한 비누출이 더 작게 들린다.

✱ 음성장애

음성장애(dysphonia)는 음성을 산출하는 동안에 동반되는 기식성 음성, 애성(hoarseness), 낮은 강도, 잠긴 음성을 특징으로 한다. 선천성 기형이나 VPI 병력의 아동은 여러 원인에 의해 음성장애가 생길 위험이 높아진다(D'Antonio, Muntz, Province, & Marsh, 1988; McWilliams, Lavorato, & Bluestone, 1973; Robinson & Otteson, 2011b).

연인두 밸브에 약간의 문제만 있는 환자에게서 쉽게 관찰할 수 있는 특징 중 하나가 음성 과다사용에 의한 음성장애이다. 이는 연인두 폐쇄를 위해 호흡기 및 주변 근육의 긴장을 증가시켜 성대를 과내전시키기 때문이다. 만성적인 성대 과내전은 성대비대나 부종을 유발하며, 이 상태가 진행되면 결국 성대결절이 형성되기에 이른다(그림 6-11). 성대결절(vocal nodules)은 굳은살처럼 생긴 작은 혹으로, 양쪽 성대에 대칭적으로 생기며 만성적 음성 남용, 오용 혹은 과용으로 발생한다. 이와 같이 VPI가 있을 때 구강으로 통하는 기류를 증가시키는 조음치료는 효과가 없을 뿐만 아니라 성대 질환을 유발하거나 악화시킨다.

구개열 환자가 음성장애를 동반하는 또 다른 원인은 선천성 두개안면 증후군 환자에게서 자주 관찰되는 후두기형이다. 기관절개관(tracheostomy tube)을 장기간 착용하면 그 합병증(예: 기관협착)으로 음성장애가 생길 수도 있다. 앞서 언급한 바와 같이 과다비성과 비누출을 은폐하기 위한 보상전략으로 낮은 강도와 기식성 음성을 사용하기도 한다. VPI로 구강 내 소리 에너지가 부족한 상황에서 인두 조직에 의해 소리 에너지가 흡수되면 감폭효과(damping effect)가 나타나면서 음성강도가 낮아지게 된다(Bernthal & Beukelman, 1977).

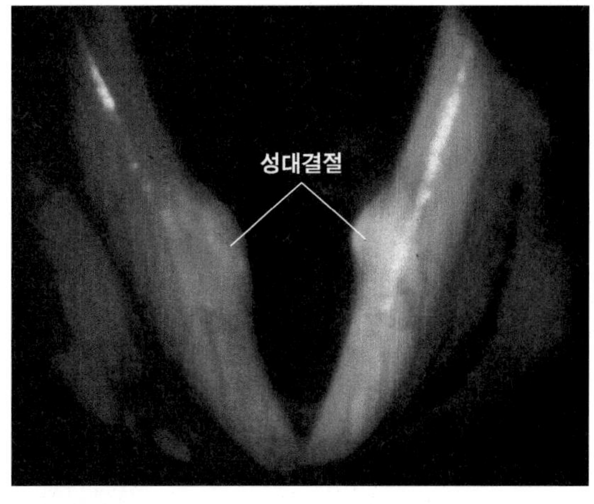

그림 6-11 내시경을 통해서 관찰한 양측성 성대결절

Courtesy Claire K. Miller, Ph.D./Cincinnati Children's Hospital Medical Center & University of Cincinnati College of Medicine

❋ 연인두 기능장애

연인두 밸브의 기능에 대해서는 제1장에서 자세히 설명했다. 앞서 말한 바와 같이 연인두 밸브는 구강음을 산출할 때에는 완전히 폐쇄되어야 하고 비강음을 산출할 때에는 완전히 개방되어야 한다. 이런 동작이 효과적으로 이루어지려면 연인두 구조가 정상(해부학적 측면)이어야 하고 연인두 기능이 정상(신경생리학적 측면)이어야 한다. 게다가 연인두 밸브를 각 음소에 맞게 적절히 개방하거나 폐쇄해야 하기 때문에 이에 대한 학습도 필요하다. 아래의 세 영역 중 특정 부분에서 문제가 생기면 연인두 기능의 결손이 나타난다.

연인두 기능장애(velopharyngeal dysfunction, VPD)는 구강음을 산출하는 동안 연인두 밸브가 일관적이고 완벽하게 폐쇄되지 않는 상태를 말한다(D'Antonio et al., 1988; Folkins, 1988; Jones, 1991; Loney & Bloem, 1987; Marsh, 1991; Morris, 1992, Netsell, 1988; Penfold, 1997; Witt et al., 1997). 이 용어는 실행증으로 비강음을 산출하는 동안 연인두 밸브가 비일관적으로 열리거나 완벽하게 열리지 않는 상태도 포함한다. 연인두 기능장애는 연인두 밸브에 생긴 모든 문제를 아우르는 폭넓은 개념으로 사용된다.

연인두 밸브 문제를 지칭할 때 사용되는 용어는 문헌마다 다르다. 일부 연구자와 임상가는 연인두 부적합(velopharyngeal inadequacy), 연인두 장애(velopharyngeal impairment), 연인두 형성부전(velopharyngeal insufficiency), 연인두 기능부전(velopharyngeal incompetence), 연인두 기능장애(velopharyngeal dysfunction)를 혼용해 온 반

면 다른 연구자들은 이 용어들을 원인에 따라 구분하여 사용해 왔다(Kummer, 2011b; Loney & Bloem, 1987; Trost, 1981; Trost-Cardamone, 1981, 1989). 다양한 범주의 연인두 기능장애는 서로 다른 원인을 갖고 있고 그에 따라 적절한 중재방법도 달라지기 때문에 연구자들은 각 용어를 구분해서 사용하는 것이 중요하다. 그러므로 이 책에서는 Trost-Cardamone이 제안한 용어를 사용하도록 하겠다.

연인두 형성부전(velopharyngeal insufficiency, VPI)은 적절한 연인두 폐쇄를 방해하는 해부학적 혹은 구조적 측면의 문제를 설명하기 위해 사용되는 용어이다. 구개 수술을 받은 아동들이 짧은 연구개를 특징적으로 보이기 때문에 연인두 형성부전은 VPD의 가장 흔한 유형이다(**그림 6-12**). **연인두 기능부전**(velopharyngeal incompetence, VPI)은 연인두 구조물이 신경생리학적 문제로 인해 운동성이 저하되어 있는 경우를 설명하는 데 사용된다(**그림 6-13**). VPI(연인두 형성부전이든 기능부전이든)는 의학적 측면에 기초하는 장애이기 때문에 의학적 중재가 필요하다. 그러므로 VPI는 조음치료로 개선될 수 있는 문제가 아니다.

VPI와는 대조적으로 **연인두 학습오류**(velopharyngeal mislearning)는 구강음을 비음 혹은 인두음으로 대치하는 조음오류를 말한다. 이로 인해 발화 시 연인두 밸브가 열려 있는 모습이 관찰된다. 예를 들어 아동이 /s/를 인두마찰음으로 대치하는 경우 인두음을 산출하기 위해 연인두 밸브가 열려 있게 된다. 연인두 학습오류는 VPI로 인해 2차적으로 나타날 수도 있지만 VPI의 병력 없이 나타날 수도 있다. 이는 조음치료로 개선될 수 있다.

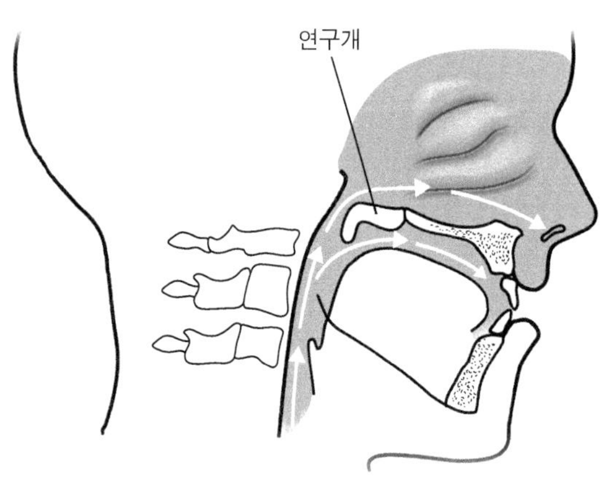

그림 6-12 연인두 형성부전. 이 경우, 연구개가 너무 짧아 말을 하는 동안 충분한 연인두 폐쇄가 이루어지지 않는다.

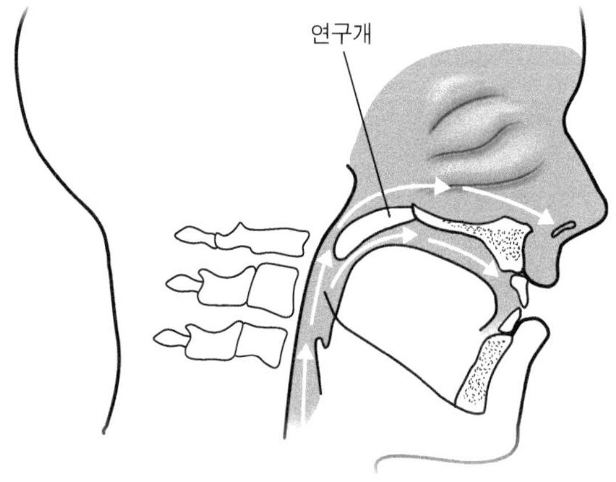

그림 6-13 연인두 기능부전. 이 경우, 연구개가 잘 움직이지 않아 말을 하는 동안 충분한 연인두 폐쇄가 이루어지지 않는다.

연인두 기능장애의 원인

말소리 산출을 위한 정상적인 연인두 폐쇄를 위해서는 정상적인 구조, 정상적인 생리와 정상적인 (학습된) 기능이 필요하다. 연인두 밸브에 영향을 미쳐 연인두 기능장애를 유발하는 비정상적인 구조, 비정상적인 생리, 비정상적인 기능에는 다양한 유형과 원인이 있다.

연인두 형성부전

앞에서 말한 바와 같이, 연인두 형성부전(velopharyngeal insufficiency, VPI)은 연구개가 너무 짧거나 표면이 불규칙해서 인두후벽에 닿지 못하는 구조적 이상을 말한다. 여러 가지 원인에 의해 단단한 연인두 폐쇄를 위해 필요한 연구개 길이와 연구개의 유효 길이 사이에 차이가 발생할 수 있는데, 그 원인은 다음과 같다.

구개열 병력

연인두 형성부전은 구개열 병력이 있는 환자에게서 흔히 관찰된다. 수술 외과의는 구개열 수술을 하는 동안 연구개 길이를 충분히 확보하려고 하지만, 구개열 병력을 가진 환자 중 대략 20~30%는 구개열 수술 후에도 연인두 형성부전을 보인다.

구개열 수술 후 연구개가 짧아지면서 연인두 형성부전이 나타날 수 있다(**그림 6-12**). 일부의 경우 연구개 융기(velar eminence) 후방부, 특히 가운데 부분의 표면이 울퉁불퉁해지면서 연인두 틈이 생기기도 한다. 게다가 비정상적인 삼각거근(levator sling)이 형성될 수도 있다. 외과의들이 구개거근의 삽입점과 주행을 개선시키려고 많은 노력을 기울이지만, 수술 후 이 근육이 말소리 산출에 적합한 기능을 수행하지 못하는 경우도 있다. 또한 수술 후 생겨난 흉터 조직도 연구개의 운동성에 영향을 미칠 수 있다.

점막하 구개열

점막하 구개열의 특징은 제2장에서 설명하였다. 점막하 구개열 환자들의 대부분이 정상적인 말소리를 산출할 수 있지만 일부는 연인두 형성부전을 보일 수 있다(Gosain & Hettinger, 2009; McWilliams, 1991). 연구개 후방 경계선의 작은 절흔, 구개수근의 유연성 저하, 구개거근 삽입점의 지나친 전방화 등이 점막하 구개열과 동반될 때 연인두 형성부전이 나타날 수 있다. 점막하 구개열은 일종의 기형이기 때문에 연인두 틈이 주로 정중앙에 생긴다. 점막하 구개열이 연구개와 경구개 모두에 걸쳐 나타나면 명백한 구개열에서 볼 수 있듯이(제2장의 **그림 2-14** 참조) 구개거근이 경구개로 삽입된다. 이는 말소리 산출을 위한 연구개 상승에 일련의 구개근육이 별다른 기여를 하지 못함을 보여 준다.

점막하 구개열의 특징 중 하나는 점막이 매우 얇고 근육이 거의 없는 투명대(zona pellucida)가 나타난다는 것이다. 연구개가 얇기 때문에 소리 에너지가 이를 통해서 비강으로 유입되기 쉽다. 그러므로 연인두 밸브가 정상적으로 기능한다고 해도, 이로 인해 과다비성이 동반될 수 있다.

❀ 깊은 인두

연구개의 구조는 정상이지만 인두가 비정상적으로 깊으면 연구개가 인두후벽에 닿을 수가 없다. 두개저(cranial base)가 굴곡형이 아닌 직선형으로 발달하게 되면 인두가 길어지며, 경추의 만곡이 비정상적으로 발달하면 인두가 깊어지게 된다(Haapanen, Heliovaara, & Ranta, 1991; Leveau-Geffroy, Perrin, Khonsari, & Mercier, 2011). 이는 일부 두개골조기유합증(craniosynostosis) 증후군 환자에게서도 관찰된다. 제11장에서 언급되겠지만, 연구개의 상대적인 길이와 인두의 깊이는 구강 내 시진으로는 확인할 수 없는데, 이는 관찰할 수 있는 부분보다 연인두 폐쇄가 더 높은 부위에서 이루어지기 때문이다.

❀ 아데노이드 위축

대부분의 어린 아동은 아데노이드가 정상적인 연구개 접촉 부위에 돌출되어 있기 때문에 연구개-아데노이드 폐쇄를 보인다. 아데노이드 조직은 어린 아동의 시기에는 현저히 돌출되어 있지만 6세를 지나면서 서서히 위축되기 시작한다. 사춘기가 시작될 무렵이면 조직이 현저히 감소하는데, 때로 조직의 위축이 너무 급격하면 연구개와 인두후벽의 거리가 지나치게 멀어지게 된다. 연구개가 정상이라면 변화된 인두 깊이에 적응하여 연구개를 적절히 뻗을 수 있으므로 정상적인 연인두 폐쇄가 유지될 수 있다.

구개열 수술을 받은 사람이나 점막하 구개열을 가지고 있는 아동은 학령전기 및 학령기 초기에는 정상적인 말소리와 공명을 보인다. 그러나 청소년기에 가까워질수록 연인두 폐쇄에 점차 문제를 경험하곤 한다. 아데노이드 위축으로 인두가 깊어져도 그 차이를 메울 수 있을 정도로 연구개가 충분히 뻗지 못하기 때문이다(Handelman & Osborne, 1976; Mason & Warren, 1980; Morris, Wroblewski, Brown, & Van Demark, 1990; Shapiro, 1980; Siegel-Sadewitz & Shprintzen, 1986). 이런 일이 일어날 경우 부모는 종종 아이가 '말을 우물거린다', '말을 크게 하지 않는다', '말소리가 늘어진다'는 표현을 하곤 한다.

❀ 불규칙한 아데노이드 표면

제1장에서 언급한 것과 같이 아동은 주로 연구개-아데노이드 폐쇄를 보인다. 그러므로

말을 하는 동안 연구개가 아데노이드에 접촉하여 단단한 폐쇄를 이루는 것은 매우 중요하다. 흔히 관찰되지는 않지만 아데노이드 표면이 불규칙한 경우 연인두 형성부전이 유발될 수 있다(Ren, Isberg, & Henningsson, 1995). 아데노이드의 표면이 울퉁불퉁하면 연구개가 인두후벽에 밀착될 수가 없으며(그림 6-14A와 B) 이로 인해 작은 연인두 틈(엄밀히 말하면 연구개-아데노이드 틈)이 생긴다(그림 6-14B). 아데노이드의 돌출이 양 측면에 틈을 만들어 폐쇄를 방해할 수도 있는데(그림 6-14C), 그 틈이 대체로 크지 않아 과다비성을 유발하는 경우는 드물다. 아데노이드 조직이 너무 크면 과소비성이 나타날 수도 있지만 반대로 비누출을 유발할 수도 있다. 아이러니하게도, 불규칙한 아데노이드 표면은 아데노이드 절제술 후에 흔히 나타난다. 이는 아데노이드 절제술을 시행할 때 두개골의 기저부에 있는 뼈를 보호하기 위해 아데노이드 깊숙이에 있는 피막을 남겨 두기 때문이다. 시간이 지나 이것이 다시 자라면 그 표면이 불규칙해진다.

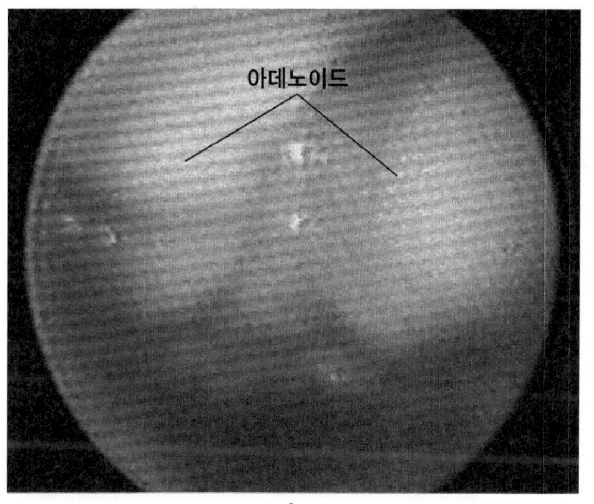

A

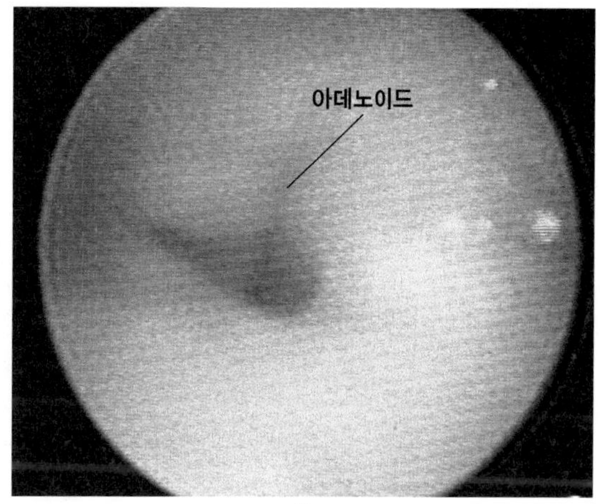

B

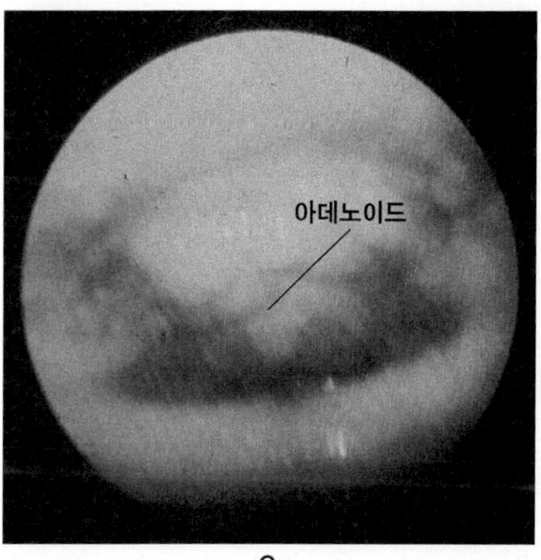

C

그림 6-14(A-C) (A) 아데노이드 표면이 깊게 패여 있다. (B) 아데노이드 표면이 불규칙하여 연구개가 아데노이드에 단단하게 접촉하지 못해 비누출이 생겼다. (C) 아데노이드가 돌출되어 연구개 폐쇄가 이루어지는 동안 측면에 틈이 생겼다.

A~C: Courtesy Ann W. Kummer, Ph.D./Cincinnati Children's Hospital Medical Center & University of Cincinnati College of Medicine

❀ 편도 비대

(구개)편도는 구강 안의 전협구궁(anterior faucial pillar)과 후협구궁(posterior faucial pillar) 사이에 위치해 있다(제1장과 제7장 참조). 이와 같이, 편도는 연인두 밸브보다 아래쪽 앞쪽에 위치해 있기 때문에, 대개는 연인두 기능에 별 영향을 미치지 못한다. 그러나 드물지만 비대해진 편도가 연인두 밸브의 기능과 공명을 물리적으로 방해하는 원인이 되기도 한다.

비대해진 편도는 앞으로, 가운데로, 혹은 뒤쪽으로 영역을 확장한다. 뒤쪽으로 확장될 경우 비인두내시경을 통해서 비인두 혹은 구인두까지 침범한 편도를 관찰할 수 있다. 인두 안의 편도는 말을 하는 동안 후협구궁을 밀어 인두측벽의 내전 운동을 방해한다. 편도가 너무 커서 그 위쪽 끝이 인두를 침범하여 연구개와 인두후벽 사이에 위치하게 되면 발화 시 적절한 연인두 폐쇄를 방해한다(Abdel-Aziz, 2012; Finkelstein, Na-

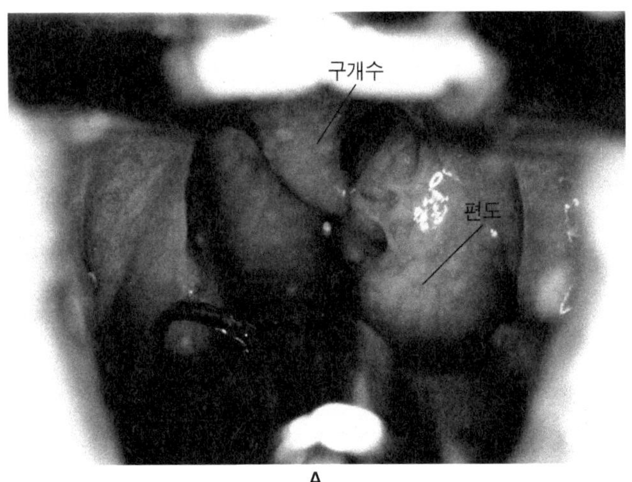

A

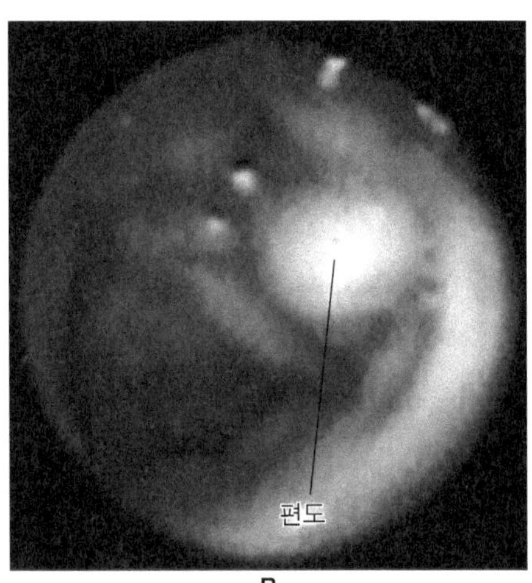

B

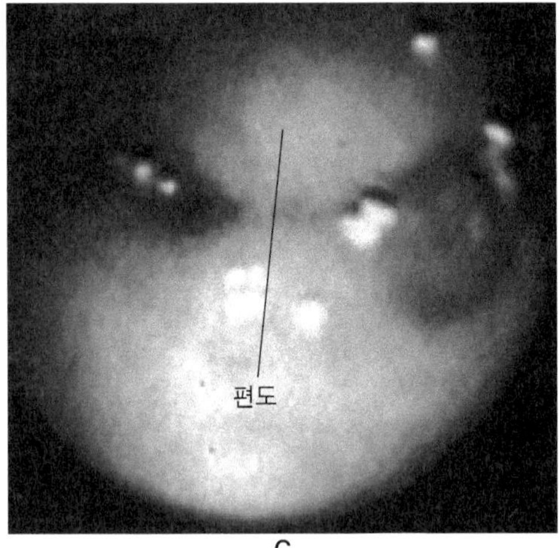

C

그림 6-15(A~C) (A) 오른쪽(환자의 왼쪽)에 생긴 큰 편도. 구개수가 큰 쪽의 편도를 향하고 있으며 편도가 후협구궁을 밀어 인두쪽까지 침범해 있다. (B) A의 편도를 비인두내시경으로 관찰한 모습. (C) 연인두 폐쇄가 일어나는 동안 연구개와 인두후벽 사이에서 편도가 보인다. 연인두 폐쇄가 단단하게 이루어지지 않아 편도의 바로 왼쪽에 작은 틈이 남아 있다. 이 위치에 비누출로 인한 공기방울이 생긴다.

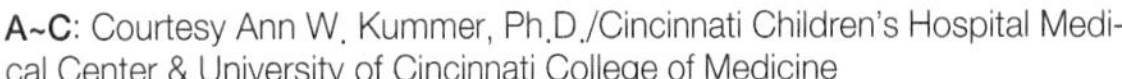
A~C: Courtesy Ann W. Kummer, Ph.D./Cincinnati Children's Hospital Medical Center & University of Cincinnati College of Medicine

chmani, & Ophir, 1994; Henningsson & Isberg, 1988; Kummer, Billmire, et al., 1993; MacKenzie-Stepner, Witzel, Stringer, & Laskin, 1987; Maryn, Van Lierde, De Bodt, & Van Cauwenberge, 2004; Shprintzen, Sher, & Croft, 1987)(그림 6-15A~C). 그 결과 작은 연인두 틈이 생기게 되며, 이로 인해 비누출이 생긴다. 게다가 인두 안의 편도는 소리 에너지가 구강과 비강으로 전달되는 것을 막아 과소비성과 맹관공명이 동시에 나타나게 한다. 한쪽 편도가 다른 쪽보다 크면 큰 쪽의 연구개가 밀려 올라가게 된다. 그 결과, 연구개가 편도가 큰 쪽으로 당겨져 늘어나기 때문에 구개수가 비틀어지면서 그 끝이 큰 쪽 편도를 가리키는 모양을 하게 된다.

편도가 가운데 방향으로 확장될 때는 연인두 기능에 별다른 영향을 미치지 않는다. 그러나 앞서 언급한 것처럼 소리가 구강으로 유입되는 것을 막기 때문에 맹관공명이 나타날 수 있다. 앞쪽으로 확장된 편도는 구강공명에 영향을 미치며 후방음, 특히 연구개음(k, g)의 조음오류를 유발할 수 있다(Henningsson & Isberg, 1988).

이비인후과 의사는 만성 편도염이나 기도폐색의 경우 주로 편도절제술(tonsillectomy)을 시행한다. 편도 비대로 인해 말소리와 공명의 문제가 생겼다면 이비인후과 의사가 이를 인지해야 하며 문제를 해결하기 위해 편도절제술을 고려할 수 있다.

사례 보고

편도 비대

9세 아동인 엘렌은 정상적인 말과 언어의 발달을 보이는 것으로 보고되었으며 이전에 조음치료를 받은 적이 없었다. 그러나 말을 할 때 점점 콧소리가 많이 나더니 2년 전부터는 무슨 말을 하는지 이해할 수조차 없게 되었다고 한다. 부모는 엘렌이 밤에 코를 심하게 골기 시작했다고 보고했다.

검시 결과, 엘렌은 휴식기에 자주 혀를 앞으로 내밀고 입을 벌리고 있는 것으로 관찰되었다. 조음평가 결과, 정상적인 조음동작을 보였으나 압력 자음을 산출할 때 비누출이 나타났고 공명은 과소비성과 맹관공명의 특징을 보였다.

구강 내 시진 결과, 오른쪽 편도가 매우 커서 그 중심선 부분이 구인두의 중간까지 침범해 있는 정도였으나 왼쪽 편도는 정상적인 크기를 보였다. 비인두내시경검사 결과, 연인두 폐쇄가 이루어지는 동안 편도가 비인두 안에서 연구개와 인두후벽 사이에 위치해 있는 것으로 관찰되었다. 이러한 편도의 위치 때문에 연인두 폐쇄가 일어나는 동안 한쪽 편도 부근에서 작은 연인두 틈이 생겼으며 이로 인해 비누출도 함께 나타났다. 인두 안의 커다란 편도는 비음을 산출하는 동안 소리 에너지가 비강으로 유입되는 것을 막았고, 이로 인해 과소비성이 나타났다. 편도의 크기는 구강음을 산출하는 동안 구강으로 소리 에너지가 유입되는 것도 막을 정도였고 이로 인해 맹관공명이 나타나게 되었다.

이 결과를 토대로 볼 때 명백한 해결방법은 편도절제술로 판단되었다. 수술 후, 공명은 정상으로 돌아왔고 비누출은 더 이상 나타나지 않았다. 엘렌은 입을 다물고 있는 상태를 유지할 수 있었고, 밤에 코를 골지 않게 되었다.

❀ 아데노이드 절제술

아데노이드 절제술(adenoidectomy) 후 나타날 수 있는 부작용으로 잘 알려져 있는 것은 연인두 폐쇄부전이다(Andreassen, Leeper, & MacRae, 1991; Croft, Shprintzen, & Ruben, 1981; Donnelly, 1994; Fernandes, Grobbelaar, Hudson, & Lentin, 1996; Kummer, Myer, Smith, & Shott, 1993; Parton & Jones, 1998; Ren, Isberg, & Henningsson, 1995; Robinson, 1992; Seid, 1990; Witzel, Rich, Margar-Bacal, & Cox, 1986; Maryn et al., 2004; Saunders, Hartley, Sell, & Sommerlad, 2004; Stewart, Ahmad, Razzell, & Watson, 2002). 이는 비대한 아데노이드를 가진 어린 아동들이 종종 연구개-인두 폐쇄보다는 연구개-아데노이드 폐쇄를 보이기 때문이다(**그림 6-16**). 아데노이드를 제거하면 비인두가 더 깊어지고 폐쇄를 이루기 위해서는 연구개가 더 멀리까지 뻗어야 한다(아데노이드에 대해 더 많은 정보를 알고 싶다면 제7장 참조).

아데노이드 절제술 후 나타나는 과다비성이나 비누출은 연구개에 별다른 문제가 없는 사람에게서도 나타날 수 있으나 오래 지속되지는 않으며, 몇 시간, 길어도 6~8주 이내에 사라진다. 변화된 인두 구조에 적응하기 위해 연인두 기제에서 특정한 보상작용이 나타날 수도 있다. 이러한 보상작용에는 연구개 움직임의 증가, 폐쇄를 이루는 동안 연구개 높이의 증가, 연구개 신장(velar stretch)의 증가, 인두벽 움직임의 증가 등이 포함된다(Neiman & Simpson, 1975). 그러므로 대부분의 경우 말소리는 이 적응이 이루어지면 정상으로 돌아오게 된다.

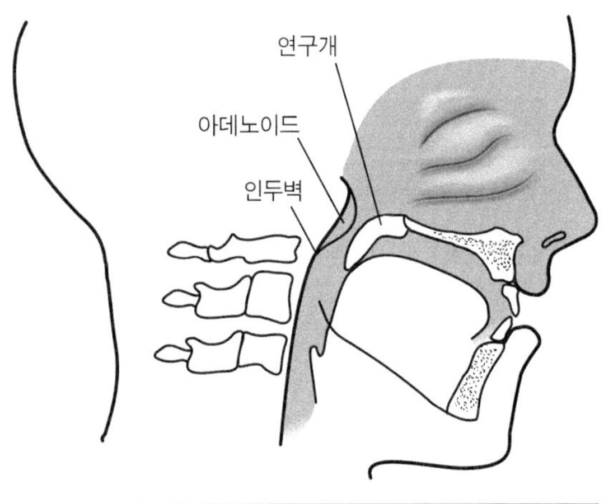

그림 6-16 인두 안에서의 아데노이드의 위치. 아데노이드는 많은 경우에 연인두 폐쇄를 도와줄 수 있다. 많은 어린 아동에게서 연구개-인두 폐쇄가 아닌, 연구개-아데노이드 폐쇄가 관찰된다.

아데노이드 절제술 후 나타나는 영구적인 연인두 형성부전은 대략 1,500건 중 1건꼴로 나타난다(Donnelly, 1994; Stewart, Ahmed, Razzell, & Watson, 2002). 가장 큰 위험요인은 구개열 병력이다. 구개 수술을 받았던 환자의 경우 수술 전부터 갖고 있던 폐쇄부전, 수술로 인해 연구개에 생긴 흉터, 수술 후 부족해진 근육 조직으로 아데노이드 수술 후 연인두 폐쇄부전이 나타날 수 있다(Parton & Jones, 1998). 점막하 구개열도 이와 비슷한 이유로 위험요인이 된다. 아데노이드 절제술 후 비인두내시경을 통해 살펴본 결과, 연인두 형성부전 환자 중 다수가 잠재성 점막하 구개열을 가지고 있는 것으로 나타났다(Parton & Jones, 1998; Saunders, Hartley, Sell, & Sommerlad, 2004; Schmaman, Jordaan, & Jammine, 1998). 또 다른 위험요인은 구개열 혹은 과다비성의 가족력, 유아기 때의 빨기 곤란(sucking difficulty), 구강운동 기능장애, 기타 근신경계 문제 등이다.

아데노이드 절제술은 구개열, 점막하 구개열, 기타 위험요인이 있을 때에는 금기시하고 있다. 아데노이드 패드나 조직이 이관(Eustachian tube) 입구를 막아 상기도폐색이 나타난 환자들에게는 보존 목적의 아데노이드 상부 부분절제술(conservative superior half-adenoidectomy)을 실시한다(Finkelstein, Wexler, Nachmani, & Ophir, 2002). 이 수술을 통해 기도폐색이 해소될 수 있으며, 아데노이드 하부에 충분히 남아 있는 조직을 이용하여 말소리 산출을 위한 적절한 아데노이드 폐쇄를 유지할 수 있다. (아데노이드 절제술 후 동반되는 VPI는 구조적 결함에 의한 것이기 때문에 조음치료로는 개선시킬 수 없다는 것을 염두에 두어야 한다.)

❀ 편도절제술

앞에서 말한 바와 같이, 편도는 구강 안(아데노이드가 있는 비인두가 아니라)에 위치해 있다. 그러므로 아데노이드 절제술과는 달리, 편도절제술(tonsillectomy)은 말 문제를 유발하지는 않는다. 그러나 두 가지 예외적인 경우가 있다. 첫째, 수술 후 후협구궁에 생긴 심각한 흉터가 잠재적으로 인두측벽의 움직임에 영향을 미칠 수 있다. 켈로이드, 즉 상처가 아물 때 흉터 조직이 과도하게 형성되는 환자들은 특히 주의해야 한다. 게다가 미주신경과 설인신경의 가지에 생긴 병소는 연인두 기능에 영향을 미칠 수 있다(Haapanen, Ignatius, Rihkanen, & Ertama, 1994).

또 다른 경우는 드물기는 하지만 수술 후 습득된 보호 반응이다. 편도절제술은 1주 혹은 10일 후까지 심한 통증을 유발한다. 음식을 삼키거나 말을 할 때 이루어지는 연인두 밸브의 개방과 폐쇄가 고통을 심화시킬 수 있다. 이로 인해 수술 후 연인두 폐쇄를 회피하게 되고 이것이 습관화되면, 수술 후 심각한 연인두 기능장애가 나타날 수 있다(Gibb & Stewart, 1975). 이는 학습된 보상전략으로 분류될 수 있다.

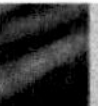

사례 보고

편도절제술 후 생긴 연인두 기능장애

12세 아동인 애슐리는 편도절제술 후 나타난 심각한 과다비성의 평가를 위해 치료실에 의뢰되었다. 편도절제술은 상기도폐색 문제를 해결하기 위해 약 1개월 전 시행되었다. 애슐리는 5세 무렵 아데노이드 절제술을 받았고, 이로 인해 조음 문제가 생기지는 않았다고 한다.

편도절제술은 별다른 부작용 없이 시행되었다. 그러나 애슐리는 수술 후 며칠 동안 음식을 삼키는 것을 거부했다. 결과적으로, 애슐리는 병원에서 3일 동안 정맥주사로 수액을 공급받으며 지냈다. 수술 후 9~10일 동안 거의 말을 하지 않았는데,

너무 아파서 말을 하지 못하겠다고 호소했다. 일단 말을 하게 되자, 애슐리의 말은 심한 과다비성 양상을 보였다. 게다가, 조금만 고개를 숙여도 음식물이 비강으로 심하게 역류하는 것을 경험하였다.

비인두내시경검사 결과, 말을 하거나 삼킴 동작 동안 연인두 움직임이 거의 나타나지 않는 것으로 관찰되었다. 게다가 말을 할 때와 음식을 삼킬 때 모두 혀의 뒷부분이 앞쪽으로 치우쳐 있었다. 이는 처음에는 연인두가 움직일 때 생기는 고통을 피하기 위해 시도되었다가 고통이 해결된 후에도 습관화되어 버린 것으로 생각되었다.

애슐리는 4주 동안 6회의 조음치료를 받았다. 치료 결과 말소리와 삼킴 동작은 정상으로 돌아왔다.

이 사례에서 배울 수 있는 교훈은, 심각한 연인두 폐쇄부전이 지각되고 비인두내시경을 통해 관찰된다고 하더라도, 그것은 오직 지금 그 사람이 연인두 기제로 무엇을 하고 있는지만 보여 줄 뿐이지, 그 사람이 무엇을 할 수 있는지를 보여 주지는 못한다는 것이다.

상악전진술

안면중앙부 후퇴를 동반한 제3형 부정교합은 구순구개열 환자에게서 매우 흔히 관찰되지만 구개열 병력이 없는 환자에게서도 나타날 수 있다. 상악전진술(Maxillary Advancement)을 통해 문제를 개선할 수 있는데, 이는 **턱 교정술**(orthognathic surgery, 상악골이나 하악골에 시행되는 수술)이나 **골신장술**(distraction osteogenesis, 뼈의 길이를 점차 늘이는 수술)을 통해 이루어진다(제18장 참조). 상악전진술은 안면중앙부의 결함을 교정하여 교합과 안면 윤곽을 정상화하기 위해 시행된다.

상악전진술은 환자에게 많은 긍정적 효과를 제공하는데, 특히 안면 윤곽과 전반적인 미용 측면에서 극적인 개선을 가져온다. 게다가, 교합의 정상화는 종종 조음치료 없이도 조음, 특히 치찰음 조음의 개선을 가져온다(Guyette, Polley, Figueroa, & Smith, 2001; Kummer et al., 1989; Lee, Whitehill, Ciocca, & Samman, 2002; Maegawa, Sells, & David, 1998; Mason, Turvey, & Warren, 1980; McCarthy, Coccaro, & Schwartz, 1979; Trindade, Yamashita, Suguimoto, Mazzottini, & Trindade, 2003; Vallino, 1990; Ward, McAuliffe, Holmes, Lynham, & Monsour, 2002). (이러한 개선은 수술 전에 정상적인 혀 위치에서 조음이 이루어지나 동반하고 있는 구조적 문제 때문에 왜곡이 나타나는 필연적 왜곡의 경우에만 가능하다.)

상악전진술이 환자에게 많은 도움이 된다고 해도 연인두 기능에 부정적인 영향을 미칠 수도 있다(Haapanen, Kalland, Heliovaara, Hukki, & Ranta, 1997; Heliovaara, Hukki, Ranta, & Haapanen, 2004; Heliovaara, Ranta, Hukki, & Haapanen, 2002; Janulewicz et al., 2004; Kummer, Strife, Grau, Creaghead, & Lee, 1989; Maegawa et al., 1998; Mason et al., 1980; Niemeyer, Gomes Ade, Fukushiro, & Genaro, 2005; Okazaki et al., 1993; Satoh et al., 2004).

이 수술에 의한 상악의 전방이동은 연구개와 접촉해 있는 경구개의 뒤쪽 가장자리도 함께 이동시키기 때문에 인두 깊이도 증가하게 된다. 수술 전에 연인두 폐쇄가 거의 이루어지지 않았거나 이전의 연구개 수술로 인해 연구개에 흉터가 있을 때에는, 수술 후에도 전체 인두 깊이를 커버할 정도로 연구개가 신장(stretching)되기는 어렵다. 골 신장에 의해 상악을 점진적으로 전방이동시키면 연인두 기제가 차차 새로운 상황에 적응하게 되고 전방이동 후 생길 수도 있는 과다비성을 최소화하는 데 도움을 준다. 그럼에도 불구하고 골신장술 후 경계선급의 연인두 폐쇄를 보이던 환자에게서 연인두 형성부전이 나타날 수도 있다(Chanchareonsook, Whitehill, & Samman, 2007; Guyette, Polley, Figueroa, & Smith, 2001; Ko, Figueroa, Guyette, Polley, & Law, 1999; Nohara, Tachimura, & Wada, 2006; Satoh et al., 2004; Trindade et al., 2003).

상악전진술 후에 연인두 폐쇄부전이 생길 가능성은 정확하게 알려져 있지는 않지만, 구개열이나 비정상적인 연구개의 전력이 없는 환자에게서는 흔히 일어나는 일이 아니다. 사실 정상적인 아데노이드 위축 혹은 아데노이드 절제술 후에 나타나는 연인두 기제의 적응과 똑같은 양상이 상악전진술 후에도 나타난다(Kummer et al., 1989). 그러므로 많은 사람들이 수술 후에는 연구개 기능의 문제를 경험하지 않는다. 상악전진술 후 과다비성이 나타날 위험이 가장 큰 사람들은 그 수술로 이득을 가장 많이 얻을 수 있는 사람, 특히 구개열 병력이 있는 사람들이다(Janulewicz et al., 2004; Haapanen, Kalland, Heliovaara, Hukku, & Ranta, 1997; Kummer et al., 1989; Maegawa et al., 1998; Mason et al., 1980; McCarthy et al., 1979; Okazaki et al., 1993). 그 위험성은 상악을 전진시키는 정도와 관련이 있기 때문에, 상악전진술을 광범위하게 받은 환자들은 수술 후 연인두 기능장애를 보일 위험이 크다(Maegawa et al., 1998; Phillips, Klaiman, Delorey, & MacDonald, 2005). 상악전진술 후 말소리와 연인두 기능에 문제가 생겼다면, 올바른 말소리 산출을 위한 추가 수술이 필요하다(제17장 참조).

❀ 구강, 비강 및 인두강 종양 치료

구강, 비강 및 인두강 내의 종양은 아동과 성인 모두에게 생길 수 있다. 아동에게서 가장 흔히 관찰되는 종양은 선천성 기형 중 하나로 혈관의 확장이 결과적으로 커다란 혹을 형성하게 되는 **혈관종**(hemangioma)이다. 성인에서는 구강의 악성종양이 더 많이 관찰된다.

종양이나 신생물이 기능을 방해하거나 생명을 위협할 정도가 되면 대개는 수술로 제거한다. 구강 내부 구조를 절제할 경우 구강-비강의 분리와 연인두 밸브의 기능에 영향을 미칠 수 있다(Bodin, Lind, & Arnander, 1994; Brown, Zuydam, Jones, Rogers, & Vaughan, 1997; Myers & Aramany, 1977; Yoshida, Michi, Yamashita, & Ohno, 1993). 종

양이 경구개, 연구개 혹은 인두벽에 있을 때 그 영향은 더욱 크다.

구강 혹은 인두의 종양을 위해 방사선 치료를 하게 되면 이 또한 연인두 밸브의 기능에 영향을 미친다. 방사선은 종양뿐만 아니라 연구개와 인두벽을 포함하는 주변 구조물의 감소를 유발한다. 이런 일이 생길 경우 조직 손상 때문에 수술적 처치는 어려울 때가 많으므로 종종 보철적 중재를 시행한다(제19장 참조).

✲ 연인두 기능부전

연인두 기능부전(velopharyngeal incompetence, VPI)은 연인두 구조물의 빈약한 운동성을 유발하는 신경생리학적인 결손을 말한다. 연인두 기능부전은 말을 산출하는 동안 연구개가 올라가지 않는, 이른바 연구개의 '굽힘 운동'이 적절히 이루어지지 못하는 특징을 보인다(그림 6-13). 이를 비디오투시조영검사 시 측면상으로 관찰해 보면 말을 하는 동안 연구개는 경구개 높이보다 더 아래쪽에 있고 연구개 융기(velar eminence, 연구개가 구부러질 때 가장 높은 지점)는 뚜렷하지 않다. 인두측벽의 움직임도 매우 약해 폐쇄를 도와줄 내전 운동이 매우 미약하다.

연인두 기능부전은 신경 손상(예: 외상성 뇌손상, 뇌성마비, 뇌졸중 등), 근신경계 질환(예: 근육위축, 중증 근무력증 등)이나 뇌신경 손상에 의해서도 나타난다. 연인두 기능부전은 종종 근긴장저하증, 마비말장애와 말 실행증을 동반하기도 한다. 연인두 기능부전의 원인과 합병증은 뒤에 더 논의할 것이다.

❀ 근긴장저하증

근긴장저하증(hypotonia)은 근육의 긴장성이 저하되어 있는 상태를 말하며, 때로 근력이 약화되는 경우도 있다. 이는 운동신경 조절이나 근력에 영향을 미치는 뇌 부위의 다양한 질환 혹은 장애로 생긴다. 근긴장저하증이 인두벽을 포함하는 연인두 밸브 전체의 움직임에 영향을 미칠 수 있다. 연인두 기능에 영향을 미치는 근긴장저하증은 연구개-심장-안면 증후군의 특성 중 하나이다.

인두측벽의 광범위한 움직임은 정상 및 비정상 화자 모두에게서 찾아보기 어려운 시상형 폐쇄양상(sagittal pattern)을 보이는 환자에게서만 관찰된다(Witzel & Posnick, 1989). 그러므로 인두측벽 움직임의 저하가 생리적인 결함에 의한 결과가 아닐 수도 있다(Finkelstein, Talmi, Nachmani, Hauben, & Zohar, 1992; Shprintzen, Rakof, Skolnick, & Lavorato, 1977; Siegel-Sadewitz & Shprintzen, 1982; Skolnick, Shprintzn, McCall, & Rakoff, 1975; Witzel & Posnick, 1989). 게다가, 인두후벽의 움직임은 정상 화자에게서도 저하되어 있는 것으로 관찰될 때가 많다. 그러므로 비정상적인 화자에게서 관찰되는 인두후벽 혹은 인두측벽 움직임의 부족은 특별히 심각한 것은 아니다.

❀ 마비말장애

마비말장애(dysarthria)는 호흡, 발성, 공명과 조음을 포함하여 말소리 산출 전반에 영향을 미치는 구강운동 기능장애의 한 형태이다. 이는 중추신경계 혹은 말초신경계의 문제로 말미암아 말소리 산출 시 근육의 힘, 운동범위, 속도, 정확성, 근긴장성 등에 비정상성이 나타나는 특징을 보인다. 과다비성, 자음의 약화 혹은 생략, 짧은 발화 길이, 음성강도의 감소 등, 마비말장애 화자가 보이는 전형적인 말소리 특징은 연인두 기능부전으로 인해 나타난다(Netsell, 1969; Vijayalakshmi, & Reddy, 2006; Yorkston, Beukelman, & Traynor, 1988).

과다비성을 동반한 마비말장애는 상위운동신경원(upper motor neuron) 혹은 하위운동신경원(lower motor neuron)에 생겨난 병소로 인해 2차적으로 발생하며, 다양한 신경학적 원인으로 나타난다. 여기에는 뇌성마비, 다발성 경화증, 중증 근무력증, 근긴장성 위축증, 신경섬유종, 파킨슨병, 대뇌 혹은 뇌간의 종양 등이 포함된다. 마비말장애는 지적장애나 발달지체를 동반하는 경우가 많은데(Heller, Gens, Moe, & Lewin, 1974; Kline & Hutchinson, 1980), 이는 외상성 뇌손상이나 뇌졸중 등으로 인한 후천적인 신경학적 손상에 의해 나타날 수도 있다. 대뇌, 소뇌, 혹은 뇌간의 손상으로 인해 나타나는 장애는 과다비성을 동반한 마비말장애의 원인이 될 수 있다.

사례 보고

마비말장애로 인한 과다비성

20세의 대학생인 브랜든은 뇌동정맥 기형으로 인한 뇌출혈을 경험하였다. 이는 브랜든의 말소리, 삼킴, 오른쪽 반신의 운동, 보행과 시각에 영향을 미쳤다. 다행히도 인지적 손상은 없었다. 브랜든은 마비말장애 증세로 인해 조음치료를 받았다.

브랜든의 문제 중 과다비성, 낮은 음성강도, 부족한 호흡 지지, 과도한 음성노력이 주된 문제였기 때문에 병원의 VPI 클리닉을 찾아왔다. 그는 도움이 될 것으로 예상된 구개 거상장치(palatal lift) 착용을 시도해 보기도 했지만 더 영구적인 해결책을 기대하고 있었다.

평가 때 브랜든은 정상적인 조음위치를 보이는 것으로 관찰되었으나 다양한 마비말장애의 증세를 보였는데, 여기에는 느린 말 속도, 부정확한 움직임, 소리를 만들기 위한 동작 시작의 어려움, 움직이는 데 힘이 많이 들어가는 점 등이 포함되어 있었다. 조음은 심각한 비누출로 약화되는 경향을 보였다. 게다가, 호흡 지지가 약했고, 발화 길이도 짧았으며, 잠긴 소리가 났고, 발화 끝에서는 소리가 나지 않았으며, 심각한 과다비성을 보이고 있었다.

비인두내시경검사 결과, 연구개 상승이 비일관적으로 나타났고 때로 연구개가 인두후벽의 중간에 접촉하여 폐쇄를 이루는 것이 관찰되었다. 그러나 연구개가 쉽게 피로해지는 것으로 관찰되었고 부적절하게 늘어져 있으며 인두측벽의 움직임도 빈약한 것으로 나타났다.

브랜든이 더 이상 구개 거상장치를 사용하고 싶어 하지 않았기 때문에, 수술적 중재[특히 인두피판술(pharyngeal flap)]를 고려해 보기로 하였다. 브랜든은 수술의 목적이 말소리를 산출하기 위한 노력은 감소시키는 반면 말소리의 질과 명료성은 증가시키는 데 있다는 설명을 들었다. 수술이 잘 되더라도 이것만으로 정상적인 말소리를 산출할 수는 없다는 내용의 상담을 받았으며 수술 후 기도 폐색이나 수면무호흡증이 나타날 수 있다는 설명도 들었다. 수술 이후 예상되는 긍정적 및 부정적 결과에 대해 숙고한 후 브랜든과 가족은 수술을 받기로 결정했다.

브랜든은 인두피판술 후 6주가 지난 후에 재평가를 받았는데, 상당히 개선된 조음능력을 보였다. 과다비성은 약간만 남아 있었고 비누출도 아주 적게 남아 있었다. 중요한 변화는 구강내압이 증가하여 말소리의 명료성과 음성강도가 증가한 것이다. 게다가 발화의 길이가 길어졌고, 기류의 손실이 적어졌기 때문에 호흡의 지지를 위해 숨을 자주 쉴 필요가 없어졌다. 사실 브랜든은 수술 전에는 한 숨에 4까지밖에 셀 수 없었으나 지금은 23까지 셀 수 있게 되었다.

인두피판술이 말소리의 모든 문제를 해결하지는 못했지만, 말소리의 질과 명료성에서는 상당한 개선을 가져왔다. 이는 말소리 산출을 위한 노력을 감소시켰으며 브랜든과 그의 부모는 이 결과에 매우 흡족해했다.

브랜든은 10년 정도 지난 후 삼킴 시 만성적인 흡인(aspiration) 때문에 병원 진료를 받았다. 그 동안 그는 학사 및 석사 학위를 받았다. 그의 말소리는 비록 약간의 마비말장애 특성이 남아 있기는 하지만 여전히 명료하고 충분히 알아들을 만했다.

말 실행증

말 실행증(apraxia of speech)은 구강운동 기능을 결합하고 배열하는 데 문제를 보이는 말운동장애의 일종이다. 아동에게 말 실행증이 나타나 말소리 발달에 영향을 미치게 되는 경우를 아동기 말 실행증(childhood apraxia of speech, CAS) 혹은 발달성 말 실행증(developmental apraxia)이라고 한다. 아동의 경우 정확한 발생 원인은 밝혀져 있지 않다. 성인기 혹은 말소리 발달이 끝나고 난 뒤에 발생하는 경우에는 **구어 실행증**(verbal apraxia)이나 **구어 실행장애**(verbal dyspraxia) 혹은 그냥 **실행증**(apraxia)이라고 한다.

말 실행증은 수의적인 구강운동의 수행과 자발화를 위해 구강기관의 움직임을 배열하는 데 문제를 보인다. 실행증이라면 전형적으로 전방 조음기관(혀, 입술, 턱)에 영향을 미치는 것으로 생각하지만, 이는 후방 조음기관(연인두 밸브)과 말소리 산출을 위한 다른 하위체계(호흡, 발성)에도 영향을 미친다(Bradley, 1997; Sealey & Giddens, 2010; Trost-Cardamone, 1989).

실행증은 자발화 시 연인두 운동과 전방음 조음의 협응에 문제를 유발하여 비일관적인 연인두 기능부전의 원인이 된다. 협응의 문제로 인해 구강음 산출 시 연구개가 부적절하게 하강(과다비성의 원인이 됨)하거나 비강음 산출 시 부적절하게 상승(과소비성의 원인이 됨)할 수 있다. 화자는 한 발화 안에서조차 같은 음소를 정조음하기도 하고 오조음하기도 한다. 폐쇄의 타이밍도 영향을 받아 발성이 시작된 후에야 뒤늦게 폐쇄가 이루어질 때도 있다(Warren, Dalston, & Mayo, 1993; Warren, Dalston, Trier, & Holder, 1985).

공명 문제를 포함해서 모든 오류는 발화 길이와 음소적 복잡성이 증가할수록 중증도가 심해진다. 발화 길이가 길수록 연구개의 상하 운동이 불규칙적으로 나타난다. 전방 구강음 산출 시 연인두 폐쇄의 불협응으로 연구개가 휴식기 위치 그대로 내려와 있는 경우도 있다. 그러므로 혼합공명이 간혹 나타나기도 하지만 실행증에서, 특히 발화 길이가 긴 경우 우세하게 나타나는 특성은 과다비성이다.

❀ 연구개 마비

선천적이든 후천적이든 하위운동신경원에 손상이 생긴 사람은 연구개 근육이나 인두 근육의 완전마비(paralysis)나 **불완전마비**(paresis, 운동성 일부가 상실 혹은 약화된 경우) 증세를 보일 수 있다(Rousseaux, Lesoin, & Quint, 1987). 이는 설인신경(9번 뇌신경), 미주신경(10번 뇌신경), 설하신경(12번 뇌신경) 손상이 포함되어 있을 때 나타난다. 마비는 대개 편측으로 나타나며, 다른 구강운동의 결손은 동반하지 않는 경우가 많다. 미주신경이 포함될 때 같은 쪽 성대에도 편측성 마비가 올 수 있다.

편측성 연구개 완전마비 혹은 불완전마비의 경우, 마비된 쪽으로 편측성 연인두 틈이 나타난다. 구강 내 시진을 통해 말을 하는 동안 마비 측의 연구개는 늘어져 있고 구개수는 정상 측을 가리키고 있는 모양을 관찰할 수 있다. 연구개의 편측성 마비는 반안면왜소증(hemifacial microsomia) 환자에게서 흔히 관찰된다(Tan & Chen, 2009).

❀ 연구개 피로와 스트레스로 인한 기능부전

관악기 연주를 하는 것은 말을 할 때보다 더 많은 구강내압, 연구개의 힘과 끈기를 요구한다. 이 때문에 평소 말을 할 때 연인두 기능부전의 특성을 보이지 않는 관악기 연주자에게서 때로 연인두 밸브의 스트레스로 인한 연인두 기능부전이 관찰된다(Bennett & Hoit, 2012; Conley, Beecher, & Marks, 1995; Evans, Driscoll, & Ackermann, 2011; Gordon, Astrachan, & Yanagisawa, 1994; Malick, Moon, & Canady, 2007; Shanks, 1990). 직업적인 연주자나 직업적인 연주자가 될 학생들에게 이런 문제는 단순한 불편함 이상의 문제이다. 스트레스로 인한 VPI는 가수, 특히 경험이 부족한 가수에게서 흔히 나타난다. 스트레스로 인해 나타나는 틈은 대개 작은 편이다. 그러나 이로 인해 큰 비강 스침 소리가 산출되며 이는 음악을 연주할 때에도 좋지 않은 결과를 낳을 수 있다.

스트레스로 인한 기능부전은 비인두내시경검사를 통해 연인두 틈의 위치와 원인을 파악한다. (연인두 틈의 위치는 비디오투시조영검사로는 명확히 파악하기 어렵다.) 틈의 크기, 위치와 원인에 따라 보철장치(특히 구개 거상장치)를 고려할 수 있다. 더 영구적인 치료를 위해서는 수술적 처치를 고려해 볼 수 있는데, 주로 콜라겐 주입술 같은 간단한 시술이 시행된다. 더 심각한 경우에는 편측성 혹은 양측성 인두괄약근성형술이나 인두피판술이 시행된다.

말소리를 산출하는 동안 연구개 피로가 나타나거나 과다비성이 점차 증가하면 진행성 신경학적 장애로 이런 증상이 나타날 수 있으므로 주의 깊게 모니터해야 한다.

✲ 연인두 학습오류

앞서 언급한 바와 같이 연인두 학습오류(velopharyngeal mislearning)는 특정 구강음을 비음이나 인두음으로 대치하는 조음장애를 말한다. 이러한 대치로 연인두 밸브가 열려 있게 되면 특정 말소리를 산출하는 동안 비누출이나 과다비성이 동반된다. 말소리 특성은 연인두 형성부전이나 연인두 기능부전을 동반한 경우와 별 차이가 없는 것으로 들리지만 연인두 학습오류를 동반한 경우에는 수술 혹은 보철 처치를 고려하지 않는다. 말소리의 기능적 문제를 해결하는 데에는 조음치료가 더 성공적이다(Kummer, 2011b). 환자가 적절한 치료를 받기 위해서는 학습오류만 있는 경우와 VPI를 동반한 경우의 정확한 감별진단이 중요하다.

❀ 보상조음 산출

VPI로 인한 보상조음 산출도 학습된 조음오류이다. 보상조음 산출은 VPI 수술 후에도 지속되는데, 수술이 진행된 시점이 조음 패턴이 이미 습관화된 후이기 때문이다. 게다가 새로운 구조에 적응하고 적절히 활용할 수 있게 된 후에야 과다비성과 비누출이 사라진다. 구조의 변화가 기능의 변화까지 이어지는 것은 아니기 때문에 일단 구조물의 문제가 해결되면 조음치료를 통해 비정상적인 조음 패턴을 변화시켜야 한다.

❀ 기타 조음 학습오류

조음에 대한 학습오류가 VPI나 기타 비정상적 구조로 인한 보상적 오류이기는 하나 정상 구조를 가진 아동에게서도 같은 조음오류가 나타날 수 있다. 조음오류가 구강이 아닌 비강이나 인두강에서 산출되면 특정 음소에서만 나타나는 비누출이나 과다비성이 나타난다(Kummer, 2011b).

특정 음소 비누출(phoneme-specific nasal emission, PSNE)은 구강마찰음(혹은 파찰음)을 인두마찰음이나 후비강마찰음으로 대치하는 경우에 나타난다. 마찰음의 조음위치가 인두이기 때문에 조음오류와 더불어 비누출이 동반된다. PSNE로 인한 조음오류는 치찰음, 특히 /s/나 /z/에서 주로 나타난다.

구강음을 일관적으로 비음으로 대치(예: ŋ/l, 혹은 ŋ/r)하는 환자에게서 종종 **특정 음소 과다비성**(phoneme-specific hypernasality)이 관찰된다. 특정 음소 과다비성은 모음에서 주로 관찰되는데, 조음 산출 시 혀 뒷부분이 높은 고모음에서 더 두드러진다(Falk & Kopp, 1968; Gibbon, Smeaton-Ewins, & Crampin, 2005)(그림 6-17). 연인두 폐쇄가 정상적이어도 구강 내 기류 저항이 크고(Karnell, Schultz, & Canady, 2001) 소리가 연구개를 통과해 전달되는 경우가 많기 때문에(Gildersleeve-Neumann & Dalston, 2001) 과다비성의 공명 특성을 보인다.

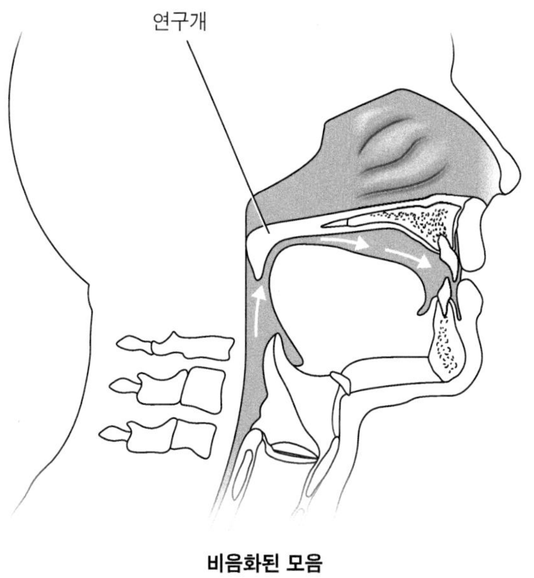

그림 6-17 비음화된 모음 산출 시 혀의 위치

❀ 난청 혹은 농으로 인한 비정상적 공명

연인두 기능은 모방과 청각적 피드백을 통해 학습된다. 고도 청각장애나 농(deafness)을 동반한 아동은 청지각 능력과 청각적 피드백이 부족하기 때문에 말소리 산출을 위해 연인두 밸브를 사용하는 방법을 배우기가 어렵다. 청각장애 아동이 자음 산출 방법은 배울 수 있지만 공명이나 연인두 운동은 적절한 시각적 혹은 촉각-운동감각적 피드백을 제공해 줄 수 없기 때문에 습득하기 어렵다. 그러므로 고도 청각장애나 농 화자는 과다비성, 과소비성과 맹관공명이 모두 나타나는 비정상적인 공명을 보인다(Abdullah, 1988; Fletcher & Daly, 1976; Subtelny, Whitehead, & Samar, 1992; Ysunza & Vazquez, 1993). 인공와우는 말소리의 이해를 증진시킬 뿐만 아니라 구어 화자의 공명 문제도 개선시킬 수 있다(Hassan et al., 2011).

✱ 말소리와 중증도에 영향을 미치는 요인

VPI의 중증도는 바늘구멍 크기만큼 매우 작은 틈에서부터 연인두 구멍 전체에 해당되는 큰 틈에 이르기까지 매우 다양하게 나타난다. 그러나 연인두 틈의 크기와 말 장애의 중증도 및 명료도에 미치는 영향의 정도가 항상 상호연관성을 가지고 있는 것은 아니다(Jones, 2005). 여러 요인 때문에 1대 1 상관이 이루어지기 어려운데, 여기에는 구멍의 크기가 음향학적 및 공기역학적 측면에 미치는 영향, 폐쇄의 일관성, 그리고 조음과 발성이 미치는 영향 등이 서로 다르게 작용하기 때문이다.

✲ 연인두 틈의 크기

조음과 발성의 영향을 제외하거나 둘 다 정상인 경우, 연인두 틈과 말소리 왜곡의 중증도 사이에는 연관성이 적은 편이다. 그러나 특정한 말 특징은 대략적인 틈의 크기를 암시해 주기도 한다(표 6-1). 여기에는 물리학의 기본 원칙과, 다양한 크기의 틈을 통해 밀려 나오는 공기와 소리의 음향학적 효과가 관련된다.

물리학의 기본 원칙 중 하나는 모든 유형의 흐름(물, 공기 혹은 소리)은 다른 힘에 의해 막히지 않는 한 같은 방향으로 그 흐름이 지속된다는 것이다. 정상적인 말에서 기류와 소리 에너지는 인두에서 위쪽으로 흐른다. 그러다가 연인두 밸브가 폐쇄되면 기류는 구강 앞쪽으로 방향을 바꾸게 된다. 말소리를 산출하는 동안 연인두 구멍이 열려 있게 되면 기류의 일부분만 구강 앞쪽으로 방향을 바꾸게 된다. 기류는 구멍에 수직으로 작용하기 때문에 작더라도 틈이 있으면 기류가 비강으로 새어 나오게 된다(Kummer et al., 2003; Kummer et al., 1992).

연인두 틈이 크면 기류와 소리는 그다지 많은 저항을 받지 않고 빠져나오게 된다. 공기의 움직임은 방해를 받지 않고, 난기류는 매우 적으며, 비누출은 거의 들리지 않는다. 대신 과다비성이 두드러지게 나타난다. 구강음은 '비음화'되어 같은 조음위치에서 산출되는 비음과 비슷하게 들린다(즉, 양순음은 /m/처럼 들리고, 치조음은 /n/처럼, 연구개

표 6-1 말소리의 지각적 특성으로 예측할 수 있는 연인두 틈의 크기

지각적 특성	예측	틈의 크기
중도(심각) 과다비성 청취 불가능한 비누출 자음약화 짧은 발화 길이 보상조음 산출	⇨	◯ (큼)
중등도(중간)의 과다비성 청취 가능한 비누출 미세한 자음약화 보상조음 산출 가능	⇨	◯ (중간)
경도(약간) 과다비성 청취 가능한 비누출	⇨	◯ (작음)
비강 스침 소리(난기류)	⇨	○ (아주 작음)

음은 /ŋ/처럼 들린다). 구강음은 구강내압이 부족하기 때문에 보상조음(인두음이나 성문파열음)으로 대치될 수 있고 비누출이 상당히 많이 동반되기 때문에(들리지는 않지만) 모든 구강음은 강도와 압력이 매우 약해진다. 게다가, 기류의 손실을 보상하기 위해 숨을 자주 쉬다 보니 발화 길이는 짧아질 수밖에 없다.

연인두 틈의 크기가 중간 정도인 경우에는 틈이 클 때와 비슷한 양상이 관찰된다. 그러나 과다비성이 덜 심각하고 비누출도 좀 더 잘 들리게 된다. 이는 틈이 작을수록 공기가 밸브를 빠져나갈 때 저항을 더 많이 받아 난기류가 형성되기 때문이다. 또 구강내압이 더 크기 때문에 자음도 더 강하고 발화 길이도 틈이 클 때 비하면 영향을 덜 받는다.

틈이 작을 때에는 정상적인 말소리와 공명 특성을 보인다. 그러나 앞에서 말한 바와 같이, 작은 틈은 매우 크고 귀에 거슬리는 비강잡음을 특성으로 한다(Kummer et al., 1992, 2003). 비강잡음은 구강음을 충분히 차폐할 수 있으므로 명료도에 큰 영향을 미친다. 그러므로 틈이 작을 때의 말소리는 틈이 클 때보다 더 심각하게 저하되어 있을 때가 많다.

연인두 틈의 크기가 작지만 일관적인 양상을 보이는 환자를 Morris(1984)는 ABNQ(almost-but-not-quite, 거의 폐쇄되지만 완전히 폐쇄되지는 않는) 군(group)으로 분류하였다. 이는 청각적 변별훈련이나 조음치료로는 개선되기 어렵다. 이들이 갖고 있는 구조적 혹은 생리적 문제로 완전한 연인두 폐쇄가 어렵기 때문에 수술이나 보철 치료가 더 적절할 수 있다. 연인두 틈이 크지 않더라도 수술을 권장하는데, 이 정도 크기의 틈은 클 때보다 더 심각한 말 문제를 유발할 수 있기 때문이다.

✲ 비일관적인 연인두 폐쇄

연인두 폐쇄가 일관적이지 않다면, 말소리의 질 또한 일관적이지 않다. 비일관적인 연인두 폐쇄는 작은 연인두 틈을 가지고 있는 환자에게서 흔히 관찰된다. Morris(1984)는 이들을 SBNA(sometimes-but-not-always, 때로 폐쇄되지만 항상 폐쇄되지는 않는) 군으로 분류하였다. 이 군에 속하는 사람들은 노력하면 완전한 폐쇄를 이룰 수도 있다. 그러나 30kg 무게의 물건을 오랫동안 들고 있기 어려운 것처럼, 오랫동안 적절한 폐쇄를 유지하는 것이 어려울 수 있다. 한 단어나 짧은 발화를 산출하는 동안에는 폐쇄를 유지할 수 있지만 자발화에서 요구되는 만큼의 운동은 지속할 수 없다. 말소리는 하루 중 초반에는 좋을 수 있으나 시간이 지나고 지치게 되면서 차차 나빠질 수도 있다. 비일관적인 연인두 폐쇄는 말소리의 질과 공명의 지각에 매우 다양한 양상으로 영향을 미친다.

✲ 비정상적인 조음과 음성 산출

말 명료도와 중증도의 판단에 영향을 미치는 또 다른 요인은 조음 수준이다. 조음기술이 잘 발달되어 있고 적절한 조음위치를 유지해 온 경우 전반적인 말 명료도는 같은 크기의 틈을 가지고도 빈약한 조음기술을 보이는 사람보다 더 높다. 만약 VPI를 보완하기 위해 후방음화하여 조음하거나 부정교합, 구강운동 기능장애, 조음 발달지체 등으로 인한 조음오류를 보인다면, 이 오류들은 전반적인 말 명료도와 중증도의 판단에 영향을 미치게 된다.

음성의 질은 중증도를 판단하는 데 사용되는 마지막 요인이다. 기식성 음성의 산출은 비누출과 과다비성의 지각을 감소시킨다. 게다가 음성산출 노력이 증가하면 연인두 기능이 일시적으로 향상되면서 틈의 크기가 작아져서 공명이 개선된 것으로 판단하게 한다(McHenry, 1997). 다른 한편으로 낮은 공기량과 또 다른 음성장애의 특성, 예를 들면 쉰 목소리나 잠긴 목소리 등도 전반적인 말 명료도를 저하시키는 요인이다.

✲ 요약

유성음의 질은 성도 안의 빈 공간(인두강, 비강, 구강)에서 이루어지는 소리 에너지의 진동에 따라 결정된다. 공명은 이러한 공간들의 모양과 크기, 연인두 밸브의 기능에 따라 달라진다. 구강과 비강이 비정상적으로 연결되거나(과다비성), 성도 안에 막힘이 있으면(과소비성이나 맹관공명) 공명장애가 나타날 수 있다. 언어치료전문가가 이러한 장애들을 모두 치료하는 것은 아니지만, 그러한 문제들을 언어치료전문가가 정확히 진단해내야만 적절한 치료를 위한 권고사항을 만들 수 있다.

연인두 밸브는 말을 하는 동안 소리 에너지가 인두에서 구강으로 전달되는 데 중요한 역할을 한다. 연인두 기능장애는, 말소리의 음향적 측면과 관련이 있는 과다비성, 말소리의 공기역학적 측면과 관련이 있는 비누출 등 여러 가지 비정상적인 말 특성의 원인이 된다. 비누출은 또한 자음의 약화 혹은 생략, 짧은 발화 길이, 보상조음 산출 등의 원인이 되기도 한다. 음성장애도 종종 연인두 기능부전과 함께 나타난다. 연인두 기능장애는 구조적 이상(연인두 형성부전), 생리적 장애(연인두 기능부전), 혹은 조음오류(연인두 학습오류)로 인해 발생할 수 있다. 언어치료전문가는 연인두 기능장애가 말 산출에 미치는 영향을 올바로 이해하여 그 문제를 적절히 다룰 수 있도록 해야 한다.

✻ 복습 및 논의

1. 말소리와 관련 있는 공명은 무엇인가? 공명을 바꾸는 데 영향을 미칠 수 있는 요인 중 성도와 관련된 요인에 대해 논의하라. 왜 공명은 자음보다 주로 모음과 연관되는가?
2. 공명장애는 음성장애와 얼마나 유사한가? 얼마나 다른가?
3. 연인두 형성부전, 연인두 기능부전, 연인두 학습오류는 어떤 측면에서 비슷한가? 어떤 측면에서 다른가? 이렇게 연인두 기능장애의 유형을 명확하게 구분하는 것이 비정상적인 공명의 평가에서 중요한 부분을 차지하는 이유는 무엇이라고 생각하는가?
4. 과소비성, 과다비성, 맹관공명 및 혼합공명의 기본 특성에 대해 설명하라. 각각의 원인에는 어떤 것들이 있는가? 각 유형의 비정상적 공명을 모방해 보라.
5. 말소리 산출에 동반되는 과다비성과 비누출의 차이에 대해 설명하라. 심한 비누출에 동반될 수 있는 말소리 특징에는 어떤 것들이 있고 그 이유는 무엇인가? 이러한 특징들을 모방해 보라.
6. 필연적 조음오류와 보상적 조음오류에는 어떤 차이가 있는가? 각각의 예를 들어 보라. 왜 이 두 오류 유형을 명확하게 구분하는 것이 중요하다고 생각하는가?
7. 구개열 병력이 있거나 다른 두개안면 기형이 있는 아동에게서 음성장애가 자주 관찰되는 이유는 무엇인가?
8. 연인두 틈의 크기는 말소리 특성에 얼마나 영향을 미치는가? 왜 이 관계를 이해하는 것이 중요하다고 생각하는가? 연인두 틈의 크기와 말소리 특성 간의 관계가 왜 모든 사람에게서 똑같이 나타나지 않는다고 생각하는가?
9. 연인두 형성부전, 연인두 기능부전, 연인두 학습오류의 원인을 나열하라. 이러한 원인에 대해 각각 어떤 치료를 해야 한다고 생각하는가?

제 7 장

안면, 구강 및 인두강의 기형

J. Paul Willging, M.D. & Ann W. Kummer, Ph.D.

✿ 이 장의 개요

도 입

구개열과 두개안면 기형은 다양한 기능에 심각한 영향을 미친다. 게다가, 이러한 기형을 동반한 환자들에게서는 일반인들에게서도 나타나는 여러 질환들이 더 높은 빈도로 나타난다.

이 장은 안면, 구강 및 인두강에 생기는 선천성 기형 및 후천성 장애에 대해 알아보고자 한다. 귀, 코와 목은 말소리 산출에서 매우 중요하기 때문에, 이 구조의 비정상성은 말소리의 질과 명료도에 심각한 영향을 미칠 수 있다.

귀

두개안면 기형 아동이 외이(external ear)나 중이(middle ear)의 기형을 동반하는 경우는 매우 많다. 내이(inner ear) 기형은 드물기는 하지만 발생하기도 한다. 귀의 기형은 미용뿐만 아니라 청각에도 영향을 미쳐 의사소통 기능에까지 영향을 미친다.

외이

그림 7-1A는 정상적인 귓바퀴의 사진이다. 두개안면 기형 환자들, 특히 특정 증후군 환자들은 종종 귓바퀴 기형에 해당하는 소이증(microtia)을 보인다(Alasti & Van Camp, 2009; Brent, 1999; Luquetti, Heike, Hing, Cunningham, & Cox, 2011)(그림 7-1B~C). 귓바퀴 기형이 심할수록 중이나 그 안에 포함되어 있는 이소골에 심각한 영향을 미칠 가능성이 더 높아진다(Kountakis, Helidonis, & Jahrsdoerfer, 1995). 소이증이 있을 경우, 외이도가 없거나 막혀 있는 상태를 말하는 **귀 폐색증**[aural atresia, **외이도 폐색증**(auditory atresia)이라고도 함]이 동반된다. 이는 주로 트레처 콜린스 증후군, 반안면왜소증 혹은 네이거(Nager) 증후군의 징후로 나타난다. 귀 폐색증이 동반되면 소리 에너지가 외이도를 통해 고막으로 전달되지 못하기 때문에 소리가 내이에 도달하지 못하는 **전도성 난청**(conductive hearing loss)이 유발된다.

양측성 귀 폐색증 아동에게는 골전도 보청기가 필요하다. 헤드밴드로 두개골에 접촉시키는 전통적인 보청기를 사용하기도 하고, 더 단단한 부착을 위해 두개골 안에 보청기를 이식시키는 골유착형 보청기를 사용하기도 한다. 골전도 보청기는 달팽이관 안에 있는 기관의 끝을 직접 진동시킨다. 편측성 귀 폐색증 아동은 정상 측 귀의 청력이 정상이

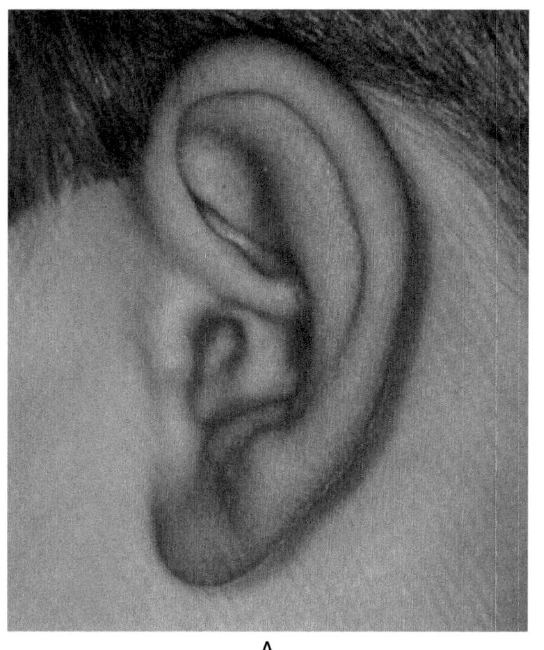

A

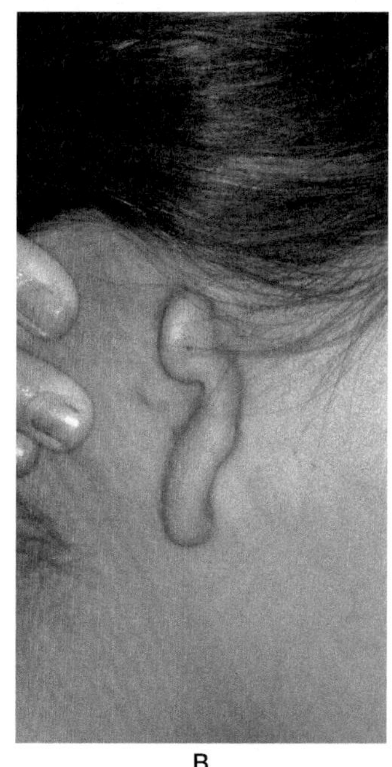

B

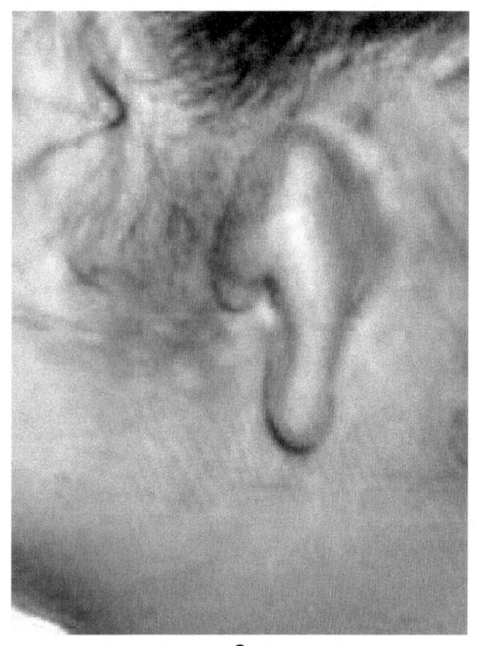

C

그림 7-1(A~C) (A) 정상적인 귓바퀴. 귓바퀴는 연골로 구성되어 있는데, 이는 얇은 피부층이 있는 탄성섬유막에 덮여 있다. 연골 부분의 부드러운 주름이 일반적인 귀의 모양을 형성하게 된다. (B~C) 소이증(microtia)의 두 사례. 소이증은 외이가 비정상적으로 발달하여 나타난다. 외이와 중이의 발달은 태생학적으로 서로 다른 부분에서 이루어지는데도, 외이의 기형이 심각할수록 중이의 재건이 더욱 어려워진다.

A~C: Courtesy J. Paul Willging, M.D./Cincinnati Children's Hospital Medical Center & University of Cincinnati College of Medicine

면 보청기가 필요 없는 경우가 많다. 귀 폐색증 아동이 귀의 감염질환을 앓는 경우는 매우 드문데, 그 이유는 아직 밝혀지지 않았다.

외이도[중이 구조물(고막과 이소골 연쇄) 포함]의 재건은 학령기 초기에 이루어진다.

양측성 귀 폐색증 환자는 이러한 재건을 통해 청각이 개선되기도 한다. 편측성 귀 폐색증 환자도 종종 재건술을 받지만 그 효과가 쉽게 나타나지는 않는다. 이 수술은 얼굴의 양쪽 측면 운동을 담당하는 7번 뇌신경인 안면신경을 손상시킬 가능성이 있다(Chang, Lee, Choi, & Song, 2007). 이 신경의 손상은 얼굴 한쪽의 부분 혹은 완전마비를 유발할 수 있는데, 손상 정도에 따라 일시적으로 나타날 수도 있고 영구적으로 나타날 수도 있다. 폐색이 있는 귀에 안면신경이 제대로 배치되어 있는지 확인하기 위해 측두골에 대한 컴퓨터단층촬영(computed tomography, CT) 검사를 실시하기도 하지만, 그 결과가 항상 정확한 것은 아니다. 외이도와 고막의 수술 효과를 예측하기 위한 평정 척도가 개발되었는데, 이는 중이강의 전반적인 발달, 이소골의 크기와 위치, 등골의 유무, 안면신경의 위치에 따라 좌우된다.

✲ 중이

외이 기형이 있는 경우 종종 중이 구조(그림 7-2)에도 기형이나 형성부전이 있을 수 있다(Kosling, Omenzetter, & Bartel-Friedrich, 2009; Sheahan, Miller, Earley, Sheahan, & Blayney, 2004). 예를 들어, 외이 기형뿐만 아니라 이소골 이형성도 크루종(Crouzon) 증

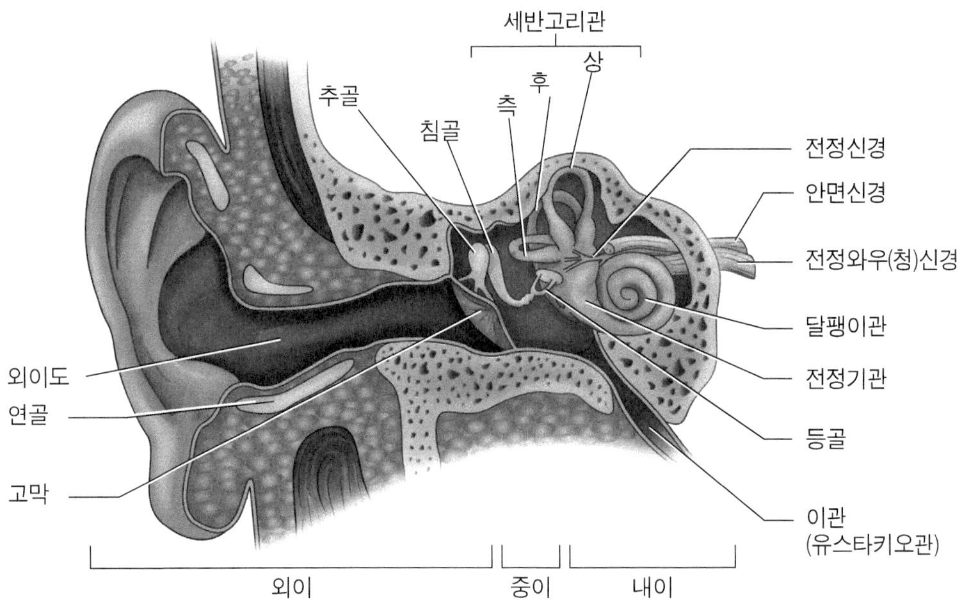

그림 7-2 외이, 중이 및 내이의 구조. 그림과 같이 성인은 이관이 경사각을 이루고 있는 것이 특징이다. 이관의 기울어진 각은 성장 및 발달과 더불어 변화한다. 어린 아동의 이관은 중이 쪽으로 약 10° 정도 기울어져 있는데, 성인이 되면 45° 정도로 변화한다. 이관 주변 근육의 시작점도 연령이 증가하면서 변화하는데, 이와 더불어 중이의 환기 기능도 개선된다.

Courtesy J. Paul Willging, M.D./Cincinnati Children's Hospital Medical Center & University of Cincinnati College of Medicine

후군, 아퍼트(Apert) 증후군, 골덴하르(Goldenhar) 증후군 등에서 흔히 관찰된다. 때로, 이소골이 주변의 뼈와 융합되는 경우도 있다. 이소골이 비정상적으로 형성되거나 융합되면, 소리를 내이로 전달하는 데 문제가 생겨 전도성 난청이 유발된다.

앞서 언급한 바와 같이, 고막과 이소골 연쇄 등의 중이 구조물에 대한 수술적 처치는 학령기 초기에 실시한다. 그리고 전도성 난청의 개선을 위해 골전도 보청기를 종종 사용한다.

✻ 이관

이관(Eustachian tube)은 중이와 비인두를 연결한다. 이 관은 휴식기에는 막혀 있다가 음식을 삼키거나 하품을 하면서 이관 연골과 직접 연결되어 있는 구개긴장근이 수축하면 열린다. 이관이 열리면 중이와 유양동(mastoid cavity)의 환기가 이루어지는데, 이는 중이의 정상 기능을 위해 매우 중요하다. 이관이 열리면 중이압과 주변의 대기압이 같아진다. 또한 중이강 안의 액체를 밖으로 빼내는 역할도 한다.

이관이 정상적으로 기능하지 않으면 음압으로 인해 액체가 중이강 안에 차게 되고, 이로 인해 **삼출성 중이염**(middle ear effusion)이 생기게 된다. 이관이 제대로 기능을 하면 그 액체가 중이 점막 안의 임파절에 의해 흡수되어 중이 기능이 정상 상태로 돌아오지만, 이관의 기능장애가 지속되면 삼출성 중이염도 지속된다. 이 삼출액에서 이관을 통해 올라온 박테리아가 자라면 귀의 감염질환인 **급성 중이염**(acute otitis media)이 생긴다(그림 7-3).

급성 중이염은 아동에게서 흔히 관찰되는 질환으로, 귀의 기형이 없더라도 모든 아동이 중이 질환을 앓게 될 위험이 크다. 3세 이하의 아동 중 절반 정도가 최소한 1번 이상 중이염을 앓은 경험이 있는 것으로 알려져 있다. 이는 6세 이하 아동의 경우 이관이 비인두와 중이 사이에 수평으로 누워 있기 때문인데 이로 인해 중이의 환기가 어려워지고 비인두의 분비물이 중이로 역류할 수도 있다. 게다가 이러한 이관의 형태는 이관을 여는 역할을 하는 구개긴장근의 기능에 별 도움이 되지 못한다. 이러한 요인들이 아동의 빈번한 중이 감염을 유발한다. 성장과 발달이 일어나면서, 두개저는 구부러지고 이관 근육의 기시점은 이관을

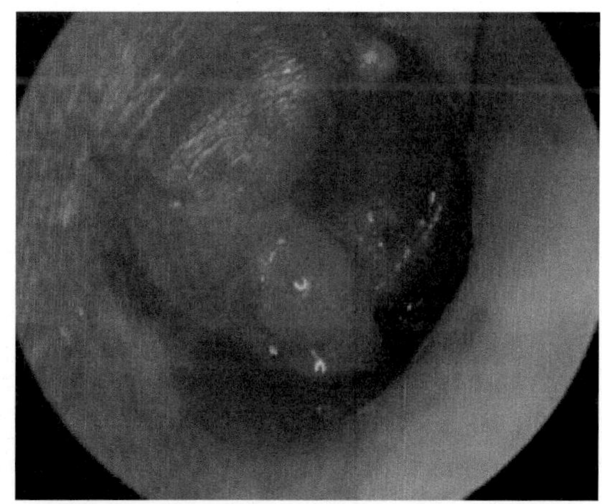

그림 7-3 고막절개술을 받은 급성 중이염 사례. 고막에 생긴 구멍으로 중이강의 액체가 흘러나오는 것이 보인다.
Courtesy J. Paul Willging, M.D./Cincinnati Children's Hospital Medical Center & University of Cincinnati College of Medicine

여는 데 더 나은 위치로 이동한다. 구개 또한 시간이 지나면서 귀 높이로 하강하며, 이로 인해 중이와 이관이 이루는 각도가 45°를 이루게 된다. 이 각도는 비인두의 분비물이 이관으로 역류하는 것을 막아 감염의 가능성을 감소시킨다(그림 7-2).

아동기 초기의 구개열 혹은 기타 두개안면 기형 아동들은 정상 아동도 자주 보이는 중이 질환의 위험뿐만 아니라 반복적인 중이염이나 지속적인 삼출성 중이염의 위험도 크다(Alper et al., 2011; Alper et al., 2012; da Silva, Collares, & da Costa, 2010; Sapci, Mercangoz, Evcimik, Karavus, & Gozke, 2008; Sheahan et al., 2004). 구개열이나 기타 기형 문제가 연구개에 영향을 미쳐 구개긴장근의 기능장애를 동반하게 되면 이관 기능도 저하되며 이로 인해 중이 질환이 자주 나타나게 된다. 구개열 환자들의 경우, 이관 주변의 연골에도 기형이 동반되어 구개긴장근이 비정상적으로 부착될 수 있으므로 만성 중이 질환이 생길 위험도 더 커진다(da Silva, Collares, & da Costa, 2010; Durr & Shapiro, 1989; Heller, Gens, Croft, & Moe, 1978; Paradise, 1976; Paradise et al., 1974; Paradise & Bluestone, 1974; Trujillo, 1994).

중이염은 대개 고열과 극심한 이통(ear pain)을 동반하기 때문에 중이염에 걸린 아동은 몹시 힘들어한다. 중이의 감염과정 중 발생하는 높은 압력이나 박테리아 감염으로 인한 독성이 때로 고막을 파열시키기도 한다.

불편함과 통증뿐만 아니라, 중이염은 이소골을 움직이는 고막의 운동성도 감소시키기 때문에 전도성 난청의 원인이 되기도 한다. 전도성 난청의 정도는 매우 다양하여, 중이 안에 있는 삼출성 액체의 물리적 특성에 따라 5~55dB HL의 범위를 보인다.

중이염의 잠재적인 합병증 중 심각한 것은 측두골의 유양돌기에 염증이 생기는 유양돌기염(mastoiditis)이다. 이 감염은 뼈를 부식시키는 농양을 유발하여 잠재적으로 생명을 위협하는 심각한 합병증을 초래할 수도 있다. 이 감염은 때로 측면을 돌아 귀 뒤에까지 뻗어가게 되고, 이로 인해 머리 옆 부분에서 귀가 돌출되어 보이는 원인이 되기도 한다. 또한 안쪽으로 침식해 들어가 뇌막염(meningitis)이나 뇌농양(brain abscess)을 유발하기도 한다.

귀 감염질환이 계속 재발하면 심각한 합병증이 생길 수도 있는데, 그중 하나가 감각신경성 난청이다. 박테리아에 의해 만들어진 독소가 중이의 섬세한 점막을 통해 달팽이관으로 들어갈 수 있다. 이러한 독소에 반복해서 노출되면 달팽이관의 유모세포가 손상을 입게 되고, 이로 인해 영구적인 난청이 생길 수도 있다.

급성 중이염은 중이의 삼출액을 소독하고 증세를 빠르게 완화시키기 위한 경구용 항생제로 치료한다. 항생제는 감염은 치료하지만 물이 흘러나오게 하지는 못한다. 중이의 액체는 감염 문제가 해결되고 난 뒤에도 40%의 환자에게서는 1개월, 20%의 환자에게서는 2개월, 5%의 환자에게서는 3개월 동안 계속해서 중이에 남아 있는 것으로 보고되었다(Liu, Sun, & Zhao, 2001; Teele, Klein, & Rosner, 1980).

중이강 안에 액체가 있으면 경도 전도성 난청이 동반될 수 있다. 이관이 정상적으로 기능하여 중이강 안의 압력과 환기 기능을 정상화하면 중이 안의 액체는 곧 흡수된다. 이때 항생제를 복용하면 추가적인 감염이 생기는 것은 막을 수 있으나 삼출액이 더 빨리 빠져나가게 하는 데에는 별 효과가 없다.

반복되는 급성 중이염의 치료에는 종종 항생제를 복합적으로 사용하는 것도 포함된다. 그러나 항생제에 내성이 생긴 박테리아의 발생은 처방되는 항생제의 양을 증가시키고 항생제 치료의 기간도 길어지게 한다. **비감염성**(noninfected) 중이염 치료에 항생제를 만성적으로 사용하는 것은 항생제에 내성을 가지고 있는 박테리아 발생의 중요한 요인이 된다.

아동이 6번 이상 중이염을 앓았거나 3개월 이상 중이염이 지속되어 전도성 난청을 보이는 경우에는 수술적 처치가 권장된다. 반복되는 급성 중이염과 지속적인 삼출성 중이염은 고막절개술(myringotomy)과 통기관(ventilation tube) 삽입수술로 치료한다(American Academy of Family Physicians, American Academy of Otolaryngology Head and Neck Surgery, & American Academy of Pediatrics Subcommittee on Otitis Media with Effusion, 2004; Rosenfield et al., 2004). **고막절개술**은 고막에 작은 구멍을 만들어 중이 안의 액체가 빠져나갈 수 있도록 해주는 처치이다. **통기관**[ventilation tubes, 혹은 **균압관**(pressure-equalizing tubes)이라고도 부른다](**그림 7-4**)은 수술적 처치를 통해 고막에 튜브를 삽입해 주는 것으로, 이관의 기능에 문제가 있을 때 공기가 중이로 유입될 수 있게 해주는 또 다른 통로를 만들어 준다. 통기관은 반복적으로 나타나는 중이염과 연관된 근본적인 문제를 해결해 주지는 못하지만, 성숙과 발달을 통해 정상적인 이관의 기능이 획득될 때까지 이관의 기능을 대신한다. 중이에 정상적인 압력이 확보되면, 삼출액이 더 이상 나오지 않게 되고 재발하지 않으며, 삼출액으로 인해 충혈된 점막도 정상으로 돌아와 결과적으로 정상적인 중이체계로 회복될 수 있다. 또한 삼출액으로 인한 전도성 난청도 사라져 정상적인 청력 상태로 회복된다.

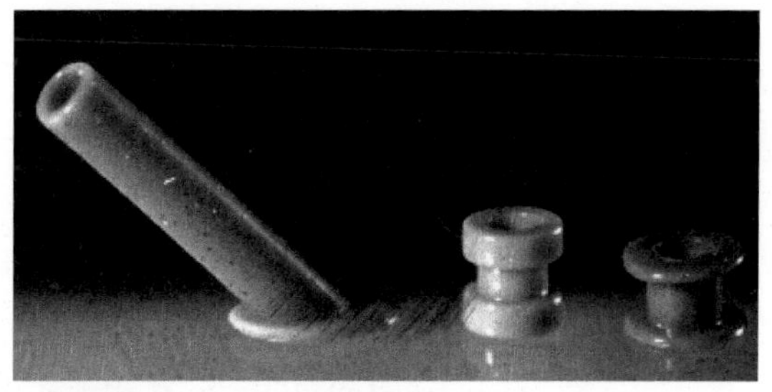

그림 7-4 여러 유형의 통기관

Courtesy J. Paul Willging, M.D./Cincinnati Children's Hospital Medical Center & University of Cincinnati College of Medicine

통기관은 크기에 따라 달라지지만 상당 기간 고막에 남아 있게 된다. 튜브의 테두리가 길면 길수록 그 기간도 더 길어진다. 튜브는 대개 1, 2년 사이에 제거되는데, 튜브가 빠지면 고막은 다시 아물게 된다. 통기관은 대부분의 환자(80%)에게 1번 정도만 시술한다. 통기관을 제거하고 난 뒤에 다시 중이염이 재발할 경우, 다른 튜브 세트를 삽입할 수 있다.

두 번째 세트의 튜브 사용과 함께 아데노이드 절제술을 고려하기도 한다. 아데노이드는 비인두에 있는 이관의 양쪽 입구 사이에 위치한다. 그래서 아데노이드가 비대해지거나 자주 감염이 되면, 비대해진 아데노이드 조직 자체가 이관의 입구를 막아 지속적인 중이 질환의 원인이 된다(Nguyen, Manoukian, Yoskovitch & Al-Sebeih, 2004). 그러므로 아데노이드 절제술은 이관의 기능을 개선시키는 데 유용하다(Gates, Avery, Prihoda, & Cooper, 1987; Grimmer & Poe, 2005).

구개열 혹은 두개안면 기형 환자의 반복적인 중이염은 위험성이 크기 때문에 특히 급진적인 치료방법이 필요하다. 여기에는 초기에 통기관을 삽입하는 것도 포함된다. 사실 구순구개열이 있는 아동들은 종종 구순열 수술 시 예방 차원에서 통기관을 삽입하기도 한다. 두개안면 기형이 있는 아동들은 생후 6개월 이전에 청각검사를 받아야 하며, 필요하면 반복적으로 검사를 받아야 한다. 구개성형술 후 이관의 기능이 개선되면서 중이 질환의 발병률도 감소하게 된다. 구순구개열 아동에게서 관찰되는 중이염 재발의 빈도는 정상 아동보다 훨씬 높지만, 시간이 지나면서 차차 그 차이가 감소하게 된다.

❋ 내이

내이의 구조적인 기형은 측두골 안의 이각(otic capsule)이 비정상적으로 발달하여 생긴다. 내이의 기형은 흔하지 않지만 두개안면 기형, 특히 특정 증후군(스티클러, 트레처 콜린스, 반안면왜소증 등)과 함께 나타나는 경우가 많다. 내이 기형은 내이 안의 신경자극 생성에 문제가 생기거나, 뇌간을 통해 청각중추로 이어지는 신경자극 전달에 문제가 생기는 **감각신경성 난청**(sensorineural hearing loss)의 원인이 된다. 편측 혹은 양측성 보청기가 효과적인데, 일상적으로 사용하는 보청기로 효과를 보지 못한 환자에게는 감각신경성 난청을 치료하기 위한 수단으로 인공와우 이식(cochlear implant)이 사용되기도 한다.

❋ 청능치료

구개열이나 두개안면 기형 아동은 종종 선천성 청각기관 기형을 가지고 태어나기 때문에 귀 질환과 청각장애를 동반할 위험이 크다. 청각장애는 일시적으로 나타나기도 하고 영구적으로 지속되기도 하며, 중증도 또한 경도에서 고도까지 다양하다. 청각장애는 말-언어 발달, 교육, 사회적 상호작용, 심지어 취업에 이르기까지 심각한 영향을 미친다. 그러므로 두개안면 기형 아동은 정기적으로 청능치료전문가 및 이비인후과 의사의 평가를 받아야 하며 필요하면 조기에 치료를 받아야 한다.

미국 구개열-두개안면 협회(American Cleft Palate-Craniofacial Association)는 구순/구개열 및 기타 두개안면 기형 아동의 청능치료와 관련하여 다음의 권장사항들을 제시하고 있다(ACPA, 2009).

- 모든 아동은 생후 3개월 이내에 양측 귀의 청각적 민감성(hearing sensitivity)에 대한 적절한 평가를 받아야 한다.
- 청능치료전문가의 정기적인 추후평가 시기는 아동의 귀 질환 병력 혹은 청각장애 정도에 따라 결정해야 한다. 청능치료전문가의 추후평가는 청소년기까지 지속되어야 한다.
- 중이 상태를 모니터하기 위해 청능평가를 할 때마다 음향 이미턴스 검사(고막운동성 검사)를 받아야 한다.
- 고막절개술 후 통기관 삽입술을 받은 모든 아동은 수술 전과 후에 청능평가를 받아야 한다.
- 청각장애가 영구적일 것으로 판명되면 증폭기기(보청기, 청능훈련 체계 등) 사용을 고려해야 한다.
- 소이증 혹은 귀 폐색증과 더불어 청각장애가 나타나면 아동의 청각장애 정도에 따라 편측이든 양측이든 골전도 보청기 사용을 고려해야 한다. 골유착형 보청기도 중재 방법 중 하나로 고려할 수 있다.
- 증폭기기를 사용하면 적절한 청각 역치를 제공하고 있는지, 증폭기기가 정상적으로 작동하는지 모니터하기 위해 정기적인 기기 평가를 받아야 한다.
- 청각장애 진단을 받은 모든 아동은 진단 직후 적절한 교육 지원을 위해 아동의 학교가 소속된 지역의 교육청에 알려야 한다(미국의 경우임—역자 주).
- 이과적(otologic) 질환이나 청각장애가 관찰되지 않는다고 해도 최소한 6세까지는 매년 청능평가나 선별검사를 받아 청각 모니터링을 지속해야 한다.

말 노트(Speech Notes)

경도 청각장애가 말-언어 발달 문제를 유발하는 것 같지는 않지만 그 이상의 중증도를 보이는 청각장애는 조음오류를 악화시키고 말-언어습득을 방해할 수 있다(Baudonck, Van Lierde, Dhooge, & Corthals, 2011; Coez et al., 2010; Ertmer, 2011; Fitzpatrick, Crawford, Ni, & Durieux-Smith, 2011; Moeller, McCleary et al., 2010). 생후 1년 동안 청각 자극은 매우 중요하다. 청능뇌간(auditory brainstem)의 신경원이 성장하고 신경 연결망이 형성되는 것도 이 시기이다(Sininger, Doyle, & Moore, 1999).

유아기 초기에 청신경 체계에 감각 자극이 적절히 전달되지 못하면 말-언어학습에 좋지 않은 영향을 미친다(Rvachew, Slawinski, Williams, & Green, 1999). 말-언어장애가 동반된 경우, 치료 중재를 시작하기 전에 청능평가를 통해 청각기능이 정상인지부터 확인해야 한다.

안면 구조

매년 수천 명의 아기가 구순/구개열이나 안면 기형을 가지고 태어난다. 안면 기형은 미용 전반에 영향을 미치기 때문에 개개인에게 치명적인 오점으로 작용하기도 한다. 게다가 대다수의 안면 기형이 일상생활 영위에 필수적인 요소들(예: 말, 청각, 시각, 섭식 등)의 기능을 저하시킨다. 아래 절에서 흔히 관찰되는 안면 기형과 그러한 기형이 기능에 어떤 영향을 미치는지에 대해 알아보겠다.

코

코 기형에는 심각한 외형적 기형[안면열(facial clefting)], 비강저(nasal base) 기형(구순열)과 코의 내부 장애[비중격 만곡증(deviated nasal septum)] 등이 포함된다. 많은 코 기형이 호흡과 공명에 영향을 미친다.

비중격 만곡증은 연골로 이루어진 비중격이 구개열로 인해 가운데에 제대로 위치해 있지 못함으로써 충분한 구조적 지지를 받지 못하기 때문에 생겨난다. 이는 특히 편측성 구순구개열 환자에게서 흔히 관찰된다. 비중격은 대개 파열이 있는 코 쪽으로 기울어져 있는데, 그쪽 비강저의 지지가 더 부족하기 때문이다(비중격이 정상 쪽에 붙게 되므로 비중격의 아래는 정상 쪽으로, 위쪽은 파열 쪽으로 기울어지는 모양을 띤다—역자주). 비중격 결손은 출생 시 외상에 의해 생길 수도 있는데, 출산 과정에서 신생아의 코가 골반에 눌려 비중격이 상악능(maxillary crest)에서 어긋나면서 생길 수 있다.

일부 아동은 만성 부비동염을 경험하기도 한다. 만성 부비동염이 생기면 **그림 7-5**와 같이 컴퓨터단층촬영(CT)을 이용해서 부비동을 평가한다. 약물로 치료되는 급성 부비동염과 달리, 만성 부비동염은 종종 수술 처치가 필요하다.

비강의 앞, 뒤의 구멍에도 기형이 나타날 수 있다. 비강 앞은 한 쌍의 콧구멍(외비공)을 통해 열려 있다. 콧구멍은 상악의 지나친 발달로 막히기도 하는데, 이를 **이상구협착증**(pyriform aperture stenosis)이라고 한다(Brown, Myer, & Manning, 1989; Visvanathan & Wynne, 2012). 구순열 수술 후 한쪽 혹은 양쪽 콧구멍에 협착이 생기는 경우도 있다.

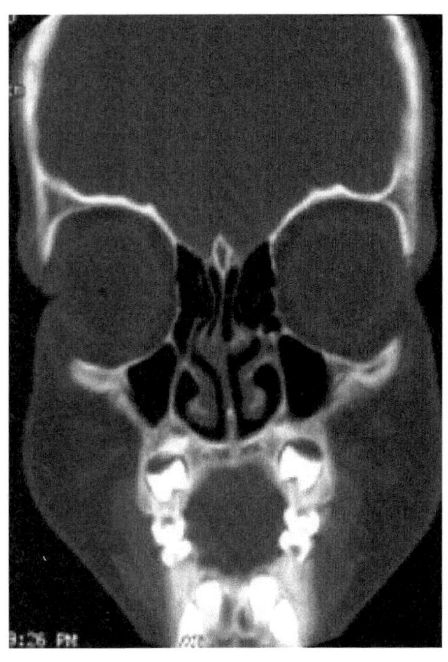

그림 7-5 코와 부비동의 CT 스캔 사진. 이 스캔 사진에서 비강이 비중격에 의해 나뉘어 있는 것을 알 수 있다. 비갑개는 비강의 측벽에서 솟아 나온 작은 뼈를 말하며, 부비동은 볼 안쪽 및 눈 사이에서 관찰되는 공기가 차 있는 공간이다.

Courtesy J. Paul Willging, M.D./Cincinnati Children's Hospital Medical Center & University of Cincinnati College of Medicine

비강의 뒤는 후비공(choanae)을 통해 열려 있는데, 이는 비인두와 연결되어 있다. 후비공은 **후비공협착증**(choanal stenosis)에 의해 좁아질 수도 있고, **후비공폐색증**(choanal atresia)에 의해 완전히 막힐 수도 있다. 이러한 기형은 편측성일 수도 있고 양측성일 수도 있다. 후비공은 비대해진 아데노이드로 인해 막히기도 한다.

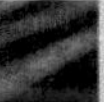

말 노트(Speech Notes)

비강의 앞뒤가 다 좁아져 있으면 정상적인 비강 호흡이 어려워지며 공명에도 영향을 미친다. 비중격 만곡증, 이상구협착증, 외비공협착증 등으로 비강의 앞쪽이 좁아져 있으면 맹관공명이 나타난다. 이는 주로 비강음에서 두드러지게 나타나는데, 중고도의 VPI가 있는 경우에는 구강음에서도 나타난다. 후비공협착증, 비대해진 아데노이드 등으로 인한 후비공폐색증 등으로 비강의 뒤쪽이 좁거나 막혀 있으면 과소비성이 나타난다. 이는 주로 비강음에서 지각되지만 모음에도 영향을 미칠 수 있다.

신생아는 전적으로 코를 통해 숨을 쉰다. 양측성 후비공폐색증을 가진 신생아는 코로 숨쉬기를 시도해 보지만 대개 실패한다. 그러면 곧 보채고 울기 시작하는데, 진정되면 다시 코로 숨쉬기를 시도하지만 결국 또 실패한다. 이런 문제를 조기에 수술해 주지 않으면 되풀이되는 청색증(cyanosis, 산소부족으로 인해 피부색이 파랗게 질리는 경우)으로 사망에 이를 수도 있다. 후비공폐색증은 여자 아기에게서 더 자주 발생하며 신생아 8,000명 중 1명꼴로 나타난다(Kubba, Bennett, & Bailey, 2004). 이들의 50%에서는 다른 선천성 기형도 함께 관찰된다.

✲ 상악

상악 후퇴(maxillary retrusion)[안면중앙부 결손(midface deficiency)이라고도 한다]는 하악(아래턱)에 비해 작은 상악(위턱)이 특징이다. 이는 구순구개열 수술을 받은 환자에게서 두드러지는데, 구개열로 인한 상악의 선천적 결손과 수술로 인한 상악 발달의 부진이 함께 영향을 미치기 때문이다(Kawakami, Yagi, & Takada, 2002). 상악 후퇴와 더불어 대개 전방 교차교합(anterior crossbite)이나 하악에 비해 상악이 뒤로 후퇴해 있는 제3형 부정교합(Class III malocclusion)이 함께 나타난다(제8장 참조).

상악이 비강의 바닥을 형성하기 때문에 상악 후퇴는 비강 크기와 인두 깊이에 영향을 미치며 인두 및 비강기도에 부정적인 영향을 미친다.

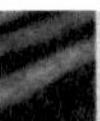

말 노트(Speech Notes)

정상 교합에서 윗니는 아랫니를 살짝 덮고 있으며, 혀는 상악의 치조 바로 아래 하악궁 안쪽에 위치해 있다. 혀끝은 구강 안에서 충분한 공간을 확보하고 있어, 상향 운동을 포함한 다양한 움직임을 이루어 낼 수 있다. 그러나 상악 후퇴가 있는 경우, 혀끝이 상악의 치조와 절치 앞에 위치하게 된다. 이럴 경우 전방음, 예를 들면 치찰음(/s/, /z/, /ʃ/, /ʒ/, /ʧ/, /ʤ/), 치경음(/t/, /d/, /n/, /l/), 순치음(/f/, /v/), 심지어 양순음(/p/, /b/, /m/)의 산출에까지 영향을 미치게 된다. 교합이 말소리에 미치는 영향에 대해 자세히 알고 싶다면 제8장을 참조하라.

상악 후퇴는 비강 크기와 인두 깊이에 영향을 미친다. 이는 호흡뿐만 아니라 공명에까지 영향을 미치는데, 대개 과소비성을 유발한다.

✲ 안면신경

손상(수술 혹은 외상으로 인한)이나 감염[벨 마비(Bell's palsy)에서와 같은], 혹은 선천적인 신경이나 근육의 기형으로 안면마비가 나타날 수 있다(Chen & Wong, 2005; Peitersen, 1992; Shen, Zhang, Zhao, & Shen, 2009; Terzis & Anesti, 2011; Yetter, Ogren, Moore, & Yonkers, 1990). 마비는 반안면왜소증과 같이 부분적으로 나타날 수도 있고

뫼비우스 증후군과 같이 전체적, 양측성으로 나타날 수도 있다. 양측성 안면마비가 있는 경우에는 마스크를 쓴 것과 같은 얼굴을 보인다.

말 노트(Speech Notes)

안면마비는 무표정한 얼굴과 제한적인 입술 움직임의 원인이 되는데, 이는 섭식과 말소리 산출에도 영향을 미친다(Goldberg, DeLorie, Zuker, & Manktelow, 2003; Meyerson & Foushee, 1978). 안면마비는 양순음, 심지어 순치음의 산출능력에도 영향을 미치지만 대개 혀의 운동성에는 별다른 영향을 주지 않는다. 환자는 양순음을 혀끝으로 산출하는 보상전략을 습득하기도 하는데, 이를 통해 음향적으로는 양순음과 비슷하게 들리는 소리를 수월하게 산출할 수 있다.

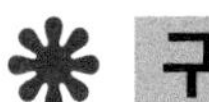

구강

구강은 앞쪽으로는 입술에서 시작하여 뒤쪽으로는 협구궁(faucial pillar)에 이르는 공간을 말한다. 구강의 기형은 쉽게 발견할 수 있으며 말소리에 심각한 영향을 미친다. 치아의 기형은 제8장에서 논할 것이므로 여기서는 다루지 않겠다.

✲ 입술

입술은 조음 기능, 섭식 기능, 그리고 침 흘림(sialorrhea, drooling)을 예방하는 기능 등을 가지고 있다. 구순열 수술을 하고 난 뒤에 흔히 나타날 수 있는 문제는 짧은 윗입술이다. 이는 구순열로 인해 입술조직이 부족해서 나타날 수도 있고, 구순열 수술 후 흉터에 의한 수축 때문에 나타날 수도 있다. 전상악이 돌출되어 있는 경우 윗입술의 짧은 정도가 더 심해질 수 있다.

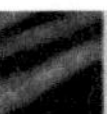

말 노트(Speech Notes)

윗입술이 짧거나 전상악이 돌출되어 있으면 휴식기에 양 입술이 자연스럽게 맞물려 있지 못하는 양순 폐쇄부전(bilabial incompetence)이 생길 수 있다. 휴식기에 입술 폐쇄가 제대로 이루어지지 못하면 말소리를 산출할 때에도 영향을 미쳐 양순음(/p/, /b/, /m/) 산출에 문제가 생긴다. 이를 만회하기 위해 양순음을 순치음(labiodental)으로 대신하는 전략을 사용하기도 한다. 이는 청각적으로는 구분이 잘 안 되지만 시각적으로는 쉽게 감지 될 수 있다.

구순열 수술 후 윗입술에 부가적인 기형이 생길 수 있는데, 여기에는 백순 위에 홍순 조직이 침범해 있거나, 입술의 비대칭 혹은 큐피드궁이 평편해지는 것 등이 포함된다. 입술 수술 시 입술 주변의 구륜근이 제대로 연결되지 못하는 경우도 있는데 이러한 문제는 시간이 지날수록 더 심해질 수 있다. 이러한 기형이 미치는 영향은 미용의 측면에 한정되며 말소리나 기능의 측면에는 영향을 미치지 않는다.

입

입(mouth)의 크기와 모양에 대한 선천성 기형은 특정 증후군에서 자주 나타난다. 대구증(macrostomia)은 지나치게 입이 큰 경우를 말한다. 이는 특히 반안면왜소증 환자에게서 흔히 관찰되는데, 입의 한쪽 끝이 볼에까지 이어져, 입을 벌리면 그 부분의 모양이 특이하게 왜곡된다. 반면 소구증(microstomia)은 입이 작은 경우를 말한다. 소구증은 아이가 전기 코드를 씹어 전기화상을 입은 경우와 같이 후천적인 손상에 의해 생기는 경우가 더 많다. 흉터로 인해 입 주변에 심각한 수축이 나타날 수 있다.

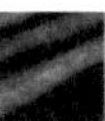

말 노트(Speech Notes)

대구증은 대개 말소리의 문제를 유발하지는 않는다. 반면, 소구증은 입을 벌리기 힘들 정도로 심각한 경우에는 조음에 영향을 미칠 수 있으며 맹관공명을 유발할 수 있다(더 많은 정보가 필요하면 제6장 참조).

혀

혀의 기형은 특정 증후군과 연관되어 있는 경우가 많다. 대설증(macroglossia)은 혀가 비정상적으로 큰 경우로, 베그위트-위드만(Beckwith-Wiedemann) 증후군(그림 7-6)의 중요한 특징 중 하나이다. 이런 경우, 혀가 너무 커서 구강 안을 가득 메우고 있기 때문에 혀끝이 치경을 지나 밖으로 돌출되어 있다. 이런 경우 평소에도 지속적으로 입을 벌리고 있는 모양을 보인다. 만성적으로 입을 벌리고 있는 자세가 지속되면 과도하게 침을 흘리게 된다. 치아가 발달하면서 전방 개방교합(anterior open bite)이 발생할 수도 있

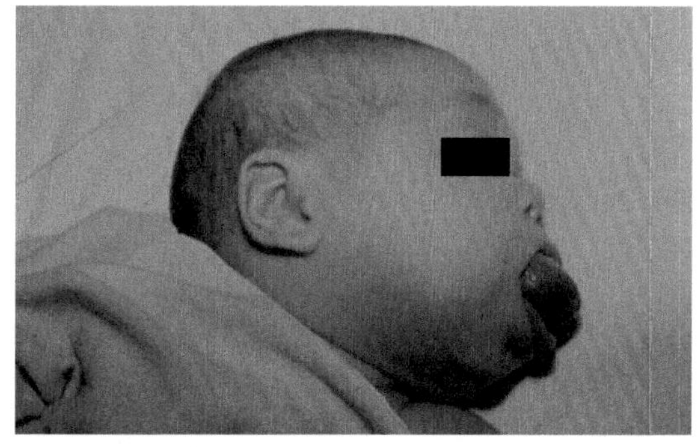

그림 7-6 베크위트-위드만 증후군에 동반된 대설증. 베크위트-위드만 증후군은 대설증, 배꼽류(omphalocele), 저혈당증(hypoglycemia), 신장, 췌장, 부신피질의 기형을 특징으로 보이는 선천성 질환이다. 이 사진은 구강과 혀의 크기가 비정상적인 대설증의 사례를 보여 주고 있다.
Courtesy J. Paul Willging, M.D./Cincinnati Children's Hospital Medical Center & University of Cincinnati College of Medicine

는데, 치아가 맹출하는 그 자리에 혀가 자리 잡고 있는 경우가 많기 때문이다. 그러나 초기의 가장 큰 문제는 혀가 기도를 막을 수 있다는 것이다.

말 노트(Speech Notes)

대설증은 치경음(lingual-alveolar phonemes) 산출에 영향을 미치며 치찰음의 전방음화 혹은 설측음화의 원인이 되기도 한다(Topouzelis, Iliopoulos, & Kolokitha, 2011; Van Borsel, Van Snick, & Leroy, 1999). 이는 또한 경구개와 혓몸을 이용한 산출을 유도하기도 하는데, 특히 휴식기에 혀끝이 치경 앞에 위치해 있을 때 더욱 그렇다. 대설증은 공명에도 영향을 미친다. 혀가 구강 안을 가득 메우고 있으므로 정상적인 공명이 일어날 만한 공간이 부족하여 맹관공명이 나타나기 쉽다.

대설증과는 반대로 소설증은 구강의 공간에 비해 혀가 지나치게 작은 경우이다. 이는 대개 말소리 산출에 영향을 미치지는 않는다.

소엽형 혀는 혀의 운동성에 영향을 미칠 때도 있고 그렇지 않을 때도 있다. 그러나 운동성에 영향을 미치면 말소리도 함께 영향을 받는다.

또 다른 혀 기형에는 구안지(orofaciodigital, OFD) 증후군에서 매우 흔히 나타나는 소엽형 혀(lobulated tongue)(제12장의 **그림 12-20** 참조)가 있다. 이는 혀에 있는 열(fissure)에 의해 혀가 여러 개의 엽으로 나뉘어져 있는 모양을 하고 있다.

마지막으로 혀 기형을 논할 때 **설소대 단축증**(ankyloglossia)을 말하지 않고 넘어갈 수는 없다. 설소대 단축증은 선천적으로 나타나는데, 혀끝의 움직임을 제한한다. 이는 설소대(lingual frenulum)가 선천적으로 짧은 경우로 정상적인 경우에는 설소대가 1/3 정도 혀끝에서 물러나 부착되어 있지만, 설소대 단축증의 경우에는 혀의 끝까지 설소대가 부착되어 있다(**그림 7-7**). 진정한 의미의 설소대 단축증은 설소대가 혀의 움직임을 제

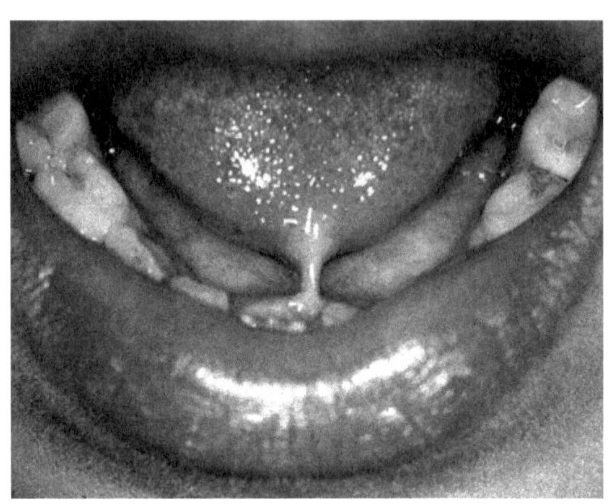

그림 7-7 설소대 단축증. 설소대 단축증은 설소대가 혀끝에까지 붙어 있는 경우를 말한다. 이는 정상적인 혀의 운동을 방해하기는 하지만 말소리 산출을 위해 치료가 필요한 경우는 드물다.
Courtesy J. Paul Willging, M.D./Cincinnati Children's Hospital Medical Center & University of Cincinnati College of Medicine

한하여 입천장에 혀끝을 대지 못하며 입을 벌렸을 때 혀끝이 하악 절치 끝을 넘지 못하는 경우를 말한다. 혀끝을 내밀면 혀끝 가장자리가 움푹 파여 하트 모양의 절흔이 관찰된다. 혀의 **교착**(ankylosis, 제한적인 구조에 의해 나타나는 운동성 저하)은 과하게 이루어진 구강 수술 후에도 나타나는데, 설소대 단축증과 마찬가지로 혀끝의 움직임을 제한하게 된다.

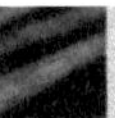

말 노트(Speech Notes)

설소대 단축증은 대부분의 일반인(혹은 일부 전문가 포함)이 산출하는 말소리에 별다른 영향을 미치지 않는다. 이는 정상적인 말소리 산출을 위해 요구되는 혀끝의 움직임 범위가 그다지 넓지 않기 때문이다(Kummer, 2005; Moller, 1994). 영어에서 혀가 가장 많이 돌출되어야 하는 경우는 /θ/나 /ð/의 산출을 위해 상악 중절치(가운데 앞니)에 혀끝을 대는 경우이고, (입을 크게 벌리지 않은 상태에서) 가장 높이 올려야 하는 경우는 /l/의 산출을 위해 치경에 혀끝을 대야 하는 경우이다. 그러나 스페인어의 /r/ 같은 혀 전동음(tongue trill)을 산출할 때에는 설소대 단축증이 영향을 미칠 수 있다. 설소대 단축증은 말소리 산출에 별 영향을 미치지 않기 때문에 구강운동 기능장애가 동반되지 않는 한, 말소리 산출의 개선을 목표로 설소대 절제술(frenulotomy)을 시행하지는 않는다. 그러나 섭식 문제를 개선하기 위해서는 시행하기도 한다.

신생아 때 설소대는 매우 짧은 경우가 많은데, 성장하면서 정상으로 되는 경우가 많다(Garcia Pola, Gonzalez Garcia, Garcia Martin, Gallas, & Seoane Leston, 2002). 그러나 영유아의 경우 젖을 무는 데 영향을 미쳐 결과적으로 영유아의 섭식에 문제를 일으킬 수 있다. 좀 더 큰 아동의 설소대 단축증은 입 안에서 음식덩이(bolus)를 옮기는 데 영향을 미치는데, 특히 음식덩이가 협구[buccal sulcus, 치아와 볼 사이의 공간(Kern, 1991)]에 끼어 있을 때 더욱 그렇다. 자주는 아니지만 짧은 설소대는 하악 절치 사이를 벌어지게 하기도 한다. 설소대 단축증은 미용에도 영향을 미치기 때문에 자존감에도 영향을 미친다. 심지어 '프렌치 키스'도 어렵게 만든다.

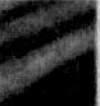 구개

구개궁의 기형은 매우 흔하며, 특히 구개열이나 기타 두개안면 증후군이 있는 경우에는 더욱 그렇다. 여기에는 구개궁의 높이, 넓이, 모양에서의 기형이 포함된다. 구개의 측면이 붕괴되어 있기 때문에 구개궁이 낮고 평편하거나, 반대로 높고 좁을 수도 있으며, 이로 인해 치아와 혀가 좁은 공간에 함께 모여 있을 수도 있다. 좁고 높은 구개궁은 출생 시 기도에 튜브를 꽂았던 경험이 있는 아동에게서 흔히 관찰된다.

말 노트(Speech Notes)

구개궁이 낮고 평편하거나 좁으면 구강의 공간이 좁아지며, 이로 인해 혀가 앞으로 돌출된다. 혀가 앞으로 돌출되어 있기 때문에 혀끝은 혀끝 소리를 산출하기에 부적절한 위치에 있게 된다. 결과적으로, 말소리의 왜곡을 피할 수 없게 된다. 이로 인해 전방음의 전방화가 더욱 심해질 수 있다. 한편으로 혀를 뒤로 후퇴시켜 경구개를 혓몸에 닿게 하는 보상 전략을 사용할 수도 있다. 이로 인해 치찰음 혹은 치경음이 설측음화되는 왜곡이 나타나기도 한다.

천공(fistula)은 상피로 덮인 두 개의 기관이 정상적으로는 서로 연결되지 않아야 함에도 불구하고 그 사이에 비정상적인 구멍이나 통로가 생긴 상태를 말한다. 구비강 천공(oronasal fistula)이라고도 하는 구개천공(palatal fistula)은 구개의 구강 측 표면에서 비강에 이르는 구멍이 생긴 상태이다. 천공은 구개 수술 후 상처가 적절히 아물기에는 조직이 모자라 의도하지 않은 합병증으로 나타나기도 한다. 게다가, 초기에는 작고 별다른 증세를 보이지 않던 천공이 상악전진술이나 성장에 의해 더 커지면서 증세가 나타나기도 한다.

천공은 구개봉합선 어느 위치에서든 나타날 수 있지만 흔히 나타나는 위치는 경구개와 연구개의 접합점이다. 그 위치에 양측성 완전 구순구개열이 있으면 천공은 대개 전상악과 측면 분절(lateral segment)의 접합점에 나타난다.

천공은 크기와 위치에 따라 말 산출에는 별 영향을 미치지 않을 수도 있지만 음식을 삼킬 때에는 종종 비강으로 음식물이 역류하는 증세의 원인이 된다. 특히 비순 천공(nasolabial fistula)이 있으면 적은 양이어도 음식물(특히 초콜릿이나 레드 소스)이 비공을 통해 흘러나올 수도 있다. 구개천공이 크면 구멍 근처 혹은 비강 일부에까지 음식물이 뭉쳐 있을 수 있다.

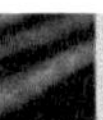

말 노트(Speech Notes)

비순 천공은 입술 밑에 위치해 있어 말소리 산출을 위한 기류의 방향을 방해하지 않기 때문에 말소리 산출에는 별 영향을 미치지 않는다.

구비강 천공이 말에 영향을 미치는지 여부는 크기와 위치에 따라 달라진다. 말소리를 산출하는 기류는 주로 천공 구멍의 수평 방향으로 흐르기 때문에 구개천공이 작을 때에는 말 산출에 별 영향을 미치지 않는다. 그러나 천공이 절치공 부근에 있으면 혀가 올라가면서 기류를 천공 밖으로 밀어내기 때문에 치경음 산출 시 비누출이 지각될 수 있다. 중간 크기 정도의 천공은 모든 음소, 특히 전방음에서 일관적으로 비누출을 유발한다. 이는 혀로 천공을 막거나, 기류가 새기 전에 천공의 뒤쪽에서 말소리를 산출하려는 보상전략으로 나타난다. 매우 큰 천공은 비누출은 물론 과다비성도 유발한다.

여러 연구에서 천공을 통해 전방에서 기류가 새면 연인두 밸브의 기능에도 영향을 미친다고 보고했다(Isberg & Henningsson, 1987; Tachimura, Hara, Koh, & Wada, 1997). 그러므로 연인두 기능의 평가를 항상 염두에 두어야 한다.

천공으로 인해 비누출과 과다비성이 모두 나타나면 말소리 발달을 위해 가능한 한 빨리 정밀검사를 시행해야 한다. 그러나 천공을 막기 위한 수술로 골이식술(bone graft)을 고려한다면 이는 어느 정도 치아가 맹출된 뒤에 실시해야 효과적이다. 그러므로 다양한 증세를 보이는 큰 천공은 몇 년 동안 그대로 두는 경우가 종종 있다. 이런 경우 조음 발달을 위해 천공 수술을 시행하기 전까지 보철기구를 사용하기도 한다.

❋ 편도와 아데노이드

편도(tonsil)는 발데이어 **편도환**(Waldeyer's ring)이라고 불리는 림프 조직의 집합체로 구인두의 입구를 둘러싸고 있다. **협구 편도**(faucial tonsil, 일반적으로 지칭하는 '편도'가 이것이다)는 양쪽 전협구궁과 후협구궁 사이에 위치해 있고, **설편도**(lingual tonsil)는 혀의 기저부에 위치해 있다. 아데노이드로 알려져 있는 **인두편도**(pharyngeal tonsil)는 비인두에 위치해 있다. 인두에 위치해 있기 때문에 아데노이드는 실질적으로 연인두 폐쇄를 도와줄 수 있다. 사실 어린 아동은 아데노이드가 현저히 돌출되어 있기 때문에 연

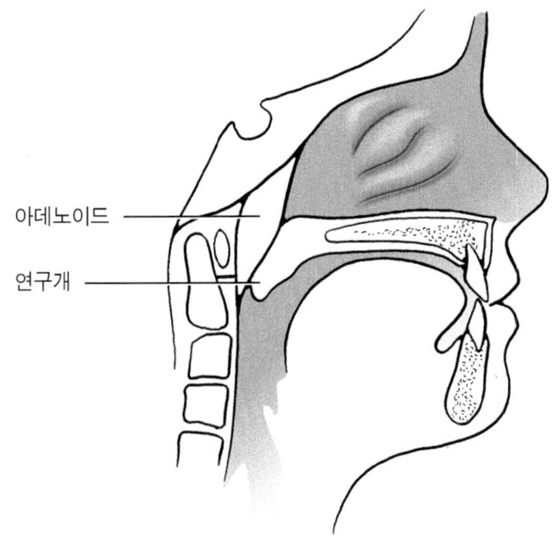

그림 7-8 아동의 경우에는 아데노이드가 연인두 폐쇄(VPC)를 도와준다. 아데노이드 절제술로 인해 아데노이드 조직이 갑자기 제거되면 적절한 연인두 폐쇄를 유지하기 위해, 연구개가 이를 보상하여 더 많이 움직여야 한다. 구개 구조나 신경학적 기능에 이상이 있으면, 이러한 보상작용이 실패할 수 있으며, 이는 비누출의 원인이 될 수 있다.

Courtesy J. Paul Willging, M.D./Cincinnati Children's Hospital Medical Center & University of Cincinnati College of Medicine

구개-인두보다 연구개-아데노이드 폐쇄를 보인다(Maryn, Van Lierde, De Bodt, & Van Cauwenberge, 2004)(그림 7-8 참조).

편도 조직은 생후 초기 2년 동안 매우 중요한 역할을 하는데, 감염에 대한 항체를 형성하여 면역체계의 일부로 기능하기 때문이다(Brodsky, Moore, Stanievich, & Ogra, 1988). 코와 입을 통해 몸속으로 들어온 이물질이 이 특수한 조직을 지나면서 그 특수한 내층에 항원이 부착되면 편도의 물질과 통합되어 점막면역체계(mucosal immune system)를 형성한다.

시간이 지나면서 사춘기 무렵이 되면 편도와 아데노이드 조직은 위축된다. 일반적으로 16세 무렵이 되면 이 조직은 아주 작은 흔적 정도만 남게 된다. 다행히도 이러한 위축(수술로 인한 제거 포함)이 면역체계에 영향을 미치지는 않는데, 이 시기가 되면 면역체계에 잉여성이 생기기 때문이다. 사실, 위장관 전체도 편도와 아데노이드 조직과 같은 유형으로 내층이 이루어져 있고 기능 또한 비슷하게 유지되고 있다.

어린 아동의 경우, 편도와 아데노이드 조직은 특히 비대(hypertrophy, 구성세포들이 커지면서 신체 일부가 비정상적으로 커지는 현상)해지기 쉽다. 이 조직이 과성장(overgrowth)하는 원인은 아직 명확히 밝혀져 있지는 않지만 감염 혹은 알레르기로 인해 지속적인 자극을 받음으로써 발생한다고 생각된다. 아데노이드와 편도 비대는 종종 상기도폐색과 비정상적인 공명을 유발한다.

❋ 편도 비대

편도 비대(tonsillar hypertrophy, 협구 편도가 과도하게 커진 경우)의 정도는 4점 체계로

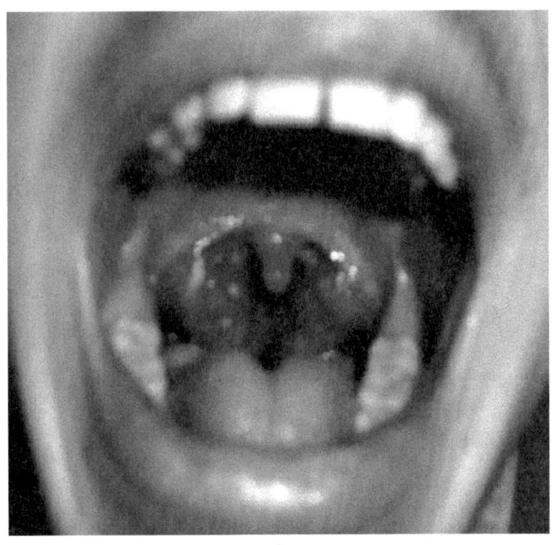

A

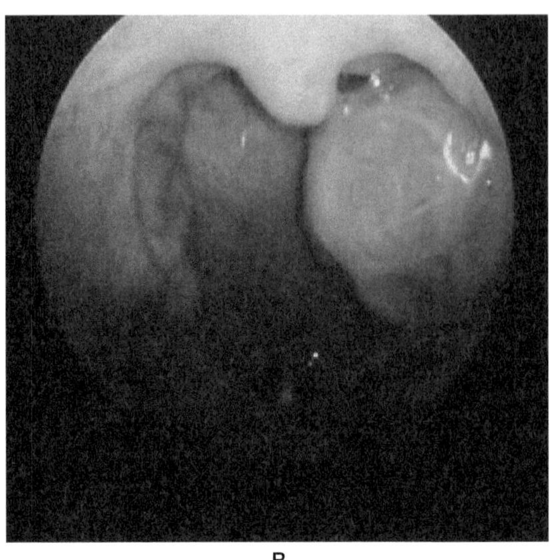

B

그림 7-9(A와 B) (A) 양측성의 커다란 편도(4+). (B) 환자의 왼쪽에 보이는 커다란 편도. 비대칭적인 편도에 주의해야 하는 이유는 그것이 종양일 수도 있기 때문이다. 이 사례의 경우, 왼쪽 편도는 4+의 크기인 반면 오른쪽은 1+의 크기이다.

A와 B: Courtesy J. Paul Willging, M.D./Cincinnati Children's Hospital Medical Center & University of Cincinnati College of Medicine

평가한다. 크기가 1+인 편도는 협구궁을 벗어나지 않는 정도의 편도이다. 2+는 협구궁을 약간 벗어나는 정도이고, 3+는 중간 정도의 크기로 구인두의 입구를 가리고 있는 정도의 크기이다. 4+는 편도가 가운데에서 만나는 정도의 크기이다(**그림 7-9A**). 때로, 한쪽 편도가 다른 쪽보다 큰 경우도 있다(**그림 7-9B**). 이러한 비정상적인 발달 양상에도 관심을 두어야 하며 충분히 평가를 해봐야 한다.

편도가 지나치게 크면(3+나 그 이상의 크기) 앞쪽, 가운데 혹은 뒤쪽으로 커진다. 뒤쪽으로 커지면 구인두 안쪽까지 침범하기도 하는데, 심각한 경우에는 위쪽의 비인두까지 침범해서 결과적으로 연인두 기능을 방해하기도 한다.

✲ 아데노이드 비대

아데노이드 비대(adenoid hypertrophy, 아데노이드가 비정상적으로 커진 경우)는 비인두의 공기 흐름을 방해하며 때로 비강 뒤쪽의 후비공을 막기도 한다(**그림 7-10**). 이는 상기도폐색을 유발하며 이로 인해 구강 호흡, 코골이, 심지어 수면무호흡증도 나타날 수 있다.

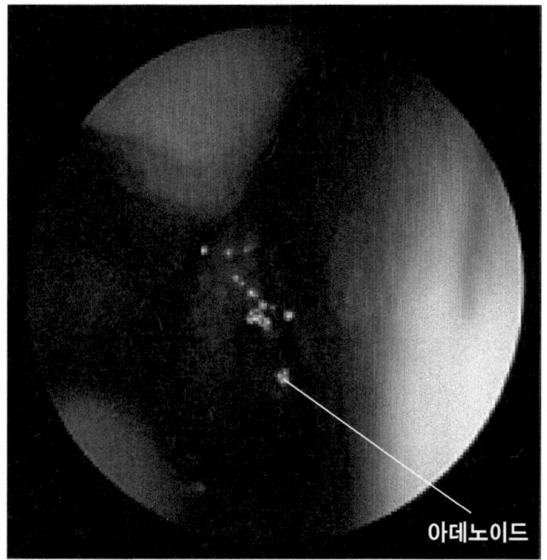

그림 7-10 후비공을 막고 있는 아데노이드 조직. 아데노이드는 비인두에 있는 림프 조직 집합체이다. 이는 비강 호흡로를 확장시키거나 막는 역할을 한다. 때때로, 아데노이드 조직은 코의 뒷부분까지 자라나 뒤쪽의 후비공을 완전히 막기도 한다.

Courtesy J. Paul Willging, M.D./Cincinnati Children's Hospital Medical Center & University of Cincinnati College of Medicine

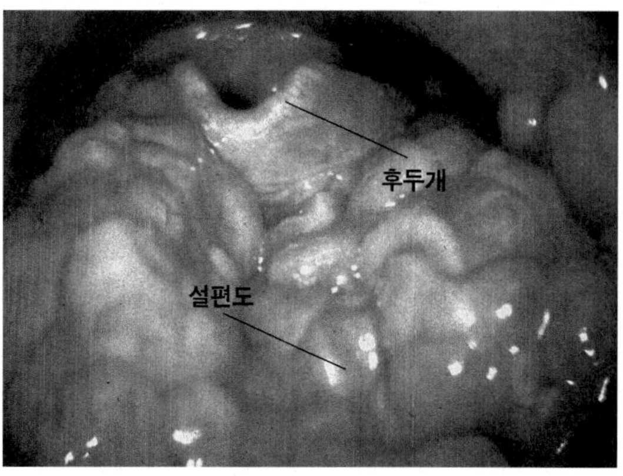

그림 7-11 설편도. 설편도는 혀의 기저부에 위치해 있다. 기도가 부분적으로 막힐 정도로 커지기도 하는데, 이는 호흡곤란으로 이어진다. 사진에서는 설편도의 비대 때문에 후두를 관찰할 수가 없다. 후두개 계곡은 설편도 조직으로 가득 차 있다.

Courtesy J. Paul Willging, M.D./Cincinnati Children's Hospital Medical Center & University of Cincinnati College of Medicine

설편도 비대

설편도 비대(lingual tonsil hypertrophy, 설편도가 비정상적으로 커진 경우)는 흔히 관찰되는 질환이기는 하지만 다운 증후군 아동에게는 특수한 문제를 유발할 수 있다(Al-Shamaa et al., 2003; Donnelly, Shott, LaRose, Chini, & Amin, 2004)(그림 7-11).

아데노이드-편도 비대(adenotonsillar hypertrophy)는 편도와 아데노이드 조직이 둘 다 비대해져 있는 경우를 말한다. 아데노이드-편도 비대는 편도와 아데노이드 조직은 정상적인 크기이지만 주변 구조물들이 상대적으로 작아서 나타날 수도 있다. 예를 들어, 크루종, 아퍼트, 다운 증후군에서 자주 관찰되는 안면중앙부 형성부전의 경우 아데노이드가 상대적으로 작은 비인두에 위치해 있어 폐색을 유발하는 경우도 관찰된다. 비슷한 문제는 하악 후퇴(피에르 로빈 연쇄에서 흔히 관찰된다)를 동반한 환자에게서도 관찰되는데, 편도 및 아데노이드 크기는 정상적이어도 구인두 입구가 좁고 설하수증(glossoptosis)이 동반되어 있으면 상기도폐색이 나타날 수 있다.

말 노트(Speech Notes)

편도 비대는 말소리와 공명에 다양하게 영향을 미친다.

- 양쪽 편도가 중앙선에서 서로 만나는 경우를 이른바 '키스하는 편도(kissing tonsil)'라고 하는데, 이는 기류가 구강으로 유입되는 입구를 막기 때문에 인두강 맹관공명을 유발한다.
- 한쪽(혹은 양쪽) 편도가 후협구궁을 미는 모양을 하고 있으면 구개인두근의 기능이 방해를 받게 되며, 이 때문에 인두측벽 운동도 저하된다. 이로 인해 작은 연인두 틈이 생길 수 있으며 결과적으로 비누출이 나타난다.
- 편도가 뒤쪽으로 뻗어 들어가 인두강 안에 있으면 기류가 비강으로 유입되는 것을 방해하여 과소비성이 나타난다.
- 때로 편도가 뒤쪽으로 확장하여 인두를 침범한 후 위쪽으로 뻗어 나가 연인두 폐쇄가 이루어지는 동안 연구개와 인두후벽 사이에 위치하기도 한다. 이로 인해 문제가 있는 편도 쪽에 작은 틈이 생기는 연인두 폐쇄부전이 나타난다. 앞서 언급한 바와 같이 작은 틈은 비누출과 비강 스침 소리를 유발한다(제6장의 그림 6-15A~B 참조)(Finkelstein, Nachmani, & Ophir, 19944; Kummer, Billmire, & Myer, 1993; MacKenzie-Stepner, Witzel, Stringer, & Laskin, 1987; Shprintzen, Sher, & Croft, 1987).
- 편도가 앞쪽으로 돌출되면 후방음(예: /k/와 /g/) 조음이 영향을 받게 된다. 이런 경우 보상전략으로 조음위치의 전방화를 사용하기도 한다.
- 편도 비대로 기도폐색이 동반되면 편도가 어느 방향으로 커지든 기도 확보를 위해 혀를 전하방으로 이동시킨다. 이는 치찰음과 설치조음의 전방음화를 유도한다.

일반적으로, 편도가 비대해지면 과소비성, 인두강 맹관공명, 비누출과 비정상적인 조음이 혼재하는 양상을 보이는데, 한 환자에게서 이 증세들이 모두 나타날 수도 있다(Al-Shamaa, Jefferson, & Ball, 2003; Feilberg, Sorensen, & Eriksen, 1993; Oulis, Vadiakas, Ekonomides, & Dratsa, 1994; Singh, Gathwala, Pathania, Singh, Yadav, 1994)(더 많은 내용을 알아보려면 제6장 참조). 게다가 구강 후방부의 막힘 때문에 삼킴에도 문제가 생길 수 있다. 이와 같은 말소리, 공명과 삼킴 문제를 해결하려면 편도절제술이 필요하다.

말 노트(Speech Notes)

아데노이드 비대도 말소리에 다양하게 영향을 미친다.

- 아데노이드 비대는 말을 하는 동안 기류가 비강으로 유입되는 것을 방해하며 이로 인해 과소비성이 생길 수 있다.
- 아데노이드 표면의 모양이 불규칙하면 말을 하는 동안 단단한 연구개-아데노이드 폐쇄를 어렵게 하며 이로 인해 비누출 혹은 비강 스침 소리가 동반된다(더 많은 정보를 알아보려면 제6장 참조).
- 큰 아데노이드는 이관 입구를 막기도 하는데, 이로 인해 중이 기능이 저하되며 잠재적으로 전도성 난청이 동반되기도 한다.

말 노트(Speech Notes)

수술이 필요할 정도로 설편도가 큰 경우는 매우 드물다. 그러나 설편도 비대로 공명과 상기도에 문제가 나타날 수 있다.

- 비대한 설편도는 소리 에너지가 구강으로 유입되는 것을 방해하여 인두강 맹관공명을 유발한다.
- 기류가 방해를 받게 되면 (기도 확보를 위해) 혀가 앞으로 돌출되며, 이로 인해 말을 하는 동안 전방음화가 두드러지게 나타난다.

상기도폐색: 말소리에 미치는 영향과 치료

앞서 언급한 바와 같이, 아동의 상기도폐색은 주로 편도 혹은 아데노이드 비대에 의해 나타난다. 기도폐색의 증거는 아동의 얼굴을 보고도 찾을 수 있다. 아데노이드형 얼굴(adenoid face, 아데노이드뿐만 아니라 편도 비대에서도 관찰된다)이라는 이름이 붙은 얼굴은 벌어진 입, 혀의 전방 돌출, 하악의 전하방 이동, 긴 얼굴, 눈 아래의 다크 서클과 부은 눈, 손가락으로 집은 듯한 콧구멍 모양 등이 특징이다. 아데노이드 혹은 편도 비대로 인한 기도폐색의 증세로는 굉장히 심한 코골이와 만성적인 구강 호흡 등이 있으며 폐쇄성 수면무호흡증이 동반되기도 한다.

폐쇄성 수면무호흡증(obstructive sleep apnea, OSA)은 상기도폐색으로 인해 잠을 자는 동안 호흡이 오랫동안 멈추는 것을 말한다. 폐쇄성 수면무호흡증은 숨을 들이마시려고 할 때 상기도폐색으로 인해 공기가 폐로 들어오는 데 실패함으로써 발생한다. 이런 양상이 아동에게서 관찰되면 매우 심각한 상태이므로 주의 깊게 살펴봐야 한다. 수면장애의 정도를 진단하고 적절한 치료 수준을 결정하는 데 **수면다원검사**(polysomnography, 밤에 자는 잠에 대한 검사)가 유용하다.

폐쇄성 수면무호흡증의 진단은 부적절한 수면 때문에 일상생활의 피로가 유발되지 않는지 확인하는 작업이다. 이는 학교(혹은 직장)에서의 주의집중, 기억 및 일상 기능의 원활한 수행을 방해한다. 또한 아동의 과잉행동과 학습장애의 원인이 되기도 한다. 수면무호흡증은 오랫동안 지속되면 체중 문제, 심혈관 질환, 심장마비, 뇌졸중, 고혈압, 우울증 등의 원인이 된다. 장기간 혹은 단기간 동안 지속된 수면무호흡증은 학습, 삶의 질이나 건강에 영향을 미칠 수 있기 때문에 두개안면 기형 아동의 경우 항상 이 점을 염두에 두어야 하며 진단 즉시 치료를 시작해야 한다(Carter & Watenpaugh, 2008; Jayaraman, Sharafkhaneh, Hirshkowitz, & Sharafkhaneh, 2008).

✲ 편도절제술

편도절제술은 편도 비대로 인해 상기도폐색이 나타나거나 말소리 혹은 공명에 영향을 미칠 때 시행된다. 이는 또한 반복적 편도염이나 편도 주위 농양이 있을 때에도 시행된다. 편도가 구강 안에 위치해 있기 때문에 연인두 기능에는 별 영향을 미치지 않으므로 구개열, 점막하 구개열이나 연인두 형성부전 환자에게 위험한 처치는 아니다(D'Antonio, Snyder, & Samadani, 1996; Paulson, Macarthur, Beaulieu, Brockman, & Milczuk, 2012). 편도절제술을 시행하면 편도 안쪽 깊숙이에 있는 피막까지 포함하여 편도 전체가 제거된다.

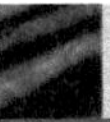

말 노트(Speech Notes)

편도절제술이 구인두의 해부학적 구조에 변화를 가져오기는 하지만 말소리 산출에는 별다른 영향을 미치지 않으며, 구강으로 통하는 입구에 있는 방해물을 제거함으로써 오히려 맹관공명이 사라지는 긍정적인 결과를 가져온다. 이런 결과에도 불구하고 드물기는 하지만 편도절제술 후 과다비성이 나타났다는 보고도 있다(Gibb & Stewart, 1975; Haapanen, Ignatius, Rihkanen, & Ertama, 1994; Mora et al., 2009; Subramaniam & Kumar, 2009). 수술로 협구궁에 비정상적인 흉터가 생기면서 인두측벽 움직임이 제한될 수도 있고 회복과정에서 나타나는 통증 때문에 나타나는 수술 후 '보호반응'이 생길 수도 있다. 이 보호반응으로 수술 후 환자는 음식을 삼키거나 말소리를 산출할 때 연인두 운동을 회피하려고 하는데, 이 반응은 통증이 사라지고 난 뒤에도 오랫동안 남아 있게 된다. 다행히도 이는 몇 차례의 언어치료로 충분히 개선된다.

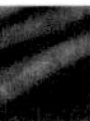 아데노이드 절제술

아데노이드 절제술(adenoidectomy)은 기도폐색이나 과소비성이 생겼을 때에도 시술되지만, 간혹 치료가 어려운 삼출성 중이염에 대해서도 시행된다(Darrow & Siemens, 2002). 아데노이드 절제술을 실시해도 아데노이드 안쪽 깊은 곳의 피막은 그대로 두는데, 이것이 두개저(skull base)의 뼈를 보호하는 역할을 하기 때문이다. 피막이 그대로 남아 있기 때문에 시간이 지나면서 아데노이드가 다시 자라날 수도 있다. 이 경우, 다시 자라난 아데노이드는 그 표면이 매우 불규칙할 수 있다.

말 노트(Speech Notes)

아데노이드 수술 후 동반되는 불규칙한 표면은 말소리를 산출하는 동안 연구개와 아데노이드의 밀착을 방해한다. 이는 작은 연인두 틈을 유발하며 이로 인해 비누출이 생긴다. 작은 연인두 틈은 시간이 지나면서 점차 사라지지만, 일부의 경우에는 불규칙한 표면 문제를 해결하기 위해 아데노이드 부분 절제술을 고려하기도 한다.

아데노이드 절제술 후 연인두 형성부전이 발생할 위험은, 극히 적기는 하나 항상 존재하고 있다(Donnelly, 1994; Fernandes, Grobbelaar, Hudson, & Lentin, 1996; Parton & Jones, 1998; Pulkkinen, Ranta, Heliovaara, & Haapanen, 2002; Ren, Isberg, & Hemmingsson, 1995; Saunders, Hartley, Sell, & Sommerlad, 2004; Witzel, Rich, Margar-Bacal, & Cox, 1986). 이러한 위험은 1,500~3,000명 중 1명꼴로 나타난다(Stewart, Ahmed, Razzell, & Watson, 2002).

아데노이드 절제술 후 1~2주 동안 일시적으로 VPI가 생기는 것은 매우 흔한 일이다. 아데노이드가 갑자기 제거되면, 폐쇄를 이루기 위해서는 연구개가 뒤쪽으로 더 멀리 움직이거나 인두측벽이 가운데로 더 많이 움직여야 한다. 대부분의 환자는 며칠 혹은 몇 주 내에 변화된 구조에 적응하여 연인두 기능을 회복할 수 있다. 과다비성이나 비누출이 6~8주 이상 지속되면 그 문제가 저절로 해결되기는 어려우므로, VPI를 교정하기 위한 수술적 재건 절차가 필요하다. 아데노이드 절제술 후 동반되는 과다비성이나 비누출은 비정상적인 구조 때문에 나타나는 것이지, 비정상적인 기능 때문에 나타나는 것이 아니므로 언어치료로는 해결되기 어렵다.

아데노이드 절제술 후 연인두 형성부전을 유발할 수 있는 다양한 위험요소가 있다. 그 중 가장 큰 위험요소는 구개열이나 점막하 구개열의 수술력이 있는 경우이다. 아데노이드 절제술 후 과다비성이 생겨 정밀검사를 해보면 그때서야 잠재성 점막하 구개열이 있었음이 발견되곤 한다(Parton & Jones, 1998; Saunders et al., 2004; Schmaman, Jordaan, & Jammine, 1998). 또 다른 위험요소로는 과다비성이나 구개열의 가족력, 유아기 때의 빨기 문제, 구강운동 기능장애나 기타 근신경계 문제 등이 있다. 비대해진 아데노이드로 인해 상기도폐색이 있는 경우는 하나 혹은 그 이상의 위험요소가 아직 잠재해 있으므로 보존적 차원에서 아데노이드 부분절제술을 시행하기도 한다(Finkelstein, Wexler, Nachmani, & Ophir, 2002). 이 과정을 통해 말소리 산출 시 연구개가 아데노이드에 적절히 접촉할 수 있도록 아데노이드 아래쪽의 조직은 적절히 유지시키면서 기도폐색의 문제를 해결하도록 한다.

❋ 기관절개술

기관절개술(tracheostomy)은 기도폐색 문제가 생명을 위협할 정도인 경우에 이를 해결하기 위해 실시하는 수술적 처치과정이다. 기관절개술은 기도를 덮고 있는 목의 중심선에 수직의 절개부를 만들어 준다. 그다음으로 기도의 세 번째와 네 번째 고리를 관통하는 수직 절개부를 만드는데, 이로 인해 기도의 앞쪽 벽에 구멍이 생기게 된다. 이후 기관절개술 튜브를 기도의 구멍 안으로 삽입하며, 구멍의 가장자리를 목의 피부와 봉합한다. 기관공(stoma)은 기관에 만든 구멍으로, 이를 통해 환자가 숨을 쉬게 된다.

기관절개술은 대개 성문하부 협착, 기도 협착 혹은 후두격막 등의 선천성 기형이 있는 경우에 실시한다. 피에르 로빈 연쇄를 가지고 태어난 아기는 작은 아래턱(소하악증)과 설하수증(그림 7-12)으로 인한 기도 문제 때문에 기관절개술을 받아야 하는 경우가 많다. 기관절개술은 또한 목에서 나오는 분비물을 기도를 통해 적절히 뱉어 내지 못하여 흡입(suction)을 자주 해줘야 하는 환자들에게도 실시한다. 여기에는 의식이 없는 환자, 마비로 인해 기침을 못 하는 환자, 심각한 흉통(chest pain)으로 기침을 못 하는 환자들이 포함된다.

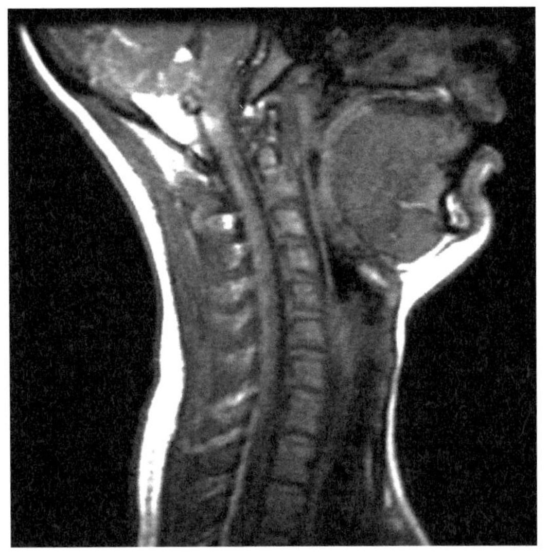

그림 7-12 설하수증. 혀의 기저부가 인두 뒤쪽으로 심하게 치우쳐 있어 심각한 기도폐색을 유발한다.

Courtesy J. Paul Willging, M.D./Cincinnati Children's Hospital Medical Center & University of Cincinnati College of Medicine

❋ 구개수구개인두성형술

소아 인구 중 상기도폐색은 주로 아데노이드 비대증 때문에 생긴다. 그러므로 아데노이드-편도 절제술(아데노이드와 편도의 수술적 제거)이 확실한 치료법이 된다. 그러나 청소년과 성인들의 경우에는 편도와 아데노이드가 매우 작기 때문에 폐색을 일으킬 염려가 없다. 노인 환자의 폐쇄성 수면무호흡증은 연구개와 인두후벽에 있는 과다한 점막이 구인두의 입구를 좁히기 때문에 나타나기도 한다. 이에 대한 치료로 **구개수구개인두성형술**(uvulopalatopharyngoplasty, UPPP)이라고 하는 수술적 처치를 실시한다(Aneeza et al., 2011; Blythe, Henrich, & Pillsbury, 1995; Croft & Golding-Wood, 1990; Han, Xu, Hu, & Zhang, 2012; Kavey, Whyte, Blitzer, & Gidro-Frank, 1990; Yanagisawa & Weaver, 1997).

UPPP 과정 중 일부로서 남아 있는 편도 조직을 제거한 다음, 전협구궁과 후협구궁을 함께 봉합하여 구인두의 입구가 열리게끔 하기도 한다. 구개수와 연구개 일부를 절제한 후 남은 가장자리를 봉합하는데, 이로 인해 연구개가 짧아진다. UPPP를 통해 코골이는 현저히 개선되지만, 수면무호흡증에 대한 전반적인 효과는 대체로 실망스럽다.

폐쇄성 수면무호흡증의 치료를 위한 또 다른 수술적 처치도 있는데, 혀의 기저부를 앞으로 끌어내거나, 혀의 기저부 크기를 감소시키거나, 상악 및 하악을 따라 혀를 재배치하는 방법 등이 있다.

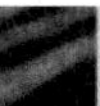

말 노트(Speech Notes)

UPPP가 적절히 시행되었을 경우 연인두 기능과 공명에 부정적인 영향을 미치지는 않는 것으로 보고되고 있다. 이는 인두후벽과 연구개가 정상적으로 접촉하는 지점보다 아래 부분의 연구개 조직을 제거하기 때문이다. 그러나 외과의가 지나치게 급진적으로 수술을 시행하여 연구개 조직을 너무 많이 절제하게 되면 공명에 문제가 생길 뿐만 아니라 삼킴 시 비강역류가 동반되기도 한다(Rihkanen & Soini, 1992; Salas-Provance, & Kuehn, 1990; Tewary & Cable, 1993).

✻ 지속적 양압 제공법

지속적 양압 제공법(continuous positive airway pressure, CPAP)은 장기적으로 지속된 폐쇄성 수면무호흡증의 치료에 적용한다. CPAP 장치는 안면 마스크와 기압 발생장치로 구성되어 있다. 환자가 코 위에 마스크를 쓴 상태에서 잠을 자는 동안 특정 수준, 대개 6~20cm H_2O의 양압을 코를 통해 인두로 계속 흘려보내 준다. 이렇게 하면 강제로 기도가 열리며, 숨을 쉬는 동안 인두가 좁아지지 않게 해준다. CPAP이 폐쇄성 수면무호흡증

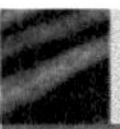

사례 보고

상기도폐색, 과다비성과 CPAP

탐은 양측성 구순구개열을 가지고 태어난 베트남 남성이다. 구순열 수술은 베트남에서 받았으나 구개열 수술은 받지 않은 상태였다. 탐이 21세 때 미국으로 왔을 때에도 구개는 아직 열려 있는 상태였고 영어는 전혀 말하지 못하는 상태였다. 미국으로 오자마자 구개열 수술을 받았고 인두피판술(연인두 기능장애를 해결하기 위한)도 받았다. 말소리 개선에 대한 예후는 구개 수술을 늦게 받았기 때문에 좋지는 않았으나 탐은 모든 예상을 뛰어넘었다. 그는 수술 후 몇 개월 동안 언어치료를 받았으며 빠르게 구강음 산출을 배우고 영어도 배웠다.

탐은 27세 때 VPI 평가를 위해 여러 번 클리닉에 왔다. 그때, 모든 말소리 산출이 정상적으로 이루어지는 것으로 나타났다. 공명은 약간 과다비성이 있는 것으로 나타났으나 압력 자음을 산출하는 동안 비누출은 거의 들리지 않았다. 전체적으로 탐은 본인의 말에 만족했다. 그러나 탐은 코로 숨을 쉬기 어렵고 밤에 코를 심하게 곤다고 보고했는데, 이것이 병원에 다시 오게 된 가장 중요한 원인이었다. 수면검사를 시행한 결과, 수면무호흡증이 있는 것으로 나타났다.

비인두내시경검사 결과, 이러한 증세의 원인이 드러났다. 인두피판은 적절한 넓이와 적절한 위치에 만들어졌지만, 측면의 구멍(피판 양옆의, 숨을 쉬기 위한 구멍)은 코로 숨을 쉬기에는 너무 작았다. 말소리를 산출하는 동안 오른쪽 구멍은 완전히 막혀 있었으나 왼쪽 구멍은 약간 열려 있었다. 좁은 오른쪽 구멍이 비강 호흡, 특히 잠을 잘 때의 비강 호흡을 제한하는 것으로 나타난 반면, 왼쪽 구멍의 작은 틈은 말을 하는 동안 과다비성과 비누출을 유발하는 것으로 판단되었다.

이러한 여러 증세에 대해 적절한 치료접근법을 찾는 것이 가장 큰 문제였다. 말소리 산출을 위해 왼쪽 구멍을 좁게 만들면 기도 문제가 더욱 심각해지고, 비강 호흡을 개선시키기 위해 구멍을 크게 하면 과다비성이 증가할 것이다. 논의 끝에 추가 수술은 일단 보류하기로 했다. 대신 CPAP(continuous positive airway pressure, 지속적 양압 제공법)을 밤에 사용했는데, 이로 인해 수면의 질이 현저히 개선되었다. 이에 따라 말소리 산출을 위해서 피판은 그대로 남겨 두고, 정상적인 수면을 위해 밤에는 CPAP을 이용하여 기도가 강제로 열려 있도록 하였다.

의 문제를 해결하는 데 효과적이기는 하나, 장시간 동안 이 기기를 사용하면 시간이 경과할수록 그 효과가 감소한다.

요약

구인두 구조물은 구어를 이용한 의사소통에 필수적인 기관이다. 이 구조에 나타나는 선천성 기형은 조음 및 언어 발달과 정상적인 말소리와 공명 산출을 방해한다. 언어치료전문가는 두개안면 기형 환자를 직접적으로 중재하든 하지 않든, 이들의 문제를 올바르게 진단하고 치료하기 위해 이비인후과 의사와 돈독한 유대관계를 유지할 필요가 있다.

✻ 복습 및 논의

1. 두개안면 기형 환자에게서 관찰되는 귀 기형에 대해 설명하라.
2. 이관 기능의 목적은 무엇인가? 정상적인 이관 기능에 대해 설명하고 여기에 작용하는 근육에 대해서도 설명하라. 이관이 정상적으로 기능하지 못하면 어떤 문제가 생기는가?
3. 어린 아동이 성인보다 중이염에 걸리기 쉬운 이유는 무엇인가? 구개열 병력을 가진 아동에게 특히 만성적인 삼출성 중이염의 위험이 더 큰 이유는 무엇인가? 이런 위험성을 가지고 있는 아동에게 취할 수 있는 예방법은 무엇인가?
4. 코에서 관찰될 수 있는 기형에 대해 설명하라. 이러한 기형은 공명에 어떤 영향을 미치는가? 비정상적인 공명 기능을 보이는 사람은 조음치료의 대상이 되는가? 대상이 되거나 되지 않는 이유는 무엇인가?
5. 편도와 아데노이드의 위치와 기능에 대해 설명하라.
6. 편도 비대가 잠재적으로 미치는 영향은 무엇인가? 아데노이드 비대가 잠재적으로 미치는 영향은 무엇인가?
7. 편도절제술의 위험과 효과에 대해 설명하라. 아데노이드 절제술의 위험과 효과에 대해 설명하라.
8. 편도와 아데노이드를 별개로 논의하는 것이 왜 중요한가? 편도절제술과 아데노이드 절제술의 위험 및 효과가 혼동되는 이유는 무엇인가?
9. 상기도폐색에 대한 치료법에는 어떤 것이 있는가? 기관절개술은 어떤 경우에 적합한가? 구개수구개인두성형술(UPPP)은 어떤 경우에 적합한가?

제 8 장

치열 이상

RICHARD CAMPBELL, D.M.D., M.S. & MURRAY DOCK, D.D.S., M.S.D.

✿ 이 장의 개요

도 입

입술과 치조 파열이나 기타 두개안면 기형의 전력이 있는 아동들은 자주 치아 및 턱 기형을 보인다(Akcam, Evirgen, Uslu, & Toygar Memikoğlu, 2010; Aljamal, Hazza'a, & Rawashdeh, 2010; Tannure et al., 2012). 결손치, 과잉치, 치아 총생, 매복치, 회전치, 치아 교차교합과 같은 문제 중 여러 문제를 동시에 보이기도 한다. 턱 문제는 단순한 문제에서부터 복잡한 문제에 이르기까지 다양하며, 상악이나 하악 결함, 상악이나 하악 과성장, 과개교합, 전방 또는 후방 개방교합, 전방 또는 후방 교차교합 중 그 어떤 조합도 가능하다. 치열 및 교합 이상은 모두 필연적 말소리 왜곡을 유발할 가능성이 있으며 보상조음을 유발하기도 한다.

이들의 치아 관리를 위해서는 소아치과 의사, 치열교정과 의사, 구강악안면외과 의사, 보철과 의사 등 여러 치아 전문가들의 협력이 필요하다(Kirschner & LaRossa, 2000; Kuijpers-Jagtman, Borstalp-Engels, Spauwen, & Borstalp, 2000; Mouradian, Omnell, & Williams, 1999; Strong, 2002; Turvey, Vig, & Fonseca, 1996; Vasan, 1999; Wangsrimongkol & Jansawang, 2010). 이들은 함께 구순구개열 환자의 치열, 교합 및 얼굴 성장 문제를 모니터링하고 치료한다(Strauss, 1998, 1999).

비정상적인 구강 구조의 재건은 장기간이 소요되는 과정으로, 언어치료전문가는 그 과정에서 생기는 기능적 말 문제를 치료한다. 치아 전문가와 언어치료전문가가 긴밀히 협조하면 치아 이상에 부차적으로 나타나는 말 문제를 더욱 총체적으로 관리할 수 있을 것이다.

이 장에서는 치열과 치열이 말 산출에 미치는 영향에 대해 간단히 살펴볼 것이다. 구강의 해부에 대해서는 제1장에서 다루었으므로 이 장에서는 반복하지 않겠다.

정상 치열/교합

치열(상하악의 치조궁에 치아가 나란히 배열된 상태—역자 주)은 상악궁과 하악궁, 이 2개의 치조궁에 정렬된다. 치조궁은 우측 궁과 좌측 궁으로 이루어져 있기 때문에 각 측의 치조궁에 수용되어 있는 치아는 양측으로 쌍을 이룬다(**그림 8-1**).

치아의 종류에는 두 가지가 있다. 먼저 나는 치아는 총 20개의 일차 생치 또는 **유치**(탈락치)로, 위아래 치조궁에 10개씩 난다(**그림 8-2**). 유치는 나중에 저절로 빠져서 32개의 이차 생치 또는 영구치(위아래 치조궁에 각각 16개씩)에 의해 대체된다.

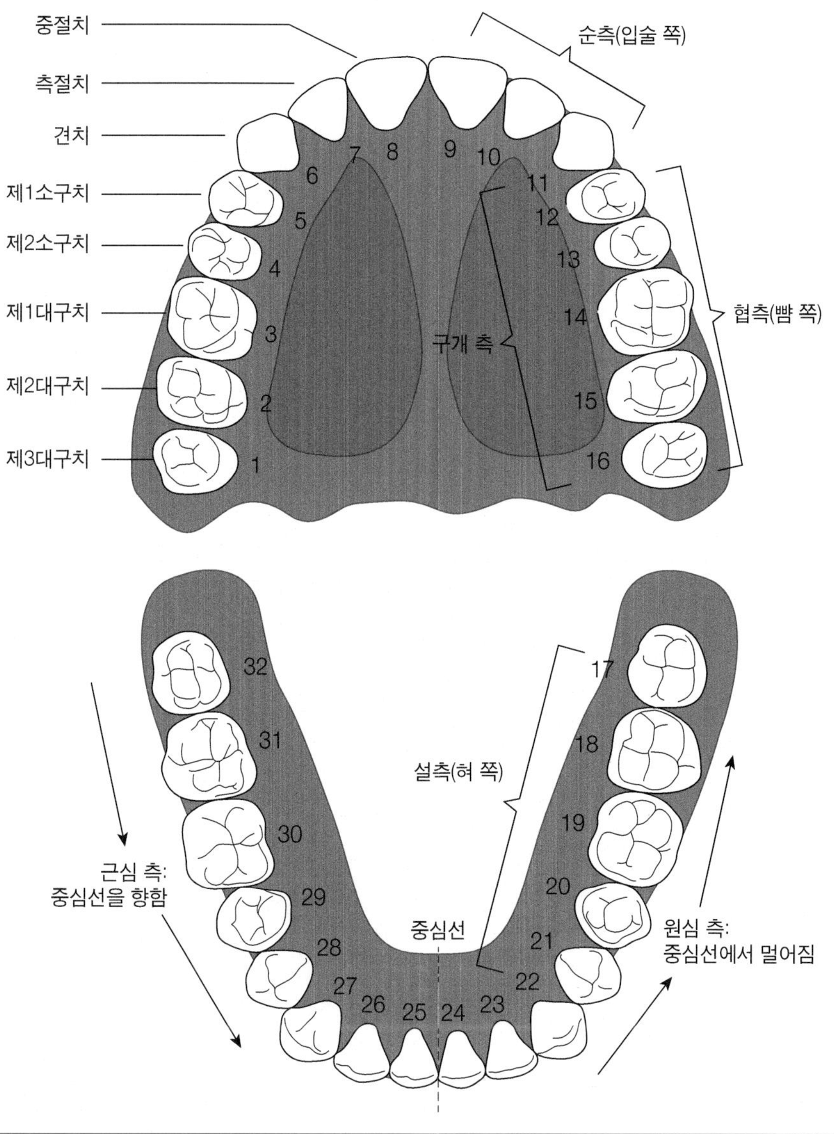

그림 8-1 전체 32개 영구치의 교합상

유치는 위아래 치조궁에 각각 10개씩 모두 20개가 난다. 치조궁에 나는 유치의 이름을 중심선에서부터 **원심 측**(중심이나 기원점에서 멀어지는 방향)으로 나열하면, 중절치(central incisors), 측절치(lateral incisors), 견치(송곳니, canines/cuspids), 일차 제1소구치(primary first molars), 일차 제2소구치(primary second molars)의 순서로 쌍을 이룬다(**그림 8-2**). 중절치와 측절치는 전상악골에 위치한다. 측절치와 견치는 절치봉합선 양측면에 위치하는데, 절치봉합선은 전상악이 상악 측면 분절과 정상적으로 융합하는 자리이다. 이는 파열이 흔히 일어나는 자리이기 때문에 이 치아가 잘못 형성되거나 결손

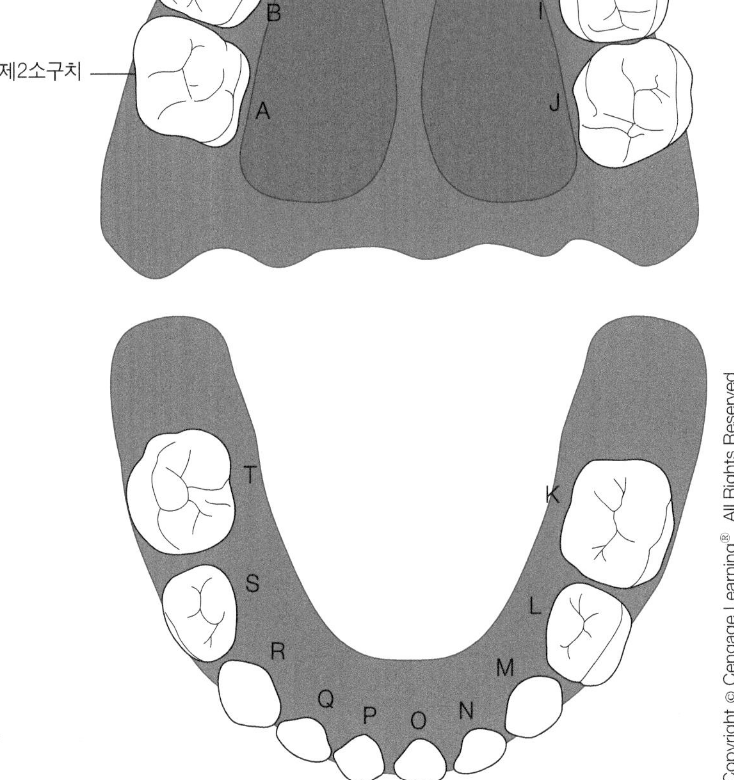

그림 8-2 전체 20개 일차 치열의 교합상

되거나 중복될 수도 있다.

영구치는 위아래 치조궁에 각각 16개씩 모두 32개의 치아가 난다(**그림 8-1**). 중심선에서부터 원심 측으로 나열하면, 중절치, 측절치, 견치, 제1소구치(제1쌍두치), 제2소구치(제2쌍두치), 제1대구치(6세 어금니), 제2대구치(12세 어금니), 제3대구치(사랑니)에 해당한다. 해부학적 명칭 외에도 일차 생치는 A~T의 알파벳 기호로 표시하기도 하고, 이차 생치는 1~32의 숫자로 표시하기도 한다. 계승치(succedaneous teeth)라는 용어는 일차로 난 유치를 대체하여 나는 20개의 영구치를 지칭하는 데 사용하기도 한다.

절치는 삽 모양을 띠는데, 깨물 때의 표면(절연)이 얇고 칼처럼 날이 서 있다. 나머지 치아는 씹을 때 좋게 모서리가 둥글려져 있다. 치아의 뾰족한 표면을 **교두**(cusp)라 한다. 견치는 1개의 뾰족한 교두를 갖고 있다. 소구치(쌍두치)는 교두가 3개인 경우도 있지만, 대개는 2개이다. 교두는 줄을 맞춰 있는데, 한쪽 교두연은 바깥쪽(협측 또는 순측)을 향하고 다른 쪽 교두연은 안쪽(구개 측 또는 설측)을 향한다. 상악 대구치는 교두가 4개인데, 2개는 협측을 향하고 나머지 2개는 구개 측(또는 설측)을 향하여 배열된다. 하악 대구치는 4개 또는 5개의 교두가 줄지어 있는데, 2개 또는 3개는 협측을 향하고 2개는 설측을 향한다. 설측 교두와 협측 교두가 이루는 열 사이에 골이 형성되는데, 이를 **중심와**(central fossa)라 한다. 치아의 모양과 교두의 수에 차이가 있기는 하지만 대개는 학문적 관심의 대상으로서만 연구되고 있다.

치조궁에 수용되어 있는 치아의 위치를 기술할 때 여러 가지 용어가 사용된다(그림 8-1). 치아의 **중심선**은 왼쪽과 오른쪽 절반의 치조궁이 만나는 가상의 선으로, 치조궁의 정점 부위에 해당된다. 중심선을 향하는 방향을 **근심 측**(mesial)이라 하고, 중심선에서 멀어지는 방향을 **원심 측**(distal)이라 한다. 입술과 접촉하는 바깥쪽 치조궁을 **순측**(labial)이라 한다. 견치(송곳니) 뒤쪽에 있는 치조궁 부분은 뺨을 움직이는 협근(볼 근육, buccinator muscle)과 맞닿아 있기 때문에 **협측**(뺨 쪽, buccal)이라 한다. 위아래 치조궁의 안쪽은 혀와 접촉하기 때문에 **설측**(lingual)이라 한다. 상악 치조궁의 안쪽은 경구개 표면과 가깝기 때문에 **구개 측**(palatal)이라 부르기도 한다. **상치돌출**(수평피개교합, overjet)[턱을 습관적으로 다물 때 상악 절치의 절연(깨물 때의 표면)이 하악 절치의 절연보다 바깥쪽(순측 또는 협측)으로 튀어나온 상태—역자 주]은 상악과 하악 절치가 갖는 수평(전후) 관계를 말한다. 이는 상악 절치가 하악 절치보다 얼마나 앞으로 나와 있는지를 말한다. 대개는 이를 자연스럽게 다문 상태에서 하악 절치의 순측 표면에서부터 상악 절치의 순측 표면까지의 거리를 mm 단위로 측정한다. 정상적인 상치돌출의 정도는 약 2mm인데, 이때에는 상악 절치와 하악 절치가 살짝 맞물린다. **수직피개교합**(overbite)은 상악과 하악 절치가 수직으로 겹치는 것을 의미한다. 상악 절치와 하악 절치의 정상적인 수직 겹침 정도는 약 2mm 또는 하악 절치와의 거리의 약 25% 정도이다.

치열 교합은 교합 또는 치아가 서로 맞물리는 방식을 말한다. 정상교합의 경우, 상악궁이 약간 튀어나와 하악궁을 덮기 때문에 상악 치조궁의 교두가 하악 치조궁의 열구와 맞물린다(그림 8-3). 상악 치열과 하악 치열 간의 정상적인 관계를 제1형 교합이라 하는데, 다음에서 더 자세히 설명할 것이다. 정상교합은 심미적으로도 중요하고, 깨물기와 씹기, 말에도 중요하다.

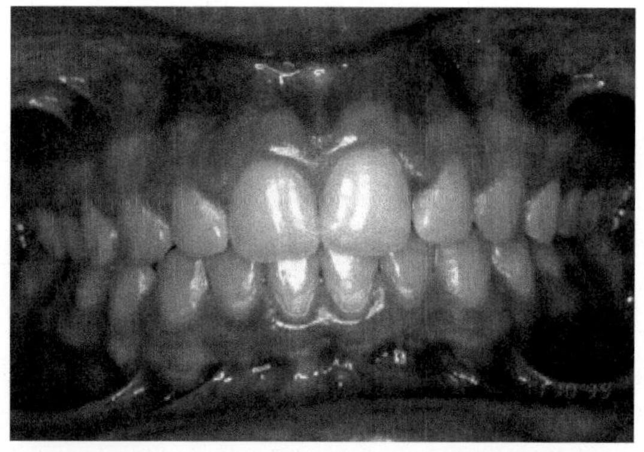

그림 8-3 상악 치열이 하악 치열을 덮는 정상교합

Courtesy Richard Campbell, D.M.D., M.S. & Murray Dock, D.D.S., M.S.D./Cincinnati Children's Hospital Medical Center & University of Cincinnati College of Medicine

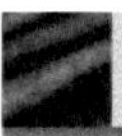

말 노트(Speech Notes)

정상교합의 경우, 상악 절치가 하악 절치보다 약간 돌출되어 하악치를 덮는다. 혀는 하악에서 휴식을 취하고 있다. 혀끝은 절치 뒤와 치조 바로 아래에 있다. 이러한 교합의 결과로 적절히 자리 잡은 혀끝이 치아의 방해를 받지 않고 위아래로 움직여 설치조음(lingual-alveolar)을 조음할 수 있다. 그리고 윗입술과 아랫입술이 서로 근접하여 양순음과 순치음이 쉽게 산출된다.

사람들은 대부분 치아가 정상적인 말 산출에 필수적이라 믿고 있다. 실제로 이는 사실이 아니다. 치찰음(/s/, /z/, /ʃ/, /ʒ/, /ʧ/, /ʤ/)을 산출하기 위해서는 상하악을 다물어야 하고, 이는 하악을 상승시킴으로써 가능하지만, 이때 혀끝은 치조 바로 아래에 위치한다. 마찰음은 치아 사이에서 산출되는 것이 아니라 혀끝과 치조 사이로 기류가 나가면서 나는 소리이다. 치아는 순치음(/f/, /v/)을 산출할 때조차도 필수적 구조가 아닌데, 이 소리는 아랫입술을 윗잇몸(치조)에 근접시켜서도 산출할 수 있기 때문이다. 치아는 정상적인 말에 필수적이지 않으며, 심지어는 치아가 없는 사람들도 대개는 정확하게 발음한다. 게다가 치아 부식으로 인해 유치가 일찍 빠진 경우에도 상악 총생(maxillary crowding, 대개는 치아의 과밀 상태를 말하나, 여기서는 앞쪽 상악궁이 좁은 상태를 지칭하는 것으로 보임—역자 주)이 없다면 말에 영향을 미치지 않는 편이다(Gable, Kummer, Lee, Creaghead, & Moore, 1995).

치열 이상

비정상적 절치 관계

앞에서 말한 것처럼 어느 정도의 상치돌출과 수직피개교합은 정상이다. 상하악 절치를 살짝 다물었을 때 절치 사이의 수평(전후) 관계가 2mm 이상인 상치돌출은 비정상이다(그림 8-4A~B). **하치돌출**(underjet) 또는 **전방 교차교합**(anterior crossbite)은 정상적인 상하악 절치의 관계가 역전되어 상악 절치가 하악 절치에 비해 안쪽(설측)으로 난 경우를 말한다(그림 8-5). 상치돌출과 마찬가지로 하치돌출도 mm 단위로 측정한다. 수직피개교합은 상악 절치가 하악 절치를 덮는 정도가 2mm를 넘거나 하악 절치와의 거리의 25% 이상일 경우 비정상으로 본다(그림 8-6). 수직 겹침의 정도가 더 커지면 **과개교합**(deep overbite) 또는 **심층피개교합**(deepbite)이라 한다. 상악치가 하악치를 완전히 덮거나 하악 절치가 입천장에 닿는 경우라면 100% 수직피개교합으로 볼 수 있다. **심층반대교합**(underbite, deep bite)은 하악 절치가 상악 절치를 덮으며 수직으로 겹치는 경우를

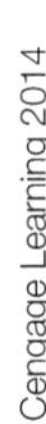

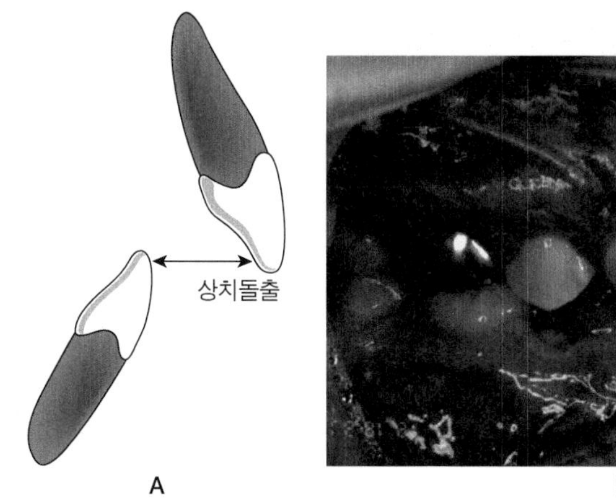

그림 8-4(A와 B) 상치돌출. (A) 상치돌출은 절치의 수평적 맞물림 정도를 말한다. (B) 상악 절치가 심하게 돌출되어 있는 비정상적 상치돌출

B: Courtesy Richard Campbell, D.M.D., M.S. & Murray Dock, D.D.S., M.S.D./Cincinnati Children's Hospital Medical Center & University of Cincinnati College of Medicine

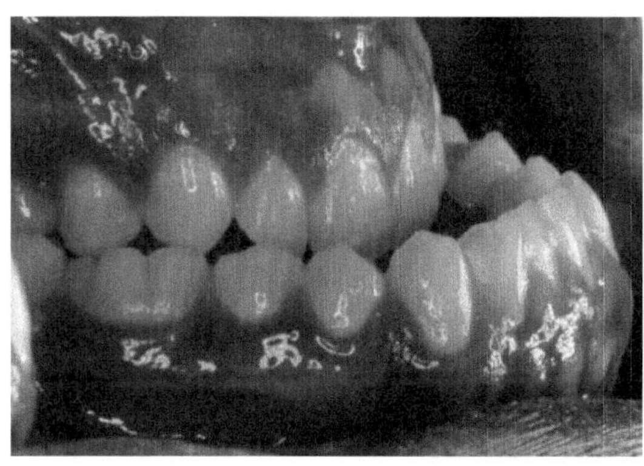

그림 8-5 하치돌출. 하치돌출은 상악 절치가 하악 절치보다 혀 쪽으로 전위되어 있는 경우로, 이 사례는 매우 심한 하치돌출에 해당한다.

Courtesy Richard Campbell, D.M.D., M.S. & Murray Dock, D.D.S., M.S.D./Cincinnati Children's Hospital Medical Center & University of Cincinnati College of Medicine

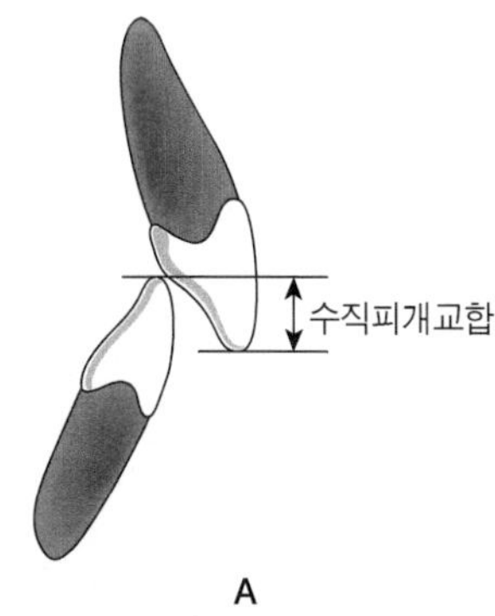

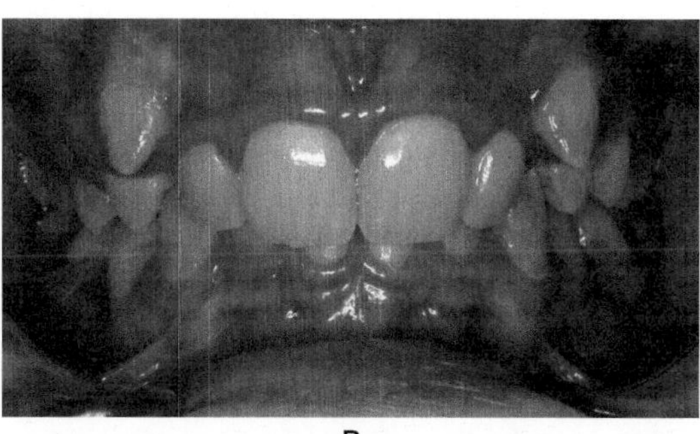

그림 8-6(A와 B) 수직피개교합. (A) 수직피개교합은 절치의 날이 수직으로 겹치는 정도를 측정하며, 대개 백분율로 그 정도를 나타낸다. (B) 이 경우, 상악 절치가 하악 절치를 거의 완전히 덮고 있기 때문에 심층피개교합이라 한다.

B: Courtesy Richard Campbell, D.M.D., M.S. & Murray Dock, D.D.S., M.S.D./Cincinnati Children's Hospital Medical Center & University of Cincinnati College of Medicine

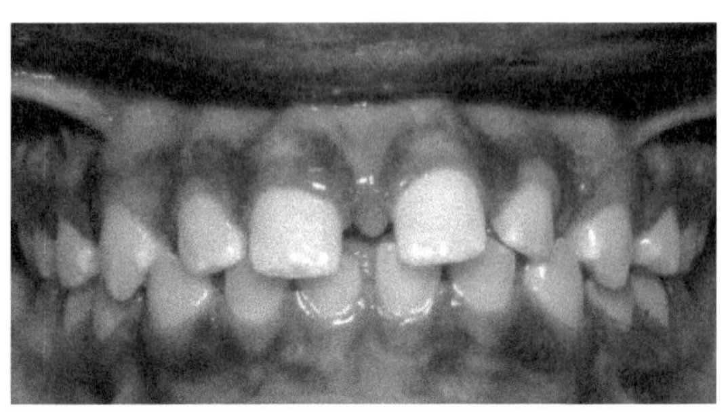

그림 8-7 치아 틈. 치아 틈은 어떤 치아든 치아 사이의 공간을 말한다. 대개는 이 사례에서처럼 상악 중절치 사이의 공간을 지칭할 때 많이 쓴다.
Courtesy Richard Campbell, D.M.D., M.S. & Murray Dock, D.D.S., M.S.D./Cincinnati Children's Hospital Medical Center & University of Cincinnati College of Medicine

말한다.

치아 틈(치간, diastema)은 치아 사이의 공간이나 틈이다. 대개는 상악 중절치 사이의 틈을 말한다(그림 8-7).

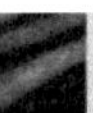

말 노트(Speech Notes)

치아가 정상적인 말에 필수적인 요소는 아니지만 두 입술이나 혀를 이용하여 조음하는 말소리 산출을 방해함으로써 말 문제를 유발하기도 한다(Shprintzen, Siegel-Sadewitz, Amato, & Goldberg, 1985). 대부분의 자음이 구강의 앞쪽 중에서도 치조궁 근처에서 입술이나 혀를 움직여 산출되기 때문에 많은 말소리가 영향을 받을 수 있다(Shprintzen et al., 1985). 치열 문제는 치찰음(/s/, /z/, /ʃ/, /ʒ/, /ʧ/, /ʤ/), 치경음(/t/, /d/, /n/, /l/), 양순음(/p/, /b/, /m/), 순치음(/f/, /v/)의 산출에 흔히 영향을 미친다.

치열이나 교합 이상은 필연적 오류나 보상적 오류를 야기함으로써 말에 영향을 미치기도 한다(Trost-Cardamone, 1997). **필연적 오류**는 조음위치는 정상적이지만 구조적 이상(이 경우, 치아)이 기류나 말소리를 방해하여 말소리의 왜곡을 유발하는 경우이다. **보상적 오류**는 구조적 이상을 보상하기 위해 조음이 변화되는 것을 말한다. 이는 대치 오류를 유발한다. 흥미롭게도 부정교합의 정도와 오조음 또는 왜곡의 정도 사이에 직접적인 관련성은 없는 것으로 보인다. 오히려 구조적 이상에 대한 개인의 적응 능력이 말의 왜곡 정도에 더 큰 영향을 미친다(Johnson & Sandy, 1999).

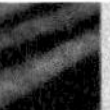

말 노트(Speech Notes)

절치의 상치돌출이 심하면 휴식 상태에서 두 입술의 능력에 영향을 미치며 말을 산출할 때 양순음의 산출이 달라질 수 있다. 양순음 대신 순치음을 산출함으로써 보상하려 시도하기도 한다.

전방 교차교합을 유발하는 하치돌출의 경우, 치찰음을 산출할 때 상악치가 혀끝을 방해하게 된다. 이는 필연적인 설측음화 왜곡을 야기하기도 한다. 화자가 입을 벌려 보상하는 경우라면, 대개 전방음화 왜곡이 일어난다.

수직피개교합과 심층반대교합은 위아래 턱을 다물었을 때 구강의 수직 차원(높이)을 축소시켜, 치찰음 산출에 영향을 미친다. 입을 살짝 벌려 수직 차원을 증가시킴으로써 보상할 수도 있다. 치찰음은 치아보다는 혀끝에 의해 산출되는 소리이기 때문에 수직피개교합과 심층반대교합으로 인한 말소리 왜곡은 대개 없는 편이다.

치아 틈(치간)은 미용상의 우려사항일 뿐, 말에는 그 어떤 영향도 미치지 않는다.

✲ 회전치, 과잉치, 전위치

회전치는 일차구개열 이력이 있는 사람들에게서 흔히 관찰된다(그림 8-8). 이 경우에도 중절치와 측절치가 영향을 가장 많이 받으며, 대개 파열 부위를 향해 회전되어 난다. 절치끼리 뿌리 부위에서 서로 융합되어 있는 경우도 있다. 치조 파열이 있었던 경우 과잉치(supernumerary teeth, 이가 추가로 더 남)(그림 8-9A)나 전위치(치아 이소증, ectopic teeth, 치아가 비정상적인 위치에 난 경우)(그림 8-9B)가 파열선을 따라 구개 측이나 순측으로 나기도 한다. 치아가 부분적으로만 나거나 완전히 나기도 하지만, 대개는 잇몸 밖으로 드러나지 않는다. 치아가 잇몸 밖으로 난 과잉치나 전위치의 경우 입천장이나 입술 쪽으로 전위되기도 한다.

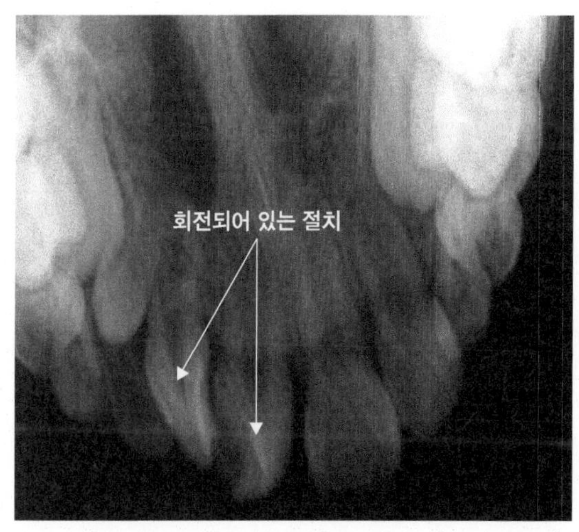

그림 8-8 파열 부위의 회전치. 교합 시 촬영한 X선 영상을 보면 파열 선에 있는 치아의 위치가 잘못되어 있거나 회전되어 있는 경우가 흔히 있다. 이 사진에서 상악 우측 중절치와 측절치(화살표)가 약 90°도 회전되어 치관의 설측 표면이 서로 마주보고 있다. 반면, 상악 좌측 중절치와 측절치는 거의 정상으로, 전혀 회전되어 있지 않다(이 사진의 우측에 해당). 회전되어 있는 절치의 원심 측에 과잉치가 있는 것에도 주목하라.

Courtesy Richard Campbell, D.M.D., M.S. & Murray Dock, D.D.S., M.S.D./Cincinnati Children's Hospital Medical Center & University of Cincinnati College of Medicine

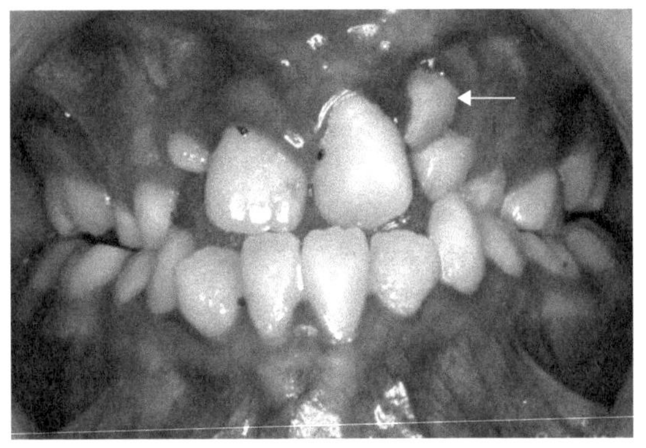

A

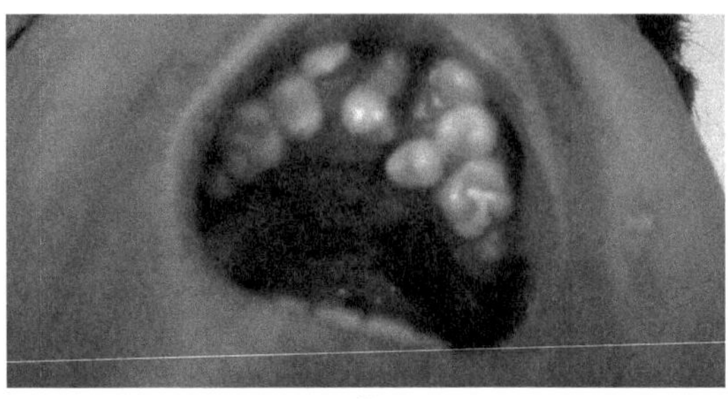

B

그림 8-9(A와 B) 과잉치 및 전위치. (A) 파열 선을 따라 치아가 추가로 나기도 한다. 위의 경우 일차 절치의 수가 많은데, 상악 좌측 중절치의 원심 측과 상측(화살표)에 치아가 추가로 나 있다. (B) 말 산출을 위해 혀를 움직이는 부위에 여러 개의 치아가 잘못 나 있다.

A와 B: Courtesy Richard Campbell, D.M.D., M.S. & Murray Dock, D.D.S., M.S.D./Cincinnati Children's Hospital Medical Center & University of Cincinnati College of Medicine

말 노트(Speech Notes)

회전치, 과잉치, 전위치는 말을 산출하는 동안 혀의 움직임을 방해할 수 있다. 혀끝의 조음위치를 제대로 잡아도 치아가 기류의 방향을 측면으로 바꿔 버려서 치찰음과 설치조음 산출 시 필연적 설측음화 왜곡을 야기한다. 혀를 뒤로 잡아당겨서 보상하려 하면 혓몸 부위가 경구개에 접촉하게 된다. 이로 인해 기류가 측면으로 전환되면서 설측음화 왜곡이 일어난다.

✲ 결손치

선천적으로 결손된 치아는 일차구개열 이력이 있는 사람들에게서 흔히 관찰된다(그림 8-10A~C)(Camporesi et al., 2010). 영구치가 결손된 경우에는 치아이식(임플란트)과 치관(크라운)으로 대체할 수 있다(그림 8-10D). 심지어는 점막하 구개열 이력이 있는 아동들에게서도 치아 결손과 그 외 치열 문제가 흔히 나타난다(Heliovaara, Ranta, & Rautio, 2004). 가장 흔히 결손되는 치아는 측절치나 견치(상악궁의)인데, 이 치아들은 절치봉합선(incisive suture line)이나 파열의 가장자리에 나기 때문이다. 치아가 나 있는 경우에도 파열 부위에 있는 치아는 정상적인 치아에 비해 더 작거나, 보기 흉하거나 기형을 보이기도 한다.

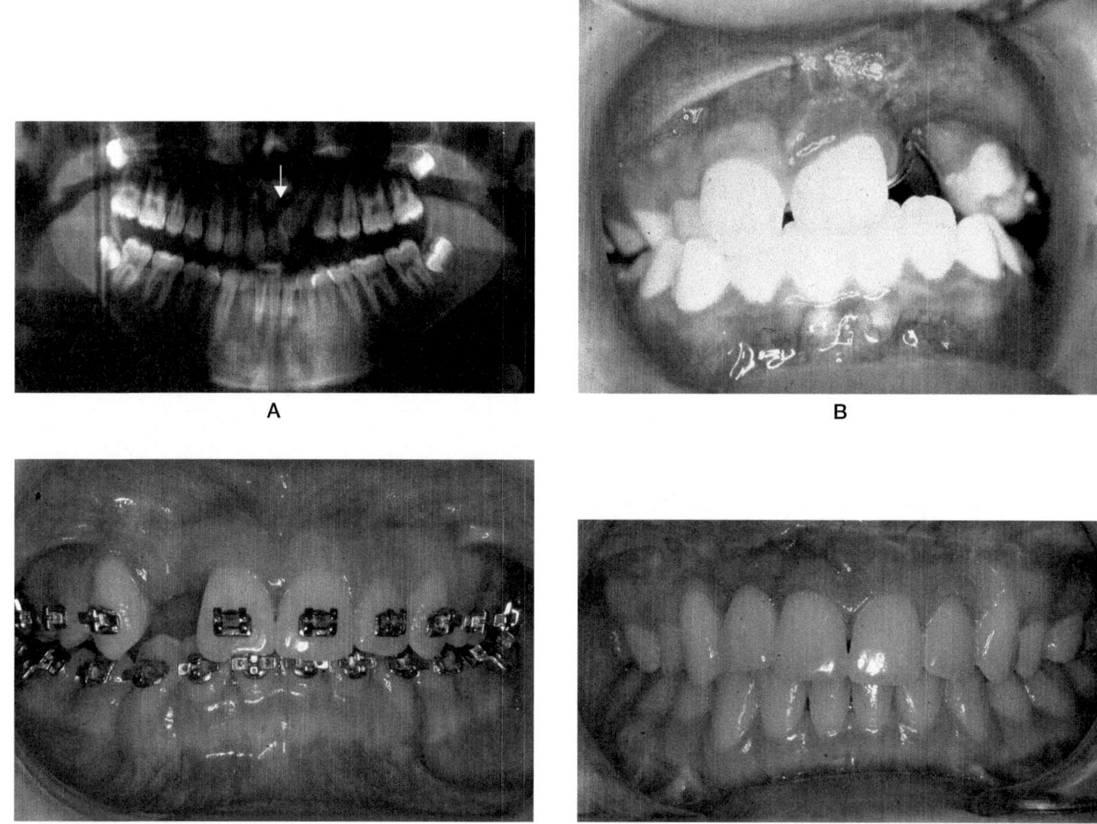

그림 8-10(A~D) 파열 부위의 결손치. (A) 파노라마 X선 사진에서 파열 부위에 영구치가 결손되어 있는 것을 볼 수 있다. 위 사례의 경우처럼(화살표를 보라) 상악 좌측 측절치(10번 치아)가 주로 결손되는데, 상악 좌측 견치가 그 자리로 이동해 있다. (B) 측절치와 견치가 둘 다 없다. (C) 측절치가 없다. (D) C의 결손된 측절치를 치아이식과 치관으로 대체하였다.

A~D: Courtesy Richard Campbell, D.M.D., M.S. & Murray Dock, D.D.S., M.S.D./Cincinnati Children's Hospital Medical Center & University of Cincinnati College of Medicine

✲ 개방교합

개방교합(open bite)은 1개 또는 1개 이상의 상악치가 하악치와 맞물리지 않는 경우를 말한다(그림 8-11A~E). 개방교합은 주로 전방 치열에 영향을 미치며(전방 개방교합) 후방 치열에 나타나는 경우(측면 개방교합)는 흔하지 않다. 개방교합의 원인으로는 치아 결손과 손가락이나 인공젖꼭지를 빠는 습관 또는 두개골의 어긋남으로 인한 저조한 교합을 들 수 있다. 개방교합이 있으면 삼킬 때 혀로 열려 있는 부분을 막기 때문에 혀 내밀기(tongue thrust)와 혼돈되는 경우도 자주 있다(Proffit & Fields, 2000).

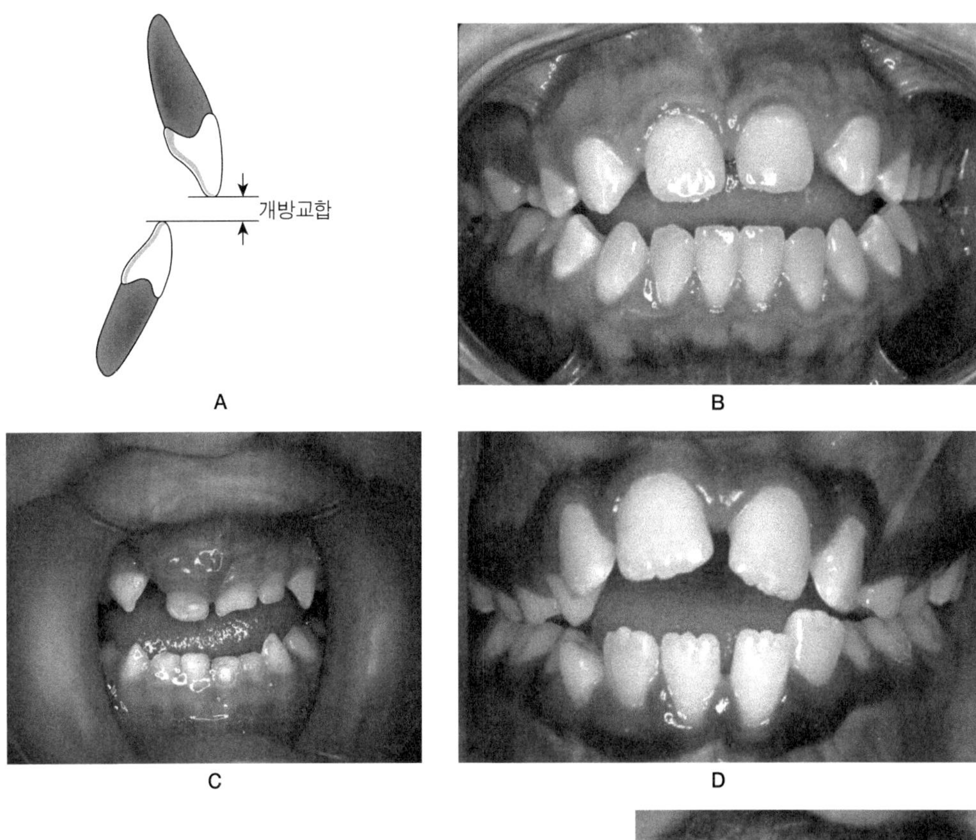

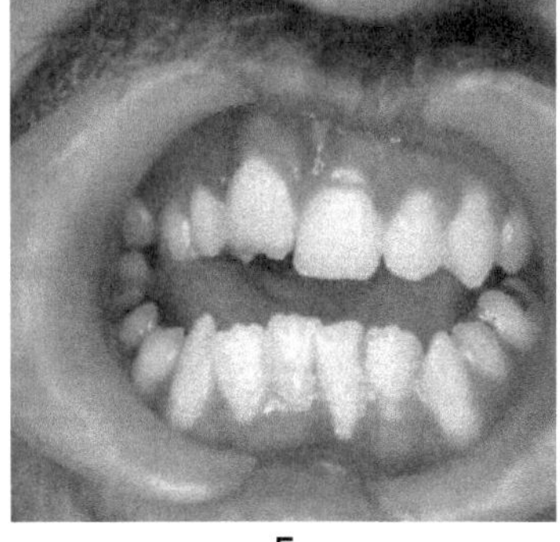

그림 8-11(A~E) 전방 개방교합. (A) 전방의 치아가 맞물리지 않는다. (B~E) 전방 개방교합 사례. 개방교합은 혀 내밀기처럼 보이기도 하는데, 혀 내밀기라고 보기에는 그 근거가 약하다. 개방교합은 치료가 매우 어려운데, 대개는 치열교정술과 악교정술을 병행한다.

A: © Cengage Learning 2014
B~E: Courtesy Richard Campbell, D.M.D., M.S. & Murray Dock, D.D.S., M.S.D./Cincinnati Children's Hospital Medical Center & University of Cincinnati College of Medicine

말 노트(Speech Notes)

결손치나 개방교합이 말에 미치는 영향은 구강의 크기에 따라 다르다. 정상적인 말의 산출에는 치아가 필수요소가 아니기 때문에, 구강 크기가 정상적이라면 말에 영향을 미치지 않는다(Moller, 1994). 그러나 상악궁이 낮거나, 평편하거나 좁아서 구강이 협소한 경우 또는 상악이 후퇴해 있거나 대설증이 있는 경우에는 상하악이 맞물리면 구강이 협소해진다. 구강이 협소해지면 혀의 움직임을 방해하여 설치조음 산출이 방해를 받는다. 이를 보상하기 위해 입을 벌리거나 혀가 치아가 없는 치조궁 쪽으로 구멍을 찾게 된다.

앞쪽이 열려 있으면(상악 중절치 결손 또는 개방교합 때문에) 말을 산출할 때 혀가 앞쪽의 열린 틈으로 빠져나가면서 치찰음과 일부 치경음의 전방음화가 유발된다. 측면이 열려 있으면(파열 선상에 치아가 결손되어) 혀끝이 열린 틈으로 나가면서 기류가 열린 틈의 반대 방향으로 흐르게 된다. 이는 설측음화 왜곡을 유발한다.

교차교합

교차교합(crossbite)은 구순구개열 이력이 있는 아동들에게서 흔히 나타나는 치열 이상 중 하나이다. 교차교합의 경우는 상악치와 하악치의 정상적인 맞물림이 역전되어 상악치가 하악치 안쪽에 온다. 교차교합은 1개의 상악치와 하악치에서도 나타날 수 있는데, 이를 **단일 치아 교차교합**(그림 8-12)이라 한다. 여러 개의 치아에서 교차교합이 일어난 경우는 교차교합이 일어난 치조궁의 위치를 기준으로 전방 교차교합 또는 후방 교차교합으로 구분한다.

전방 교차교합(anterior crossbite)은 상악 절치가 하악 절치보다 더 안쪽으로 전위되어 있는데, 치열 또는 두개골 관계에서 제3형 부정교합을 보이는 환자에게서 흔히 볼 수 있다. 전방 교차교합은 앞쪽에 있는 중절치, 측절치, 또는 견치 중 하나 또는 모두에서 나타나기도 한다(그림 8-13).

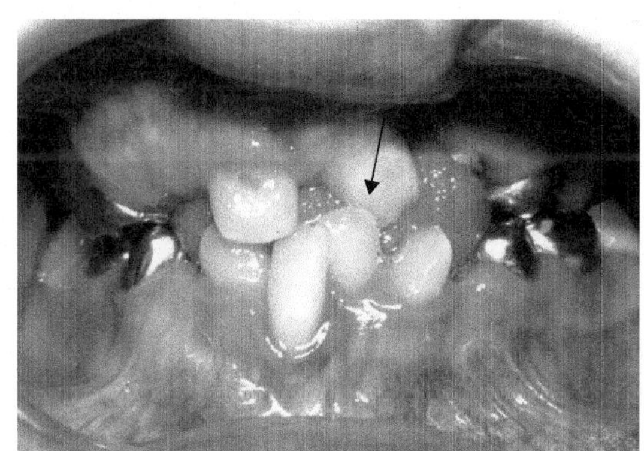

그림 8-12 단일 치아 교차교합. 단 1개의 치아에서만 교차교합이 생긴 경우를 단일 치아 교차교합이라 한다. 상악 중절치나 측절치에서 흔히 나타나는데, 위 사례는 상악 좌측 중절치가 하악 좌측 중절치에 비해 혀 쪽으로 전위되어 있다(화살표 참고).

Courtesy Richard Campbell, D.M.D., M.S. & Murray Dock, D.D.S., M.S.D./Cincinnati Children's Hospital Medical Center & University of Cincinnati College of Medicine

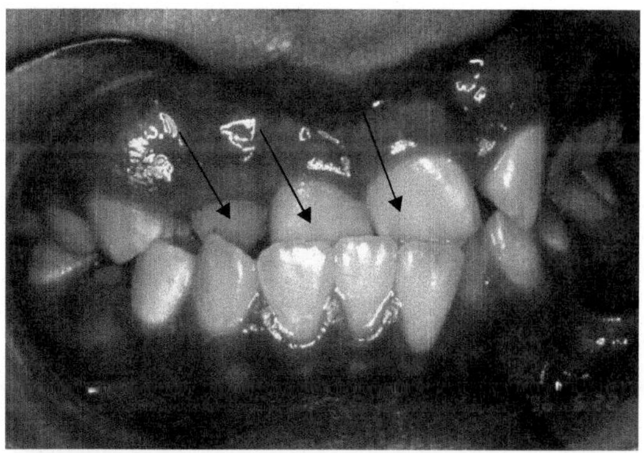

그림 8-13 전방 교차교합. 대부분의 절치에 교차교합이 있는 경우, 전방 교차교합을 보인다고 말한다. 위 사례는 양측의 상악 중절치와 상악 우측 견치(화살표)에서 전방 교차교합을 보인다.

Courtesy Richard Campbell, D.M.D., M.S. & Murray Dock, D.D.S., M.S.D./Cincinnati Children's Hospital Medical Center & University of Cincinnati College of Medicine

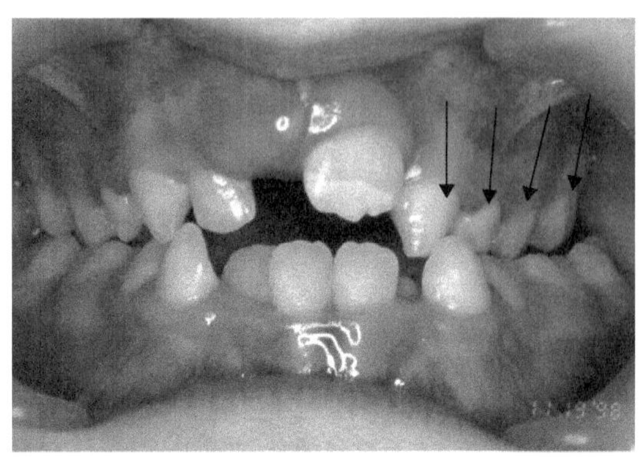

그림 8-14 편측성 후방 교차교합. 상악 좌측의 뒤쪽 치아가 하악치에 비해 혀 쪽으로 전위되어 있다(화살표). 이를 후방 교차교합이라 한다. 편측성 후방 교차교합이라고도 한다.

Courtesy Richard Campbell, D.M.D., M.S. & Murray Dock, D.D.S., M.S.D./Cincinnati Children's Hospital Medical Center & University of Cincinnati College of Medicine

측면/후방 교차교합(lateral/posterior crossbite)은 견치 이후의 원심 측 치아에서 나타나며, 대개는 상악이 너무 좁을 때 생긴다. 편측성(그림 8-14), 양측성(그림 8-15A), 완전(그림 8-15B) 교차교합이 있다. 양측성 후방 교차교합은 구개열 이력이 있는 사람들에게서 흔히 나타난다. 양측성 교차교합이 경미한 경우에는 하악이 한쪽으로 이동하는데, 임상적으로는 편측성 교차교합처럼 보이기도 한다. 더 심한 양측성 후방 교차교합의 경우 하악이 한쪽으로 이동하는 것은 매우 드물다. 이를 물게 하여 환자의 교합을 주의 깊게 관찰하면 양측성 교차교합이 있는지, 아니면 실제로는 편측성 교차교합으로 인해 하악이 한쪽으로 전위되어 있는 것인지를 구분하는 데 도움이 된다. 종종 여러 개의 치아에서 나타나는 교차교합은 뒤쪽 치아뿐만 아니라 앞쪽 치아에서 관찰되기도 한다.

협측 교차교합(buccal crossbite)은 하나 또는 그 이상의 상악치가 협측으로 전위되어

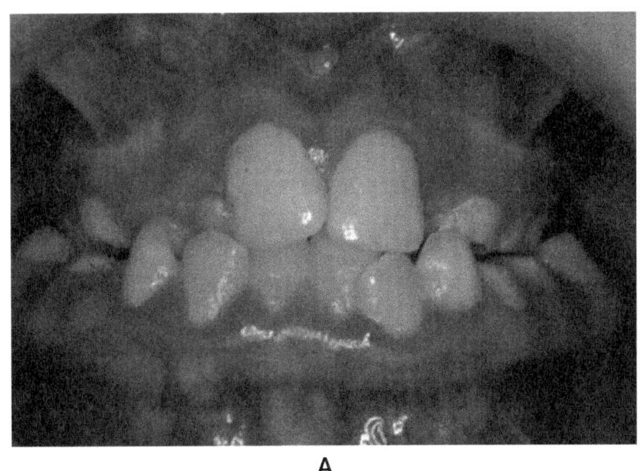

A

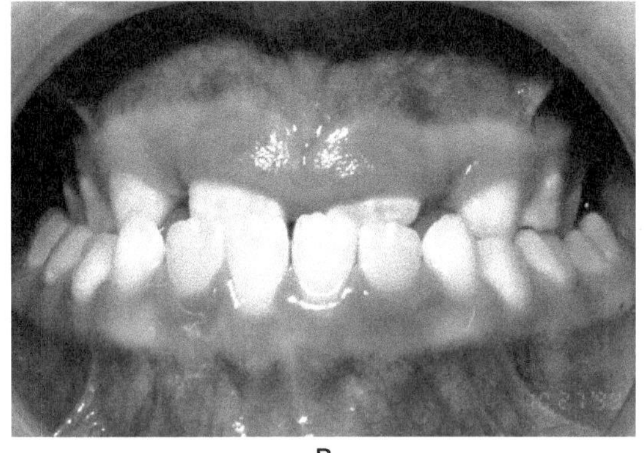

B

그림 8-15(A와 B) 양측성 교차교합. (A) 상악 양측 뒤쪽 치아가 하악치에 비해 혀 쪽으로 전위되어 있다. (B) 상악치가 모두 하악치 안쪽으로 전위되어 있는데, 이를 완전 교차교합이라 한다.

A와 B: Courtesy Richard Campbell, D.M.D., M.S. & Murray Dock, D.D.S., M.S.D./Cincinnati Children's Hospital Medical Center & University of Cincinnati College of Medicine

상악의 설측 교두가 하악 교두에 비해 협측으로 이동해 있는 경우를 말한다. 비교적 드물게 나타나는 Brodie 교차교합은 상악의 뒤쪽에 있는 모든 치아의 설측 교두가 하악치에 비해 뺨 쪽으로 전위되어 있는 경우를 말한다. **완전 교차교합**(complete crossbite)은 상악이 매우 좁아서 전체 상악궁이 하악궁 안쪽으로 맞물리는 경우를 말한다.

말 노트(Speech Notes)

교차교합은 중증도에 따라 여러 말소리 부류에 영향을 미칠 수 있다. 그 결과로 필연적 왜곡/보상적 오류가 나타나기도 한다.

전방 교차교합이 있는 경우에는 혀가 상악치에 협착하여 조음하면서 특히 /s/, /z/와 같은 치찰음의 전방음화가 일어난다.

완전 교차교합(그림 8-15B), 심지어는 측면 교차교합(특히 양측성)도 구강이 협소해지면서 말소리 왜곡의 원인이 된다.

✲ 전상악 돌출

양측성 구순구개열 신생아 중에는 전상악이 돌출되어 태어나는 경우가 자주 있다. 파열은 절치봉합선을 따라 절치공 쪽으로 진행되기 때문에 전상악이 구개의 측면 분절(lateral segment)과 연결되지 못한 채 성장하면서 앞쪽에 남아 있게 된다. 구개의 측면 분절이 중앙 측으로 이동하여 전상악이 제 위치로 들어가 맞물릴 수 있는 공간이 없어진다. 치료를 하지 않을 경우 공간이 부족해지면서 전상악이 돌출된다(그림 8-16A). 과거에는 돌출된 전상악(그림 8-16B)을 수술로 제거하는 치료법을 적용하였으나, 이는 안면 중앙부의 성장에 부정적인 영향을 미치며 상악 절치 결손을 유발하는 것으로 나타났다(Proffit, White, & Sarver, 2003). 다행히도 이러한 치료 절차는 미국과 유럽에서는 더 이상 시행되지 않으나 일부 미개발국에서는 아직도 시행되고 있다.

말 노트(Speech Notes)

전상악 돌출은 휴식 시뿐만 아니라 말을 산출할 때 두 입술의 능력에 영향을 미칠 수 있다. 그 결과, 양순음이 순치파열음으로 산출되기도 한다. 이러한 조음위치를 이용한 결과, 시각적으로 교란시킬 수는 있지만 대개 말소리는 거의 왜곡되지 않는 편이다.

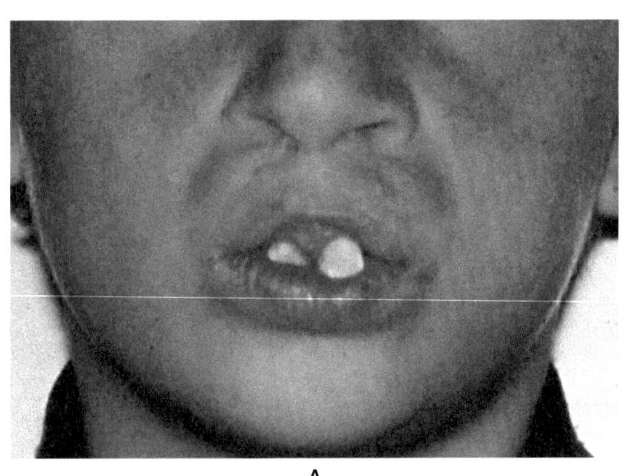
A

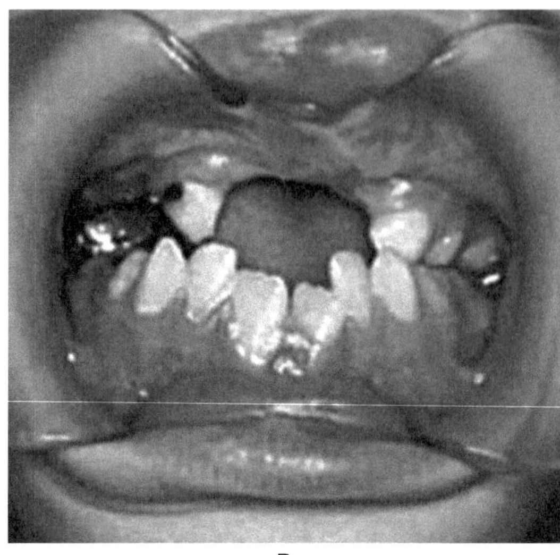
B

그림 8-16(A와 B) (A) 전상악 돌출. (B) 전상악 제거로 인한 상악 절치 결손. 다행히 이 수술은 더 이상 시행되지 않는다.

A와 B: Courtesy Richard Campbell, D.M.D., M.S. & Murray Dock, D.D.S., M.S.D./Cincinnati Children's Hospital Medical Center & University of Cincinnati College of Medicine

❋ 교합 및 비정상적 두개골 관계

교합(occlusion)은 깨물 때처럼 턱을 다물 때 상악치와 하악치가 서로 맞물리는 방식을 말한다. 교합의 유형 분류에는 상악 대구치의 근심 협측 교두와 하악 대구치의 협측 열구의 전후관계를 이용한다. E. H. Angle(1899)이 처음 소개한 **Angle의 분류체계**는 정상 교합과 세 종류의 부정교합을 구분하는 데 이용된다. 매우 단순한 분류체계로, 오늘날에도 많이 사용되고 있다(표 8-1)(Katz, 1992; Proffit & Fields, 2000). 그 유용성에도 불구하고 Angle의 분류체계는 치아의 관계에만 적용된다. 상하악의 관계가 치아의 위치나 옆얼굴선에 미치는 영향은 설명하지 않는다.

턱(치아뿐만 아니라)이 서로 맞물리는 방식을 **두개골 관계**(skeletal relationship)라 한다. 이 관계를 설명하는 데에도 Angle의 치열 교합 분류체계를 변경하여 적용한다. 전부는 아니지만 대부분의 사례에서 턱 관계가 치열 관계를 나타내기 때문에 적절한 방법이다. 그러므로 현장에서는 치조궁 내의 치열에 이상이 있는 경우라도 상하악이 정상적으로 맞물리는 경우를 제1형 두개골 관계라 부른다. 그러므로 **부정교합**(malocclusion)은 상하악치의 비정상적인 치열 관계 또는 두개골 관계를 의미한다. 그 결과, 깨물 때 치조궁이 정상적으로 만나지 않는다.

표 8-1 Angle의 교합 및 두개골 관계 분류체계

유형	예	두개골 관계	도해
제1형 정상교합 상악 대구치의 근심 협측 교두가 하악 대구치의 협측 열구와 맞물리고, 나머지 치아는 완만한 곡선을 그리며 정렬된다.	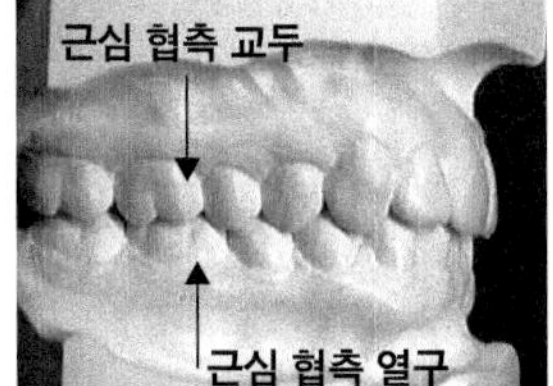	제1형-정상	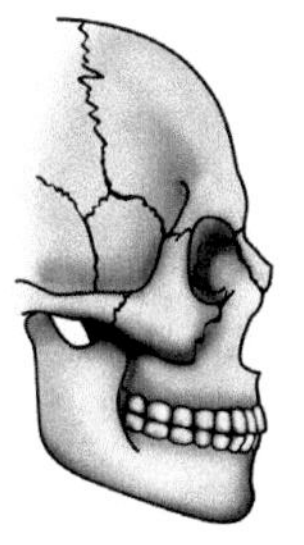
제1형 부정교합 대구치의 관계는 정상적이지만 전위치, 회전치 등이 원인이 되어 교합선이 부적절한 경우이다.	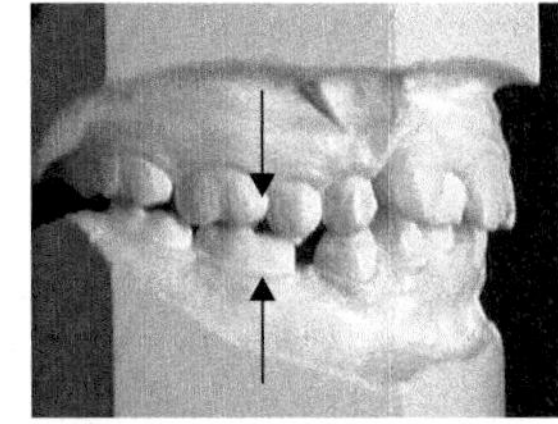	제1형-정상	상동
제2형 부정교합 하악 대구치가 상악 대구치에 비해 원심 측으로 전위되어 교합선을 정할 수 없다.	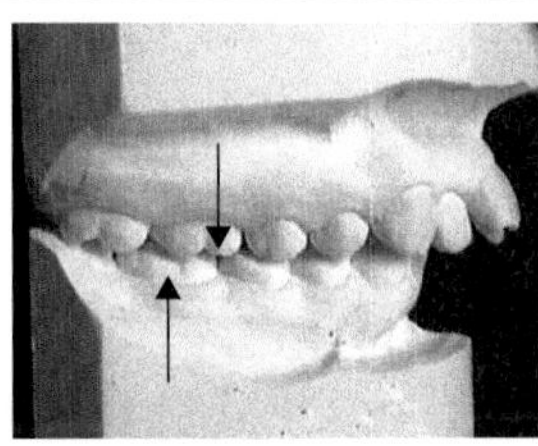	제2형-하악 후퇴/ 상악 돌출	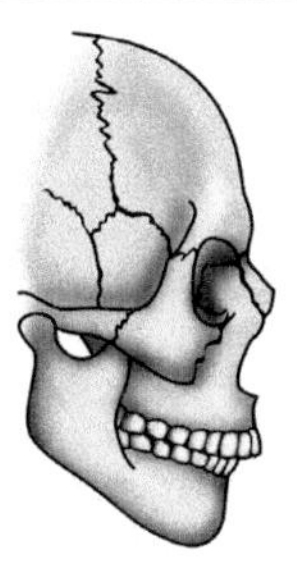
제3형 부정교합 하악 대구치가 상악 대구치에 비해 근심 측으로 전위되어 교합선을 정할 수 없다.	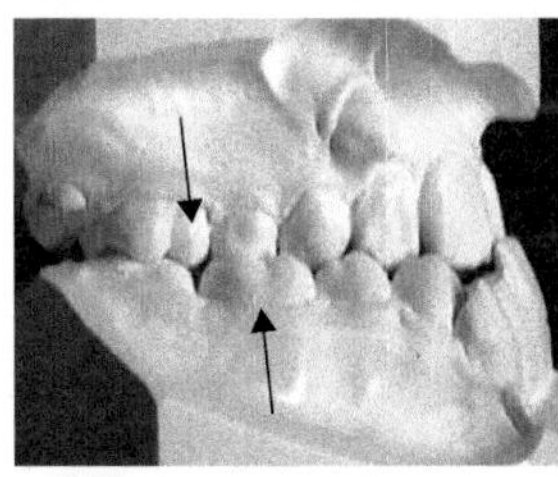	제3형-하악 돌출/ 상악 후퇴	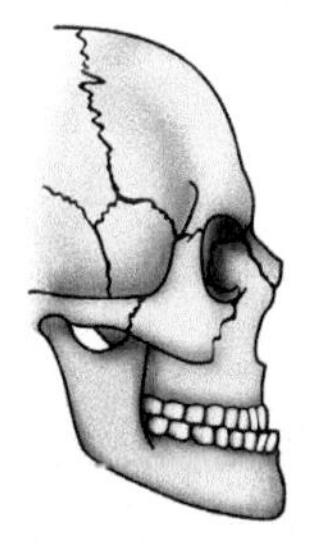

아래턱이 위턱보다 작거나(하악 후퇴) 위턱이 너무 앞쪽으로 튀어나온 경우(상악 돌출)를 제2형 두개골 관계라 부른다. 제2형 치열 부정교합이 생길 수 있으나 항상 그런 것은 아니다.

마지막으로 아래턱이 상대적으로 크거나(하악 돌출) 위턱이 비교적 작은 경우를 제3형 두개골 관계라 부르며, 제3형 치열 부정교합이 생길 수도 있다. 구개열 이력이 있는 사람들이 수술과 흉터로 인한 안면중앙부 결함을 흔히 동반하기 때문에 이들은 제3형 부정교합을 흔히 보인다.

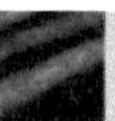

말 노트(Speech Notes)

턱의 부정교합은 위에서 살펴보았던 치열 이상에 비해 말에 훨씬 더 심각한 영향을 미치기도 한다. 부정교합의 유형에 따라 하악(그리고 혀)이 상악보다 훨씬 더 뒤쪽으로 위치하거나 훨씬 더 앞쪽으로 위치할 수 있다. 이는 혀끝과 치조의 관계에 영향을 미친다. 위아래 입술의 관계도 영향을 받을 수 있다.

위아래 턱이 이루는 관계와 이마, 코, 입술, 턱의 연조직이 이루는 옆얼굴선은 환자의 머리를 기준 위치로 유지한 채 촬영한 측면 두개골 X선 또는 **두부계측 X선 사진**(**두부계측 분석**이라고도 함)을 이용하여 측정할 수 있다(그림 8-17). 치료 계획을 위해 두부계측 X선 사진의 투사도를 이용한다(그림 8-18).

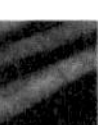

말 노트(Speech Notes)

제2형 부정교합(흔히 소하악증을 동반함)이 심하면 휴식 상태에서 혀끝이 치조가 아닌 경구개 아래에 있게 된다. 이는 치찰음과 심지어 치조음의 필연적 왜곡을 유발할 수 있다. 후방화(backing)로 보상하기도 하는데, 후방화는 혀 앞쪽을 이용하여 조음하는 말소리

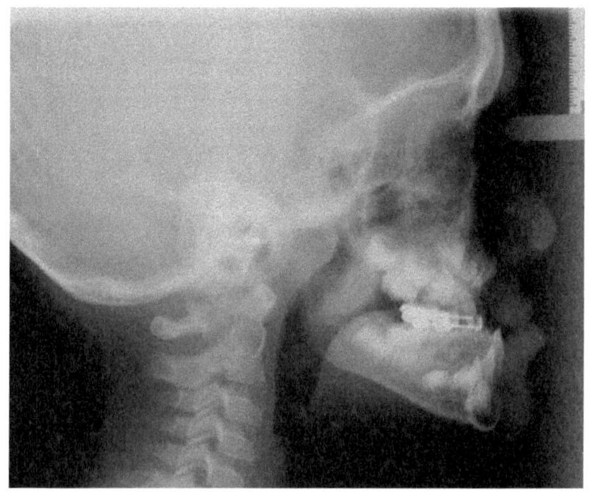

그림 8-17 두부계측 X선 사진. 두부계측 X선검사는 머리 고정장치, 귀 지지대와 콧등(비척) 지지대를 이용하여 두개골의 측면을 촬영하는 검사로, 머리 자세를 고정한 채 여러 번 촬영할 수 있다. 이 때문에 장기적인 성장 연구에 시기를 달리하여 촬영한 뒤 비교할 수도 있다.

Courtesy Richard Campbell, D.M.D., M.S. & Murray Dock, D.D.S., M.S.D./Cincinnati Children's Hospital Medical Center & University of Cincinnati College of Medicine

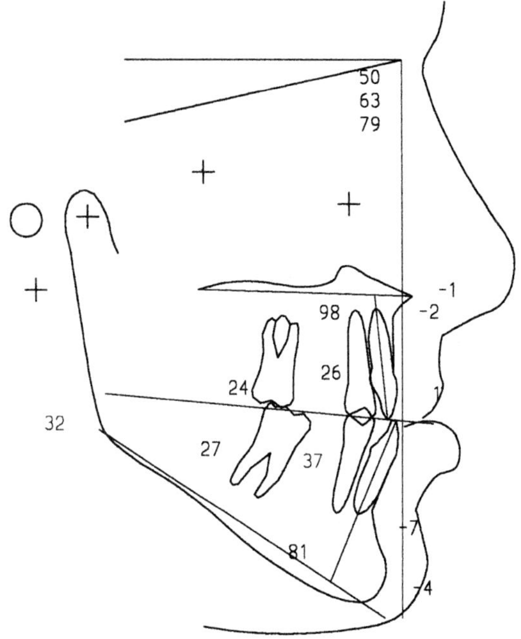

그림 8-18 두부계측 X선 사진 투사도. 투사도를 그리면 두부계측 X선검사 필름을 손상시키지 않고서도 수치 측정이 가능하다. 분석을 위해 여러 개의 측정치를 산출하게 되는데, 각 측정치는 발견한 사람의 이름을 따라 Steiner Analysis, McNamara Analysis와 같은 이름을 갖게 되었다. 악교정술을 위한 COGS Analysis나 Cephalometric Analysis는 Burstone이 특별히 고안하였다. 이 분석에서 사용하는 이미지는 Dentofacial Planner로 생성한다.

Courtesy Richard Campbell, D.M.D., M.S. & Murray Dock, D.D.S., M.S.D./Cincinnati Children's Hospital Medical Center & University of Cincinnati College of Medicine

를 산출할 때 혓몸이나 후설(혀 뒷부분)을 사용한다. 제2형 부정교합이나 상악 돌출은 입술 폐쇄도 방해하여 혓소리뿐만 아니라 휴식 상태와 대부분의 양순음(p, b, m)을 산출할 때 두 입술이 완전히 폐쇄되지 못하게 한다. 이를 보상하기 위해 설치조음으로 산출하기도 한다. 이 경우에 말소리는 거의 왜곡되지 않으나 비정상적인 입술 위치(placement) 때문에 시각적으로 거슬릴 수 있다.

말 노트(Speech Notes)

제3형 부정교합(대개 전방 교차교합이 있고 하악전돌이 있을 수도 있음)은 말에 가장 심한 영향을 미친다. 이 경우 하악은 혀와 함께 상악 치조에 비해 앞쪽으로 위치한다. 이는 설치조음과 치찰음 산출 곤란을 야기하는데, 설치조음과 치찰음은 혀끝이 상악 치조 아래에 와야 하는 소리이다. 혀가 이 소리를 산출하려 시도하는 동안 정상적인 위치에 남아 있으면 이것이 전방음화된 것으로 지각되는데, 이는 필연적 왜곡 오류에 해당한다(Kummer, Strife, Grau, Creaghead, & Lee, 1989; Moller, 1994; Taher, 1997). 전방 협소를 보상하기 위해 혀가 뒤로 물러나면 혓몸이 입천장과 함께 조음에 이용되면서 설측음화 왜곡(보상적 오류)이 일어난다.

제3형 부정교합은 입술소리의 산출도 방해할 수 있다. 아랫입술을 상악 절치보다 충분히 멀리 후진시키는 것이 어렵기 때문에 순치음(/f/, /v/)이 영향을 받을 수 있다. 이를 보상하기 위해 순치음의 조음위치를 역전시켜 윗입술을 하악 절치와 협착하여 조음하기도 한다(Moller, 1994). 제3형 부정교합으로 인해 양순음의 산출도 어려워질 수 있다. 이 소리의 산출을 위해 순치음의 조음위치를 역전시킴으로써(치순음) 보상하기도 한다.

치아 발달과 파열 치료 단계

구순구개열 이력이 있는 아동들의 치열 문제에 대한 치료는 정상 치아 발달 단계에 맞추어 이루어진다. 예를 들면, 교차교합의 교정을 위한 상악확장술은 특정 치아가 맹출할 때에 맞추어 실시할 수도 있는데, 상악확장술은 환자로 하여금 이차 치조골이식술을 준비시키는 역할도 하기 때문이다. 일부 치료법은 치아가 급성장할 때 동시에 맞춰 이뤄지기도 한다. 치열교정술과 악교정술을 동시에 하는 치료법처럼 성장이 완료된 이후에 실시하는 경우도 있다(Posnick & Ricalde, 2004).

영유아기

대부분의 신생아는 이가 전혀 나지 않은 채 태어난다. 그러므로 영유아기는 일차 생치가 돋아나는 시기로, 생후 12개월까지 지속된다. 그러나 편측성 파열이나 양측성 파열이 있는 아동들 중에는 태어날 때 치아가 나 있는 경우도 흔히 있다(Cabete, Gomide, & Costa, 2000). 태어날 때 치아가 있는 경우, 소아치과 의사의 검진을 통해 치아가 치조궁 내에 안정적으로 나 있는지 평가해야 한다. 대부분 이 치아는 과잉치가 아니기 때문에 가능한 한 그 치아를 계속 유지할 수 있도록 해야 한다.

일차 생치는 영구치와 마찬가지로 맹출 순서를 쉽게 예측할 수 있다(표 8-2). 그러나 치아가 맹출하는 시기는 개인마다 상당한 차이가 있다. 일차 생치의 경우 예상 맹출 시기 전후로 6개월 정도 차이가 나더라도 염려할 필요는 없다. 대개는 하악 일차 절치가 가장 먼저 나는데, 생후 8개월경에 맹출한다. 나머지 절치는 그 뒤에 바로 나기 시작하여 생후 10~13개월경에 완전히 맹출한다. 견치는 19~20개월경에, 제1소구치는 16개월경에, 제2소구치는 27~29개월경에 맹출한다(Proffit & Fields, 2000).

구순구개열 영유아의 치료는 두 단계로 진행된다. 생후 12주경에 입술 수술이 먼저 이루어지고, 이후 9~12개월경에 입천장을 폐쇄하는 수술을 한다. 첫해 동안 입술과 치조의 파열, 특히 양측성 파열이 있는 아동의 경우 외과 의사와 치과 의사의 협진이 필요하다.

입술 파열만 있거나 입술과 치조에 불완전 파열이 있는 경우는 대개 수술 전에 치조 분절에 대한 처치가 필요 없다. 그러나 편측성 완전파열이거나 파열 간격이 넓은 편측

표 8-2 일차 및 영구 치열의 치아 맹출 시기

일차 치아	상악	하악
중절치	10개월	8개월
측절치	11개월	13개월
견치	19개월	20개월
제1소구치	16개월	16개월
제2소구치	29개월	27개월
영구 치아		
중절치	7.25세	6.25세
측절치	8.25세	7.5세
견치	11.5세	10.5세
제1소구치	10.25세	10.5세
제2소구치	11세	11.25세
제1대구치	6.25세	6세
제2대구치	12.5세	12세
제3대구치	20세	20세

Proffit & Fields(2000)의 자료

성 파열의 경우(그림 8-19)에는 많은 외과 의사들이 입술 폐쇄술 전에 치조 사이의 간격을 좁혀 주는 처치를 먼저 해주려 한다. 양측성 구순구개열의 경우는 더 복잡하다(그림 8-20A~C). 파열 부위가 두 군데일 뿐만 아니라 전상악도 돌출되어 있는 경우가 많다(Bartzela et al., 2010; Bitter, 2001). 게다가 뒤쪽 치조 분절이 좁은 경우가 많다. 주로 돌출된 전상악 분절을 후진시키는 동시에 좁은 측면 분절을 넓혀 주는 치료를 실시하게 된다.

편측성 구개열과 양측성 구개열, 이 두 파열 유형의 치조 분절을 제대로 정렬하는 방법은 매우 다양하다. 어떤 기법을 적용하든 이 절차를 영유아 구강정형술(전상악정형술 또는 구개정형술)이라 한다(그림 8-21A~D). 이러한 기법을 가장

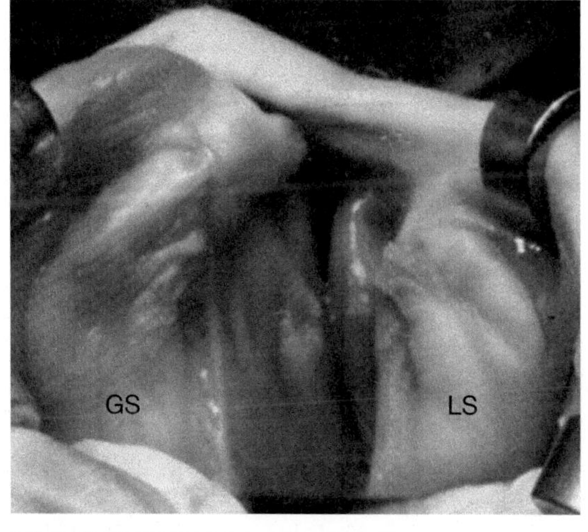

그림 8-19 편측성 구순구개열 신생아의 구개 교합상. 사진의 좌측이 큰 구개 분절(GS), 우측이 작은 구개 분절(LS)에 해당된다.

Courtesy Richard Campbell, D.M.D., M.S. & Murray Dock, D.D.S., M.S.D./Cincinnati Children's Hospital Medical Center & University of Cincinnati College of Medicine

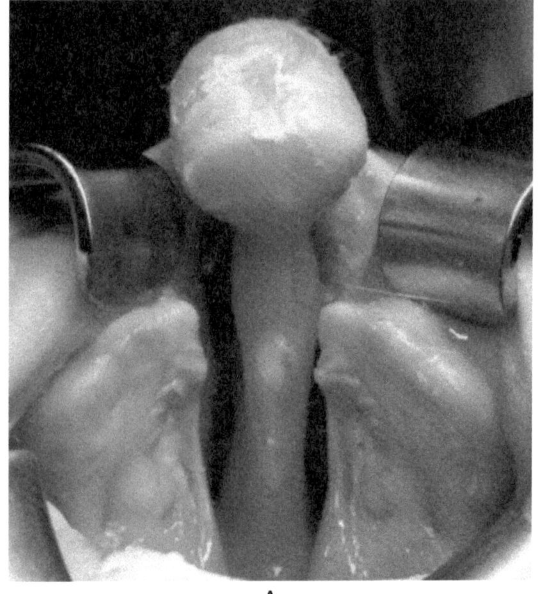
A

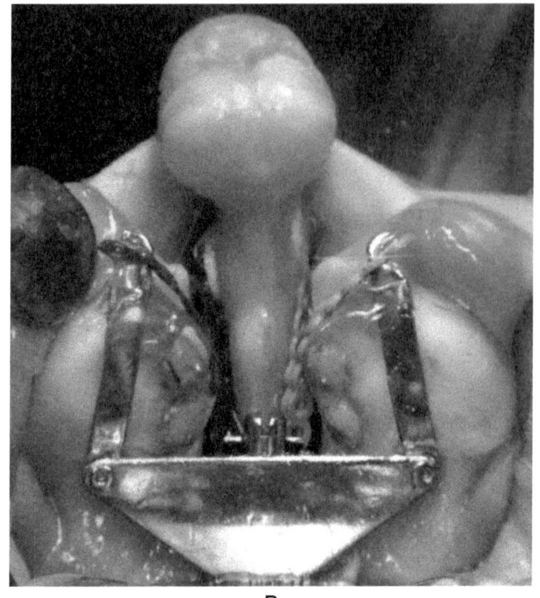
B

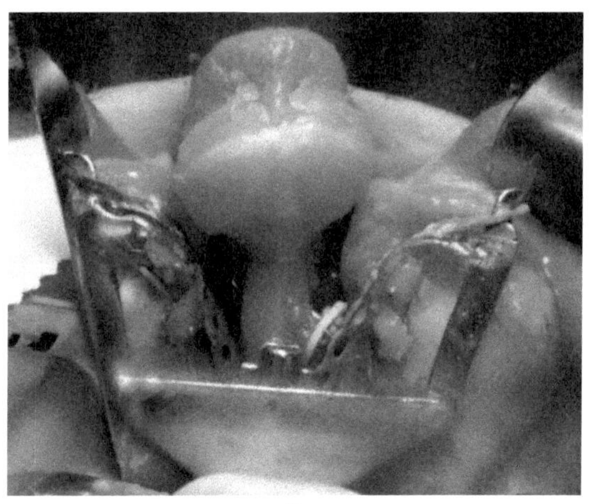
C

그림 8-20(A~C) (A) 양측성 구순구개열 신생아의 구개 교합상. 사진의 가운데 맨 윗부분이 전상악 분절이며, 전상악 뒤에 좌우로 2개의 구개 분절이 위치해 있다. (B) 각 분절의 위치를 바로 잡는 데 이용되는 핀 고정 장치. (C) 상악 분절이 후진되었고 측면 분절이 넓어져 있다.

A~C: Courtesy Richard Campbell, D.M.D., M.S. & Murray Dock, D.D.S., M.S.D./Cincinnati Children's Hospital Medical Center & University of Cincinnati College of Medicine

비침습적인 것에서부터 가장 침습적인 것의 순서로 나열하면, 입술 테이프 부착(그림 8-22A~C), 입술 위에 탄성이 있는 띠를 쓰개와 연결시켜 둘러주기, 테이프로 연결되어 있거나 연결되어 있지 않은 수동적 주형틀 장치 착용시키기, 입술 수술 전에 입술 유착술(일시적인 수술적 폐쇄) 실시하기, 핀으로 고정하는 능동적 구강 내 장치(Cho, 2001; Oosterkamp et al., 2005) 착용시키기가 있다. 각 기법에는 장점과 단점이 있다(표 8-3). 어떤 기법을 선택할 것인지는 환자의 개인적 필요사항, 시술자의 경험, 구개정형술에 대한 특정 치료 센터의 철학에 따라 달라질 수 있다.

구개정형술은 논란의 여지가 많고 실제로 시술하고 있는 전문가들 사이에서도 여전

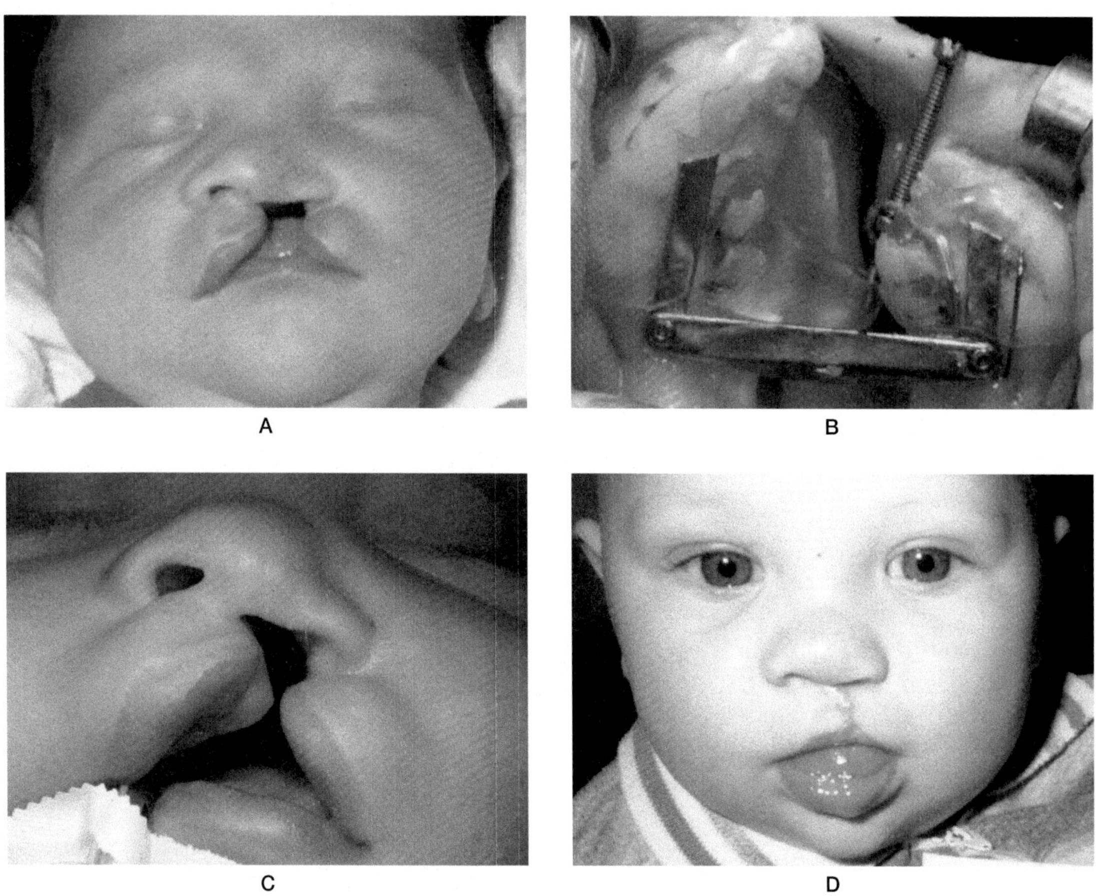

그림 8-21(A~D) 핀 고정 구강 내 장치. (A) 넓은 구순구개열. (B) 파열이 넓은 경우 일부 외과 의사들은 장치를 이용하여 큰 분절과 작은 분절 사이의 폭을 줄여 주는 방법을 선호한다. (C) 이 장치를 통해 입술 분절이 서로 가까워졌다. (D) 입술 분절이 서로 가까워지면서 다른 방법에 비해 입술에 긴장이 덜 가해지며 입술이 폐쇄되었다.

A~D: Courtesy Richard Campbell, D.M.D., M.S. & Murray Dock, D.D.S., M.S.D./Cincinnati Children's Hospital Medical Center & University of Cincinnati College of Medicine

히 논쟁이 활발하다. 실제로 일부 연구자들은 이러한 절차가 안면중앙부의 성장을 방해할 수 있다고 믿어 구개 분절의 위치를 재배치하는 것을 반대하기도 한다(Berkowitz, Mejia, & Bystrik, 2004; Bongaarts, Kuijpers-Jagtman, van't Hof, & Prahl-Andersen, 2004). 앞으로 연구를 통해 어떻게 하면 각 기법을 적절히 적용할 수 있는지 분명해지기를 바란다(Berkowitz et al., 2005; Braumann, Keiling, Bourauel, & Jager, 2002; Chan, Hayes, Shusterman, Mulliken, & Will, 2003; Millard, Latham, Huifen, Spiro, & Morovic, 1999; Prahl, Kuijpers-Jagtman, van't Hof, & Prahl-Andersen, 2003, 2005).

입술과 치조의 파열은 코에도 영향을 미치기 때문에 완전 구순열 영유아의 경우 기형적인 코연골의 위치를 제대로 잡아 주고 짧은 콧기둥을 길게 만들어 주고, 치조 분절

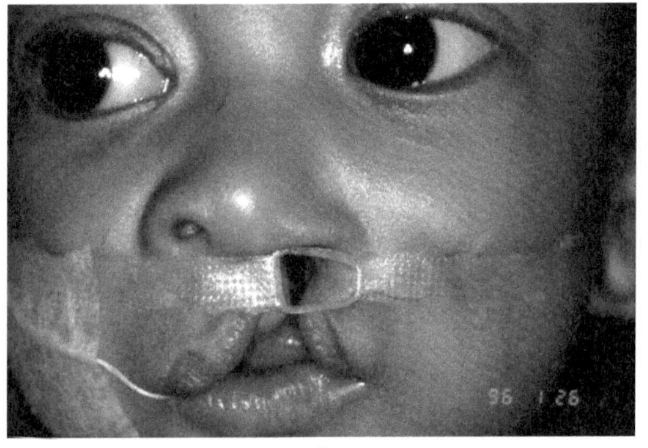
A

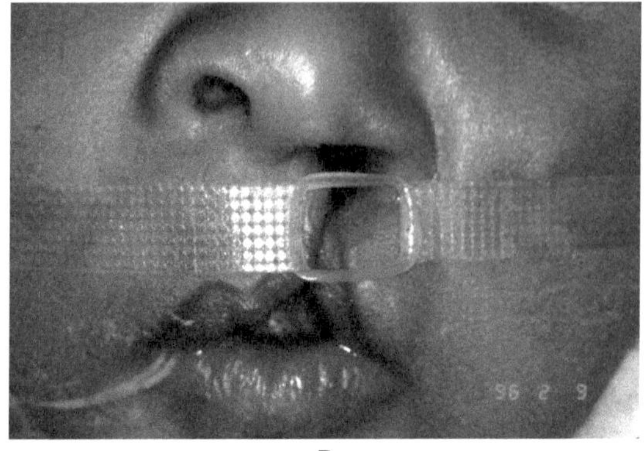
B

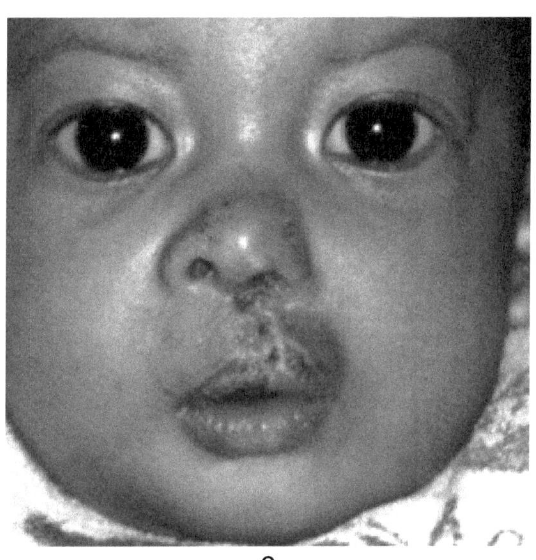
C

그림 8-22(A~C) 입술 테이프 부착. 입술이 좁게 갈라져 있는 경우, 구강 외부에 테이프를 붙여 주어서 벌어져 있는 틈을 좁히는데, 이 아동의 경우에는 추가로 탄성 밴드를 함께 사용하여 입술 수술이 더 쉬워지게 하였다. (A) 테이프 부착 초기. 이때에는 입술이 서로 떨어져 있다. (B) 몇 주 후 입술 분절이 가까워졌다. (C) 이 사진은 입술 수술을 한 지 얼마 되지 않아 찍은 사진으로, 붙어 있는 입술 분절이 가로로 거의 당기지 않음을 알 수 있다.

A~C: Courtesy Richard Campbell, D.M.D., M.S. & Murray Dock, D.D.S., M.S.D./Cincinnati Children's Hospital Medical Center & University of Cincinnati College of Medicine

의 재배치를 위해 비치조 교정기(nasal alveolar molding, NAM)를 삽입하는 경우가 많다(Cutting et al., 1998; Da Silveira et al., 2003). 이 기법은 파열의 영향을 받은 콧구멍 끝으로 구강 안쪽이나 구강 바깥쪽에서 압력을 가해 주는데, 다양한 금속선이나 아크릴 지지대를 이용한다(그림 8-23). 입술에 테이프를 붙여 주는 방법도 자주 실시한다(Grayson & Cutting, 2001; Grayson & Maull, 2004). 주형물 장치는 신생아 초기부터 가능한 한 일찍 착용시켜야 하는데, 입술 수술 이후에도 몇 달간은 계속 착용시켜야 한다(Doruk & Kilic, 2005). 이 기법을 지지하는 사람들은 고무적인 결과와 추적연구 결과를 보고하고 있다(Garfinkle, King, Grayson, Brecht, & Cutting, 2011; Nazarian Mobin et al., 2011).

일부 기관에서는 영유아기에 일차 치조골이식술을 시행하기도 한다. 갈라진 치조골 사이의 틈에 박리한 갈비뼈나 엉덩뼈에서 얻은 물질을 주입하여 뼈를 형성시킨다(Hathaway, Eppley, Hennon, Nelson, & Sadove, 1999; Hathaway, Eppley, Nelson, &

표 8-3 편측성 구순구개열 폐쇄방법

방법	장점	단점
수술	빠르며 수술 전 처치가 필요 없다.	파열이 좁은 경우에만 효과적이며, 수술 후에는 분절의 위치를 조정할 수 없다.
테이프 부착	비침습적이고 치과적 인상이 필요 없다.	부모의 협조가 반드시 필요하며, 피부 자극이 자주 일어나고, 분절의 조정이 불가능하다.
테이프를 부착하거나 부착하지 않고 수동적 주형틀 장치 착용시키기	분절의 위치 조정이 다소 가능하다. 유지장치, 섭식 보조장치의 역할을 한다.	치과적 인상이 필요하다. 부모의 협조가 반드시 필요하다. 의치접착제가 주로 사용된다.
입술 유착술	치조 분절 사이의 틈을 줄여 주기 때문에 당김이 없는 폐쇄가 가능하다.	추가적인 수술이 필요하다. 외과 의사는 반흔 조직을 완전히 폐쇄하여야 한다. 수술 후에는 분절의 조정이 불가능하다.
핀으로 고정하는 능동적 장치	분절 통제력이 좋다. 파열이 넓은 경우 효과적이다. 당김이 없는 입술 폐쇄가 가능하다.	치과적 인상이 필요하다. 장치를 착용시키기 위해서는 병원을 방문해야 하며, 부모의 협조가 필요하다. 상악의 성장에 미치는 장기적인 효과는 불분명하다.
비치조 교정기(NAM)	분절의 재배치가 가능하며, 인중을 길게 만들어 준다.	노동 집약적이다. 주기적으로 치과적 인상이 필요하다. 신생아에게 불편하다. 테이프 부착방법이 다소 복잡하여 부모가 이를 배우려면 상당히 많은 협조가 필요하다. 의치접착제가 피부자극을 일으킬 수 있다.

Sadove, 1999). 이 기법의 목적은 분리된 치조 분절을 연결하여 상악을 하나로 만드는 것이다. 일차 치조골이식술은 치조궁을 안정시켜 차후 교차교합이 생기지 않도록 예방하고 뼈를 만들어 주는 것인데, 치조골이식술로 생성된 뼈는 파열 부위 근처에 나는 치아가 맹출하는 자리가 된다(Lee, Grayson, Cutting, Brecht, & Lin, 2004).

불행히도 일차 치조골이식술의 효과는 명확하지 않다. 일부 영유아들의 경우 치조궁이 연결되고 치아 맹출에 필요한 뼈가 충분히 생성되기도 하지만, 원하는 결과를 얻지 못하는 경우도 많다. 안면중앙부의 성장이 심하게 제한되는 것도 일차 치조골이식술 때문에 나타날 수 있는 부작용이다. 수술법과 시술 시기의 차이에 따라 수술의 성패가 달라지기 때문에, 이에 관해 여러 기관 간에 의견이 분분하다(Pfeifer, Grayseon, & Cutting, 2002; Sachs, 2002). 특히 영유아의 치조 파열을 폐쇄할 때 외과 의사가 처치하는 잇몸,

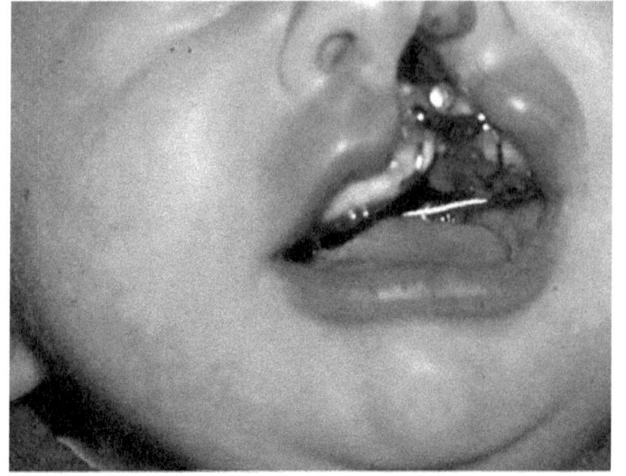

그림 8-23 구강 외부형 비치조 교정기을 치조정형술과 병용한 사례

Courtesy Richard Campbell, D.M.D., M.S. & Murray Dock, D.D.S., M.S.D./Cincinnati Children's Hospital Medical Center & University of Cincinnati College of Medicine

비강, 구강 점막의 양에 대한 관심이 높다. 이러한 절차를 흔히 **치주골막성형술**(gingivoperiosteoplasty)이라 하는데, 특히 입천장 폐쇄술과 동시에 치조 피판을 들어 올려 치조 파열을 폐쇄하는 절차를 말한다(Millard et al., 1999). 성공률은 낮으며 이차 치조골 이식술이 필요한 경우도 있다(Millard et al., 1999; Renkielska, Wojtaszek-Slominska, & Dobke, 2005). 입술과 입천장을 폐쇄한 이후에는 일차 치열이 맹출할 때까지 몇 년 동안은 치열교정과 수술로부터 해방될 수 있다.

✲ 일차 치열기(1~6세)

일차 치열은 대개 생후 24~30개월경에 완성되는데, 상악 치조궁에 10개, 하악 치조궁에 10개의 치아가 난다. 이상적으로는 전체 일차 치아 사이마다 간격이 있어서 앞으로 대체하여 나게 될 좀 더 큰 영구치를 위한 공간이 있어야 한다. 일차 치아 사이에 간격이 없거나 간격이 좁은 아동들은 영구치가 날 때 치아가 맹출할 공간이 매우 협소해질 위험이 있다(Ngan, Alkire, & Fields, 1999). 수술받은 구순구개열 아동들은 수술 흉터로 인해 상악이 후퇴하기도 하고, 구조의 일차적 형성부전으로 인해 모든 측면에서 정상에 비해 상악이 작은 경우가 많다. 그러므로 이 아동들에게서 일차 치아 총생을 관찰하게 되는 일은 그다지 드문 일이 아니다(DiBiase, DiBiase, Hay, & Sommerlad, 2002; Garrahy, Millett, & Ayoub, 2005).

일차 치열기에 몇 종류의 치아 기형이 나타날 수 있다. 일차 측절치와 일차 견치가 결손되기도 하는데, 이 두 치아는 파열선을 따라 나기 때문이다. 반대로 파열 부위 가까이에 과잉치가 날 수도 있다. 과잉치는 입천장 쪽으로 나거나 입술 쪽으로도 나는데, 파열 부위에는 치아가 맹출할 조직이 없기 때문에 그 자리에 직접 나지는 않는다. 이 치아들의 기형도 흔하다(Chapple & Nunn, 2001; Maciel, Costa, & Gomide, 2005; Malanczuk,

Opitz, & Retzlaff, 1999). 파열 아동들의 경우 파열 부위 근처의 치아에서 국소적으로 치주 질환의 위험도 있다. 그러므로 가정에서 적절한 구강위생법을 준수하고 2세 전까지 소아치과 의사에게서 조기 관리를 받을 수 있게 하는 등 모든 노력을 다해야 한다(Chapple & Nunn, 2001; Dewinter et al., 2003; Gaggl, Schultes, Karcher, & Mossbock, 1999; Kirchberg, Treide, & Hemprich, 2004; Schultes, Gaggl, & Karcher, 1999; Quirynen et al., 2003).

파열 부위에 교차교합이 생기는 것도 구개의 해부학적 변화 때문에 자주 나타나는 현상이다. 편측성 파열의 경우 상악은 2개의 분절로 나뉘는데, 파열이 있는 쪽(파열 분절)이 더 작고 파열이 없는 쪽(비파열 분절)이 더 크다(**그림 8-19** 참조). 큰 분절과 작은 분절이 파열로 인해 서로 분리되어 있기 때문에 입술의 압력을 받으면서 이동한다. 그러므로 파열 측, 즉 작은 분절 쪽에 교차교합이 나타나는 경우가 많다. 양측성 파열의 경우 상악이 3개의 분절로 나뉘는데, 1개의 전상악 분절과 2개의 측면 분절이 그것이다. 측면 분절이 중앙 측으로 이동하기 때문에 양측성 교차교합이 유발되는 경우가 잦다. 전상악 분절이 돌출되기도 한다(**그림 8-20** 참조).

수술받은 구순구개열 아동들의 경우, 일차 치열에서는 비교적 정상적인 상하악 두개골(턱) 관계를 보이는 경우가 많다(**그림 8-24A**). 그러나 이것이 청소년기까지 지속되

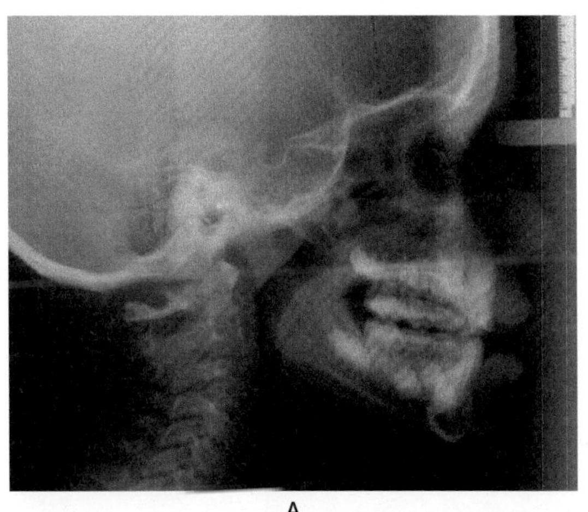

A

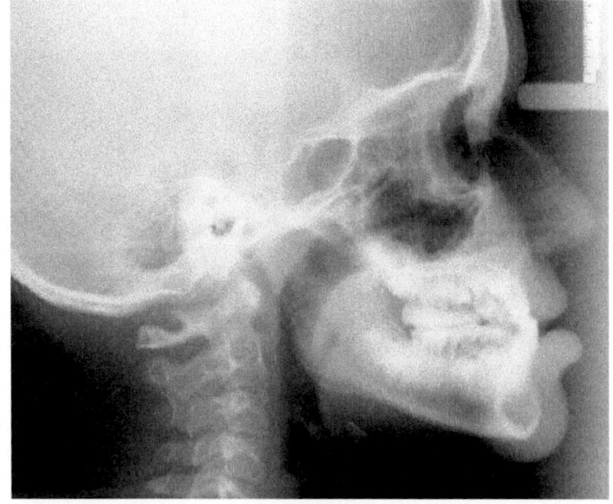

B

그림 8-24(A와 B) 청년기에 변화하게 되는 일차 치열의 정상적인 교합. (A) 초기 혼합치열기에 해당되는 편측성 구순구개열 아동의 두부계측 X선 사진을 보면 악관계와 치열 관계가 좋다. 이 경우, 거의 제1형 교합을 보이며 안면중앙부의 후퇴는 두드러지지 않는다. (B) 불행히도 청년기에 하악이 급성장하면서 악관계와 치열 관계가 나빠졌다. 이 환자는 치열 및 두개골 관계에 있어 하악 돌출과 하치돌출을 동반한 제3형 부정교합을 보이는데, 이는 안면중앙부 결함의 징후로, 구순구개열 환자들에게서 흔히 나타난다.

A와 B: Courtesy Richard Campbell, D.M.D., M.S. & Murray Dock, D.D.S., M.S.D./Cincinnati Children's Hospital Medical Center & University of Cincinnati College of Medicine

지는 않는다. 파열이 있는 상악은 정상 아동들에 비해 더 작지만, 이 시기에는 원래 하악의 크기도 작다. 일차 치열기에는 아직 하악의 성장이 시작되지 않기 때문에 상악의 위치가 정상적으로 보일 수 있으나, 급성장이 이루어지는 청소년기에는 하악이 커진다. 불행하게도 하악이 성장함에 따라 상악은 점차 후퇴하여 문제가 드러나게 된다(그림 8-24B)(Lisson, Hanke, & Trankmann, 2004; Scheuer, Holtje, Hasund, & Pfeifer, 2001; Veleminska, Smahel, & Mullerova, 2003).

일차 치열기에 치열 교정을 하는 경우는 거의 없다. 상악 분절이 매우 좁은 파열의 경우에는 일차 치열기에 치료를 시작하기도 하는데, 특히 교차교합이 있거나 총생이 있는 경우에는 일차 치열기라도 치료를 시작해야 한다. 게다가 하악의 기능을 변화시키는 교차교합의 경우에는 하악의 위치를 가능한 한 빨리 잡아 주어 좀 더 편안하게 이를 다물 수 있게 해야 한다. 치료하지 않고 둘 경우 한쪽 하악의 관절구가 과성장하면서 하악 비대칭이 일어나 턱이 건측으로 기울어진다(Proffit & Fields, 2000).

일차 치열기의 교차교합 치료는 어떤 형태든 상악을 확장시켜 주는 것이다. 상악 확장용 장치 중 하나가 **사중나선형 보정기**(쿼드 헬릭스)이다. 이 장치는 맨 뒤쪽 대구치와 견치에 거는 치열교정용 밴드로 이루어져 있다(그림 8-25A)(Kirchberg, Treide, & Hemprich, 2004). 이 밴드는 어금니에 거는 뒤쪽 나선 2개와 앞쪽 나선 2개가 있는 구개 스프링과 연결되어 있다. 나선(루프)이 4개 있기 때문에 사중나선형 보정기라는 이름을 갖게

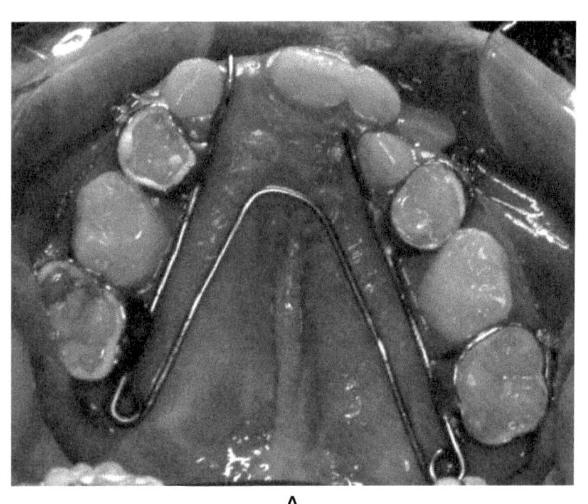

A

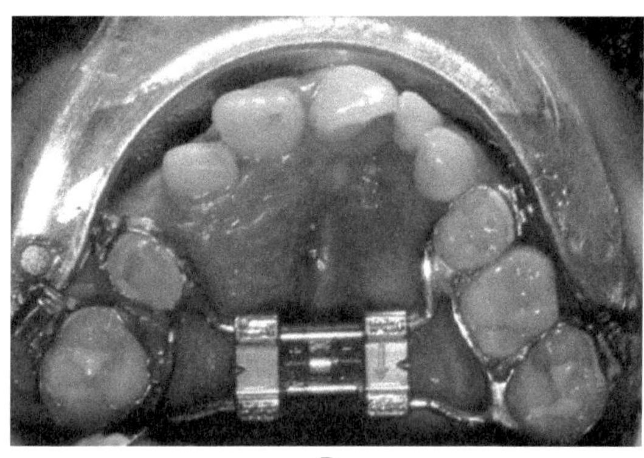

B

그림 8-25(A와 B) 상악 확장에 이용되는 장치. (A) 사중나선형 보정기는 4개의 나선이 있는 구개 스프링으로 이루어져 있다. (B) 급속 구개 확장장치(RPE)는 부모가 키를 조정하는 방식의 나사식 잭으로 이루어져 있다. 이 두 장치는 아동의 개인적 필요에 맞게 조정할 수 있다. 예를 들면, 사중나선형 보정기는 2개의 나선만 있는 경우도 있다. 이 아동과 같이 구개의 전방 공간이 좁은 경우 앞쪽 나선은 사용하지 않으면 된다. 두 장치 모두 부피가 커서 착용하고 있을 때 조음에 방해가 되기도 한다.

A와 B: Courtesy Richard Campbell, D.M.D., M.S. & Murray Dock, D.D.S., M.S.D./Cincinnati Children's Hospital Medical Center & University of Cincinnati College of Medicine

되었다. 이 나선형 보정기와 W궁이라고 부르는 W 모양의 구개 스프링을 사용하지 않으려는 임상가들도 있다. 교차교합 교정을 위해 상악을 확장하는 데 자주 사용하는 또 다른 장치는 **급속 구개 확장장치**(rapid palatal expander, RPE)이다. 이 장치는 2개나 4개의 치열교정용 밴드로 이루어져 있다. 이 밴드는 구개의 중앙부와 나사식 잭으로 연결되어 있다(그림 8-25B). 나사를 돌려 치조궁을 넓히는 데 필요한 힘을 발생시킨다. 급속 구개 확장장치는 매우 강한 힘을 전달할 수 있기 때문에 일차 치열기의 아동에게 적용할 때에는 주의를 요한다. 사중나선형 보정기나 급속 구개 확장장치를 사용하는 목적은 적절한 너비의 상악을 만들어 주는 것이다. 파열 아동들이 전방 교차교합을 자주 보이므로 절치의 위치 교정을 위해 적용하기도 한다(Sakamoto, Sakamoto, Harazaki, Isshiki, & Yamaguchi, 2002). 그러나 일차 절치의 교정에는 거의 필요 없는 절차로, 영구 절치를 보존해야 하므로 치근의 발달이 거의 끝나는 시기에 실시하는 것이 더 좋다.

상악 확장은 협조가 잘 되는 아동이라면 4~5세경부터도 시작할 수 있는데, 대부분은 상악에 영구 제1대구치가 날 때까지 기다리는 것이 좋다. 대부분의 경우 몇 개월 내에 상악이 확장되고 파열 부위에 접근하기가 쉬워진다. 수술받은 구개열 아동들의 경우, 상악 확장의 유지를 위해 상악궁의 설측 표면에 치열교정용 철선을 고정시켜 주어야 한다. 적절히 유지되지 않으면 수술한 구개열 부위에 생긴 상처가 원래대로 돌아가려는 힘이 세지면서 교차교합이 유발될 수 있다.

수술받은 구개열 아동들의 상악을 확장해 주면 교차교합을 교정해 주는 효과는 볼 수 있을지 모르나 기존에 있던 구개천공이 더 커지는 부작용도 생길 수 있다. 구개열 아동의 좁은 치조궁을 확장시켜 주면 큰 분절과 작은 분절이 서로 벌어지면서 결함이 있거나 결손된 구개 뼈 위의 조직이 팽팽하게 당긴다. 뼈의 지지가 충분하지 않으면 구개 조직이 괴사(세포조직이 파괴됨)되면서 천공이 드러날 수도 있다. 이 경우 떼낼 수 있는 아크릴 판을 이용하여 천공을 일시적으로 폐쇄해 주면 된다. 수술은 대개 나중에 치조골 이식술과 함께 실시한다(Proffit et al., 2003).

말 노트(Speech Notes)

사중나선형 보정기는 착용하고 있을 때 혀끝의 움직임을 방해하여 일시적으로 치경음 산출에 영향을 미칠 수 있다. 급속 구개 확장장치(RPE)는 입천장의 중간 부위를 가로지른다. 그렇기 때문에 말 산출을 방해하지는 않는다. 실제로 구개와 혓몸을 이용하여 산출하는 것을 교정하는 것이 목적일 경우, 말 치료에 도움이 되는 경우도 많다. 아동에게 혀로 장치를 건드리지 않고 혀끝을 장치 앞으로 올리라고 말하기만 하면 된다.

✲ 초기 혼합치열기(6~9세)

혼합치열기는 일차 생치와 이차 생치가 함께 나 있는 시기를 말한다. 자리를 잘못 잡아 난 영구 절치는 수술받은 구순구개열 아동들에게서 초기 혼합치열기가 시작되었음을 알려 주는 가장 좋은 신호이다. 대개는 하악의 영구 중절치가 가장 먼저 맹출하고, 상악 중절치와 하악 측절치가 그 뒤를 따르며, 마지막으로 상악 측절치가 맹출한다. 영구 제1대구치는 하악 중절치가 난 직후에 맹출하지만, 제1대구치가 하악 중절치보다 먼저 나는 경우도 드물지 않다.

편측성이나 양측성 파열로 태어난 아동들의 경우 현재 나고 있는 상악 절치가 제대로 정렬되지 않는 경우도 흔하다. **그림 8-26A~D**는 파열로 인해 상악의 치열이 고르지 않은 사례를 보여 주고 있다. 외관상 좋지 않지만 이 단계에서는 이렇게 혼잡하게 나 있는

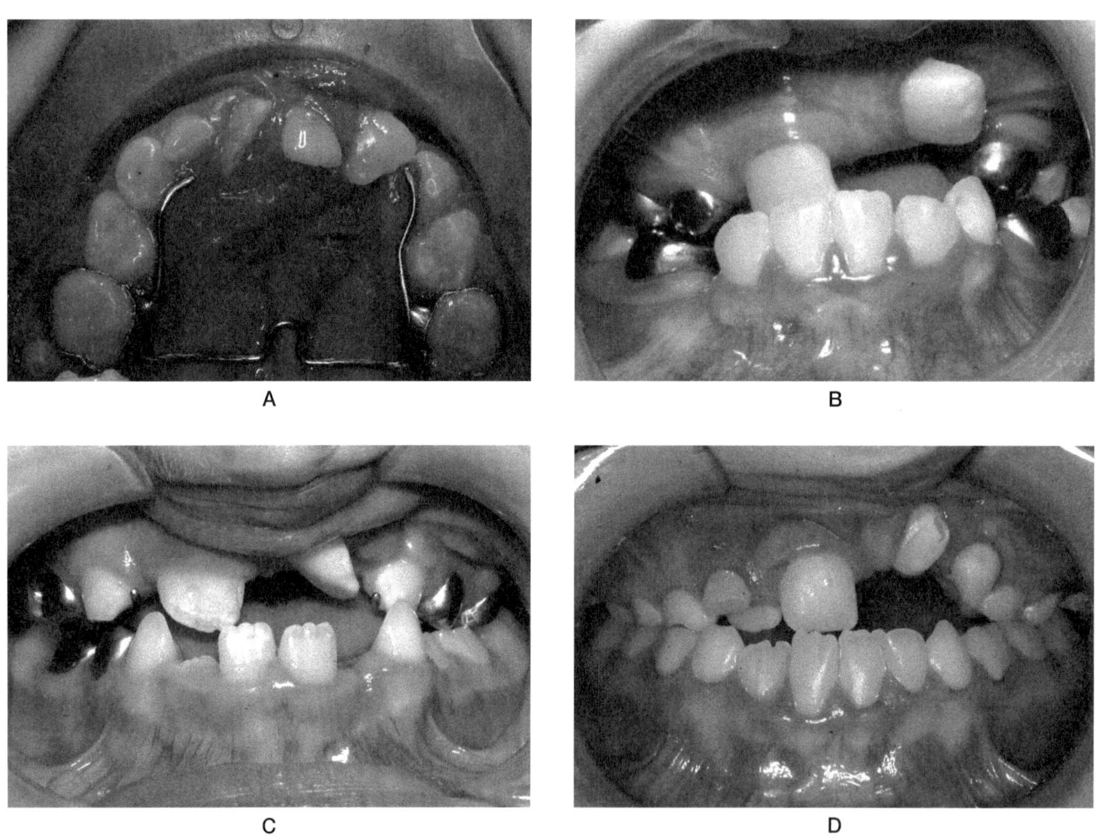

그림 8-26(A~D) 편측성 또는 양측성 파열 아동들의 경우 맹출 중인 상악 절치가 잘못 정렬되는 경우가 많다. 그림 A~D는 파열의 영향으로 상악 절치가 잘못 배열된 사례이다.

A~D: Courtesy Richard Campbell, D.M.D., M.S. & Murray Dock, D.D.S., M.S.D./Cincinnati Children's Hospital Medical Center & University of Cincinnati College of Medicine

경우라도 치근이 매우 불완전하게 형성되어 있을 수 있기 때문에 절치를 치열교정술로 교정하면 안 된다. 일반적으로 치근이 완전히 형성되는 데에는 치관의 맹출 이후 최소 3년이 걸린다. 이 단계에서 치열교정용 장치를 착용시키면 치열교정용 장치에서 발생하는 압력으로 인해 치근의 길이가 정상의 절반도 안 되게 형성될 수도 있다. 장기적 예후가 나빠지지 않도록 치근 형성이 완료되기 전까지는 전방 치열을 교정하지 않는 것이 좋다(Reisberg, 2000; Rivkin, Keith, Crawford, & Hathorn, 2000a, 2000b).

혼합치열기 동안에는 교차교합의 발생 가능성이 높아진다. 상악의 골간봉합선(interosseous sutures)이 서로 융합하기 시작하면서 더 성장하지 못한다. 동시에 하악은 급성장한다. 그러므로 턱의 불균형이 심해진다. 턱 불균형의 치료를 위해 상악을 전진시켜줘야 하는 환자의 경우 수술 대신 **역방향 견인 헤드기어**(reverse pull headgear) 안면 마스크를 착용하게 할 수도 있다(**그림 8-27A~C**). 이 시기는 또 교차교합이 있는 경우 안

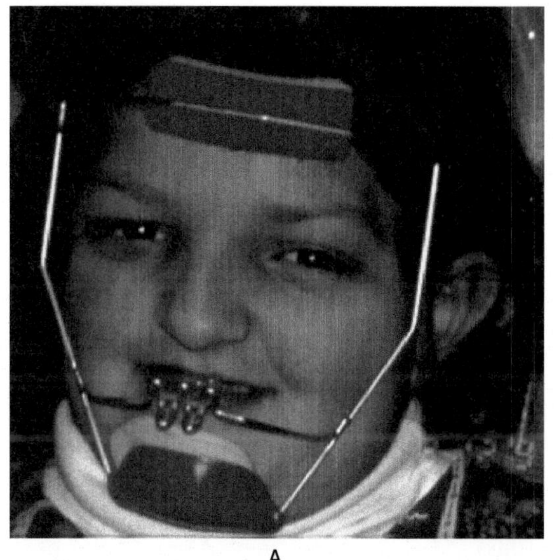

A

그림 8-27(A~C) 역방향 견인 헤드기어를 착용하고 있는 환자. (A) 떼어 낼 수 있는 역방향 견인 헤드기어는 Delaire 안면 마스크로도 알려져 있는데, 안면중앙부의 후퇴를 교정하기 위해 협조력이 좋은 아동에게 적용할 수 있다. 치아에 연결된 장치는 안면 마스크에 붙어 있는 고무 밴드가 치아 전방에 힘을 가해 줌으로써 상악이 전진되게 만든다. (B) 사진에서 볼 수 있는 것처럼 상악 결함으로 인해 하악 돌출이 유발된 경우 치료를 실시하기 전에 이 장치를 착용하게 할 수 있다. (C) 이 환자의 경우 안면 마스크를 이용한 교정 효과가 상당히 좋다.

A~C: Courtesy Richard Campbell, D.M.D., M.S. & Murray Dock, D.D.S., M.S.D./Cincinnati Children's Hospital Medical Center & University of Cincinnati College of Medicine

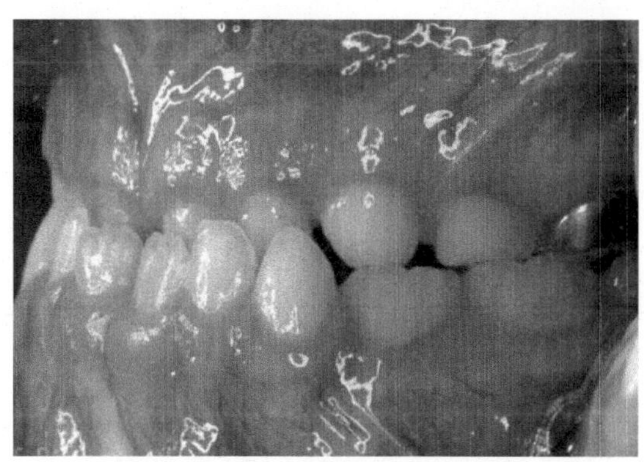

B

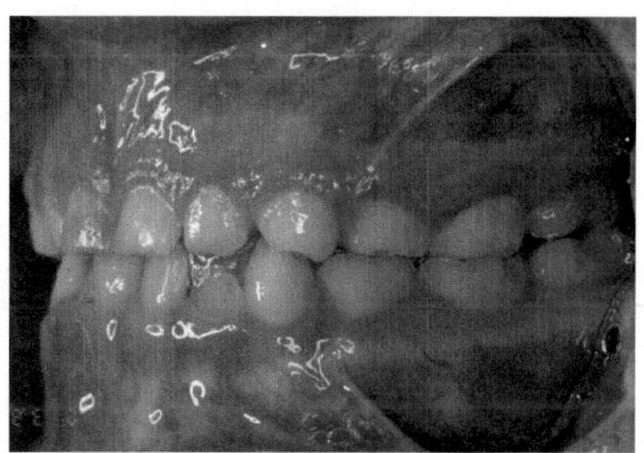

C

면 마스크를 이용하여 이를 교정할 수 있다. 사중나선형 보정기나 급속 구개 확장장치와 같은 교차교합 보정기를 입술 쪽 걸쇠로 안면 마스크에 부착시켜 지지대로 이용한다(Kawakami, Yagi, & Takada, 2002; Sakamoto et al., 2002). 치료는 대개 이후 남아 있는 상악의 성장이 제대로 이루어지게 하기 위해 봉합선의 융합이 시작되는 8세 전에 시작한다. 안면 마스크를 이용하는 치료를 실시할 경우에는 하루 12~14시간 정도 착용해야 안면중앙부가 좋아지는 효과를 볼 수 있다(Ahn, Figueroa, Braun, & Polley, 1999). 턱에 컵 모양 장치를 대면 효과가 있다는 보고도 있다(Ishikawa, Kitazawa, Iwasaki, & Nakamura, 2000).

초기 혼합치열기에는 치조골이식술의 필요성도 고려해야 한다. 치조골이식술은 측절치가 잘 형성되어 있고 제대로 기능할 수 있는 경우라면 영구 측절치(이후에는 견치)가 맹출할 뼈를 만들어 주기 위해 이뤄진다(그림 8-28A~C). 뼈가 충분하지 않으면 맹출 중인 치아에 치주 결함이 생긴다. 이는 측절치뿐만 아니라 결함 치아에 인접한 다른 치아도 손상시킬 수 있다(Shashua & Omnell, 2000; Solis, Figueroa, Cohen, Polley, & Evans, 1998). 일차 치조골이식술과 마찬가지로 이차 치조골이식술도 파열이 있는 치조 부위에 뼈 성분을 주입하는 것이 목적이다. 다른 뼈 물질(예: 경골, 두개골, 상악의 앞쪽 뼈, 냉동건조된 사체 뼈와 수산화인회석 같은 대체 인공 물질)을 사용하기도 하지만, 대개는 엉덩이의 장골(iliac crest)을 사용하는 경우가 많다(Bohman, Yamashita, Baek, & Yen, 2004; Chin, Ng, Tom, & Carstens, 2005; Enemark, Jensen, & Bosch, 2001; Hughes & Revington, 2002; Kalaaji, Lilja, Elander, & Friede, 2001; Nwoku, Al Atel, Al Shlash, Oluyadi, & Ismail, 2005; Sivarajasingam, Pell, Morse, & Shepherd, 2001). 성공할 경우 주입된 뼈가 파열 부위에 새로운 뼈가 생길 수 있도록 자극하며 손실되어 있는 치조 부위를 대체하게 된다. 이는 영구 절치와 이후의 견치가 정상적으로 맹출할 수 있는 지지대가 된다. 또한 비강저와 비강의 조롱박 테(이상연, piriform rim)의 결함 부위를 대체하는 역할을 한다(De Riu, Lai, Congiu, & Tullio, 2004; Hynes & Earley, 2003). 이전에 하지 않은 경우라면 대개 이 시기에 상악확장술을 실시한다.

측절치를 사용할 수 있는 경우라면 대개 측절치가 정상 길이의 1/2~2/3 정도에 이르기 시작하면 치조골이식술을 실시한다(Hogan, Shand, Heggie, & Kilpatrick, 2003; Matsui, Echigo, Kimizuka, Takahashi, & Chiba, 2005; Murthy & Lehman, 2005). 상악 측절치가 결손되어 있거나 사용할 수 없는 경우에는 상악 견치가 맹출할 무렵인 11~13세가 될 때까지 골이식술을 미루는 것이 좋다(Da Silva Filho, Teles, Ozawa, & Filho, 2000). 가능하면 상악확장술을 미루는 것이 계속되는 치열교정 치료에 질리지 않게 만드는 장점이 있다. 그러나 일부 임상가들의 경우 견치가 맹출할 때까지 골이식술을 미루면 중절치 주변에 결함이 생길 수 있다고 비판한다. 골이식술을 조기에 실시할 것인지 아니

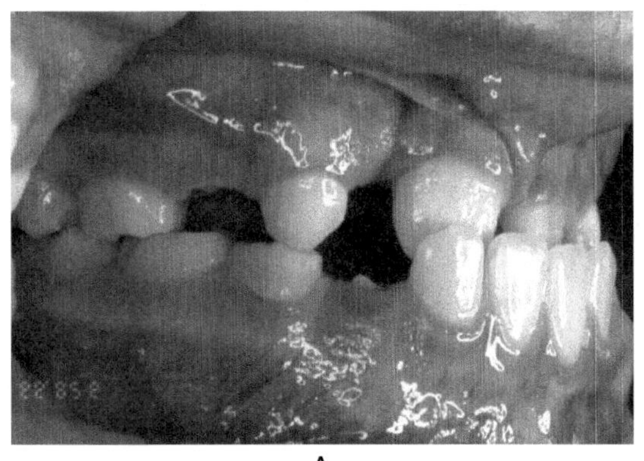

A

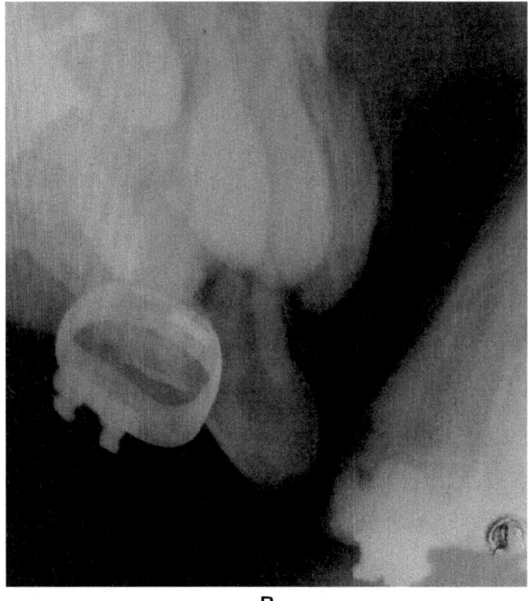

B

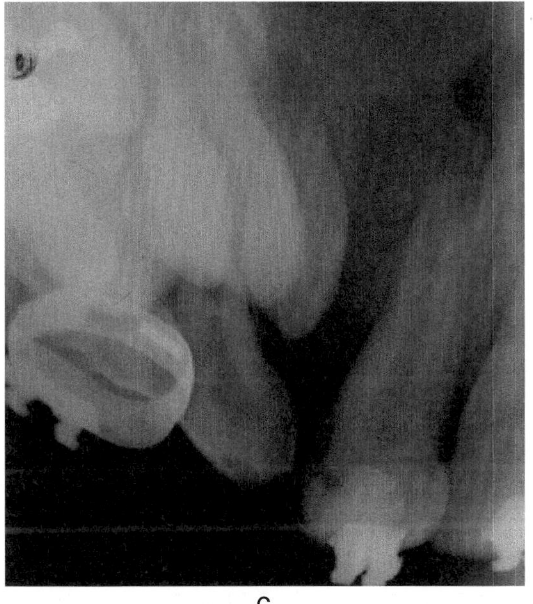

C

그림 8-28(A~C) 치조골이식술이 필요한 환자. (A) 일차 견치와 영구 측절치 사이의 치조가 갈라져 있는 것이 보인다. (B) 교합상 방사선 사진을 보면 측절치가 자라고 있고 치조골에 결함이 있는 것이 보인다. 이는 치조골이식술이 필요함을 의미한다. 전방 교차교합과 상악의 협소는 치조골이식 전에 치열교정을 통해 교정한다. 이렇게 하면 외과 의사가 파열 부위에 더 잘 접근할 수 있고, 측절치가 정상적인 뼈를 통해 맹출할 수 있기 때문에 치주 결함을 방지할 수 있다. (C) 이와 같이 문제가 심한 경우에는 뼈의 결함도 심하다.

A~C: Courtesy Richard Campbell, D.M.D., M.S. & Murray Dock, D.D.S., M.S.D./Cincinnati Children's Hospital Medical Center & University of Cincinnati College of Medicine

면 미루어 실시할 것인지 결정하기 위해서는 치조골막의 건강에 미치는 장기적인 효과에 대한 연구가 더 많이 필요하다(De Moor, De Vree, Cornelis, & De Boever, 2002; Dempf, Teltzrow, Kramer, & Hausamen, 2002; Kolbenstvedt, Aalokken, Arctander, & Johannessen, 2002; Schultze-Mosgau, Nkenke, Schlegel, Hirchfelder, & Wiltfang, 2003; Witherow, Cox, Jones, Carr, & Waterhouse, 2002).

이차 치조골이식술은 편측성 파열 아동들의 경우 큰 분절과 작은 분절이 안정적으로 자리를 잡았을 때 실시하는 경우가 많다. 이 경우 성공률 또한 95%에 이른다(Arctander, Kolbenstvedt, Aalokken, Abyholm, & Froslie, 2005; Bajaj, Wongworawat, & Punjabi,

2003; Hynes & Earley, 2003; Kindelan & Ronerts-Harry, 1999; Williams, Semb, Bearn, Shaw, & Sandy, 2003). 양측성 파열의 경우 한 번에 한쪽만 이식할 때 성공률은 90%에 이른다(Bohman et al., 2004; Kamakura, Yamaguchi, Kochi, Sato, & Motegi, 2003). 양측성 파열 아동에게 치조골이식을 양쪽에 동시에 할 경우 성공률은 약 70%로 떨어진다(Mao, Ma, & Li, 2000; Shashua & Omnell, 2000).

✲ 후기 혼합치열기(9~12세)

일단 영구 절치와 제1대구치가 맹출하면 그 뒤 2~3년 동안은 치열의 변화가 눈에 띄지 않는다. 안면중앙부의 후퇴(후방 전위)가 있는 경우, 이 시기 동안 더 확연해진다(그림 8-24).

이미 하지 않은 경우라면 이 시기에 치조골이식을 위해 상악을 확장시키기도 하는데, 상악 견치의 맹출 시기 전후로 실시한다. 절치의 치근 형성은 특히 치조골이식 이후에 치열이 정렬될 때까지 진행되기도 한다. 치조골이식술은 절치가 나기에 충분한 뼈를 제공하는데, 양측성 파열의 경우 특히 더 그러하다(Cavassan Ade, De Albuquerque, & Filho, 2004; Semb & Ramstad, 1999). 치열의 정렬은 치조골이식술 후 1~3개월(Vig, 1999) 경과 후 시작할 수 있다. 결손치는 치열교정 장치에 인공 치아(의치)를 만들어 주어서 대체할 수 있으나, 이는 일시적인 대책이다.

후기 혼합치열기 중에 이루어지는 치료에는 일반 아동들에게서 흔히 나타나는 문제에 대한 치료도 포함된다. 여기에는 너무 빨리 빠진 일차 치아의 공간 유지, 선택적 발치를 통한 중등도~중도의 구강 협소 치료, 헤드기어나 기능적 장치 등의 악교정 장치를 이용한 턱 위치 교정 등이 있다. 수술받은 파열 아동들의 경우 상악의 성장이 제한되므로 이 치료법 중 어떤 것이든 반드시 고려해야 한다.

후기 혼합치열기의 치료법은 치료를 시작하기 전에 그 위험성과 이득에 대한 현실적인 평가를 먼저 실시해야 한다(Proffit & Fields, 2000). 구순구개열 아동은 영구치열기에 치열을 교정해야 할 가능성이 높고, 파열 아동들 중에는 치아가 늦게 맹출하는 경우가 많이 있음은 잘 알려져 있다(McNamara, Foley, Garvey, & Kavanagh, 1999). 대부분의 치열교정 치료는 아동의 협조력에 따라 달라지는데, 치료에 기력이 소진되었거나 단순히 치열교정 치료에 지친 아동들에게서 협조를 얻는다는 것은 쉽지 않다(Proffit et al., 2003). 그러므로 환자가 '치열교정통(orthodontic fatigue)'으로 고통받지 않게 하기 위해서는 가능한 한 치료를 늦추거나 다른 치료와 동시에 실시할 수 있도록 최선을 다하여야 한다(Kapp-Simon, 2004). 대부분의 임상가들은 12~18개월 동안 간섭적 치열교정 치료(interceptive orthodontic treatment)를 실시하는데, 영구치가 완전히 맹출하기 전까지 아동이 치열교정 치료를 쉴 수 있게 하기도 한다.

✲ 청년 치열기(12~18세)

이상적인 경우라면 영구 치열의 맹출 시기에 이르면 교차교합을 교정하고, 치조골 결함을 치료하고, 절치가 잘 정렬되어야 하며, 구강 협소가 처치되고, 상악의 성장이 제대로 이루어져야 한다. 그러나 불행히도 항상 이 기대가 현실로 이어지는 것은 아니다(Veleminska et al., 2003). 많은 파열 아동들의 경우에 수직, 수평, 횡단의 모든 측면에서 상악 발육부진을 보인다(Gaggl, Schultes, & Karcher, 1999). 코 성장과 상대적으로 정상적으로 성장하는 하악 때문에 청년기의 급성장이 이러한 결함을 더 부각시키기도 한다(Scheuer et al., 2001). 성장이 부진한 상악과 정상적으로 성장하는 하악 간의 격차가 심층반대교합(deep underbite)과 함께 제3형 부정교합이나 전방 개방교합을 동반한 제1형 부정교합의 턱 관계를 자주 유발한다.

성장과정 동안 심한 전방 개방교합이 지속되면 하악 절치가 과맹출하여 심층반대교합이 유발되기도 한다. 상악이 정상보다 작기 때문에 안면중앙부가 이상적인 길이만큼 길지 않으며, 하악이 과하게 다물어지므로 심층반대교합이 유발되는 것이다. 반대로 상대적으로 정상적인 교합을 보이는 일부 환자들의 경우에도 하악의 성장이 후하방으로 이루어지기도 한다. 이때 치아는 좀 더 정상적인 교합 상태에 머무를 수 있지만, 옆얼굴선은 더 길어지면서 개방교합이 유발될 수 있다(Lisson, Hanke, & Trankmann, 2004). 다행히도 지금은 이 두 현상이 자주 나타나지는 않는데, 그 이유는 수술법의 발전으로 인해 상악의 성장에 미치는 부정적인 영향이 줄어들었기 때문이다. 그러므로 수술받은 전력이 있는 파열 청소년들의 약 80%가 치열교정만 받고도 좋은 효과를 본다(**그림 8-29A~D**). 나머지 20% 정도는 치조궁 정렬을 위해 턱 수술과 함께 치열교정을 필요로 한다(**그림 8-21** 참조)(Proffit et al., 2003). 물론 이 수치는 기관마다 다르다.

턱 수술은 하악에 실시하는 뼈 수술로, 상악을 전진시키기 위해 Le Fort 제1형 절골술을 실시하는 경우가 많다(**그림 8-30A~D**와 **그림 18-4** 참조)(Heliovaara, Ranta, Hukki, & Rintala, 2002)(말에 미치는 영향에 대한 더 자세한 정보를 위해서는 제18장 참조). 턱 수술을 준비하기 위해 치열교정 치료를 실시할 경우, 턱을 최대로 이동시킬 수 있는 공간을 충분히 확보하기 위해 일부러 상악치와 하악치의 격차가 심해지게 만든다.

최근에 개발된 턱 교정 수술법이 **골신장술**(신연술, distraction osteogenesis)이다(**그림 8-31A~C**). 이 수술은 뼈의 중앙에 **피질골절단술**(corticotomy)을 실시한 뒤 절단한 끝부분을 기계 장치로 천천히 신장시킨다. 절단된 끝 부분 사이에서 새로운 뼈가 재생되는데, 차후 정상적인 뼈가 되어서 뼈 이식의 필요성을 사전에 방지할 수 있다(Kusnoto,

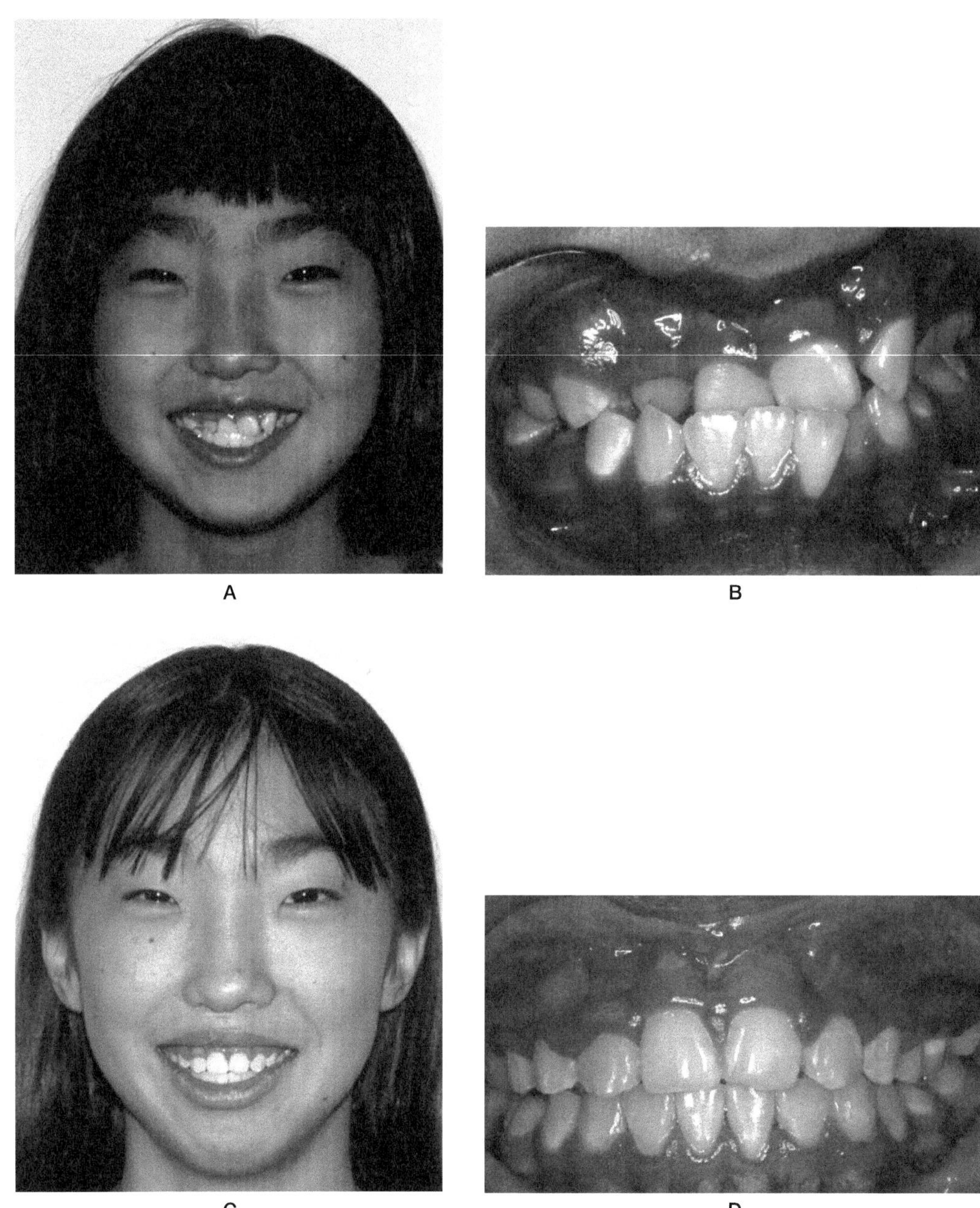

그림 8-29(A~D) 청년 치열기에 치열교정만 한 사례. (A) 우측에 편측성 구순구개열이 있는 이 환자는 경미한 안면 중앙부 후퇴만 보이고 있다. (B) 이 환자의 전방 교차교합은 치열교정만으로 치료할 수 있고, 악교정술은 필요 없는 것으로 판단되었다. (C) 청년기의 성장과 치열교정 이후 얼굴의 비율이 균형에 맞게 유지되고 있다. (D) 치료 후의 교합 상태는 매우 좋은 것으로 나타났다. 1개의 측절치만 결손되어 있는데, 나머지 측절치도 뽑았으며 측절치 자리에 견치가 대체되었다.

A~D: Courtesy Richard Campbell, D.M.D., M.S. & Murray Dock, D.D.S., M.S.D./Cincinnati Children's Hospital Medical Center & University of Cincinnati College of Medicine

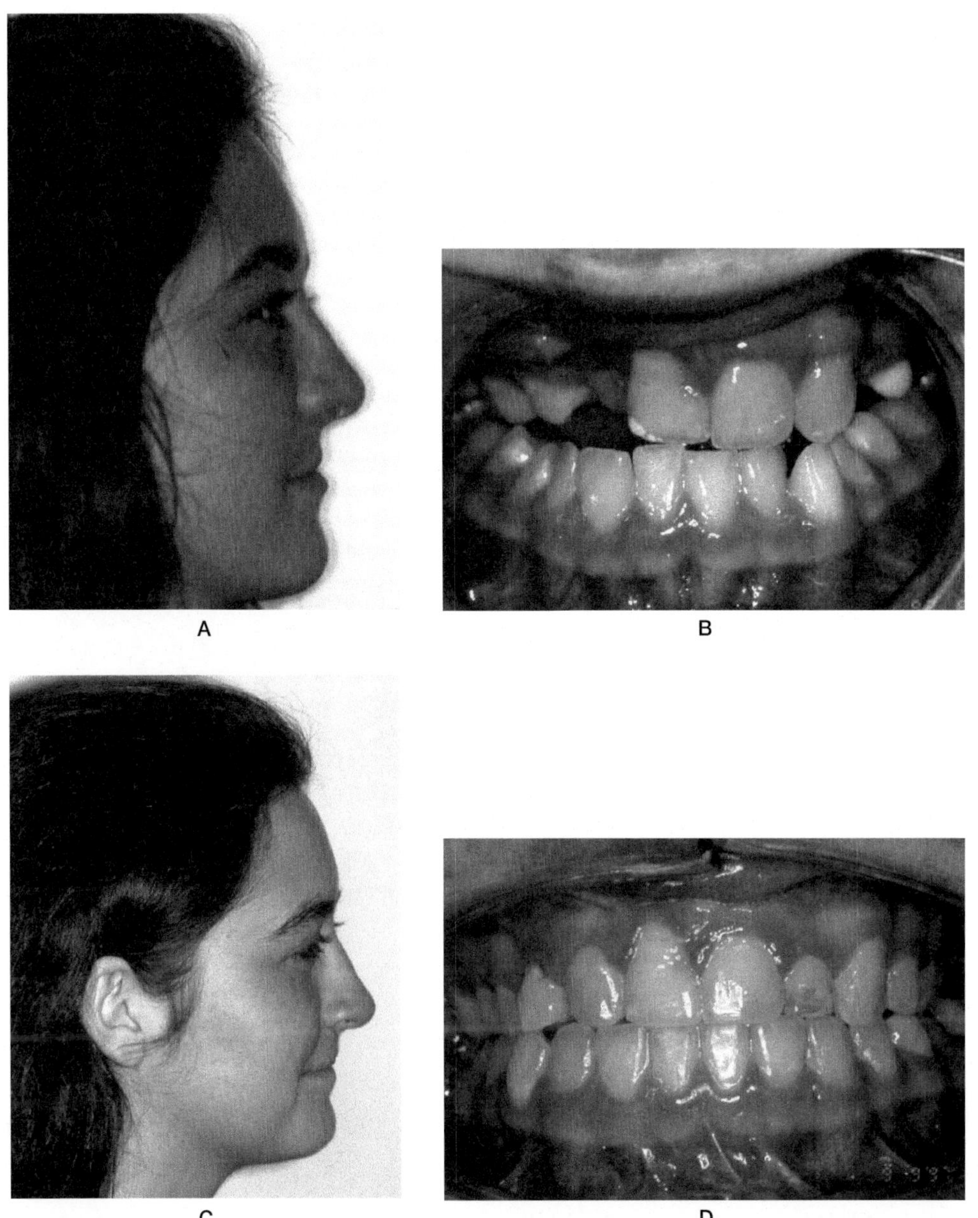

A B

C D

그림 8-30(A~D) 청년치열기의 치열교정 치료와 악교정술 사례. (A) 우측에 편측성 구순구개열을 보이는 이 사례는 중등도의 안면중앙부 후퇴를 교정하기 위해 치열교정과 악교정술이 필요한 것으로 판단되었다. (B) 이 사진을 보면 환자는 전방 및 후방 교차교합과 우측 측절치 결손을 보이고 있다. (C) 치열교정 치료 준비가 끝난 후 상악과 치아의 전진을 위해 Le Fort 제1형 상악절골술을 받았으며 동시에 뺨의 보정을 위해 광대뼈 이식술을 받았다. 그 결과 옆얼굴선과 윗입술의 위치가 향상되었다. (D) 수술 후의 교합 상태가 매우 향상되었다. 부정교합만을 교정하기 위해(상악전진술 없이) 여러 개의 치아를 뽑았는데, 이 때문에 입술 지지력이 감소하여 나이가 들어 보이거나 이가 없는 것 같은 외모가 되었다.

A~D: Courtesy Richard Campbell, D.M.D., M.S. & Murray Dock, D.D.S., M.S.D./Cincinnati Children's Hospital Medical Center & University of Cincinnati College of Medicine

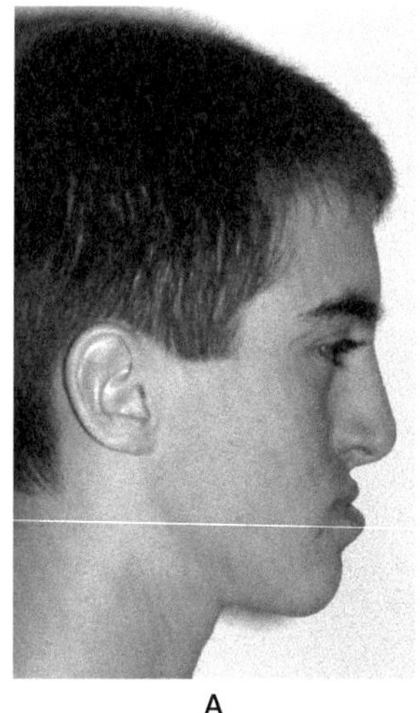
A

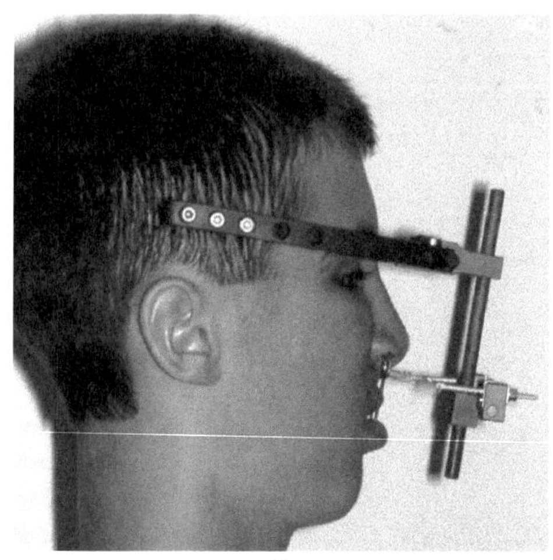
B

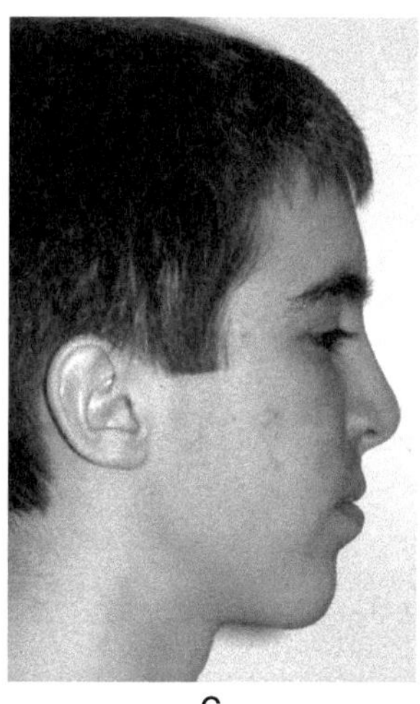
C

그림 8-31(A~C) 견고 외부 골신장술. (A) 이 양측성 구순구개열 환자는 기존의 악교정 수술로는 더 이상 전진시킬 수 없을 정도로 심한 안면중앙부 후퇴를 보이고 있다. (B) 이 환자는 Polley와 Figueroa의 견고 외부 골신장술을 받기로 결정되었다. Le Fort 제1형 상악절골술 후 경직형의 틀 구조를 두피에 핀을 끼워 두개골에 부착시킨 후 상악을 전방으로 끌어당겼는데, 약 8주간 나사 메커니즘을 이용하여 신장시켰다. (C) 안정된 후 머리에서 틀 구조를 제거하였는데, 옆얼굴선이 향상되었음을 쉽게 확인할 수 있다.

A~C: Courtesy Richard Campbell, D.M.D., M.S. & Murray Dock, D.D.S., M.S.D./Cincinnati Children's Hospital Medical Center & University of Cincinnati College of Medicine

Figueroa, & Polley, 2001). 멕시코의 Molina, Monasterio와 미국의 McCarthy가 하악에 시험 적용하였는데, 이 치료법은 적절한 환자에게 실시하면 매우 효과적인 것으로 나타났다(Albert, 2000; Kita, Kochi, Imai, Yamada, & Yamaguchi, 2005; McCarthy, Katzen, Hopper, & Grayson, 2002; Molina, 2009). 골신장술은 기존의 수술법을 적용할 수 없는 심한 장애를 치료하는 데 특히 더 효과적이다. 구강 내부 장치도 함께 이용되지만(Cohen, 1999; Scolozzi, 2008), 안면중앙부를 위한 **견고 외부 골신장술**(rigid external distraction osteogenesis)도 자주 이루어진다(Figueroa & Polley, 1999; Figueroa, Polley, & Ko, 1999; Guyette, Polley, Figueroa, & Smith, 2001; Polley & Figueroa, 2000). 치열교정과 의사와 외과 의사는 긴밀하게 협조하여 이 기법으로 최종적인 교합을 결정한다(Motohashi & Kuroda, 1999). 이 분야는 매우 빠르게 변화하고 있는데, 수술의 필요성 여부

와 치료 시기에 대해서는 지금도 연구가 이루어지고 있으며(Swennen, Figueroa, Schierle, Polley, & Malevez, 2000), 새로운 장치와 그 변형 장치들이 빠르게 개발되고 있다. 현재 골신장술은 주로 심한 안면기형을 감소시키거나 교정하는 데 적용한다(Figueroa, Polley, Friede, & Ko, 2004; Liou & Tsai, 2005; Mitsugi, Ito, & Alcalde, 2005; Wang et al., 2005; Yen et al., 2005; Zwahlen & Butow, 2004).

말 노트(Speech Notes)

최근 골신장술과 기존의 수술법이 말에 미치는 영향에 대한 연구가 문헌 메타분석을 통해 이루어졌다(Chanchareonsook, Samman, & Whitehill, 2006). 검토한 문헌 중 많은 연구에서 상악전진술이 말이나 연인두 상태에 그 어떤 영향도 미치지 않는 것으로 나타났다. 수술을 받기 전에 이미 연인두 형성부전이나 경계선급의 연인두 기능을 보였던 환자들에게서만 말이 더 나빠졌음을 보고한 연구도 있다. 골신장술과 기존의 절골술을 체계적으로 비교한 연구는 매우 드물지만, 두 기법의 결과에는 뚜렷한 차이가 없는 것으로 보인다(더 많은 정보는 제18장 참조).

마지막으로, 치열교정과 턱 수술을 받은 청년의 경우에는 결손치를 보철로 대체해야 할 가능성이 높다. 틀니나 부분틀니와 같이 떼낼 수 있는 보철물을 이용하는 경우도 있다(Moore & McCord, 2004; Reisberg, 2004)(제19장 참고). 고정적인 금관 가공의치(크라운)와 브리지 또는 치아이식으로 치료하는 경우가 많다. 치아이식은 결손된 치아의 치근 부위에 티타늄으로 된 원기둥(실린더)을 심어 치관(크라운)을 지지할 수 있게 만든다(Fukuda, Takahashi, & Iino, 2003; Isono et al., 2002). 성공적인 결과를 위해서는 외과 의사, 치열교정과 의사, 보철과 의사의 협력이 필요하다(Kawakami, Yokozeki, Horiuchi, & Moriyama, 2004; Kearns, Perrott, Sharma, Kaban, & Vargervik, 1997; Kramer et al., 2005; Laine, Vahatalo, Peltola, Tammisalo, & Kapponen, 2002; Sailer, Zembic, Jung, Hammerle, & Mattiola, 2007).

✱ 말 치료의 역할

언어치료전문가, 치과 의사와 외과 의사는 치열 및 부정교합과 연관되어 있는 말 문제를 개선하기 위해 긴밀하게 협조해야 한다(Pinsky & Goldberg, 1977; Shprintzen et al., 1985; Vallino, Zuker, & Napoli, 2008). 언어치료전문가의 역할은 먼저 말 문제가 구조적 이상이나 기능 이상에 의해 나타나는지 판단하는 것이다. **필연적 왜곡 오류**(비정상적인 구조 때문에 나타남)인지 **보상적 오류**(비정상적 구조 때문에 조음위치가 변화되어 나타남)인지도 판정해야 한다. 필연적 왜곡이라면 말 치료는 적절하지 않다(Shprintzen, 1991). 대신 구조적 문제(치열 이상이나 부정교합)를 개선해야 한다. 말 치료 없이 구조적 개선만으로도 말 문제를 향상시킬 수 있다(Kummer et al., 1989; Wakumoto et al, 1996). 반대로 구조적 이상으로 인해 보상적 오류가 나타난 경우에는 말 치료가 필요한데, 비정상적 구조에 대한 치료 이후에 시작하는 것이 바람직하다. 언어치료전문가와 치과 의사는 앞에서 개괄하였던 치아 발달 시기에 맞게 협력하여 치료를 실시해야 한다(Shprintzen, McCall, & Skolnick, 1975). 치료 시기, 순서, 추후관리와 관련하여 협력하는 것이 자원을 효율적으로 이용하고 최적의 효과를 내는 데 중요하다(Shprintzen, 1982).

✻ 요약

파열이나 두개안면 기형이 있는 아동은 치열과 교합 이상을 보일 위험이 높다. 대부분의 자음이 구강의 앞쪽 부위에서 산출된다. 그러므로 치열과 교합 이상은 모두 혀끝이나 입술의 움직임을 방해하여 말에 영향을 자주 미친다.

두개안면 기형 아동들 중 많은 수가 치열 문제와 말 문제를 보이기 때문에 치과 의사와 언어치료전문가는 긴밀히 협조해야 한다. 학제적 의사소통과 긴밀한 협력을 통해 외모, 저작, 말 측면에서 최상의 효과를 달성할 수 있는 치료법을 결정할 수 있어야 한다.

✻ 복습 및 논의

1. 6세 아동의 상악과 하악 치조궁에 정상적으로 나는 치아의 수와 종류에 대해 설명하라. 성인의 치열과 어떤 차이를 보이는가?
2. Angle의 분류체계란 무엇인가? 제1형, 제2형 및 제3형 부정교합에 대해 정의하라. 구순구개열 이력이 있는 환자들에게서 흔히 관찰되는 부정교합 유형은 무엇인가? 어떤 요인이 그러한 부정교합을 유발하는가?
3. 어떤 유형의 치열 문제가 말에 영향을 미칠 수 있는가? 치열 문제의 영향을 가장 많이 받는 음소 부류와, 영향을 받을 수 있는 음소 부류를 열거하라.
4. 전방 교차교합과 제3형 부정교합이 있을 경우, 어떤 유형의 보상조음 오류가 나타날 수 있는가? 이때 적절한 치료법은 무엇인가?

5. 전방 교차교합과 제3형 부정교합이 있을 경우, 어떤 유형의 필연적 왜곡 오류가 나타날 수 있는가? 이때 적절한 치료법은 무엇인가?
6. 영유아기, 일차 치열기(1~6세), 초기 혼합치열기(6~9세), 후기 혼합치열기(9~12세), 청년 치열기(12~18세) 동안 주로 나타나는 치열 문제에는 어떤 것이 있는지 설명하고, 흔히 이루어지는 치열교정 치료법에 대해 설명하라.

제 9 장

구순/구개열 및 두개안면 기형 환자의 심리사회적 쟁점

JANET R. SCHULTZ, PH.D., ABPP

✿ 이 장의 개요

도 입

아기가 태어나면, 아기는 단순히 부모에게만 소속되는 것이 아니라 가족과 사회에도 소속된다. 아기가 태어났을 때 속하게 되는 여러 계층 또한 아동의 발달에 영향을 미치는 요인이다. 동시에 아동은 태아기에 발달된 유전적 자질과 특징을 세상에 드러내게 되는데, 이 중에는 기질, 특정한 본능적 행동과 신체적 외모 등이 포함된다. 어떤 아동에게는 그런 특징 중 하나가 구순열이나 구개열 혹은 기타 두개안면 기형일 수 있다. 아동의 유전적 성향은 아동이 접하는 다양한 환경과 상호작용하게 되며, 이렇듯 성장하는 아동은 환경의 영향을 받고 환경에 영향을 주게 된다.

가족 관련 쟁점

아기의 탄생과 더불어 부모와 가족 구성원의 삶은 완전히 달라진다. 특히 그 아기가 구개열이나 두개안면 기형을 가지고 태어났을 때는 더욱 그렇다. 아기가 기대한 것과 다른 모양을 하고 있다는 것을 알게 되면 부모는 예외 없이 큰 충격을 받게 된다. 부모와 가족은 초기 애착 형성 기간에 많은 어려움을 겪게 된다. 그러나 조만간 이에 적응하게 되며 결국 만성적 질환에 대한 현실적 대처를 도모하게 된다.

초기의 충격과 적응

아기의 탄생은 행복한 일이다. 아기가 태어났을 때 부모가 하는 첫 질문은 대개 "아기가 괜찮나요?"일 것이다. 아기가 구순열을 가지고 태어나게 되면 문제를 즉각적으로 알게 되기 때문에 곧 비탄에 잠기게 된다. 그러나 아기에게 연구개열이나 점막하 구개열이 있는 경우에는 문제가 있다는 것을 전해 들은 다음에야 걱정을 하기 시작한다.

파열을 가진 아기가 태어났다는 것은 대부분의 가족에게 일생일대의 심각한 일이다. 이들은 아기가 태어나기 전까지는 수술 전의 파열 아동을 본 적도 없으며 그런 문제를 어떻게 대처해야 하는지는 더욱 아는 바가 없다(Dolger-Hafner, Bartsch, Trimbach, Zobel, & Witt, 1997; Middleton, Lass, Starr, & Pannbacker, 1986). 이로 인해 부모는 충격과 슬픔에 빠지게 된다. 자녀의 미래에 대해 한탄하는 시기가 있지만 결국은 현실에 적응하여 자녀가 가진 것에 초점을 맞추게 된다(van Staden & Gerhardt, 1995). 사랑, 보호본능, 즐거움의 감정이 상처, 공포, 실망, 배신, 분노, 죄책감과 빈번히 충돌한다(Coy, Speltz, & Jones, 2002; Despars et al., 2011). 이러한 감정은 파열 아동의 영유아기부터 급격히 이루어지는 의학적 처치 때문에 쉽게 해소되기는 어렵다.

생후 몇 주 동안 파열이 있는 아기의 부모는 많은 도전에 직면하게 된다. 이들은 무엇보다도 먼저 아기를 위한 섭식방법부터 배워야 한다. 앞으로 할 일이 많은 부모에게 이 일은 시간의 부담이 되는 현실적인 도전이다. 일반적으로 부모는 휴식, 수면, 취미활동 등 자신을 위한 시간을 대부분 잃게 된다(Winston, Dunbar, Reed, & Francis-Connolly, 2010). 또한 아기에게 모유나 우유를 먹이는 데에도 자신감이 결여되는 등 감정적인 도전을 받게 된다. 미국을 포함한 대부분의 사회에서 파열이 있는 영유아 섭식의 성공은 부모의 섭식 기술에 의존하고 있다(Kedesdy & Budd, 1998).

영유아의 초기 발달부터 부모는 자녀가 기형을 갖게 된 원인뿐만 아니라 이후에 어떤 수술을 받을 것이고 어떤 도구를 이용한 중재를 받을 것인지에 대한 정보를 얻어야 한다. 이 시기에 부모는 스스로 도움을 받기보다는 오히려 자녀의 조부모나 다른 친척들의 힘을 북돋워 주려고 노력하게 된다. 일부 부모는 아기가 파열을 갖고 태어났다는 이유로 가족 구성원이나 의료진에게서 비난을 받거나 비난을 받는다고 느낀다. 게다가, 많은 부모들이 자신에게 가장 필요한 정보가 무엇인지 모르거나 그러한 정보를 받지 못하고 있다(Young, O'Riordan, Goldstein, & Robin, 2001).

눈에 보이는 문제를 가지고 있는 아기의 부모는 아기를 데리고 밖으로 나갔을 때 다른 어른 혹은 아동이 자신들을 안 좋게 보는 것을 경험한다. 이러한 경험은 부모가 자신의 아기를 처음 보자마자 마음속에 떠올렸던, 사회적으로 거부당할 수 있다는 공포를 확신하게 만든다(Barr, Thibeault, Muntz, & de Serres, 2007). 그러므로 이들은 아기가 갖고 태어난 파열을 안 좋게 보는 사람들을 어떻게 대하고 아기가 갖고 있는 파열에 대해 다른 사람들에게 어떻게 말할 것인지 배워야 한다. 기형이 드러나 보일수록 부모가 스트레스를 받는 상황은 늘어나게 된다(Rosenberg, Kapp-Simon, Starr, Cradock, & Speltz, 2011). 그러나 이러한 도전은 사실상 아기와의 유대감을 더욱 강하고 확고하게 만들어 줄 수도 있다. 한 연구에서는 구순구개열을 가진 아기들이 구개열만 가진 아기들보다 부모와 더 확고한 유대관계를 가지고 있다고 보고했다(Coy, Speltz, & Jones, 2002).

파열이 있는 아기의 어머니는 정상 아기보다 스트레스 수준이 더 높다고 보고되고 있다(Pope, Tilman, & Snyder, 2005; Speltz, Armsden, & Clarren, 1990). 또한 이들은 부모로서 해야 하는 일에 대한 관심도 더 많다. 그러나 아동에 대한 반응이나 상호작용이 정상 아기의 부모보다 더 적다고도 종종 보고된다(Barden, Ford, Jensen, Rogers-Salyer, & Salyer, 1989; Borhini, Habersaat, Muller-Nix, Ansermet, & Hohlfeld, 2001; Field & Vega-Lahr, 1984; Wasserman, Allen, & Solomon, 1986). 예를 들어, Barden과 동료들은 정상 아동의 어머니에 비해 안면기형 아동의 어머니가 자녀와 대면하는 시간이 더 적고 신체적 접촉이 더 적으며 덜 웃는다고 보고했다.

어떤 종류든 신체기형을 동반한 아동은 정상 아동보다 신체적 학대를 당할 위험이 더 높다[National Center on Child Abuse and Neglect(NCCAN), 1983]. 두개안면 기형 아동의 어머니가 부부갈등을 겪는 정도도 더 높다고 하지만 이것이 반드시 이혼율이 높다는 것을 의미하지는 않는다. 약 10% 정도의 부부가 결혼생활이 더 심각한 파탄 지경에 이르렀다고 호소했지만 75%의 부부는 파열이 있는 아기가 태어난 후 오히려 부부 간의 애정이 더 돈독해졌다고 보고했다. 파열이 있는 아기가 태어났다고 해서 자녀 계획을 바꾸는 일은 별로 없었다(Andrews-Casal et al., 1998). 그렇다 하더라도 이들의 스트레스가 자녀의 미래에 대한 걱정과 관련이 있다는 것은 익히 알려져 있다(Pope et al., 2005). 그러므로 심각한 스트레스 상황에 직면한 부모들에 대한 중재도 아동의 적응 문제 해소에 큰 도움이 된다.

파열을 갖고 태어난 아기에 대한 초기 적응 시기에 부모에게 다른 자녀가 더 있다면 이는 부모에게 또 다른 부담이 된다. 형제 혹은 자매가 얼굴 모양이 다르고 문제가 있지만, 그 문제를 해결하기 위해 부모와 의사가 노력하고 있음을 다른 자녀에게 어떻게 알려 줘야 할지 고심하게 된다. 또한 파열을 갖고 있는 아기에게 할애해야 할 시간과 다른 자녀에게 할애해야 할 시간 사이의 균형을 어떻게 맞춰야 할지도 고민이다. 이는 아기가 젖을 먹는 데 시간이 오래 걸릴 때, 귀 감염질환에 자주 걸릴 때, 병원에 자주 다녀야 할 때, 혹은 수술을 앞두고 있을 때 더욱 어려워진다.

다행히도, 이러한 부정적인 감정과 적응 문제는 초기 몇 주가 지나면 오랫동안 이어져 온 부모와 아동 간의 유대관계(Clifford, 1969, 1971)나 부모의 삶의 질을 손상시키지 않고(Kramer, Baethge, Sinikovic, & Schliephake, 2007) 금방 사라진다. 이렇게 비교적 빠르게 완화되는 이유 중 하나는 파열이라는 것이 시간이 지나면 '고칠 수 있는' 것이기 때문이다. 파열이 있는 아기의 양육에 부모가 적응하는 데에는 가족의 지원이 큰 역할을 하는 한편, 사회적 지원 수준이 낮으면 아기 어머니가 우울증을 보이기 쉽다(Baker, Owens, Stern, & Wilmot, 2009; Bradbury & Hewison, 1994; Sank, Berk, Cooper, & Marazita, 2003). 부모의 적응에 영향을 미치는 또 다른 요인에는 파열의 중증도와 드러나 보이는 정도, 부모의 대처 양상과 교육 수준 등이 있다(Sank et al., 2003). 독일에서 실시된 연구에 따르면 1세 이후 파열 아동의 어머니들은 규준치와 비슷한 정도의 삶의 질, 우울, 불안 정도를 보였다(Weigl, Rudolph, Eysholdt, & Rosanowski, 2005). 전체적으로 부정적인 결과가 나타나는 경우는 흔치 않거나 나타나더라도 정도가 심하지 않은데, 특히 사회적 지원이 충분하면 더욱 그 빈도가 낮다(Baker, Owens, Stern, & Wilmot, 2009).

초기 몇 개월 동안 부모는 건강관리 전문가(주로 의사나 간호사)로부터 충분한 정보와 지원을 받는 것이 중요하다. 특히 이 시기에 부모는 용기를 북돋워 주고 궁금증을 해결해 줄 누군가가 절실히 필요하다. 대부분의 부모가 비슷한 경험을 갖고 있는 다른 부모와 친밀한 관계를 맺고 싶어 한다(Kerr & McIntoshi, 2000; Strauss, Sharp, Lorch, & Kachalia, 1995). 부모는 자신이 받은 상처를 동정심 가득한 선배들에게 드러내는 것을 주저하지 않으며 자신이 갖고 있는 두려움과 의문점들을 말하고 싶어 한다. 다수의 병원이 파열이 있는 신생아의 부모와 다른 부모를 연결해 줌으로써 그들의 경험과 문제해결 방법을 공유하도록 도와주고 있다. 그와 관련하여 흔히 이루어지는 활동 중에는 사진 공유가 있는데, 이를 통해 파열을 갖고 태어난 신생아의 부모는 자신의 아기가 어떻게 커갈지 살짝 엿볼 수도 있다. 인터넷 검색으로도 양육과 의학적 정보를 얻을 수 있는데, 일부 사이트는 구개열과 두개안면 기형에 특화되어 있다. 1973년에 미국 구개열-두개안면 협회(American Cleft Palate-Craniofacial Association, ACPA)가 공공봉사를 목적으로 구개열 재단(Cleft Palate Foundation, CPF)을 설립했다. CPF의 웹사이트는 기형을 가진 아동에게 특히 유용한 정보를 제공해 주고 있는데 그 주소는 http://www.cleftline.org이다.

❋ 만성적 의학적 처치를 요하는 구개열

파열이 있는 아동의 부모는 자녀를 병원에 데려가는 데 많은 시간을 할애해야 하는데, 이것도 가족에게 큰 부담이 되는 일이다. 특히 이동 방법이 큰 문제인데, 이동 거리가 멀거나, 학령전기의 어린 자녀가 더 있거나 경제적인 여유가 없을 때에는 더욱 그 심각성이 커진다. 외래 일정 때문에 부모가 직장을 빠져야 하는 것도 어려운 일인데, 이는 때로 고용 상태까지 위협할 수도 있다. 병원을 방문하는 것 자체도 부모에게 스트레스가 되는데, 이로 인해 자신의 아기가 '다르다'는 것을 다시 한 번 깨닫게 되기 때문이다. 또한 좋지 못한 소식을 듣게 될까 봐 노심초사하기도 한다. 어떻게 보면 아기를 데리고 병원을 방문하는 것이 부모로서의 능력에 대해 평가를 받는 것처럼 느껴질 수도 있다. 특히 섭식상태를 통해 의사가 아기의 성장을 평가하고 기록할 때 더욱 그렇다. 건강관리 전문가가 부모를 지지해 주고 그들의 아기를 다수의 신체적 문제를 갖고 있는 대상이 아닌 그저 한 사람으로 생각해 주는 것이 매우 중요하다.

첫 번째 수술은 가족에게 엄청난 스트레스를 주는 두려운 시간이 될 수 있다. 힘없는 아기를 품에서 떠나보내어 수술실로 들여보내는 것은 출생 이후 잠잠해졌던 슬프고 두렵고 방어적인 많은 감정을 다시 일깨워 준다. 정상적인 아기를 키울 때, 많은 부모들과 조부모들은 아동을 위해 '모든 일이 잘 진행될 수 있게' 해줄 수 있는 능력을 가지고 있다. 그러나 아기가 수술을 받아야 할 때 부모와 가족은 아기의 문제를 해결하는 데 그들이 해줄 수 있는 것이 없다는 현실에 직면하게 된다. 부모는 수술 집도의를 포함해서 수술에 관여하는 모든 전문가들을 믿어야 하고 방해하면 안 되는데, 이것 또한 부모들이 상황을 통제할 수 없다는 감정을 갖게 할 수 있다. 수술을 받기로 결정한 것 때문에 일이 잘못되어 아기가 죽게 되지나 않을까 하는 걱정을 부모는 항상 아주 조금이라도 갖고 있기 마련이다. 위험을 무릅쓰고 수술을 하는 것이 좋을지 부모가 결정을 내리는 것은 아기가 나이가 들어가고, 수술이 기능보다 외모에 초점을 둘 때 더욱 복잡해진다.

파열 병력을 가지고 있는 아동들은 종종 수술 후 부정적인 정서 상태를 보이거나 행동에 변화를 보이기도 하는 것으로 보고되었다. 파열 수술을 받은 아기들에 대해 매우 드물게 이루어진 종단적 연구 중 하나인 Koomen과 Hoeksma(1993)의 연구에서 수술 후 나타나는 아기의 행동 변화는 엄마와 함께 지내려는 욕구의 증가와 관련이 있다고 보고했다. 이를 통해 연구자들은 수술을 위한 입원기간 동안에 부모와 아기의 애착 관계에 문제가 많이 생긴다고 보고하였다. 그러나 이러한 결과는 비일관적인 측면을 가지고 있으며, 애착과 관련된 일부 문제는 연구에서 통제되지 않은 요소가 결과에 영향을 미치는 일이 종종 발생하곤 한다.

부모는 건강관리 전문가가 할 수 없는 특별한 역할을 수행한다. 그러므로 병원에 있는 동안 아기와 함께 머물고 아기의 변화된 외모에 적응하도록 형제자매들을 준비시키며 수술 후 아기를 돌보는 데 대해 건강관리 전문가로부터 현실적인 조언을 받는 것이 매우 중요하다. 이러한 조언은 부모로 하여금 아기의 행복한 삶을 위해 자신도 도움을 줄 수 있다는 감정을 증가시켜 준다. 또한 수술을 위해 입원해 있는 동안 부모나 다른 친숙한 어른들과 함께 있는 것이 아기에게 안심과 평안을 줄 수 있다(Redsell & Glazebrook, 2010).

건강관리 전문가와 부모 사이의 관계가 긍정적이라고 해도, 일부 의료체계는 아직도 부모를 압도하며 이로 인해 오랫동안 문제가 제기되어 왔다. 복잡한 서류작업과 보험 승인, 영수증 처리 등은 의료체계에 대한 불만과 갈등을 야기한다. 이러한 분노는 의료인에게까지 잘못 투사되어 부모가 그들의 의학적 처방을 따르지 않게 만들 수도 있다.

아동이 갖고 태어난 파열과 그로 인한 스트레스로 가족 구성원들이 갖게 되는 부정적인 감정의 정도는 시간이 지날수록 대개 감소하지만, 수술을 할 시기나 사회적으로 거부당할 때, 아동이 혼란을 겪을 때에는 다시 나타난다. 부모들은 종종 피곤함을 느낄 때도 있지만, 대개는 해야 하는 모든 일에 열성적이다. 의학적 결정을 내리는 데 의료진과 부모의 의견이 일치하지 않는 것은 드문 일이 아니다. 아동이 자랄수록, 특히 10대 때에는 부모와 아동 사이에도 이러한 불일치가 생길 수 있다. 부모의 두려움은 아동이 자라 어른이 되고 자녀출산을 고려하기 시작하면서 유전적 문제가 다시 대두될 때 되살아나게 된다.

부모가 파열 병력을 가지고 있을 때 이런 문제는 더욱 심각해진다. 부모도 같은 병력을 가지고 있다는 것은 왜 아동이 파열을 가지고 태어났는가에 대한 답이 될 수도 있다. 드물기는 하지만, 부모가 아동의 상태에 대한 이해와 지식을 충분히 갖고 있더라도, 과거 부모가 경험한 해결되지 않은 부정적 감정이 아동이 직면하게 될 문제에 대한 반응을 지배할 수도 있다. 때로, 부모들은 '이번엔 제대로 해보겠다'는 강한 의지를 보이기도 한다. 부모 자신과 자녀는 서로 다르며, 자신이 수술을 받을 때보다 요즘은 의료기술이 많이 개선되었다는 점을 인식시켜 주는 것이 중요하다.

파열이 있는 자녀가 있는 것이 스트레스를 받는 일이기는 하지만, 그 부모에게서 정신의학적인 증세가 더 많이 관찰된다는 증거는 어디에도 없다(Grollemund et al., 2010). 다소 오래된 연구(Goodstein, 1960)에서 파열 병력을 가진 아동들의 부모들과 기형이 없는 아동들의 부모들을 대상으로 성격에 대한 프로파일을 비교해 보았다. 「미네소타 다면 인성검사(Minnesota Multiphasic Personality Inventory, MMPI)」를 사용하여 실험한 결과, 연구자들은 두 집단 간의 유의한 차이를 발견하지 못했으며 특별한 패턴도 발견하지 못했다. 또 다른 연구(Baker, Owens, Stern, & Wilmot, 2009)는 파열이 있는 아기의 양육에 긍정적인 의미를 부여하고(특히 강력한 지원체계를 갖고 있는 경우 더 긍정적) 문제를 회피하기보다는 직접 대면해서 해결하려고 하는(지원처를 찾아보고 문제해결을 위해 노력하며 문제에 대해 논리적으로 접근하는 등) 부모에 대해 보고하고 있다. 그러나 자녀가 치료를 위해 먼 거리를 이동해야 하는 경우에 대한 부모의 관점은 아직 추후 연구가 필요하다(Nelson, Glenny, Kirk, & Caress, 2012).

✱ 학업 관련 쟁점

아동이 학교에 들어가면 더 많은 문제가 생긴다. 교사를 포함해서 많은 사람들이 두개안면 기형을 갖고 있거나 말 장애가 있는 아동의 능력과 지능을 과소평가한다. 모두는 아니라고 해도 파열 혹은 두개안면 기형이 있는 아동 중 일부는 지능이 정상인데도 학업문제를 갖고 있다. 이런 아동에 대한 최대 관심사는 이들이 경험하는 사회적 상호작용의 어려움, 항상 느끼는 주변의 경멸과 부정적인 자아개념이다.

✱ 교사의 지식과 기대

교사들은 구순구개열에 대해서 잘 모른다고 보고하고 있으며(대부분의 다른 사람들처럼) 그나마도 잘못 알고 있는 경우가 많다(Finnegan, 1982). 또한 교사들은 구개열을 가진 아동, 특히 외모나 말에 심각한 장애가 있는 아동들의 지능을 과소평가하는 것으로 나타났으며(Richman, 1978), 정상 외모를 가진 아동들에 비해 기대를 덜 하는 것으로도 나타났다(Richman & Eliason, 1982). 이러한 교사의 과소평가는 아동에 대해서도 별

다른 기대를 하지 않게 하며, 결과적으로 아동들의 학업성취도를 저하시키고 이들의 학업성취에 대한 교사들의 긍정적 평가도 인색하게 만든다. 일부 연구에서는 파열을 가진 아동들은 지능만으로 예측한 성취 수준보다 더 낮은 수행을 보이는 것으로 보고되었다(Broder, Richman, & Matheson, 1998; Millard & Richman, 2001).

✲ 학습능력과 학업성취

구순구개열은 있지만 증후군을 동반하지 않은 아동들(cleft lip and palate, CLP)의 지능은 공식 검사로 측정한 경우 평균 범위에 해당되는 것으로 생각된다(Millard & Richman, 2001; Persson, Becker, & Svenson, 2008). 그러나 증후군을 동반하지 않은 구순구개열 아동들은 동작성 검사에 비해 언어성 검사, 특히 말로 하는 반응을 요구하는 검사에서 더 낮은 수행을 보이는 것으로 나타났다. 읽기장애를 보이는 구순구개열 아동들은 빠르게 이름 대기와 구어 표현에서 문제를 보이는 것으로 나타났다. 초기에는 읽기 문제를 조음오류와 연결하여 생각하기도 했는데 이들의 문제는 음운 인식에 의한 것으로 보이지는 않는다(Richman & Ryan, 2003). 이들은 때로 심각한 난독증을 동반하기도 하는데, 특히 초등학생 때 그 문제가 두드러지게 나타난다(Richman & Millard, 1997).

대조적으로, 증후군을 동반하며 구개열만 있는 아동(cleft palate only, CPO)은 지능검사에서 낮은 수행을 보이는 경우가 많다(Persson et al., 2008). 이들 중 다수는 특수 학습장애(specific learning disability)를 갖고 있다(Richman, Ryan, Wilgenbusch, & Millard, 2004). 일부 연구에서는 구개열만 있는 아동들 중 절반 이상이 초등학교 1, 2학년 때 심각한 읽기 문제를 보인 것으로 보고했다. 읽기장애는 13세까지 지속된 것으로 나타났고, 여자 아동이 남자 아동에 비해 문제의 심각성이 덜한 것으로 나타났다(Broder et al., 1998). 구개열만 있는 아동은 구순구개열 아동이나 정상 아동에 비해 말이나 언어의 문제가 더 심각하다(Broen, Devers, Doyle, Prouty, & Moller, 1998; Estes & Morris, 1970; Goodstein, 1961; Lamb, Wilson, & Leeper, 1973). 말 문제를 동반하고 있는 아동들은 낭독을 할 때 자신감이 떨어지는데, 이는 교사들이 그러한 아동들에 대해 내리는 평가에도 영향을 미친다. 구순/구개열 아동, 청소년, 성인의 지능에 대한 연구 결과는 매우 다양하여 어떤 연구는 낮은 점수를 보인다고 하지만 다른 연구는 정상 범주에 있다고 보고하고 있다(McWilliams & Musgrave, 1972). 그러나 결론이 명백한 것 중 하나는 CLP 아동과 CPO 아동의 지능지수 양상이 서로 다르다는 것이다. 공식적인 지능검사 결과, CPO 아동이 CLP 아동보다 더 낮은 점수를 보였다(Persson et al., 2008). 그러나 이러한 연구는 대개 오래된 연구들이고, 증후군을 동반한 아동들을 구분하지 않았다.

학교 생활이 어렵다 하더라도 파열 병력이 있는 청소년들이 정상 또래들에 비해 중퇴율이 더 높지는 않았다(McWilliams & Paradise, 1973). 그들은 다른 청소년들과 비슷한 교육 수준을 보였다. 사실, 유럽에서 이루어진 연구에서는 파열을 가진 사람들이 또래들보다 더 낮은 중퇴율을 보였다고 보고했다(Ramstad, Ottem, & Shaw, 1995b).

CLP나 CPO 외의 두개안면 기형, 특히 두개골조기유합증(craniosynostosis)을 동반한 아동의 경우 인지능력이 저하되어 있는 경우가 종종 있다. 예를 들어 프랑스에서 이루어진 연구에서 아퍼트 증후군 아동 중 1/3이 70점 이상의 지능지수를 보였는데 이는 수술 시기와 밀접한 관련이 있다고 보고했다(Renier et al., 1996). 후에 이루어진 두개골조기유합증 아동의 연구 결과, 평균 95점의 지능지수를 보여 이들의 지능이 평균 수준임을 나타냈다(DaCosta et al., 2006). 그러나 증후군을 동반한 아동(평균 지능지수 83)과 동반하지 않은 아동(평균 지능지수 104) 사이에는 큰 차이가 있었다. 크루종 증후군 아동이 학습문제를 보이는 경우는 거의 없기는 하지만 아퍼트, 크루종, 뮌케(Muenke) 증후군 아동과, 이런 증후군과 함께 두개골조기유합증을 동반한 아동의 삶의 질에 대한 관련 요인을 비교한 결과 증후군을 동반한 두개골조기유합증 아동의 인지 기능이 더 낮게 나타났다(deJong, Maliepaard, Bannink, & Mathijssen, 2012).

트레처 콜린스 증후군이나 반안면왜소증처럼 두개골조기유합증을 동반하지 않는 증후군이 인지 발달 문제를 동반하는 경우는 흔치 않다. 예외는 연구개-심장-안면 증후군(velocardiofacial syndrome, VCFS)이다. 이 증후군이 나타나면 거의 예외 없이 학습문제가 동반된다(Shprintzen et al., 1978). 후에 VCFS 아동이 비언어적 학습장애(non-verbal learning disability)의 진단 기준에 부합되는 양상을 보인다고 보고된 바가 있고(Fuerst, Dool, & Rourke, 1995), 또 다른 연구에서는 이런 지체가 지적장애 수준으로 확대된다고 보고하였다. 어떤 연구는 연구 대상이 된 VCFS 아동 중 절반 정도가 심각한 인지능력 발달지체를 보인다고 보고했고(Swillen et al., 1997), 또 다른 연구에서는 6세 이하 아동 중 75%가 경도(mild) 이상의 지체를 보인다고 보고하였다(Gerdes et al., 1999).

증후군 중 일부는 지적장애를 동반하기도 한다. 예를 들어 스미스-렘리-오피츠 증후군(Smith-Lemli-Opitz syndrome)의 지적장애 동반 비율은 95% 이상이다(Kelley & Hennekam, 2000). 게다가 태아 알코올 증후군(fetal alcohol syndrome)과 태아 알코올 스펙트럼 장애(fetal alcohol spectrum disorder) 모두 인지장애와 학습장애가 매우 높은 비율로 나타난다(Sokol, Delaney-Black, & Nordstrom, 2003).

❋ 사회적 상호작용

아동이 어릴 때 부모들은 파열에 대한 부정적인 사회적 반응을 경험할 수 있다. 이들은 아동을 보고 눈을 동그랗게 뜨거나 아동의 상태에 대해 묻는 사람들을 만나게 된다. 그러나 학교에 들어갈 즈음이면 입술에 무슨 일이 있었는지 아동들이 직접 질문을 받게 된다. 때로 떨어지거나 가벼운 사고로 흉터가 생긴 것이라고 믿는 어른들이 좋은 의도로 물어보는 경우도 있다. 아동의 외모에서 다른 점을 발견한 호기심 많은 아동들이 그런 질문을 하기도 한다. 학령전기 아동들은 자신의 친구로 예쁘거나 잘생긴 아동을 선호하지만, 또래 아동들에 대해 공격적이거나 그 아동들을 경멸하는 경우는 많지 않다. 이들은 얼굴, 말, 행동에서 차이가 있다는 것을 지각하지만 그러한 차이가 방해 요소가 되지 않는 한, 같이 놀 친구의 그런 문제들을 대수롭게 생각하지는 않는다. 파열 병력이 있는 아동들은 좋은 유치원이나 어린이집 등에 다니게 되면 사회적 기술을 쌓게 되고 부모가 없어도 자신감을 갖게 될 기회를 얻게 되며, 이로 인해 경멸받거나 무례한 일을 당하는 일은 많이 감소한다.

학령기 무렵에 파열 병력을 가진 상당수의 아동들은 또래의 다른 아동들만큼 많은 친구들을 만들지는 못하는데(Tobiasen & Speltz, 1996), 이러한 상황은 몇 가지 요소의 상호작용에 의해서 나타나는 것으로 생각된다. 첫째, 파열을 가진 아동들, 특히 여자 아동들은 또래 아동들보다 사회적으로 더 제한되어 있다는 느낌을 받는다. 이들은 새로운 친구를 만드는 것을 꺼리며, 새로운 친구를 만들고 친구관계를 유지하는 데도 어려움을 느낀다. 둘째, 이들에게 친구가 적은 것은 청각장애와 말소리 문제로 인한 사회적 상호작용의 어려움 때문이기도 하다. 셋째, 외모의 문제도 친구가 적은 이유 중 하나가 되는데, 영향을 미치는 정도는 아동을 누가 평가하는가에 따라 달라진다. 예를 들어 어떤 연구에서는 아동의 사회적 능력과 또래집단 참여도에 대해 교사가 부모보다 더 낮은 점수를 준 것으로 나타났다(Dufton et al., 2011). 파열을 가진 아동 부모의 반응은 정상 아동 부모의 반응과 비슷했다. 교사가 더 현실적이거나 더 부정적인 시각을 갖고 있어서 그런지, 부모와 교사가 서로 다른 행동 측면을 평가했기 때문인지는 확실치 않다.

Joyce Tobiasen(1988, 1989)은 2, 3, 4학년 아동들에게 그림을 이용한 연구를 실시하였다. 그림에 나오는 아동들 중 일부는 파열이 없는 아동들이고, 일부는 편측성 구순열 수술을 받은 아동들이었으며, 다른 일부는 양측성 구순열 수술을 받은 아동들이었다. 관찰자인 아동들에게 그림에 나온 아동들의 성격에 대해 점수를 주게 하였다. 그 결과, 양측성 구순열을 가진 아동들이 편측성 구순열 아동들보다 더 낮은 점수를 받았으며, 파열이 있는 아동들은 모두 파열이 없는 아동들보다 더 낮은 점수를 받았다. 어린 아동들은 나이가 든 아동들보다 점수를 더 낮게 주었다.

얼굴의 결함 정도는 호감도 및 사회적 선호도의 측면과 강한 상호연관성을 보였으나 개별 아동들의 사회적 관계를 얼굴이 잘생긴 것만으로 정확히 예측하기는 어렵다(Feragen, Kvalem, Rumsey, & Borge, 2010; Shute, McCarthy, & Roberts, 2007). 아동의 정서, 가족의 지지, 사회적 기술, 개인적 경험과 문제에 대처하는 전략도 차이를 만들 수 있다.

대부분의 연구에서 나이가 많은 아동들이나 청소년들은 사람 간의 관계에 더 많은 관심을 가지고 있다고 보고했다. 10대 청소년의 건전한 사회적 관계는 스스로를 보호해 주며 자존감을 높여 준다. Slifer와 동료들은 8~15세의 파열 아동과 정상 아동을 대상으로 그들의 상호작용을 연구한 결과, 파열을 가진 아동들이 또래의 질문에 대답을 덜 하는 것으로 나타났고 상호작용을 하는 동안 선택의 기회가 있을 때에도 선택을 더 적게 하는 것으로 나타났다(Slifer et al., 2004). 이들의 부모는 아동이 사회적 반응을 많이 보이지 않는다고 보고했다. 자신이 사회적으로 잘 받아들여진다고 보고한 파열 청소년들은 또래를 정면으로 보는 경향이 더 많은 것으로 나타났다. 다른 연구에서 파열을 가진 일본인 성인 여성들은 파열이 없는 여성들에 비해 대화를 할 때 관심을 신체적으로 표현하는 것이 더 적었으며 미소 짓는 일도 더 적은 것으로 나타났다(Adachi, Kochi, & Yamaguchi, 2003).

이들은 얼굴과 말이 또래 정상 아동과 다른 상태에서 경험한 의사소통 문제(Berger & Dalton, 2011) 혹은 또래와의 신경심리적 차이 때문에 사회적 기술이 부족하다. 후자의 경우는 Nopoulos와 동료들이 제시한 결과이다(Nopoulos et al., 2005). 이들은 MRI 검사를 통해 사회적 기능을 담당한다고 여겨지는 뇌 부위가 증후군을 동반하지 않은 파열 아동이 통제군에 비해 비정상적인 형태를 보인다고 보고했는데, 비정상성이 클수록 사회화의 문제도 커진다고 지적했다.

이러한 신경심리적 차이가 앞서 언급된 결과와 어느 정도의 연관성이 있는지는 알려져 있지 않다. 파열 병력을 가진 젊은 성인이 비슷한 연령대의 다른 사람에 비해 얼마나 데이트를 자주 하는지에 대한 연구 결과는 보고된 바가 없지만 파열 병력을 가진 10대는 또래에 비해 자기에 대한 의심이 많고 사회적 관계 형성에 대한 기대감도 낮다고 알려져 있다.

파열 병력을 가진 성인들은 또래나 형제자매들보다 결혼을 더 늦게 하는 것으로 나타났다(McWilliams & Paradise, 1973). 다른 나라에서 이루어진 연구에서 성인들은 일반적으로 심리적으로 잘 적응하는 것으로 보이지만, 오랫동안 관계를 지속하거나 결혼하는 일은 더 적다고 보고되었다(Ramstad et al., 1995b). 특히 여성은 그들의 외모에 대해 걱정을 많이 하는 것으로 나타났다(Sinko et al., 2005). 그러나 남성과 여성 모두 정상 성인에 비해 외모에 대한 걱정을 많이 표현하며, 그들의 외모가 사회적 활동을 어렵게 한다고 보고하고 있다(Meyer-Marcotty, Gerdes, Stellzig-Eisenhauer, & Alpers, 1999; Sarwer et al., 1999).

덴마크의 연구에서 파열 병력의 성인 여성은 비슷한 연령의 정상 여성보다 자녀를 더 늦게 가지는 것으로 나타났다(Yttri, Christensen, Knudsen, & Bille, 2011). 대조적으로 아시아 3개국과 노르웨이 등 여러 국가에서 발표된 논문을 대상으로 시행된 메타 분석 결과, 심리사회적 측면은 특히 남성의 경우 청소년기보다 성인기에 그 중요성이 더 커지는 것으로 나타났다(Hutchinson, Wellman, Noe, & Kahn, 2011). 게다가 이들은 구순열과 구개열 성인이 정상 성인에 비해 심리사회적 발달이 늦다고 보고했다.

※ 괴롭힘

파열 병력을 가진 아동들은 다른 또래 아동들보다 더 많이 괴롭힘을 당하는 것으로 보인다(Broder, Smith, & Strauss, 2001). 수술 후에는 이러한 문제를 호소하는 일이 점차 적어지는 것으로 보고되는 것을 보면 신체적인 외모와 말소리 산출의 특이함이 괴롭힘의 원인 중 하나로 작용한다고 볼 수 있다. 괴롭힘에 영향을 미치는 또 다른 요소로는 아동의 성격과 사회적 위치, 괴롭힘에 대한 아동의 반응 등이 있다. 괴롭힘에 대해 웃어넘기거나 똑같은 방식으로 되돌려 주는 아동들은 비통해하거나 무기력한 분노를 보이는 아동들보다 괴롭힘을 덜 받는 것으로 나타났다. 유머를 사용하거나 괴롭히는 이유를 자신보다는 괴롭히는 사람의 결점으로 보는 것이 아동 스스로의 자존심에 대한 방어기제로 사용되기도 한다. 괴롭힘을 당하는 것은 파열 자체가 아니라 아동 자신에 의한 것임이 종종 보고되고 있다(Hunt et al., 2006).

성인의 반응, 특히 학교 안에서 이루어지는 성인의 반응도 괴롭힘에 영향을 미친다. 학생들에게 파열과 다양한 수술에 대한 정보를 제공해 주는 것은, 특히 저학년 아동들의 괴롭힘을 줄이고 다른 아동의 감정이입을 유도할 수 있다. 학교 직원들이 모든 학생들을 존중해 줘야 한다는 것을 몸소 실천하여 보여 주면 괴롭히는 빈도가 감소된다. 한편, 아동이라면 누구나 남을 괴롭힐 수 있다고 생각하면 괴롭힘은 계속되거나 증가한다.

고등학교 무렵, 파열을 가진 경우를 포함해서 모든 청소년들이 서로를 덜 괴롭히거나 좀 더 다정해진다. 이 연령대가 되면 파열에 대한 이해가 늘고, 그 차이에 대해 좀 더 수용적으로 된다. 그러나 불쾌한 괴롭힘이 지속되면, 그 칼날은 더욱 날카로워지며, 집단 따돌림으로 인해 사회적 후퇴에까지 이르게 된다. 일부 사회학자들은 이러한 종류의 괴롭힘이 '약자에 대한 따돌림'과 같은 힘을 가지고 있다고 한다. Hunt와 동료들(2006)은 10대 및 청년 중 약 2/3가 괴롭힘이나 따돌림을 당한 경험이 있으며 또래 아동보다 신체적인 괴롭힘을 더 많이 당하는 것으로 보고했다. 따돌림은 우울감, 불안감, 부정적 평가에 대한 두려움 등을 유발한다(Storch et al., 2003).

✲ 자아개념

파열 병력이 있는 아동은 파열이 없는 아동에 비해 더 부정적인 자아개념(self-concept)을 가지고 있다는 보고가 끊임없이 이어지고 있다(Broder & Strauss, 1989; Kapp-Simon, 1986; Slifer et al., 2003; Sousa, Devare, & Ghanshani, 2009). 그들은 자신이 또래 아동들에 비해 덜 받아들여지고, 사회적으로 무능력하다고 생각하며, 외모에 대한 만족감도 더 적으며, 화를 내거나 슬퍼하는 경우가 또래 아동보다 더 많다. Broder와 Strauss(1989)는 구순열과 구개열을 둘 다 가지고 있는 아동들은 눈에 띄지 않는 구개열만 가지고 있는 아동들에 비해 자아개념에서 더 낮은 점수를 받았지만, 어떤 형태이든 파열을 가지고 있는 아동들은 파열이 없는 아동들보다 자신을 더 낮게 평가한다는 것을 발견했다. 파열에 대한 수용 수준이 높을수록 더 나은 자아개념을 가지게 된다. 파열 병력이 있는 학령기 아동 중 신체적인 매력이 더 높은 아동들이 더 나은 적응을 보이는 것으로 나타났다(Pillemer & Cook, 1989). 비슷하게, 자신의 외모에 대한 만족도는 적응력과 관련이 있으며, 이런 측면이 미치는 영향력은 어린 아동보다 10대 후반이나 청년에서 더 큰 것으로 나타났다(Thomas, Turner, Rumsey, Dowell, & Sandy, 1997). 10대 이전에 외모를 바꿔주는 성형수술을 받은 경우 자존감이 높아지고 사회적 고립이 더 적은 것으로 보고되었다(Pertschuk & Whitaker, 1982).

일반적으로 10대는 어린 아동보다 자신에 대한 부정적 감정이 더 큰 것으로 보고되었다. Brantley와 Clifford(1979)는 10대에게 자신이 태어났을 때 부모가 어떤 감정을 느꼈을지 생각해 보도록 했다. 파열 병력이 있는 10대들은 그들의 부모가 먼저 부정적인 감정을 느꼈을 것이며, 자신을 양육하는 데 별다른 주의를 기울이지 않았다고 보고했다. 천식, 비만을 동반한 청소년 및 신체적 문제가 없는 청소년들에 비해 파열 병력이 있는 청소년들은 자신의 부모가 자신에 대해 더 많은 불안과 더 적은 자부심을 가지고 있다고 보고하였다. 다행히도 자신을 또래 아동이나 친밀한 성인의 관점과 비슷하게 보는 청소년은 이런 문제에 쉽게 적응한다.

신체적 외형에 대한 걱정은 파열 병력을 가진 환자들에게 평생 지속되는 문제이기는 하지만, 청소년 후반기나 성인기의 경우 여성이 남성보다 더 높은 자아개념을 가지고 있으며, 얼굴을 중심으로 한 외모, 특히 입 부분에 대한 불만이 큰 것을 발견했다(Clifford, Crocker, & Pope, 1972). 구순열 병력을 가진 성인들은 단독 구개열만 있는 환자들에 비해 외모에 대한 만족감이 더 적은 것으로 보고된 반면, 구개열 병력이 있는 환자들은 단독 구순열만 있는 환자들에 비해 자신들의 말소리에 대한 불만이 더 큰 것으로 보고되었다. 입, 치아, 입술, 음성, 말소리와 관련된 불만은 파열 병력이 없는 통제집단보다 파열 병력이 있는 환자집단이 더 많이 표출하였다.

파열 병력을 가지고 있는 성인들은 일정 수준의 심리적 불안을 지속적으로 보고하고 있다. 노르웨이의 성인을 대상으로 한 연구에서 이들이 파열이 없는 통제집단보다 더 높은 수준의 불안감과 우울함을 호소한다고 보고하였다(Ramstad, Ottem, & Shaw, 1995a). 이들의 증세는 외모, 치아, 말소리에 대한 걱정, 그리고 치료를 더 받아야 할 가능성 등과 밀접하게 연관되어 있었다. 또한 같은 연구자들(1995b)은 파열 병력이 있는 성인들이 파열 병력이 없는 성인들보다 결혼하는 비율이 적고, 결혼을 하더라도 더 늦게 한다고 보고하였다. 이는 특히 양측성 구순구개열 환자군에서 더 두드러졌다. 다른 나라에서 이루어진 또 다른 연구들도 비슷한 결과를 보고하였다. 파열 병력을 가진 환자

사례 보고

안드레아의 이야기

나는 1944년에 심각한 파열을 가지고 태어났는데, 그 당시 오스트레일리아 남부에서는 이를 위한 교정수술이 시행된 적이 거의 없었다. 로열 아들레이드 병원(Royal Adelaide Hospital)의 성형외과 의사인 돈 로빈슨(Don Robinson) 씨를 만나 수술을 받은 것이 1958년의 일이었다. 나는 그 주(state)에서 성형수술을 받은 첫 번째 사람이었다.

1940년대는 기형인 아기가 태어나면 엄마가 그 일에 대해 수치스러워하고 당황스러워하던 때였다. 나도 예외는 아니었다. 어렸을 때 아들레이드 아동병원(Adelaide Children's Hospital)에 입원했는데 음식을 제대로 먹지 못했기 때문이었다. 이때 음식 섭취는 위관(gastric tube)이나 정맥주사를 통해서 이루어졌다. 그러나 어머니는 나를 별로 달가워하지 않았기 때문에 어머니로서는 내가 병원에 입원해 있는 것이 더 편했다. 아버지는 참전 중이어서 멀리 떨어져 있었다. 아버지가 집으로 돌아왔을 때 나도 집으로 돌아왔다. 아버지는 나를 잘 돌봐 주고 사랑해 주었다.

그때에는 말소리 장애를 갖고 있는 아동을 위한 학교가 따로 없었기 때문에 일반학교에 들어갔는데, 거기서 나는 매일 끔찍한 괴롭힘을 당했다. 나는 남이 알아듣게 말을 할 수가 없었기 때문에 그냥 소리만 질러 댔다. 나는 학교생활을 잘해 보려고 애를 썼지만 선생님들은 나를 거들떠보지도 않았고, 이로 인해 나는 다른 학생들에 비해 학업성취도가 떨어질 수밖에 없었으며 자존심에 상처도 많이 받았다. 고등학교에 들어갔어도 바뀐 것은 없었다. 집에서도 어머니나 형제들은 나를 사랑해 주지 않았다.

아버지는 500파운드 이상 하는 내 수술비를 지불하기 위해 우리 가족의 희망이었던 땅을 팔았고 어머니는 나를 용서하지 않았다.

수술을 받고 난 뒤에도 나는 학교에서든 집에서든 받아들여지지 못했다. 나는 4년 동안 매주 3회씩 언어치료실을 다녔는데 지속적으로 반복되는 연습에 열정적으로 참여했다.

1977년에 인두성형술을 받았고, 그 뒤에도 계속 조음치료를 받았다. 나는 지금 정상적인 삶을 살고 있으며 아주 가끔씩만 괴롭힘을 당한다. 사랑하는 훌륭한 나의 남편은 한결같이 나를 응원해 주고 있다(Ogier & Britton, 2013).

안드레아 오기어
오스트레일리아

승인하에 게재함

군과 그렇지 않은 통제군의 교육 및 취업의 내용이 본질적으로 크게 다르지 않아도, 파열 병력을 가진 사람들이 돈을 덜 버는 것으로 나타났다.

❋ 사회 관련 쟁점

인간은 사회적인 존재로서 타인과의 상호작용, 의사소통 및 상호수용이 필요하다. 파열 혹은 두개안면 기형 환자는 말소리 및 청각 문제로 종종 의사소통이 방해를 받는다. 게다가 이들의 특이한 외모와 말 특성 때문에 타인들은 이들을 부정적인 시각으로 바라보기 쉽다.

❋ 신체적 매력

파열 병력의 아동들이 현실적으로 느끼는 문제 중의 하나는 외형적인 차이에 대한 사회의 반응이다. 신체적인 매력, 특히 얼굴의 아름다움은 연구가 많이 이루어져 온 분야로, 가장 신뢰롭고 확고한 심리학적 연구 중 하나로 손꼽히기도 한다. 매력이 있다, 없다를 판정하는 데 관여하는 특징 중 일부는 모든 문화에서 공통적으로 나타나는데, 예를 들면, 깨끗하지 못한 피부를 가진 사람이 매력적이라고 평가하는 집단은 없었다. 다른 특징은 문화마다 매력에 대한 기준이 상당히 다르게 나타나는데, 대개는 얼굴이나 몸매에 집중되는 경향이 있다. 입의 모양은 모든 문화에서 특히 중요하게 생각한다는 증거가 종종 발견되는데, 거기에서도 아름다움에 대한 특정 기준은 문화마다 다르게 나타난다. 치아의 차이는 특히 어른들에게 의미가 있는데, 아동들에게는 그 중요도가 명확하지 않다.

한 문화권 안에서 생각하는 매력에 대한 일반적인 특징은 어느 정도 공통적인 의견이 있기 마련이다. 이러한 공통적인 의견은 일찍 발달한다. 학령전기까지 아동들은 어른들이 가지고 있는 미(美)의 기준을 알게 되고 그 가치를 공유하게 된다. 사실 최근까지 학령전 아동에게 실시하는 지능검사에서 흔히 사용되어 왔던 항목 중 하나가, 두 그림 중 '아름다운' 여자를 선택하도록 하는 것이었다(Terman & Merrill, 1960, Stanford-Binet Form L-M). 이는 오직 발달검사에서만 사용할 수 있는 것인데, 아름다움에 대한 문화적인 개념은 4세 이전에 학습되기 때문이다.

아름다움에 대한 문화적 기준에 있어 공통적인 의견보다 더 중요한 것은 매력적이다, 그렇지 않다는 관념 속에 내포되어 있는 의미이다. 간단히 말해서 아름다움이란 선(善, goodness)과 같은 개념이라는 것이다. 매력적인 사람은 대개, 매력적이지 않은 사람보다 더 똑똑하고, 자상하고, 성격이 더 좋고, 좋은 친구가 되어 주기에 적합하고, 친절하다고 평가된다. 민족학자들은 아기와 같은 특징들, 즉 동그란 머리, 큰 눈, 작은 몸집이 '귀여운(이는 대부분의 사람들이 판다를 만났을 때 생각하는 내용들이다)' 것으로 평가되며, 어른들로 하여금 보살펴 주고자 하는 행동을 유발한다고 지적하였다. 매력적이라고 평가되는 아기들은 사람들이 더 호감을 갖고, 똑똑하고 문제를 덜 일으킬 것으로 평가된다. 이러한 평가와 신념의 중요성은 그것이 사람들의 행동과 태도를 직, 간접적으로 조종하는 힘을 가지고 있다는 데 있다. 이는 다시 피드백 고리를 형성하여, 사람들이 어떻게 행동해야 하는지에 대해서도 영향을 미치게 된다.

신체적인 매력은 전 생애에 걸쳐 영향을 미친다. 귀여운 아기는 덜 귀여운 또래들이 가지지 못한 것을 가지고 있다. 학령전기 아동들은 매력적인 아동이 자신의 친구가 되길 바라고, 매력이라는 것이 갖는 사회적인 힘은 학교에 들어간 초기까지 점점 커지며, 청소년기에 들어서도 꾸준히 지속되는 경향을 보인다. 교사들은 매력이 없는 아동들보다는 매력이 있는 아동들에게 더 호의적인 기대를 갖게 된다(Clifford, 1975). 교사들은 신체적으로 매력적인 아동과 그렇지 않은 아동에게 다른 반응을 보이며, 매력이 있는 아동에게 더 높은 점수를 주는 것으로 보고되었다. 매력적인 10대는 그렇지 않은 아동보다 학급임원에 선택될 확률이 더 높은 것으로 나타났으며, 그러한 아동이 더 자주 데이트를 즐기고 더 많은 수의 이성친구를 만난다는 것은 별로 놀라운 일도 아니다. 매력적으로 보인다는 것은 그 사람에 대한 사회적 매력을 증가시킨다. 신체적인 매력은 일자리에 고용될 때에도 영향을 미친다. 이는 사람을 별로 만나지 않는 직업에도 적용되며 직업수행 평가에도 영향을 미친다.

신체적인 매력의 힘은 중년 혹은 노년기에까지도 지속되곤 한다. 사람들은 때로 이러한 영향이 첫인상에서만 적용되기를 바라는데, 여러 연구들은 그렇지 않다고 보고하고 있다(Ambady & Rosenthal, 1993; Hosoda, Stone-Romero, & Coats, 2003). 매력이 덜한 성인은 고용되기가 어렵고 승진이나 급여 인상에도 시간이 오래 걸리는데(Hosoda et al., 2003), 두개안면 기형 성인 중 40%가 이런 일을 경험했다고 보고했다(Sarwer et al., 1999). 비록 신체적인 매력은 어떤 사람에 대해 사회가 보이는 반응 중 중요한 변수 중 하나일 뿐이지만, 이는 실로 강력한 힘을 가지고 있다.

❊ 말소리의 질

말소리의 질은 신체적인 매력과 비슷한 요소이다. 첫째, 말소리의 질은 다른 사람에 대한 사회적인 판단에 영향을 미치며, 이는 다시 사람의 행동과 태도에 영향을 미친다. 둘째, 말소리의 질이 좋으면 화자가 적극적인 성격을 가지고 있다고 생각하게 만든다. 말소리에 문제가 있는 아동이 대화를 먼저 시작하는 경우는 매우 적기 때문에, 어른들은 말소리에 문제가 있는 것이 바람직하지 못한 성격과 연관되어 있다고 간주한다. 마비말장애를 보이는 많은 어른들이, 다른 사람들은 자신이 무슨 말을 하든, 자신의 말을 별로 신뢰하지 않으며, 자신을 지체되어 있거나 '바보 같다'고 생각한다고 보고했다. 이러한 경험은 후천적인 말 장애를 보이는 어른들도 공유하고 있는 경험이다. 이러한 전형에는 문화적인 차이가 존재하지만 청자들은 종종 말소리에 문제가 있는 사람들 중에는 정서적으로 문제가 있는 사람들이 많다고 생각한다(Bebout & Bradford, 1992).

말소리의 질과 얼굴의 모양은 한 사람이 다른 사람에게 어떻게 인식되는지를 결정하는 데 있어서도 상호작용을 한다. 매력적인 얼굴이 말소리의 질에 대한 평가를 바꾸지는 않지만, 문제가 있는 말소리는 화자의 신체적인 매력의 평가를 더 낮추는 것으로 나타났다. 과다비성은 청자에게 특히 더 매력적이지 못한 요소로 보이는데, 화자의 사회적인 만족감은 비성의 정도가 증가할수록 점차 감소하였다. 구순열과 구개열이 심리적 측면에 미치는 영향에 대한 연구로 유명한 심리학자 Clifford(1987)는 얼굴 모양과 과다비성은 파열을 가진 사람들에게 '능력이 부족한 것으로 지각되는' 요인이 된다고 결론지었다.

✲ 청각장애

청각장애를 가지고 있다는 것은 사람들이 내리는 사회적 판단에 영향을 미칠 수 있다. 파열 병력을 가진 많은 아동들이 어느 정도의 청각장애를 가지고 있는데, 그 정도는 자주 재발되는 중이염의 빈도에 따라 다양하게 나타난다. 청각장애를 가지고 있는 사람들에게는 눈에 보이든 보이지 않든 보청기를 착용한다는 것이 부정적인 특성이 될 수 있다. 그러나 더 중요한 것은 청각이 다른 사람과의 사회적 상호작용에서 매우 중요하다는 것이다(Fujiki, Brinton, & Clark, 2002; Moeller, 2007).

대화 중 미세한 뉘앙스라도 잘못 이해하게 되면 다음 단계의 상호작용이 잘못 형성될 수 있다. 어떤 사람이 대화내용 중 일부를 잘못 이해하면 상대는 그 사람이 화가 났거나 짜증을 낸다고 생각할 수도 있다. 잦은 되물음으로 인해 상대방이 상호작용을 피하려고 할 수도 있다. 이는 사회적인 피드백 고리의 중요성의 또 다른 예이다.

✲ 낙인

낙인(stigma)의 개념은 앞서 언급한 세 부분을 하나로 통합하는 특징이다. 낙인은 문화적 기준의 차이에 의해 어떤 사람을 낮게 평가하는 것이다. 두개안면 기형 환자는 미적 측면, 말소리, 청각, 사회적 상호작용의 문화적 기준에서 벗어나는 외형적 특징을 갖고 있기 때문에 부정적인 평가를 받게 된다. 낙인은 한 사람의 사회적 수용성을 감소시키고 자존감에 부정적인 영향을 미친다. 또 다른 영향 중 하나는 사회경제적 기회를 감소시키거나 차단시키는 것이다. 낙인을 찍는 것은 나쁜 의도 없이도 이루어질 수 있는데, 이는 사람들의 호기심, 무지 혹은 동정 때문에 나타난다. 필연적으로, 사람들의 문제는 그들의 낙인에 의해 정의되며, 사람들의 문제 또한 어떤 낙인이 찍힐지 예상할 수 있게 한다. 그 후에 그들은 상호작용하는 다른 사람들의 태도나 행동에 상관없이 낙인이 찍힌 대로 행동하게 된다. 외형에 문제가 있는 사람은 특히 낙인찍히기가 쉽다. 어떤 연구에서는 입의 모양이 다른 것도 쉽게 부정적 측면에 노출되게 만든다고 보고하였다. 선천성 안면기형 등으로 얼굴이 다르게 생긴 10대와 그 부모에게 설문조사를 실시한 결과, 이들 중 최소 1/3이 낙인이 찍히는 경험을 했으며 때로 이는 매주이다시피 반복되었다고 보고하였다(Strauss et al., 2007).

행동 및 정신건강 관련 쟁점

파열 혹은 두개안면 기형 아동은 수도 없이 반복되는 수술과 치료를 받아야 하는데, 이는 또래 정상 아동들은 한 번도 경험해 보지 못하는 일이다. 이는 아동에게 커다란 스트레스를 주며 이로 인한 행동 문제는 전문가의 중재가 필요할 수도 있다. 특정 증후군을 가진 아동은 정신의학적 문제를 동반할 수도 있는데, 특히 청소년기와 성인기에 두드러지게 나타난다.

의학적 처치 관련 행동 문제

이 장의 앞부분에서 말한 것과 같이 주요한 의학적 처치를 받는 것은 스트레스가 쌓이는 일이고, 환자나 그 가족들에게 매우 어려운 일이 될 수 있다. 어떤 사람들에게는 그러한 경험이 충격적일 수도 있고, 또 다른 사람들에게는 직면하지 않을 수 없는 필연적인 사건일 수도 있다. 여러 번 받게 되는 수술은 그 영향을 누적시킬 수 있다.

심리적 중재는 치료와 관련해서 걱정이 많은 구순구개열 환자에게 매우 유용하다. 대부분의 아동은 주사나 충치 치료를 받는 것처럼 비교적 간단한 처치조차도 몹시 두려워한다. 일부 아동의 경우 여러 번 이루어지는 수술이나 의학적 처치가 심각한 불안이나 공포를 유발하는 원인이 될 수 있다('사례 보고'의 '브라이언의 이야기' 참조). 다수의 연구들이 아동에게 대처 기술을 가르쳐 주면 의학적 처치를 받는 절차 및 시간과 연관된 걱정을 줄일 수 있다고 보고했다(Nocella & Kaplan, 1982; Powers, Blount, Bachanas, &

Cotter, 1993). 일부 처치 과정 중 임상심리학자가 참여해서 아동이 처치 과정을 잘 버틸 수 있도록 조언해 주는 것도 큰 도움이 된다.

아동이 확장 장치(distraction device)나 역안면 마스크(reverse face mask)를 착용하게 되면 이는 외형적으로 눈에 뜨일 뿐만 아니라 시간도 상당히 오래 걸린다. 아동과 그 가족들은 어떻게 하면 아동을 또래 아동들과 잘 놀 수 있게 해주고, 아동의 질문에 어떻게 대답해 주며, 아동이 불편해하거나 불쾌해하는 것에 대해서 어떻게 대처할 것인지에 대해 배움으로써 도움을 받을 수 있다.

아동심리학자가 구개열과 관련된 다양한 치료 권장사항에 대해 아동 및 가족에게 전달해 주는 것도 큰 도움이 된다. 예를 들어, 초기 아동기에 엄지손가락을 빠는 아동의 경우, 아동이 그러한 사실을 깨닫도록 부모가 도와주고 그에 대해 보상해 줌으로써 어려운 습관을 고칠 수 있도록 심리학자가 도와줄 수 있다(Friman & Leibowitz, 1990). 부모들은 강압적으로 억누르는 대신 아동이 손가락을 빨지 않을 때에 초점을 맞춰야 한다고 배운다. 이와 비슷하게, 구개열 아동도 치아 위생상태가 나쁜 경우가 흔하므로 예방이 필요하며 경우에 따라서는 치열 교정이 필요할 수도 있다. 이를 닦는 동안 거울을 보는 것은 아동으로 하여금 외형상의 바람직하지 못한 차이를 눈으로 확인하게 만들기 때문에, 아동이 칫솔질을 싫어하게 만들 수도 있다. 심리학자는 칫솔질을 제대로 하지 않으면 생길 수 있는 잠재적 위험에 대해 아동에게 전달해 줌으로써 아동의 거부감이 감소하도록 유도한다(Dahlquist, 1985; Philippot, Lenoir, D'Hoore & Bercy, 2005).

✻ 정신건강 관련 관심사

파열 병력이 있는 아동이나 청소년에게서 정신건강상의 문제가 발생하는 비율은 아동 전체 인구 중의 비율과 별 차이가 없다. 파열 병력이 있는 아동을 다른 신체적 문제가 있는 아동 및 의학적 문제가 없는 아동과 비교했을 때 집단 간에는 유의한 차이가 없었다. '파열 성격'을 구분하기 위해 실시된 연구들은 파열 아동, 청소년 및 성인들에게서 일관적으로 나타나는 독특한 성격 특성을 파악하는 데 실패했다. 가장 큰 위험 요인은 또래 아동과 우정을 느끼거나 조직체 안에서 참여의식을 갖는 등 사회적 능력과 주로 관련이 있었다(Murray et al., 2010; Richman & Eliason, 1982).

비록 일반적으로는 증후군을 동반하지 않은 안면 기형 아동들과 정서장애 간의 연관성에 대해 알려진 바가 없다고 해도, 스트레스와 비난으로 우울증이나 불안증이 생길 위험이 높은 것은 사실이다(Kapp-Simon, Simon, & Kristovich, 1992; Pope & Snyder, 2005). 두개안면 기형 아동이 주의력결핍 과잉행동장애(ADHD)를 동반할 확률이 높다는 데 대해서는 서로 상반된 내용들이 다수 보고되고 있다. 주의집중 문제를 보일 확률이 더 높다는 경험적 근거가 있다는 보고도 있는 반면(Richman, Ryan, Wilgenbusch, & Millard, 2004), 그런 근거를 찾을 수 없었다는 보고도 있다(Klatt, Schultz, Lee, & Saal, 2002; Speltz, Morton, Goodell, & Clarren, 1993). Richman과 동료들(2004)은 ADHD로 진단받은 아동 중 1/3 정도만이 DSM-IV 기준에 부합했다고 보고했다. 두개안면 기형 동반 아동의 호흡 문제 및 폐쇄성 수면무호흡증(OSA)이 주의력 집중을 방해할 수 있다는 사실이 밝혀지면서(Ferini-Strambi et al., 2003; Findley et al., 1986), 이들이 정말로 ADHD를 동반하고 있는지에 대한 의구심은 점점 증가하고 있다.

일부 두개안면 기형이 동반하는 더 심각한 정신의학적 문제가 있다. 정신분열증이나 기타 기분장애(mood disorder)의 동반 비율이 가장 높은 증후군은 연구개-심장-안면 증후군(VCFS)으로, 그 비율이 40%에 이른다(Papolos, Faedda, & Veit, 1996; Murphy, Jones, & Owen, 1999; Shprintzen, Goldberg, Golding-Kushner, & Marion, 1992). 청소년 후기나 성인기 초기에 보이는 증세는 임상적 중재가 필요한 수준에 이르기도 한다. 뫼비우스 증후군과 CHARGE 증후군은 자폐증과 연관이 있다고 알려져 있다(Miller et al., 2005).

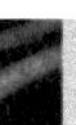

사례 보고

브라이언의 이야기

브라이언은 양측성 구순구개열을 가지고 있는 9세 소년이었다. 브라이언의 수술적 처치는 별다른 합병증 없이 이루어졌으며, 몇 차례의 수술 후 집에 올 수 있었다. 그는 사립학교에서 장학생이었고, 그 지역에서 가장 열정적인 학생 중 하나였다. 그에게는 친구들이 있었고, 2학년이 되도록 멸시를 당해 본 적이 없었다. 그의 가족들은 유대감이 돈독했고 여동생과의 전형적인 형제간 경쟁을 제외하면 전반적으로 많은 지지가 되어 주었다. 브라이언은 담당의사와 의료진들과도 좋은 관계를 유지하고 있었다. 그의 가족은 의사의 권고를 주의 깊게 잘 따랐고, 재진 약속도 꾸준히 잘 지켰다.

그러나 브라이언은 뼈 이식수술 시, 이식할 뼈를 떼어온 곳의 통증으로 매우 고통스러워했고, 이때부터 병원에 대해 강한 불안감을 가지게 되었다. 수술하기 전에 마스크 위에 뿌리는 스프레이와 같은 향이 나는 풍선껌 냄새를 맡아도 주변이 어떻든지 과도한 불안감을 표시했다. 몇 달 후, 그는 통기관 삽입 수술을 받았다. 별다를 것도 없는 통원치료 기간 동안, 브라이언의 병원생활에 대한 걱정은 오심(메스꺼움)과 구토를 유발하게 되었다. 병원에 오면 혼란스러움을 느끼고 손이 차가워지고 침이 흐르며 오심이 생기는 증세가 나타나기 시작했다.

브라이언의 집에서 할머니의 집으로 가는 일상적인 경로 중에 브라이언이 다니는 병원 근처를 지나게 된다. 브라이언은 병원이 가까워질수록 오심을 호소했고, 때로 그가 구토를 할 수 있도록 운전기사가 차를 세우곤 했다. 그들은 브라이언이 구토를 일으키지 않도록 병원을 피해 빙 돌아서 운전을 하기 시작했고 더 먼 길을 돌아가야만 했다. 브라이언은 병원을 피해 가는 데 고마워했지만, 그렇게 강하게 반발하는 것이 '아무 소용 없는' '바보 같은' 일이라는 것을 깨달았다. 병원 두개안면 기형 팀의 예약 때문에 병원에 올 때 브라이언은 2번 구토를 했는데, 한 번은 병원에서 네 블록 떨어진 곳이었고 다른 한 번은 주차장에서였다. 그는 그날 수술을 받을 계획이 없다는 것을 알고 있지만, 그것이 그의 감정을 돌리는 데 별 소용이 없었다고 말했다.

브라이언은 증세에 대한 상담을 위해 두개안면 기형 팀의 심리학자에게 의뢰되었다. 그의 가족은 전폭적인 지원을 해주고 있었고 그러한 중재가 브라이언을 더 편하게 해줄 수 있고 모두를 위해 짧아도 더 행복한 드라이브 여행을 하게 해줄 것이라고 기대하고 있었다. 그는, 비록 심리학자의 사무실이 병원 안에 있기는 해도, '이러한 문제를 극복하기 위해' 매 회기마다 병원에 와야 함에 동의했다.

심리학자는 브라이언의 증세에 대한 자세한 내력을 들었고 그 주 내내 아동의 생각과 감정을 모니터했다. 그 결과, 암 환자가 오심을 유발하는 화학치료를 받는 병원이 보이기 시작하면 구토를 일으키는 것과 마찬가지로, 브라이언이 병원에 올 때 보이는 반응이 고전적으로 조건화되기 시작했다는 것을 알게 되었다. 심리학자의 조언에 따라 브라이언은 치료 회기에 종종 어머니와 함께 병원에 왔으며, 집에서 숙제를 할 때 여동생이나 아버지의 도움을 받기도 했다. 브라이언은 구조적인 둔감화 과정을 거치면서 대처전략을 개선하고 확대하기 위한 방법을 함께 훈련하였다. 그러한 전략 중 하나는 브라이언이 자신의 공포, 걱정, 수술에 대한 바람 등에 대해 말하도록 하고, 역할놀이를 통해 그의 집도의에게 그러한 문제와 자신의 생각에 대해 말하도록 하는 것이었다. 그다음 그의 어머니는 심리학자로부터 미리 협조 부탁을 받은 성형외과 의사와 약속을 하여 브라이언이 그러한 문제들을 얘기하도록 했다. 치료에 브라이언이 능동적으로 참여하는 것은 브라이언에게 통제의 감각을 익히도록 해주었다. 3회기 만에 브라이언은 오심 없이 치료에 참여할 수 있었으며, 8회기가 지나자 그는 아무런 불안감 없이 수술장을 방문할 수 있었다. 그의 가족은 아무런 어려움 없이 더 빠른 길로 다시 운전할 수 있었으며 브라이언은 2년 후 예정대로 다음 수술을 받을 수 있었다.

요약

구순열, 구개열 혹은 둘 다 가지고 태어났다고 해서 그 아동이 중요한 정신병리학적 문제를 갖게 될 것이라는 것을 의미하는 것은 아니다(Christensen & Mortensen, 2002). 사실 두개안면의 문제가 있는 많은 환자들은 여러 요인들에 의해 놀라울 정도로 쾌활하기도 하다(Mani, Carlsson, Marcusson, 2010; Strauss, 2001). 그러나 얼굴이 다르게 생겼고 말 산출 문제가 있다는 것은 삶을 복잡하게 만들며, 의학적인 문제가 없었다면 아동이 겪지 않아도 될 문제의 도전을 받게 된다. 이러한 도전은 아동에게만 국한된 것이 아니며 아동의 가족에게까지 확장된다. 사실, 아동의 발달 초기에 파열로 인한 심리학적 '부산물'의 대다수는 아동 본인보다는 가족에 대한 것이다. 후에 이 아동들이 직면하게 되는 도전은 학업성취 및 또래 관계와 많은 연관성을 갖게 된다. 파열 병력을 가진 사람들은 사회적인 상호작용과 사회적 경쟁심을 차차 상실하게 될 위험에 노출되기도 한다.

파열 병력을 가진 아동과 가족이 겪게 되는 심리적인 문제가 많기 때문에, 두개안면 혹은 구개열 및 두개안면 기형 팀은 팀 구성원으로 심리학자를 포함시켜야 하며 최소한 협진을 의뢰할 기관을 정해 두어야 한다. 심리학자는 다른 팀 구성원과 원활한 의사소통을 할 수 있어야 하며, 최적의 치료 효과를 유도하는 데 방해가 되는 아동과 가족의 행동과 태도에 대해 말해 줄 수 있어야 한다.

✻ 복습 및 논의

1. 파열이 있는 아기를 가졌다는 것에 대해 부모가 충격을 받게 만드는 요인에는 어떤 것들이 있는가? 부모가 적응을 할 수 있게 해주는 요인에는 어떤 것이 있는가? 건강관리 전문가들이 그러한 즉각적인 충격과 고민을 줄여 주기 위해 해줄 수 있는 일에는 어떤 것들이 있는가?
2. 왜 파열은 '만성적'인 의학적 처치를 필요로 하게 되는가? 이는 부모에게 어떤 영향을 미치는가? 아동에게는 어떤 영향을 미치는가?
3. 구순열과 구개열의 병력을 가진 아동이 학교에서 경험하게 되는 문제에는 어떤 것들이 있는가? 부모와 건강관리 전문가들이 이러한 문제를 줄이기 위해 해줄 수 있는 방법에는 어떤 것들이 있는가? 당신이라면 괴롭힘으로 고민하는 아동에게 어떤 제안을 해줄 수 있겠는가?
4. 구순열과 구개열의 병력을 가진 사람들의 자아개념에 영향을 미치는 요인에는 어떤 것들이 있는가? 심각한 기형을 가진 아동이 문제가 심각하지 않은 아동에 비해 더 잘 적응하는 사실을 당신이라면 어떻게 설명하겠는가?
5. 신체적인 매력이 사회에 적응하는 개인의 능력에 어떤 영향을 미칠 수 있는가? 일반적으로 말소리의 문제를 가지고 있는 사람들의 지능에 대해서 일반인들은 어떻게 생각하는가? 당신은 왜 이런 일이 생긴다고 생각하는가?
6. 두개안면 팀에서 심리학자의 역할에 대해 설명하고, 심리학자가 환자 및 다른 팀 구성원에게 제공할 수 있는 잠정적인 효과에 대해 설명하라.

제 3 부

평가 절차:
말, 공명 및 연인두 기능

제 10 장

말과 공명 평가

✿ 이 장의 개요

도 입

공명 및 연인두 기능에 대한 평가는 지각적 말 평가로 시작한다. 이러한 말 평가의 목적은 공명이 정상인지 비정상인지 판단하고 검사대상자가 비누출이나 보상조음 산출과 같은 연인두 기능장애와 관련된 기타 특징을 나타내는지 여부를 판단하는 것이다. 말과 공명에 대한 지각적 평가는 자격을 갖추고 경험이 있는 언어치료전문가가 실시하여야 한다(Smith & Kuehn, 2007).

지각적 평가의 목적은 이상의 존재 여부뿐만 아니라 장애 유형, 중증도, 추정 원인을 판단하는 것이다. 평가 결과에 근거하여 기기를 이용한 평가 등 추가 평가를 권하기도 한다. 평가의 궁극적인 목적은 장애에 관해 충분한 정보를 수집하여 적절한 치료방법을 권하는 데에 있다.

이 장은 구순/구개열, 기타 두개안면 기형의 이력이 있어 연인두 기능장애가 의심되거나 다른 원인에 의한 공명장애가 의심되는 사례를 대상으로 하는 지각적 평가 과정을 개관하는 데 그 목적이 있다. 이와 관련된 정보는 다른 원인에 의해 공명장애를 보이는 사람들에게도 적용할 수 있다. 이 장은 연인두 기능장애와 관련지어 공명과 조음을 철저히 평가할 수 있는 실제적인 방법을 제안하고 있다.

평가 일정 계획

구순/구개열이나 두개안면 기형의 이력이 있는 아동들은 의사소통장애를 보일 위험이 높다. 일차 구개에 파열이 있는 아동이라면, 치열 이상의 동반 가능성 때문에 의사소통장애를 보일 가능성이 높아진다. 이차 구개에 파열이 있는 아동의 경우에는 주로 연인두 기능장애와 연관된 의사소통장애를 보일 위험이 있다. 제5장에서 밝혔듯이, 특히 두개안면 증후군을 동반한 신경학적 기능장애 같은 문제도 보일 수 있다. 구개열과 두개안면 기형 아동들에게 전형적으로 나타나는 구조적, 기능적 문제는 발달 과정의 다양한 시기에 조음, 언어, 발성, 공명 영역에서 문제를 유발할 수 있다. 그러므로 정기적인 평가가 필요하다(Smith & Guyette, 2004). 연인두 기능에 대한 평가는 검사 결과를 신뢰할 수 있는 경우라면 가능한 한 빨리 실시해야 한다.

생후 첫 1년

아동의 첫 1년은 대개 부모에게 큰 기쁨이 된다. 그러나 신생아가 선천성 기형을 갖고 태어나면 부모는 아이의 미래와 치료의 궁극적인 효과에 대해 매우 불안해한다. 대부분의 사람들은 불확실한 상태에서보다 정보를 얻을 수 있을 때 이러한 불안을 더 잘 극복한다. 그러므로 여러 전문가들이 부모 상담을 실시해야 하는데, 대개 구개열 팀의 구성원이 출생 직후와 첫 1년의 초반에 상담하는 것이 바람직하다. 관련 전문가들은 진단명, 기형이 기능에 미치는 영향, 앞으로 일어날 수 있는 일과 그에 따른 대처방안, 궁극적인 예후에 대해 설명해 주어야 한다.

첫 1년 동안 언어치료전문가의 주된 관심사는 섭식, 언어 발달, 말 산출을 위한 신체적 선행조건의 발달이다. 필요하다면 가족에게 조정된 섭식방법으로 아동에게 영양을 공급할 수 있게 도와줘야 한다. 그리고 부모 보고, 직접관찰 또는 영아용 척도를 이용하여 발달 상태를 모니터링해야 한다. 발달 문제가 발견되면 즉시 추가적인 평가와 중재를 시작해야 한다.

첫 1년의 아동에 대해 언어치료전문가는 가족을 대상으로 아동의 말과 언어를 자극할 수 있는 방법에 대해 상담을 제공해야 한다. 3세 이전까지는 언어 발달에 초점을 맞춰야 함을 강조해야 한다. 즉, 이 시기에서는 언어의 질적 측면보다 양적 측면이 더 중요하다. 그러나 구개 수술 후에는 말소리 산출 자극방법에 대한 교육도 중요하다. 언어치료전문가는 정보를 요약하고 추가적인 제안사항을 정리한 유인물을 이용하여 부모 상담의 효과를 높일 수 있다.

✲ 연 단위 선별검사 및 정기적 평가

미국 구개열-두개안면 협회는『구순/구개열 및 기타 두개안면 기형 환자의 평가 및 치료 변인(*Parameters for Evaluation and Treatment of Patients with Cleft Lip/Palate or Other Craniofacial Anomalies*)』을 공식적으로 출간하였다(American Cleft Palate-Craniofacial Association, 2009). 이 출판물에서 구순/구개열이나 두개안면 기형 이력이 있는 아동들은 2세가 될 때까지는 적어도 연 2회 정도, 6세까지는 적어도 연 1회 정도 말-언어 선별검사를 받을 것을 추천하고 있다. 6세 이후에는 아데노이드 퇴화 이후까지 해마다 선별검사가 이루어져야 하며, 그 이후에는 치열 및 두개골이 성숙할 때까지 최소 2년마다 한 번씩은 이루어져야 한다(American Cleft Palate-Craniofacial Association, 2009). 연 단위의 선별검사는 대개 아동이 구개열 팀이나 두개안면 팀을 방문할 때 이루어진다. 이러한 선별검사과정에서 문제가 의심될 경우에는 심층평가 일정을 잡아야 한다.

3세 무렵이면 포괄적인 말-언어 평가를 받을 수 있어야 한다. 아동이 연속발화로 의사소통하고 다양한 말소리를 산출할 수 있게 되면 공명과 연인두 기능을 평가하는 데 적절한 시기가 된 것이다. 그러나 말소리와 표현언어의 발달이 지연되어 있는 경우에는 정확한 결과를 얻기 위해 공명 및 연인두 기능의 평가를 뒤로 미루어야 한다.

연 단위의 평가 외에도 기기를 이용한 평가와 함께 지각적 평가도 말을 향상시키기 위한 수술(즉, 인두피판술이나 인두괄약근성형술)이나 말에 영향을 미칠 수 있는 수술(즉, 치열교정술 및 악교정술)을 하기 전에 실시해야 한다(Pannbacker & Middleton, 1990). 수술 전에 말과 공명에 대한 기초선 자료를 수집하여 기록해 두는 것도 매우 중요하다. 수술이 말을 향상시키는 데 효과가 있는지, 추가로 치료가 필요한지를 판단하기 위해서는 수술 후에도 평가가 이루어져야 한다.

❋ 진단적 면담

구개열 클리닉에서 포괄적인 진단평가를 실시하든 단순히 선별검사만 실시하든 검사자는 가족으로부터 아동의 전반적인 의사소통 능력에 관해 유용한 정보를 얻을 수 있다(Hirschberg & Van Demark, 1997). 그러므로 대개는 적절할 경우에 부모나 가족과의 면담을 먼저 실시한다.

많은 클리닉에서 의학력과 발달력을 조사하고 말과 관련된 주 관심사(current concerns)를 알아보기 위해 평가 전 질문지(preevaluation questionnaire)를 가족에게 보내기도 한다. 이를 통해 얻은 정보는 검사자로 하여금 평가 절차를 미리 준비할 수 있게 해 주며 면담과정에 소요되는 시간을 줄여 준다. 그러나 질문지나 의학적 기록을 통해 배경정보를 얻은 경우라도 공식적 평가를 시작하기 전에 간단한 면담이라도 실시하는 것이 좋다. 표 10-1에 소아용 면담 질문지의 예를 제시하였다.

부모는 항상 자녀를 관찰하고 있기 때문에 대개는 자녀의 의사소통 기술을 형제자매나 또래와 효율적으로 비교할 수 있다. Glascoe(1991)의 연구에서는 부모의 근심사항이 무엇인지 확인하고 아동을 면밀하게 관찰하는 것만으로도 말과 언어 문제를 충분히 확인할 수 있는 것으로 나타났다. 경험으로 볼 때 부모가 자녀의 말에 대해 염려하고 있다면, 거기에는 그럴 만한 이유가 있다.

표 10-1 부모용 질문지의 예: 소아용

주소

- 자녀의 말에 대해 걱정하는 문제는 무엇입니까?
- 이 문제에 대해 언제부터 걱정하기 시작하였습니까?
- 자녀가 평가를 받아 볼 것을 권한 사람은 누구이며, 어떤 문제를 지적하였습니까?

(다음 쪽에 계속)

표 10-1 부모용 질문지의 예: 소아용(계속)

말소리 산출

- 아이가 말놀이(옹알이)를 할 때 주로 어떤 소리를 냅니까? 모음만 냅니까, 자음도 냅니까?
- 자음을 낸다면 어떤 자음을 내는 것 같습니까?
- 그 자음을 단독으로 냅니까, 아니면 계속해서 냅니까?
- 아이가 재잘거리거나 알 수 없는 소리를 냅니까?
- 아이가 낱말을 말합니까?
- 아이의 말을 모두 알아듣겠습니까, 대부분 알아듣겠습니까, 약간 알아듣겠습니까, 아니면 거의 알아듣기 힘듭니까?
- 낯선 사람은 아이의 말을 얼마나 알아듣습니까?
- 아이가 특별히 어려워하는 말소리가 있습니까?

공명

- 아이가 콧소리를 냅니까? 만약 그렇다면 코로 소리를 내는 것 같습니까, 아니면 감기에 걸린 소리 같습니까?
- 말할 때 코로 바람이 나오는 것이 들린 적이 있습니까?
- 아이가 말할 때 거품이 끓는 것 같은 소리나 콧속에서 마찰음이 나는 것이 들린 적이 있습니까?
- 언제 비음 문제가 있는 것을 처음 알게 되었습니까?
- 갑자기 시작되었다면 어떤 계기나 원인으로 시작된 것 같습니까?
- 아이가 아데노이드 절제술을 받은 적이 있습니까? 그렇다면, 이후 말이 달라졌습니까?
- 날씨, 알레르기, 피로 등에 따라 달라집니까?

언어

- 아이가 몸짓, 낱말, 짧은 구, 불완전한 문장, 완전한 문장 중 어떤 수준으로 의사소통을 합니까?
- 한 번에 보통 몇 개의 낱말을 연결하여 말합니까?
- 문장을 말할 때 조사도 포함되어 있습니까?
- 아이가 또래랑 말을 합니까?
- 아이가 다른 사람의 말을 얼마나 알아듣는지, 지시를 어느 정도 따를 수 있는지 걱정해 본 적이 있습니까?

의학력

- 아이가 선천적인 문제를 갖고 태어났습니까? 그렇다면, 어떤 문제입니까? 언제, 어떻게 치료를 받았습니까?
- 아이가 의학적 문제를 갖고 있거나, 의학적 진단을 받았거나 질병을 갖고 있습니까?
- 아이가 수술을 받은 적이 있다면 어떤 수술을 받았습니까?
- 아이가 정기적으로 복용하는 약이 있습니까? 있다면 어떤 문제 때문입니까?
- 아이의 귀는 정상적으로 들립니까? 가장 최근에 청력검사를 받은 때는 언제입니까?
- 아이의 귀가 감염되었던 적이 있습니까? 그렇다면 어떻게 치료를 받았습니까?
- 아이의 시력에 문제가 있습니까?
- 아이의 발육상태는 어떻습니까?

(다음 쪽에 계속)

표 10-1 부모용 질문지의 예: 소아용(계속)

발달력

- 영유아 시기에 대체로 아이가 조용한 편이었습니까, 아니면 소리를 많이 내는 편이었습니까?
- 초기 말 발달에 대해 걱정하였습니까?
- 첫돌 무렵에 낱말을 사용하기 시작하였습니까?
- 아이가 언제부터 앉고, 서고, 걷는 것이 가능하였습니까? 다른 아이들과 비교할 때 정상적이었습니까, 늦었습니까?
- 첫돌 무렵에 걷기 시작하였습니까?
- 유치원이나 학교에서 학습하는 데 문제는 없습니까?

섭식 및 구강운동 기술

- 씹기, 빨기, 삼키기에 문제는 없습니까?
- 섭식 문제가 있었던 적이 있습니까?
- 일과 중에 침을 흘리거나 입을 벌리고 있습니까?

기도

- 아이가 밤에 코를 곱니까?
- 잠잘 때 호흡을 멈추거나 밤에 잠을 못 이룬 적이 있습니까?
- 아이가 일과 중에 입으로 숨을 쉬는 것 같습니까, 아니면 코로 숨을 쉬는 것 같습니까?
- 아이가 일과 중에 숨을 쉴 때 소음이 들립니까?
- 아이가 알레르기나 천식이 있거나 만성적 점막충혈이 있습니까?

치료이력

- 말-언어 평가나 치료를 받아 본 적이 있습니까?
- 현재 언어치료를 받고 있습니까? 만약 받고 있다면, 치료의 목표는 무엇입니까?
- 최근 6개월 이내에 말이 좋아졌습니까? 만약 그렇다면, 어떻게 좋아졌습니까?

언어 선별검사

구개열이나 두개안면 기형 이력이 있는 아동들은 언어 발달 지연의 위험이 있기 때문에 학령전기 동안 언어 발달을 면밀히 모니터링하는 것이 중요하다. 이는 해마다 구개열/두개안면 팀을 방문할 때 선별검사를 실시함으로써 가능하다. 선별검사 결과, 언어 문제가 의심되거나 부모가 언어 발달에 대해 걱정하고 있다면 포괄적인 언어 평가를 실시하여야 한다. 언어장애 위험요인(즉, 청력손실, 발달지연 또는 신경학적 문제)이 동반되어 있는 아동들에 대해서도 포괄적인 언어 평가가 의례적으로 이루어져야 한다. 언어장애가 있는 것으로 확인되면 최상의 효과를 보기 위해 가능한 한 빨리 중재를 시작해야 한다.

이 책에서는 언어 평가방법에 대해 다루지는 않겠다. 관심이 있는 독자는 이에 관한 다양한 책을 참조하기 바란다. 그러나 선별검사 방법에 대한 논의는 임상 현장에 적용하는 데 도움이 될 것이다.

영유아 언어 선별검사 방법 중 하나는 질문지 형식을 통해 부모에게서 정보를 얻는 것이다. 질문의 내용은 부모로부터 신뢰할 수 있는 답변을 유도할 수 있도록 이해하기 쉬운 것이어야 하며 매우 자세하여 검사자가 유용한 정보를 얻을 수 있는 것이어야 한다. Scherer와 D'Antonio(1995)는 「맥아더 의사소통발달검사(MacArthur Communicative Development Inventory, MCDI)」(Fenson et al., 1989)를 적용하여 초기 언어 선별검사의 요소로서 부모용 질문지의 효능에 대해 연구하였다. 부모용 질문지는 다른 방법에 비해 언어 발달을 선별할 수 있는 타당한 방법임을 발견하였다.

공식적 선별검사는 짜임새 있는 세트 형식이기는 하지만 언어 선별검사에서 필수사항은 아니다. 숙련된 검사자는 대부분 부모면담, 아동 관찰 및 비공식적 검사를 통해 아동의 언어가 연령 수준에 맞는지 여부를 판단할 수 있다. 비공식적 언어 선별검사는 다음과 같은 방법으로 실시한다.

- 놀이 행동을 관찰하여 몸짓의 유형과 복잡성을 파악한다(Scherer & D'Antonio, 1997).
- 아동으로 하여금 특정 사물을 가리키게 하거나 지시를 따르게 한다.
- 흥미를 끄는 장난감을 이용하여 아동이 산출하는 자발적 발성 및 발화를 관찰한다.
- 아동이 부모에게 하는 자발화를 들어 본다.
- 질문을 하거나 설명을 요구한다(표 10-2 참조)
- 조음 선별검사의 문장을 따라 말하게 한다(표 10-3 참조). 따라 말하기 과제에서도 아동은 대개 자신의 구문론적, 형태론적 지식에 맞는 수행을 보이는데, 이는 표현언어 능력을 반영하는 것이다.

검사자는 이렇게 간단한 방법을 통해 주된 의사소통 방식(즉, 몸짓, 수화, 낱밀, 짧은 발화, 짧은 문장, 완전한 문장)을 판단해야 한다. 아동이 문장으로 의사소통할 수 있다면, 검사자는 그 문장이 완전한 문장인지, 아니면 전보식 문장인지, 평균 발화 길이(MLU)는 어느 정도인지, 구문론이나 형태론적 오류는 없는지도 판단할 수 있어야 한다.

구조화된 형식을 이용하여 아동의 의사소통 능력을 평가할 수 있는 공식적 언어 선별검사도 있다. 3세 이하의 아동을 위한 선별검사에는 「수용 · 표현언어 발달 척도(Receptive-Expressive Emergent Language Scale, 3rd edition, REEL-3)」(Bzoch, League, & Brown, 2003), 「초기 언어 발달 척도(Early Language Milestone Scale, 2nd edition, ELM-

표 10-2 말 산출 유도를 위한 질문의 예

What do you like best...

- Puppy dogs or kitty cats?
- Baby dolls or teddy bears?
- Cupcakes or cookies?
- Chocolate chip cookies or peanut butter cookies?
- Singing or dancing?
- Baseball or basketball?
- Playing inside or outside?

What do you want to be when you grow up? Why?
What does a fireman do? What does a policeman do? What does a teacher do?
Tell me how you make a peanut butter and jelly sandwich.
Explain the game of baseball to me.

역자 주: 우리말의 경우, 다양한 자음이 들어 있는 낱말을 선택형 질문에 대한 답으로 산출하도록 유도하거나, 개방형 질문을 통해 자발화 산출을 유도한다.

표 10-3 조음, 비누출 및 공명 평가를 위한 문장의 예

다음의 문장을 따라 말하게 한다.

p	Popeye plays in the pool.	f	I have five fingers.
b	Buy baby a bib.	v	Drive a van.
m	My mommy made lemonade.	l	I like yellow lollipops.
w	Wade in the water.	s	I see the sun in the sky.
y	You have a yellow yo-yo.	z	Zip up your zipper.
h	He has a big horse.	ʃ	She went shopping.
t	Take Teddy to town.	ʧ	I ride a choo-choo train.
d	Do it for Daddy.	ʤ	John told a joke to Jim.
n	Nancy is not here.	r	Randy has a red fire truck.
k	I like cookies and cake.	ɚ	The teacher and doctor are here.
g	Go get the wagon.	θ	Thank you for the toothbrush.
ŋ	Put the ring on her finger.	자음군	splash, sprinkle, street

역자 주: 우리말의 경우, 개별 자음 또는 자음 부류가 반복적으로 포함된 문장을 고안하여 따라 말하게 한다.

2)」(Coplan, 1993),「Rossetti 영유아 언어 척도(Rossetti Infant-Toddler Language Scale)」(Rossetti, 2006)가 있다. 이 검사는 아동을 직접 관찰하거나 부모 보고로 점수를 낸다. 2~6세의 아동들에게는「Fluharty 학령전기 말 · 언어 선별검사(Fluharty Preschool Speech and Language Screening Test, 2nd edition)」(Fluharty, 2000)를 이용하여 조음과 언어 발달을 선별할 수 있다. 학령전기 아동들에게 실시할 수 있는 기타 언어검사에는「학령전 언어 기초 임상평가(Clinical Evaluation of Language Fundamentals® Preschool, 5th edition: CELF®-5)」(Semel, Wiig, & Secord, 2013)와「학령전 언어 척도(Preschool Language Scale, 5th edition, PLS™-5)」(Zimmerman, Steiner, & Pond, 2011)가 있다.

✱ 지각적 평가

기기를 이용하는 것도 말, 공명, 연인두 기능의 평가에 도움이 되지만, 우리가 가진 도구 중 가장 중요한 것은 '검사자의 귀'이다(Smith & Kuehn, 2007). 실제로 미국에서 언어치료전문가와 구개열 외과 의사를 대상으로 실시한 조사 연구에서 구개열 팀에 속해 있다고 응답한 대상자 126명 중 99.2%가 연인두 폐쇄부전 평가에 지각적 평가를 항상 포함시킨다고 보고하였다(Kummer, Clark, Redle, Thomsen, & Bellmire, 2011).

지각적 평가 과정에서는 귀를 통해 연인두 기제의 기능을 추정하기 위해 연인두 기능의 음향학적 산물을 분석한다. 지각적 평가 결과, 문제가 없다면 기기를 이용한 평가 결과가 어떻든 전혀 문제가 되지 않는다. 지각적 평가에서 문제가 나타났을 때에만 치료를 시작할 수 있는 것이다(Trindade, Genaro, Yamashita, Miguel, & Fukushiro, 2005).

지각적 평가의 한 부분으로, 검사자는 말소리 산출이 비정상적인 구조(예: 연인두 형성부전이나 치열 부정교합)의 영향을 받는지, 아니면 비정상적인 기능의 영향을 받는지 여부도 판단해야 한다. 이러한 결정은 치료 계획에 영향을 주므로 특히 중요하다(Kummer, 2011). 마지막으로 지각적 평가에는 음성에 대한 판단도 포함되어야 한다.

말이 많은 편이어서 자발적인 연속발화를 유도하는 데 그 어떤 노력도 필요하지 않거나 약간만 노력하면 되는 아동들도 있다. 말을 하도록 재촉해야 하는 아동들도 있다. 실제로 어린 아동들과 일하는 사람들은 말하지 않으려는 아이를 억지로 말하게 만들 수는 없음을 알 것이다. 대신 여러분은 아동이 말하고 싶게 만드는 방법을 찾아야 한다.

평가 과정에서 다음과 같은 조언이 아동으로 하여금 상호작용에 참여하고 말하게 하는 데 도움이 될 것이다.

- 웃고 있어야 하며 아동이 쉽게 다가올 수 있어야 한다.

- 흰 가운을 입지 말라.
- 부모에게 먼저 말을 건다. 그리고 어쩌다가 아동에게 말하거나, 그 어떤 방법으로든 반응할 것을 요구하지 않고 의견을 말한다. 아동으로 하여금 상황을 준비시켜라.
- 아동이 입은 옷, 장난감, 그림에 대해 말을 하는 것으로 아동과의 상호작용을 시작하라.
- 표 10-2처럼 아동으로 하여금 선택형 질문에 답하게 하라. 아동은 개방형 질문이나 따라 말하기 과제보다는 선택형 질문(예: "배가 좋아, 포도가 좋아?")에 더 잘 반응하는 편이다.
- 일단 아동이 선택형 질문에 반응을 보이면 더 긴 반응을 요구하는 질문을 제시한다(예: "야구는 어떻게 하는 게임이야?")
- 그래도 아동이 말하기를 거부하면 검사자는 듣지 않는 것처럼 가장하고, 부모를 시켜 아동에게 낱말이나 대화를 유도해 보게 한다.

❋ 말 샘플

말 산출, 공명 및 연인두 기능을 평가할 때 정확한 진단에 필요한 정보를 얻기 위해서는 적절한 말 샘플을 수집하는 것이 중요하다. 아동을 평가할 때 말 샘플은 말소리 산출과 구문론적 측면에서 아동의 발달 수준에 맞는 것이어야 한다.

✲ 공식적 조음검사

말 평가는 조음검사부터 시작한다. 조음검사의 목적 중 하나는 말 문제의 원인(구조적 원인인지, 기능적 원인인지)을 판단하는 것이다. 또 다른 목적은 적절한 치료 계획의 수립에 필요한 자료를 수집하는 데 있다. 「Templin-Darley 조음검사(Templin-Darley Test of Articulation)」의 한 부분인 「Iowa 압력 자음 조음검사(Iowa Pressure Articulation Test)」(Templin & Darley, 1960)와 「Bzoch 조음오류 패턴 진단검사(Bzoch Error Pattern Diagnostic Articulation Test)」(Bzoch, 1979)는 연인두 폐쇄부전(VPI)의 영향을 평가하기 위해 특별히 개발된 검사이다. 그렇지만 연인두 폐쇄부전의 평가에는 그 어떤 공식적(또는 비공식적) 말소리 산출 검사든 이용하여 필요한 정보를 얻을 수도 있다.

한 낱말을 산출할 때에는 구강운동 체계에 가해지는 부담이 적다. 그리고 목표음은 음성 맥락의 영향을 받기도 한다. 그림의 이름을 말하게 하는 한 낱말 조음검사는 실시하는 데 시간이 걸린다. 그러므로 따라 말하기와 연속발화를 이용한 비공식적 검사가 더 적절하고 더 나은 진단 정보를 제공해 주는 경우가 많다.

❋ 독립음

아동, 특히 연속발화가 제한되어 있는 아동의 경우, 음운 목록을 어림하는 데 독립음 반복을 적용할 수 있다. 모음은 독립음으로 반복할 수 있다. 그러나 일부 자음, 특히 유성 파열음과 파찰음은 저모음과 연결하여 자음-모음 음절(예: /ba/, /da/, /ga/ 등)으로 평가할 수 있다.

독립음 모방도 공명을 평가하고 비누출의 여부를 판단하는 데 이용할 수 있다. 과다비성을 검사하기 위해서는 모음 연장을 이용해야 하는데, 모음은 순전히 공명음이기 때문이다. 저모음(예: /ɑ/)과 고모음(예: /i/) 사이의 공명 차이를 비교하는 것이 도움이 된다. 비누출을 검사하기 위해서는 압력에 민감한 자음(이하 고압력 자음)을 이용해야 한다. 이러한 목적에 가장 좋은 자음은 /s/인데, 이 말소리는 구강내압을 필요로 할 뿐만 아니라 지속음이기 때문이다. 아동으로 하여금 /s/를 연장하게 하여 연인두 기제에 부담을 더 많이 줄 수도 있다. 과소비성이나 맹관공명이 의심되면, /m/ 소리를 연장하게 하는 것이 좋다. 입술을 완전히 폐쇄하면 소리가 인두와 비강을 통해 나야 한다. 인두강이나 비강에 폐색이 있으면 /m/ 소리를 연장하기가 확실히 어려울 것이다.

❋ 음절 반복

한 번에 하나의 자음과 하나의 모음을 평가하기 위해 음절 수준에서 음소를 검사하는 것이 도움이 되는 경우가 많다. 음절 검사는 인접한 다른 말소리의 영향은 차단한 상태에서 특정 음소에서 비누출(이하 특정 음소 비누출) 또는 과다비성(이하 특정 음소 과다비성)이 나타나는지 여부를 판단할 수 있게 해준다.

음절 검사는 아동에게 고압력 자음(파열음, 마찰음, 파찰음)을 음절로 연속하여 산출하게 한다(즉, '파파파', '피피피', '타타타', '티티티' 등). 유성음보다는 무성 동족음을 이용한다. 이는 비누출은 발성이 없는 상태에서 더 잘 들리기 때문이다. 그리고 무성 자음은 유성 동족음에 비해 기압이 더 높기 때문에 비누출은 무성 자음에서 일어날 가능성이 더 높다. 각각의 압력 자음을 저모음(/ɑ/ 등)과 연결시켜 반복하게 하고, 그다음은 고모음(/i/ 등)과 연결하여 반복하게 한다. 이 검사법을 통해 개별 자음에서의 조음위치 문제, 구강내압의 비누출 여부를 평가할 수 있다. 이와 더불어 과다비성이 모음에서만 나타나거나 고모음에서만 나타나는지도 판단할 수 있다(Lee, Wang, & Fu, 2009; Kummer, 2009, 2011).

✲ 문장 반복

연속발화 수준에서 말과 공명을 평가하기 위해서는(그리고 표현언어에 대한 단서도 얻기 위해서는) 검사자는 대상 아동이 따라 말해야 하는 일련의 문장을 준비해 두고 있어야 한다. 연인두 기능뿐만 아니라 말소리의 조음위치 평가에 이용할 수 있는 문장의 예를 표 10-3의 목록에서 볼 수 있다.

각 검사 문장에는 조음위치가 비슷한 음소를 포함시켜야 한다[예: "Take Teddy to town."/"트럭 뒤에 또 타도 돼.": 치경파열음이 여러 개 포함된 우리말 문장의 예를 한진순 · 심현섭(2008)의 연구에서 재인용함—역자 주]. 비누출을 평가하고자 할 때에는 압력 자음이 많이 포함된 문장을 이용해야 하는데, 특히 무성음을 포함하고 있는 문장(예: "I see the sun in th sky."/ "서울에서 쌀 사 왔어.": 치경마찰음이 여러 개 포함된 우리말 문장의 예를 한진순 · 심현섭(2008)의 연구에서 재인용함—역자 주)을 이용하는 것이 좋다. 과다비성을 평가할 때에는 유성 구강 자음을 많이 포함하고 있는 문장(예: 'Buy baby a bib.')을 이용해야 한다. 비누출이나 보상조음의 영향을 없애기 위해서는 표 10-4에 제시한 것처럼 저압력 자음(예: "How are you?")을 많이 포함하는 문장을 이용하면 된다. 과소비성을 평가하기 위해서는 비음이 많이 포함되어 있는 문장(예: "My mama made lemonade for me.")을 이용한다. 과소비성의 평가에 이용할 수 있는 비음이 많이 포함된 문장의 예를 표 10-5에서 찾아볼 수 있다.

아동에게 이러한 검사 문장을 따라 말하게 하여 연속적인 발화 산출 시 조음위치 및 공명을 빠르고도 쉽게 검사할 수 있다. 검사자는 연속발화 수준에서 비누출이 일관되게 나타나는지, 아니면 간헐적으로 나타나는지도 판단해야 한다. 이 검사법은 낱말 조음검사에 비해 더 빠른 시간 안에 실시할 수 있으며, 실제로 일상적인 말 산출을 더욱 타당하

표 10-4 비누출의 영향 없이 공명 평가에 이용할 수 있는 저압력 자음 문장의 예

How are you?
Who are you?
Where are you?
Why are you here?
You are here.
They are here.
Where are they?
They are where you are.

역자 주: 우리말의 경우, 반모음/반자음, 유음이 포함된 문장을 고안하여 따라 말하게 한다.

표 10-5 과소비성 평가용 문장의 예

My mama made lemonade for me.
My name is Amy Minor.
My mama takes money to the market.
Many men are at the mine.
Ned made nine points in the game.
My nanny is not mean.
Nan needs a dime to call home.
My mom's home is many miles away.
Many men are needed to move the piano.

역자 주: 우리말의 경우, /ㄴ/, /ㅁ/, 종성 /ㅇ/ 소리가 반복적으로 포함된 문장을 고안하여 따라 말하게 한다.

게 검사하는 방법이다(Hirschberg & Van Demark, 1997).

숫자 세기

어린 아동들을 평가할 때 연속발화를 표집하기란 매우 어려운 일이다. 그러나 어린 아동으로 하여금 숫자를 세게 하거나 알파벳 이름을 순서대로 대게 하는 것도 연속발화가 될 수 있다. 60부터 70까지 세게 하거나, 그냥 '60, 60, 60, 60([sikstil)'을 반복하게 하는 것도 고모음(/i/), 치찰음 /s/, 파열음, 심지어 삼중자음군(/kst/)의 조합을 표집할 수 있으므로 도움이 된다. 이 소리들은 구강내압의 형성과 지속을 요하는데, 특히 연인두 기제에 부담을 주어 연인두 밸브의 움직임이 빈약한 경우 폐쇄를 달성하지 못하게 만들 수도 있다. 70~79의 숫자는 비음(/n/) 뒤에 치경파열음이 이어지기 때문에 진단에 유용하다(미국영어에서는 70의 /t/가 주로 /d/로 발음됨). 타이밍에 문제가 있을 경우, 이 문장의 산출에서 동화비성(assimilated hypernasality)이 뚜렷하게 나타날 것이다. 과소비성이 염려되는 경우에는 90~99의 세기를 통해 연속적인 말에서 비음 /n/의 산출을 평가할 수 있다.

연속발화

낱말 조음검사가 개별 음소의 산출을 따로 검사하는 데 도움이 되기는 하지만 조음, 특히 공명은 연속된 말에서 평가하는 것이 중요하다. 연속발화에서는 연인두 밸브에 가해지는 폐쇄의 달성과 유지 요구량이 증가한다. 그 결과, 낱말에 비해 연속발화에서 과다비성과 비누출이 더 심해지기도 한다. 연속발화 산출 시 조음오류가 증가하는 경우도 흔히 있다. 연속발화는 아동이 자발적으로 산출한 것이거나, 검사자가 아동에게 음절이나 문장을 계속 반복하게 하여 유도할 수도 있다.

평가 내용

구개열이나 두개안면 기형의 이력이 있는 사람들은 말소리 산출, 공명, 음성장애를 흔히 보인다. 그러므로 이 영역이 평가의 초점이 되어야 한다. 6세 이하의 아동들을 위해서는 심층평가와 함께 추가로 언어 선별검사와 언어 평가도 실시해야 한다.

말소리 산출

조음을 평가할 때는 말소리 산출 오류나 왜곡 오류를 보이는지 판단하는 것이 중요하다. 그리고 오류 유형(예: 조음위치 오류, 필연적 오류, 발달적 오류)을 확인하는 것도 중요하다. 구조적 이상이 있으면, 보상조음이나 필연적 왜곡 오류의 유무도 판단해야 한다. 그러한 오류의 원인(비정상적 구조, 말 실행증이나 구강운동 기능장애, 음운장애, 발달지연, 정상적 발달 오류)을 파악하는 것도 중요하다. 마지막으로 검사자는 압력 자음의 산출 시 비누출이 나타나지는 않는지, 유성 구강 자음의 비음화를 보이지는 않는지도 살펴보아야 한다. 이 모든 정보는 적절한 치료의 결정 근거로 사용되므로 중요하다.

앞에서 언급하였듯이 필연적 오류는 조음위치는 정상적이지만 구조적 이상으로 인해 말소리가 왜곡되어 산출되는 경우를 말한다. 예를 들면, 연인두가 완전히 폐쇄되지 못하여 생긴 틈이 큰 경우에는 조음위치는 정상적일 수 있으나 연인두 폐쇄가 이루어지지 않았기 때문에 조음방법이 구강음에서 비음으로 바뀐다. 그 결과 유성파열음이 동족 비음(m/b, n/d, ŋ/g)에 더 가깝게 산출되기도 한다. 연속발화를 산출할 때 비음이 지배적으로 들린다면, 검사자는 이러한 필연적 오류 때문에 큰 연인두 구멍이 남아 있음을 의심해 보아야 한다. 또 다른 필연적 왜곡은 조음위치는 정상적인데도 자음에서 비누출이 나타나는 경우이다.

보상조음 오류는 VPI가 있는 화자들에게서 흔히 나타나므로 VPI 화자들을 평가할 경우 보상조음 오류의 여부를 면밀하게 살피는 것이 중요하다. VPI의 영향으로 보상조음 오류가 나타날 때에는 대개 조음방법은 유지된다(예: 파열음은 다른 파열음으로 대치되고, 마찰음은 다른 마찰음으로 대치됨). 그러나 조음위치는 기류가 있는 인두 쪽으로 후방화된다. 다른 경우 조음위치는 비슷하게 유지되지만 조음방법이 유성비음으로 변한다. 예를 들면, 어떤 아동이 /s/나 기타 치찰음 산출을 위한 구강내압을 형성하지 못하면 보상이 일어나 /n/(조음위치가 같음)로 대신 산출하기도 한다. 다양한 보상조음의 종류에 대해서는 제6장에서 설명하였으므로 이 장에서는 반복하지 않겠다. 그리고 Trost-Cardamone(1987)가 개발한 보상조음 산출에 관한 교육용 비디오테이프에도 잘 설명되어 있다.

일부 보상조음은 정상적인 구강음과 동시에 조음되기도 한다. 예를 들어, 파열음을 산출할 때 구강 내의 정상적인 조음위치에서 산출하는 동시에 '파열 국면'에서 성문파열음(/ʔ/)을 산출하는 경우도 있다. 마찰음과 파찰음(특히 치찰음)은 '마찰 국면'에서 인두마찰음이나 후비강마찰음과 동시조음되기도 한다.

산출된 말소리의 실제 조음위치를 판단하기 위해서는 주의 깊게 들어야 하며, 필요하다면 그 말소리를 흉내 내 보아야 한다. 그 말소리를 모방하여 산출해 보면 조음위치를 찾아내는 데 도움이 되어 오류의 원인 확인이 가능한 경우가 자주 있다. 검사자는 화자가 각 음소를 산출할 때 잘 살펴보아야 한다. 예를 들어, 성문파열음을 조음할 때에는 대상자의 목에서 과도한 후두운동이 관찰되거나 느껴지기도 한다. 검사대상자가 자음을 구강음의 조음위치에서 동시조음하지 않고 성문파열음으로 산출할 경우, 마치 목표음이 생략된 것으로 혼동되는 경우도 많다. 성문파열음 대치와 실제 생략을 구분하기 위해서는 성문파열음은 빠른 발성시작시간(VOT)으로 산출됨(끙끙거리는 소리처럼)을 기억해야 한다. 음소가 완전히 생략된 경우라면 발성의 시작이 모음의 시작과 함께 완만하게 이루어져서 자음이 성문파열음으로 대치된 경우에 비해 모음의 지속시간이 더 길다. 성문파열음으로 대치되었음을 알 수 있게 해주는 마지막 단서는 목 주변에서 증가된 인후운동이 나타나고 느껴진다는 것이다. 인두마찰음은 경험이 많지 않은 청취자에게는 측면 설측음과 비슷하게 들리기도 한다. 검사자가 그 차이를 구분하기 위해서는 기류가 구강에서 나오는지 아니면 인두 부위에서 나오는지를 판단해야 한다. 어떤 쪽이건 치조에서 기류가 나오지 않는 것으로 판단되면, 그 소리는 인두에서 산출된 것일 수 있다. 이후에 나오는 빨대 기법을 참조하라.

조음검사 점수는 전통적으로는 국제음성기호(IPA)의 음성기호를 이용하여 산출한다(Bronsted et al., 1994). 그러나 IPA 체계에는 연인두 기능장애 화자에게서 전형적으로 나타나는 보상조음에 대한 기호는 없다. 그러므로 Trost-Cardamone(Trost, 1981; Trost-Cardamone, 1997)가 제안한 보상조음 구별기호 체계를 사용하면 된다. 검사자는 오류를 나타내는 기호 대신 해당 용어(예: 성문파열음, 인두마찰음)를 쓸 수도 있다(이 방법은 전사기호에 익숙하지 않은 사람들과 의사소통하는 데 오히려 더 도움이 된다).

✲ 자극반응도

자극반응도(stimulability)는 비정상적으로 산출하던 말소리를 최소한의 단서만 주었을 때 스스로 고치는 능력을 말한다. 자극반응도는 어떤 말소리가 말 치료로 교정될 수 있을지, 있다면 얼마나 빨리 교정될 수 있을지를 알려 주는 진단적 표지가 된다.

자극반응도 평가는 공명과 연인두 기능에 대한 지각적 평가에 있어 중요한 요소가 된다. 일부 조음오류는 비누출을 야기하거나 심지어 과다비성도 유발하기 때문이다. 예를 들면 성문파열음, 인두마찰음이나 비강마찰음은 연인두 밸브가 열린 채 산출된다(Henningsson & Isberg, 1991; Moller, 1991). 그러므로 검사자는 아동이 비누출이나 과다비성을 조음위치의 교정으로 제거하는 데 대해 자극반응도를 보이는지 여부를 판단해야 한다. 만약 조음위치를 변화시켜 주는 것만으로도 아동이 비누출이나 과다비성 없이 말소리를 산출할 수 있다면, 이는 말 치료로 교정될 가능성이 높다는 긍정적인 예후를 시사하는 것이다.

✲ 비누출

언어치료전문가는 조음 평가의 일부로 대상 아동이 청취 가능한 비누출(audible nasal air emission)을 보이는지 여부를 평가해야 한다. 비누출이 들리는 경우 비누출의 강도가 약한지도 판단해야 하는데, 이는 다소 큰 연인두 틈에 의해 나타나는 것이다. 비누출이 거품이 이는 듯 코에서 스치는 소리(비강 난기류)로 들리는 경우는 연인두 틈이 매우 작다(Kummer, Briggs, & Lee, 2003; Kummer, Curtis, Wiggs, Lee, & Strife, 1992). 검사자는 콧김 소리(nasal snorts)가 나지 않는지도 주의해야 하는데, 이는 대부분 /s/ 자음류를 산출할 때 나타난다. 비누출과 함께 코 찡그림(nasal grimace)도 흔히 동반되는데, 이러한 특징이 관찰된다면 기록해 두어야 한다.

조음 평가 과정에서 비누출의 일관성도 주목해야 한다. 파열음을 포함한 모든 압력 자음에서 비누출이 나타난다면 비누출이 일관되게 나타나는 것으로 볼 수 있다. 반면에 대부분의 압력 자음에서 때때로 비누출이 나타난다면 비누출이 비일관된 것으로 볼 수 있다. 비누출이 치찰음 같은 특정 음소에서만 일관되게 나타나는 경우를 특정 음소 비누출(phoneme-specific nasal air emission, PSNAE)이라 하는데, VPI보다는 잘못된 조음 습관과 연관되어 있다. 특히 인두마찰음이나 후비강마찰음의 산출에서 기류가 인두에 있기 때문에 기류가 코로만 방출될 수 있어 PSNAE가 일어난다.

비누출은 항상 연속발화를 이용하여 평가하는 것이 중요하다. 많은 화자들이 짧은 발화(분절음, segment)를 산출할 때에는 연인두 폐쇄를 달성할 수 있기 때문에 문장 수준에서도 비누출이 나타나지 않기도 한다. 연속발화를 산출할 때에는 연인두 기제에 부담이 증가하므로 비누출이 나타날 가능성이 높다. 수시로 검사대상자에게 어려운 낱말이나 다음절 낱말(예: '60[sikstí]', 'basketball')을 재빨리 반복하게 하여 연인두 기제에 부담을 줌으로써 빈약한 폐쇄를 보이는지 여부를 판단해야 한다.

✲ 자음약화

압력 자음의 산출에 구강내압이 적절한지도 판단해야 한다. 검사대상자로 하여금 압력 자음이 많이 포함되어 있는 문장을 반복하게 하는 것도 구강내압을 검사하는 좋은 방법이다. 압력 자음의 강도나 압력이 약한 것으로 여겨지면 상당한 정도의 비누출(때로는 들리지 않는 비누출이 일어나는 것일 수도 있음)로 인해 구강내압이 감소되었음을 추정할 수 있다. 자음약화는 대개 비누출 및 과다비성과 함께 나타나며, 연인두 틈이 큰 경우에 나타난다.

✲ 짧은 발화 길이

비누출이 심하면 발화 길이가 짧아지기도 한다. 이는 코로 기류가 손실되어 때로는 기류 보충을 위해 한 문장을 말하는 도중에도 숨을 자주 쉬어 기압을 보충해야 하기 때문에 나타나는 결과이다. 이는 연속발화에서 발화를 어느 정도로 끊어 말하는지 관찰함으로써 판단할 수 있다. 그리고 검사대상자에게 20까지 숫자를 세게 하여 언제 다시 숨을 들이마시는지 주의하여 발화 길이를 검사할 수도 있다. 정상 화자라면 대부분 한 번의 숨으로 최소 15까지는 셀 수 있다.

✲ 구강운동 기능장애

연인두 기능장애(velopharyngeal dysfunction)의 특성은 말 실행증이 있는 경우에도 나타날 수 있다. 말 실행증 화자들은 연인두 밸브 움직임의 협응에 어려움이 생겨 비일관된 과다비성이나 혼합공명을 보이기도 한다. 이로 인해 구강음을 산출하기 위해 연인두 밸브를 막고, 비음을 산출하기 위해 밸브를 여는 데 문제를 보일 수도 있다. 조음위치 오류와 함께 발화의 길이나 음운 복잡성이 증가하면 연인두 폐쇄 오류도 증가하는 경향이 있다. 그러므로 검사자는 짧고 단순한 발화와 길고 음운론적으로 복잡한 발화의 공명에서 나타나는 차이를 면밀히 살펴보아야 한다.

구강운동 기능장애는 두개안면 증후군 화자들에게 흔히 나타나는데, 특히 신경 발달장애의 일종인 연구개-심장-안면 증후군(velocardiofacial syndrome, VCFS) 화자들에게서 더욱 그러하다(Kummer, Lee, Stutz, Maroney, & Brandt, 2007). 과다비성이 있으면서 특히 증후군이 있는 화자의 경우 그 원인이 비정상적인 구조인지, 비정상적인 기능인지, 아니면 말 실행증 같은 신경운동장애인지 주의 깊게 판단해야 한다.

비구어 말 과제에서부터 문장 수준에 이르기까지 몇 개의 공식적인 실행증 검사가 있으며(Hickman, 1997; Kaufman, 1995), 비공식적 검사를 적용하는 것도 가능하다. 교대운동은 음절을 위한 움직임을 협응시키는 능력을 평가하는 데 이용할 수 있다. 각 대상자에게 2개의 음절조합(예: '퍼터 퍼터 퍼터' 등)이나 3개의 음절조합(예: '퍼터커 퍼터커 퍼터커' 등)을 반복하도록 요구할 수 있다. 검사대상자로 하여금 어려운 다음절 낱말(예: 'baseball bat', 'kitty cat', 'puppy dog', 'teddy bear', 'patty cake', 'basketball', 'ice cream cone' 등/우리말의 경우 '바다', '토끼', '바닷가' 등—역자 주)을 반복하도록 요구할 수 있

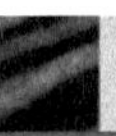

사례 보고

연구개-심장-안면 증후군

케이티는 연구개-심장-안면 증후군 진단을 받은 2세 3개월 아동이다. 의학력 또한 이 진단명에 들어맞는 특성을 보였는데, 점막하 구개열, 심실중격결손(VSD), 대동맥판막중절(interrupted aortic valve)이 동반되어 있었다. 케이티는 연령에 비해 너무 작아서 몸무게와 신장이 연령 규준 백분위수 10 이하에 꾸준히 머물러 있었다. 신생아 때에는 기도 문제의 이력이 있었다. 초기 섭식 문제도 보고된 바 있는데, 특정 점도의 음식에서 여전히 어려움을 보인다고 한다. 부모의 보고에 의하면, 대근육 발달 이정표는 정상 범위에 해당되며 언어에 대한 이해도 정상적으로 보인다고 한다. 그러나 소근육 발달은 비정상적이고 말 발달도 지연되어 있다.

케이티는 낱말을 연결할 수 있고 동요도 부를 수 있는 것으로 나타났다. 그러나 케이티의 말은 대부분 알아듣기 힘들었다. 주로 몸짓이나 수화로 의사소통하였다.

말 평가 결과, 심한 조음장애와 과다비성이 나타났다. 케이티의 음운 목록은 매우 제한되어 있어 비음(/m/, /n/), /h/, 성문파열음, 모음으로 이루어져 있었다. 때때로 /d/와 비슷한 소리를 낼 수도 있다. 모음은 대부분 산출할 수 있으나, 모든 모음을 산출할 수 있는 것은 아니다.

케이티는 독립음 수준에서는 비음을 산출할 수 있었으나 특정한 낱말 위치에서나 특정 모음과 결합하여서는 산출하기 어려웠다. 심지어는 'mommy', 'money', 'naming', 'many' 같은 낱말을 산출하기 위해 비음을 결합하는 것도 불가능하였다. 구강압력 자음이나 불기를 모방하도록 시도해 보았을 때 비누출만 나타났다.

평가 과정에서 수집한 모음 정보로 보아 케이티에게서 심한 연인두 기능장애와 심한 구강운동 기능장애의 증거를 찾을 수 있었다. 연인두 기능장애의 개선을 위해 수술이 필요한 것으로 권고되었다. 그러나 아직 너무 어리고, 신체가 작고, 기도폐색의 이력이 있음을 고려할 때 케이티가 좀 더 성장할 때까지 몇 개월 동안은 수술을 하지 않고 미루기로 결정하였다. 그동안에 조음위치를 제대로 습득하고 서로 다른 조음위치의 말소리를 결합하는 능력을 향상시키기 위해 말 치료(부모의 적극적인 참여 포함)를 권장하였다. 치료과정 중, 그리고 가정에서도 코 집게를 사용하면서 말 치료를 실시하였다.

다. 과다비성이 뚜렷하게 지각되는 경우에는 비음을 포함하는 낱말(예: 'money', 'mommy', 'many more' 등/우리말의 경우 '엄마', '누나', '언니' 등—역자 주)을 이용하면 구강운동 기능장애와 VPI를 변별하는 데 도움이 된다.

✲ 공명

연속발화를 이용하여 공명이 정상인지, 아니면 비정상인지 둘 중 하나로 판단해야 한다. 공명이 비정상일 경우, 공명의 유형(즉, 과다비성, 과소비성, 맹관공명, 혼합공명)을 판단해야 하는데, 이는 원인을 알 수 있게 해줄 뿐만 아니라 치료방법을 결정하는 데 도움이 되기 때문이다(Kummer, 2009, 2011). 일반적으로 정상에 비해 비음이 더 많이 들릴 경우 또는 비음이 구강음을 대치하는 경우, 과다비성 공명에 해당된다. 반면, 비음 대신 구강음으로 산출할 경우, 과소비성 공명에 해당된다. 자발화에서 공명 유형을 판정하기 어려운 경우에는 필요하다면 구강음이 많이 포함된 문장을 따라 말하게 하고, 이후 비음이 많이 포함된 문장을 따라 말하게 해볼 수 있다. 맹관공명의 말소리는 마치 소리가 나오지 않도록 무엇인가 씌워 놓은 듯하며 입 안에 갇혀 있는 듯한 소리처럼 들린다. (과다비성의 말을 흉내 내어 말하면서 코를 막았을 때 들리는 소리를 비교해 보면 쉽게 알 수 있다.) 입으로 숨을 쉬거나 상기도폐색(upper airway obstruction) 이력이 있는 경우에는 과소비성이나 맹관공명을 보일 가능성이 있다.

공명 유형의 판정은 매우 중요하지만 중증도를 판단한다는 것은 대개 비현실적이다. 이는 과다비성의 중증도가 치료에 영향을 미치지는 않기 때문이다(Bzoch, 1979). VPI로 인해 경도의 과다비성이 있다 하더라도 치료를 위해서는 신체적 관리(물리적 처치, physical treatment)가 필요하다. 그럼에도 불구하고 일부 연구자들은 7점 수준의 등간평정척도(equal-appearing interval scale)를 이용하여 공명장애의 중증도를 평가할 것을 권하였다(McWilliams, Morris, & Shelton, 1990; Subtelny, Van Hattum, & Myers, 1972). 이러한 평정척도는 안면타당도는 높으나 신뢰도에는 문제가 있다. 사실 척도의 수준이 클수록 신뢰도는 떨어진다. 그리고 VPI 화자들의 과다비성의 중증도는 대개 발화 길이, 말 산출 속도, 노력에 대한 피로도에 따라 일관되지 않다. 그러나 검사자가 중증도를 평가하기 원하면 그냥 단순히 정상, 경도, 중등도, 중도의 중증도에 해당되는 4점 척도를 이용하는 것이 최상일 것이다.

과다비성이 고모음 /i/에서만, 즉 특정 음소에만 국한되어 나타나는 경우도 있다. 이는 검사대상자에게 /i/ 모음이 있는 음절을 산출하게 하여 /ɑ/ 모음을 포함한 음절과 공명을 비교해 봄으로써 판단할 수 있다. 검사대상자가 다른 모음을 산출하는 동안 후설이 높아지면 구강 개방이 줄어들고 입천장을 통해 소리 에너지가 비강으로 넘어가면서 비강공명을 증가시키기 때문에 과다비성이 지각된다.

✲ 발성

VPI나 두개안면 기형 화자에게서 발성장애는 매우 흔한 문제이다(McWilliams, Lavorato, & Bluestone, 1973; McWilliams et al., 1990). 그러므로 검사자는 애성(hoarsness), 기식성, 성대 프라이, 강한 성대접촉(hard glottal attack), 부적절한 음도, 제한된 음도 범위, 이중음성(이중음도), 부적절한 강도 등 발성장애의 특성이 나타나지 않는지 잘 들어 보아야 한다(Kummer & Marsh, 1998). 이러한 특성이 나타날 경우 경도~중도 범위의 평정 척도를 적용하여 중증도를 평가해야 한다(Stemple, Glaze, & Gerdeman, 1995; Wilson, 1987). 「청지각적 음성 평가(Consensus Auditory-Perceptual Evaluation of Voice, CAPE-V)」는 조조성(거친 음성, roughness), 기식성, 긴장성(쥐어짜는 듯한 음성, strain)의 정도, 음도 및 강도를 포함, 음질의 청지각적 측면의 평가를 위한 표준화 프로토콜 중 하나이다(Kempster et al., 2009). 이 검사도구는 음성의 청지각적 변수에 대한 합의를 위해 전문가들이 모인 자리에서 개발한 것으로, 오늘날 음성장애 분야의 많은 전문가들이 이용하고 있다.

평정척도를 이용하는 것 외에도 10초 이상 발성을 지속할 수 있는 능력이 있는지도 살펴보아야 한다. (아동들은 연장 모음의 끝부분에 이를 때 공기를 소진하기 시작하므로 발성 문제 특성을 관찰하기 쉽다.) 마지막으로 호흡 유지의 질적 측면과 호흡 패턴의 유형도 면밀히 관찰해야 한다. 환자에게 발성장애가 있는 것이 분명하면 좀 더 포괄적인 음성 평가를 고려해야 하며, 여기에는 공기역학검사, 내시경검사, 스트로보스코피(stroboscopy)가 포함되기도 한다.

✲ 보충평가 절차

경험이 풍부한 임상가는 단순히 자발화나 따라 말한 말소리나 문장을 들어 보는 것만으로도 위에서 언급한 모든 특성을 평가할 수 있다. 경험이 풍부한 임상가가 실시한 평가는 신뢰도가 매우 높다(Paal et al., 2005). 그러나 말 특성과 그 잠재적 원인을 좀 더 명확하게 파악하기 위해서는 보충검사를 일부 실시하는 것도 도움이 된다. 다음에 제시하는 로테크(low-tech) 및 '노테크(no-tech)' 평가 절차가 비누출과, 일부 사례의 과다비성 감지에 도움이 될 것이다(Kummer, 2009, 2011).

✲ 시진(시각적 탐지)

- **거울 검사:** 비누출 여부 판단을 위해 거울 검사를 이용하는 임상가들도 있다. 검사대상자가 압력 자음을 산출할 때 콧구멍 아래에 거울(테두리가 좁은 치과용 거울이 좋음)을 대어 준다(그림 10-1). 거울에 김이 서리면 비누출이 있음을 나타내는 것이다. 그러나 정확하게 하지 않으면 '위양성(실제로는 비누출이 없는데도 비누출을 보이는 것으로 판단함—역자 주)' 판단을 내릴 수도 있다. 거울은 검사대상자가 말하기 시작할 때 콧구멍 아래에 대어 주어야 하는데, 이는 코로 정상적으로 호흡할 때에도 거울에 김이 서리기 때문이다. 게다가 검사대상자가 발화를 끝내면 치워야 하는데, 발화 끝에서는 연구개가 하강하여 바람이 콧구멍으로 나오기 때문이다. 정확하게 검사한다고 해도 비누출이 일관되게 나타나는지 아니면 1개의 음소에서만 나타난 것뿐인지 판단할 길은 전혀 없다.
- **바람 갈퀴 검사:** 검사자는 Bzoch(1979)가 처음으로 기술한 '바람 갈퀴(air paddle)'를 이용하여 비누출을 직접 관찰할 수도 있다. 종이를 잘라(아니면 찢어도 됨) 노 모양이나 주걱 모양으로 바람 갈퀴를 만들어 고압력 자음이 포함된 음절을 반복하여 산출하게 하면서 콧구멍 아래에 대어 준다(그림 10-2A와 B). 무성자음이 유성 동족음에 비해 압력이 더 세기 때문에 비누출 여부를 더 명확하게 판단할 수 있게 해주므로 무성자음을 산출하도록 하는 것이 가장 좋다(우리말의 자음은 유무성 대립이 없으므로 해당되지 않는다. 오히려 평파열음보다 격파열음을 이용하는 것이 적절하다—역자 주). 무성자음을 산출하는 동안 갈퀴가 움직이면 비누출이 나타난 것이다. 이 검사는 그다지 민감하지는 않으며, 실제로 구강내압이 높을 때에만 효과가 있다.
- **See Scape™:** See-Scape는 몇몇 공급사(Pro-Ed, Mayer Johnson, Slosson Eduational Publication, AliMed 등)가 판매하고 있는 기압 장치이다. 비누출의 출현 여부를 관찰할 수 있

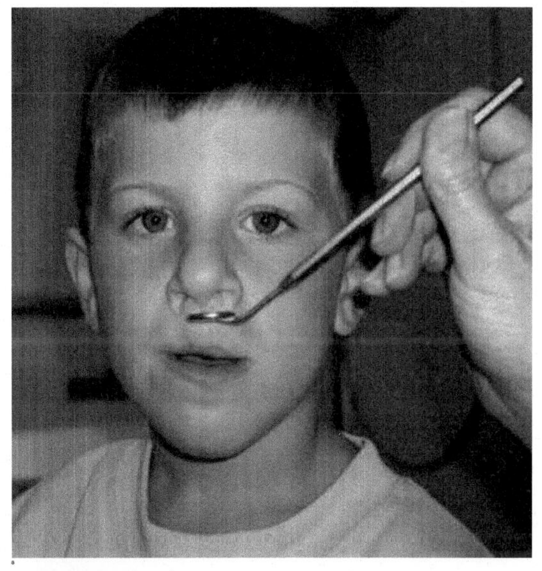

그림 10-1 비누출 검사를 위해 치과용 거울을 사용하고 있다. 말을 산출하는 동안 콧구멍 아래에 그림과 같이 치과용 거울을 대어 준다. 김 서림의 여부가 평가의 관건이므로, 코로 숨을 쉴 때 나타나는 김 서림이 아닌지 주의 깊게 확인해야 한다. 이 검사법은 비누출이 일어나야 하는 음소의 검사에는 부적절하다.

Courtesy Ann W. Kummer, Ph.D./Cincinnati Children's Hospital Medical Center & University of Cincinnati College of Medicine

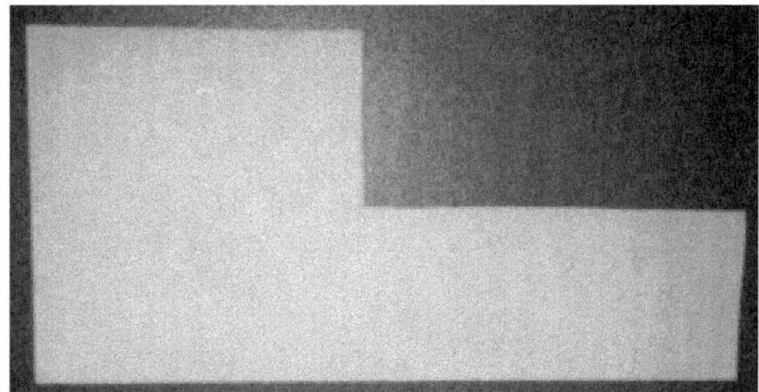

A

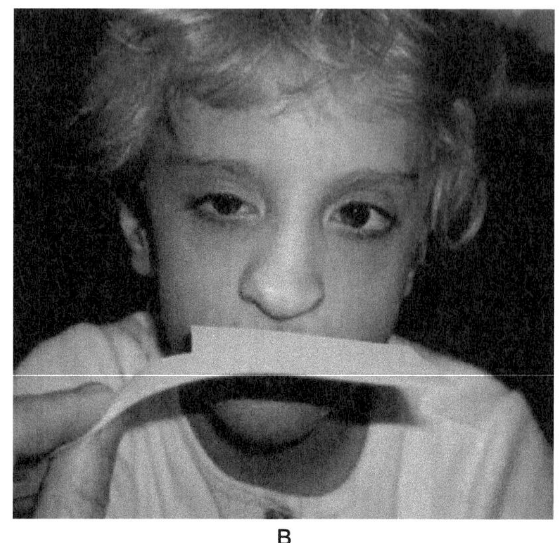

B

그림 10-2(A와 B) (A) 비누출 검사에 사용할 수 있는 '바람 갈퀴'의 예. 이 갈퀴는 종이를 잘라 만들었다(찢어서 만들 수도 있다). (B) 고압력 자음을 반복하여 산출하게 하면서 콧구멍 밑에 이와 같은 갈퀴를 대어 준다. 말을 산출하는 동안 종이 갈퀴가 움직이면 비누출이 나타난 것이다.

A와 B: Courtesy Ann W. Kummer, Ph.D./Cincinnati Children's Hospital Medical Center & University of Cincinnati College of Medicine

도록 해준다. 올리브 모양의 코마개(이하, 올리브형 코마개)를 아동의 콧구멍에 끼운다. 올리브형 코마개는 잘 휘어지는 튜브와 연결되어 있는데, 이 튜브는 다시 딱딱한 수직관과 연결되어 있다. 아동이 압력 자음을 반복하여 산출할 때 비누출이 나타나면 수직관 안에 있는 스티로폼 마개가 올라간다(**그림 10-3**). 이 장치는 비누출이 나타나는지 직접 볼 수 있게 해주지만 몇 가지 단점이 있다. 첫째, 소매가격이

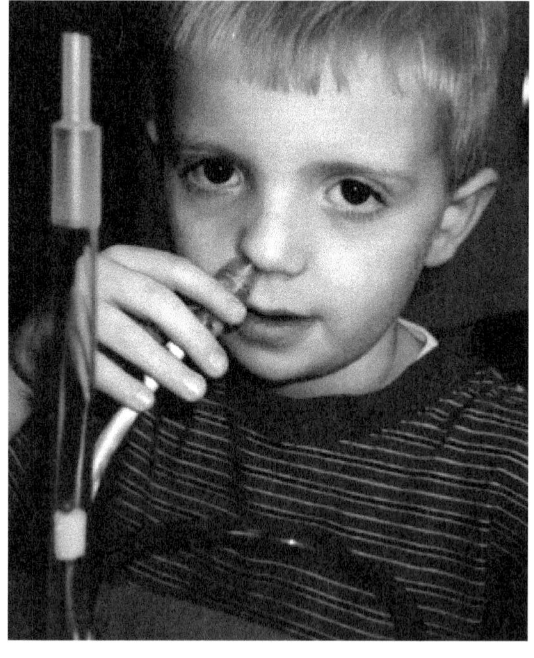

그림 10-3 비누출 검사를 위해 See-Scape™(Super Duper, Greenville, SC)를 이용하고 있다. 부모가 올리브형 코마개를 아이의 콧구멍 입구에 끼워 주고 있다. 말을 산출하는 동안 비누출이 나타나면 관 안에 있는 스티로폼 마개가 올라간다.

Courtesy Ann W. Kummer, Ph.D./Cincinnati Children's Hospital Medical Center & University of Cincinnati College of Medicine

100달러가 넘는데, 이는 적은 돈이 아니다. 더 우려되는 사항은 감염 통제와 관련되어 있다. 이 장치는 사용 전후로 철저히 세정하고 멸균 처리해야 하지만 이는 쉽게 할 수 있는 절차는 아닌데, 특히 스티로폼 마개가 더 그러하다.

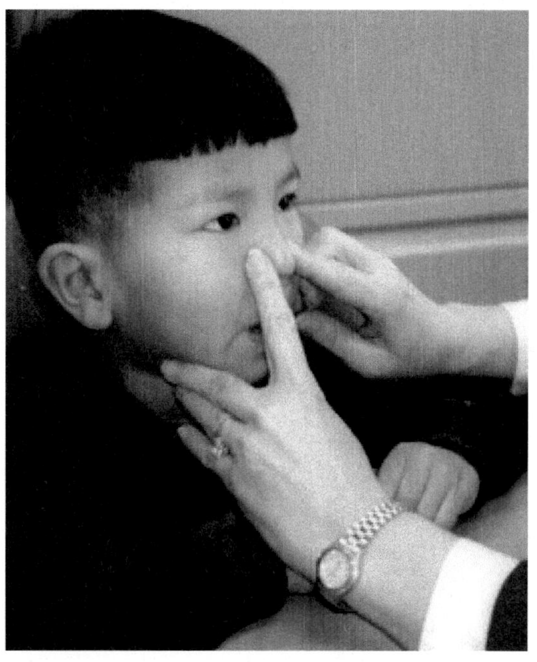

그림 10-4 비누출과 과다비성의 촉진법. 검사대상자의 코뼈 바로 아래에 있는 연골 부위에 검지를 가볍게 갖다 대 보면 비누출이나 과다비성이 나타나는 것이 느껴진다. 아동에게 고압력 자음을 반복하게 하거나 '60, 60, 60[siksti]'를 말해 보게 한 뒤 비누출이나 과다비성의 진동이 느껴지는지 확인한다.

Courtesy Ann W. Kummer, Ph.D./Cincinnati Children's Hospital Medical Center & University of Cincinnati College of Medicine

촉진(촉각적 탐지)

- **코 옆면 촉진**: 검사대상자의 코 측면에 손가락을 살짝 갖다 대어 보면 과다비성이 나타날 때의 진동을 느낄 수 있다(**그림 10-4**). /m/ 소리를 연장하게 하면서 코 연골 부위를 만져 보면 진동 시의 느낌을 더 잘 알 수 있다. 그러나 이 검사는 그다지 민감하지 않다. 연인두 구멍 때문에 나타나는 비누출은 코 옆면에서는 느껴지지 않는다. 반면, 연인두 구멍 때문에 후비강 마찰음(비강 난기류)이 산출될 경우, 기류의 소용돌이 때문에 코 연골의 울림이 쉽게 느껴진다.

청진(청각적 탐지)

시진과 촉진도 도움이 되기는 하지만 평가의 목표가 청각적 결과이므로 청진이 가장 유용한 평가 절차라 할 수 있다(Kummer, 2009, 2011). 그리고 신뢰도도 더 높다.

- **맹관검사**: 맹관검사는 대상 아동으로 하여금 코를 막지 않은 상태에서 구강음을 산출하게 한 뒤에 콧구멍을 손가락으로 집어 주어 막은 상태에서 동일한 말소리를 산출하게 하여 실시한다(Bzoch, 1979; Haapanen, 1991)(**그림 10-5**). 이 검사로 과다비성을 평가하기 위해서는 아동에게 모음을 연장하게 하거나 비음이 없는 문장을 반복하게 하면 된다(Kuehn & Henne, 2003). 연인두 밸브가 정상적으로 기능하고 과다비성이 없으면 코를 막은 경우에도 공명에 변화가 있어서는 안 된다. 그러나 연인두 밸브의 기능에 문제가 있어 과다비성을 야기하는 경우, 비강에서는 공명이 일어나나 코는 막힌 상태이므로 맹관공명이 일어난다. 그러므로 콧구멍을 막았을

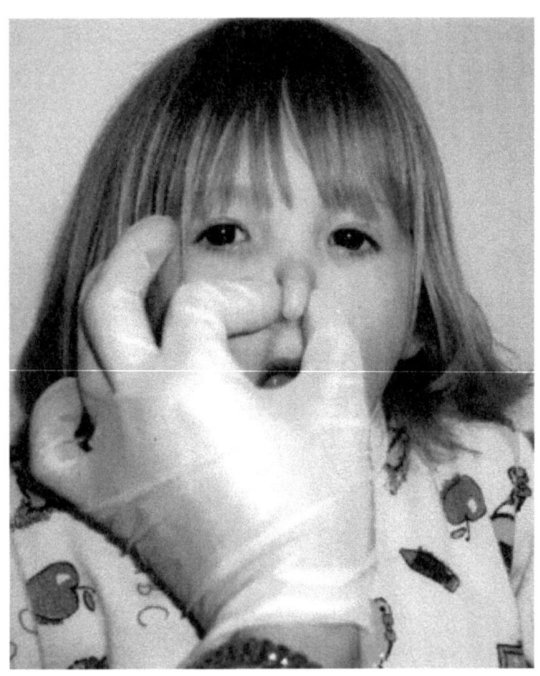

그림 10-5 맹관검사. 검사대상자에게 말소리를 내어 보게 한 뒤 콧구멍을 막아 주고 그 말소리를 반복하게 하여 공명에 차이가 있는지 판단한다.

Courtesy Ann W. Kummer, Ph.D./Cincinnati Children's Hospital Medical Center & University of Cincinnati College of Medicine

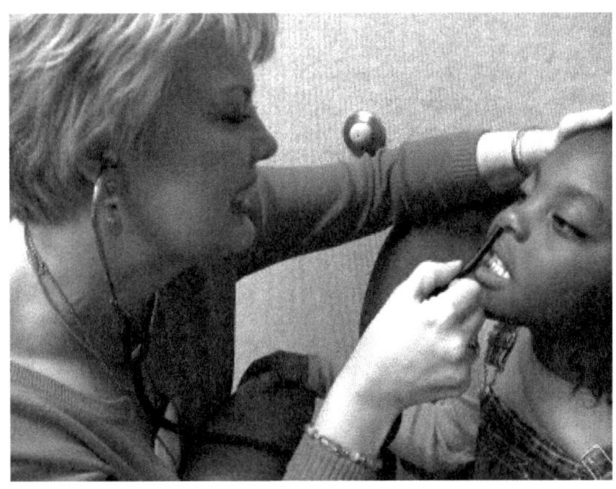

그림 10-6 청진기. 청진기의 드럼 부분을 떼어 내고 튜브를 콧구멍 입구에 갖다 댄다. 한 번 사용한 뒤에는 소독해야 한다.

Courtesy Ann W. Kummer, Ph.D./Cincinnati Children's Hospital Medical Center & University of Cincinnati College of Medicine

때 음질에서 차이가 난다는 것은 과다비성이 있음을 의미하는 것이다. 비누출을 평가하기 위해서는 압력 자음이 많이 포함된 음절이나 문장을 따라 말하도록 요구한다. 코를 막았을 때 구강내압이 증가하면 이는 비누출이 상당히 있음을 시사하는 것이다. 마지막으로 과소비성을 평가하기 위해서는 아동으로 하여금 비음을 반복적(예: '마마마')으로 산출하도록 요구한다. 코를 막았을 때 음질이 거의 차이가 나지 않거나 전혀 나지 않는다면 상당한 정도의 과소비성이 있음을 시사하는 것이다.

- **청진기:** 청진기가 있으면 연인두 기능장애의 특성을 평가하는 데 큰 도움이 된다. 청진기의 드럼 부분을 코의 양 측면이나 코 아래에 댄다. 구강음의 산출 시 과다비성이나 비누출이 있으면 청진기를 통해 분명하게 들린다(그림 10-6). 드럼 부분을 없앤 뒤에 드럼 부분과 연결되어 있던 관을 한쪽 콧구멍의 입구 부분에 대어 보면 좀 더 효율적이다. 이 검사법의 유일한 단점은 다른 환자에게 사용하기 위해서는 사용한 즉시 적절히 소독해야 한다는 것이다.
- **청취관(청취용 튜브):** 과다비성과 비누출을 탐지할 때 플라스틱으로 된 관이 청진기와 같은 역할을 할 수 있다(병원에서는 흡입용 튜브를 쉽게 구할 수 있으므로 이를 청취관으로 이용할 수도 있다. 약간 더 짧게 잘라야 하는데, 약 60cm 정도의 길이면 적절할 것이다). 관을 이용하여 평가할 때에는 한쪽 끝은 아동의 콧구멍 입구 부분에 대어 주고 다른 쪽 끝은 검사자의 귀에 가까이 댄 상태에서 아동으로 하여금 구강음 음절이나 구강음 문

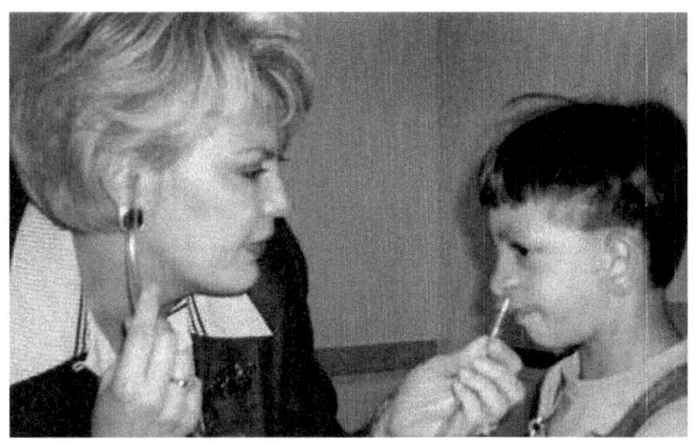

A

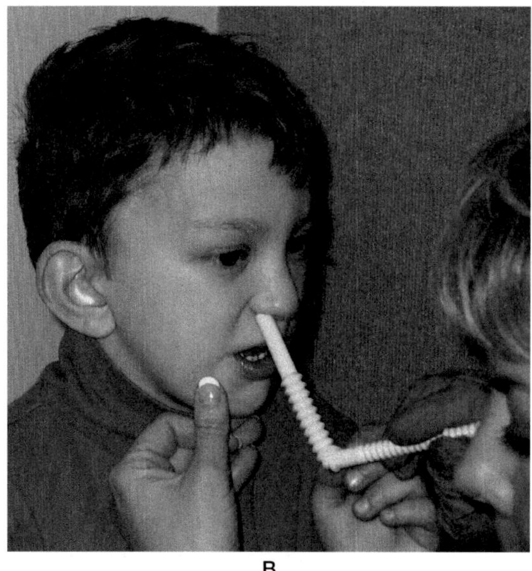

B

그림 10-7(A와 B) (A) 비누출과 과다비성의 검사를 위해 '청취관'을 이용하고 있다. 플라스틱 관의 한쪽 끝은 아동의 콧구멍이나 콧구멍의 입구 부분에 대고, 다른 한쪽 끝은 검사자의 귀에 댄다. 아동이 말소리나 문장을 산출할 때 검사자는 비누출이나 과다비성이 나타나는지 들을 수 있다. (B) 장난감 호루라기도 청취관처럼 이용할 수 있다. 사용한 이후에는 아동이 집에 가져갈 수 있게 상으로 줄 수도 있다.

A와 B: Courtesy Ann W. Kummer, Ph.D./Cincinnati Children's Hospital Medical Center & University of Cincinnati College of Medicine

장을 산출하도록 요구한다(**그림 10-7**). 이 관의 장점은 사용하기 편하게 어떤 길이로 만들어도 상관없다는 것이다. 단점은 어느 쪽 끝이 아동의 콧구멍에 접촉하였던 것이고, 어느 쪽 끝이 검사자의 귀에 갖다 대었던 것인지 검사자가 기억하고 있어야 한다는 것이다. 그리고 청취관을 사용한 이후에는 소독하거나 버려야 한다.

- **빨대**: 빨대는 과다비성의 감별진단에 매우 유용하며 신뢰로운 도구이다. 구부려지는 빨대의 짧은 쪽 끝부분을 환자의 콧구멍에 대고 다른 한쪽 끝은 검사자의 귀에 대면 소리가 청진기에서처럼 증폭되어 매우 약한 비누출이나 간헐적으로 나타나는 연인두 폐쇄도 감지할 수 있다(**그림 10-8**). 이 기법은 과다비성과 비누출을 확인하

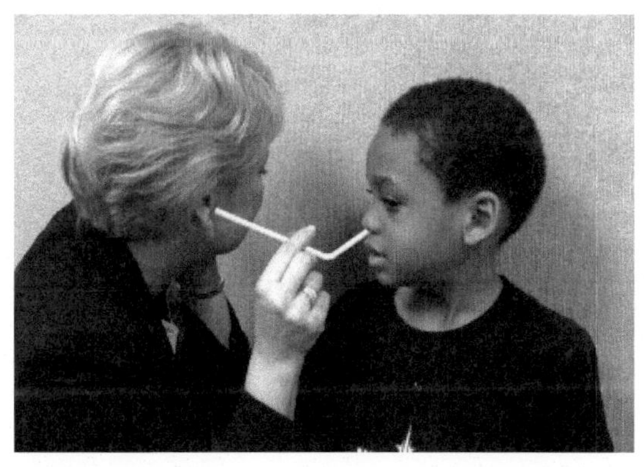

그림 10-8 비누출과 과다비성 검사를 위해 빨대를 이용하고 있다. 아동이 고압력 자음을 산출하는 동안 아동의 콧구멍 안에 빨대를 갖다 댄다. 비누출이나 과다비성이 있으면 빨대를 통해 들린다.

Courtesy Ann W. Kummer, Ph.D./Cincinnati Children's Hospital Medical Center & University of Cincinnati College of Medicine

는 데 이용할 수 있다. 이 기법은 구비강 천공으로 인한 증상이 있는지 여부(아래 정보 참조)를 판단하는 데에도 이용할 수 있다. 빨대는 치찰음이나 치경파열음의 설측음화 왜곡을 감지하는 데에도 이용할 수 있다.

앞에서 설명한 보충검사 방법 중에서 빨대(또는 청취관)는 비용이 매우 저렴한 로테크의 도구로, 아직까지는 다음의 이유 때문에 과다비성과 비누출의 평가에 가장 좋은 방법이다. 첫째, 빨대는 청진기와 마찬가지로 소리를 증폭시켜 준다. 그러므로 검사자는 관을 통해 소리가 들리는지 여부에 주목하기만 하면 과다비성의 여부를 쉽게 판단할 수 있다. 심지어는 일상적인 말에서는 듣지 못하는 비누출을 들을 수도 있다. 연인두 밸브가 약간 비효율적으로 폐쇄하는 경우에도 빨대를 이용하면 딸깍거리는 소리가 들린다. 빨대가 검사자에게는 로테크의 보청기처럼 작용하여 소음이 있는 임상환경에서도 과다비성과 비누출을 들을 수 있다. 이 '장비(용품)'는 저렴하고, 음료나 음식이 있는 곳이면 어디서든 구할 수 있다. 빨대는 쓰고 난 뒤 버리면 되기 때문에 유지가 필요 없고, 감염 통제에 신경 쓸 필요가 없다. 신뢰로우며, 사용도 쉽다. 마지막으로 이 방법은 청각적 사건에 대해 청각적으로 평가한다는 점에서 시진이나 촉진에 비해 안면타당도가 있다. 그러므로 빨대는 공명, 구강 및 비강기류, 연인두 기능의 평가에 유용한 도구로 많이 추천된다.

❊ 원인의 감별진단

과다비성과 비누출은 VPI나 조음장애 또는 구개천공 때문에 나타날 수 있다. 문제의 원인에 따라 치료를 위한 권고사항이 달라지므로 정확한 원인을 판정하는 것이 중요하다(Garrett, Deal, & Prathanee, 2002; Kummer, 2009; Kummer, 2011; Marsh, 2004).

과다비성이나 비누출이 있는 경우, 검사자는 그 원인이 구조적인 것인지 아니면 오조음에 의한 기능적인 것(잘못된 학습이나 VPI를 보상하기 위한 것일 수 있음)인지도 판단해야 한다. 예를 들면, 비강 난기류(비강 스침 소리)는 대개 연인두 틈이 작은 경우에 나타난다. 그러나 후비강마찰음의 산출과 연관되어 나타나기도 하는데, 이는 학습오류(잘못된 학습, mislearning) 때문에 나타날 수 있다. 그러므로 비누출의 원인 판정이 매우 중요한데, 첫 번째의 경우는 수술이 필요한 구조적 원인이며, 두 번째는 잘못된 학습이 원인으로 말 치료가 필요하다.

감별진단은 먼저 비누출 출현의 일관성과 자극반응도 평가를 통해 실시한다. 예를 들어 비누출이 특정 음소(특히 치찰음)에 국한되어 나타나고 파열음에서는 나타나지 않는다면, 이는 오조음이 원인이다. 마찬가지로 과다비성이 고모음(특히 /i/)에서만 나타나고 저모음에서는 나타나지 않는다면, 이 또한 특정 음소 과다비성으로 학습오류가 원인일 가능성이 높다. 반면 비누출이 비일관적이나 모든 압력 자음에서 나타난다면 VPI가 원인일 가능성이 높다.

자극반응도 검사 또한 정확한 원인을 판정하는 데 매우 중요하다. 만약 조음위치를 변화시켜 주는 것만으로도 비누출이나 과다비성이 소거된다면, 비누출과 과다비성의 원인은 VPI가 아니라 학습오류임이 분명해진다. 자극반응도 검사와 치료를 위한 조음위치 변화방법에 대해서는 제20장을 참조하기 바란다.

만약 환자에게 구개천공이 있고 비누출/과다비성을 특징으로 보이면, 이러한 특징이 나타나는 것이 구개천공 때문인지 아니면 VPI 때문인지, 아니면 둘 다 원인이 되는지 판단하는 것이 중요하다.

천공의 크기도 말에 미치는 영향을 판단하는 요소 중 하나이다. 천공이 작은 경우, 구강으로 나온 기류는 천공이 있는 경우라도 수평으로 작용하므로 증상을 일으키지 않을 수도 있다. 천공의 크기가 지름 5mm 이상이면, 일부 압력 자음을 산출할 때 비누출이 나타날 수 있다. 천공이 절치공 부위에 있는 경우(혀끝 위)에는 전방음을 산출할 때 증상이 나타날 수 있다(그림 2-13 참조). 천공이 매우 큰 경우에는 과다비성도 함께 나타난다(그림 6-1 참조).

천공의 위치도 말에 영향을 미칠 수 있는 요인 중 하나이다. 천공이 절치공 부위에 있는 경우는 매우 흔하며, 치경음을 조음할 때 혀가 상승하면서 천공으로 공기를 밀게 되므로 비누출이 나타날 수 있다. 반면 말을 산출하는 동안 혀끝으로 천공을 막으려 하면 설측음화 왜곡이 나타날 것이다. 천공이 입천장 중간 부위에 있고 혀로 천공을 막으려 하면 설측음화 왜곡과 함께 경구개음(palatal-dorsal placement)으로 조음위치를 이동시키는 현상이 나타날 수 있다. 구강의 후방에 있는 천공은 후방 자음이 거의 없기 때문에 기류를 천공 위로 밀어 보내는 일이 드물므로 영향을 덜 미친다.

천공이 말에 영향을 미치는지 아닌지 판정하기 위해 검사자는 껌(또는 Fruit Rollups, Janet Middendorf, M.A., 2005년 5월 4일 개인적인 서신 교환)으로 천공을 일시적으로 막아 볼 수도 있다. 껌이 잘 붙을 수 있도록 천공 주변 조직을 미리 잘 닦아야 하기 때문에 시간이 걸리고 지저분하기도 하다. 더 좋은 방법은 검사지기 빨대 기법을 이용하여 /t/와 /p/ 같은 전방음과 /k/(구개천공의 영향을 받지 않아야 함)에서 비누출의 출현 여부를 비교하는 것이다. 비누출의 차이가 전혀 없다면 비누출의 원인은 연인두 밸브에 있는 것이다. 그러나 천공보다 뒤쪽 위치에서 산출되는 자음에 비해 앞쪽에서 산출되는 자음에서 비누출이 더 심하다면 비누출의 원인으로 천공을 의심할 수 있다.

천공이 있을 경우 VPI의 평가를 어렵게 만드는 요인 중 하나는 천공과 VPI가 동시에 말에 영향을 미치기도 한다는 것이다. 천공으로 인해 기류가 새는 경우에는 연인두 기제의 기능적 효율성이 떨어질 수 있다(Moller, 1991). 그러므로 천공을 아주 막거나 폐쇄하지 않는 한 연인두 기제를 제대로 평가하는 것은 어려울 수도 있다. 천공이 직접적인 원인인지를 판정하여 적절한 치료 계획을 세우기 위해 이른바 다자간 팀에 의한 접근이 이루어지기도 한다(Sell, Mars, & Worrell, 2006).

숙련되지 않은 검사자는 측면 설측음으로 인한 측면 기류의 말소리와, 인두마찰음으로 인한 비강기류의 말소리를 구분하기를 어려워할 수도 있다. 검사자는 우선 비누출을 듣기 위해 먼저 빨대를 이용해 보아야 한다. 이후 환자가 /t/를 산출하고, 그다음 /s/ 소리를 산출하는 동안 환자의 치조궁 앞쪽에 빨대를 대어 본다. 산출이 정확하면 기류가 빨대를 지나는 소리가 들릴 것이다. 기류가 빨대를 통해 지나는 소리가 들리지 않으면 환자가 말소리를 산출하는 동안 빨대를 치조궁 측면의 여러 위치에 대어 본다. 기류가 측면으로 나오면 치조궁 앞쪽보다는 측면 어디에선가 빨대를 통과하는 소리가 들릴 것이다.

사례 보고

특정 음소 비누출

제프는 구개열을 갖고 태어나지 않았는데도 '비성'의 이력이 있는 36세의 남성이다. 그의 부모에 의하면, 수술을 추천받았으나 실제로 수술을 받지는 않았다고 한다. 제프가 20대 초반에 다시 알아보았을 때에도 문제의 해결을 위해서는 수술이 필요하다는 말을 들었다고 한다. 수술받는 것을 망설였기 때문에 실제로 수술을 받은 적은 한 번도 없었다. 36세가 되어 클리닉에 왔을 때, 제프는 자신의 말 문제가 직장과 사회생활에 장벽이 되어 왔기 때문에 수술을 받기로 결심하게 되었다고 보고하였다.

검사 결과, 연구개는 정상으로 나타났다. 말 평가 결과, 모든 치찰음(/s/, /z/, /ʃ/, /ʒ/, /ʧ/, /ʤ/)을 인두마찰음으로 대시하였는데, 치찰음의 산출에서 비누출도 나타났다. 그 외의 다른 말소리는 모두 정상적인 압력으로 정확하게 산출하였으며, 비누출도 나타나지 않았다. 공명은 정상적이었다.

제프는 적절한 단서를 주자 오조음하였던 모든 말소리를 정확하게 산출할 수 있는 자극반응도를 보이는 것으로 나타났다(조음위치 변화를 위한 기법은 제20장 참조). 인두에서 구강으로 조음위치를 바꿔 준 것으로 비누출을 완전히 없앨 수 있었다. 이러한 결과로 볼 때 제프는 VPI로 잘못 진단되었음이 분명해졌다. 오히려 그는 잘못된 학습으로 인한 특정 음소 비누출을 보였다.

과거에 몇 차례 제프에게 권고되었던 수술 대신 말 치료를 권하였다. 몇 개월 후 그는 치찰음을 비누출 없이 정상적으로 산출할 수 있게 되어 치료를 종료하였다.

이 사례는 감별진단이 중요함을 보여 주고 있다. 제프의 경우 비누출은 VPI가 아니라 오조음 때문에 나타난 것이었다. 수술로는 문제를 해결할 수 없으므로 그가 수술받으라는 권고를 따르지 않은 것은 오히려 다행이었다. 반면 과거에 잘못된 진단을 받은 것과 어릴 때에 적절한 말 치료를 받지 못한 것은 유감스러운 일이다.

추후관리

평가의 목적은 환자에 맞는 치료 권고사항을 결정하는 것이다. 추가 검사와 다른 전문가의 자문이 필요한 일부 사례의 경우에는 치료 유예를 권할 수도 있다. 언어치료전문가는 최종적인 치료적 권고사항을 결정하기 전까지 환자와 그 가족에 적극 개입해야 한다.

추가 의뢰

평가 결과에 따라 추가적인 검사 절차(예: 비내시경검사, 비디오투시조영검사, 이비인후과 평가, 수면검사 등)가 필요할 수도 있다. 추가 평가를 의뢰하기 전에 언어치료전문가는 주치의와 의뢰할 의사와 함께 권고사항에 대해 논의해야 한다. 이는 의례적인 절차일 뿐만 아니라 주치의가 아동의 전반적인 치료 계획을 관리하는 '의학적 모델'에도 부합하는 것이다.

권고사항

관찰된 특정 말 특징에 근거하여 검사자는 연인두 기능장애가 있는지, 있다면 그 원인(구조 혹은 기능)이 무엇인지 판단할 수 있어야 한다. 연인두 틈의 크기를 어림할 수 있게 해주는 말 특성도 있다(표 6-1 참조). 검사자는 이러한 정보를 토대로 알맞은 치료를 권고할 수도 있다. 예를 들어 비누출과 과다비성이 있으면 이는 비교적 큰 연인두 틈이 있음을 의미하며, 수술이 필요하다. 반면, 특정 음소에서만 비강소음이 들리는 경우나 필연적 오류 외의 조음오류가 나타난다면 말 치료를 권장해야 한다. 말 치료는 보상조음을 산출하는 사례에 적절하나 가능한 구조적 개선 이후 실시해야 한다. 표 10-6은 각 원인별로 추천 가능한 권고사항을 제시한 것이다.

권고사항은 항상 말 장애의 원인과 중증도뿐만 아니라 향상 가능성, 관련되어 있는 위험요소, 환자의 삶의 질, 아동과 가족의 요구사항에 근거하여 제시해야 한다. 검사자는 자신의 가치체계와 개인적 선호사항을 아동과 가족에게 강요하지 않도록 주의해야 한다. 아동과 가족은 판단 결과에 직면하여 살아가야 하는 당사자이기 때문에 권고받은 중재에 대해 얻은 정보를 판단하는 주체가 되어야 한다.

가족 상담

가족이 해부 구조, 말에서의 문제, 추천된 수술 절차를 이해할 수 있도록 세부 명칭을 붙인 그림이 있는 유인물을 주는 것도 많은 도움이 된다. 많은 기관에서 프로그램과 시

표 10-6 원인별 치료 권고사항

연인두 형성부전(구조적 이상)

- 수술(필요할 경우 수술 후 말 치료)
- 보철: 발화용 구 폐색장치
- 조음 및 보상조음에 대한 말 치료

연인두 기능부전(생리적 이상)

- 수술(필요할 경우 수술 후 말 치료)
- 보철: 구개 거상상치(palatal lift)
- 말 치료(후천적인 경우에만)와 조음 및 보상조음에 대한 치료

연인두 학습오류

- 말 치료만 가능함
- 증상을 보이는 구개천공

수술

- 보철: 폐색장치
- 조음 및 보상조음에 대한 말 치료

설 정보를 담은 유인물이나 안내책자를 제공하고 있다. 이 책의 온라인 자료에도 가족과 다른 전문가가 출력하여 쓸 수 있는 자료도 있다. 그리고 미국 구개열-두개안면 협회(American Cleft Palate-Craniofacial Association, ACPA)의 구개열 재단(Cleft Palate Foundation, CPF)에서도 안내책자를 많이 제공하고 있다. 이는 http://www.cleft line.org/에서 볼 수 있다.

평가보고서

많은 전문가들이 평가 프로토콜과 평정방법 및 평가 결과 보고서 작성을 표준화할 것을 강조해 왔다(Golding-Kushner et al., 1990; Hirschberg & Van Demark, 1997; Sell, Harding, & Grunwell, 1999). 표준화 작업이 필요하다는 데에는 전반적으로 동의를 하면서도 여전히 평가 결과를 보고하는 방식은 기관마다, 치료사마다 다르다.

평가보고서의 목적은 평가 결과와 권고사항을 다른 전문가, 필요에 따라서는 가족과 효과적으로 의사소통하는 것이다. 그러므로 좋은 평가보고서는 간결하고도 정확해야 한다. 많은 전문가들이 보고서를 작성할 때 자신의 '소비자'를 고려하지 못한다. 긴 보고서는 안 그래도 바쁜 전문가들이 자세히 읽기 어렵고, 제대로 이해하는 데 시간이 오

래 걸린다. 보고서는 적절한 언어와 의학적 용어로 써야 하며, 읽는 사람이 이해할 수 있는 것이어야 한다. (음성기호는 다른 전문가와 부모가 이해하기 어렵다.) 보고서는 (평가 결과에 근거한) 검사자의 인상과 권고사항에 초점을 맞추어야 한다. 평가 결과 및 권고사항의 진술은 정확하고 확신할 수 있는 것이어야 하는데, 이는 대개 수술과 연관되어 있기 때문이다.

✻ 요약

말과 공명에 대한 지각적 평가는 VPI의 여부나 그것이 말 산출에 미치는 영향에 대한 정보를 얻을 수 있게 해준다. 연인두 기능장애의 결과로 필연적 왜곡이나 보상적 오류가 나타나는지 판단하기 위해서는 조음을 평가하는 것이 중요하다. 검사자는 비누출이 나타나는지, 비누출이 자음약화나 짧은 발화 길이를 유발하고 있는지 판단해야 한다. 공명이 비정상적일 경우, 검사자는 공명의 유형을 판정하여야 하나 중증도의 판정은 그다지 신경 쓰지 않아도 된다. 발성장애는 VPI 화자들에게서 흔히 나타나므로 발성에 대해서도 평가하여야 한다.

연인두 기능의 평가에 기기나 장비를 이용할 수도 있으나 비정상적인 말과 공명을 평가하는 데 가장 적절한 방법은 귀를 이용하는 것이다. 지각적 평가를 보완하기 위해 빨대(또는 기타 튜브 형태)를 이용하는 것이 연인두 기능장애와 관련된 말 특성을 평가하는 데 가장 적절하고 효과적이다. 마지막으로 과다비성/비누출의 원인에 대한 감별진단이 적절한 치료방법 결정에 매우 중요하다.

✻ 복습 및 논의

1. 신생아의 경우, 언어치료전문가의 주된 관심사항은 무엇이어야 하는가? 유아의 경우, 주된 관심사항은 무엇인가? 몇 살 정도면 연인두 기능을 평가할 수 있는가? 더 빨리 평가하지 못하는 이유는 무엇인가?
2. 부모나 보호자와의 진단적 면담 상황에서 수집해야 할 중요한 정보는 무엇인가?
3. 평가에서 사용할 수 있는 말 자극의 종류에 대해 논의하고, 각 형태의 말 자극의 장점에 대해 논하라.
4. 조음검사에서 확인할 수 있는 오류와 왜곡 유형을 열거하라. 오류의 유형을 판정하는 것이 왜 중요한가?

5. 자극반응도를 검사하는 것이 왜 중요한가? 아동이 자극에 잘 반응한다면, 이것이 의미하는 바는 무엇인가?
6. 과다비성을 검사하기 위해 어떤 말소리를 사용할 것인가? 비누출을 검사하기 위해 어떤 말소리를 사용할 것인가? 과소비성을 검사하기 위해 어떤 말소리를 사용할 것인가? 각 경우의 이유를 설명하라.
7. 비성을 비공식적으로 탐지할 수 있는 방법을 설명하라. 시진이나 촉진에 비해 청진의 장점은 무엇인가? 비누출의 탐지를 위해 거울을 사용하는 대신 빨대나 청취관을 이용하는 것의 장점은 무엇인가?
8. 당신의 환자가 정상적인 공명을 보이지만, 비일관된 비누출을 보인다고 가정해 보자. 입천장의 중간 부위에 작은 천공이 있다고 하자. 비누출이 천공 때문인지 아니면 연인두 형성부전 때문에 나타나는 것인지 알아보기 위해 어떻게 할 것인가?
9. 비정상적인 공명이나 비누출의 원인을 감별하는 것이 왜 중요한가? 잘못된 진단을 내렸을 때 생길 수 있는 영향에 대해 논하라.

제 11 장

구강안면검사

✿ 이 장의 개요

도입
일반적 방법
- 구강안면검사 도구
- 구강검사

주요 관찰사항
- 눈
- 귀
- 입술
- 코 및 기도
- 얼굴뼈와 옆얼굴선
- 치열 및 교합
- 혀
- 편도
- 치조 및 경구개
- 연구개 및 구개수
- 인두후벽 및 인두측벽
- 후두개
- 구강운동 기능
- 구강안면검사의 종합

구강검사 중 감염관리
- 손 씻기
- 위생장갑
- 환자용 장비 및 물품
- 표면 소독

요약
복습 및 논의

도 입

언어병리학에서 구강안면검사(때로는 구강-말초기관검사 또는 구강주변검사라고도 한다—역자 주)는 말 산출에 관여하는 구강 구조와 기타 안면 구조를 평가하는 것이다. 구강내부검사(구강기제검사라고도 함)는 구강안면검사의 일부분이다.

구강안면검사는 말 평가나 공명 평가의 한 부분으로 반드시 실시해야 하는데, 파열이나 두개안면 기형의 이력이 있는 경우에는 특히 더 중요하다. 그러나 언어치료전문가의 상당수가 구강내부검사를 어떻게 실시해야 하는지 잘 알지 못한다. 실제로 한 연구에서는 의대생들조차도 구강내부검사와 관련된 지도를 충분히 받지 못한 것으로 드러났다(Shanks, Walker, McCann, & Kerin, 2011). 언어치료전문가는 매번 구강안면검사를 실시하여 정상적인 구강 구조에 더 친숙해진다면 비정상적인 특성을 더 쉽게 파악할 수 있게 될 것이다(Thomas & Bender, 1993).

구강 구조와 그것이 말 산출과 공명에 미칠 수 있는 영향에 대한 지식은 적절한 치료접근법을 권고하는 데 매우 중요하다. 비정상적인 말이나 공명의 원인이 되거나 이에 기여하는 구조적 요인이 있을 경우, 가능한 한 빨리 이를 개선해야 한다. 필연적 왜곡이 있는 경우라면 구조적 개선만으로도 고칠 수 있다. 보상적 산출은 구조를 정상적으로 교정한 이후에 말 치료가 필요하다.

연인두 기능은 구강내부검사만을 근거로 판단할 수 없음을 명심해야 한다(Smith & Guyette, 2004; Smith & Kuehn, 2007). 연인두 폐쇄는 연구개 뒤에서, 대개는 경구개 높이에서 일어난다. 그러므로 구강을 통해 볼 수 있는 높이보다 훨씬 더 높은 위치에서 폐쇄가 일어나는 것이다. 그리고 구강 내부에서는 인두측벽 운동이 최대로 일어나는 지점을 확인할 수 없다. 실제로 구강 높이에서는 발성을 하는 동안 인두측벽이 바깥쪽으로 휘어지는 것처럼 보이기도 한다. 결국, 연인두 기능은 '아'와 같은 연장 모음을 산출하게 하여 판단할 수는 없다. 오히려 연인두 기제의 기능은 연속발화를 산출할 때의 움직임과 폐쇄를 근거로 평가해야 한다.

이러한 제한점에도 불구하고 검사자는 입술 기능의 수행 상태, 치열 및 교합, 경구개, 연구개의 구강 측면, 구개수, 편도 및 혀 등 말 산출과 공명에 영향을 미칠 수 있는 모든 구강 구조를 평가해야 한다(Smith & Kuehn, 2007). 구강내부검사는 평가를 통해 얻은 전반적인 인상과 권고사항에 영향을 미칠 수 있는 중요한 정보를 제공해 준다.

이 장에서는 정상적인 말과 공명의 산출에 관여하는 구조와 기능의 포괄적인 검사법에 대해 설명하고자 한다. 그리고 감염관리 절차에 대해서도 논의하고자 한다.

✻ 일반적 방법

구강 구조의 이상은 말 산출과 공명에 영향을 미칠 수 있기 때문에 구강에 대한 평가는 말과 공명 평가에서 중요한 부분이다. 말에 영향을 미치고 있는 구조적 이상의 여부를 판단하는 것이 중요하다. 그러한 이상이 있는 경우 말 치료에 더하여 신체적 처치가 필요하다. 다음에서는 구강에 대한 면밀한 평가 수행 방법을 설명하여 적절한 치료적 권고사항을 도출할 수 있도록 하였다.

✻ 구강안면검사 도구

구강안면검사는 대개 특수한 장비나 재료를 사용하지 않고도 실시할 수 있다. 그러나 다음의 일부 도구는 구강검사에 매우 유용하다.

- **장갑:** 환자와 검사자의 감염 예방을 위해 사용한다.
- **손전등:** 구강을 밝혀 줄 조명으로 사용한다.
- **설압자:** (필요할 경우) 연구개와 목젖을 관찰하기 위해 혀 뒷부분을 아래로 누를 때 도움이 된다. 치열과 교합 상태를 관찰하는 데에도 사용할 수 있다. (아동을 위해서는 향기가 나는 설압자를 사용할 수도 있다.)
- **치과용 거울:** (필요할 경우) 혀 뒷부분을 누를 때 설압자처럼 사용한다. 인두 쪽을 올려다보거나 입천장에 천공이 있는지 살펴볼 때에도 이용할 수 있다.
- **알코올 면봉이나 냅킨:** 오염된 장비나 표면을 세정하는 데 사용한다.
- **소독용 젤:** 특히 비누와 물을 사용할 수 없을 때 손을 소독하는 데 사용한다.

✻ 구강검사

정확하게 실시하기만 한다면 구강 구조와 기능의 검사로도 말 산출과 관련된 주요 정보를 얻을 수 있다. 그러나 검사자는 입 안을 재빨리 쳐다보는 대신 말 산출에 관여하는 구조와 이들 중 일부 구조가 기능할 때의 모습을 면밀히 조사해야 한다. 구강내부검사를 실시할 때 대부분의 의료진은 대상자에게 입을 벌려 '아(father의 /ɑ/)' 소리를 내보라고 요구한다. 이 모음은 경구개를 포함하여 구강의 전반부를 평가하는 데 주효한데, 턱과 혀의 전방부가 내려가기 때문이다. 그러나 혀의 뒷부분은 높아져서 뒤로 물러나 있기 때문에 구강의 뒷부분과 인두를 가린다. 실제로 이 모음을 산출하는 동안에는 혀 뒷부분을 아래로 내려 앞으로 빼는 것이 불가능해 검사자가 연구개, 구개수 끝, 편도, 인두를 제대로 관찰할 수 없다. 이러한 문제 때문에 대개는 설압자를 사용하여 혀의 뒷부분

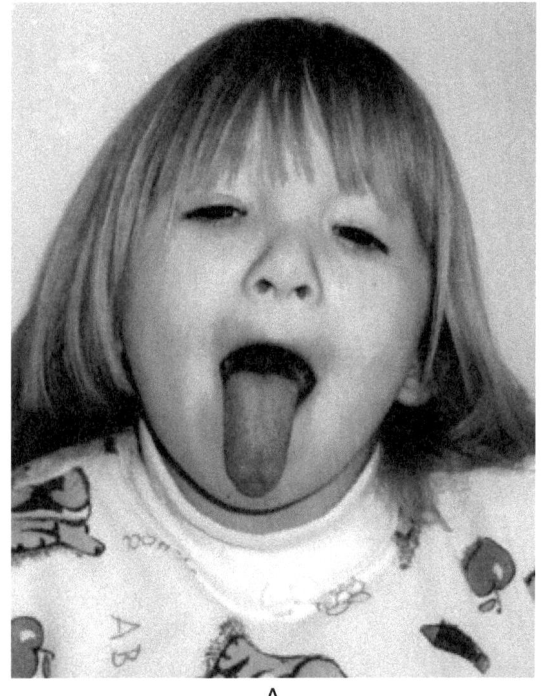
A

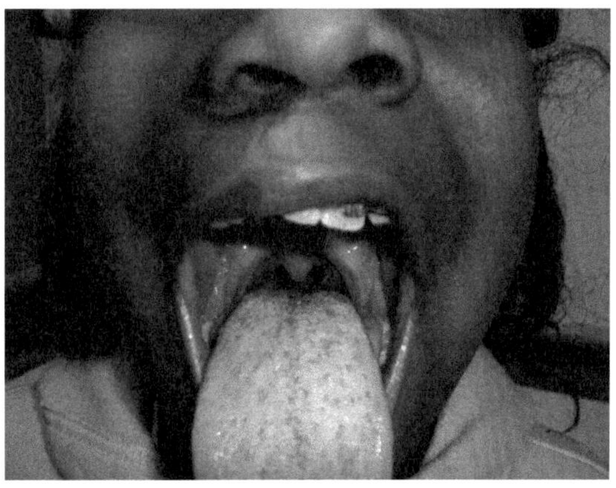
B

그림 11-1(A와 B) 구강검사에서 모음 '애(hat의 /æ/)'를 산출하게 하는 모습. 검사대상자에게 가능한 한 혀를 밖으로, 그리고 아래를 향하여 내밀도록 지시해야 한다. 아동에게는 혀로 신발을 가리켜 보라고 하면 된다. 이로써도 연구개의 '전형적인' 움직임은 관찰하기 어렵지만, 혀뿌리가 구강의 앞쪽을 향해 아래로 내려가기 때문에 연구개, 구개수 및 인두를 더 잘 관찰할 수 있다.

A와 B: Courtesy Ann W. Kummer, Ph.D./Cincinnati Children's Hospital Medical Center & University of Cincinnati College of Medicine

을 아래로 충분히 눌러서 이 구조들을 관찰하게 된다.

검사를 위해 모음 '애(hat의 /æ/)'를 이용할 경우, 대상자로 하여금 혀를 가능한 최대로 내밀어서 아래를 향하게 만들어 보라고 지시한다(그림 11-1A와 B). 어린 아동들에게는 혀로 신발을 가리켜 보라고 하거나 혀를 턱에 닿게 해보라고 지시할 수도 있다. 이 기법은 혀 뒷부분을 아래로 내려 앞쪽으로 내밀게 만들어 구강의 후방부를 볼 수 있게 해준다. 이 기법이 '전형적인' 연구개 움직임을 변화시킨다고 비판하기도 한다. 이는 사실일 수 있으나 연인두 기능은 구강내부검사를 통해서는 제대로 평가할 수 없다. 그럼에도 불구하고 이렇게 하면 검사자가 연구개, 구개수, 편도, 인두를 더 잘 관찰할 수 있다. 어린 아동의 경우에는 후두개 끝부분이 관찰되기도 한다(Shinohara & Takahashi, 2005). 이 모음을 이용하면 설압자를 사용하지 않고도 구조들을 잘 관찰할 수 있다. 대부분의 아동들, 심지어 성인들도 구역질이 날 것이 두려워 설압자 사용을 매우 꺼린다. 그러므로 이들에게는 설압자를 사용하지 않는 것이 좋다.

그러나 설압자가 필요한 경우라면 적절한 위치를 누르는 것이 중요하다. 흔히 하게 되는 실수로, 너무 앞쪽을 누르면 혀의 뒷부분이 올라가기 때문에 구강의 뒤쪽과 인두가 보이지 않고 오히려 가려진다. 설압자로 성벽돌기(circumvallate papilla, 혀 뒷부분에 뒤집어진 'V'자 모양으로 돌출되어 있는 미각돌기선) 뒤를 누르면 구역질 반사가 일어난다. 구역질 반사가 일어나면 시야 확보에는 좋지만, 순식간에 지나가 버리고 환자들도 그다지 좋아하지 않으므로 최후의 방법으로 이용해야 한다. 설압자를 정확하게 사용하는 방법은 혀의 후방 3/4 지점 근처를 누르는 것이다.

검사자는 혀를 아래로 세게 누르는 동시에 혀가 앞쪽으로 둥글게 패이게 눌러야 한다. 혀는 강한 근육기관이기 때문에 저항을 이기려면 더 세게 눌러야 한다.

사람마다 발성할 때 연구개가 너무 많이 움직이거나, 정상 화자인데도 거의 움직이지 않는 경우도 있다. 인두와 구개수 끝이 움직이게 자극하려면 아동에게 모음을 반복하여 산출하라고 하거나 헐떡거려 보라('강아지처럼')고 하면 된다. 이렇게 하여도 연구개 움직임이 자극되지 않으면 아동에게 혀를 앞으로 내밀고 크게 하품을 해보라고 지시한다. 이렇게 하면 연구개가 최대로 상승한다.

구강내부검사를 실시할 때 검사대상자의 자세를 바로잡아 주는 것도 중요하다. 검사자는 대상자의 머리를 약간 뒤로 젖히게 하여 인두의 뒷부분을 직접 쳐다볼 수 있어야 한다. 검사자의 눈높이가 대상자의 구강 높이에 와야 한다. 영유아의 경우에는 부모나 보호자의 무릎 위에 반듯이 눕힌 자세가 도움이 된다. 신체의 다른 부위에 비해 머리가 약간 더 낮아지도록 붙잡아 준다. 검사자가 보호자의 맞은편에 앉으면 검사자가 위에서 관찰하기에 좋은 시야가 확보된다. 이러한 자세에서는 대개 입을 벌리게 하지만 혀는 인두 쪽으로 말려 들어가기 때문에 설압자를 사용해야 한다. 아동이 입을 충분히 벌리려 하지 않으면 검사자는 아동의 위아래 치아 사이에 설압자를 끼워 혀와 아래턱을 천천히 눌러 준다. 입을 다무는 데 관여하는 아래턱 근육의 힘이 세기는 하지만 곧 피로해져 지속적으로 가해지는 강한 압력을 견디지 못하기 때문에 몇 초 안에 설압자를 삽입할 수 있게 된다. 설압자가 혀의 뒷부분에 닿으면 구역질 반사가 일어나면서 입을 크게 벌릴 수 있다. 또 다른 방법으로 콧구멍을 막아 주면 숨을 쉬기 위해 입을 벌리기도 한다. 아이가 입을 벌려 울면, 특히 이 자세에서 구강 내부에 대한 시야가 더 좋기 때문에 운다고 해서 항상 나쁜 것만은 아니다.

점막하 구개열이 의심되면 경구개의 가장자리 부분에 톱니 모양의 패임(notch)이 있지는 않은지 입천장을 만져 보아야(촉진) 한다. 천공이 뚫려 있는지 살펴볼 때에도 촉진을 실시할 수 있다. 검사자가 이에 대한 경험이 없거나 부족할 경우, 구개 촉진은 검사자는 물론 환자에게도 매우 힘든 일이 될 수 있다. 촉진을 성공적으로 실시하려면 구개 구조를 천천히 부드럽게 만져서 느껴야 한다. 구역질 반사가 일어날 수 있는 부위를 갑자기 만지면 아동은 심하게 거부하게 된다. 그러나 장갑을 낀 손가락으로 조심해서 구개를 만지면 통증이나 불쾌감을 유발하지는 않는다. 파열이 열려 있는 채로 남아 있거나 천공이 있더라도 이는 구조상의 차이지 상처가 아니라는 것을 명심해야 한다.

학령전기와 학령기 아동들에게는 촉진에 새끼손가락을 사용하는 것이 좋다. 새끼손가락이면 이 연령대 아동들의 구개 뒤까지 닿기에 길이가 충분하다. 게다가 새끼손가락은 가늘어서 구개 뼈에 있는 톱니 모양의 패임도 느낄 수 있다. 10대 청소년이나 성인의 경우에는 새끼손가락이 다소 짧아 경구개 뒤까지 닿지 못하므로 집게손가락을 이용한다.

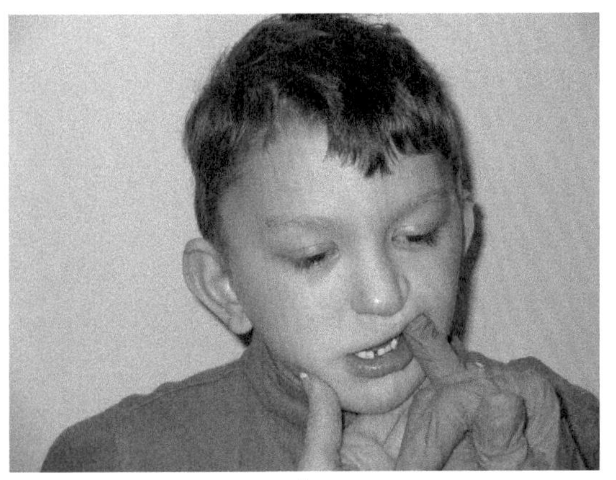

A

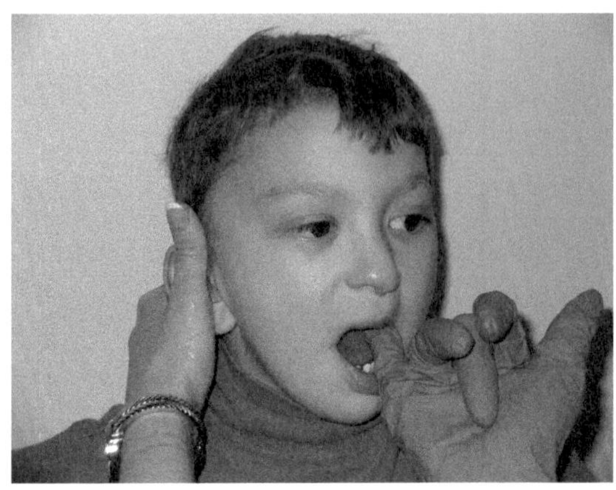

B

그림 11-2(A와 B) 경구개 촉진 방법. (A) 아동의 경우 새끼손가락을 사용하는데, 검사자는 손가락을 입술 아래에 넣어 잇몸을 먼저 촉진한다. (B) 이후 손가락을 어금니 주변의 뺨과 잇몸 사이로 옮긴 뒤 경구개의 뒤쪽 끝을 따라 중심선에 이를 때까지 옮겨 간다.

A와 B: Courtesy Ann W. Kummer, Ph.D./Cincinnati Children's Hospital Medical Center & University of Cincinnati College of Medicine

검사를 시작하려면 먼저 손을 깨끗이 씻은 뒤에 위생장갑을 끼는 것이 중요하다. 어린 아동의 경우에는 단순히 상악치의 바깥쪽 잇몸을 문질러 주거나 자극해 주는 것부터 시작하는 것이 좋다. 이렇게 하면 검사대상자가 좀 더 편안하게 느껴서 검사자의 손가락이 입 안으로 들어오는 것을 받아들이게 해준다. 그다음으로는 손가락을 치경 앞쪽에서 뒤쪽의 어금니 부분으로 이동하여 치경을 자극해 준다. 그 정도의 자극을 거부하지 않는다면 검사자는 서서히 손가락을 마지막 어금니 뒤로 미끄러지듯 이동시켜 손가락이 경구개의 중심선에 닿을 때까지 경구개의 뒤쪽 가장자리 부위를 따라 수평으로 서서히 움직인다(**그림 11-2A와 B**). 이 지점은 톱니 모양의 패임이 있을 경우 느껴지는 부위이다. 톱니 모양의 패임을 느끼기 위해서는 경구개의 후방 경계 부위의 가운데 지점을 조심스럽게 만져 보아야 한다. 새끼손가락을 이용하면 집게손가락을 이용할 때보다 작고 좁은 결함도 더 잘 느낄 수 있다.

치과용 거울(치경)은 구개 표면과 천공을 관찰하는 데 매우 유용하다(**그림 11-3**). 거울을 천공이 있는 부위 아래에 대고 플래시라이트의 빛이 거울을 향하게 한다. 불빛이 거울에 반사되어 천공을 비추면서 관찰하기 쉬워진다. 연구개가 매우 짧은 경우라면 치경을 비인두 안으로 넣어 위를 쳐다보는 데 이용할 수도 있다.

마지막으로 검사자는 이를 다물었을 때 상악궁과 하악궁이 이루는 두개골 관계를 평가하여야 한다. 환자가 어금니를 다물고 있을 때 검사자는 절치가 아닌 어금니로 다무는지 확인해야 한다. 이는 측면의 치아와 뺨 사이에 설압자를 넣어서 뺨을 젖히고 교합

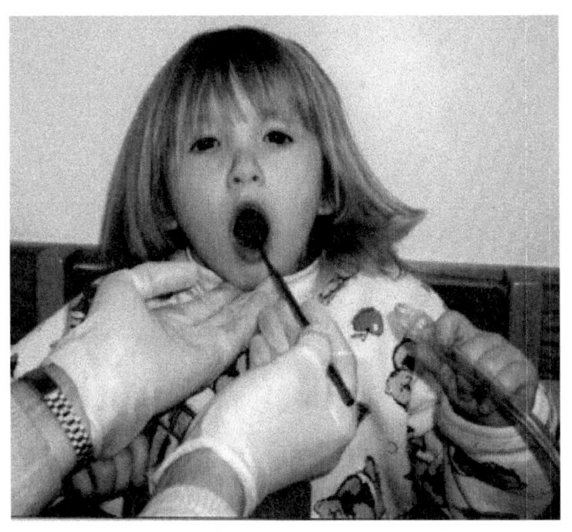

그림 11-3 치과용 거울(치경)은 구개를 비춰 주어 구개천공을 살펴보는 데 도움이 된다.

Courtesy Ann W. Kummer, Ph.D./Cincinnati Children's Hospital Medical Center & University of Cincinnati College of Medicine

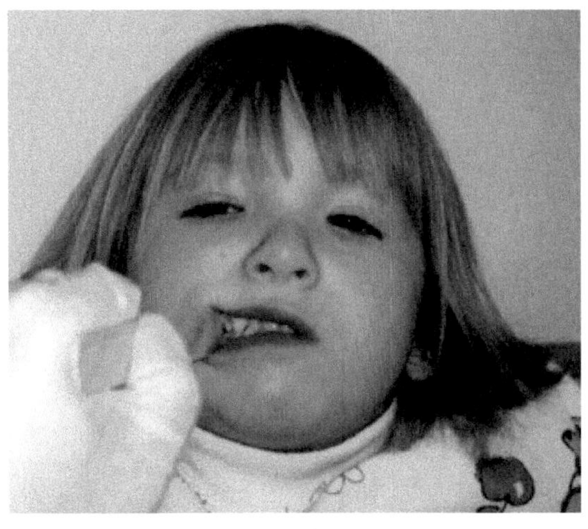

그림 11-4 옆니와 뺨 사이에 설압자를 끼운 뒤 뺨을 젖혀서 교합관계를 살핀다.

Courtesy Ann W. Kummer, Ph.D./Cincinnati Children's Hospital Medical Center & University of Cincinnati College of Medicine

관계를 살피면 된다(그림 11-4).

주요 관찰사항

구강내부검사를 실시할 때에는 정상적인 구조 차이도 있음을 유념해야 한다. 즉, 특이하기는 하지만 비정상은 아닌 특징도 있다. 게다가 말이나 공명과는 상관없는 기형도 있다.

구강안면검사는 머리와 얼굴 외부의 해부 구조에 대한 관찰부터 시작해야 한다. 먼저 휴식 상태에서 얼굴 구조를 관찰한다. 이후 말을 할 때의 얼굴 근육 움직임(facial gesture), 혀, 치아의 움직임을 관찰한다. 이상이나 기형의 증거 발견을 위해 눈, 귀, 코, 입, 옆얼굴선을 살펴본다. 가장 중요한 것으로, 검사자는 구강내부검사를 철저히 해야 한다.

다음은 관찰해야 할 특정 구조에 대해 설명한 것이다.

눈

정상적으로는 두 눈이 눈 하나만큼 간격을 두고 떨어져 있어야 한다. 그러나 특정 두개안면 증후군에서는 두 눈 사이의 공간이 비정상적인 경우도 있다(그림 11-5). 두 눈 사

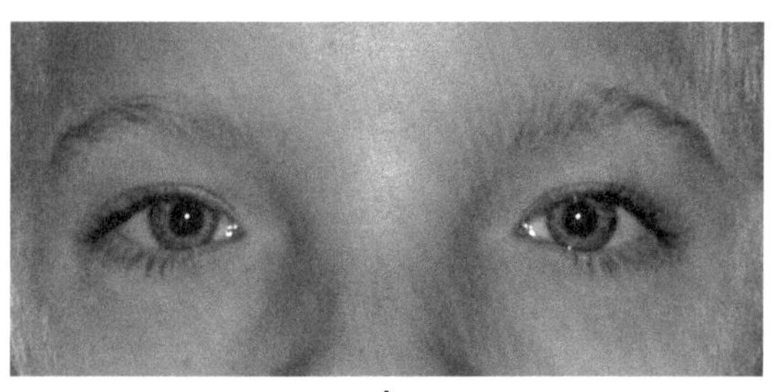

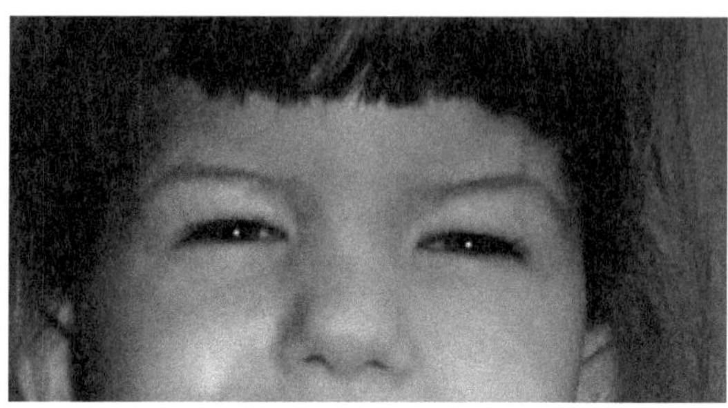

A B

그림 11-5(A와 B) 눈 기형. (A) 여러 증후군에서 흔히 나타나는 양안과격리증(넓은 눈 간격) (B) 연구개-심장-안면 증후군 아동의 좁은 눈꺼풀 열구

A와 B: Courtesy Ann W. Kummer, Ph.D./Cincinnati Children's Hospital Medical Center & University of Cincinnati College of Medicine

이의 간격이 너무 넓은 **양안과격리증**(hypertelorism)(그림 11-5A)이나 두 눈 사이의 간격이 너무 좁은 **양안 과소격리증**(hypotelorism)을 보이기도 한다. 눈꺼풀 사이의 개구부(opening)를 **눈꺼풀 열구**(palpebral fissure)라고 하는데, 이 또한 관찰하여야 한다. 너무 좁은 눈꺼풀 열구는 **연구개-심장-안면 증후군**과 같은 선천성 기형의 전형적 특징이다(그림 11-5B). 마지막으로 **몽고주름**(내안각췌피, epicanthal folds)의 여부도 살펴보아야 한다. 이는 위쪽 눈꺼풀에서부터 **내안각**(눈머리 안쪽)의 안구공 아랫부분까지 눈꺼풀 조직이 너무 과다한 경우를 말한다. 몽고주름은 아시아인들에게는 정상적인 것이지만 다운 증후군이나 기타 증후군에서도 흔히 관찰되는 특성이다.

✻ 귀

귀의 형태와 위치도 살펴보아야 한다. 많은 두개안면 증후군 사례에서 귓바퀴가 작거나 소이증과 같은 귀 기형이 관찰되는데(그림 11-6, 그림 7-1B 참조), 소이증은 귓바퀴의 형성부전 또는 부재를 의미한다. 외이도가 선천적으로 없는 **외이도 폐색증**(aural atresia)도 흔히 동반된다. 외이도 폐색증이 있는 경우는 대개 전도성 난청을 보이는데, 양측성의 경우에는 당연히 말소리의 질과 공명에 영향을 미칠 수 있다. 낮게 내려앉은 귀(눈높이보다 아래에 위치한 귀), 기형을 보이는 귀나 구부러진 귀도 증후군을 의심할 수 있는 특성이다.

✻ 입술

휴식 시와 양순음을 산출할 때 두 입술을 다물 수 있는지 **양순 수행력**(bilabial competence)을 평가하여야 한다. 양순 무능력(bilabial incompetence) 사례의 경우, 양순음 대신 순치음으로 조음위치를 대치하기도 한다. 이는 대개 필연적 왜곡으로, 구조가 정상이 되기 전에는 교정되지 않는다.

양순 무능력의 원인은 많다. 예를 들어, 윗입술이 상악과 치아의 수직 길이에 비해 상대적으로 짧은 경우에는 두 입술을 다문 채 유지하는 것이 어려울 수 있다(**그림 11-7A**). 때로는 전상악 돌출(**그림 11-7B**)이나 제2형 부정교합의 경우처럼 두개골의 어긋남 때문에 윗입술이 상대적으로 짧을 수도 있다(**그림 11-7**).

입을 벌린 자세는 입술과 하악이 만성적으로 열려 있는 상태를 말한다. 만성적으로 입을 벌린 자세는 안면 근육의 힘이 약하거나 구강운동 기능장애 때문에 나타나는 것일 수도 있다. 적절한 근육긴장을 유지하지 못하거나 운동기술의 부족으로 인해 침을 흘리는 경우도 있다. 불행히도 만성적으로 입을 벌리고 있는 자세는 침을 더 많이 만들어 침 흘림이 더 악화된다. 입을 벌린 자세는 상기도폐색 때문에 나타날 수도 있다. 입을 벌리고 하악과 혀를 전하방으로 움직임으로써 구인두 기도를 열어 비강 호흡뿐만 아니라 구강

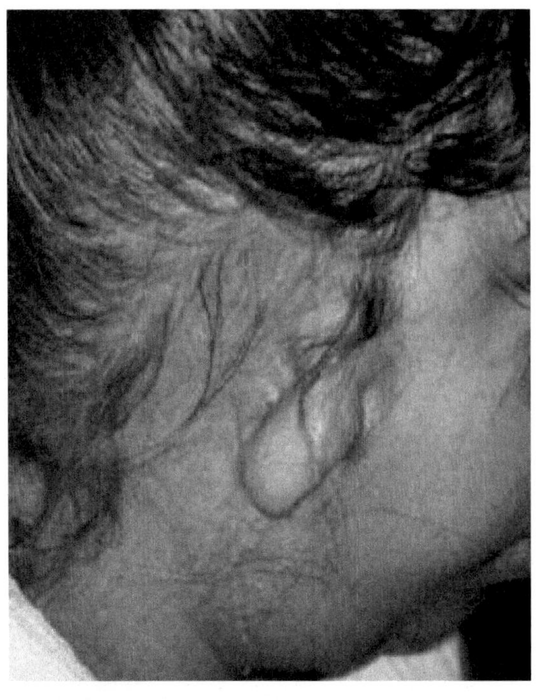

그림 11-6 반안면왜소증 아동의 소이증

Courtesy Ann W. Kummer, Ph.D./Cincinnati Children's Hospital Medical Center & University of Cincinnati College of Medicine

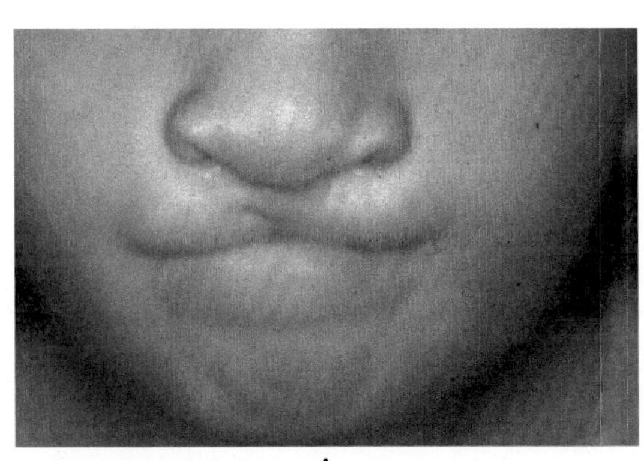

A

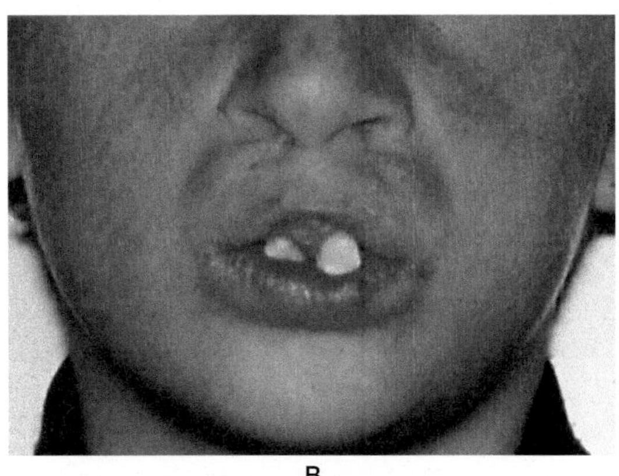

B

그림 11-7(A와 B) (A) 노력해야 두 입술을 다물기가 가능할 정도로 짧은 입술. (B) 전상악 돌출과 짧은 윗입술. 둘 다 휴식 시와 말 산출 시 두 입술의 기능에 영향을 미친다.

A와 B: Courtesy Ann W. Kummer, Ph.D./Cincinnati Children's Craniofacial Team

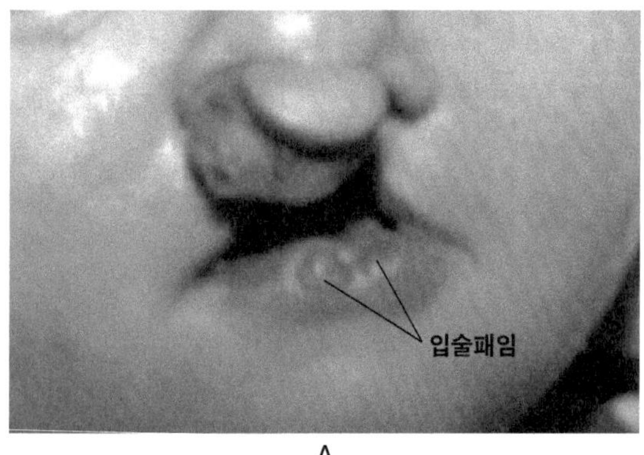

A

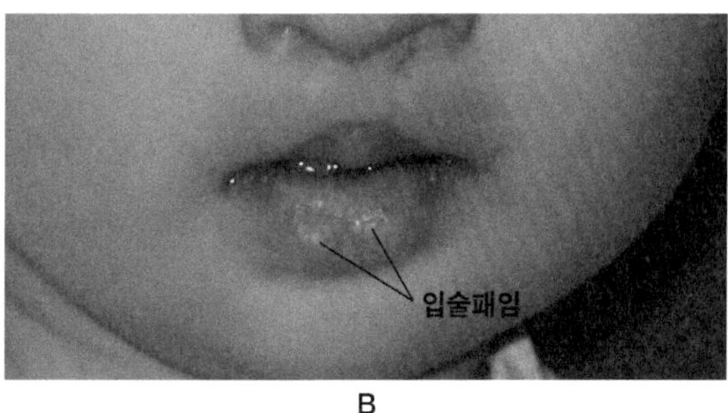

B

그림 11-8(A와 B) 반 데르 보우데 증후군을 나타내는 양측의 입술패임. 이 증후군은 상염색체 유전이기 때문에 입술패임은 중요한 관찰 사항이다.

A와 B: Courtesy Ann W. Kummer, Ph.D./Cincinnati Children's Craniofacial Team

호흡도 향상시켜 주게 된다.

검사자는 **입술패임**(lip pits)이 있는지도 살펴보아야 하는데, 입술패임은 아랫입술에 작은 패임이 있는 경우를 말한다(그림 11-8A와 B). 아랫입술에 흉터가 있으면 수술로 입술패임을 없앤 것은 아닌지 판단해야 한다. 입술패임은 반 데르 보우데 증후군의 표지로 구개열도 동반된다. 이 증후군은 상염색체 유전으로, 차후 임신에서 재발할 위험이 50%이다. 그러므로 입술패임의 발견은 매우 중요하며, 발견될 경우에는 보고해야 한다.

입술의 흉터 때문에 움직임이 저하되어 있는 경우도 있다. 입술 운동을 평가하기 위해서는 검사대상자로 하여금 /i/와 /u/ 소리를 과장되게 연장하게 한다. 입술 움직임의 대칭성과 운동범위를 관찰해야 한다. 검사대상자로 하여금 /p/나 /b/를 재빨리 반복하게 하여 입술의 운동 속도도 평가할 수 있다.

구순열 이력이 있는 경우에는 흉터가 심하여 큐피드궁이 비대칭적이거나 평편한 경우도 있으며 홍순이 인중능선을 따라 연장되는 경우도 있다. 이는 심미적으로만 문제가 되며 말에는 영향을 미치지 않는다. 이러한 종류의 결함은 대개 이후 입술 개정술을 실시할 때 함께 교정한다.

❋ 코 및 기도

콧등(콧뿌리점)은 두 눈 사이에 위치한 뼈 구조로, 비전두봉합선에 해당한다. 콧등이 평편하면 비강 측 기도에도 영향을 미쳐 상기도폐색과 과소비성이 나타날 수 있으므로 살펴보아야 한다. 주먹코형 코끝도 증후군(예: 연구개-심장-안면 증후군)과 연관되어 나타난다. 반대로 구순열 이력으로 인해 콧기둥이 짧아 코끝이 너무 평편한 경우도 있다. 코 호흡을 방해하고 과소비성이나 맹관공명을 야기할 수 있을 정도로 콧구멍이 협착되어 있지는 않은지도 살펴보아야 한다.

상기도폐색은 구개열 또는 두개안면 기형 이력이 있는 화자들에게 매우 흔히 나타난다. 편측성 구순구개열이 있는 경우 비중격 만곡증도 흔히 동반된다. 상기도폐색은 입을 벌려 혀를 앞으로 내미는 자세를 만성화시켜 종국에는 전방 개방교합(anterior open bite)을 유발한다. 하악이 아래로, 그리고 앞쪽으로 벌어지면서 기도를 더 많이 개방하게 된다. 상기도폐색 환자는 피곤해 보이는 것처럼 안구 아래가 착색되거나, 콧구멍이 좁아지거나, 하악의 위치 때문에 길고 좁아 보이는 얼굴 특성도 보인다. 이러한 특성들은 아데노이드 비대로 인해 상기도폐색을 보이는 환자들에게서 공통적으로 관찰되는 특성이기 때문에 **아데노이드형 얼굴**이라 불리기도 한다(Elluru, 2005). 상기도폐색의 또 다른 특성에는 호흡 시 들리는 마찰성 소음, 코골이, 수면무호흡증, 과소비성이 있다.

비강 측 기도를 검사하기 위해서는 검사대상자에게 몇 분 동안 입술을 다문 채 코로 숨을 쉬어 보라고 하여 코로 숨을 쉬는 데 어려움은 없는지 살펴보면 된다. 입을 열기 전 코로 깊게 숨을 들이마신 뒤에 코로 숨을 내쉬게 하는데, 이 과정에서 어려움을 보이지 않는지 면밀히 살펴보아야 한다. 아동에게 한쪽 콧구멍을 막고, 막지 않은 콧구멍으로 숨을 세게 들이마시게 하여 각 콧구멍이 제대로 뚫려 있는지 평가한다. 폐색이 있는 경우에는 이를 제대로 수행하기 어려우며 고음도의 소음이 동반된다. 검사대상자에게 입술을 다물고 /m/ 소리를 길게 연장하게 하여 막힘은 없는지 평가한다. 심하게 막혀 있는 경우에는 /m/ 소리를 내기 어렵다.

✻ 얼굴뼈와 옆얼굴선

얼굴의 뼈 구조는 서로 연결되어 있기 때문에 평가에 중요하다. 평편한 **관골**(광대뼈)은 구순구개열이나 기타 두개안면 증후군 이력을 가지고 있는 사람들에게서 흔히 관찰된다. 옆얼굴선에서도 안면골 기형의 징후를 관찰할 수 있다. 환자의 얼굴 측면을 볼 수 있도록 고개를 돌리게 하여 평가하면 된다. 정상적인 옆얼굴선의 경우에는 이마, 콧등, 비저, 턱끝을 잇는 가상의 선이 수직을 이루며 정렬된다. 이러한 지점들이 일렬로 정렬되어 있지 않으면, 이것이 얼굴뼈의 특정 부위, 특히 상악이나 하악이 돌출되어 있기 때문인지 아니면 후퇴하여 있기 때문인지를 판정하여야 한다.

✻ 치열 및 교합

치아의 위치와 턱이 이루는 교합은 조음에 지대한 영향을 미치므로 치열과 교합에 대한 평가도 구강검사에 반드시 포함되어야 한다. 치열 이상과 부정교합은 구순구개열 또는 두개안면 기형 화자들의 말 문제의 주된 요인이다. 결손치, 회전치, 과잉치, 심층피개교합, 상치돌출, 하치돌출도 이들의 말에 흔히 영향을 미친다.

결손치가 있는 경우, 특히 상악궁에 결손치가 있으면 검사자는 대상자가 말을 산출하는 동안 결손치로 인해 생긴 구멍으로 혀가 빠져나가는지 여부를 판단해야 한다. 이 경우 그 원인이 구강총생인지 아니면 혀 내밀기 때문인지, 그것도 아니면 그냥 오조음일 뿐인지 여부를 관찰하는 것이 중요하다. 회전치나 과잉치가 있을 경우, 검사자는 이 치아가 혀와 접촉하는지 아니면 말을 산출하는 동안 혀의 움직임을 방해하여 설측음화 왜곡을 유발하는지 파악해야 한다. 심층피개교합(윗니와 아랫니가 수직으로 과도하게 겹침)이 있을 경우, 검사자는 이것이 구강을 협소하게 만들어 말 산출 시 혀의 움직임을 제한하는지 여부를 판단해야 한다. 상치돌출(overjet, 상악 절치가 입술 쪽으로 전위됨)이 있는 경우, 양순 수행력과 양순음 산출에 영향을 미치는지 여부를 판단해야 한다. 하치돌출(underjet, 하악 절치가 입술 쪽으로 전위됨)이 있는 경우, 치경음과 치찰음에 영향을 미치는지 여부도 판단해야 한다.

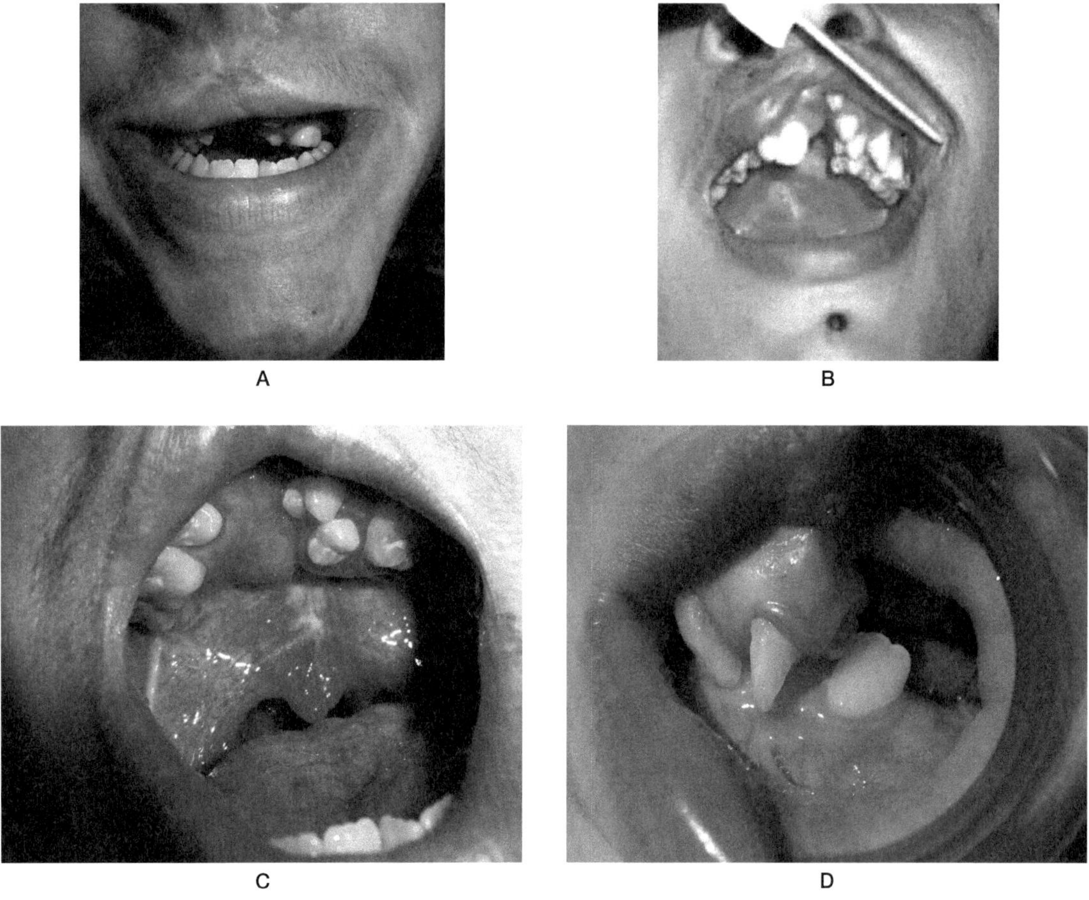

그림 11-9(A~D) 결손치와 전위치를 함께 보이는 교차교합. 그림 11-9C에서 입술 바로 밑에 전방 천공이 보이는 데 주목하라.

A~D: Courtesy Ann W. Kummer, Ph.D./Cincinnati Children's Hospital Medical Center & University of Cincinnati College of Medicine

파열 및 두개안면 기형 집단에서 전방 및 측면 교차교합(crossbite, 상악치가 하악치보다 안쪽에 위치함)이 매우 자주 나타나며, 말에도 지대한 영향을 미칠 수 있다(그림 11-9A~D). 상악 절치가 연루된 전방 교차교합이나 상악궁을 매우 좁게 만드는 측면 교차교합이 나타날 수도 있다. 두 경우 모두 말 산출 시 구강이 협소해질 가능성이 매우 높다. 말소리 산출을 위해 하악이 상승하거나 정상적으로 폐쇄하게 되면 구강 협소가 설측음화 왜곡을 유발한다. 반면, 말을 산출하는 동안 턱을 벌려 구강 협소를 보상함으로써 전방 왜곡(frontal distortion)이 야기되는 경우도 있다.

제8장에서 언급한 것처럼 정상적인 교합관계는 Angle(1899)의 분류체계에 따르면 제1형 교합이다(Lin, Li, Huang, & Wu, 2010). 정상적인 교합의 경우에는 아래턱의 어금니가 위턱의 어금니보다 치아 크기의 1/2 정도 앞으로 정렬되어야 한다. 그리고 상악치가 하악치를 덮어야 하는데, 치조궁의 앞부분에서는 특히 그러해야 한다. 상악과 하악의 관계가 어긋나 있는 경우 특히 말에 문제가 될 수 있다. 혀는 항상 하악에 있기 때문에 하악이 상악과 갖는 상대적 위치가 혀끝이 치조에 협착하는 조음에 영향을 미칠 수 있다. 그러므로 부정교합이 있으면 검사자는 혀끝의 위치가 치조의 위치에 대해 상대적으로 갖는 위치를 평가해야 한다. 혀끝이 치조 아래에 있지 않으면 필연적 왜곡/보상적 산출이 나타날 수 있다. 상악궁이 하악궁와 갖는 관계에 있어 정상적인 위치에 비해 하악이 더 많이 후퇴해 있는 경우를 제2형 부정교합이라 한다(그림 11-10). 소하악증(micrognathia)이 제2형 부정교합에 자주 동반된다. 심한 사례에서는 혀끝이 연구개 쪽의 구개 아래에 위치한다. 그 결과로 치경음의 후방음화와 양순음의 순치음화가 나타나기도 한다.

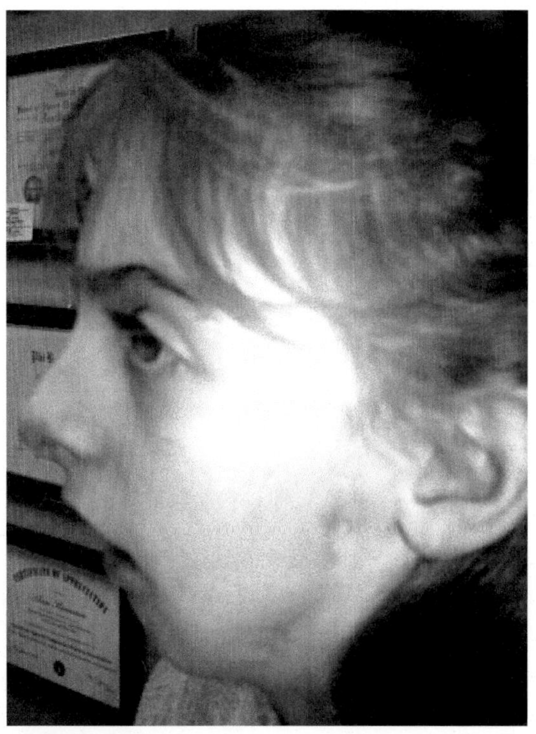

그림 11-10 소하악증과 제2형 부정교합. 혀끝이 치조가 아닌 경구개 아래에 오게 된다.
Courtesy Ann W. Kummer, Ph.D./Cincinnati Children's Hospital Medical Center & University of Cincinnati College of Medicine

한편, 하악이 상악과 이루는 관계에서 더 앞쪽으로 돌출되어 있는 경우를 제3형 부정교합(그림 11-11A~C)이라 하는데, 양순음 산출 시 양순 수행력 부족을 야기할 수 있다. 이는 순치음 산출을 어렵게 만들어 치순음(아랫입술이 상악 절치에 닿아 조음됨)을 야기한다. 치경음이 (혓몸)경구개음으로 대치되기도 한다.

양측성 구순열과 치조열이 있는 경우에는 전상악(premaxilla)의 위치도 살펴보아야 한다. 전상

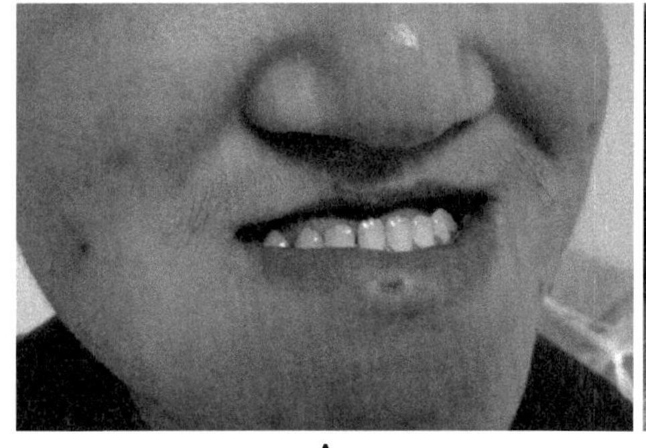
A

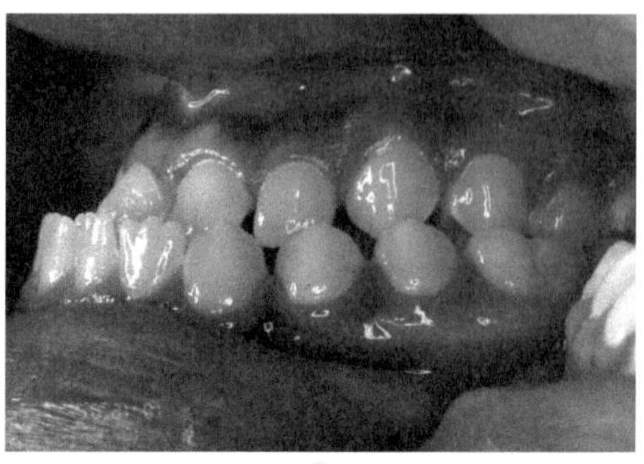
B

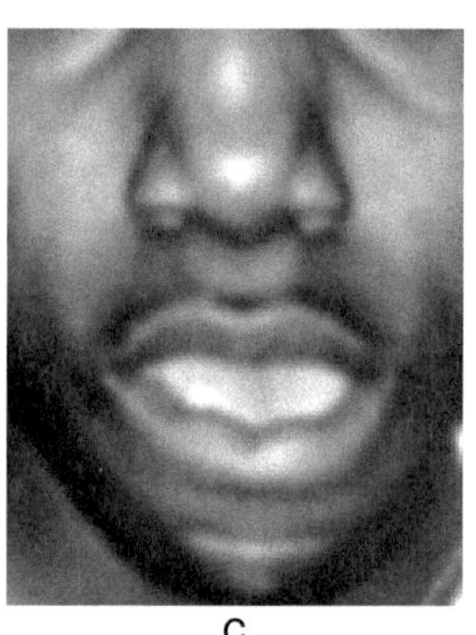
C

그림 11-11(A~C) 제3형 부정교합을 보이는 세 명의 사례. 이로 인해 혀가 상악 치조보다 상대적으로 더 앞쪽으로 위치하게 되었다.

A~C: Courtesy Ann W. Kummer, Ph.D./Cincinnati Children's Craniofacial Team

악이 앞쪽으로 돌출되어 두 입술의 폐쇄가 불가능하지는 않더라도 매우 어려워지게 된다. 반대로 전상악이 뒤쪽으로 후퇴되어 치아가 혀 쪽을 향하는 경우도 있다. 이 경우, 검사자는 순치음, 치경음, 치찰음이 영향을 받고 있는지 여부를 판단해야 한다. 개방교합(open bite, 상악치가 하악치와 교합을 이루거나 맞물리지 못하는 경우)이 있을 경우에 검사자는 말 산출 시 혀가 열린 틈으로 삐져나오지 않는지 관찰해야 한다. 개방교합과 함께 전방음화가 있는 경우, 전방음화가 구강 협소(이 경우는 가능성이 적음) 때문인지, 오조음 때문인지, 아니면 혀 내밀기(자주 나타남) 때문인지 여부를 판단하는 것이 중요하다. 삼킴 시의 혀 내밀기는 말에서와 마찬가지로 실제로 개방교합을 야기한다. 이 모든 치열 및 교합 상태와 함께 검사자는 말 산출 시 혀의 위치와 움직임을 면밀히 관찰하여 비정상적인 구조로 인한 필연적 왜곡이나 보상적 조음의 여부를 판단해야 한다. 이는 말 치료나 물리적 처치(수술이나 보철—역자 주)를 권고할 것인지 결정하는 데 영향을 미치므로 매우 중요하다.

마지막으로, 구강의 위생상태도 평가하여야 한다. 치열이 잘못 배열된 환자의 경우 철저한 세정이 어려워 구강의 위생상태가 나쁜 경우가 많다. 그리고 이 환자들 중 많은 수가 자신의 치아에 대해 알고 있으며 쳐다보기를 꺼린다. 그러므로 양치질을 특히 싫어하기도 한다. 검사자가 볼 때 치아의 위생상태가 나쁘거나 확실히 충치가 있는 경우에는 평가 이후 치과치료를 권고해야 한다.

✻ 혀

혀의 기능, 크기, 전체 구강에서 혀의 상대적 위치를 평가해야 한다. 치경에 대한 혀끝의 상대적인 위치도 특히 잘 관찰해야 한다. 신생아의 혀는 아동이나 성인의 혀가 구강 공간을 차지하는 비율에 비해 상당히 큰 편이다. 혀는 약 8세 무렵에 성숙 단계에 이르지만, 이후에도 하악은 몇 년 동안 계속 성장한다(Arkuszewski, Gaszynska, & Przygonski, 2006). 그러므로 발달 과정의 여러 시점에서 혀는 상대적으로 크게 보일 수도 있다. 그러나 혀가 구강에 비해 상당히 커서 이를 다물지 못할 정도라면 대설증(macroglossia)이 있거나 하악이 좁은 것일 수도 있는데, 이는 치열과 말에 영향을 미칠 수 있다(**그림 11-12A**). 구안지 증후군 이력이 있는 아동의 경우, 혀에 여러 개의 분엽(lobulation)이 있는지의 여부도 추가로 관찰해야 한다(**그림 11-12B**). 구개천공의 폐쇄를 위해 설피판술을 받은 아동이라면, 흉터와 기능에 대한 영향의 여부도 살펴보아야 한다. 설피판술 후 대개 매우 큰 흉터가 있는 경우라도 조음을 위한 혀 기능에는 거의 영향을 미치지 않는다.

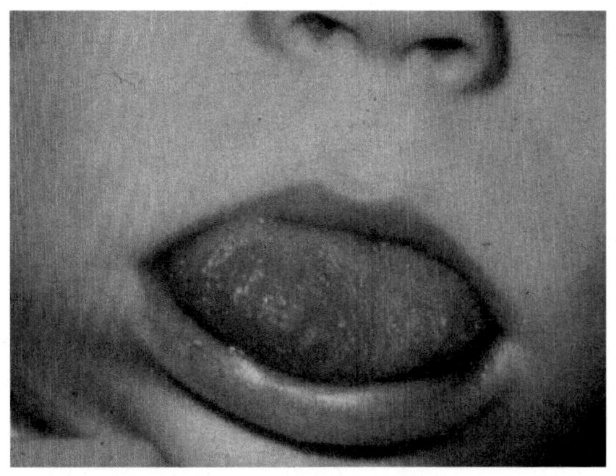

A

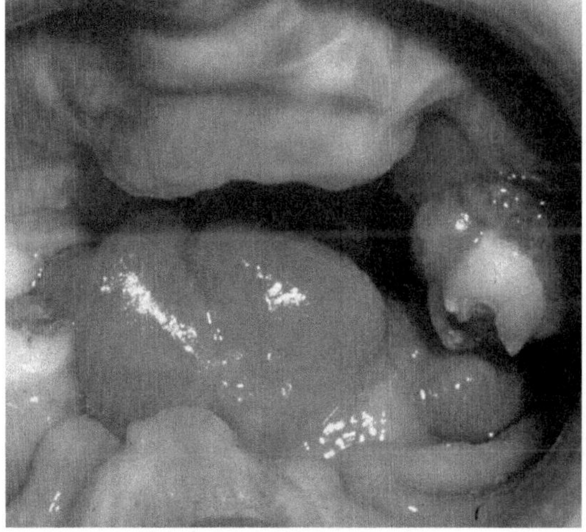

B

그림 11-12(A와 B) 혀 기형. (A) 베크위트-위드만 증후군 환자에게서 관찰된 대설증. (B) 구안지(구강안면손가락, orofaciodigital, OFD) 증후군 환자에게서 관찰된 소엽형 혀. 여러 개로 갈라진 혀는 대개 말에는 영향을 미치지 않는다.

A와 B: Courtesy Ann W. Kummer, Ph.D./Cincinnati Children's Craniofacial Team

설소대 단축증(ankyloglossia)은 흔히 혀짜래기(tongue-tie)라고도 하는데, 입을 열고 혀끝으로 입천장에 대어 보라고 지시하였을 때 혀끝이 입천장에 닿을 정도로 충분히 상승하지 못하며 혀끝을 하악의 잇몸(치은) 융기부나 하악 절치 밖으로 내밀지 못하는 상태를 말한다(**그림 11-13A~C**). 혀를 내밀게 하면 설소대가 짧아 중심선이 패이면서 혀끝이 안쪽을 향하게 되어 하트의 머리 모양처럼 된다. 이러한 특징이 관찰되면 혀 아래에 있는 설

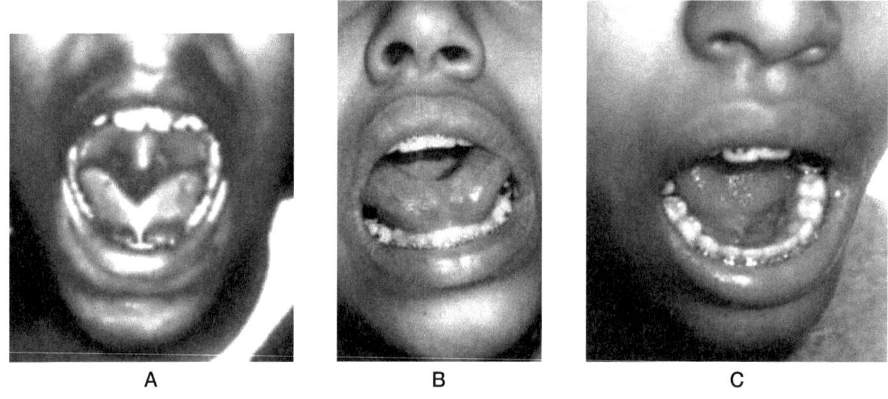

그림 11-13(A~C) 설소대 단축증 사례. 그림 11-13A에서 혀끝이 하트 모양을 이루는 것에 주목하라.

A~C: Courtesy Ann W. Kummer, Ph.D./Cincinnati Children's Craniofacial Team

소대의 부착 위치와 길이를 면밀히 살펴야 한다.

설소대 단축증이 말 산출에 영향을 미칠 것 같지만 이를 지지하는 문헌적 근거는 없다(Kummer, 2005). 실제로 설소대 단축증은 영어 화자의 경우에도 비정상적인 말을 유발하지 않는다. 설소대 단축증이 있는 경우 젖꼭지를 혀로 흡착하는 데 어려움이 생기기 때문에 초기 섭식에 영향을 미치며, 이후의 섭식에는 음식덩이를 구강 내에서 둥글리는 능력을 제한한다(Kummer, 2005). 프렌치 키스에 영향을 미칠 수 있다는 견해도 있다.

조음에 영향을 미치는지 판단하기 위해서는 /l/ 산출 시 혀끝이 상승하거나 /θ/의 산출 시 혀끝을 내미는 것이 가능한지 관찰해야 한다. 게다가 /l/ 소리는 입을 벌리지 않고 아래턱만 살짝 내려서도 산출할 수 있다. 그리고 혀끝은 아래로 하고 혓몸을 위로 올려서도 산출할 수 있다. /θ/ 소리도 혀끝으로 절치 뒤를 밀거나 치경 바로 뒤에 대어서도 산출할 수 있기 때문에 혀끝을 거의 내밀지 않아도 산출이 가능하다. 영어 음소에는 혀끝의 제한으로 인해 영향을 받는 음소는 없다. 한편 설소대 단축증이 있으면 스페인어와 기타 언어의 전동음 /r/를 산출하기 어려울 수 있다. 그리고 설소대 단축증은 구강운동 기능에 문제가 있는 환자에게는 장애가 될 수 있다.

말을 위한 목적으로 설소대 절제술을 권고하기 전에 설소대 단축증이 말 문제에 기여하고 있는지 여부를 확인하는 것이 매우 중요하다. 물론 초기에 젖꼭지를 단단히 무는 것이 어려운 초기 섭식 문제, 구강에서 음식덩이를 조절하지 못하는 문제나 혀의 심미적 문제 때문이라면 설소대 절제술이 적절할 수도 있다.

✲ 편도

앞서 언급한 바와 같이 편도는 구강의 전협구궁과 후협구궁 사이에 위치한다. 편도는 학령전기에 최대로 커졌다가 6세 전후로 점차 위축되기 시작한다. 사춘기에 이르면 이 같은 임파성 조직은 갑자기 위축된다. 대부분의 성인들은 편도가 거의 없다.

편도의 여부와 상대적인 크기는 4점 척도로 판단한다. 편도가 없는 경우는 0점에 해당된다. 편도가 작아서 협구궁의 경계를 벗어나지 않는 경우는 1점, 편도가 협구궁의 가장자리에 닿으면 2점에 해당된다. 편도가 협구궁의 경계를 넘어서면 3점, 너무 커서 중심선에 닿으면 4점에 해당된다(그림 7-8 참조).

편도가 비대한 경우 중심선 쪽으로 커져 있거나 앞쪽으로 확장되어 있거나 뒤쪽으로 확장되기도 한다. 어쨌든 편도가 협구궁을 넘어설 정도로 커지면 말에 부정적인 형향을 미칠 수 있다. 예를 들어, 편도가 중심선 방향으로 넘어서면 말소리가 구강으로 전달되는 것을 방해하여 비인두 맹관공명을 유발한다. 앞쪽으로 커져 있으면 연구개음(/k/, /g/)의 산출을 방해할 수 있다. 이를 보상하기 위해 연구개음을 혓몸(혓몸-경구개음)이나 혀끝(설치조음)으로 산출하기 쉽다. 편도가 뒤쪽으로 비대해져 있는 경우는 비인두까지 침입하기도 한다. 심지어는 비대해진 편도가 연구개와 인두후벽 사이에 위치하여 불완전한 연인두 폐쇄를 야기하기도 한다. 이 경우 작은 연인두 구멍이 생기면서 비누출이 유발된다(Kummer, Briggs, & Lee, 2003; Kummer, 2011). 공명은 대개 과소비성과 맹관공명이 섞여 나타난다. 한쪽 편도가 다른 한쪽보다 훨씬 클 경우 한쪽에서 연구개가 위로 밀리면서 인두 쪽으로 침범하면 구개수가 큰 편도 쪽을 가리키게 된다(그림 11-14A~C). 크기가 매우 비대칭적인 편도는 악성종양의 징후일 수도 있으므로 이비인후과 의사에게 의뢰해야 하는 경우도 있다.

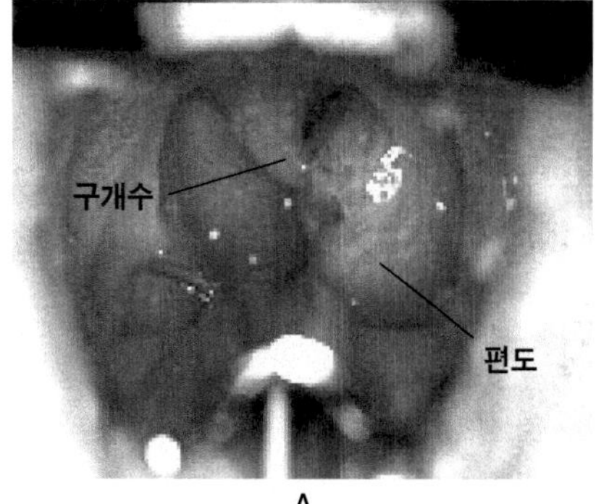

A

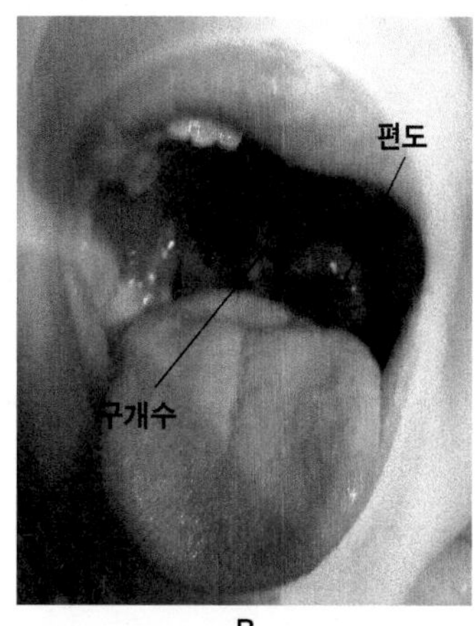

B

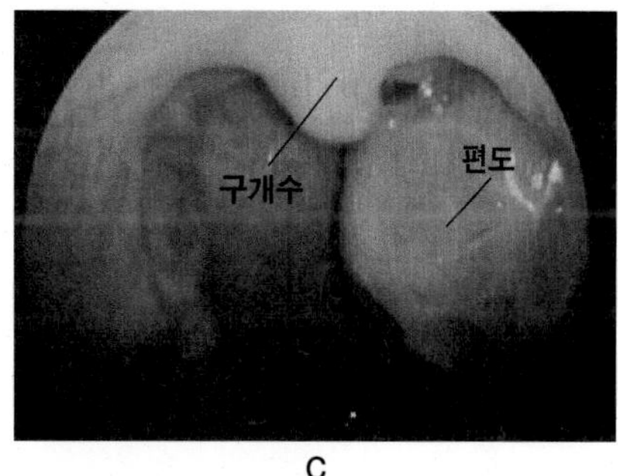

C

그림 11-14(A~C) 좌측에서 큰 편도가 관찰되는 세 명의 사례. 구개수가 한쪽으로 치우쳐 있는 것에 주목하라. 이는 편도가 구인두까지 침범하였음을 의미하는 것이다.

A~C: Courtesy Ann W. Kummer, Ph.D./Cincinnati Children's Hospital Medical Center & University of Cincinnati College of Medicine

✲ 치조 및 경구개

검사의 일부로 혀끝에 대한 치조의 상대적인 위치도 판단해야 한다. 치조가 혀끝 바로 위에 있지 않는 경우는 심한 상악 후퇴나 돌출이 있는 사례에서 흔히 나타나는데, 혀끝소리(치경음)나 기타 전방음의 산출에 문제를 일으킨다.

파열 이력이 있는 아동의 부모는 식사 후 아동의 콧구멍 주변에서 음식물과 같은 색깔의 분비물이 관찰되는 경우가 있음을 보고할 수도 있다. (초코 유유, 초코 푸딩, 스파게티가 착색되는 경우가 많다.) 이는 비순천공(nasolabial fistula)이 있음을 알려 주는 것으로, 비순천공은 대개 윗입술 바로 아랫부분의 치조골에 파열선을 따라 생긴다. 비강역류는 절치공 부위에 있는 천공 때문에도 나타날 수 있으나 환자가 분수식 식수대의 물을 마실 때처럼 고개를 아래로 숙이지 않는 한 연인두 형성부전이나 연인두 기능부전(VPI) 때문에 비강역류가 일어날 가능성은 적다.

비순천공을 면밀히 조사하기 위해서 검사자는 설압자나 치과용 거울을 이용하여 윗입술을 살짝 들어 올려야 한다. 장갑을 낀 손가락으로 만져 보면 대개 협구(buccal sulcus) 바로 아래에 있는 치조의 꼭대기 쪽에서 천공이 만져지기도 한다. 이러한 형태의

사례 보고

구개천공

제럴드는 11세의 신환이다. 그는 양측성 완전 구순구개열로 다른 주에서 수술을 받은 바 있다. 4세에 연인두 형성부전의 교정을 위해 인두피판술도 받았다. 제럴드는 몇 년 동안 학교에서 말 치료를 받았다. 어머니는 제럴드의 주 호소가 비성이라고 보고하였다.

검사 결과, 제럴드의 말은 거의 일부만 알아들을 수 있는 정도였다. 전방 음소의 후방음화 조음 양상을 보였으며, 보상조음 산출도 많이 나타났다. 과소비성의 공명을 보였고, 입으로 숨을 쉬는 것이 관찰되었다. 이는 상기도폐색과 관련되어 있는 것으로, 인두피판이 상기도를 막고 있는 것으로 의심되었다.

그러나 구강검사 결과는 매우 놀라웠다. 경구개에 매우 큰 천공이 관찰되었고, 그 안에는 음식물이 차 있었다. 제럴드를 이비인후과 의사에게 보냈는데, 천공과 비강을 세척하는 데 다소 시간이 걸렸다.

일단 천공을 세척하여 막힌 것을 제거한 뒤에 말 평가를 다시 한 결과, 비누출과 함께 과다비성이 발견되었다. 후방음화 조음 양상은 뚫려 있는 천공의 위치를 보상하기 위한 수단으로 발달되었음이 분명한 것으로 나타났다.

비인두내시경검사 결과, 인두피판 양측의 구멍이 협착되어 천공이 막혔을 때 과소비성과 상기도 폐색을 유발한 것으로 나타났다. 이러한 점을 고려하여 천공 수술과 피판 측면 재건술을 추천하였다.

이 사례는 구강검사의 중요성을 보여 주고 있다. 구강검사를 통해 관찰된 사항은 말이나 공명장애와 직접적으로 연관되어 있는 원인일 수도 있다.

천공은 조음과 기류에 관여하지 않기 때문에 말에는 영향을 미치지 않는다.

구개를 살펴볼 때에는 경구개 점막도 관찰해야 하는데, 점막의 색깔이 균일해야 한다(Jones, 1989; Schacher et al., 2010). 구개궁(palatal vault) 또한 혀의 크기와 비교하여 평가해야 한다. 구개궁이 낮고 평편하거나 상악궁이 혀 크기에 비해 좁으면 혀가 조음하는 데 이용하는 공간이 줄어들면서 구강 공명이 감소한다. 구강 내부의 협소를 보상하기 위해 말할 때 하악을 자주 벌리게 되고 혀를 앞쪽과 아래쪽으로 낮추게 된다. 경구개에 'V'자 모양이 관찰되면 뼈에 점막하 구개열이 있음을 알 수 있다. 이는 절치공(치경 바로 뒷부분) 위치까지 연장될 수도 있다.

만약 구개열 이력이 있는 환자라면 파열선을 따라 구개(구비강)천공이 있는지 살펴보아야 한다(**그림 11-15A~C**). 큰 천공을 막기 위해 설피판술을 하는 경우도 많다(**그림 11-16A~D**). 천공이 작으면 구강 내부의 시야각 때문에 찾아내기 어려울 수도 있다. 거울을 사용하더라도 천공의 크기를 가늠하기 어려운 경우도 많다. 구강 측에서는 좁으나 비강 측에서는 상당히 큰 경우도 많다. 종종 구개에서 이랑(furrow)이나 작은 함몰이 관찰될 수도 있는데, 이는 천공처럼 보이지만 실제로는 비강과 연결되어 있지 않으며 잘 보이지 않는 주머니이다. 천공이 확인될 경우에는 천공의 대략적인 크기와 위치를 잘 파악해야 하는데, 이 두 가지 요인은 비강역류나 말에 영향을 미치고 있는지 판단하는 데 중요하다.

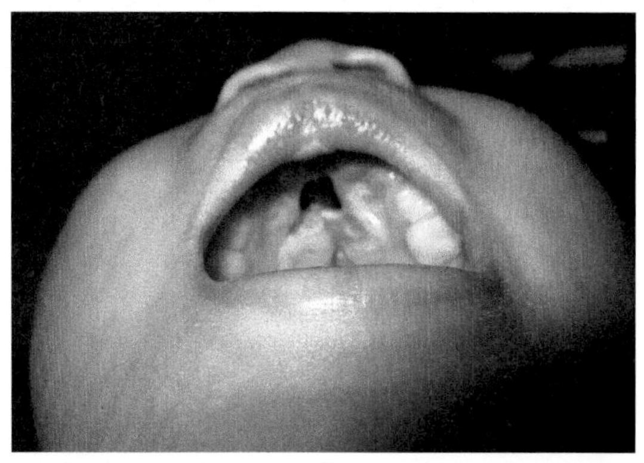

A

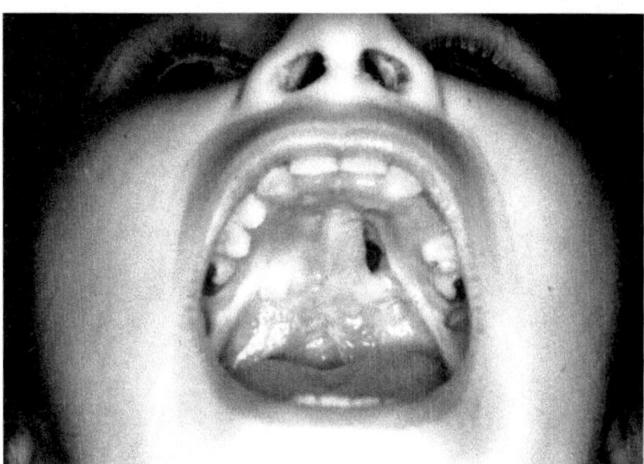

B

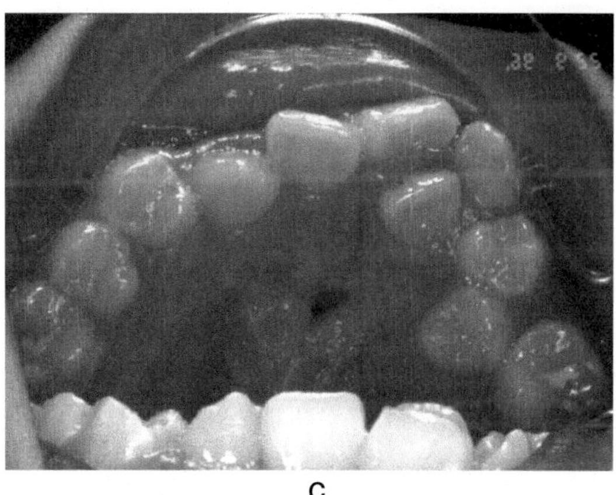

C

그림 11-15(A~C) 구개천공이 있는 세 사례

A~C: Courtesy Ann W. Kummer, Ph.D./Cincinnati Children's Hospital Medical Center & University of Cincinnati College of Medicine

때때로 구강검사과정에서 구개융기(palatal torus)를 관찰하게 되는 경우도 흔히 있다. 융기는 경구개나 하악골에 서서히 증식하는 결절성 융기이다. 경구개 융기나 하악 융기 모두 유전되는 것으로 보는데, 남성에 비해 여성에게서 약 2배 더 많이 나타난다(Bud-

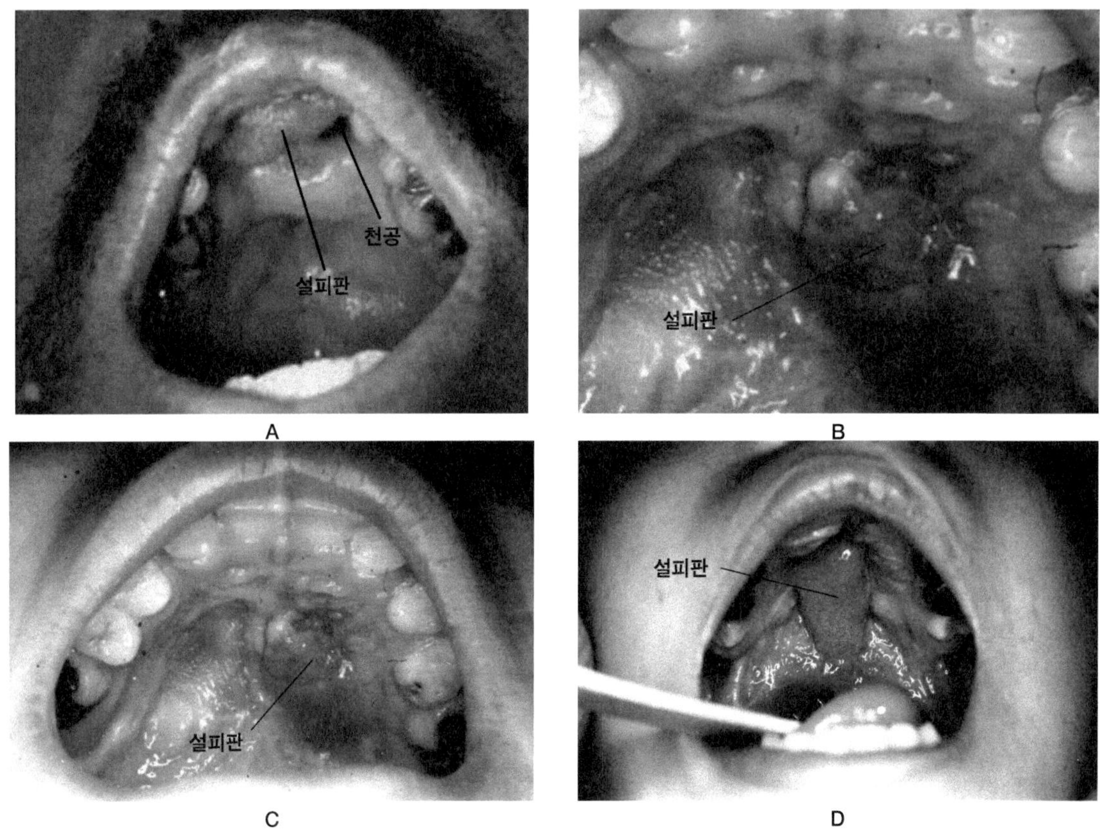

그림 11-16(A~D) 설피판. 큰 구개천공의 교정을 위해 시술된 설피판. 그림 11-16A의 경우 오른쪽(환자의 왼쪽)에 여전히 구멍이 남아 있다.

A~D: Courtesy Ann W. Kummer, Ph.D./Cincinnati Children's Hospital Medical Center & University of Cincinnati College of Medicine

dula, 2009; Nortje, 2006; Papadopoulos & Lawhorn, 2008; Schwartz, 2005). **구개융기**(torus palatinus or palatal torus)는 경구개의 중심선에 생기는 뼈의 융기이다(그림 11-17A~D). 이 융기는 평편하거나, 방추 모양이거나, 작은 나뭇잎 모양을 띨 수 있다. 대개 대칭을 이루며, 점막 표면에 궤양이 생기지 않는 한 불편하게 만드는 경우는 거의 없으며 임상적 중요성도 거의 없다. 아주 크지 않은 경우라면 대개 말이나 다른 기능을 방해하지 않는다.

❋ 연구개 및 구개수

구강내부검사 시 검사자는 연구개의 상태도 평가해야 한다. 정상적인 연구개는 색깔이 균일하고 중앙에 **정중구개솔기**(median palatal raphe)라고 하는 흰 선이 있다.

구개열 이력이 있다면 경구개뿐만 아니라 연구개에도 천공이 있는지 살펴보아야 한

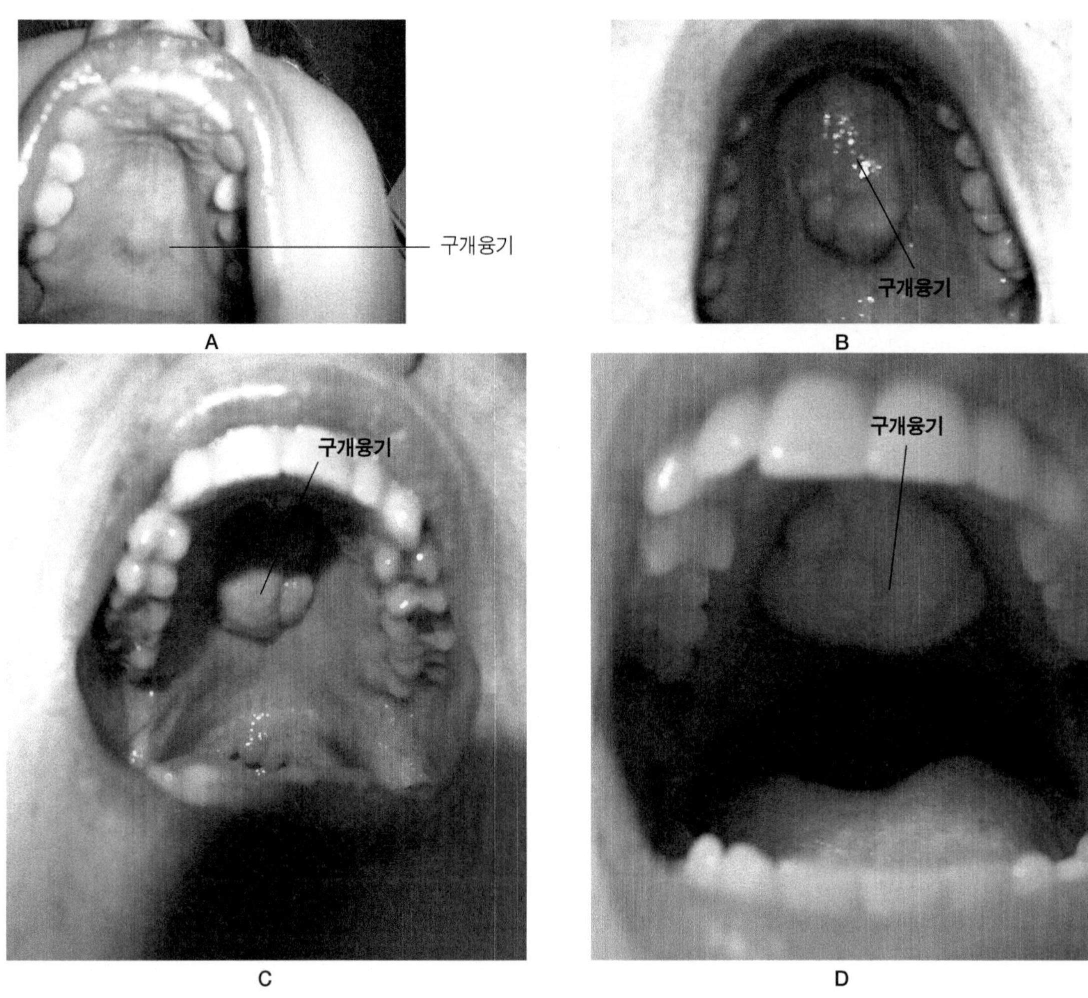

그림 11-17(A~D) 다양한 구개융기의 예. 그림 11-17C에는 이분구개수와 점막하 구개열임을 알려 주는 연구개 특성도 나타나 있다. 그림 11-17D는 골다공증 치료제 복용 이후 크게 자란 구개융기 사진이다. 말 산출을 방해하여 수술로 제거하였다.

A~D: Courtesy Ann W. Kummer, Ph.D./Cincinnati Children's Hospital Medical Center & University of Cincinnati College of Medicine

다. 천공이 연구개 패임(발성 시 구개거근의 수축으로 인해 연구개의 구강 측 표면이 구부러지는 부위)보다 앞에 있는 경우, 기류가 구강으로 들어갈 때 최대 기압이 형성되는 부위와 가깝기 때문에 말에 문제를 일으킬 가능성이 높다. 반면, 천공이 연구개 패임보다 뒤쪽에 있는 경우는 연인두 폐쇄가 일어나는 부위보다 아래이고 폐쇄하는 데 쓰이고 남은 부위(연구개가 인두후벽과 접촉하는 수직 부위)이므로 공명에는 영향을 미치지 않는다.

흔한 경우는 아니지만, 구개 수술을 한 지 며칠이나 몇 주 후에 연구개의 일부나 전체가 터져 벌어지는 수도 있다. 마치 아직 수술하지 않은 불완전 구개열처럼 보이기도 한

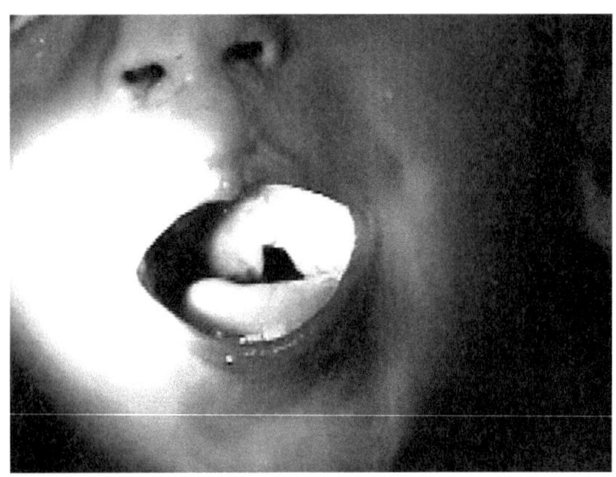

그림 11-18 구개 수술 이후 부분적으로 터져 벌어진 연구개

Courtesy Ann W. Kummer, Ph.D./Cincinnati Children's Hospital Medical Center & University of Cincinnati College of Medicine

다(그림 11-18). 그리고 이전에 있던 종양 제거의 결과로 연구개에 상당히 큰 결함 부위가 관찰되는 경우도 있다(그림 11-19A와 B).

구개열 이력이 없다면 점막하 구개열의 특성이 있는지 살펴보아야 한다(제2장의 그림 2-15A~E 참조). 점막하 구개열의 징후 중에는 투명대(zona pellucida)가 있는데, 이는 연구개의 중간 부위에 있는, 푸른빛을 띠는 부위를 말한다(Reiter, Brosch, Wefel, Schlomer, & Haase, 2011). 이 부분은 근육이 부족하여 연구개가 얇고 투명해 보인다. 얇은 연구개는 VPI가 없는데도 소리 에너지를 통과시켜 비강공명이 일어나도록 하기 때문에 매우 중요하다.

점막하 구개열이 연구개 전체를 따라 연장되어 있는 경우에는 발성을 할 때 연구개가 거꾸로 된 V자 모양의 텐트처럼 보인다(그림 11-20A~C). 이는 구개거근이 연구개의 중심선에 삽입되는 대신 경구개의 후방 경계에 부착되어 삽입되었기 때문이다. 이 근육이 수축할 때 연구개에 'V'자 모양이 생긴다. 이와 같은 V자 모양의 결함은 특히 점막하 구개열이 연구개뿐만 아니라 경구개 뼈까지 연장되어 있는 경우 발성을 시키지 않아도 관찰 가능하다. 구강검사를 실시하였을 때 점막

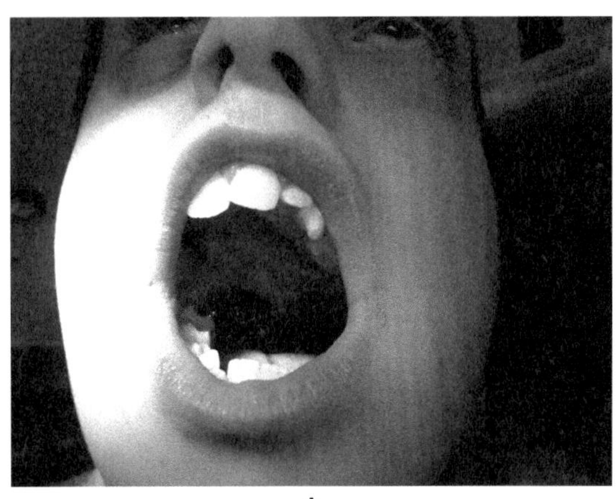

A B

그림 11-19(A와 B) 종양 제거술 이후 생긴 연구개 결함. (A) 사진의 왼쪽(환자의 오른쪽)에 결함이 있음. (B) 사진의 오른쪽(환자의 왼쪽)에 결함이 있음.

A와 B: Courtesy Ann W. Kummer, Ph.D./Cincinnati Children's Hospital Medical Center & University of Cincinnati College of Medicine

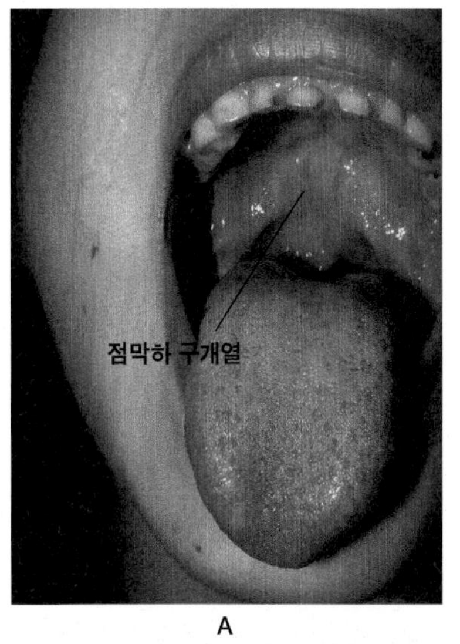

A

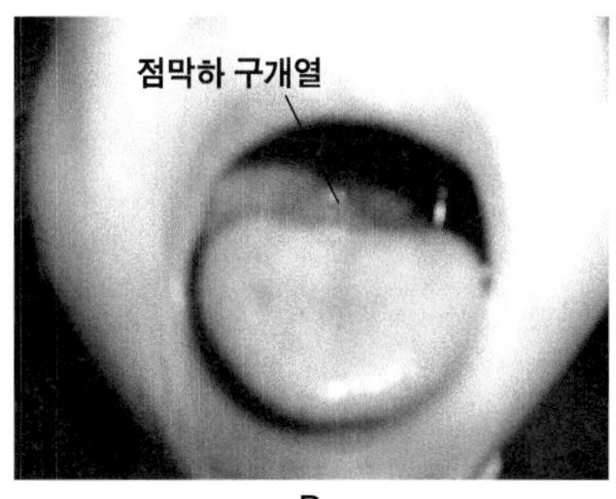

B

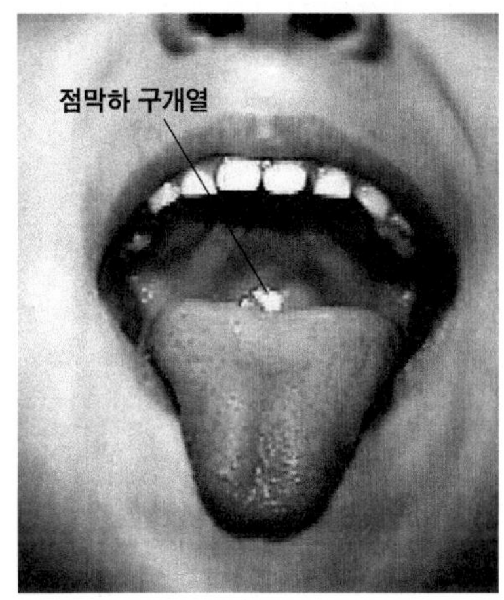

C

그림 11-20(A~C) 점막하 구개열 사례. 발성 시 연구개가 거꾸로 된 'V'자 모양으로 위를 향해 솟으면 점막하 구개열을 의심할 수 있다.

A~C: Courtesy Ann W. Kummer, Ph.D./Cincinnati Children's Hospital Medical Center & University of Cincinnati College of Medicine

하 구개열의 명백한 증거가 없는데도 이를 배제할 수 없는 경우가 있다. 이런 경우는 잠재성 점막하 구개열일 수 있는데, 연구개의 비강 측면의 근육이나 점막에 파열이 있는 경우로 비인두내시경검사로만 확인할 수 있다(Finkelstein, Hauben, Talmi, Nachmani, & Zohar, 1992). 그리고 확실히 점막하 구개열이 있는 경우에도 공명과 연구개 기능이 정상일 수도 있음을 명심해야 한다.

연구개의 기본적인 형태를 검사한 이후에는 발성 시의 연구개 기능을 살펴보아야 한다. 연구개의 유효 길이(effective length)는 연인두가 폐쇄를 시도할 때 생기는 연구개 패임의 위치로 가늠하는데, 이는 구개거근이 연구개에서 서로 얽히는 부위로 발성 시 수축하면서 연구개를 위로 끌어올리는 부위이다(Veerapandiyan et al., 2011). 패임 앞쪽의 연구개 부위는 말을 산출하는 동안 비인두 구멍을 폐쇄하기 위해 인두의 길이를 덮으므로 유효 길이에 해당된다. 연장 발성 시 연구개 패임은 전체 연구개 길이 중 뒤쪽 약 80% 지점에서 생긴다(Mason & Simon, 1977). 연구개 패임이 구개수보다 경구개에 더 가까운 경우에는 유효 길이가 짧으므로 연인두 형성부전을 초래하게 된다. 반면, 연구개 패임이 구개수와 매우 가까울 경우에는 발성 시 구개수가 뒤로 튕긴다. 이는 연구개가 인두후벽과 단단히 접촉할 수 있는 수직 표면이 거의 없을 정도로 구개수가 짧음을 의미한다.

발성 시 연구개는 후상방을 향해 대칭을 이루며 상승운동을 해야 한다. 발성 시 양측으로 2개의 패임이 관찰된다면 이는 구개거근이 분리되어 있음을 시사하는 것으로, 점막하 구개열이 있음을 의미한다(Boorman & Sommerland, 1985). 연구개 운동이 비대칭적일 경우는 편측성 연구개 마비나 약화로 인한 연인두 기능부전을 시사하는 것이다. 이 경우, 발성 시 연구개 패임이 중앙에 생기지 않고 건측으로 당겨 올라간다. 그리고 구개수가 건측을 향하게 된다. 검사자는 특히 반안면왜소증 화자를 검사할 때 편측성 연구개 마비나 약화는 없는지 세심하게 관찰해야 한다. 비대칭적 연구개 운동이 관찰될 경우에는 연인두 틈이 가운데보다는 측면에 생길 수 있다. 수술을 계획할 때 이를 주의해야 한다.

구강내부검사 시 발성 시의 연구개 운동이 제한되어 있는 경우는 연인두 기능부전을 의심할 수 있으나 단일 모음 발성 시에는 흔한 일이므로 대개는 대수롭지 않다. 구역질 반사를 유도하여 신경운동 기능의 여부와 연구개의 최대 운동 범위를 확인한다. 그러나 구역질 반사 시의 연구개 운동과 말 산출 시의 연구개 운동은 별로 상관이 없다. 검사대상자에게 모음(/æ/가 적절함)을 반복하도록 요구하여 연구개 움직임을 유도하는 방법이 더 적절하다.

구개열 이력이 있는 사람들에게서 나타나는 빈약한 연구개 운동은 수술을 받은 이후라 하더라도 구개거근의 기능 이상 때문에 나타날 수 있다. 또한 마비말장애, 실행증 또는 연구개 마비나 약화와 관련된 신경운동 기능장애 때문일 수도 있다. 비대한 아데노이드도 말 산출 시 연구개의 상승 운동을 방해하기도 한다. 그리고 구강 높이보다 위쪽에 있는 인두벽이 앞쪽으로 기울어져 있어서 과도한 연구개 운동이 필요 없는 경우도 있다. 시상형의 연인두 폐쇄를 보이는 사람들의 경우에는 연구개 운동의 중요성이 덜하다.

발성 중 연구개가 인두후벽의 위치에 비해 짧아 보이는 경우도 있다. 그러나 이는 현혹시키는 현상일 수도 있는데, 구강 측에서 관찰할 때에는 실제 연인두 폐쇄가 일어나는 높이보다 아래에서 관찰하는 것이기 때문이다. 게다가 인두후벽이 연구개를 향하여 앞쪽으로 만곡되는 정도를 알기란 불가능한데, 인두후벽의 전방운동은 연인두 폐쇄가 일어나는 높이에서는 비인두 깊이를 줄인다. 마지막으로 환자의 기본 폐쇄 양상을 구강

내 시야에서는 판단할 수가 없다. 그러나 연구개 패임 부위 이후의 연구개가 짧으면, 인두후벽에 닿기에는 너무 짧아 연인두 폐쇄를 달성하지 못할 가능성이 높다.

구개수의 외관을 살펴보는 것도 점막하 구개열에 대한 단서를 얻을 수 있기 때문에 중요하다(Finkelstein et al., 1992). 2개로 분리되어 끝이 늘어져 있는 이분구개수나 짧고 뭉뚝하여 발육부전을 보이는 구개수는 점막하 구개열이 있음을 시사한다(**그림 11-21A~D**, 제2장의 **그림 2-15A~C** 참조). 침으로 인해 2개로 갈라진 구개수가 붙어서 구개수가 정상으로 보일 수도 있다. 이분구개수가 의심되지만 확실하지 않은 경우에는 설압자로 구개수를 부드럽게 잡아 앞쪽으로 살짝 튕겨 보아 확인할 수 있다(Rivron, 1989; Vilacosta & Canadas Godoy, 2008). 구개수의 끝이 2개일 경우 이와 같은 방법으로 서로

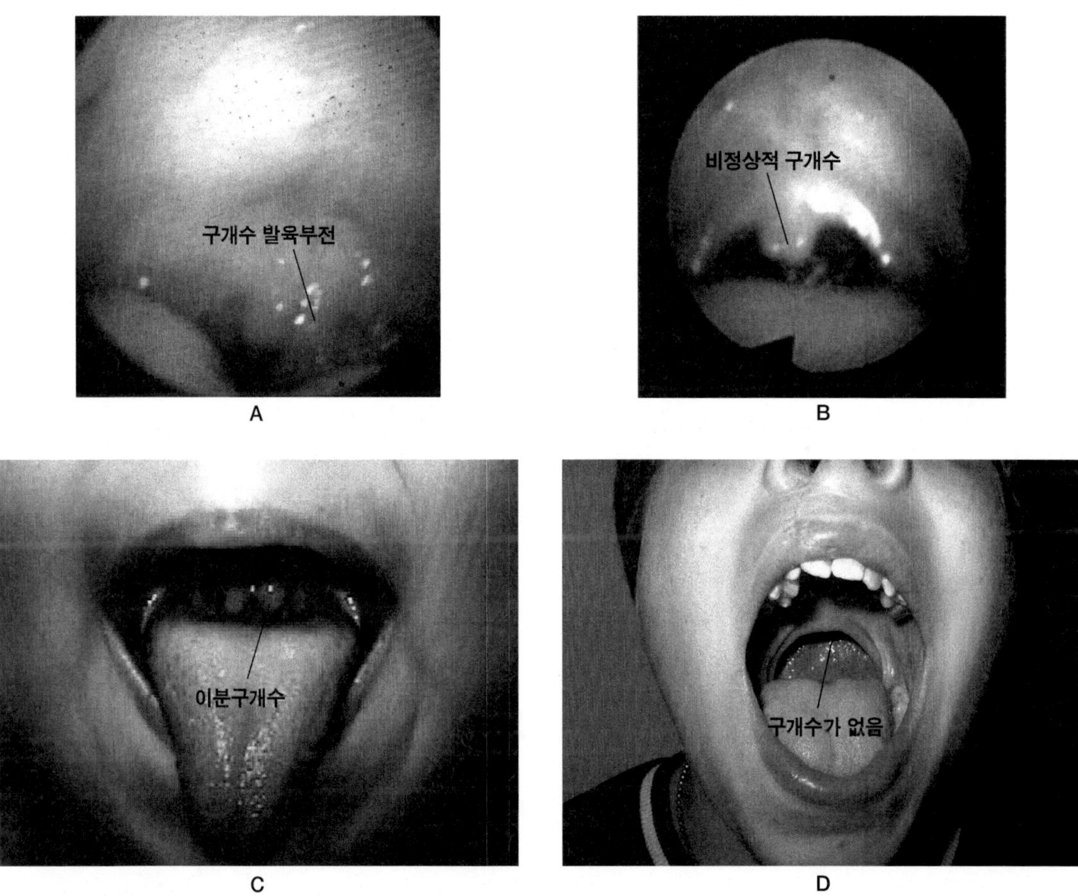

그림 11-21(A~D) 점막하 구개열을 시사하는 비정상적 구개수. (A와 B) 중심선에 희미한 선과 함께 구개수 발육부전을 보이고 있다. (C) 구개수가 확실히 2개로 갈라져 있다. (D) 구개수가 없는데, 이는 구개열 수술을 받은 사례에게서 자주 관찰된다. 구개수가 없어도 말에는 영향을 미치지 않는다.

A~D: Courtesy Ann W. Kummer, Ph.D./Cincinnati Children's Hospital Medical Center & University of Cincinnati College of Medicine

분리시켜 볼 수 있다. (그러나 이 방법은 어린 아동에게는 추천하지 않는다.) 이분구개수는 일반인들도 흔히 갖고 있으며, 이분구개수가 있어도 연구개 이상이나 과다비성이 없는 경우도 있음을 기억해야 할 것이다(Bagatin, 1985; Saad, 1980; Wharton & Mowrer, 1992). 많은 경우, 구개수에만 결함이 있고 연구개에는 문제가 없다. 그러나 이들의 경우는 아데노이드 절제술 이후에 과다비성이 생길 위험이 매우 높음을 주지시켜야 한다.

✲ 인두후벽 및 인두측벽

인두후벽의 깊이는 발성 시 연구개의 유효 길이와 연관시켜 판단하기도 한다. 인두후벽이 아주 깊은 경우(연구개가 매우 짧은 경우) 검사자는 치과용 거울과 플래시라이트를 이용하면 비인두를 올려다볼 수 있다. 그러나 대부분의 경우 인두는 위쪽으로 가다가 앞쪽으로 기울어져 비강을 이루기 때문에 실제로 인두가 어떻게 이어지는지에 대해서는 추측만 가능할 뿐이다. 구강 측에서 보면 인두는 매우 깊어 보이지만 기울어질 때에는 완연한 곡선을 그려서 연인두 폐쇄가 이루어질 수 있을 정도가 된다. 게다가 연구개는 인두후벽 대신 큰 아데노이드와 접촉하는 경우도 있는데, 이는 구강내부검사로는 알 수가 없다.

구강 높이에서 발성 시 인두측벽과 인두후벽의 운동을 관찰할 수 있다. 인두벽의 운동이 매우 극적으로 일어나는 경우도 있는데, 이는 인두의 신경 분포가 손상되지 않았음을 입증하는 것이다. 그러나 이러한 운동의 결과로 연인두 폐쇄가 일어나는 부위에서 인두벽 운동이 좋음을 반드시 의미하지는 않는다. 그리고 빈약한 인두측벽 운동이라고 해서 반드시 문제가 있음을 의미하는 것도 아니다. 실제로 구강 수준에서 인두측벽은 발성 시 바깥쪽으로 휠 수도 있는데, 더 높은 부위에서는 폐쇄를 달성하기 위하여 안쪽으로 휜다. 발성 시 구강 수준에서 바깥쪽으로 휘는 것은 실제로는 좋은 일인데, 구인두를 개방함으로써 기류와 소리가 구강으로 전달되는 것을 촉진하기 때문이다.

아데노이드 패드가 매우 큰 경우라면 때때로 내부 경계가 인두후벽 위에서 관찰되기도 한다. 이는 연구개 접촉 지점의 바로 뒤와 아래에 있는 작은 나뭇잎 모양의 조직처럼 보인다.

때때로 구강검사 중 파사반트 융기가 관찰되는 경우도 있다. 발성을 하거나 구역질 반사 시 구인두 높이에서 인두후벽에서부터 앞쪽으로 튀어 나오는 선반 모양의 융기이다(Yamawaki, 2003). 구강검사에서 파사반트 융기가 관찰되는 경우라면 위치가 너무 낮으므로 연인두 폐쇄에 전혀 도움이 되지 않는다. 그러므로 그냥 흥미로운 관찰 내용에 불과하다. 드물지만 아데노이드 패드의 아래쪽 가장자리가 인두후벽 위로 보이는 경우도 있다.

환자가 VPI로 인해 수술을 받은 이력이 있는 경우, 인두에 눈에 띄는 흔적이 남는 경우도 있다. 예를 들면, 인두후벽 위에 흰색의 세로줄이 있는 경우는 인두피판의 공여 부위에 생긴 흉터일 수 있다. 일부의 경우 구강 내부를 볼 때 수술(인두피판 또는 인두괄약근성형술) 이후의 실제 피판이 보이기도 한다(제17장의 **그림 17-13**과 **17-14** 참조). 이는 실제로는 피판이 말에 최대로 효과가 있기에는 너무 낮게 위치함을 나타낸다. 게다가 낮은 위치의 피판은 혀의 기저 높이와 가깝기 때문에 수면무호흡증(그리고 삼킴 문제)을 유발할 가능성이 매우 높다(더 많은 정보는 제17장 참조).

✲ 후두개

후두개는 혀뿌리 바로 아래에 있으며, 어린 아동들의 경우 성인에 비해 하인두 내에서의 위치가 높은 편이다. 구강검사 시 어린 아동에게 혀를 내밀고 /æ/ 소리를 내게 하면 후두개를 볼 수 있는 경우도 흔히 있다(Shinohara & Takahashi, 2005)(**그림 11-22**). 혀를 앞쪽으로 빼면 후두개가 구인두 협부(oropharyngeal isthmus)를 향해 위쪽으로 당겨진다. 대개 성인에게서는 관찰하기 어려운데, 연령의 증가와 함께 후두가 아래로 내려가서 구강검사로 관찰할 수 있는 가능성이 매우 희박하기 때문이다.

✲ 구강운동 기능

구강 기능의 평가를 위해 검사자는 아동에게 혀끝 내밀기, 올리기, 내리기, 옆으로 움직이기를 요구해 볼 수 있다. 입술을 오므려 내밀거나, 입술을 다물고 바람을 빨아들이며 뺨을 움푹하게 만들어 보라고 요구한다. 가장 중요한 것은 말 산출을 위한 순서적 운동 능력(sequence motor exercise)으로, 이는 일련의 음절을 재빨리 반복하는 교대 운동(diadochokinetic exercise)을 통해 평가할 수 있다. 오랫동안 말 산출을 위한 운동 능력의 평가에 /p/, /t/, /k/가 포함된 음절이 이용되어 왔다. 1개의 음절만 반복하게 할 수 있고(예: /pʌpʌpʌ/), 음절을 결합하여(예: /pʌtʌkʌ, pʌtʌkʌ, pʌtʌkʌ/ 등) 산출하게 할 수도 있다. 그러나 무의미 음절은 어린 아동들에게 어려울 수도 있으므로 아동에게는 쉬운 다음절 낱말(예: 'patty cake', 'puppy

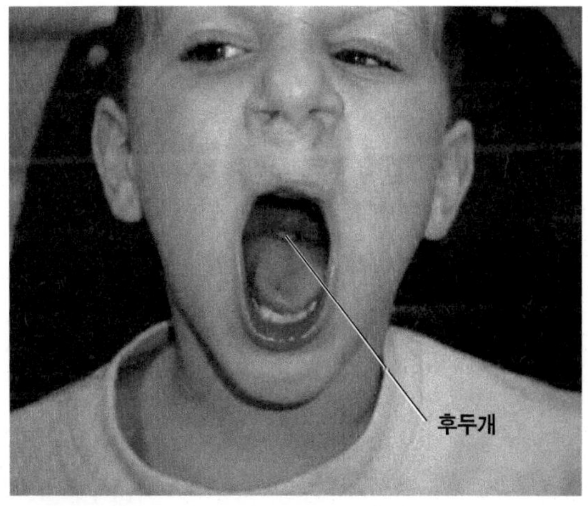

그림 11-22 후두개. 후두개는 아동의 경우 성인과는 달리 혀 기저부에 가까이 있기 때문에 입을 크게 벌리고 혀를 내밀어 보게 하면 때때로 불쑥 튀어나오는 것처럼 보이기도 한다.

Courtesy Ann W. Kummer, Ph.D./Cincinnati Children's Hospital Medical Center & University of Cincinnati College of Medicine

dog', 'baby doll', 'bubble gum', 'peanut butter', 'teddy bear', 'kitty cat', 'basketball', 'baseball bat' 등/우리말의 경우에는 '바다', '포도', '토끼', '바닷가', '부둣가' 등—역자 주)을 계속 반복하게 하는 것이 더 효과적일 수도 있다.

교대운동검사 시 반복횟수보다는 산출의 정확성을 살피는 것이 더 중요하다. 발화의 길이나 음운 복잡성이 증가할 때 자음이 생략되거나, 대치되거나, 치환될 경우 아동기 말 실행증(childhood apraxia of speech, CAS), '구어 실행증' 또는 그냥 '실행증'이라고도 하는 장애일 가능성도 고려해야 하다.

검사자는 마비말장애의 징후일 수도 있는 매우 미묘한 구강운동 기능장애의 징후도 살펴보아야 한다. 이러한 징후에는 상기도폐색이 없는데도 만성적으로 입을 벌린 자세와 혀가 앞쪽으로 나와 있는 자세도 해당된다. 입을 벌리고 있고 혀가 앞쪽에 와 있을 경우 침을 흘리는 것도 흔히 관찰된다. 이는 발견하기 매우 어려울 수도 있는데, 턱에 습기가 약간 있는 정도에서부터 매우 많이 흘려서 턱받이를 하거나 닦을 천을 가지고 다녀야 하는 경우도 있다. 만약 아동이 섭식 문제의 이력이 있었거나 섭식 문제가 있는 것으로 관찰될 경우에는 구강운동 기능장애의 징후일 수 있음을 알아야 한다.

전방 개방교합이 있는 경우에는 혀 내밀기(tongue thrust)의 가능성도 살펴야 한다. 혀끝을 설압자로 살짝 자극한 뒤 물을 마시게 해봄으로써 판단할 수 있다. 삼킴 이후에 혀끝이 위(치경 뒤)로 가 있는지, 앞(절치 뒤나 절치 사이)으로 가 있는지, 아니면 아래(하악 절치 뒤)에 있는지 말해 보라고 요구한다. 만약 아동이 삼킬 때 혀가 일관되게 앞이나 아래로 움직인다고 보고하면 혀 내밀기를 의심할 수 있다(Dahan, Lelong, Celant, & Leysen, 2000; Eslamian & Leilazpour, 2006; Fraser, 2006; Peng, Jost-Brinkmann, Yoshida, Chou, & Lin, 2004; Piyapattamin, Soma, & Hisano, 2002). 아동이 혀 운동의 방향을 말하지 못할 경우에는 아동이 삼킬 때 설압자로 입술을 벌려서 관찰한다. 전방 개방교합이 있는 경우에는 삼킬 때 혀 운동을 관찰하기 쉽다.

❋ 구강안면검사의 종합

구강안면검사 중 검사자는 조음과 공명을 방해하는 것으로 보이는 신체 요인이 있는지 판단해야 한다. 검사자는 말 장애나 공명장애에 기여할 수 있는 이상을 평가하는 데 역점을 두어야 하지만, 기타 이상에도 주의를 기울여야 한다. 이는 특히 검사대상자가 보이는 이상이 추가적인 의뢰나 추후관리(예: 충치)를 요하는 문제이거나 특정 증후군의 증거(예: 양안과격리증)일 경우에 특히 중요하다. 심지어는 작은 키나 길고 가느다란 손가락(**그림 11-23**)같이 구강안면에 해당하지 않는 부위의 특성도 증후군의 단서가 되므로 주의 깊게 살핀다. (이는 연구개-심장-안면 증후군을 시사하는 특징이다.) 심장이나 신장 기형과 같이 쉽게 알 수 없는 관련 기형이나 의학적 상태는 의무기록에 기록되어 있거나 부모가 보고하는 경우도 있다. 추가로 평가나 추후관리가 필요한 이상이 발견될 경우, 언어치료전문가는 발견한 사항을 주치의와 함께 의논하여 의사에게 의뢰하거나 필요할 경우 다른 전문가에게 의뢰해야 할지 결정한다.

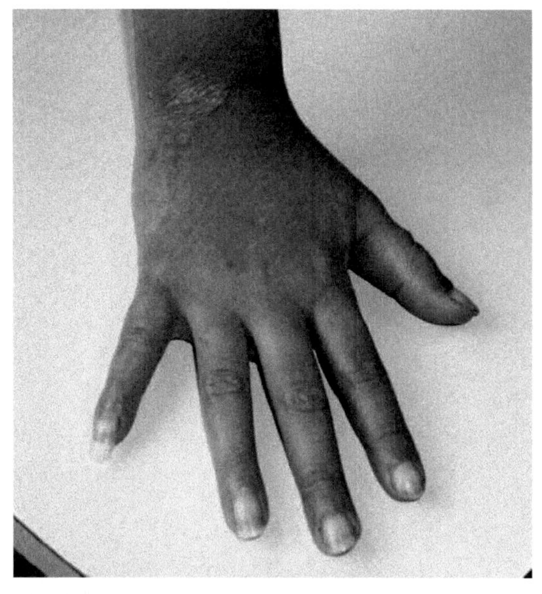

그림 11-23 길고 점점 가늘어지는 손가락은 연구개-심장-안면 증후군에게서 자주 관찰된다.

Courtesy Ann W. Kummer, Ph.D./Cincinnati Children's Hospital Medical Center & University of Cincinnati College of Medicine

✻ 구강검사 중 감염관리

구강검사에 대한 논의는 감염관리에 대해 언급하지 않고서는 끝낼 수 없다. 감염관리에 대한 지식은 의료진의 보호와 의료진으로부터 의료 서비스를 받는 사람들이 감염되는 것을 막는 데 매우 중요하다. 언어치료전문가는 환자와 신체적으로 매우 가깝게 일하며 구강 주변을 관찰하거나 만지게 되는 경우가 자주 있으므로 적절한 감염관리 절차를 준수해야 한다. 불행히도 대부분의 언어치료전문가들은 근무 중 경험을 통해 얻은 경우가 아니고서는 적절한 감염관리 절차에 대해 훈련받은 적이 거의 없다(Bankaitis, Kemp, Krival, & Bandaranayake, 2006; Mosheim, 2005).

의료 환경에서 가장 흔한 전염성 질병에는 인체 면역결핍 바이러스(HIV), B형 간염 바이러스(HBV), 거대세포 바이러스 I(CMV), 메티실린 내성 황색포도상구균(MRSA), 클로스트리듐 디피실리균(C-diff), 결핵이 있다. 전문가들은 반드시 감기나 인플루엔자와 같은 사소한 질병의 전이에도 주의해야 한다. 아동들은 전반적으로 위생 습관이 나쁘고 감염에 취약하기 때문에 아동을 주 대상으로 일하는 임상 환경에서는 특히 더 주의해야 한다(Krewedl, 1999).

1988년 애틀랜타 시 질병통제예방 센터(Centers for Disease Control and Prevention, CDC)에서 「혈액 및 체액 예방조치 통합서(Universal Blood and Body Fluid Precautions, UBBFP)」라고 하는 질병관리 지침서를 출판하였다. 이 지침서를 개정한 이후에는 '표준예방조치(Standard Precautions)'라고 부른다(CDC, 2005). 표준예방조치에는 환자, 전문가 및 모든 의료진들을 감염으로부터 보호하기 위한 절차가 권고되어 있다. 이 절차는 환자와 의료 서비스 제공자들은 모두 감염성 질병의 잠재적 보균자이며 모든 체액은 전염성 미생물에 오염되어 있을 수 있다는 가정에 근거하고 있다. 미국 말언어청각협회(ASHA)는 1990년에 이 지침서를 수용하여 전 회원에게 권고한 바 있다. ASHA의 웹사이트에 표준예방조치와 감염관리에 관한 문서가 링크되어 있다. 표준예방조치가 20년 이상 동안 권고되었음에도 불구하고 여전히 많은 의료종사자들이 지속적으로 혹은 적절히 사용하고 있지 않음을 보여 주는 증거가 있다(Aultman & Borges, 2011).

✲ 손 씻기

감염 경로로서 손의 역할은 미생물학이 과학의 한 분야로 확립되기 전부터도 이미 잘 알려져 있었다(Kerr, 1998). 몇 년 동안 손 씻기는 의료 환경에서 감염을 예방할 수 있는 가장 유일하고 가장 중요한 방법으로 여겨져 왔다(Akyol, Ulusoy, & Ozen, 2006; CDC, 2005; CDC, 2013; WHO, 2009; Gallagher, 1999; Ginsberg & Clarke, 1972; Horton, 1995; Kiernan, 1999). 손 씻기는 손에 있을 수 있는 병원균의 수를 감소시키고 유기체가 환자나 다른 사람에게 전이될 가능성을 방지한다.

불행히도 의료진들은 손을 씻어야 할 때마다 자주 손을 씻으려 하지 않는다(Aultman & Borges, 2011). 이는 병원성 감염(병원에 있는 동안 감염되는 것)이 의료기관에서의 감염률 및 사망률의 주된 원인으로 지속되는 이유 중 하나이다(Brunetti et al., 2006; Kennedy, Elward, & Fraser, 2004; Picheansathian, Pearson, & Suchaxaya, 2008). 만약 모든 의료진들이 적절한 방법으로 손을 씻고 그것이 습관화된다면 의료기관에서의 감염률은 극적으로 감소할 것이다(Brown & Persivale, 1995). 이 문제에 대한 인식이 높아지면 문제를 개선하는 데 확실히 도움이 될 것이다.

매 환자를 만나기 전후 그리고 구강검사 전후에 손을 씻어야 한다. 부모나 아동 앞에서 손을 씻는 것이 가장 좋다. 이는 적절한 위생관리 행동의 모델이 된다(Bellet, 1996). 검사용 위생장갑을 꼈다고 해서 손을 씻지 않아도 되는 것은 아니다(Bowman & Nocholas, 1990; Hopkins, 1989; Ripper, 1988; Shogren, 1988). 위생장갑에 보이지 않는 구멍이 뚫려 있을지도 모르는 일이므로 장갑을 끼기 전에 손을 씻는 것이 중요하다. 장갑을 벗고 난 후에도 손을 씻어야 하는데, 장갑 안의 덥고 습한 환경이 세균을 빨리 증식시키기 때문이다(Mayone-Ziomek, 1998). 오염되었을 가능성이 높은 표면과 접촉한 이후에도 손을 씻어야 한다.

CDC와 WHO는 병원 환경에서 올바른 손 씻기 지침을 발표하였다(CDC, 2005; CDC, 2013; WHO, 2009). WHO가 비누와 물을 이용한 올바른 손 씻기 방법으로 추천한 절차는 다음과 같다.

- 손에 물을 묻힌다.

- 손 표면에 비누를 충분히 묻힌다.
- 먼저 손바닥을 맞대어 문지른 뒤, 손가락이 엇갈리게 한 상태에서 오른쪽 손바닥으로 왼쪽 손등을 문지르고, 반대쪽도 같은 방법으로 한다.
- 손가락이 엇갈리게 하여 손바닥끼리 문지른다.
- 손가락을 서로 맞물리게 하면서 손가락의 뒤쪽을 손바닥에 대고 문지른다.
- 왼쪽 엄지손가락을 오른손 손바닥으로 움켜쥐고 회전하여 문지르고, 반대쪽도 같은 방법으로 한다.
- 오른쪽 손가락을 왼쪽 손바닥으로 움켜쥐고 앞뒤로 번갈아 가며 문지르고, 반대쪽도 같은 방법으로 한다.
- 물로 손을 헹군다.
- 1회용 수건으로 물기를 완전히 닦는다.
- 수도꼭지를 잠글 때에는 수건을 이용한다.

더 많은 정보와 그림을 보려면 WHO 웹사이트 http://whqlibdoc.who.int/publications/2009/9789241597906_eng.pdf를 방문하기 바란다.

만약 비누와 물을 즉시 사용할 수 없거나 손이 더러워 보이지 않거나 오염되어 있지 않을 때에는 항균 수건이나 젤을 사용하여 소독하면 된다. 신생아, 면역반응이 제대로 나타나지 않는 환자, 고위험군 환자와 접촉하기 전과 침습적 절차 전에는 반드시 항균 손 세정제(예: 클로르헥시딘 2%: 항균제의 하나로 광범위한 그람 음성 및 그람 양성 세균에 대해 효과적임. 트리클로산: 고형 비누에 포함되어 있는 항균제 중 하나—역자 주)를 사용해야 한다. 알코올 성분의 젤을 사용하는 손 세정법은 WHO의 웹사이트 문서 155쪽에 있다.

❋ 위생장갑

감염관리를 위한 표준예방조치와 더불어 검사자는 침을 포함한 인체의 모든 분비물은 전염성이 있거나 혈액에서 발생된 병원체가 있을 가능성이 있는 것으로 간주해야 한다. 그러므로 검사자는 환자의 분비물과 접촉할 위험이 있는 일을 수행할 때에는 신체보호장치(PPE)를 착용해야 한다. 환자의 입이나 코와 신체적으로 접촉하는 평가나 치료를 하는 전문가들은 반드시 보호장비를 착용해야 한다.

검사자를 위한 최상의 보호장비는 위생장갑이다. 최근까지는 대부분의 의료시설에서 라텍스 장갑을 사용하였다. 그러나 라텍스에 알레르기 반응을 보이는 사람들이 많다. 의료진과 라텍스에 민감한 환자들이 노출되는 것을 줄이기 위해서 대부분의 기관들은 이제 라텍스 장갑을 사용하지 않는다. 이제 병원용 장갑은 비닐, 니트릴, 합성물질로 만

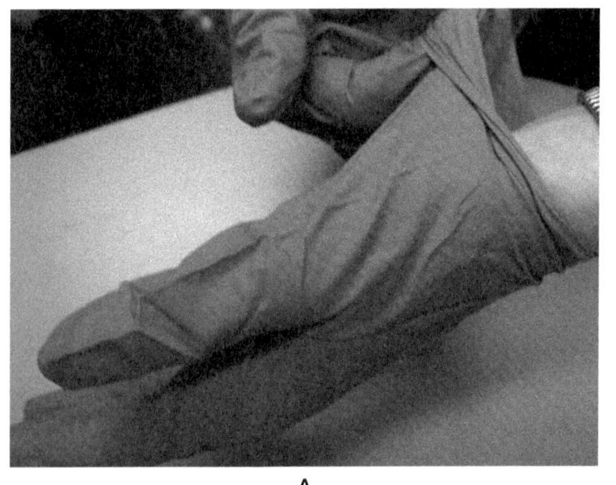
A

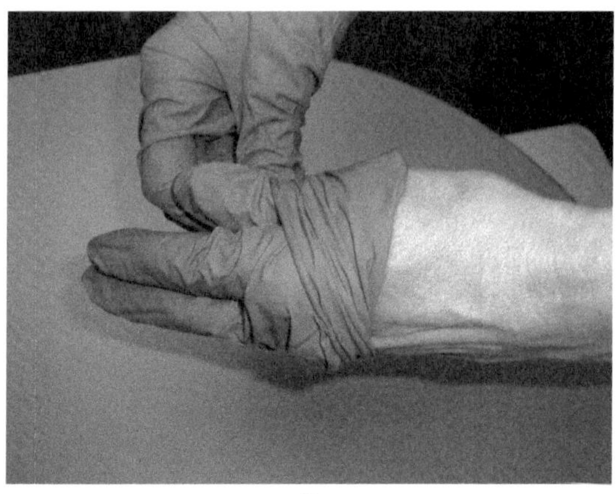
B

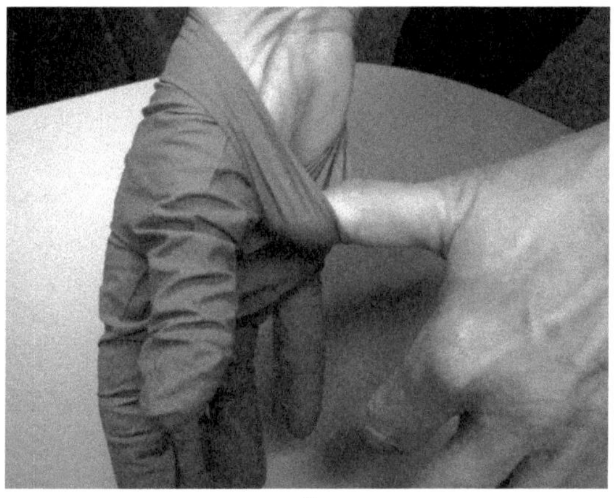
C

그림 11-24(A~C) 장갑을 벗는 방법. (A) 장갑의 손목 부분을 잡는다. (B) 안쪽이 바깥으로 뒤집어지도록 장갑을 당긴다. (C) 나머지 장갑의 손목 부분 아래에 엄지를 끼운 뒤 장갑의 안쪽이 바깥으로 뒤집어지도록 당긴다.

A~C: Courtesy Ann W. Kummer, Ph.D./Cincinnati Children's Hospital Medical Center & University of Cincinnati College of Medicine

든 것을 사용한다.

구강검사를 실시할 때에는 항상 위생장갑을 껴야 하며, 섭식 평가나 치료 중, 그리고 비인두내시경검사를 실시할 때에도 반드시 위생장갑을 착용해야 한다. 장갑이 헐거우면 사물의 조작을 방해하므로 잘 맞는 장갑을 껴야 한다. 환자를 치료하는 동안 위생장갑에 구멍이 생기거나, 해지거나 물방울이 보이는 경우에는 장갑을 즉시 교환하여 사용해야 한다. 장갑을 벗을 때에는 안쪽이 바깥을 향하도록 뒤집어 벗은 뒤 즉시 버려야 한다(그림 11-24A~C). 이렇게 하면 오염된 장갑 표면과 신체가 접촉하는 것을 방지한다. 모든 일회용 장갑은 한 환자에게만 사용하게 되어 있으므로 환자에게 사용한 이후에는 반드시 쓰레기통에 버려야 한다.

✻ 환자용 장비 및 물품

설압자, 치과용 거울 및 기타 구강내부검사를 위한 도구는 사용 후 책상이나 탁자 위에 직접 닿게 두면 안 된다. 대신 깨끗한 종이 수건이나 휴지 위에 둔 뒤에 세정하거나 폐기해야 한다.

구강검사나 촉진을 위해서는 가능하다면 쓰고 버릴 수 있는 일회용 물품들을 사용해야 한다. 사용할 때마다 세척하고 소독하는 것에 비해 물품을 사용한 뒤 버리고 다음 환자에게 새것을 사용하는 것이 훨씬 더 쉽다. 일회용으로 제작된 물품들은 대개 제대로 세척하거나 소독하기가 적절하지 않다. 그러므로 모든 일회용 물품은 한 환자에게만 사용하고 사용 후에는 즉시 버려야 한다.

치과용 거울처럼 사용 후 버릴 수 없는 물품은 세척기를 사용하여 완전히 세정해야 한다. 뜨거운 비눗물로 세정한 후 알코올로 닦는 것도 가능하다. 에틸알코올과 아이소프로필알코올이 박테리아, 곰팡이 및 바이러스(HIV 포함)의 성장을 방해하는 광범위한 항균작용을 한다(Widmer & Frei, 1999). 그리고 알코올은 빨리 작용하고(15~30초) 쉽게 증발하여 낮은 정도와 중간 정도의 소독에 적합하다. 박테리아 배종을 박멸하기 위해서는 소독이 아닌 멸균소독이 필요하다. 그러나 치과용 거울은 침에만 오염되고 건강한 점막은 박테리아 배종에 저항력이 있다. 그러므로 혈액에 접촉할 가능성이 있는 물품이 아니라면 멸균소독까지 할 필요는 없다. 그러나 클로스트리듐 디피실리균(C-diff)은 알코올에도 죽지 않으므로 이 균이 염려되면 염소표백제로 닦아야 한다.

환자용 장비나 물품은 깨끗하고 안전하게 보관하여 체액, 오염된 물건, 먼지, 미립자 물질, 심지어는 습기에도 노출되거나 오염되지 않도록 한다. 물품은 바닥에서 최소 10~15cm 정도 떨어진 곳에 보관하여 카트가 흔들려 떨어져서 바닥 청소제에 의해 오염되는 것을 막을 수 있어야 한다.

✲ 표면 소독

모든 치료실과 환자 처치실은 스프레이형 소독제와 소독용 타올 제품이 구비되어 있어야 한다(Bankaitis et al., 2006). 탁자와 팔걸이 의자 등의 평편한 표면은 침이나 점액에 오염될 수 있다. 그러므로 다음 환자를 처치하기 전에 반드시 세정 후 소독해야 한다.

✱ 요약

구강의 조음기와 구강의 구조와 기능은 말소리의 질과 명료도에 직접적인 영향을 미친다. 그러므로 말이나 공명 문제가 관찰되면 면밀한 구강검사를 실시해야 한다. 검사자는 말 치료를 시작하기 전에 수술이나 치열교정술을 필요로 하는 구조적 이상은 없는지 판단해야 한다. 예리한 눈과 면밀한 검사를 통해 이전에는 진단되지 않았던 질병을 발견할 수도 있다.

✱ 복습 및 논의

1. 환자에게 주는 스트레스나 불편을 최소화하면서 구강 구조를 관찰할 수 있는 최선의 방법에 대해 설명하라.
2. 눈, 귀, 코, 입술, 얼굴뼈를 관찰할 때 특히 어떤 문제를 살펴야 하는가? 말 평가에서 이러한 관찰사항이 왜 중요한가?
3. 구개 촉진의 목적은 무엇인가? 구개 촉진 방법에 대해 설명하고 무엇을 만져 보아야 하는지에 대해 설명하라.
4. 구강검사를 통해 연인두 기제의 어떤 측면을 관찰해야 하는가? 구강을 쳐다보는 것으로 연인두 기능을 관찰할 수 없는 이유는 무엇인가?
5. 치열 교합의 평가방법에 대해 설명하라. 교합상태를 평가하는 것이 왜 중요한가? 이것이 치료적 권고사항에 어떻게 적용되는가?
6. 혀의 구조와 기능에 대해 논하고 어떤 점을 고려해야 하는지 설명하라. 혀의 기능을 평가하는 데 이용할 수 있는 기법은 무엇인가?
7. 구강검사를 실시할 때의 감염관리 방법을 설명하라.

제 12 장

기기장비 평가 절차 개요

✿ 이 장의 개요

도 입

연인두 형성부전/연인두 기능부전(VPI)은 필요한 지식을 갖추고 있고 숙련된 언어치료전문가가 지각적 말 평가 결과를 통해 얻은 말 특성에 근거하여 진단할 수 있다(Hinton, 2009). 그러나 기기장비를 이용하는 평가를 통해서도 연인두 밸브에 관한 중요한 정보를 얻을 수 있다. 이러한 정보는 환자에 맞는 수술 절차를 결정하는 데 도움이 된다. 또한 수술이나 치료의 결과로 나타난 변화를 측정하는 데에도 도움이 된다(Kamell, 2011).

연인두 기능에 대한 기기장비 평가 절차는 두 범주로 나뉜다. 간접적이지만 객관적인 정보를 주는 검사 절차(간접 평가)와 직접적이지만 주관적인 정보를 주는 검사 절차(직접 평가)가 그것이다. 간접 검사 절차는 비음치측정검사 장비와 공기역학검사 기기를 이용하는 검사가 해당된다. 이러한 검사 절차의 장점은 음향학적 결과나 기류 및 기압과 같이 연인두 기능의 결과에 관해 객관적인 자료를 제공해 준다는 것이다. 구조를 볼 수는 없기 때문에 간접 평가라 하는 것이다. 직접 검사 절차에는 비디오투시조영검사와 비인두내시경검사가 있다. 직접 검사 절차의 장점은 검사대상자가 말을 산출하는 동안(그리고 삼킴 동작이 일어나는 동안) 검사자로 하여금 연인두 밸브의 구조를 직접 볼 수 있게 해준다는 점이다. 그러나 이 절차는 검사자의 해석이 필요하므로 다소 주관적일 수 있다.

이 장은 연인두 기능의 평가에 이용할 수 있는 기기장비의 종류에 대해 개관하는 데 그 목적이 있다. 각 검사 절차의 사용과 상대적 장단점에 대해 논의하고자 한다.

✱ 간접 평가

간접 평가(indirect instrumental procedures)(비음치측정검사 및 말소리 공기역학검사)는 음향학적 측정치, 기류, 기압 등 연인두 기능과 물리적으로 연관된 객관적 자료를 제공해 준다. 객관적 자료의 장점은 검사 결과를 해석할 때 표준화된 규준 자료와 비교할 수 있게 해준다는 것이다. 그리고 이러한 장비를 이용하여 얻은 자료는 치료 효과에 대한 판단과 비교에 이용할 수도 있다. 예를 들면, 그러한 자료는 수술이나 치료의 효과를 판단하는 데 이용하거나 전문가와 치료기관별로 치료 효과를 비교하는 데 이용할 수도 있다. 간접 평가의 단점은 구조를 시각적으로 관찰할 수 없다는 점이다.

2009년 후반에 미국 구개열-두개안면 협회(ACPA)의 회원이자 VPI 환자들과 일하고

표 12-1 비음치측정검사(NS)와 공기역학검사(AD)의 장점(+) 비교

장점	NS	AD
연인두 구멍(틈)의 정확한 크기를 얻을 수 있다.	−	+
검사 결과가 조음오류나 혼합공명의 영향을 받지 않는다.	−	+
호흡을 하는 동안의 비강 기도 개방성에 관한 정보를 제공해 준다.	−	+
청취 가능한 비누출뿐만 아니라 공명에 대한 검사도 가능하다.	+	−
특정 음소 비누출을 판단하는 데 이용할 수 있다.	+	−
구개천공의 영향인지, 아니면 VPI의 영향인지 판단할 수 있게 해준다.	+	−
연속발화에서 연인두 기능을 평가할 수 있다.	+	−
말에 대한 바이오피드백으로 이용할 수 있다.	+	−

있는 성형외과 의사, 이비인후과 의사, 언어치료 전문가를 대상으로 한 조사 연구가 이루어졌다. 126명의 응답자 중 공기역학검사(4.3%)보다 비음치측정검사(28.9%)를 이용하고 있다고 보고한 응답자가 더 많았다(Kummer, Clark, Redle, Thomsen, & Billmire, 2012). 응답자의 1/3 이하가 객관적 검사를 위해 장비를 이용하는 것으로 보고하였다. 직접 평가 각각의 장점 비교를 위해서는 표 12-1을 참조하라.

비음치측정검사

비음치측정검사(nasometry)는 컴퓨터를 기반으로 하는 기기를 이용하여 공명, 청취 가능한 비누출, 연인두 기능의 음향학적 관련 요인을 측정하는 방법이다. Nasometer II(KayPENTAX, Montvale, N. J.)에는 헤드셋(그림 12-1A)이나 손잡이형 음성신호 분리기(그림 12-1B)가 연결되어 있는데, 헤드셋이나 손잡이형 음성신호 분리기에 있는 음성신호 분리판의 양면에 양방향성 마이크로폰이 부착되어 있다. 음성신호 분리판이 아동의 윗입

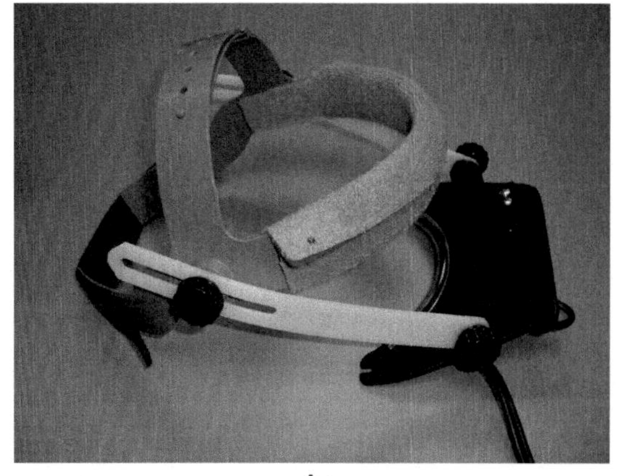

A

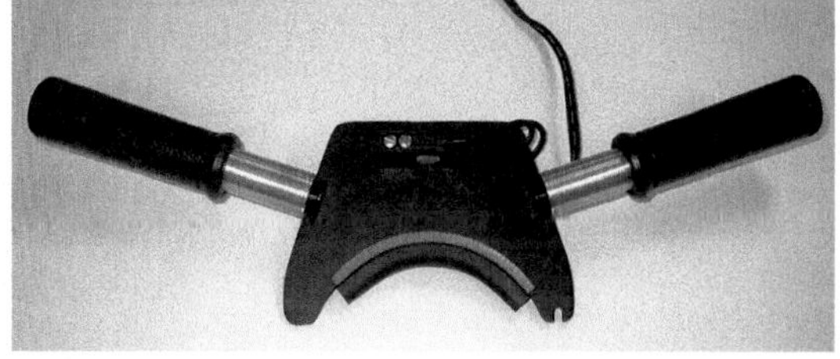

B

그림 12-1(A와 B) (A) Nasometer II의 헤드셋. (B) Nasometer II의 손잡이형 음성신호 분리기.

A와 B: Courtesy of Kay PENTAX/Montvale, NJ and Ann W. Kummer, Ph.D./Cincinnati Children's Hospital Medical Center & University of Cincinnati College of Medicine

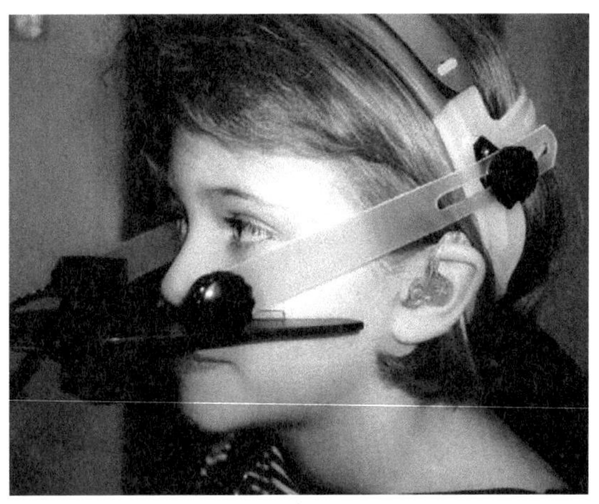
A

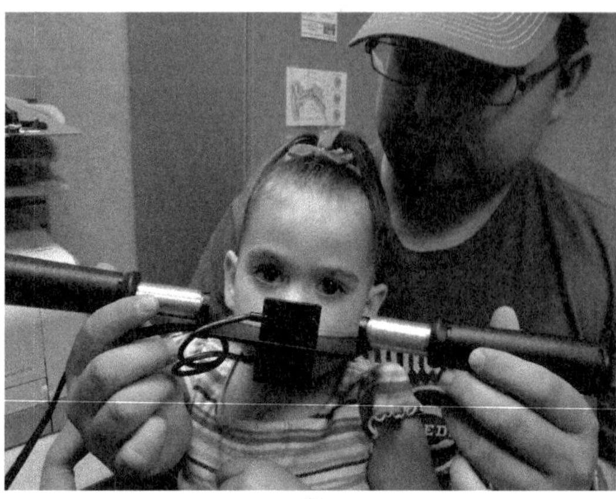
B

그림 12-2(A와 B) (A) Nasometer II의 헤드셋을 착용한 환자의 모습. 음성신호 분리판이 얼굴과 수직이 되거나 음성신호 분리판이 수평 상태를 유지하도록 착용시켜야 한다. 마이크로폰이 입과 코 바로 앞에 오게 한다. (B) 손잡이형 음성신호 분리기의 위치. 음성신호 분리판이 헤드셋을 착용할 때와 같은 위치에 오게 해야 한다.

A와 B: Courtesy of Kay PENTAX/Montvale, NJ and Ann W. Kummer, Ph.D./Cincinnati Children's Hospital Medical Center & University of Cincinnati College of Medicine

술과 코의 중간에 오게 한다(그림 12-2A와 B).

비음치측정검사에 이용하는 말 샘플은 대개 규준 자료를 이용할 수 있는 표준화 문단으로 이루어져 있다. 동물원 문단(Zoo Passage)과 비음 문장(Nasal Sentences)은 규준 자료가 있는 최초의 표준화 문단이다. 이후 MacKay-Kummer의 「간편 비음측정 검사—개정판(Simplified Nasometric Assessment Procedure-Revised, SNAP-R)」(Kummer, 2005)이 개발되어 진단적 유용성이 높아지고 아동에게 적용하기가 더 쉬워졌다. 개인의 점수를 그 문단의 규준치와 비교함으로써 공명의 정상성에 대한 판단을 내린다. 규준치에 비해 높은 점수는 과다비성을, 낮은 점수는 과소비성을 의미한다.

검사대상자가 말 문단을 산출하면 Nasometer II는 비강(N)과 구강(O)에서 나오는 음향 에너지를 실시간으로 포착한다. 이후 Nasometer II가 전체(비강+구강) 음향 에너지 중 비강 음향 에너지가 차지하는 비율의 평균치를 계산하여 **비음치**(nasalance score)라고 하는 백분율 수치로 전환해 준다. 이 수치는 말에서 비음성이 차지하는 백분율에 대한 정보를 준다. 그러므로 비음치는 다음과 같은 공식에 의해 계산된다.

$$\text{비음치} = N \div (N+O) \times 100$$

비음치측정검사는 지각적 평가를 통해 들은 것과 직접 평가를 통해 본 것을 보충해 주기 때문에 유용하다(Karnell, 2011; Sweeney & Sell, 2008). 비음치측정검사는 연인두 기능장애의 특징을 평가하는 데 이용할 수 있을 뿐만 아니라 말소리가 산출되는 동안의 음향학적 관련 요인을 측정함으로써 상기도폐색과 과소비성의 평가에도 이용할 수 있다. 청각장애 아동의 공명 평가와 치료에도 이용해 왔다. 비음치측정검사는 수술 전후 효과 비교에도 이용할 수 있다. 치료 중인 환자에게 시각적 피드백을 제공하는 데 이용할 수도 있다.

✻ 말소리 공기역학검사

말소리 공기역학검사(speech aerodynamics)는 말소리를 산출할 때 생기는 기류 및 기압의 역학적 성질을 측정하는 방법이다(**그림 12-3**). 말을 산출하기 위해서는 기류를 증강시켰다가 방출하여 자음을 산출해야 하므로, 공기역학검사는 말을 산출하는 동안의 기압과 기류를 측정하는 데 이상적인 검사 절차이다. 공기역학검사를 위해서는 구강 및 비강 카테터를 이용하는데, 이 카테터는 압력 변환기와 연결되어 있다. 기류가 지나는 튜브는 가열식 호흡기류계와 연결되어 있다. **변환기**(transducer)는 기압이나 기류를 감지하여 전기신호로 전환해 준다. 호흡기류계(pneumatachograph)로 기류의 속도를 읽는다.

공기역학검사 기기는 구강압력의 크기와 비누출의 양을 객관적으로 기록할 수 있게 해주므로 VPI의 평가에 이용할 수 있다. 검사자는 수집된 자료를 통해 검사대상자가 자음을 산출하는 동안 완전히 폐쇄되지 않고 남아 있는 연인두 구멍의 크기를 추정하여 계산할 수 있다. 공기역학검사는 특정 음성 문맥의 말 샘플을 산출할 때의 연인두 기능의 타이밍과 호흡 중의 비강통로의 개방성에 관한 정보를 얻는 데에도 이용할 수 있다(Smith & Kuehn, 2007; Zajac & Mayo, 1996). 이 정보는 VPI의 치료를 위한 권고사항을 결정하는 데 영향을 미치는 진단적 의사결정의 기초로 이용할 수도 있다. 공기역학검사 기기는 비강통로의 저항을 측정하여 기도폐색의 증거를 수집하는 데에도 이용할 수 있다.

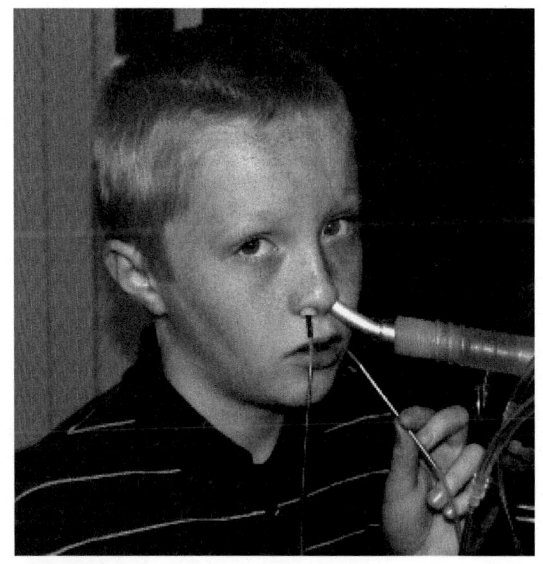

그림 12-3 말소리를 산출하는 동안 연인두 구멍의 면적을 측정하기 위해 사용하는 기류-기압 기법. 코에 기류 튜브를 삽입하고 입과 비공에 압력 카테터를 삽입한다.

Courtesy of David J. Zajac, Ph.D./University of North Carolina at Chapel Hill

공기역학검사 기기를 사용하는 클리닉도 일부 있지만, 아직 널리 사용되고 있지는 않다. 2009년에 이루어진 조사 연구의 응답자 중 4.3%만이 이 기기를 임상에 이용하고 있는 것으로 보고하였다

(Kummer et al., 2012). 아마도 이 기기가 기술적으로 복잡하고, 구강압력 감지용 튜브의 위치를 잡아 주는 데 현실적인 제약이 있어 정지음, 특히 양순음만 이용할 수 있기 때문일 것이다. 그러나 기류-기압에 대한 측정은 연구에는 유용하다(Karnell, 2011).

❋ 직접 평가

직접 평가(direct instrumental procedures)(비디오투시조영검사 및 비인두내시경검사)는 검사대상자가 말을 산출하는 동안 연인두 밸브의 여러 측면을 볼 수 있게 해준다. 이러한 검사 절차는 검사자로 하여금 연인두 기능장애의 원인을 찾을 수 있게 해줄 뿐만 아니라 연인두 간격이 나타나는 위치도 판단할 수 있게 해준다.

검사자는 직접 평가를 통해 연인두 구조가 기능하는 도중(예: 말 산출 및 삼킴)에 그 구조의 해부와 생리를 관찰할 수 있다. 검사자는 VPI를 야기하는 결함을 직접 관찰할 수도 있다. VPI를 유발할 수 있는 해부생리학적 원인은 매우 광범위하기 때문에 이러한 정보를 수집하면 적절하고 가장 효과적인 치료법을 결정할 수 있다. 마지막으로 직접 평가는 보철장치의 적정 위치를 평가하거나 VPI 교정을 위한 수술 절차(예: 인두피판술, 인두괄약근성형술 등)의 결과를 평가하는 데에도 도움이 된다. (수술 절차에 대한 정보를 더 알고 싶으면 제17장을 참조하라.)

1970년대에는 비디오투시조영검사가 연인두 기능의 평가에 기본적으로 이루어졌다. 1980년대에는 굴곡형 비인두내시경검사도 선택할 수 있게 되었다. 앞에서 언급한 조사 연구에서 더 많은 응답자가 비디오투시조영검사(19.2%)보다 비인두내시경검사(59.3%)를 의례적으로 실시하고 있다고 보고하였다(Kummer et al., 2012). 직접 평가 각각의 장점을 비교하려면 표 13-2를 참조하라.

연인두 밸브의 구조와 기능은 이러한 검사 절차를 통해 더 잘 관찰할 수 있지만, 관찰한 내용에 대한 평가는 여전히 주관적이며 검사자의 판단과 해석에 따라 달라진다. 그러므로 이 검사 절차의 유용성은 검사자의 경험에 크게 좌우된다.

❋ 비디오투시조영검사

비디오투시조영검사(videofluoroscopy)는 신체 내부 구조가 움직일 때의 영상을 실시간으로 얻는 데 이용할 수 있는 방사선 기법이다. 이 검사는 투시조영검사기를 이용하여 실시하는데, 투시조영검사기는 X선 광원과 형광판으로 이루어져 있다. 비디오투시조영 말 검사(videofluoroscopic speech study)는 말을 산출하는 동안의 연인두 밸브를 시각

표 12-2 비디오투시조영검사(VF)와 비인두내시경검사(NP)의 장점 비교

장점	VF	NP
말을 산출하는 동안에도 혀 움직임을 볼 수 있다.	+	−
말을 산출하는 동안에도 인두후벽 전체를 볼 수 있다.	+	−
인두후벽의 어디에서 연인두 접촉이 일어나는지 볼 수 있다.*	+	−
해상도가 뛰어나며 자연 색상으로 볼 수 있다.	−	+
연구개의 비강 측 표면의 형태를 볼 수 있어 잠재성 점막하 구개열을 확인할 수 있다.	−	+
연인두를 완전히 밀폐하는 데 영향을 줄 수 있는 불규칙한 표면 등 아데노이드 전체를 볼 수 있다.	−	+
연구개-심장-안면 증후군 환자에게서 중심선 쪽으로 이동되어 있는 경동맥의 박동을 관찰할 수 있다.	−	+
공명과 연인두 기능에 영향을 줄 수 있을 정도로 인두를 침범한 편도를 볼 수 있다.	−	+
성대를 볼 수 있어서 성대결절의 유무를 판단할 수 있다.	−	+
인두측벽이 연구개를 향해 움직이는 모습을 포함, 한 번에 연인두 밸브의 대부분을 볼 수 있다.	−	+
연인두 간격(틈)이 아주 작은 경우라도 관찰 가능하다.	−	+
수술 계획에 중요한 폐쇄 양상 및 연인두 간격의 정확한 위치를 판단할 수 있다.		+
인두피판술이나 인두괄약근성형술 이후에도 연인두 통로를 볼 수 있다.	−	+
비인두에 방사선을 쬐거나 바륨(유해함)을 주입할 필요가 없다.	−	+
검사를 하는 동안 부모가 아동을 무릎 위에 놓고 잡아 줄 수 있다.	−	+
검사가 끝난 이후 바로 부모에게 검사 결과와 권고사항을 알려 줄 수 있다.	−	+
말 산출에 대한 바이오피드백으로 이용할 수 있다.	−	+

그렇다(+), 아니다(−)

*일부 외과 의사들은 피판이나 괄약근의 인두 내 위치를 결정하는 데 이 정보를 필요로 한다. 다른 이들은 인두 안에서 가능한 한 높이 오게 수술해야 하므로 이러한 관찰사항이 필요하지 않다고 주장하기도 한다.

화해 줄 뿐만 아니라 동시에 음성 녹음도 가능하다. 그러므로 이 검사 절차는 연인두 기능장애의 평가에 유용하다(Dudas, Deleyiannis, Ford, Jiang, & Losee, 2006)(**그림 12-4, 그림 12-5, 그림 12-6, 그림 12-7**). 비디오투시조영검사는 삼킴 평가에도 이용하는데, **수정된 바륨 삼킴 검사**(modified barium swallow, MBS) 또는 **비디오투시조영 삼킴 검사**(videofluoroscopic swallowing study)라 부른다. 비디오투시조영검사를 위해서는 투시조영 장비와 비디오 캡처 시스템이 필요하다. 대개 방사선과에서 흔히 볼 수 있다.

비디오투시조영검사는 2차원의 영상을 보여 주기 때문에 비디오투시조영 말 검사를 실시할 때에는 연인두 통로를 여러 관찰면에서 볼 수 있어야 한다(Dudas et al., 2006;

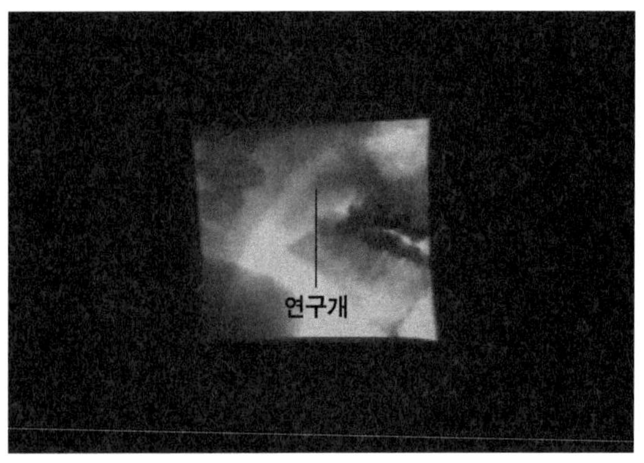

그림 12-4 인두후벽에 비해 상대적으로 짧은 연구개를 보여 주고 있는 측면상. 이는 연인두 형성부전에 해당한다.

Courtesy Ann W. Kummer, Ph.D./Cincinnati Children's Hospital Medical Center & University of Cincinnati College of Medicine

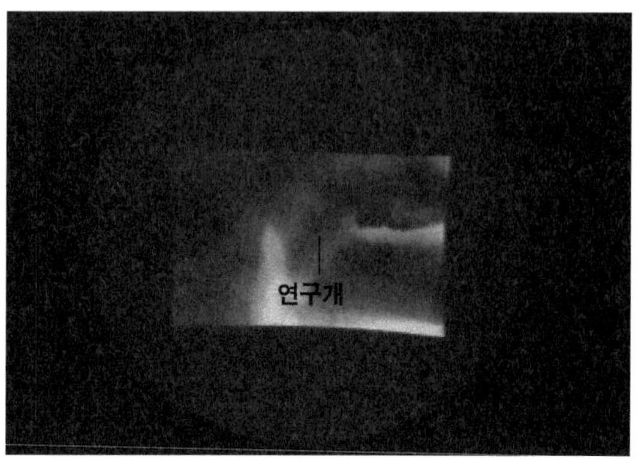

그림 12-5 연구개의 길이는 정상적이나 말을 산출할 때 움직임이 빈약한 것으로 나타난 측면상. 이는 연인두 기능부전에 해당한다.

Courtesy Ann W. Kummer, Ph.D./Cincinnati Children's Hospital Medical Center & University of Cincinnati College of Medicine

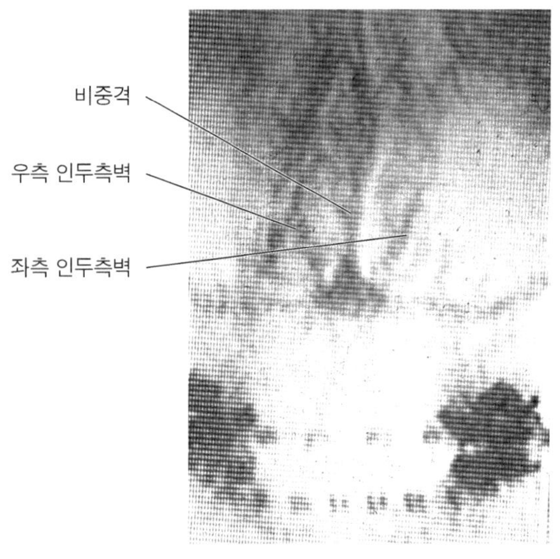

그림 12-6 중심선에 비중격이 보이는 정면상. 정지화면상 인두측벽에 바륨이 잘 묻어 있고 코로 숨을 쉴 때 바깥쪽을 향해 휘는 것이 보인다.

Courtesy Ann W. Kummer, Ph.D./Cincinnati Children's Hospital Medical Center & University of Cincinnati College of Medicine

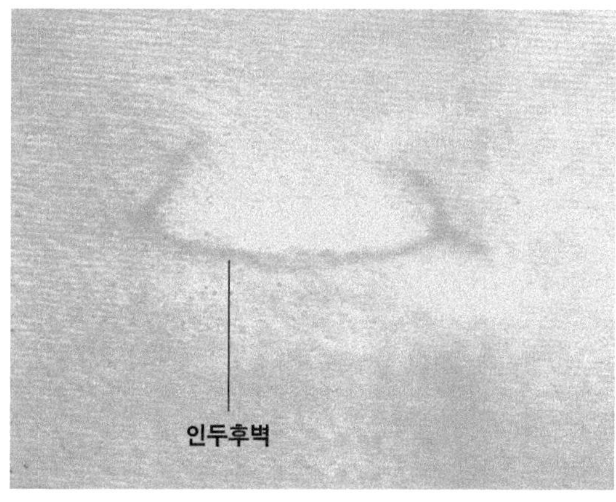

그림 12-7 스크린의 바닥 부위에 인두후벽이 보이는 저면상. 열려 있는 연인두 통로가 잘 보인다.

Courtesy Ann W. Kummer, Ph.D./Cincinnati Children's Hospital Medical Center & University of Cincinnati College of Medicine

Lam, Starr, Perkins, Lewis, Eblen, Dunlap, & Sie, 2006; Smith & Kuehn, 2007; Ysunza, Pamplona, & Morales, 2011; Ysunza, Pamplona, Ortega, & Prado, 2008). 방사선이 한쪽 귀에서 반대쪽 귀로 머리 측면을 관통하는 측면(시상면)상에서는 상하악 교합, 경구개,

혀, 연구개, 인두후벽, 아데노이드, 인두를 관찰할 수 있다. 말을 산출하는 동안 혀가 움직이는 것도 관찰할 수 있다. 전후상(anterior-posterior view, AP view)이라고도 부르는 정면상은 방사선이 얼굴의 앞쪽에서 뒤쪽을 지나므로, 검사자는 비중격과 인두측벽을 볼 수 있다. 마지막으로 저면상(하면상)에서는 방사선이 하악 아래에서부터 연인두 통로를 향해 지나므로 검사자는 인두측벽과 인두후벽뿐만 아니라 연구개도 어느 정도는 볼 수 있다. 필요할 경우 이용할 수 있는 보충 관찰면도 있다. 전체 연인두 밸브의 기능에 대한 인상을 얻기 위해서는 모든 관찰면을 함께 종합해야 한다. 인두벽을 볼 수 있으려면 바륨이 잘 묻게 코팅해야 한다. 바륨 코팅은 고무 카테터를 코 안에 넣어 인두에 바륨을 주입하면 된다.

비디오투시조영 말 검사는 방사선과에서 방사선 전문의/방사선사가 실시한다. 그러나 검사 결과는 항상 방사선 전문의와 언어치료전문가가 함께 판독해야 한다.

✻ 비인두내시경검사

비인두내시경검사(nasopharyngoscopy)는 **비내시경검사**(nasendoscopy) 또는 **비디오비내시경검사**(videonasendoscopy)라고도 하는 검사로, 말을 산출하는 동안 연인두 기제를 직접 관찰하고 분석할 수 있게 해주는 최소로 침습적인 비강내시경검사 절차이다(Karnell, 2011; Ramamurthy, Wyatt, Whitby, Martin, & Davenport, 1997; Shetty, Frampton, & Patel, 2009; Smith & Kuehn, 2007; Strauss, 2007). 필요한 장비는 굴곡형(연성) 광섬유 비인두내시경과 무열광원이다. 모니터와 녹화기를 갖춘 장비를 선호한다.

이 검사를 실시할 때 비인두내시경을 코 안으로 삽입하여 인두 뒤쪽으로 보낸 뒤 내시경 끝에 있는 '잠망경'이 비인두 구조를 위에서부터 아래로 내려다볼 수 있는 위치에 오게 한다(그림 12-8). 비인두내시경검사는 검사자로 하여금 연구개의 비강 측 표면을 볼 수 있게 해준다(그림 12-9). 비강 및 비갑개, 양측 후비공, 연구개의 비강 측 표면, 연인두 밸브, 이관 입구, 비인두, 아데노이드, 혀 기저부, 인두편도 및 설편도, 후두개계곡 및 이상와, 후두개, 성문, 성대 등 기타 여러 비인두 구조도 관찰할 수 있다. 비인두내시경검사는 연인두 형성부전/기능부전 개선을 위한 수술(예:

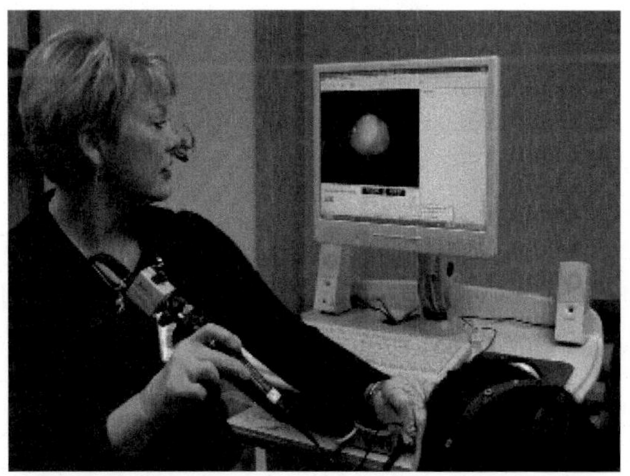

그림 12-8 검사대상자가 모니터를 볼 수 있게 한 자세에서 비인두내시경검사를 실시하고 있다.

Courtesy of Kay PENTAX/Montvale, NJ and Ann W. Kummer, Ph.D./Cincinnati Children's Hospital Medical Center & University of Cincinnati College of Medicine

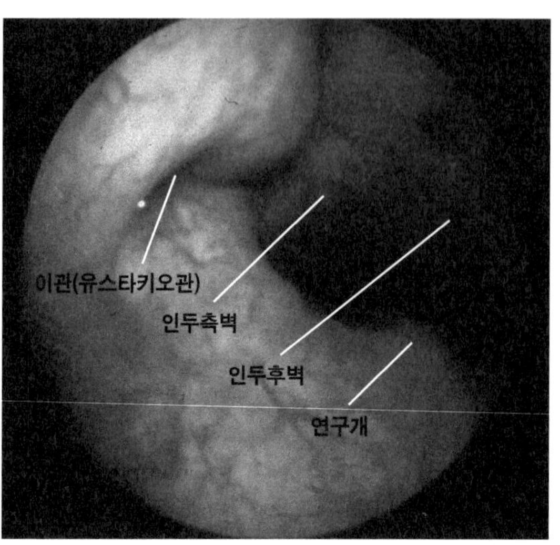

그림 12-9 정상적인 연인두 구조를 보여 주고 있는 비인두내시경검사 화면. 연구개의 비강 측 표면이 항상 화면의 아래에 오고, 인두후벽은 항상 화면의 위에 온다. 이관의 입구가 화면의 왼쪽에 보인다.
Courtesy Ann W. Kummer, Ph.D./Cincinnati Children's Hospital Medical Center & University of Cincinnati College of Medicine

인두피판술 또는 인두괄약근성형술)의 결과를 평가하는 데에도 이용할 수 있다. 비인두내시경검사는 연인두 기능의 평가에 큰 도움이 되는 수단일 뿐만 아니라 삼킴, 상기도폐색, 후두 및 성대의 구조 및 기능의 평가에도 흔히 이용된다.

비인두내시경검사는 의사가 실시한다. 그러나 특별한 훈련을 받은 언어치료전문가의 업무범위에 포함되는 검사이기도 하다. 누가 검사를 실시하든 녹화된 검사과정은 언어치료전문가와 외과 의사가 함께 검토하여 적절한 치료과정을 결정할 수 있어야 한다.

✻ 비디오투시조영검사/비인두내시경검사의 말 샘플

비디오투시조영검사나 비인두내시경검사를 실시할 때 검사대상자에게 산출하도록 유도하는 말 샘플의 구성이 매우 중요하다. 말 샘플이 연인두 기제에 제대로 부담을 지우지 못하면 검사를 한다고 해도 경도나 비일관된 VPI를 확인하지 못할 수도 있기 때문이다. 그리고 각 대상자에게 적용할 말 샘플은 말 평가 과정에서 한 관찰을 근거로 특정 말 오류를 검사할 수 있게 고안된 것이어야 한다.

일반적으로 비디오투시조영검사와 비인두내시경검사를 위한 말 샘플은 음절 반복, 숫자 세기, 압력 자음이 많이 들어 있는 문장 반복을 조합한 것이다.

검사대상자로 하여금 압력 자음과 고모음과 저모음을 결합한 음절(예: /pɑ, pɑ, pɑ/; /pi, pi, pi/; /tɑ, tɑ, tɑ/; /ti, ti, ti/; /kɑ, kɑ, kɑ/; /ki, ki, ki/; /sɑ, sɑ, sɑ/; /si, si, si/ 등)을 반복하게 한다. 이는 오조음이 원인이 되어 특정 음소에 국한된 (연인두) 개방이 일어날 경우 이를 실제로 드러내 준다. 구개천공이 연인두 밸브에 미치는 영향을 검사하기 위해서는 검사자는 구개천공이 있는 위치보다 더 뒤에서 산출되어야 하는 소리인 연구개음 음절(예: /kɑ/와 /ki/) 반복을 전방음 음절(예: /tɑ/, /ti/, /sɑ/, /si/, /pɑ/, /pi/) 반복과 비교해야 한다. 검사대상자에게 /s/ 소리를 연장하게 하는 것도 처음에는 연인두 폐쇄를 달성하였다가 이 소리를 연장할 때에는 연인두 폐쇄를 지속시키지 못하는 경우도 있기 때문에 유용한 정보를 준다.

검사대상자에게 60부터 70까지 숫자를 세게 하거나 '60, 60, 60, 60'을 반복하게 하는 것도 파열음, 치찰음 /s/, 고모음(/i/), 심지어는 삼중자음군(/kst/)이 조합되어 있기 때문에 연인두 기제에 더 큰 부담을 주므로 특히 유용하다(Kummer, 2011).

검사자는 검사대상자로 하여금 압력 자음이 많이 들어 있는 문장을 반복하게 해야 한다(표 10-3 참조). /s/는 VPI의 영향을 가장 많이 받는 말소리이므로, 말 샘플에는 이 말소리가 자주 출현하는 문장이 적어도 한 문장 정도는 포함되어 있어야 한다. 'Sissy sees the sun in the sky.'와 같은 문장은 /s/가 많이 들어 있을 뿐만 아니라 /s/와 고모음(/i/)이 섞여 있어 연인두 기제에 더 큰 부담을 주므로 특히 좋다. 그리고 이 문장의 중간에는 비음도 섞여 있어 문장을 끝까지 말하려면 연구개가 올라갔다가 다시 내려와야 한다.

연인두 기능장애의 원인으로 말 실행증이 의심되면, 아동으로 하여금 조음위치가 반복되는 자음이 결합된 다음절 낱말(예: 'baseball bat', 'kitty cat', 'puppy dog', 'teddy bear', 'patty cake', 'basketball', 'icecream cone' 등)을 반복하게 한다(Kummer, 2011).

❋ 비디오투시조영검사/비인두내시경검사의 결과 보고

어떤 센터에서는 비인두내시경검사와 비디오투시조영검사 결과를 순전히 서술식 보고서로 보고하기도 한다. 또 다른 센터에서는 다양한 구조 및 기능 변수를 평가하는 데 숫자 척도나 체크리스트 형식을 이용하기도 한다. 1990년에 여러 학문 분야의 전문가들이 모여 연인두 구조의 움직임을 직접 관찰한 것을 휴식 상태(0.0)에서부터 반대쪽 구조에 이르는 거리(1.0)를 비율 척도를 이용하여 보고하는 체계를 제안하였다(Golding-Kushner et al., 1990). 오늘날 이 척도를 얼마나 많이 이용하고 있는지는 알려지지 않았다. 어떤 방법을 이용하든 간에 가장 중요한 것은 각 검사에서 이루어진 관찰과 검사 결과 보고 방법에 일관성이 있는가 하는 것이다. 다행히도 치료를 결정하는 데 정확한 측정이 반드시 필요한 것은 아니다. 오히려 연인두 구멍의 크기, 위치, 원인에 대한 기록이 훨씬 더 중요하다(Karnell, 2011).

검사 결과는 검사대상자에게 치료를 권고하고 다른 전문가들에게 보고하는 데 이용하지만 가족과도 공유할 수 있어야 한다. 가족을 상담하는 사람은 분명하고 이해하기 쉬운 언어를 사용해야 한다. 처음 설명한 이후 검사과정을 녹화한 비디오테이프를 재생하여 구조와 그 기능을 알려 주는 것도 큰 도움이 된다. 의학 용어는 모두 정확하게 정의

해야 한다. 연인두 기제의 기능에 대해 논의할 때에는 보충 그림이나 도표를 이용해야 한다.

⁂ 자기공명영상검사

자기공명영상검사(magnetic resonance imaging, MRI)는 자기장과 전자파를 이용하여 인체의 내부 구조를 매우 선명하고 상세하게 영상화할 수 있는 비침습적 검사방법이다. 연인두 밸브의 구조를 평가하는 데 이용된 것은 비교적 최근이다. MRI는 연인두 괄약근의 연조직을 모든 촬영면에서 촬영하여 고해상도의 영상을 제공해 준다. 그러므로 소아의 폐쇄성 수면무호흡증 평가에 성공적으로 이용되어 왔다(Barrera, Holbrook, Santos, & Popelka, 2009; Donnelly, Shott, LaRose, Chini, & Amin, 2004; Zhang, Ma, Li, Wang, & Wang, 2011). 구개거근과 관련 구조의 형태를 영상화하고 검사하는 데에도 효과적이고(Perry, Kuehn, Sutton, Goldwasser, & Jerez, 2010), 잠재성 점막하 구개열을 진단하는 데에도 매우 효과적임이 입증되었다(Kuehn, Ettema, Goldwasser, Barkmeier, & Wachtel, 2001).

일부 연구자들은 연인두 구조뿐만 아니라 연인두 기능의 평가 수단으로 MRI를 추천하였다(Atik et al., 2008; Drissi et al., 2011). 그러나 MRI의 주된 제한점은 정지 영상만 촬영할 수 있다는 점이다. 연인두 폐쇄를 관찰하기 위해서는 모음이나 /s/ 소리를 연장하는 동안 영상을 촬영해야 한다. 그러므로 말을 산출하는 동안에 일어나는 구조의 운동은 관찰할 수 없다. 그리고 MRI는 연속 영상을 촬영하여 컴퓨터 모델링을 통해 3D 이미지를 얻을 것을 제안해 왔으나(Serrurier, 2008) 현실은 2차원의 조망만 가능할 뿐이다. 또 다른 제한점에는 스캐너에서 나는 소음, 검사 시 폐쇄공포증의 발발 가능성, 비용 문제도 있다. 이러한 제한점 때문에 MRI가 연인두 기능 평가의 기본 검사 절차가 되지 못하였다. 그러나 연구에는 매우 유용한 정보를 제공해 준다.

❋ 요약

최상의 공명장애 및 연인두 기능장애 평가 수단은 경험이 풍부한 검사자의 귀이다. 그럼에도 불구하고 기기장비를 이용한 검사 절차는 지각적 평가 결과를 보완하는 데 매우 유용한 추가 정보를 제공해 준다. 간접 검사 절차(예: 공기역학검사 및 비음치측정검사)는 연인두 밸브의 기능에 관해 객관적인 자료를 제공해 준다. 객관적 자료는 전문가와 센터 간의 치료 결과를 더 잘 비교할 수 있게 해준다. 직접 검사 절차(예: 비디오투시조영검사 및 비인두내시경검사)는 연인두 밸브의 구조와 기능에 대한 시각정보를 제공해 준다. 이러한 정보는 연인두 기능장애의 원인과 연인두 간격의 위치를 발견하는 데 중요하다.

기기 및 장비는 비싸고, 사용하기 위해서는 특별한 훈련이 필요하기 때문에 이러한 절차는 대개 두개안면 프로그램을 제공하는 의료기관에서 실시한다. 다른 임상 현장에서 효과적으로 이용할 수 있는 로테크의 기기(빨대 포함)도 있다(제10장 참조).

❋ 복습 및 논의

1. VPI를 진단하는 데 지각적 평가만으로 충분하지 않다면 기기장비를 이용해야 하는 이유는 무엇인가?
2. 직접 평가와 간접 평가의 차이는 무엇인가? 각 평가방법의 장점은 무엇인가? 단점은 무엇인가?
3. 비인두내시경검사가 비디오투시조영검사에 비해 갖는 주된 장점은 무엇인가? 비디오투시조영검사가 비인두내시경검사에 비해 갖는 주된 장점은 무엇인가?
4. 임상 평가에 MRI를 이용할 때의 장점과 단점은 무엇인가?
5. 기기 및 장비를 이용한 평가 각각에서 어떤 종류의 말 샘플을 이용할 수 있는가?
6. 기기 및 장비를 이용한 평가가 특정 전문센터에서만 이용 가능한 이유는 무엇인가?

제 13 장

비음치측정검사

✿ 이 장의 개요

도 입

비음치측정검사(nasometry)는 컴퓨터에 기초한 기기를 통해 공명과 연인두 기능의 음향학적 상관성을 측정하는 방법이다. 비음치측정검사는 검사 결과로 **비음치**(nasalance score)를 제시해 주는데, 이는 전체(비강+구강) 음향 에너지 중에서 비강 음향 에너지의 비율을 의미하는 수치이다. 비음치측정검사는 연인두 구조를 시각적으로 보여 주지는 않기 때문에 **간접적인 측정**으로 간주된다. 비음치측정검사의 장점은 비교하여 해석할 수 있는 표준화된 객관적 데이터를 제공해 준다는 것이다. 비음치측정검사는 비강공명의 평가에 유용한데, 지각적인 평가 결과와 기기를 이용한 직접적 측정 결과를 보완해 줄 수 있기 때문이다(Sweeney & Sell, 2008). 이는 또한 훌륭한 치료 도구가 되기도 하는데, 환자에게 시각적 피드백을 제공해 줄 수 있기 때문이다. 마지막으로, 이는 치료 전과 후의 비교에도 효과적으로 사용될 수 있다.

이 장에서는 비음치측정검사에 대해 설명하고, 공명장애 환자에 대한 평가와 치료에 대한 실제적 활용에 대해 설명하고자 한다.

비음치측정검사와 임상적 활용

비음치측정검사(nasometry)는 발화 시 연인두 기능을 음향학적 특성을 이용하여 수량화하기 위해 고안되었다. 비음치측정검사는 본래 주관적으로 판단될 수밖에 없는 공명의 청지각적 평가를 보완해 준다.

비음치측정 기술의 발달

비강의 음향 에너지와 구강의 음향 에너지를 측정한 최초의 기기는 Samuel Fletcher에 의해 1970년에 개발되었다. 이 기기를 TONAR라고 불렀는데, 이는 The Oral-Nasal Acoustic Ratio(구강-비강의 음향학적 에너지 비율)의 약자이다(Fletcher & Bishop, 1970). TONAR는 후에 업데이트 과정을 거치면서 이름이 TONAR II로 바뀌었다(Fletcher, 1976a; Fletcher, 1976b). TONAR는 말소리의 음향학적 특성에 관한 객관적인 데이터를 제공해 주지만, 측정된 데이터는 그다지 신뢰롭지 못했다(Dalston, 1997). Samuel Fletcher는 자신의 초기 작업에 기초하여 버밍햄에 있는 앨라배마 주립대학교의 Larry Adams, Martin McCutcheon과 함께 Nasometer를 개발했는데, 이를 1986년에 Kay Elemetrics 사를 통해 다시 소개하였다(Fletcher, 1970; Fletcher, Adams, & McCutcheon, 1989).

2002년에 Nasometer의 두 번째 버전인 Nasometer™ II(모델 6400)가 등장하였다(Kay-PENTAX, n.d.[b]). Nasometer II의 기본 기능은 원래 버전과 같지만 이전 버전에서는 아날로그 방식으로만 녹음이 가능하였으나, 새로운 버전에서는 아날로그 및 디지털 방식으로 녹음이 가능할 뿐만 아니라 말소리 신호음을 다시 재생할 수도 있다.

Nasometer™ II의 최신 버전 모델은 6450 모델이다. 이 버전은 하드웨어에 사운드 칩이 내장되어 있으며, 외장 모듈은 USB 기기를 통하여 데스크톱 컴퓨터뿐만 아니라 노트북 컴퓨터와도 연결하여 사용할 수 있다.

비음치를 측정하기 위해 개발된 기기에는 두 가지가 더 있다. NasalView(Tiger Electronics, Seattle, Wash.)와 OroNasal System(Glottal Enterprises, Syracuse, N.Y.)이 그것이다. 그러나 이 기기는 규준 데이터가 제시되어 있지 않아 그다지 널리 쓰이지는 않는다. 게다가, 다른 기기들을 이용하여 측정한 비음치는 차이가 매우 커서, Nasometer에서 사용하는 규준치를 다른 기기에 사용할 수는 없다(Bressmann, 2005; Lewis & Watterson, 2003). 이러한 결과와 Nasometer가 임상 현장에서 더 널리 사용된다는 데 근거를 두어 이 장의 나머지 부분은 Nasometer II 모델 6450(Kay PENTAX, n.d.[b])에 초점을 맞출 것이다.

❋ Nasometer는 무엇인가?

Nasometer는 산출된 말소리 전체의 음향 에너지 중 비강 음향 에너지의 상대적인 양을 컴퓨터를 사용하여 측정하는 기기이다. Nasometer는 간편하고도 비침습적인 방법을 통해 구강과 비강에서 형성되는 음향 에너지를 실시간으로 분석함으로써 발화의 공명과 관련된 객관적인 데이터를 제공한다. 그러므로 공명장애의 평가와 공명 기능에 문제를 가지고 있는 환자의 치료 모두에 매우 중요한 기기이다.

Nasometer는 문단 발화 시 비강공명의 상대적인 양에 대한 데이터를 제공해 준다. 이는 발화를 하는 동안 비강(nasal, N)과 구강(oral, O)의 음향학적 에너지를 실시간으로 측정한 후, Nasometer 소프트웨어가 자체적으로 전체(구강+비강) 음향 에너지 중 비강 음향 에너지의 비율을 백분율로 환산해 줌으로써 이루어지는데, 이를 비음치(nasalance score)라고 한다. 그러므로 비음치는 다음과 같은 공식에 의해 계산된다.

$$\text{비음치} = N \div (N + O) \times 100$$

개인의 점수를 규준치와 비교함으로써 공명의 정상성에 대해 판단할 수 있다. 규준치에 비해 높은 점수를 보이면 과다비성을 의심할 수 있고, 낮은 점수를 보이면 과소비성을 의심할 수 있다.

✲ 목적과 임상적 활용

Nasometer는 도입된 이래로 구개열 병력 환자의 공명 및 연인두 기능의 평가에 매우 유용한 도구로 사용되어 왔다(Dalston, 1991b; Dalston, 1991c; Dalston, 1997; Hardin, Van Demark, Morris, & Payne, 1992; Karnell, 1995; Karnell, 2011; van der Heijden, Hobbel, van der Laan, Korsten-Meijer, & Goorhuis-Brouwer, 2011). 초기에 이 기기는 청각장애 아동의 공명을 검사 및 치료하는 데 사용되었다(Hassan et al., 2011; Tatchell, Stewart, & Lapine, 1991). 비음치측정검사는 발화 시 음향학적 상관성을 통해 상기도폐색과 과소비성을 평가하기 위해 사용되어 왔으며(Dalston et al., 1991a; Dalston et al., 1991b; Hardin, Van Demark, Morris, & Payne, 1992; Hong, Kwon, & Jung, 1997; Nieminen, Lopponen, Vayrynen, Tervonen, & Tolonen, 2000; Parker, Clarke, Dawes, & Maw, 1990), 환자에게 아데노이드 절제술이 필요한지를 결정하는 도구로도 사용되어 왔다(Kummer, Myer, Smith, & Shott, 1993; Parker, Maw, & Szallasi, 1989; Williams, Eccles, & Hutchings, 1990; Williams, Preece, Rhys, & Eccles, 1992).

비음치측정검사는 수술 후 공명의 변화를 측정하기 위해서도 종종 사용된다(Dejonckere & Van Wijngaarden, 2001; Eckardt, Teltzrow, Schulze, Hoppe, & Kuettner, 2007; Mueller, Neuber, Schelhorn-Niese, & Schumann, 2007; Soneghet et al., 2002; Van Lierde, De Bodt, Baetens, Schrauwen, & Van Cauwenberge, 2003; Van Lierde, Monstrey, Bonte, Van Cauwenberge, & Vinck, 2004). 비음치측정검사는 또한 CPAP(Sweeney, Sell, & O'Regan, 2004), 보철적 처치(Rieger, Wolfaardt, Seikaly, & Jha, 2002)와 말치료 등 다양한 치료방법의 효과를 평가하는 데에도 사용되었다. 비음치측정검사는 성악교육 과정 중에도 사용되었다.

✲ 기기

Nasometer는 호스트 컴퓨터와 특수제작된 소프트웨어, 외장 모듈, 헤드셋과 눈금조정 기구가 필요하다. 이 구성요소에 대한 설명을 아래에 제시하였다.

✲ 하드웨어와 소프트웨어

Nasometer를 사용하기 위해서는 호스트 컴퓨터와 특수제작된 소프트웨어가 필요하다. 시스템 구성요소에는 Nasometer II 외장 모듈(그림 13-1)과 Nasometer 헤드셋(그림 13-2A) 혹은 손잡이형 음성신호 분리기(hand-held sound separator)(그림 13-2B), 각각의

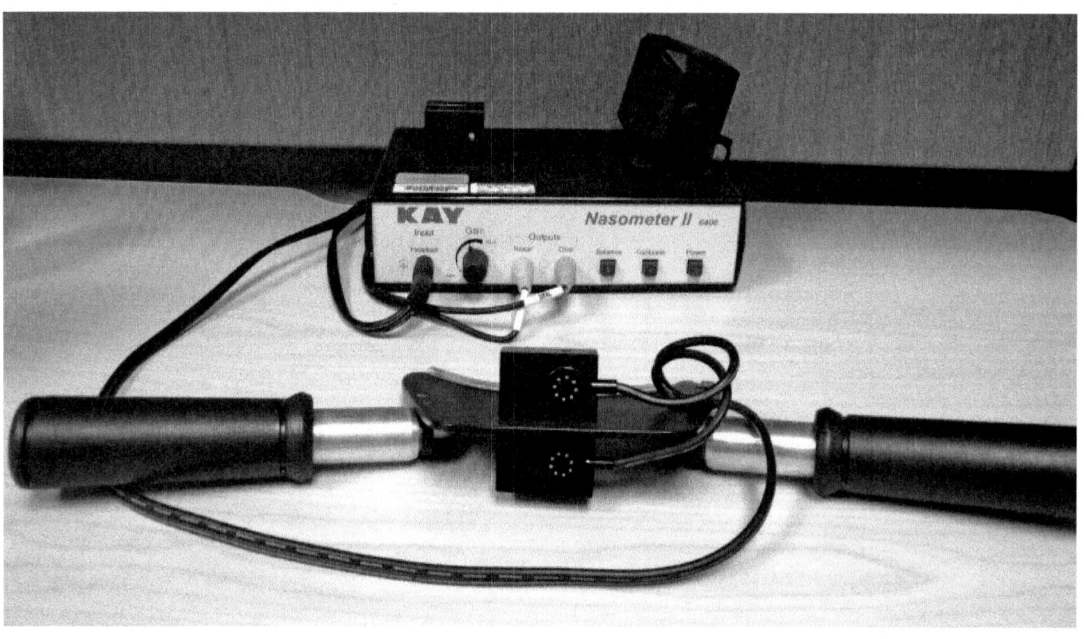

그림 13-1 Nasometer의 기본 장비. Nasometer를 사용하려면 IBM 호환용 컴퓨터나 애플 컴퓨터, 컴퓨터 회로기판의 인터페이스와 케이블로 연결되어 있는 Nasometer 박스, 데이터 수집을 위한 헤드셋이나 손잡이형 음성신호 분리기가 필요하다. Nasometer 소프트웨어는 컴퓨터의 하드 드라이브에 설치한다.

Courtesy of Kay PENTAX/Montvale, NJ and Ann W. Kummer, Ph.D./Cincinnati Children's Hospital Medical Center & University of Cincinnati College of Medicine

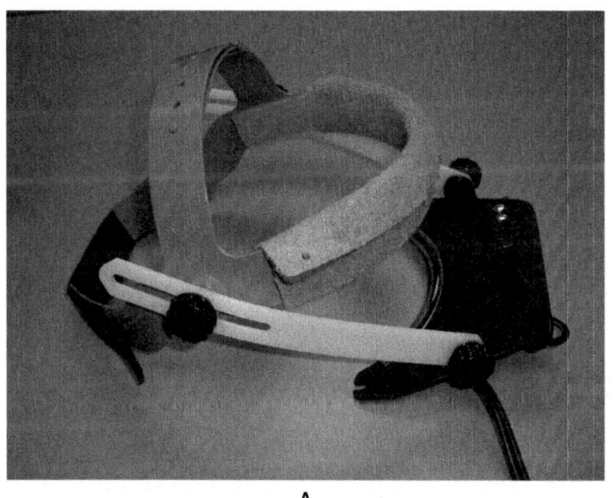

A

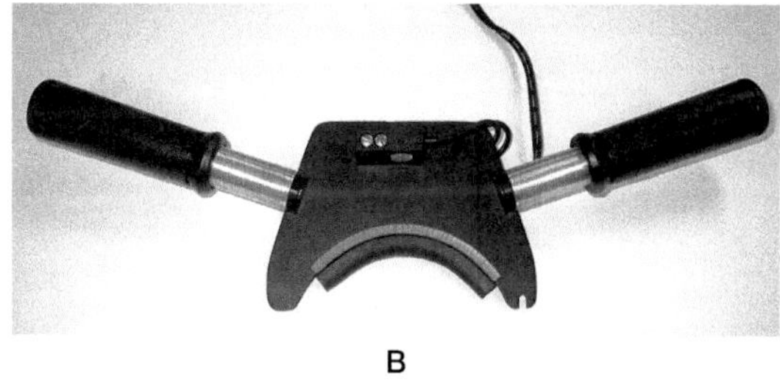

B

그림 13-2(A와 B) (A) Nasometer II 헤드셋. (B) Nasometer II 손잡이형 음성신호 분리기

A와 B: Courtesy of Kay PENTAX/Montvale, NJ and Ann W. Kummer, Ph.D./Cincinnati Children's Hospital Medical Center & University of Cincinnati College of Medicine

음성신호 분리판(sound separator plate)과 연결된 두 개의 양방향 마이크로폰이 있다. 장비의 연결과 소프트웨어 설치 안내는 Nasometer II, Model 6450 Installation, Operations and Maintenance Manual(KayPENTAX, [a])을 참조하면 된다.

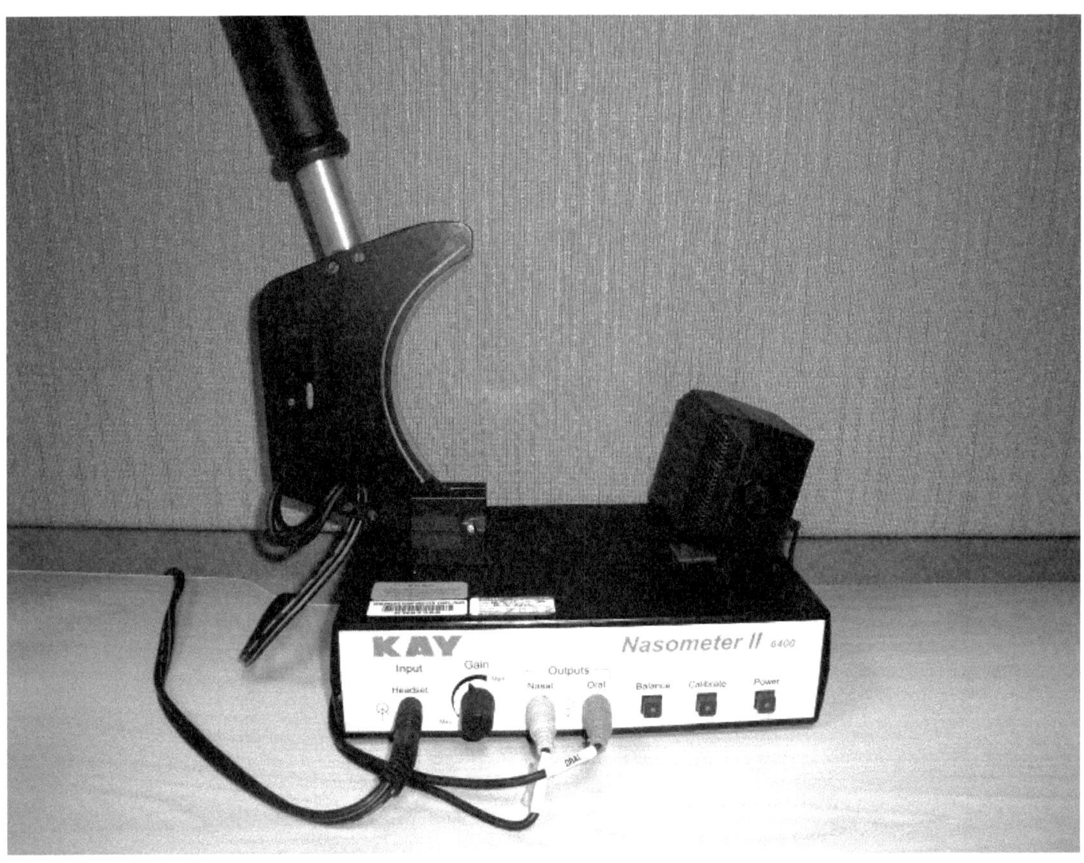

그림 13-3 눈금조정. 눈금조정을 하는 동안 음성신호 분리판을 그림과 같이 장착하여 2개의 마이크로폰이 Nasometer 박스의 눈금조정 스피커로부터 같은 거리만큼(약 30cm 정도) 떨어져 있는 것을 확인한다.

Courtesy of Kay PENTAX/Montvale, NJ and Ann W. Kummer, Ph.D./Cincinnati Children's Hospital Medical Center & University of Cincinnati College of Medicine

❋ 눈금조정

Nasometer는 처음 사용하기 전, 그리고 한 번 사용한 후에는 정기적으로 제조업체에서 제공하는 매뉴얼에 따라 눈금조정(calibration)을 해주어야 한다. 이는 데이터 수집과 분석의 정확성을 보증하기 위해 필수적인 과정이다. Nasometer II에는 눈금조정 과정 동안 헤드셋을 장착해 둘 눈금조정 스탠드가 있다. Nasometer II의 외장 모듈 위에 장착되어 있는 눈금조정 스탠드에 음성신호 분리판을 올려놓는다. 헤드셋을 눈금조정 스탠드의 좁은 홈에 끼운 뒤 2개의 마이크로폰이 눈금조정 스피커로부터 같은 거리만큼(대략 30cm 정도) 떨어져 있는 것을 확인한다(**그림 13-3**). 외장 모듈에서 방출하는 음이 마이크로폰으로 들어가면 이 음이 비강 및 구강 마이크로폰에 모두 똑같이 기록되어야 한다. 두 마이크로폰에 입력된 음의 균형이 맞지 않아 50% 표시의 아래쪽이나 위쪽에 기록되면, Nasometer II 소프트웨어 스스로 두 마이크로폰 간의 민감도가 균형을 이룰 수 있도록 눈금을 조정한다.

❋ 비음치측정검사과정

비음치측정검사과정에 대해 종합적인 정보를 얻고 싶으면 기기에 동봉되어 있는 Nasometer II의 매뉴얼을 참고하기 바란다. 비음치측정검사과정에 대한 내용은 너무 광범위하여 이 책의 범위를 벗어나지만, 몇몇 기본 지식은 알아 둘 필요가 있다.

❋ 헤드셋 및 손잡이형 음성신호 분리기의 장착

데이터를 수집하려면 Nasometer의 헤드셋이나 손잡이형 음성신호 분리기를 사용해야 한다. 사용하기 전에(사용한 뒤에도) 검사자는 머리에 헤드셋을 쓰기에 앞서 알코올 솜이나 살균된 수건으로 음성신호 분리판과 플라스틱 보호대를 깨끗이 닦아 감염의 확산을 방지해야 한다. 그다음에 헤드셋의 플러그를 외장 모듈에 끼운다.

Nasometer II의 헤드셋을 씌운 후 머리 꼭대기의 고정밴드와 뒤쪽의 벨크로 끈을 이용하여 머리에 단단히 고정시킨다. 헤드셋이 제대로 장착되어 있을 경우, 음성신호 분리판이 윗입술과 코의 중간에 놓이게 된다. 마이크로폰은 입과 코의 바로 앞에 오도록 하며, 분리판은 얼굴과 수직이 되도록(혹은, 분리판이 수평 상태를 유지하도록) 한다. 어느 방향으로든 분리판의 각도가 15° 이상 기울게 되면, 데이터 수집의 완벽성에 영향을 미칠 수 있다(KayPENTAX, n.d.[a]). 분리판이 적절한 위치에 장착되면, 밴드 위쪽과 아래쪽의 조임쇠를 조여 분리판이 제자리에 안정적으로 유지될 수 있도록 한다. 분리판을 따라 둘러져 있는 플라스틱 튜브는 얼굴에 분리판을 밀착시켜 주고 얼굴에 가해지는 힘을 완화시켜 준다. Nasometer II의 헤드셋을 적절히 장착한 모습은 그림 13-4A와 B에 나타나 있다.

어린 아동에게 Nasometer II 헤드셋을 씌우는 것은 매우 어려운 일이다. 검사자의 최대한의 노력에도 불구하고 아동은 아주 간단히 이를 거부해 버린다. 게다가 어린 아동은 문단을 읽는 중간중간 검사자가 데이터를 저장하는 동안 헤드셋을 쓰고 기다리는 것조차도 참기 힘들어한다. 또한 Nasometer II 헤드셋은 검사자가 바뀔 때마다 머리에 쓰는 헤드기어를 소독해야 하는 단점이 있다.

헤드셋 장착과 소독 문제 때문에 많은 검사자들이 새로 나온 손잡이형 음성신호 분리기(그림 13-4C와 D)를 선호한다. 이는 음성신호 분리기를 제 위치에 고정시키기 위한

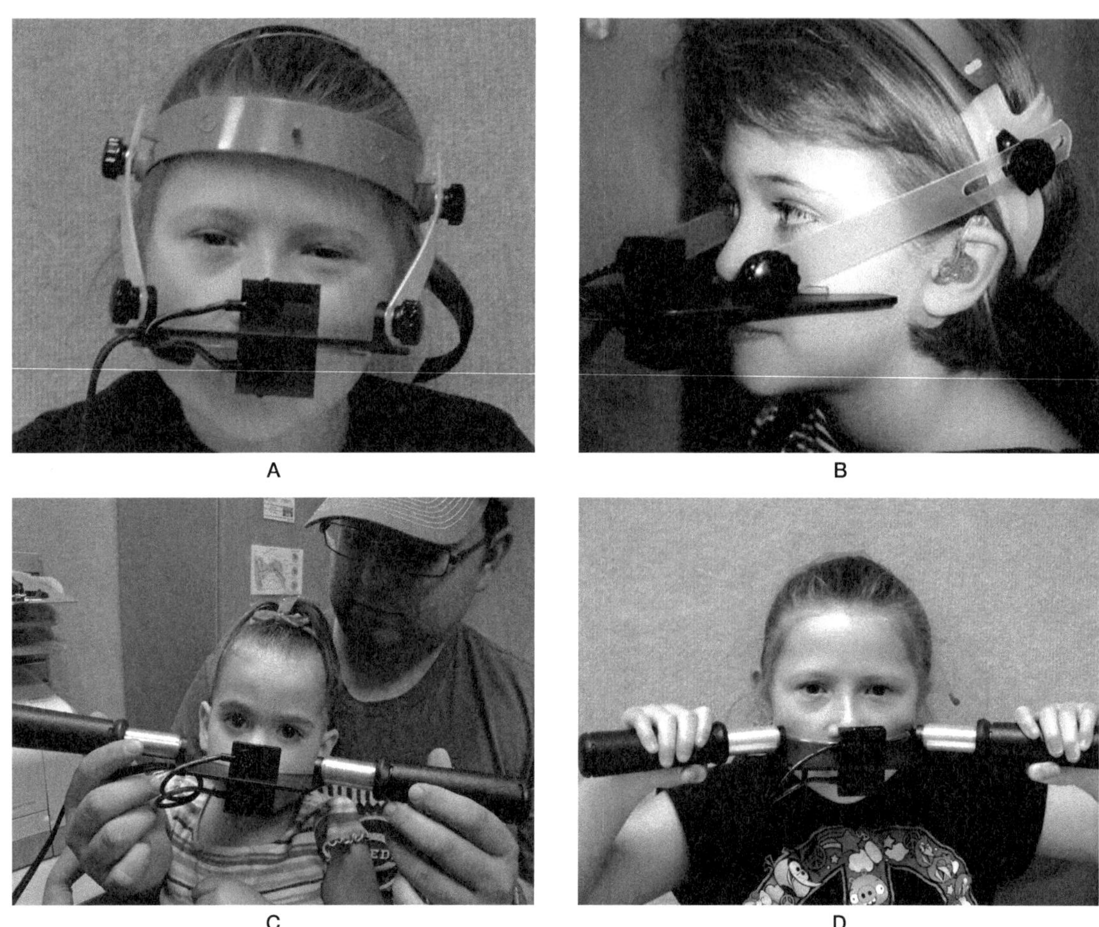

그림 13-4(A~D) (A와 B) 헤드셋을 장착한 모습. 음성신호 분리판이 얼굴과는 수직이 되도록 하면서, 분리판 자체는 수평 상태가 유지되도록 한다. 마이크로폰은 입과 코 바로 앞에 위치해 있어야 한다. (C와 D) 손잡이형 음성신호 분리기를 장착한 모습. 음성신호 분리판의 적절한 위치는 헤드셋의 경우와 같다.

A와 B: Courtesy of Kay PENTAX/Montvale, NJ and Ann W. Kummer, Ph.D./Cincinnati Children's Hospital Medical Center & University of Cincinnati College of Medicine

손잡이가 양쪽에 하나씩 있기 때문에 헤드기어를 쓸 필요가 없다. 손잡이형 음성신호 분리기를 아동이 잡고 있게 할 수도 있다. 그러나 어린 아동의 경우는 부모의 무릎에 아동을 앉힌 후 부모가 뒤에서 분리기를 잡아 주는 것이 더 좋다. 이 장치는 검사 중간중간 필요한 경우 내려놓을 수도 있으며 원래의 헤드셋보다 청결을 유지하기가 쉽다.

✲ 아동을 위한 검사 준비

대부분의 어린 아동이 비음치측정검사를 잘 수행한다(van der Heijden et al., 2011). 최선의 협조를 이끌어 내려면 최소한 하루 전에는 아동에게 검사가 어떻게 이루어지는지 알려 줄 필요가 있다. 이를 위해 부모에게 검사과정에 대한 설명과 Nasometer의 그림이나 사진을 보내 주는 게 좋다. 이때 검사 시 읽을 문장이나 말소리 샘플을 함께 보내 주면 아동이 집에서 반복해서 연습해 볼 수도 있다. 신시내티 아동병원 메디컬센터에서는 평가 전에 컬러 그림책을 보내주는데, 그 한 쪽에서 비음치측정검사과정을 그림과 함께 설명해 준다(그림 13-5).

컴퓨터 게임 좋아하세요?

그랬으면 좋겠네요. 왜냐하면 언어치료전문가 선생님이랑 함께 하고 싶은 게임이 있거든요. 이 게임을 하려면 얼굴에 딱 맞는 슈퍼영웅 마스크를 써야 해요.

마스크에 있는 마이크에 대고 말을 하면 컴퓨터 화면에 재미있게도 파란색 선이 나타난답니다.

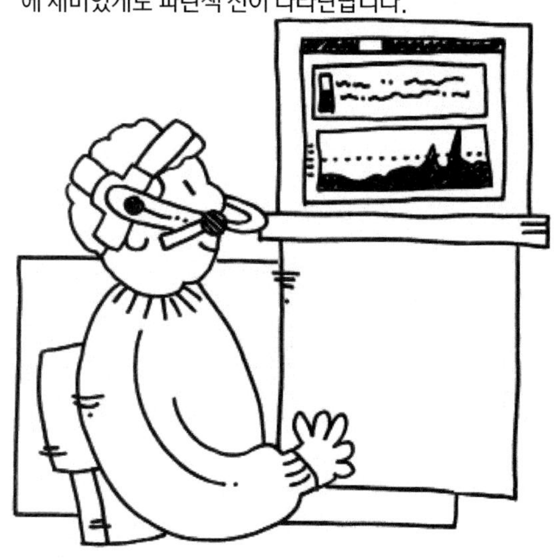

그림 13-5 환자가 검사를 준비할 수 있도록 도와주기 위해 만든 컬러 그림책의 한 쪽

Courtesy Ann W. Kummer, Ph.D./Cincinnati Children's Hospital Medical Center & University of Cincinnati College of Medicine

아동의 불안감을 줄이고 검사에 대한 협조를 구하기 위해 검사자는 검사과정이 최대한 즐겁고 힘들지 않도록 해야 한다. 예를 들어, 신시내티 아동병원 메디컬센터에서는 아동에게 컴퓨터 게임을 하면서 놀 건데, 그러려면 '슈퍼영웅' 마스크를 써야 한다고 말해 준다. 또 컴퓨터에게 말을 해줘야 하는데 컴퓨터는 귀가 없으므로 마이크에 대고 말을 해야 한다고 한다. 그러면 아동이 하는 말을 컴퓨터가 듣게 되고 그러면 파란 '산'이 아주 많이 생기게 된다고 말해 준다. 얼굴에 분리판과 플라스틱 튜브를 대기 전에 아동이 이를 만져 보게 하는 것도 도움이 된다. 이때 검사자는 헤드셋이 제자리에서 움직이지 않도록 얼굴을 꼭 '안아 준다'고 표현할 수도 있다. 아동이 완벽하게 협조적이지는 않아서 몇 개의 음절이나 짧은 발화만 녹음했다고 하더라도 이를 통해 충분히 유용한 데이터를 수집할 수 있다.

✲ 데이터 수집

일단 음성신호 분리기를 쓰고 나면, 아동은 표준화 문단을 읽거나 따라 말하게 된다(그림 13-6). 데이터 수집을 위해 검사자는 F12 키를 누르면 되고, 수집을 끝내려면 스페이스 바를 누르면 된다. 마이크로폰은 구강과 비강으로부터 동시에 음향 에너지를 잡아낸다. 음성신호 분리판은 구강 및 비강 신호음이 서로 충분히 분리될 수 있게 해주지만(약 25dB 정도의 차이를 보임) 약간의 소통이 있을 수 있다.

개개인의 측정치를 규준치와 비교하려면 표준화된 발화 자료를 사용해야 하는데, Nasometer는 표준화된 영어 문단을 스크린에 띄워 제시할 수 있다.

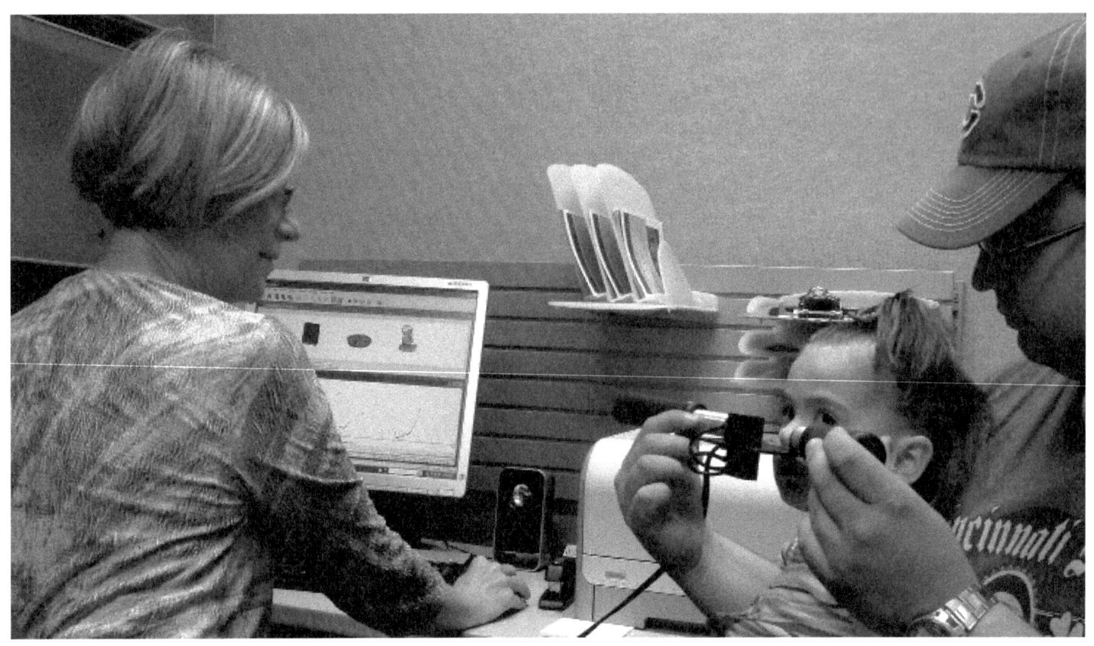

그림 13-6 데이터 수집을 위한 Nasometer 검사과정. 검사대상자는 데이터 수집을 위해 특정 문단을 읽거나 따라 말해야 한다.

Courtesy of Kay PENTAX/Montvale, NJ and Ann W. Kummer, Ph.D./Cincinnati Children's Hospital Medical Center & University of Cincinnati College of Medicine

✲ 표준화된 영어 문단

첫 번째 비음치측정검사 규준치는 3개의 문단을 이용하여 얻은 것인데, Zoo Passage (Fletcher, 1972), Rainbow Passage(Fairbanks, 1960), Nasal Sentences(Fletcher, 1978)가 그것이다. 이 문단의 내용과 Nasometer II를 사용하여 측정한 규준치(평균과 표준편차)를 부록 13-1에 제시하였다.

Zoo Passage는 비음이 없는 문장으로 구성되어 있다. 그러므로 이 문단은 연속발화를 산출하는 동안 연인두 폐쇄가 이루어지고 유지되는지 검사자가 확인할 수 있도록 해준다. 물론 이 문단에는 비강 자음이 없기 때문에, 비강 자음과 구강 자음 간의 전이구간에서 폐쇄가 이루어지는 타이밍에 대한 결과는 얻을 수 없다(Sweeney & Sell, 2008). 연인두 기능의 타이밍이나 운동성에 대해 알아보려면, Rainbow Passsage를 이용하는 것이 더 좋다. 이 문단에는 비음이 11.5% 포함되어 있는데, 이 수치는 정상적인 표준 미국영어(Standard American English)에 포함되어 있는 비음 비율을 대표하는 수치이다. 과소비성이 의심되면 Nasal Sentences를 사용한다. 이 문단의 음소 중 35%는 비음인데, 이는 표준 미국영어에서 정상적으로 나타나는 비음 비율의 3배가 넘는 수치이다. 이 문단은 검사대상자가 정상적인 비강공명을 위해 연인두 구멍을 개방할 수 있는지 알 수 있게 해주며 비강폐색의 징후에 대한 정보도 제시해 준다.

오리지널 버전의 문단이 아직도 널리, 특히 성인에게 많이 쓰이고 있지만 이 문단들에도 단점은 있다. 이들은 읽지 못하거나, 주의집중 시간이 짧거나, 검사에 협조적이지 않은 검사대상자들에게는 쓸 수가 없다. Zoo Passage와 Rainbow Passage는 길고 문체가 어려우며, 어떤 문장들은 의미론 및 통사론적으로 복잡하기도 하다. 단어 중 일부는, 특히 음운습득이 불완전한 아동에게는 발음하기 어려운 것도 있는데, 이는 조음오류의 출현 가능성을 더 높일 수 있다. 문단 산출 시 목표 음소의 대치나 생략이 나타나면 비음치 또한 그 타당성을 잃게 된다. '음' 소리를 내면서 휴지기(pause)를 갖는 경우 특히 큰 문제가 된다. 이 문단의 음성적 이질성(heterogeneity)도 진단적 유용성을 제한한다. 비음치는 다양한 음소에서 얻은 수치의 평균치로 계산되는 것이기 때문에, 특정 음소에서 나타나는 비누출이나 과다비성의 구분, 비음치의 결과가 천공 때문인지 VPI 때문인지에 대한 구분은 불가능하다.

오리지널 버전의 문단이 갖고 있는 문제점을 피하면서 가장 효과적인 방법으로 최상의 비음치 데이터를 얻기 위해, 몇몇 연구자들은 비음치를 신뢰롭게 측정하려면 훨씬 더 짧은 문단을 사용해야 한다는 것을 발견했다(Kummer, 2005; MacKay & Kummer, 1994; Watterson, Lewis, & Foley-Homan, 1999; Wozny, Kuehn, Oishi, & Arthur, 1994). 게다가 Rainbow Passage에서 얻을 수 있었던 임상적으로 중요한 정보는 다른 말소리 샘플을 통해서도 얻을 수 있다고 보고되었으므로(Dalston & Seaver, 1992) 검사 시 이 문단을 사용하지 않아도 무방하다.

3개의 표준화된 문단의 오리지널 버전이 갖고 있는 제한점 때문에, 아동들에게 더 적절한 표준화된 문단을 제공하고자 신시내티 아동병원 메디컬센터가 **간편 비음치측정검사**(Simplified Nasometric Assessment Procedures, SNAP Test)(Kummer, 2005; MacKay & Kummer, 1994)를 개발하였다. 이는 특정 음소를 사용하여 비음치를 측정함으로써 음성적 이질성의 문제를 피할 수 있도록 해주어 비음치측정 기술의 진단적 유용성을 증가시켰다. 첫 번째 규준 데이터는 Nasometer I 모델 6200을 통해서 얻었다. Nasometer II가 도입되면서 다른 규준 연구가 시행되었고, 검사 양식도 개정되었다. Nasometer II를 이용한 규준 데이터를 적용하는 SNAP Test-R(Kummer, 2005)은 **부록 13-2**에 제시되어 있다.

SNAP Test-R은 3개의 하위검사로 구성되어 있다. 이 하위검사 중 어느 하나만 사용해도 되고 모두 다 사용해도 되지만, 대개는 아동의 연령, 예상되는 협조 정도, 아동의 문해능력(literacy), 그리고 더욱 중요하게는 검사할 필요가 있는 특성 혹은 병인(病因)에 따라 선택하는 것이 일반적이다.

하위검사 I, **음절 반복/말소리 연장 하위검사**(Syllable Repetition/Prolonged Sounds

Subtest)는 압력 자음(파열음, 마찰음 혹은 파찰음) 혹은 비음(/m/, /n/)이 저모음 /ɑ/(예: 'father') 혹은 고모음 /i/(예: 'tea')와 결합된 14개의 자음-모음(CV) 음절로 구성되어 있다. 하위검사 I은 /ɑ/와 /i/의 모음 연장 및 /s/와 /m/의 자음 연장도 포함하고 있다. 이 하위검사를 음절 수준에서 실시하려면 스크린에 비교적 균등하게 반복되는 정점이 가득 찰 때까지 정상적인 속도로 음절을 반복하게 하는데, 2초간 대략 6~8음절이 산출되어야 한다. 말소리 연장은 스크린이 가득 찰 때까지 목표 음소를 지속하면 된다.

이 하위검사의 구강 자음은 연인두 기능을 검사하기 위한 것이다. 검사 결과, 점수가 비정상적으로 높게 나왔다는 것은 VPI와 과다비성 혹은 비누출이 함께 나타난다는 의미이다. 비음 음소를 이용한 하위검사는 정상적인 비강공명에 필요한 비인두와 비강의 개방성을 평가하기 위한 것이다. 여기서 점수가 비정상적으로 낮게 나오면 비인두폐색이나 과소비성을 의심할 수 있다. VPI를 개선하기 위한 수술(예: 인두피판술 혹은 인두괄약근성형술)은 상기도폐색의 부작용이 나타날 수 있으므로 수술 후 비음 음절 혹은 비음 문단을 이용한 검사를 실시해야 한다.

하위검사 I의 가장 중요한 장점 중 하나는 다양한 자음과 모음이 포함된 긴 문단보다 더 나은 진단 가치를 갖고 있다는 것이다. 항목마다 하나의 자음과 하나의 모음이 포함되어 있어 어떤 음소가 연인두 기능에 어떤 영향을 미치는지 검사자가 쉽게 파악할 수 있다. 예를 들어 치찰음(특히 /s/)과 파열음의 비음치를 비교함으로써, 검사자는 비누출이 특정 음소에서만 나타나는지 판단할 수 있다. 저모음에 비해 고모음의 비음치가 비정상적으로 높다면 혀 높이가 높거나 연구개가 얇은 것이 원인이 될 수 있음을 알 수 있다. 마지막으로, 후방음(/kɑ/)에 비해 전방음(/tɑ/, /sɑ/)에서 더 높은 비음치를 보인다면 천공이 말소리에 영향을 미치고 있음을 의미하는 것이라고 볼 수 있다.

각 음소에 대한 심도 깊은 분석뿐만 아니라 하위검사 I은 특히 주의집중 시간이 짧고 검사에 대한 협조가 어려우며 음소 목록이 제한되어 있는 아동에게도 적절히 사용할 수 있다. 예를 들어, 만약 아동이 연구개음(/k/, /g/)을 산출하지 못한다면, 연구개음 문단을 사용하지 않으면 된다.

하위검사 II, **그림 단서 하위검사**(Picture-Cued Subtest)는 음성적 동질성이 확보된 문단을 이용한다. 각각의 문단에는 하나의 전달구(carrier phrase, 예: '~를 들어 올리세요')가 세 개의 그림과 함께 제시되어 세 개의 문장을 완성하도록 한다(예: '그림을 들어 올리세요', '파이를 들어 올리세요', '아기를 들어 올리세요'). 이 하위검사에는 양순파열음, 치경파열음, 연구개파열음, 치찰음과 비음 등의 음소를 목표로 하는 문단이 포함된다.

검사자는 아동에게 각 문단의 3개 문장에 대한 시범을 보인 후 아동에게 그림을 단서로 목표 문장을 말하도록 한다. 검사자는 그림 단서를 제공할 때 컴퓨터 스크린에 나타나는 그림을 사용할 수 있다(**그림 13-7A~D**). 글씨를 읽을 수 있는 대상자에게는 문장을 출력하여 사용할 수도 있다. 이상적으로는 3개의 문장으로 이루어진 1개의 문단 세트를 두 번 반복하여 각 문단마다 총 6개의 문장을 산출하게 한다.

하위검사 II의 장점 중 하나는, 검사자가 연속발화를 유도할 수 있는데 각 문단이 비슷한 자음으로 구성되어 있기 때문에 진단 가치가 높다는 것이다. 각 세트에는 똑같은 전달구가 사용되기 때문에 간편하게 검사할 수 있는 동시에 산출 오류가 생길 가능성은 더 적어진다.

하위검사 III, 문단 하위검사(Paragraph Subtest)는 짧고 읽기 쉬운 2개의 문단으로 구성되어 있다(그림 13-8A와 B). 이 문단은 검사대상자가 읽거나 검사자를 따라 말하도록 되어 있다. 첫 번째 문단은 주로 파열음으로 구성되어 있는 반면, 두 번째 문단은 치찰음(마찰음과 파찰음)이 많이 포함되어 있다. 검사자는 두 문단 중 하나만 사용할 수도 있고 둘 다 사용할 수도 있는데, 이는 검사대상자의 조음능력과 검사자의 진단목적에 따라 달라진다. 이 문단은 다른 두 하위검사보다 음성적 이질성이 큰데, Zoo Passage와 Rainbow Passage보다는 동질성이 더 크다.

✲ 기타 언어의 규준치 연구

Nasometer I과 Nasometer II의 규준치는 수천 명의 영어 화자로부터 표준화 문단(예: Zoo, Rainbow, Nasal Sentences, SNAP Test-R)을 사용하여 수집되었다. 문단을 이용한 규준치 연구는 영어의 다양한 방언뿐만 아니라 전 세계의 다양한 언어에 대해서도 이루어졌다.

일부 연구자들은 언어에 따라 비음치가 다르게 나타난다고 보고했다(Anderson, 1996; Leeper, Rochet, & MacKay, 1992; Nichols, 1999; Santos-Terron, Gonzalez-Landa, & Sanchez-Ruiz, 1990; Van Doorn & Purcell, 1998). 한 언어가 갖고 있는 고모음과 저모음 간의 비율에 따라 비음치가 달라진다는 것은 사실이다. 그러나 특정 문단의 비음치는 언어에 상관없이 음소의 구성에 따라 달라진다. 고모음이 많은 문단은 상대적으로 저모음이 많은 문단보다 더 높은 비음치를 보인다(Awan, Omlor, & Watts, 2011; Kummer, 2005; Lewis, Watterson, & Blanton, 2008; Mandulak & Zajac, 2009). 그러므로 같은 언어라도 문단이 다르면 규준 비음치가 다르게 나타난다. 언어 간의 비음치를 직접적으로 비교하는 것은 고모음과 저모음의 구성 비율이 똑같지 않으면 이루어질 수 없다.

일부 규준치 연구는 똑같은 문단을 사용하더라도 방언에 따라 달라지며(Leeper et al., 1992; Seaver, Dalston, Leeper, & Adams, 1991), 인종이나 문화에 따라서도 달라진다고 밝혔다(Mayo, Floyd, Warren, Dalston, & Mayo, 1996). 자음은 방언에 상관없이 똑같이 산출되기 때문에, 이러한 차이는 대개 모음의 산출에서 나타난다. 비음 섞인 억양(nasal

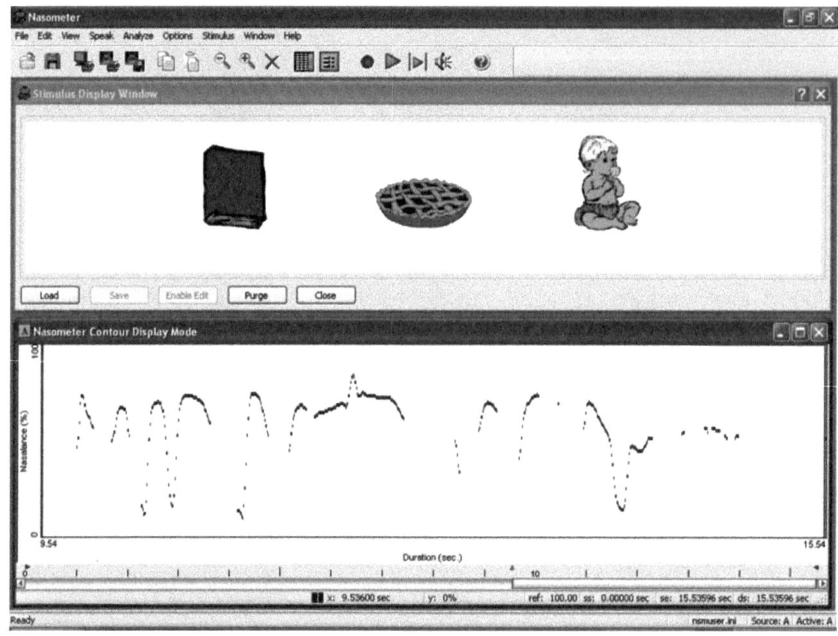

A

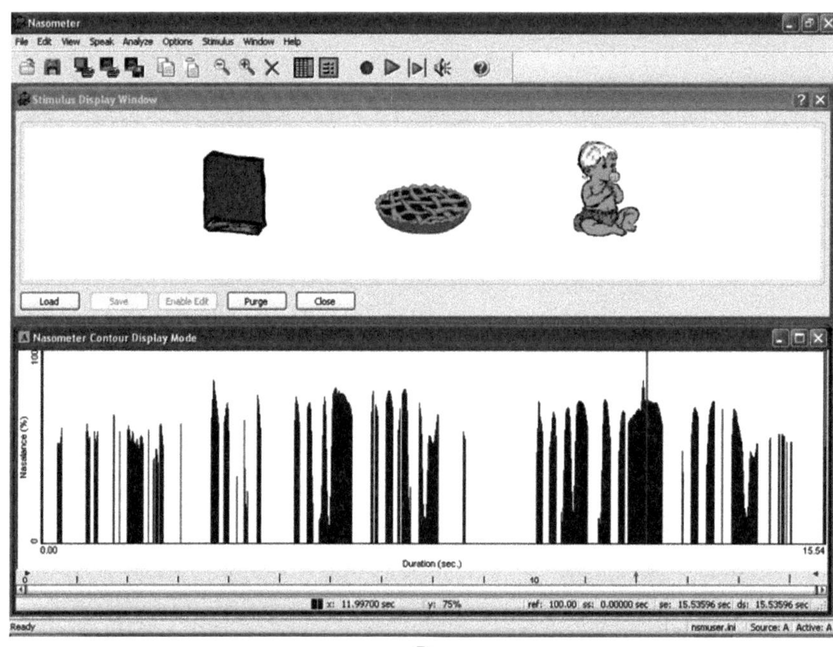

B

그림 13-7(A와 B) 데이터 수집 후의 Nasometer 화면. 검사대상자가 말을 하면 백분율로 표시되는 비음치 점수가 컴퓨터 화면에 실시간으로 나타난다. 정상적인 조음으로 구강 자음만 포함된 발화를 산출하면 데이터의 점수는 대개 기초선 바로 위의 10~20% 부근에 나타난다. (A) SNAP Test의 양순음 문단 산출 결과를 보여주는 연속선 그림. 스크린에 그림이 제시되어 있다. (B) 같은 결과를 연속선 아래를 색으로 채워 제시한 그림.

A와 B: Courtesy of Kay PENTAX/Montvale, NJ and Ann W. Kummer, Ph.D./Cincinnati Children's Hospital Medical Center & University of Cincinnati College of Medicine

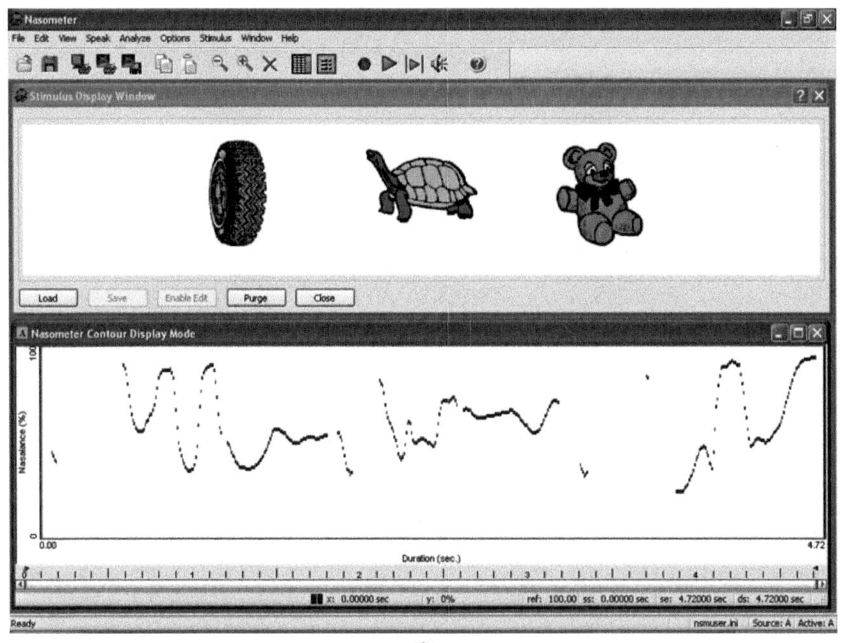

C

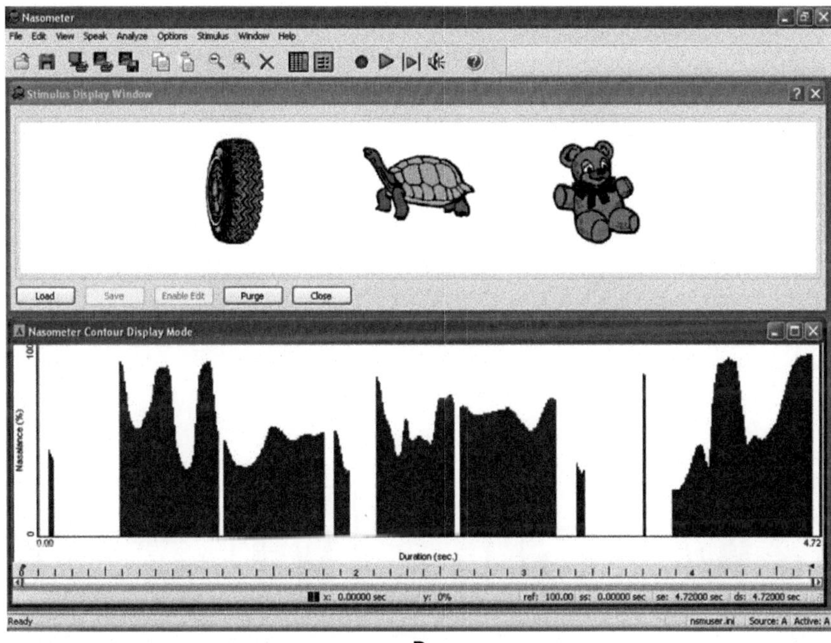

D

그림 13-7(C와 D) (C) SNAP Test의 치경음 문단 산출 결과를 보여 주는 연속선 그림. (스크린에 그림이 제시되어 있다). (D) 같은 결과를 연속선 아래를 색으로 채워 제시한 그림.

C와 D: Courtesy of Kay PENTAX/Montvale, NJ and Ann W. Kummer, Ph.D./Cincinnati Children's Hospital Medical Center & University of Cincinnati College of Medicine

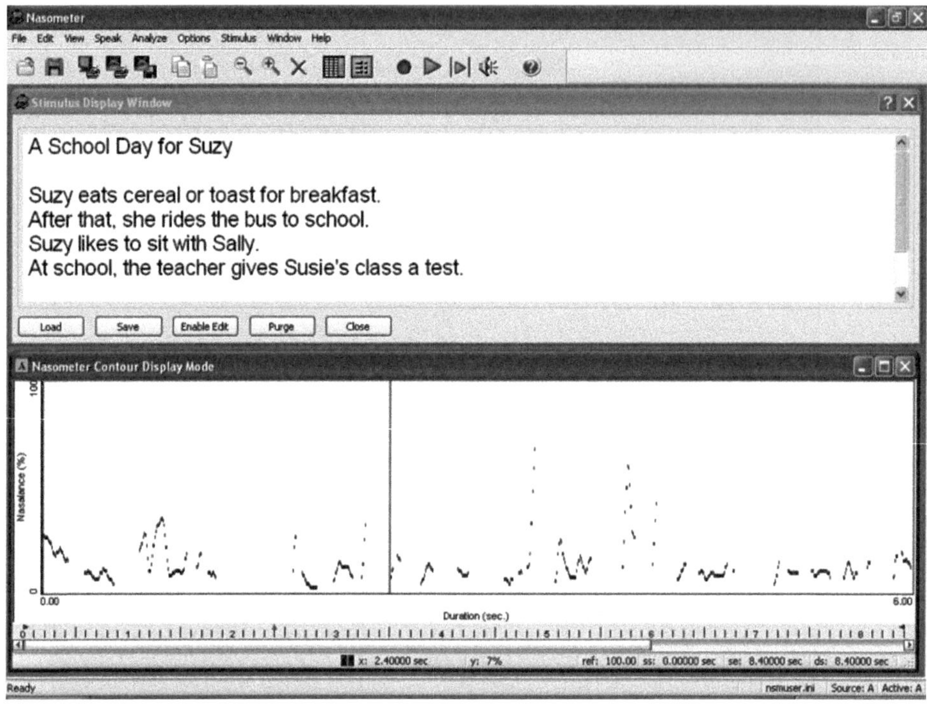

A

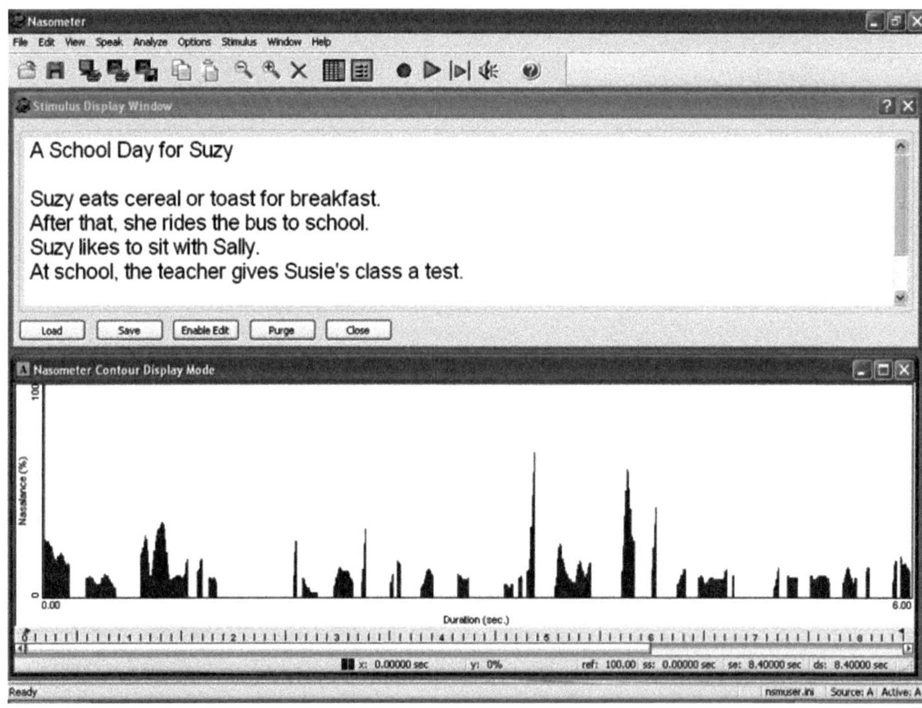

B

그림 13-8(A와 B) (A) SNAP Test의 문단 하위검사 산출 결과를 보여 주는 연속선 그림. (B) 같은 결과를 연속선 아래를 색으로 채워 제시한 그림.

A와 B: Courtesy of Kay PENTAX/Montvale, NJ and Ann W. Kummer, Ph.D./Cincinnati Children's Hospital Medical Center & University of Cincinnati College of Medicine

twang) 때문에 비음화된 모음이 나타날 수 있는데, 이는 일부 방언에서 특히 두드러지게 나타난다(미국 남부 방언이 한 예인데, 다른 방언에 비해 고모음의 비율이 더 높기 때문이다). 고모음을 많이 사용하거나 더 높은 혀 위치를 사용하는 방언, 액센트, 혹은 언어는 저모음을 더 많이 사용하거나 더 낮은 혀 위치를 많이 사용하는 경우에 비해 높은 비음치를 보인다(Lewis & Watterson, 2003). 비강 자음과 모음 간의 전이에서 일어나는 연인두 폐쇄의 시간차가 방언 사이에서도 다양하게 나타났다(Mayo et al., 1996).

Nasometer II의 도입으로 규준치 연구가 다시 이루어졌다. 이 연구에서 두 버전 사이의 평균치가 약간 다르게 나타났지만(Kummer, 2005; Watterson, Lewis, & Foley-Homan, 1999), 그 차이가 임상적으로 유의하지는 않았다. 그러나 Nasometer II에 대해서는 새로운 규준이 사용되어야 한다.

비음치측정검사의 결과

발화 시 데이터를 수집하는 동안 말소리에서 나타나는 비강 음향 에너지의 상대적인 양이 스크린에 실시간으로 시각적으로 제시된다. 데이터 수집이 완료되면 기술통계 결과가 제시되고 저장된다.

말소리 신호음의 제시

검사대상자가 말을 할 때 말소리 신호음이 마이크로폰으로 입력되면, 앞서 말한 바와 같이 분석 프로그램이 전체 에너지 중 비강 음향 에너지가 차지하는 비율, 즉 비음치를 계산한다. 비음치는 스크린의 아래쪽에 실시간으로 제시되는데, 이 그림을 비음측정도(nasogram)라고 한다.

비음측정도는 문단을 읽는 동안 수집되는 데이터 점수를 연속선 표시 모드(contour display)를 이용하여 실시간으로 제시해 주는 그림이다. 비음측정도는 저장해 둘 수 있어 후에 재생해서 다시 볼 수도 있다. 연속선 표시 모드는 막대그래프(bar graph) 모드로 바꿀 수도 있는데 이는 치료 시 유용하게 사용할 수 있다. 어린 아동의 경우 아동이 쉽게 참여할 수 있는 게임이나 동물 그림을 활용하기도 한다.

초기 설정값은 'Contour Display' 모드(연속선 표시 모드)인데(그림 13-7A, 13-7C와 13-8A), *x*축에 비음치가, *y*축에 시간이 나타난다. 연속선 아래쪽을 색으로 채울 수 있는 옵션도 있다(그림 13-7B, 13-7D와 13-8B). 'Bar Display' 모드(막대그래프 표시 모드)도 *y*축에서 비음치를 실시간으로 보여 주지만, 한 번에 한 프레임만 보여 준다(그림

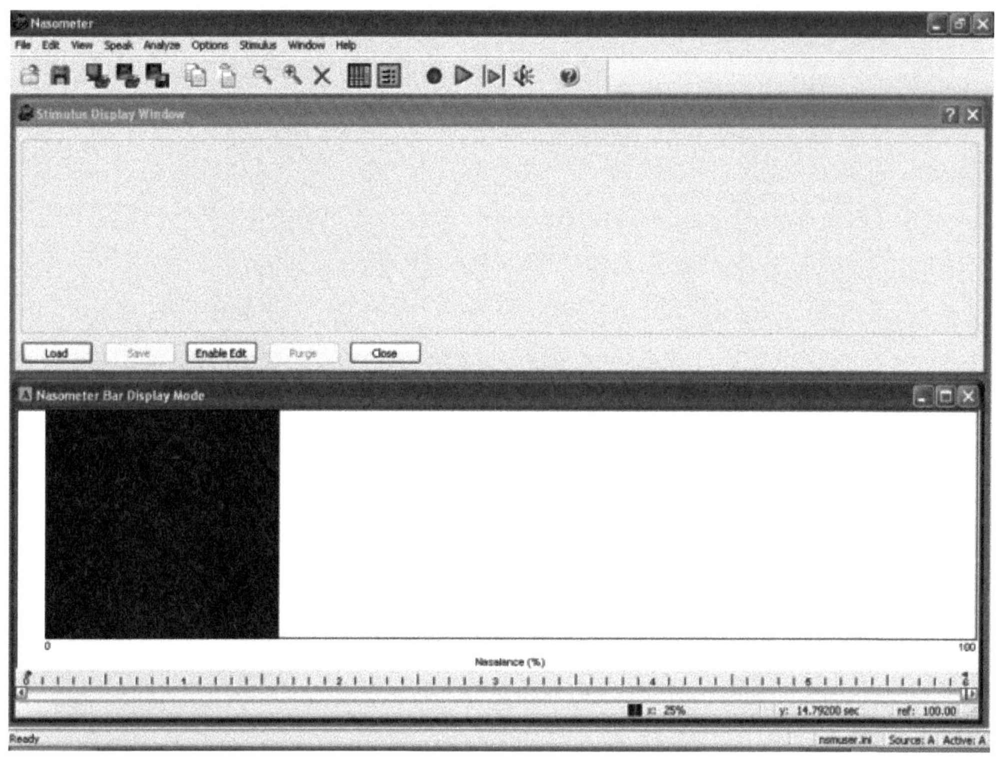

그림 13-9 비음치측정검사 결과를 실시간으로 보여 주는 수평 막대그래프. 치료 시 피드백을 제공하는 데 사용된다.

Courtesy of Kay PENTAX/Montvale, NJ and Ann W. Kummer, Ph.D./Cincinnati Children's Hospital Medical Center & University of Cincinnati College of Medicine

13-9).

✲ 통계적 결과

일단 검사대상자가 문단을 읽거나 따라 말하였다면 검사자는 말소리 분절음에 대한 기술통계 수치를 얻을 수 있다. 이는 메뉴 중 'Analyze'를 클릭한 다음, 'Compute Result Statistics'를 눌러 통계치 상자를 불러오면 실행된다(그림 13-10). 표 13-1에 각 측정치의 정의가 제시되어 있다.

평가에 가장 중요한 통계치는 각 측성치의 평균을 제시하는 **평균 비음치**(mean nasalance score)이다. 평균 비음치는 정상 규준치와 비교하여 문제가 있는지 알아보고, 문제가 있다면 그 대략적인 중증도를 알아보기 위해 사용한다. 최소 및 최대 비음치는 검사자가 발화 시 공명의 분산성(variability)을 판단하는 데 도움을 줄 수 있는 비강공명의 범위를 말해 준다. 치료에서는 환자가 도달해야 하는 목표를 정하는 데 역치를 유용하게

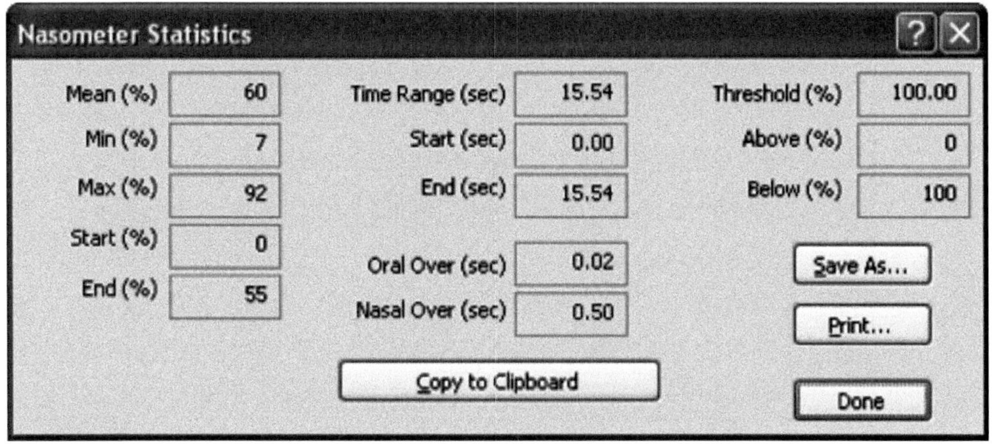

그림 13-10 검사 결과 나타난 통계치의 요약표. '평균(mean)'에 문단 전체 비음치 점수의 평균치가 제시된다.

Courtesy of Kay PENTAX/Montvale, NJ and Ann W. Kummer, Ph.D./Cincinnati Children's Hospital Medical Center & University of Cincinnati College of Medicine

표 13-1 중요한 비음치측정검사 통계치

- Mean(평균, %): 전체 문단의 평균 비음치 점수로, 백분율로 표시된다.
- Min(최소, %): 데이터 중 0을 제외하고 가장 낮은 비음치(과소비성 평가 시 중요함)
- Max(최대, %): 데이터에서 가장 높은 비음치(과다비성 평가 시 중요함)
- Threshold(역치, %): 기준선 위치에 표시되는 목표 비음치
- Above(위, %): 기준선 위치보다 더 높은 비음치의 비율
- Below(아래, %): 기준선 위치보다 더 낮은 비음치의 비율

사용할 수 있다.

정상 화자에게서도 점수가 일관적으로 나타나지는 않으며 그 점수가 청지각적 인상과 맞지 않을 때도 종종 있으므로, Bressmann과 동료들(Bressmann et al., 2000)은 비음치측정검사에 두 가지 새로운 측정치를 추가하였다. 하나는 **비음치 간격**(nasalance distance)으로, 최소 및 최대 비음치 사이의 범위를 뜻하며, 다른 하나는 **비음치 비율**(nasalance ratio)로, 최소 비음치를 최대 비음치로 나눈 값을 말한다. 이 수치는 문단 안에서 나타나는 비음치의 변산성을 판단하는 데 도움을 준다.

✲ 비음치의 민감도와 특이도

비음치는 비슷한 역할을 하는 다른 측정치와도 상호관련성이 있기 때문에 그에 대한 민

감성과 특이성의 정도를 평가하는 연구가 여러 차례 이루어져 왔다. **민감도**(sensitivity)는 점수가 비정상적인 공명을 가지고 있는 사람을 정확하게 구분해 내는 정도를 말하고, **특이도**(specificity)는 비정상군으로부터 정상 발화자를 정확하게 걸러 낼 수 있는 정도를 말한다(즉, 민감도는 비정상적인 문제를 가지고 있는 사람을 구분해 낼 수 있는 정도이고, 특이도는 문제가 없는 정상적인 사람을 구분해 낼 수 있는 정도이다—역자 주).

Dalston과 동료들(Dalston et al., 1991c)은 Nasometer I을 이용하여 비음치의 정도가 연인두 틈의 면적을 제시해 주는 공기역학적 측정치와 어느 정도의 상관성을 가지고 있는지 알아보는 실험을 진행하였다. 구강음을 이용한 문단을 사용하여 최하 통과점수를 32점으로 했을 때, 연인두 틈의 면적이 0.10cm^{2}보다 큰지 작은지 정확하게 구분할 수 있는 Nasometer의 민감도와 특이도는 각각 0.78과 0.79였다. 이 연구의 두 번째 부분으로, 비음치측정 결과를 과다비성에 대한 청지각적 판단 결과와 비교해 보았다. 다시 비정상성의 역치를 32점으로 했을 때, 경도(mild) 과다비성보다 높은 수준의 대상자를 정확히 구분해 내는 민감도는 0.89였고, 특이도는 0.95였다. Hardin과 동료들(1992)도 비슷한 연구를 진행하였는데, 최하 통과점수를 26점으로 하였다. 이 연구에서 민감도는 0.87이었고, 특이도는 0.93이었다. Nasometer를 이용한 분류 중 91%가 과다비성에 대한 청지각적 판단 결과와 일치했다. Watterson, McFarlane과 Wright(1993)는 구강음 문단의 비음치 점수와 과다비성에 대한 청지각적 평가 결과 사이에 유의한 상관이 나타났다고 보고하였다. 이러한 결과는 Nasometer가 연인두 기능부전이 의심되는 환자를 평가하는데 중요한 가치를 가지고 있는 기구임을 말해 주고 있다.

Dalston과 동료들(Dalston et al., 1991b)은 비음치측정 결과가 과소비성에 대한 청지각적 판단 및 비강 단면적 측정에 의한 공기역학적 측정 결과와 어느 정도의 연관성이 있는지 알아보기 위해 추가 연구를 시행하였다. 중등도-심도의 비강기도 문제를 가지고 있는 38명의 성인 환자를 대상으로 한 공기역학적 측정 결과, 비음치가 비강공명에 문제가 있는 사람들을 정확히 구분할 수 있는 민감도는 0.38이었던 반면, 특이도는 0.92였다. 76명의 환자 중, 과소비성의 문제 유무를 정확히 구분해 내기 위한 청지각적 평가를 시행하였을 때 비음치의 민감도와 특이도는 각각 0.48과 0.79였다. 그러나 청취 가능한 비누출이 있는 환자의 경우를 분석에서 제외했을 때, 민감도는 1.0으로 상승하였고 특이도도 0.85로 증가하였다. 이 연구는 비누출이 있는 과소비성 환자를 구분하는 데 있어 비음치측정검사의 민감도는 과다비성 혹은 과소비성을 구분할 때의 민감도만큼 높지 않다는 것을 말해 주고 있다.

Karnell(1995)은 지각적 평가와 비음치측정검사의 결과가 서로 일치하지 않는 이유 중 하나로 비음치측정 기기가 과다비성으로 인한 비강 음향 에너지와 소음이 동반되는 비강기류로 인한 비강 음향 에너지를 구분하지 못한다는 것을 들었다. 과다비성은 모음에서 나타나며 비누출은 자음을 산출하는 동안 나타난다. 그러나 둘 중 어느 하나만 존재해도 청취자에게는 '과다비성이 있는' 인상을 주게 된다. 공명 검사 시 비누출의 영향을 배제하기 위해, Karnell은 구강내압이 필요 없는 자음들로 구성된 '저압력' 발화 샘플을 사용하였다. 이 샘플로 얻은 비음치측정검사 결과를 Zoo Passage에서 얻은 '고압력' 문장들의 결과와 비교해 보았다. 그 결과 일부 화자들의 비음치 점수가 2개의 문단에서 유의하게 차이가 나는 것을 발견하였다. 이 결과를 통해, 그는 과다비성의 비강공명을 가지고 있는 사람은 공명이 주로 모음에서 나타나기 때문에, 저압력 및 고압력 발화 샘플에서 모두 정상보다 더 높은 비음치 점수를 보인다고 지적하였다. 반면, 공명은 정상적이지만 비누출이 있는 사람의 경우, 특히 비강 스침 소리가 있는 경우, 저압력 샘플에서는 비음치가 낮거나 정상인 반면 고압력 자음 샘플에서는 높은 비음치를 보인다고 하였다. 이러한 결과는 우리들의 임상 경험에 비추어 봐도 사실인 것으로 판단되며, 이는 비음치를 지각적으로 들리는 바에 따라 숙고해야 하는 또 다른 이유가 되기도 한다.

❋ 비음치측정검사 결과의 해석

비음치에 영향을 미치는 요인은 많다. 첫째로 주어진 문단의 예상 비음치는 문단을 구성하고 있는 모음에 따라 달라진다. 이 때문에 한 언어의 구강음만으로 구성된 문단이라고 하더라도 비음치가 모두 다르게 나타난다. 게다가 점수가 갖는 의미를 해석할 때에는 검사대상자의 말소리 산출 특성에 대한 지식이 있어야 하는데, 연인두 밸브가 제대로 기능을 해도 성문파열음이나 인두음을 사용하면 비음치가 높아지기 때문이다. 마지막으로, 검사자는 구강내부 검사를 통해 얻은 정보에 기초하여 점수를 해석해야 한다.

❋ 예상되는 비음치측정검사 결과

정상 발화의 비음치는 산출된 음소의 유형에 따라 달라진다. 예를 들어, 정상 발화에서 무성 구강 자음은 실질적으로 비음치가 없는데, 이는 발성되는 소리도 없고(그렇기 때문에 비강공명도 없고) 비강으로 빠져나가는 기류도 없기 때문이다. 그러므로 예를 들어 /s/를 연장 산출할 때 비음치는 0이고 스크린에 아무런 변화곡선도 나타나지 않는다. 이와는 반대로 모든 유성자음은 일정 정도의 비강공명을 보인다. 이는 /z/를 연장 산출한 뒤 이를 동족 무성음인 /s/와 비교해 보면 알 수 있다. 비음치가 유무성에 따라 달라지기는 하지만 저압력 음소와 고압력 음소 간의 비음치 차이는 그다지 크지 않은 것으로 보인다(Watterson, Lewis, & Deutsch, 1998).

모든 모음이 유성음이기 때문에 모음도 일정 정도의 비강공명을 보인다. 이는 모음을 연장 발성할 때 스크린에 변화곡선이 나타나는 것으로 알 수 있다. 비음치의 정도는 산출되는 모음의 유형에 따라 다양하게 나타난다(Lewis & Watterson, 2003). SNAP Test-R (Kummer, 2005)에서 알 수 있듯이, 저모음보다는 고모음에서 비음치가 더 높게 나타난다. 사실 /i/의 비음치는 저모음인 /a/보다 10% 정도 더 높다.

비음치에서 알 수 있듯이 구강음 음절을 산출할 때에도 비강공명이 나타나는데, 연인두 밸브가 완전히 닫혀 있는데도 어떻게 이런 일이 나타날 수 있는지 의문이 들 수도 있다. 유성음인 구강 자음을 산출할 때에도 비음치가 나타나는 이유에는 두 가지가 있다. 하나는 음성신호 분리판이 한쪽에서 산출된 신호음을 다른 쪽과 완전히 차단해 주지 못하기 때문인 것으로 볼 수 있다. 그러므로 유성음, 특히 모음을 산출하는 동안 마이크로폰 사이를 통해 일부 신호음이 소통하는 현상이 나타날 수 있다(KayPENTAX, n.d.[a]). 또 다른 이유는 유성음, 특히 모음을 산출하는 동안 경구개를 통해 소리가 비강으로 전달될 수 있다는 것이다(Awan et al., 2011; Gildersleeve-Neumann & Dalston, 2001). 이는 구강 모음을 산출하면서 비음치 곡선을 관찰하고, 그 후에 똑같은 모음을 코를 막은 상태에서 산출해 보면 알 수 있다. 이 경우에 비음치는 대략 20% 정도 떨어지게 되는데, 이는 경구개가 벽돌벽과 같아서 매우 적은 소리도 그 사이를 통과할 수 있기 때문인 것으로 볼 수 있고, 다른 한편으로 연구개가 무거운 커튼과 같아서 일부 소리가 연구개 사이를 지나 비강으로 유입되기 때문인 것으로도 볼 수 있다.

고모음이 저모음보다 더 많은 비강공명을 보이는 이유는 고모음을 산출할 때의 높은 혀 위치가 구강의 면적을 좁혀 말소리가 구강을 통과할 때 받는 방해를 증가시키기 때문이다. 동시에 소리가 연구개에 부딪히는 것이 더 커지면서, 더 많은 소리가 연조직을 통해 비강으로 유입된다(S. G. Fletcher, 1999년 5월 12일, 개인적인 의견교환을 통해). 반대로, 저모음을 산출할 때 혀의 위치가 낮아지면 구강의 면적이 커지고 기류가 방해를 훨씬 덜 받게 되어 구강공명이 증가하게 된다. 구강음으로 구성된 문단의 정상 비음치는 대개 20% 이하이다.

비강공명을 평가할 때 비음을 연장해서 발성하면 비음치가 90%대로 나타난다. 그러나 자발화에서 비강 자음이 구강 자음과 함께 산출되면, 비음치는 대개 50~70% 사이에 위치하게 된다.

✲ 비음치의 해석

자발화에서 다양한 음소를 함께 산출할 때, 정상적인 공명기능을 가지고 있는 사람의 평균 비음치 점수는 발화 문단의 음소 구성, 즉 무성자음과 유성자음, 고모음과 저모음 등의 비율에 따라 달라진다. 그러므로 같은 언어라고 해도 다른 문단에 동일한 규준을 적용하기는 어렵다. 그러나 특정 문단에서 측정된 개개인의 비음치는 그 문단의 규준치와 비교해 볼 수 있다.

비음치와 비강공명은 연속선상에 있는 개념이기 때문에 명백히 정상적인 범위와 명백히 비정상적인 범위의 경계에 있는 영역이 있기 마련이다. 그러므로 한 가지 점수만으로 정상 공명과 비정상 공명을 절대적으로 혹은 결정적으로 명확히 구분하는 것은 불가능하다. 이런 사실에도 불구하고 Dalston, Neiman과 Gonzalez-Landa(1993)는 Zoo Passage에서 정상과 비정상을 구분할 수 있는 역치를 28점으로 보았다. 게다가, Nasometer II를 이용하여 SNAP-R의 여러 문단의 역치(대개 평균보다 2 SD 이상 떨어져 있을 때를 기초로 함)가 얼마인지 알아보는 연구도 진행되었다. 비강 자음을 제외한 문단의 규준치를 검토해 보면, 20% 이하의 점수는 과다비성이 없는 정상 범주에, 20~30%는 경도(mild) 범주에, 30% 이상은 명백히 비정상적인 양상에 해당된다고 할 수 있다(Smith & Kuehn, 2007).

문단의 음소 구성에 따라 경계선급의 범위도 넓어지고 다양성도 커지기 때문에, 비음치측정검사의 결과는 언어치료전문가가 지각적 평가 결과와 함께 해석해야 한다. 이는 많은 요소가 비음치에 영향을 미칠 수 있기 때문에 매우 중요한 일이다. 예를 들어, 청취 가능한 비누출이 있어도 정상 공명이 나타난다면 비음치 점수는 정상 범주 안에 포함될 수 있다. 다른 한편으로 수용 가능한 발화를 산출하는데도 불구하고 비음치 점수가 정상 규준보다 2 SD 이상 벗어나 있는 경우도 있다.

성도 안에 맹관공명을 유발하는 폐색이 있을 경우에는 구강공명과 비강공명이 모두 방해를 받는데, 비음치 점수는 구강공명과 비강공명 에너지 간의 비율이기 때문에, 결과적으로 나타나는 비음치 점수는 지극히 정상적일 수도 있다. 비슷하게, 과소비성과 과다비성이 함께 나타날 때, 평균 비음치 점수도 두 공명 양상이 합해져 평균 수치를 보일 수도 있다(Dalston et al., 1991a). 비강 난기류(혹은 비강 스침 소리)가 있는 경우 연인두 틈의 크기가 작더라도 비음의 왜곡이 생기기 때문에 비음치 점수가 높아진다. 반면, 연인두 틈이 커도 구강 및 비강의 음향 에너지 둘 다 낮으면 비음치도 중간 정도의 문제만 보일 수 있다. 기식성 음성이나 낮은 강도의 음성도 어느 정도는 비음치 점수에 영향을 미친다.

조음오류도 비음치 점수에 영향을 미칠 수 있다. 치찰음 대신 인두마찰음이나 비강마찰음이 산출되었을 경우 이와 더불어 나타나는 비누출은 비음치 점수를 높일 수 있으며, 특히 치찰음을 다수 포함하고 있는 문단을 산출하는 경우 그런 양상이 더욱 두드러진다. 구강음 대신 비음이 산출되는 경우(예: /l/ 대신 /ŋ/을 산출하는 경우)도 마찬가지이다. 실제로 이러한 오류는 연인두 기능장애가 아니라 잘못된 조음위치에 의해 나타나기 때문에, 만약 이질적인 문단이 사용된다면 Nasometer로 그 차이를 구분하는 것은 매우 어렵다. 비음치 점수에 영향을 미치는 요인들이 매우 많기 때문에, 비음치측정검사는 청지각적 판단을 대신할 수 있는 자료가 아니라 보완해 주는 자료로만 사용해야 한다.

지각적 평가와 구강검사를 통한 사전정보와 함께 비음치측정검사 결과를 해석해야 비음치 점수의 의미를 제대로 해석할 수 있다. 게다가, 어떤 양상의 점수는 다음의 사례에서 볼 수 있는 것처럼 감별진단에도 사용할 수 있다.

사례 보고

사례 1

구강음 문단	비음치 점수
양순파열음	11
치경파열음	11
연구개파열음	13
치찰음	46

분석: 치찰음을 제외한 모든 문단이 정상이다. 이를 통해 치찰음에 한정된 특정 음소 비누출이 나타남을 알 수 있으며 이는 언어치료로 충분히 수정될 수 있다.

사례 2

구강음 문단	비음치 점수
양순파열음	15
치경파열음	48
연구개파열음	13
치찰음	43

분석: 연구개음은 정상이지만 전방음에서는 높은 비음치 점수를 보이고 있다. 이는 연인두 기능은 정상이지만, 혀끝 바로 위쪽의 경구개 부위에 천공이 있음을 의미한다.

사례 3

구강음+/ɑ/ 음절	비음치 점수
pɑ, pɑ, pɑ...	5
tɑ, tɑ, tɑ...	8
kɑ, kɑ, kɑ...	8
sɑ, sɑ, sɑ...	7
ɑ, ɑ, ɑ...	7

구강음+/i/ 음절	비음치 점수
pi, pi, pi...	38
ti, ti, ti...	37
ki, ki, ki...	37
si, si, si...	39
i, i, i...	37

분석: 저모음 음절은 정상이지만 고모음 음절은 비정상적으로 높다. 이는 높은 혀 위치에 의해 산출되는 고모음에만 한정된 특정 음소 비누출이 있음을 나타낸다. 또 다른 가능성은 연구개가 지나치게 얇을 수도 있다는 것이다.

✲ 비음측정도의 해석

비음측정도의 모양은 전체 문단의 결과가 스크린에 나타날 때 유용하게 사용된다. 해석에 관한 일반적인 가이드라인은 다음과 같다.

비음이 없는 구강음 문단 산출 시:

- 정상적인 구강공명은 대체로 10~15%이다.
- 구강 자음과 연결되어 있을 때 모음 /ɑ/와 /i/ 사이의 예상되는 차이는 대략 10%이고, 비강 자음과 연결되어 있을 때의 차이는 대략 20%이다.
- 스크린의 변화곡선이 높을수록 예상되는 과다비성의 정도는 더 높다.
- 대부분의 데이터 점수가 정상(그리고 대부분의 비음치 점수도 정상)인데 때로 예외적으로 높은 점수가 나타날 때, 이는 공명은 정상이지만 비일관적인 비누출이 나타난다는 것을 의미한다.
- 문단 전체에 걸쳐 곡선이 점차 증가하는 양상을 보이는 것은 신경운동의 문제로 인한 근육 피로를 의심할 수 있다.
- /s/나 /ʃ/를 연장 산출하는 동안에는 나타나는 데이터가 없어야 한다. 연인두 폐쇄에 문제가 있을 때에는 스크린에 데이터가 나타날 수 있다.
- 독립음소로 혹은 음절 속에서 산출되는 /s/나 /ʃ/ 둘 중 하나에서 더 높은 점수가 나타나고 다른 음소는 정상으로 나타났다면, 인두마찰음이나 비강마찰음으로 인한 특정 음소 비누출을 의심할 수 있다.
- 치경음과 양순음이 연구개음보다 상당히 높은 수치를 보인다면, 이는 천공의 영향 때문일 수 있다.
- 모음에서는 높은 수치를 보이는데 연장 산출한 /s/가 0이라면, 이는 연구개가 얇거나 혀 위치가 높거나, 모음에서만 나타나는 비강공명 때문일 수 있다.

비강음 문단 산출 시:

- 데이터의 점수가 낮아서 스크린의 아래쪽에만 나타난다면 이는 과소비성을 의미하며, 상기도폐색을 의미할 수도 있다.

비음측정도는 환자나 그 가족과 상담할 때 특히 유용하게 사용할 수 있다. 결과를 시각적으로 보여 주고 상대적인 중증도도 쉽게 제시해 줄 뿐만 아니라 발화를 하는 동안 어떤 일이 일어나는지에 대해 검사자가 더 쉽게 설명할 수 있다.

❋ 치료 시 활용

진단도구로서의 유용성뿐만 아니라, 비음치측정검사는 치료에서도 매우 유용하다. 환자에게 매우 중요한 시각적 피드백을 실시간으로 제공해 주며, 치료과정 동안 비음도(nasality)와 관련된 실제적인 목표를 제공해 주는데, 이는 비누출이나 기능적 혹은 특정 음소 과다비성을 제거하는 데 특히 유용하다. 수술 후에도 유용하게 사용될 수 있는데, 달라진 연인두 기제에 적응하는 데 도움을 줄 수 있다. 바이오피드백의 형태로써 특정 연인두 기능장애의 공명 양상을 개선시키는 데에도 사용할 수 있다(Heppt, Westrich, Strate, & Mohring, 1991).

Nasometer가 치료 시 바이오피드백을 줄 수 있는 훌륭한 도구이지만, 바이오피드백은 환자의 연인두 기제가 발화를 하는 동안 해부생리학적으로 정상적인 연인두 폐쇄를 이룰 수 있고 유지할 수 있어야 효과적이다. VPI를 동반하는 경우 이의 개선이나 올바른 말소리 산출을 위해서는 의학적 중재(보철장치나 수술 처치)가 필요하다.

소프트웨어에서 지원하는 게임도 어린 환자들에게 동기를 부여하는 데 유용하다(그림 13-11A와 B). 이 게임은 옵션 창을 통해 치료 과제에 맞추어 설정을 변경할 수도 있는데(그림 13-12), 화면 표시도 연속선 아래를 색깔로 채워서 보여 주는 모드, 막대그래프 형식으로 보여 주는 모드, 연속선을 반전시켜 보여 주는 모드 등으로 바꿀 수 있다. 아동의 필요와 치료 목표에 따라 비음치측정 시 초록색 규준선을 설정할 수도 있다. 아동은 말을 하는 동안 규준선 아래로 비음치 변화곡선이 나타나도록 연습한다. 발화 과제가 끝나면, 언어치료전문가는 통계상자를 열어 역치 위와 아래로 나타난 각각의 비율을 알아볼 수 있고, 이는 진전 상태를 파악하기 위한 기초자료가 될 수 있다.

특정한 오류, 예를 들면 /s/에서 나타나는 특정 음소 비누출에 대해 파악하기 위해, /s/ 음소를 포함하는 단어를 산출할 때 비음측정도에는 변화곡선이 나타나지 않도록 하라고 지도한다. 이때 /s/ 음소를 포함하는 단어와 포함하지 않는 단어의 최소대립쌍을 이용하는 것이 유용하다. 예를 들어, /s/ 음소 산출 시 비음측정도에서 연속선이 나타나면 안 되므로 'mile'과 'smile'의 단어를 산출할 때 이 두 단어는 그림 13-13A에서처럼 비슷하게 보여야 한다. 비강 스침 소리가 나타날 때에는 그림 13-13B와 같이 변화곡선에서 명백한 차이가 나타난다.

Nasometer II의 큰 장점 중 하나는 변화곡선의 제시와 더불어 오디오도 반복적으로 재생이 된다는 것이다. 이를 통해 아동이 비강 스침 소리를 보고 들을 수 있다. 치료와 관련하여 비음치측정검사를 활용할 수 있는 방법에 대해 좀 더 알고 싶다면 제20장을 참조하라.

Nasometer II Games
File Games Options Help
ZOO
Look at this book with us. It's a story about a zoo. That is where bears go. Today it's very cold out of doors, but we see a cloud overhead that's a pretty white fluffy shape. We hear that straw covers the floor of cages to keep the chill away; yet a deer walks through the trees with her head high. They feed seeds to birds so they're able to fly.
PLAY
Click PLAY or press Space Bar to start game.
48.93 %
11 sec.

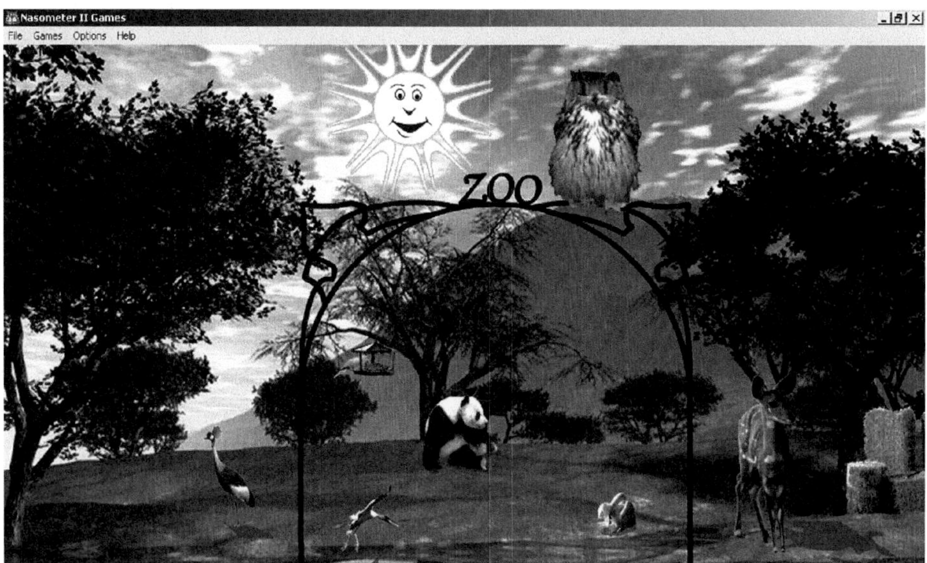

A

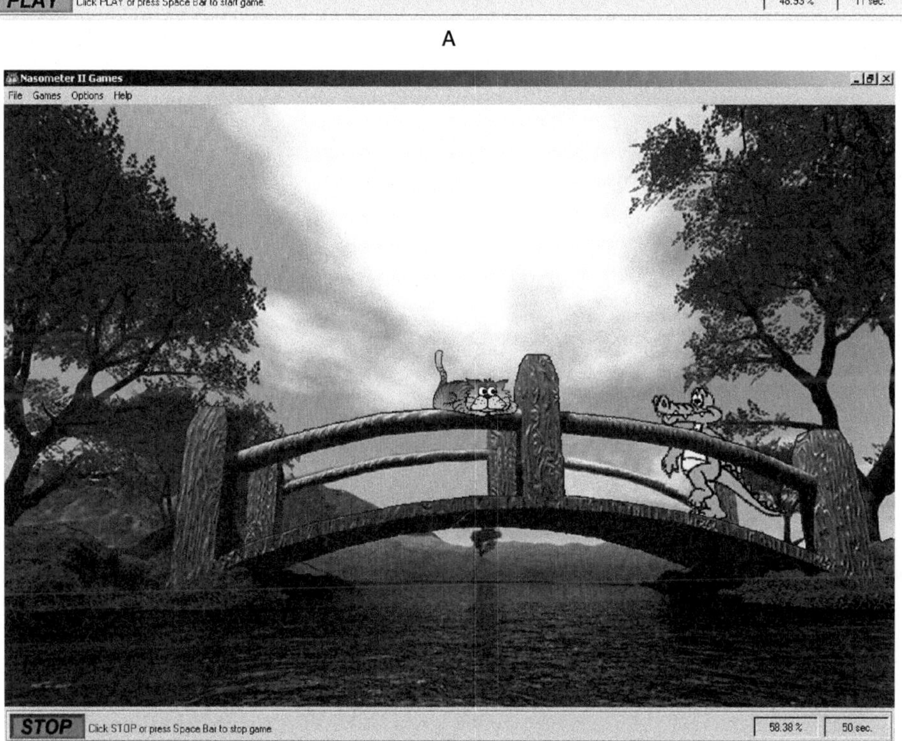

B

그림 13-11(A와 B) Nasometer의 게임. 모든 게임에는 비음치 점수의 역치가 설정되어 있어 바이오피드백을 제공해 준다. 목표로 하는 역치에 도달했을 때 갑자기 재미있는 그림이 나타나는 보상이 주어진다.

A와 B: Courtesy of Kay PENTAX/Montvale, NJ and Ann W. Kummer, Ph.D./Cincinnati Children's Hospital Medical Center & University of Cincinnati College of Medicine

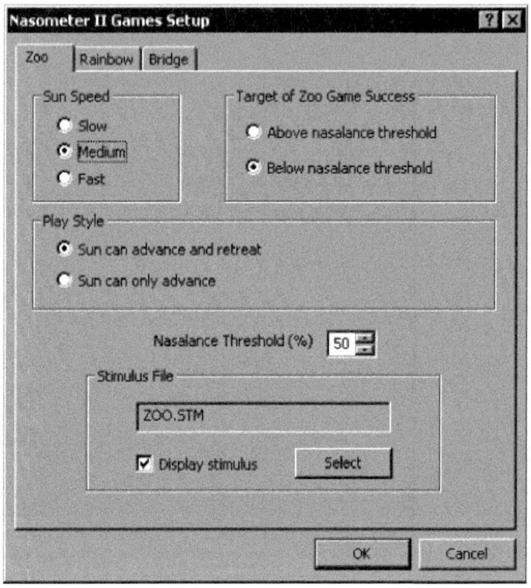

그림 13-12 각 치료 회기의 필요에 맞춰 Nasometer 게임의 옵션을 바꿔 줄 수 있다.

Courtesy of Kay PENTAX/Montvale, NJ and Ann W. Kummer, Ph.D./Cincinnati Children's Hospital Medical Center & University of Cincinnati College of Medicine

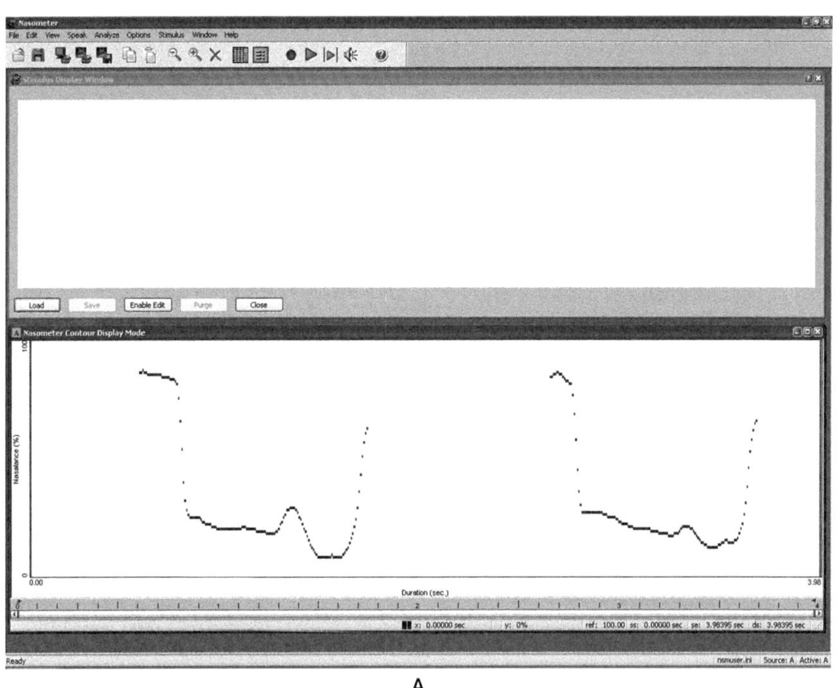

그림 13-13A 단어 'mile'과 'smile'. (A) 'mile' 다음에 'smile'을 정상적으로 산출한 경우. /s/에 비음치가 없기 때문에 2개의 변화곡선이 매우 비슷하게 보인다.

Courtesy of Kay PENTAX/Montvale, NJ and Janet Middendrof, M.A.

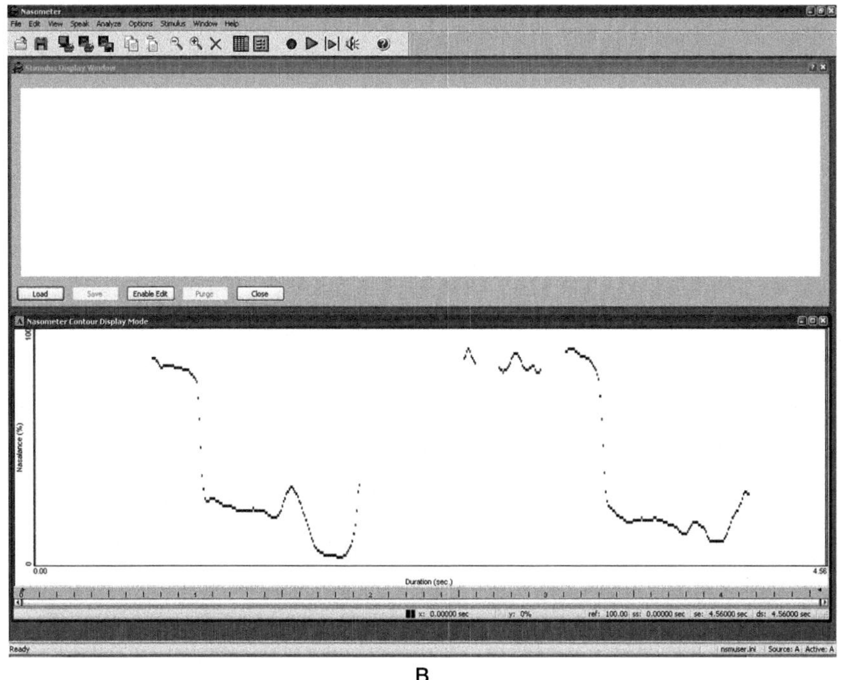

B

그림 13-13B (B) 'mile' 산출 후 /s/에 비강 스침 소리가 동반된 'smile'을 산출한 경우. 이때 'smile'의 시작에서 매우 구불구불한 곡선이 나타나는데, 이는 /s/의 비강 스침 소리 때문에 나타난다.

Courtesy of Kay PENTAX/Montvale, NJ and Janet Middendrof, M.A.

❋ 요약

비음치측정검사는 연인두 기능의 평가 결과를 객관적인 데이터로 제시하기 위해 사용할 수 있는 간편하면서도 비침습적인 방법이다(Hirschberg et al., 2006). 비음치 점수는 비정상성의 정도와 유형을 파악하기 위해 규준 데이터와 비교해 볼 수 있다. 비음치측정검사는 언어치료전문가의 주관적인 판단을 보완해 줄 수 있는 훌륭한 도구이다. 게다가, Nasometer는 환자와 그 가족을 상담할 때 검사 결과의 시각적 제시를 가능하게 해준다. 마지막으로, 비음치측정검사는 발화를 하는 동안 연인두 기능의 결과를 보여 줄 수 있는 시각적 바이오피드백을 제공해 주는 훌륭한 도구이므로 치료 중에도 유용하게 활용될 수 있다.

비음치측정검사가 공명과 연인두 기능의 평가에서 매우 중요한 역할을 하지만, 이것을 유일한 진단도구로 생각하면 안 된다. 비음치 점수는 조음오류, 혼합 비성과 그 외 다른 요소들에 의해서 영향을 받을 수 있기 때문에, 비음치측정검사를 통해 얻은 객관적인 측정치는 숙련된 언어치료전문가가 실시한 지각적 평가 결과와 더불어 해석해야 한다. 게다가, 공기역학적 검사와 마찬가지로, 비음치측정검사는 객관적인 점수를 제공해 줄 수는 있지만, 직접적인 측정법에서 가능한 연인두 기능장애의 원인이나 문제가 되는 부분의 위치 및 크기 등은 알려 주지 못한다. 그러므로 비음치측정검사 결과는 연인두 기능의 완벽한 평가를 위한 평가 배터리의 일부로 해석되어야 한다.

✱ 복습 및 논의

1. Nasometer는 무엇이고, 이 기기를 구성하는 부속 기기에는 어떤 것이 있는가?
2. 비음치 점수는 무엇을 측정하는 점수인가? 어떻게 계산하는가?
3. 비음치측정검사를 이용한 표준화 검사에는 어떤 것들이 있는가? 어떤 유형의 문단이 과소비성을 평가할 때 사용되어야 하는가? 과다비성을 평가하는 데 적절한 유형의 문단에는 어떤 것들이 있는가?
4. 아동의 음소 목록에 오직 파열음만 나타난다면, 어떤 문단이 사용될 수 있는가?
5. 정상 발화와 정상적인 연인두 폐쇄가 나타날 때 왜 비음치 점수가 0으로 나타나지 않는가?
6. 아동이 치찰음 문단에서 높은 비음치 점수를 보이지만, 다른 문단에서는 정상 점수를 보인다면 어떤 결론을 내릴 수 있겠는가? 어떤 치료방법을 권할 수 있겠는가?
7. 구개열 병력을 가진 아동이 파열음과 치경음에서 높은 비음치 점수를 보이지만, 연구개음에서는 정상적인 점수를 보인다면 그 원인이 무엇일 것이라고 생각되는가? 그다음 절차로 무엇을 할 것인가? 어떤 치료방법을 권할 수 있겠는가?
8. /s/의 연장 산출 동안 비음치 점수가 0으로 나타나는 이유는 무엇인가?
9. 정상적인 발화 시 /pi/의 반복 산출과 /pɑ/의 반복 산출 중 더 높은 비음치 점수가 나타나는 것은 어느 쪽인가? 이유는 무엇인가?

〈부록 13-1〉

KayPENTAX에서 제공한 Nasometer 검사용 표준 문단†

†영어 음소를 기준으로 만든 문단이므로, 한글로 번역하지 않고 원문을 그대로 옮긴다. – 역자 주

Zoo Passage*

Look at the book with us. It's a story about a zoo. That is where bears go. Today it's very cold out of doors, but we see a cloud overhead that's a pretty, white, fluffy shape. We hear that straw covers the floor of cages to keep the chill away; yet a deer walks through the trees with her head high. They feed seeds to birds so they're able to fly.

*이 문단은 비음이 포함되어 있지 않다.

Rainbow Passage**

When the sunlight strikes raindrops in the air, they act like a prism and form a rainbow. The rainbow is a division of white light into many beautiful colors. These take the shape of a long round arch, with its path high above, and its two ends apparently beyond the horizon. There is, according to legend, a boiling pot of gold at one end. People look, but no one ever finds it. When a man looks for something beyond his reach, his friends say he is looking for the pot of gold at the end of the rainbow.

**이 문단은 전체 자음 중 11.5%가 비강 자음이다.

Nasal Sentences***

Mama made some lemon jam.
Ten men came in when Jane rang.
Dan's gang changed my mind.
Ben can't plan on a lengthy rain.
Amanda came from Bounding, Maine.

***이 문단에는 비음이 포함되어 있는데, 각 문장의 전체 음소 중 비강 자음이 35%가 되도록 만들어졌다. 이는 표준 미국영어에 포함되어 있는 것보다 세 배가 더 많은 수치이다.

Nasometer II를 이용하여 40명의 성인 화자로부터 수집한 표준화된 문단의 규준 점수는 다음과 같다(KayPENTAX, n.d.[b]).

검사 문단	평균 비음치	평균의 표준편차 (SD)
Zoo Passage	11.25	5.63
Rainbow Passage	31.47	6.65
Nasal Sentences	59.55	7.96

〈부록 13-2〉

SNAP TEST-R 점수기록지

THE MACKAY-KUMMER SNAP TEST-R
SIMPLIFIED NASOMETRIC ASSESSMENT PROCEDURES
REVISED 2005

이름:	날짜:
나이:	검사자:

하위검사 I: 음절 반복/말소리 연장 하위검사

안내문: 스크린에 꽉 찰 때까지 반복하세요(혹은, 길게 늘이세요).

구강음+/ɑ/ 음절	규준치	표준편차	점수(역치: 15점 이상)
pɑ, pɑ, pɑ...	6	3	
tɑ, tɑ, tɑ...	7	4	
kɑ, kɑ, kɑ...	7	4	
sɑ, sɑ, sɑ...	7	5	
ʃɑ, ʃɑ, ʃɑ...	7	4	

구강음+/i/ 음절	규준치	표준편차	점수(역치: 35점 이상)
pi, pi, pi...	17	7	
ti, ti, ti...	17	7	
ki, ki, ki...	18	8	
si, si, si...	17	8	
ʃi, ʃi, ʃi...	16	8	

비강음+/ɑ/ 음절	규준치	표준편차	점수(역치: 40점 이하)
mɑ, mɑ, mɑ...	53	13	
nɑ, nɑ, nɑ...	53	11	

비강음+/i/ 음절	규준치	표준편차	점수(역치: 60점 이하)
mi, mi, mi...	72	13	
ni, ni, ni...	74	11	

말소리 연장	규준치	표준편차	점수(역치: ±2 SD)
/ɑ/ 연장	6	3	
/i/ 연장	19	9	
/s/ 연장	0	0	
/m/ 연장	93	3	

SNAP Test-Revised, 2쪽

이름: ______________________

하위검사 II: 그림 단서 하위검사

안내문: 전달구와 그림을 이용하여 문장을 만들어 보세요. 각각 두 번씩 하게 됩니다.

구강음 문단	**규준치**	**표준편차**	**점수(역치: 22점 이상)**
양순파열음	11	5	
치경파열음	11	5	
연구개파열음	13	6	
치찰음	12	5	
비강음 문단	**규준치**	**표준편차**	**점수(역치: 45점 이하)**
비음	54	9	

하위검사 III: 문단 하위검사

안내문: 각각의 문단을 읽으세요(혹은, 따라 하세요).

문단(읽기)	**규준치**	**표준편차**	**점수(역치: 25점 이상)**
양순파열음(비음 포함)	16	5	
문단(읽기)	**규준치**	**표준편차**	**점수(역치: 20점 이상)**
치찰음(비음 포함하지 않음)	10	4	

비고:

____

____

____

중요: 각 검사의 역치는 비정상 공명 경계선의 시작에 가까운 수치이다. 이 수치들은 표준편차(대략 구강음에서는 2 SD 이상, 비강음에서는 1 SD 이하)와 임상적 경험에 기초하여 정해졌다. 정상 화자 중 소수의 경우 비강음과 구강음의 평균치에서 2 SD 이상 벗어나 있을 수도 있다. 그러므로 여기서 언급된 역치는 일반적인 가이드라인일 뿐이며, 정상 공명과 비정상 공명의 절대적인 기준이 아님을 알아 두어야 한다. 비음치측정검사에서 얻은 점수는 청지각적 판단을 보완해 주기 위한 방법이며, 절대로 청지각적 판단을 대신해 줄 수 있는 수치는 아니다.

~를 들어 올리세요.

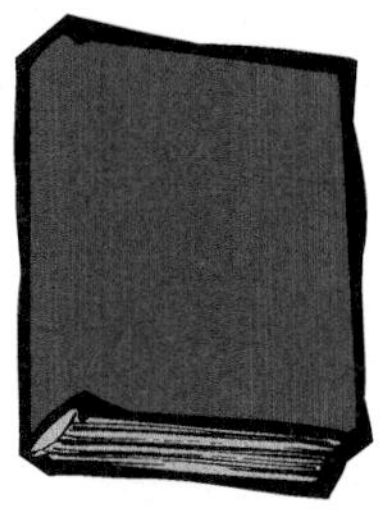
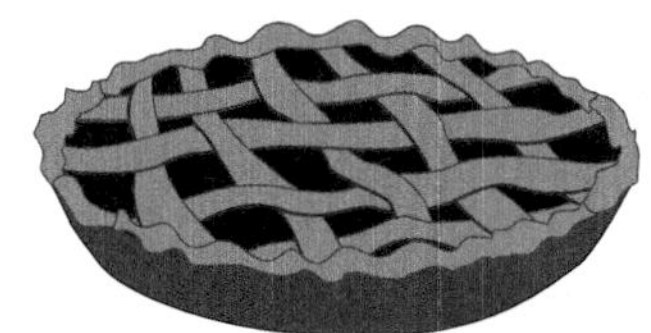
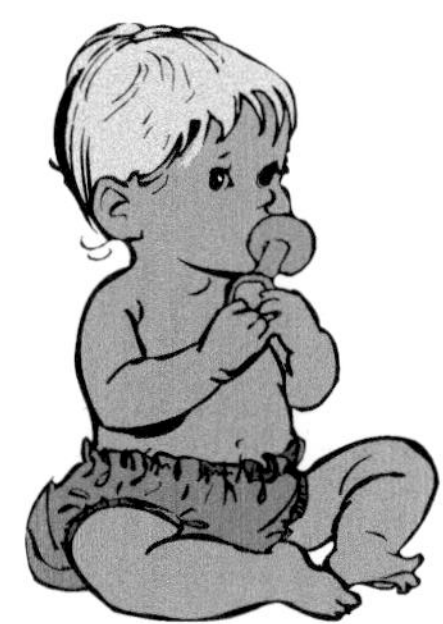

~를 잡아 보세요.

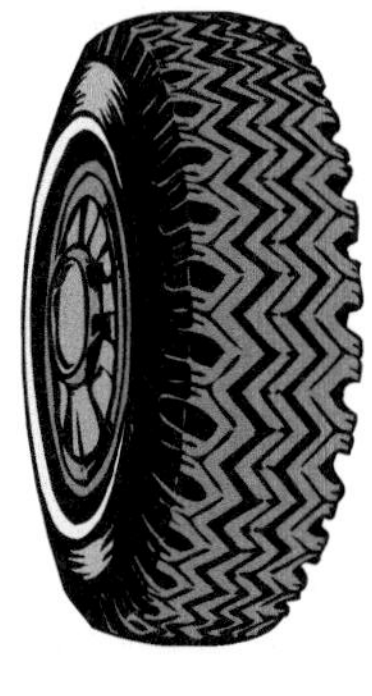
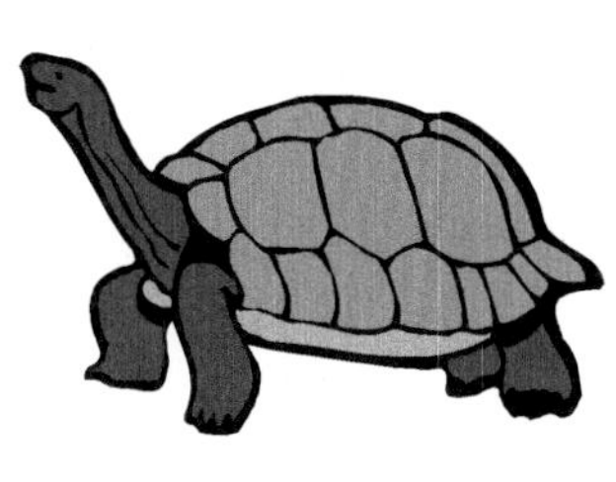
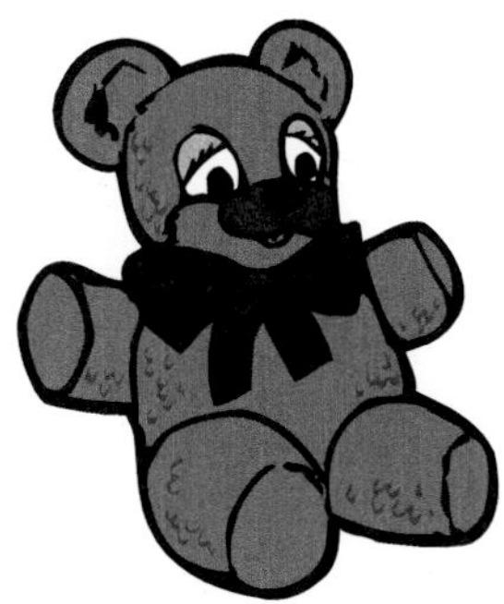

가서 ~를 가져오세요.

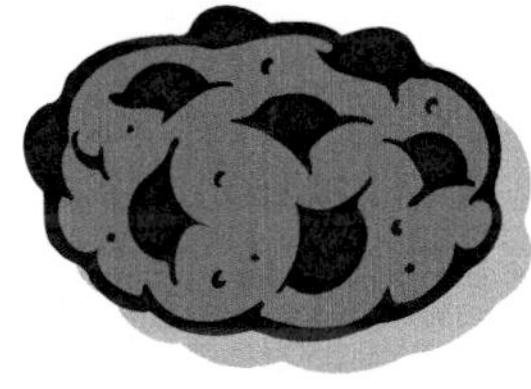
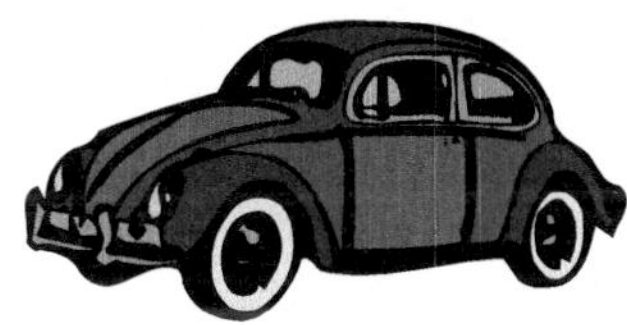
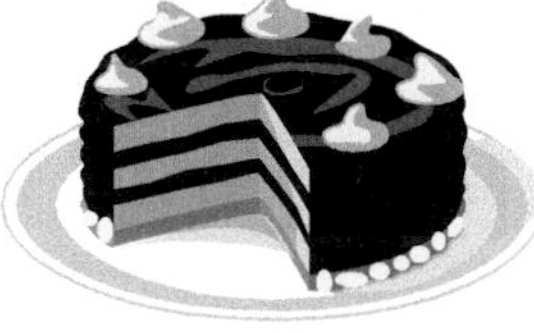

수지는 ~를 보고 있습니다.

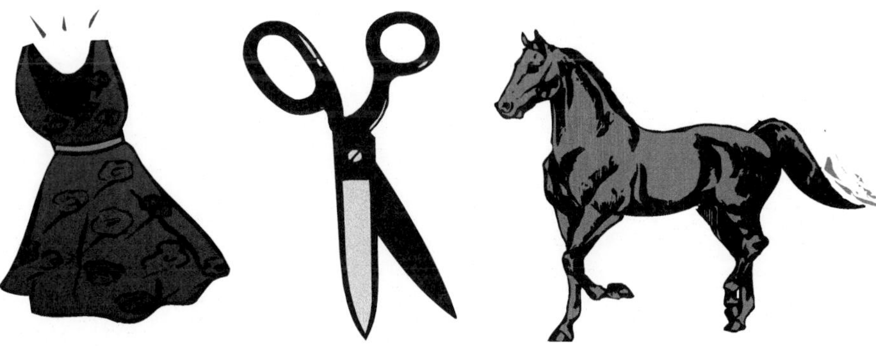

엄마가 ~를 만드셨습니다.

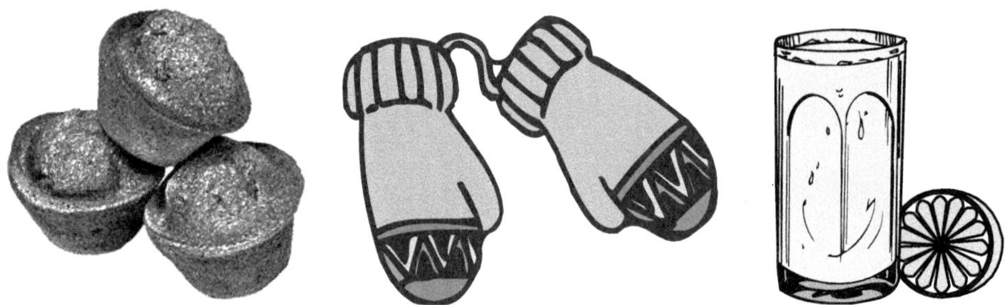

제 14 장

말소리의 공기역학적 측면

DAVID, J. ZAJAC, PH.D.

✿ 이 장의 개요

도 입

공기역학(aerodynamics)은 물리학의 한 분야로, 공기와 기타 운동 중인 기체의 물리적 특성에 대해 연구하는 분야이다. 말소리 산출은 성도의 다양한 밸빙 지점에서 적절한 기압의 형성 및 방출을 요구하기 때문에, 말소리 산출과정 연구에도 공기역학적 원칙이 적용된다. 연인두 기능장애의 중요 증세 중 두 가지—기압 손실과 비누출—가 공기역학과 관련된 부분이기 때문에 이들에 대한 공기역학적 연구는 매우 적절하다.

이 장에서 공명장애 환자의 연인두 및 비강통로 기제에 대한 공기역학적 평가의 원칙과 실제에 대해 설명하고자 한다.

왜 공기역학적 평가가 필요한가?

공기역학적 과정은 사실 말소리 산출의 모든 음향학적 측면과 관련이 있다. 이는 들숨과 더불어 시작되는데, 흉강이 확장되고 대기압보다 낮은 기압이 형성되면서 공기가 폐 안으로 들어오게 된다. 숨을 내쉬는 동안에는 흉곽이 수동적으로 이완되고, 필요한 경우, 호흡근육의 능동적인 수축에 의해 대기압보다 높은 성문하압(Ps)이 형성된다. 이러한 성문하압은 성대를 빠르게 열리게 만들고, 이로 인해 모든 유성음 산출 시 필요한 준(準)주기적인 공기의 방출이 일어나게 된다. 성도 상부의 조음기들은 말소리 산출을 위해 기류를 적절히 변화시킨다. 예를 들어, 파열음 /p/를 산출할 때 입술은 일시적으로 공기의 흐름을 막아 일정한 기압을 형성한 후 방출한다. 조음기의 공기 방출로 인한 음향적 폭발은 파열음 조음위치의 단서가 되는 강도와 주파수에 대한 중요한 정보를 제공해 준다. 게다가, 조음기는 성도 상부의 폭을 좁혀 비교적 오래 지속되는 잡음을 산출할 수도 있다. 예를 들어, 마찰음인 /s/를 산출하는 동안 혀를 치조에 근접시켜 단면적을 감소시키고 이로 인해 난기류를 형성한다.

말소리의 적절한 산출에는 효과적인 연인두 기제가 필요하다. 구강압력 자음을 산출할 때 연인두 기제는 구강과 비강을 적절히 분리해야 한다. 반대로, 비음을 산출할 때의 연인두 기제는 어느 정도 구강과 비강이 연결되어 있어야 한다. Sussman(1992)과 기타 연구에서 언급한 바와 같이, 다음의 지각적인 말소리 특성은 연인두 기능장애나 기타 구조적 결함을 동반하는 구개열 화자들이 종종 보이는 증세들인데, (1) 압력 자음의 약화, (2) 비누출, (3) 과다비성, (4) 과소비성, (5) 보상조음이 그것이다(192~193쪽 참조). 앞의 두 가지 증세는 공기역학적 측면에서 확실히 문제가 나타나지만, 지각적 특성은 매우 다양하게 나타나며 정의 내리기도 쉽지 않다. Sussman(1992)은 약화된 압력 자음을 "입에 무엇을 물고 말하는 것 같고, 명확성이 떨어진다."고 설명했다. Peterson-Falzone, Hardin-Jones와 Karnell(2001)이 언급한 바와 같이 비누출은 비강통로의 상태에 따라 소음이 들리기도 하고 안 들리기도 한다. 청취 가능한 비누출이어도 구강 내에서의 잘못된 조음, 특히 치찰음과 관련된 잘못된 조음으로 인해 그 증세가 드러나지 않거나 음향적으로 왜곡된 것으로 간주되기도 한다. 그러므로 공기역학은 약화된 압력 자음과 비누출의 정도를 판정하는 데 필수적인 평가방법으로 고려되어야 한다. 과다비성과 과소비성은 각 자음 및 모음과 연관된 복잡한 음향적-지각적 현상이지만, 이들 역시 공기역학적 특성을 이용해 구분할 수 있는 것들이다.

앞서 언급한 요인들로 인해, 연인두 기능장애가 의심되는 환자의 진단 절차에 공기역학적 기법이 중요한 부분을 차지한다. 사실, 연인두 기능에 대한 종합적인 평가에는 지각적 기법과 기계적 기법이 둘 다 포함되어야 한다(Peterson-Falzone et al., 2001). 공기역학적 기법을 적절히 사용하면 구강압력 수준에 대한 객관적인 기록, 비누출의 비율과 자음 산출 시 연인두 틈의 크기 측정 등이 가능하다(Smith & Kuehn, 2007). 게다가 공기역학적 기법은 특정 음성적 맥락에서 나타나는 연인두 기능의 시간적 측면과 숨을 쉬는 동안 나타나는 비강기도의 개방성 등에 대한 정보도 제공해 준다. 이러한 정보는 구개열 혹은 연인두 기능장애 환자의 진단 혹은 치료 후 평가의 확고한 기초가 될 수 있다.

이후의 부분에서는 (1) 기류-기압 기법의 기본 원칙, (2) 기기의 계측 및 눈금조정, (3) 비강 호흡의 공기역학적 평가, (4) 구개열 화자의 말 산출 특성과 공기역학적 평가에 대해 설명할 것이다. (1)과 (2)의 두 절(section)에서는 공기역학적 평가 기법의 배경과 이론에 대해 설명할 것이다. 세 번째 절은 앞서 언급한 바와 같이 비강기도가 말소리 산출의 지각적 측면과 관련해 매우 중요한 역할을 하기 때문에 이를 포함시켰다. 마지막 절에서는 정상 말소리와 구개열 말소리의 공기역학적 특성에 대한 세부적인 검사에 대해 설명할 것이다.

기류-기압 기법의 기본 원칙

Warren과 DuBois(1964)는 말소리 산출 시 연인두 기능의 역학 연구에 공기역학적 원칙을 적용한 최초의 학자이다. 그들이 사용한 절차를 보통 **기류-기압 기법**(pressure-flow technique)이라 한다. 구강과 한쪽 비공에 지름이 작은 카테터를 각각 삽입하고, 다른 쪽 비공에 기류 튜브를 삽입시켜 연인두 틈의 단면적을 측정하였다. 그러므로 이 기법은 연인두 기능장애의 유무와 정도를 판단할 수 있게 해주는 간접적인 평가방법이다.

✲ '오리피스 방정식'의 도출

Warren과 DuBois(1964)가 설명한 바와 같이, 협착 부위 혹은 구멍의 기압차와 기류량을 동시에 측정하면 그 부분의 단면적을 계산할 수 있다. 이상적인 방정식(**그림 14-1** 참조)에서 정압(static pressure, 예: 움직이는 기류와 연관된 기압)은 구멍 앞(A 지점)과 협착 부위 근처 지점(B 지점)에서 측정한다. 이 두 압력의 차이가 동압(dynamic pressure)의 손실분이다. 기류가 안정되어 있거나 난기류가 없는 상태라고 가정할 때, 구멍의 면적은 다음과 같이 동압 손실분과 베르누이 방정식(Bernoulli's equation)을 수정하여 구할 수 있다.

$$A = \hat{V}/k[2(p_1 - p_2)/D]^{1/2}$$

여기서, A는 cm^2 단위의 구멍의 면적, $\hat{V}$는 ml/s 단위의 기류량, p_1은 dynes/cm 단위의 구멍의 앞에서 측정되는 정압, p_2는 dynes/cm 단위의 구멍에서 측정되는 정압, D는 공기의 밀도(.001gm/cm)를 말한다. 그러나 Warren과 DuBois(1964)가 말한 바와 같이, 이상적인 혹은 '이론적인' 상태는 인간의 신체에서는 나타나지 않는다. 게다가, 압력 변환기의 위치 등 실제적인 제한 때문에, 협착 부위에서의 정압은 측정할 수가 없다. 그러므로 기류-기압 기법은 **그림 14-1**의 C 지점에서 측정되는 정체압력(stagnation pressure, 예: 저속 혹은 움직이지 않는 기류의 압력)을 이용한다. Yates, McWilliams와 Vallino(1990)가 언급한 바와 같이 구멍의 앞과 뒤의 기류 속도가 낮다면, 구멍에 의해 생긴 압력 손실분은 구멍에서의 동압과 거의 같은 양이다. 이러한 상태는 인간의 신체에서도 나타날 수 있고, Zajac과 Yates(1991)에 의해 간접적으로 확인되었기 때문에, 동압 대신 정체압력을 기류-기압 기법에 사용할 수 있다.

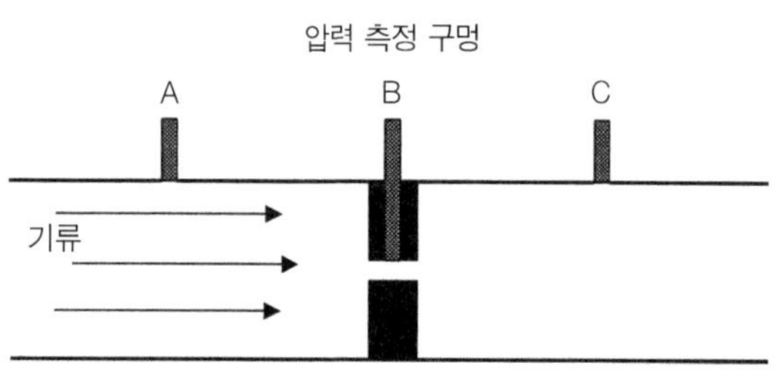

그림 14-1 협착 부위의 면적은 기류 속도 및 협착 부위의 압력 손실분을 측정하여 구할 수 있다. 동압 손실분(A에서 B를 빼기)이나 정체압력 손실분(A에서 C를 빼기)을 측정할 수 있다.

Courtesy David J. Zajac, Ph.D./University of North Carolina at Chapel Hill

Warren과 DuBois(1964)는 구멍을 통해 지나가는 기체의 역학 에너지가 구멍의 비강 측에서 생기는 난기류 때문에 손실되는 경우에는 구멍의 아랫부분에서 측정되는 압력으로 대치하는 것이 타당하다고 지적하였다. '이론적인' 방정식에는 난기류를 고려하지 않았으므로 측정된 면적은 실제 면적과 다를 것이다. 이러한 문제를 극복하기 위해 Warren과 DuBois(1964)는 '보정계수 *k*'를 도입하였다. 이는 성도 상부를 모델로 이루어진 검사에서 도출된 무차원계수 0.65를 말한다. 면적이 2.4~120.4mm²에 이르는 짧은 튜브를 사용하여, 이들은 부절적한 연인두 구조를 가지고 있는 화자에게서 평균치 0.65가 전형적으로 나타나는 면적의 범위를 충족시킨다고 결론지었다.*

이들의 검사 모델에 기초하여, Warren과 DuBois(1964)는 이론적인 방정식을 다음과 같이 수정하였다.

$$A = \hat{V}/k[2(p_1 - p_2)/D]^{1/2}$$

여기서, *k*는 0.65이다. Warren과 DuBois(1964)는 이를 '활동 방정식'이라고 불렀고, 이는 후에 **오리피스 방정식**(orifice equation, '오리피스'는 '구멍'을 의미함—역자 주)이라고 불리게 되었다. 현재 이 방정식은 구멍 간의 기압 및 기류 차이를 동시에 측정함으로써 VP 밸브의 최소 단면적을 구하는 공식으로 정의하고 있다.

✲ 기류-기압 기법의 적용

자음을 산출하는 동안 형성되는 기압은 움직이는 기류(예: 마찰음 /s/)나 움직이지 않는 기류(예: 파열음 /p/)와 관련이 있다. 이러한 기압을 측정하기 위해서는 지름이 작은 카테터를 관심 조음기의 뒤쪽에 위치하게 한다. 마찰음과 연관 있는 정압을 측정하기 위해서는 카테터의 입구가 기류의 방향과 수직을 이루며 위치해 있는지 확인해야 한다. 파열음과 연관 있는 정체압력을 측정하기 위해서 성도 안에 있는 카테터의 방향을 어디로 두는가 하는 것은—그 카테터가 관심 조음기의 뒤쪽에 위치하는 한—모든 방향에서 측정되는 기압이 똑같기 때문에 별 의미가 없다(Baken & Orlikoff, 2000). 이와 같이 카테터 위치 선정은 매우 중요한 문제인데, 이는 다음에서 설명될 것이다.

Warren과 DuBois(1964)는 원래 후방의 구인두 쪽에서 끝에 풍선이 달려 있는 카테터를 사용하였다(**그림 14-2A와 B 참조**). 카테터는 코르크를 통해 비공을 지나 휴식기의 연구개 바로 아래에 고정된다. 그다음으로 대기압과의 압력차를 감지하는 변환기를 눈금조정한 뒤, 여기에 카테터를 연결한다. 더 큰 플라스틱 튜브가 화자의 다른 쪽 비공에 삽입되고, 이는 눈금조정이 된 유량계에 연결된다. 끝에 풍선이 달려 있는 카테터가 혀의 뒤쪽에 위치해 있기 때문에, 모든 파열음의 조음위치(예: 양순음, 치조음, 연구개음)와 연관되어 있는 정체압력을 쉽게 측정할 수 있다. 이러한 압력은 **그림 14-1**의 A 지점

---

* Yates와 동료들(1990)은 Warren과 DuBois(1964)가 "직사각형의 좁은 구멍"을 사용했을 것이라 추측하였지만, Warren은 원래 모델에서 *k* 상수를 도출하기 위해 짧은 튜브를 사용했다고 명확히 언급하였다(2007년 3월 27일, 개인적인 의견교환을 통해).

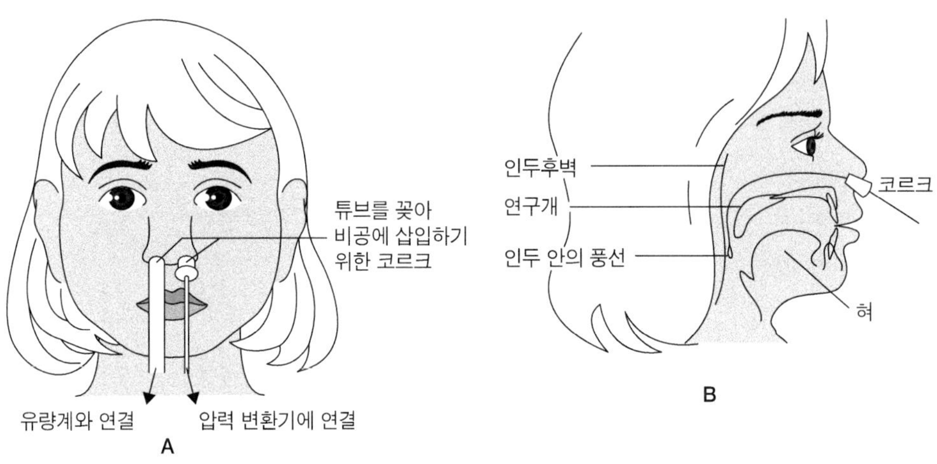

그림 14-2(A와 B) Warren과 DuBois(1964)가 처음 고안한 기류-기압 기법. (A) 정면상. (B) 측면상. 끝에 풍선이 달려 있는 카테터가 구인두에 위치해 있다.

A와 B: Courtesy of David J. Zajac, Ph.D.

과 연관이 있는 연인두 구멍의 앞쪽에서 형성되는 유체압력을 반영한다. Warren과 DuBois(1964)는 얇은 풍선을 사용하면 끝이 열린 카테터를 사용하는 경우에 비해 대략 3% 정도 압력이 낮아진다고 하였다. 그러나 침 때문에 카테터가 막히는 것을 방지해 주기 때문에 풍선을 사용한다. 카테터를 코를 통과해서 위치시키는 것의 또 다른 장점은 조음을 하는 동안 혀의 움직임을 방해하지 않는다는 데 있다.

그림 14-2에서 볼 수 있는 기류-기압 기법의 단점은 말소리를 산출하는 동안 기록되는 압력차에는 연인두 구멍이 열려 있을 때 생기는 비강 내 압력까지 포함된다는 것이다. 이 문제를 극복하기 위해, Warren과 DuBois(1964)는 화자로 하여금 입술을 다문 상태에서 코로 가볍게 숨을 쉬게 하였다. 숨을 쉬는 동안 얻어지는 압력차와 비강기류 측정치는 x좌표와 y좌표의 점으로 찍히게 된다. Warren과 DuBois(1964)가 언급한 바와 같이, 비록 이론상으로는 숨을 쉬는 동안 나타나는 압력차가 연인두 구멍의 요소까지 포함하고 있다고는 해도, 이는 매우 적어서 기록할 필요도 없다. 말소리를 산출하는 동안, 특정 분절음의 기류량 측정 시 비강 내 압력 요소를 함께 측정한다. 다음에 말소리를 산출하는 동안 측정된 압력차에서 이 비강 내 압력을 빼면 된다.

Warren(1964)의 후속연구에서는 말소리 산출 동안 연인두 구멍을 통해 생기는 압력차를 직접 측정하기 위해 기류-기압 기법이 수정되었다. 그림 14-3에서 볼 수 있듯이 연인두 구멍 아래의 구인두 압력을 측정하기 위해 카테터를 구강 안에 위치시키고, 다른 카테터는 한쪽 비공에 삽입한다. 비공에 삽입한 카테터는 코르크 마개를 이용하여 삽입함으로써 비공을 막아 주는 역할도 하며, 연인두 구멍의 하강기류(즉, 구멍 위쪽에 형성

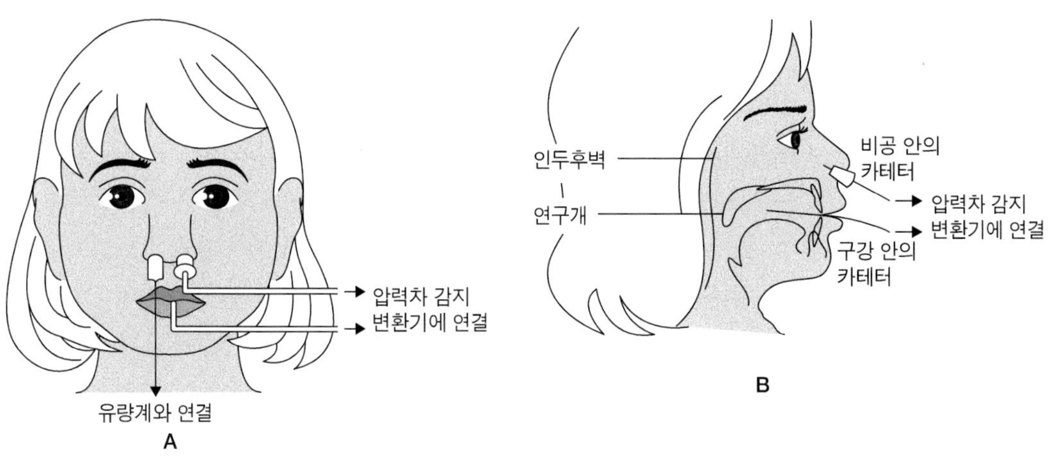

그림 14-3(A와 B) Warren(1964)이 수정한 기류-기압 기법의 정면상 및 측면상. 끝이 열려 있는 카테터가 비공과 구인두에 삽입되어 있다.

A와 B: Courtesy of David J. Zajac, Ph.D.

되는 기류)의 정체압력도 형성한다. 압력차 변환기를 눈금조정한 후 구강과 비강의 카테터에 연결한다. 남은 비공은 앞서 설명한 것처럼 비강기류를 측정하기 위해 이용하게 된다. 이렇듯 연인두 구멍을 지나는 풍선을 제거한 상태에서 시행되는 수정 기법은 기류-기압 기법의 임상 적용을 한결 수월하게 해주었다.

Warren, Dalston, Trier와 Holder(1985)는 기류-기압 기법의 최종 수정본을 제시했다. 단일 변환기를 통해 구강-비강 압력의 차이를 측정하는 대신, 2개의 압력 변환기—각각 대기압을 기준으로 한다—를 사용하여 구강과 비강의 압력을 별도로 측정하였다. 오리피스 방정식에 필요한 압력차는 구강과 비강 압력의 측정치를 이용해 계산한다. 이렇게 수정된 방법의 장점은 정상 데이터와 비교할 수 있는 실제적인 구강압력을 측정할 수 있다는 것이다. 그러므로 무성파열음 산출 동안 형성되는 구강압력을 통해 성문하압도 간접적으로 측정할 수 있다.

기기 장치와 눈금조정

말소리의 공기역학적 측면을 검사하기 위한 기본 기기는 카테터, 기류 튜브, 변환기와 가열된 호흡기류계를 포함한다. 눈금조정 장치도 필요하다. 아래 절에서 이 기기들에 대해 설명할 것이다.

❋ 기기

말소리의 공기역학검사 과정에는 비공 카테터, 구강에 들어갈 정도로 지름이 작은 구강 카테터와 다른 쪽 비공에 사용할 기류 튜브 등이 필요하다. **변환기**(transducer)는 측정된 기압이나 기류를 전기신호로 바꿔 주는 역할을 하며, 디자인, 수행 특성 등이 매우 다양하다. **그림 14-4**는 말소리 연구에 유용하게 사용되는 두 유형의 압력차 변환기를 보여 주고 있다. 가변 **용량**(capacitance, 에너지를 저장할 수 있는 능력) 변환기(**그림 14-4A**)는 격막과, 절연된 전극으로 이루어진 가변 축전기로 구성되어 있다. 압력은 높은 곳에서 낮은 곳으로 흐르기 때문에, 용량은 그에 비례하여 증가하게 된다. **그림 14-4A**에 나타나 있는 변환기 중 2개는 말소리 산출 행동에 연관되어 있는 대부분의 압력을 측정하는 데 유용한데, 대략 물 0~15인치(0~38cm)가 나타내는 압력의 범위를 보인다. 예를 들어, 이 변환기의 상한선은 대략적으로 큰 말소리에서 나타나는 압력보다 두 배 정도 높다. 다른 2개의 변환기는 물 0~0.5인치(0~1.27cm)가 나타내는 압력의 범위를 보이는데, 이는 말소리와 연관된 낮은 기류량의 측정에 유용하다. 고체 변환기는 **그림 14-4B**에 나타나 있다. 다시 말하지만 2개의 변환기는 말소리 산출을 위한 압력에서 요구되는 높은 범위를 포함하는 반면, 다른 2개는 말소리의 기류를 기록하는 데 적절한 더 낮은 범위를 포함한다. 두 유형의 변환기 모두 양호한 반응시간(특히, 고체)과 적은 전장(電場) 내 변화(특히, 가변 용량)를 보여 준다.

말소리 기류의 측정에는 기류율을 측정하는 가열된 호흡기류계(pneumotachograph)도 필요하다. **그림 14-5**에 나타나 있는 이 기기는 더 큰 회로에 연결되어 있는 작은 지

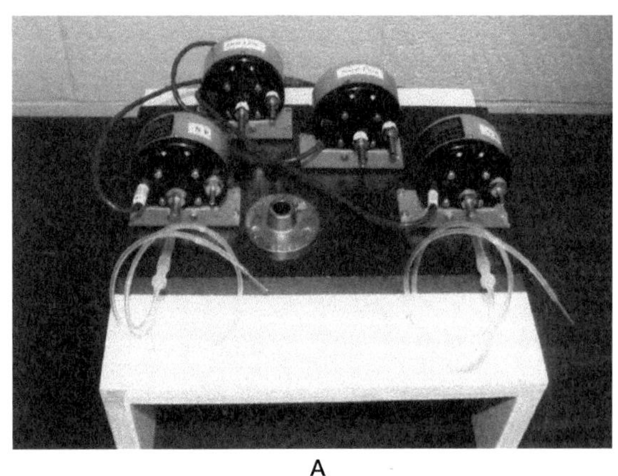

A

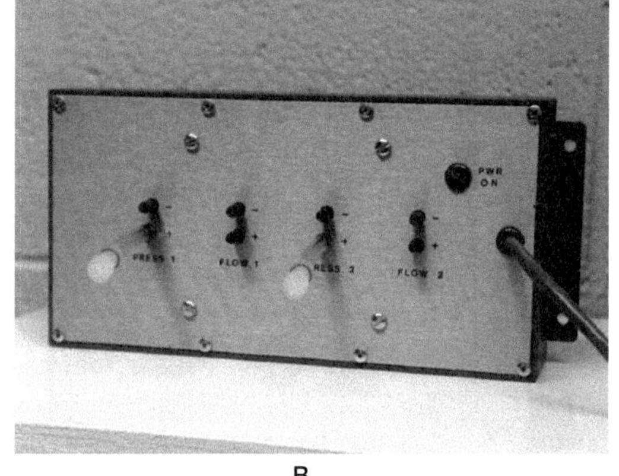

B

그림 14-4(A와 B) (A) 4개의 가변 용량 압력차 변환기. 앞쪽 2개는 기압을 측정하는 데 사용되고, 뒤쪽 2개는 기류를 측정하는 데 사용된다. (B) 4개의 고체 압력차 변환기. 2개는 기압 측정에, 2개는 기류 측정에 이용된다.

A와 B: Courtesy David J. Zajac, Ph.D./University of North Carolina at Chapel Hill

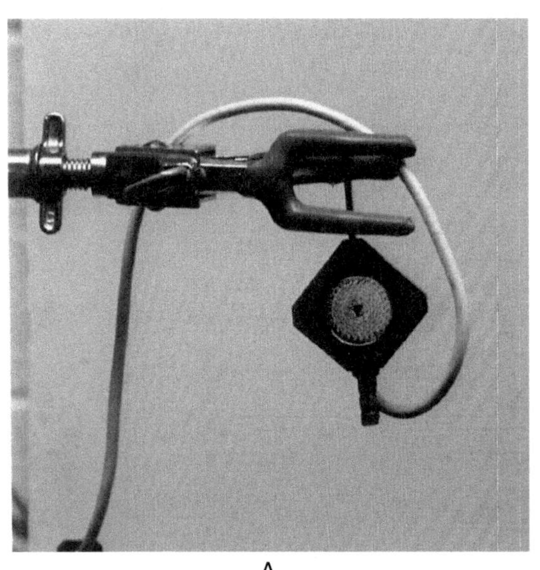

A

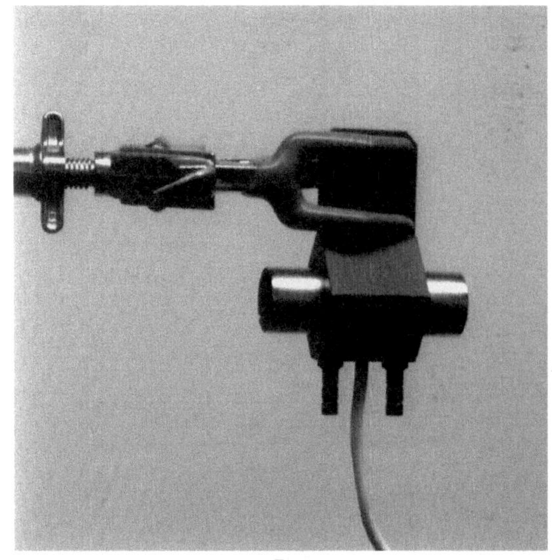

B

그림 14-5(A와 B) (A) 저항 유발 채널이 보이는 양방향 호흡기류계의 정면. (B) 정압 포트가 보이는 호흡기류계의 측면.

A와 B: Courtesy David J. Zajac, Ph.D./University of North Carolina at Chapel Hill

름의 튜브 다발을 통해 기류가 지나가게 함으로써 저항을 생성한다. 2개의 압력 탭을 압력차 변환기의 포트에 연결한다. 앞서 언급한 바와 같이 말소리 산출 시의 기류량과 연관되어 나타나는 기압의 감소는 비교적 적기 때문에, 물 0~0.5인치 또는 0~1.0인치(1.17~2.54cm) 정도 압력 범위의 변환기를 사용하는 것이 적절하다. 호흡기류계를 통한 기류량의 측정은 압력차의 감소를 측정하여 이루어진다. 기류량이 높아지면 주어진 저항에서 더 높은 압력 손실을 보이게 된다. 호흡기류계는 크기가 다양하며 여러 용도로 응용할 수 있다. Baken과 Orlikoff(2000)가 언급한 바와 같이, Fleisch 1 호흡기류계(그림 14-5)는 많은 경우의 말소리 연구에 유용하게 사용된다. 이는 최대 유효 기류량이 1.0L/s이며, 저항은 1.5cm H_2O/L/s, 사용할 수 없는 공간이 15ml이다.

✻ 눈금조정

기류-기압 기기의 눈금조정은 변환기가 도출해 낸 결과가 이미 알고 있는 입력 수치와 일치함을 확신시켜 주는 데 중요한 사항이다. 대개 압력 변환기의 눈금조정은 압력을 측정하기 위해 액체관을 이용하는 기압계(manometer)를 사용하여 시행된다.

U 튜브 수압계(U-tube water manometer)는 물이 약간 채워져 있는 U자 모양의 유리관으로 구성되어 있으며, 0이 수면의 초승달(곡선) 모양과 일치하도록 되어 있는 눈금(대개 cm H_2O)이 그려져 있다. 수압계 한쪽 관에 압력이 가해지면, 압력이 그쪽 관의 수

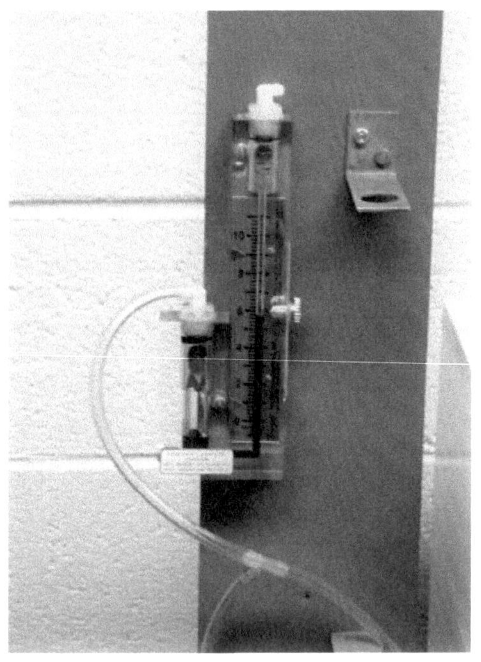

그림 14-6 액주형 기압계. 용기(왼쪽)에 작용한 압력이 오른쪽의 물기둥을 밀어 올리게 된다.

Courtesy David J. Zajac, Ph.D./University of North Carolina at Chapel Hill

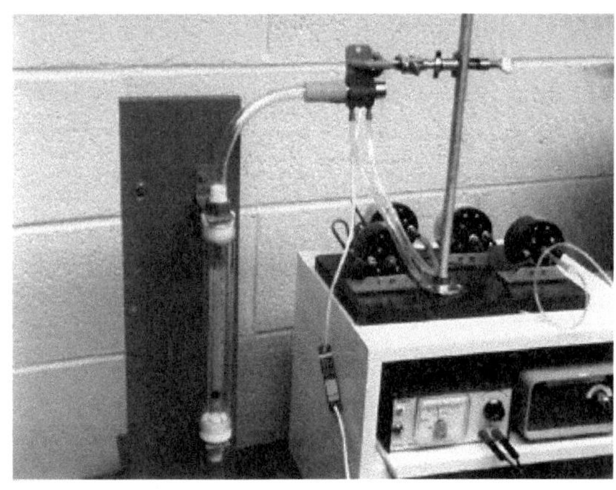

그림 14-7 호흡기류계의 눈금조정. 압축공기 공급기(여기서는 안 보임)가 호흡기류계 및 압력차 변환기 모두에 연결되어 있는 유량계(그림에서 왼쪽)에 미리 정해진 양의 기류를 공급한다.

Courtesy David J. Zajac, Ph.D./University of North Carolina at Chapel Hill

면을 누르는 동안 다른 쪽 관의 수면은 올라가게 된다. 가해진 압력의 양은 두 관의 수면의 변화량 차이로 알 수 있다. 예를 들어, 압력을 받은 관의 수면이 3cm 내려가고 다른 쪽 관의 수면이 3cm 올라갔다면, 적용된 압력의 총합은 6cm H_2O이다.

액주형 기압계(well-type manometer)는 U 튜브 수압계와 비슷하지만, 작용한 압력을 직접 읽을 수 있다(그림 14-6). 이러한 유형의 기압계에는 눈금조정이 되어 있는 용기가 있는데, 그 안에는 일정한 비중(순수한 물 4°C의 단위중량에 대한 특정 물질의 단위중량의 비율—역자 주)의 측량용 기름이 채워져 있다(그림 14-6의 왼쪽 관). 용기의 수면은 센티미터 눈금의 0에 맞추어져 있다. 용기에 압력이 작용하면 이로 인해 그와 연결된 기둥의 액체가 올라가게 되는데, 이 물기둥의 높이가 작용한 압력을 나타내는 것이다. 액주형 기압계를 사용하는 것이 U 튜브 수압계를 사용하는 것보다 편하기는 하지만 측량용 기름이 정확한 눈금조정을 거쳤다는 것이 확실해야 측정치를 신뢰할 수 있다. 물이나 기름이 채워져 있는 장치가 필요없는 디지털 기압계도 유용하게 사용할 수 있다.

호흡기류계의 눈금조정은 그림 14-7에서 보는 바와 같이 대개 압축공기의 공급으로 기류율을 측정하는 **면적식 유량계**(rotameter)를 사용하여 이루어진다. 면적식 유량계에 떠 있는 공은 제공된 기류율에 비례하여 올라가게 된다. 그림 14-7은 길몬트 면적식 유량계의 사진이다. 이 면적식 유량계는 0~100의 임의적인 단위로 눈금조정이 이루어진다. 이 단위는 공급업체에서 제공해 주는 눈금조정 곡선에 따라 ml/s(혹은 L/s) 단위로 환산되어야 한다. ml/s 단위로 눈금조정을 하는 면적식 유량계에는 다른 유형도 있다. 눈금조정을 위해서 이미 양을 알고 있는 공기를 호흡기류계로 흘려보내기 위한 커다란 용량의 주입기(예:

1~3L)가 사용된다. 이 방법의 장점은 세팅에 따라 준비되어 있지 않을 수도 있는 압축 공기를 사용할 필요가 없다는 것이다.

컴퓨터에 기초한 공기역학적 시스템의 눈금조정은 다양한 압력 변환기에서 사용하는 눈금조정 요소들을 측정하여 저장해 놓은 소프트웨어를 사용한다. 여기서 보여 주는 수치는 미리 정해진 입력 수치(즉, 사용한 양을 알고 있는 기압이나 기류량)와 변환기의 출력 전압 사이의 관계를 보여 주고 있다.

현재, 말소리에 대한 공기역학적 측면을 측정할 수 있는 기기를 제작하는 업체가 몇 군데 더 있다. 대개 이러한 기기들은 환자를 완벽하게 평가하기 위한 눈금조정 기기와 소프트웨어 프로그램을 기본 구성요소로 제공한다. 임상가가 눈금조정 절차에 익숙하지 않으면, 관련 분야의 전문가들(예: 전기 기술자, 기계 엔지니어)로부터 눈금조정 기기의 셋업 및 조작에 대한 도움을 받을 것을 권한다.

❋ 비강기도 평가

공기역학 기기는 비강 호흡을 평가하고 상기도폐색의 정도를 수량화하는 데 사용한다. 비강 호흡은 비강과 비인두 두 군데에서 방해받을 수 있기 때문에, 폐색은 이 두 군데 모두에서 혹은 두 군데 중 한 군데에서 생길 수 있다.

❋ 비강기도폐색

비강기도폐색은 구순구개열 혹은 다른 두개안면 기형의 병력이 있는 환자에게는 매우 흔하다. 이는 상악 후퇴, 두개저 기형, 하인두 협착, 아데노이드 비대증 등에 의해 생길 수 있는데, 이들은 모두 비인두 기도를 좁게 만든다. 비중격 만곡, 후비공폐색, 비공 협착 등도 비강의 크기와 개방성을 제한시킨다. 콧물이 꽉 차 있거나, 점막이 비대해져 있는 경우에도 비강기도의 크기가 좁아질 수 있다. 비인두나 비강으로 통하는 길이 좁아져 공기의 흐름을 방해하는 상태 모두가 비강기도폐색의 원인이 된다. 그러한 폐색은 과소비성의 원인이 된다.

구순/구개열 환자들은 구조적 결함을 고치기 위한 수술적 처치의 결과로 비강기도폐색이 일어나기 쉽다. 사실, Warren과 동료들의 연구에서 편측성 구순구개열 수술을 받은 아동들의 비강기도 크기는 구개열이 없는 아동들에 비해 현저히 작은 것으로 보고되었다(Warren, Hairfield, Dalston, Sidman & Pillsbury, 1988). 남아 있는 VPI를 해결하기 위해 2차 수술을 받은 연구개열 환자는 후비강기도폐색이 생길 위험이 있다. 그러한 폐색은 과소비성을 유발할 뿐만 아니라 그 정도가 심각하여 폐쇄성 수면무호흡증이 생긴 경우에는 건강이나 일상생활에까지 영향을 미칠 수 있다. 그러므로 호흡을 하는 동안에 생기는 비강 저항에 대해 평가하는 것은 언어치료전문가와 이비인후과 의사 모두에게 매우 중요한 일이다.

❋ 비강 저항과 비강 통기도 검사

전통적으로 비강(비강기도) 저항의 측정은 전비강 및 후비강 통기도 검사(anterior and posterior rhinometry)를 통해 이루어진다(Smith & Kuehn, 2007). 이 기법은 비강을 통과하는 공기에 의해 생성되는 압력의 측정으로 이루어진다(Clement, 1984). 후비강 통기도 검사(**그림 14-8**)를 이용하여, 구인두와 비공 바깥의 기류량을 동시에 측정한 후 압력차를 측정한다. 그러므로 비강기도 저항의 측정 결과는 연인두와 비강이 모두 포함된 결과이다. 전비강 통기도 검사(**그림 14-9**)를 이용하여 코의 입구와 대기 간의 압력차를 측정한다. 이는 카테터를 끼운 코르크로 한쪽 비공을 막은 상태에서 이루어진다. 앞서 언급한 바와 같이 이러한 상태는 연인두를 지나는 기류의 정체압력을 만들어 내고, 이 압력은 공기의 흐름을 만들어 낸다. 비공을 막아야 하기 때문에, 전비강 통기도 검사는 막지 않은 쪽 코의 저항만 측정할 수 있다. 다른 쪽 코의 저항을 측정하려면, 카테터를 끼운 코르크와 기류 튜브를 바꾼 뒤 다시 측정하면 된다. 전비강 혹은 후비강 통기도 검

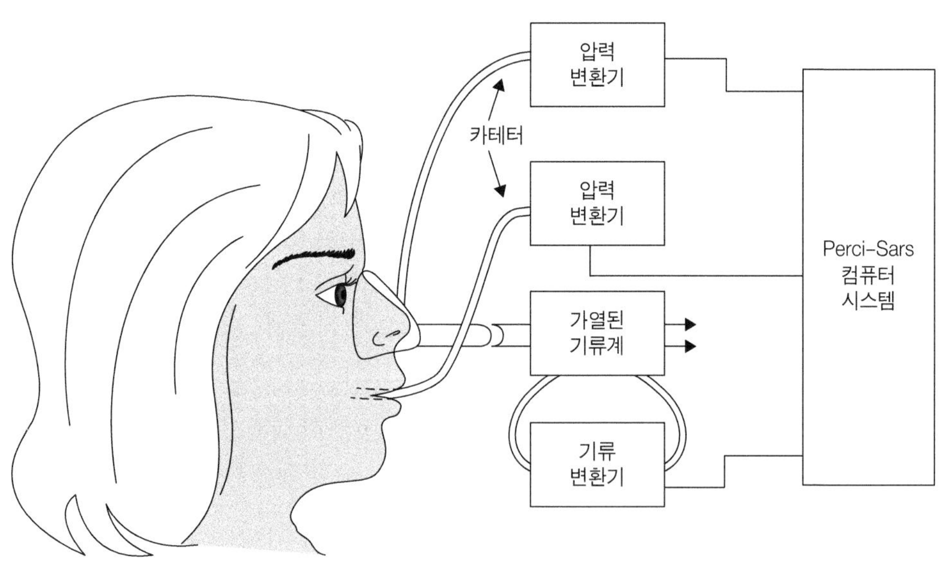

그림 14-8 후비강 통기도 검사. 양측 비공이 동시에 측정된다.

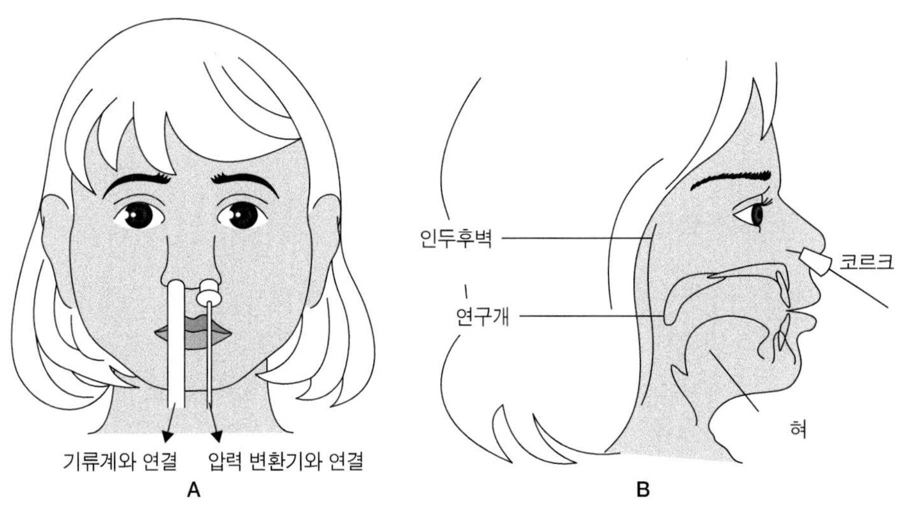

그림 14-9(A와 B) (A) 전비강 통기도 검사의 정면상. 각 비공을 따로 평가한다. (B) 측면상.

사를 하는 동안, 타당한 결과를 얻기 위해서는 숨을 쉬는 동안 입을 꼭 다물고 있게 해야 한다.

일단, 전비강 혹은 후비강 통기도 검사로 압력차와 비강기류가 측정되면, 비강 저항(R_n)은 다음과 같이 계산한다.

$$R_n = P/\hat{V}_n$$

여기서, P는 cm H_2O 단위의 압력차이며, $\hat{V}_n$은 L/s 단위의 비강기류를 뜻한다. 그러므로 비강 저항은 cm H_2O/L/s 단위로 표현된다. 비록 이 공식이 비강 저항의 계산 공식으로 널리 받아들여지고 있지만, 이는 오직 비강 호흡 중 기류가 생성되지 않을 때에만 타당한 방법이다(Clement, 1984). 호흡 노력(즉, 폐가 만들어 내는 추진 압력)의 정도에 따라, 비강을 통해 나오는 기류가 **층기류**(laminar airflow)가 될 수도 있고 **난기류**(turbulent airflow)가 될 수도 있다. 층기류는 별다른 저항을 받지 않기 때문에 안정적이고 흐름이 부드럽다. 기류가 층기류의 특성을 보일 경우, 압력과 기류의 관련성은 선형적이며, 위의 비강 저항 공식이 타당한 결과를 제시해 준다. 비강통로 안에 돌출 부위가 있거나 그 표면이 불규칙한 경우에는 난기류가 생성된다. 기류가 난기류일 경우, 기류-기압의 관계는 2차 방정식과 같은 형태를 띠게 되기 때문에 위의 공식도 그에 맞게 수정되어야 한다. 이러한 문제를 해결하기 위해 많은 임상가들이 기류가 난기류가 되는 상태를 피하고 개인 간의 비교를 타당하게 할 수 있게 하기 위해 비교적 낮은 속도의 층기류에서 비강 저항을 측정한다(Allison & Leeper, 1990; Berkinshaw, Spalding, & Vig, 1987; Warren, Duany, & Fischer, 1969). 예를 들어, Berkinshaw와 동료들(1987)은 0.250L/s의 저속의 기류를 사용할 것을 권하고 있는데, 그 이유는 이 속도의 기류가 층기류이며 비강 폐색이 있는 환자에게서도 쉽게 측정되기 때문이다.

✻ 비강 단면적 측정

Warren(1984)은 비강의 단면적 측정을 위한 비강 통기도 검사 시 기류-기압을 측정할 때에도 '오리피스 방정식'을 적용할 수 있다고 하였다. 면적 측정 방법을 활용하면 기류가 중저속인 경우의 비강 저항을 계산할 때 나타나는 문제를 효과적으로 피할 수 있다. 이 방법으로 비강 중 단면적이 가장 작은 부분인 **비강 밸브**(nasal valve)의 단면적 계산이 가능하다. 비강 밸브는 대략 코의 입구에서 뒤쪽으로 1cm 지점에 위치해 있는데, 안쪽으로는 비중격, 옆쪽으로는 콧날개 연골과 경계를 이루고 있으며 하비갑개의 앞부분에 위치한다(Bridger, 1970). 성인에게서 관찰되는 비강 단면적과 비강기류 간의 비선형적 관계는 비강폐쇄의 정도에 따라 다양하다(Warren, Hairfield, Seaton, & Hinton, 1987). Warren과 동료들은 비강 기도의 크기가 0.40cm^{2}보다 작을 때 비강기류의 속도가 비강 단면적에 의해 조절된다는 것을 보여 주었다.

후속 연구에서 비강기도의 크기는 연령에 따라 달라진다는 것이 나타났다(Smith, Patil, Guyette, Brannan, & Cohen, 2004; Warren et al., 1988; Warren, Hairfield, & Dalston, 1990). 안면의 성장과 더불어 비강기도의 크기도 16~18세에 이르기까지 지속적으로 증가하는 것으로 보인다. Warren과 동료들(1990)은 기류-기압 기법을 사용하여 6~15세 아동을 평가했는데, 비강통로의 크기가 매년 약 0.032cm^{2}씩 증가하며, 평균 비강 단면적은 6세 때 0.21cm^{2}에서, 14세 때 0.46cm^{2}로 증가한다는 것을 발견하였다. 비강 호흡의 비율도 연령 증가와 함께 증가하는 것으로 나타났다. 그러므로 아동이나 청소년의 비강 기도의 상태를 평가하고자 할 때에는 반드시 연령을 고려해야 한다.

✻ 임상적 절차: 후비강 통기도 검사

후비강 통기도 검사(**그림 14-8**) 절차는 다음과 같이 요약할 수 있다.

1. 조용히 숨을 들이마시고 내쉬는 동안 양쪽 비공의 비강 저항과 단면적을 측정한다.
2. 환자의 코 위에 비강 마스크를 꼭 맞게 씌운 뒤 여기에 가열된 호흡기류계를 연결시킨다. 비강기류량은 L/s 단위로 측정되어 컴퓨터에 저장된다.
3. 압력 변환기에 연결된 카테터를 환자의 입 안에 넣는다. 이 카테터로는 구인두 기압을 측정한다. 압력은 cm H_2O 단위로 측정되어 컴퓨터에 저장된다.

4. 압력 변환기에 연결된 두 번째 카테터는 비강 마스크를 뚫어 삽입한다. 이 카테터는 마스크의 압력 혹은 비공 밖의 압력을 측정한다.
5. 검사하는 동안 환자에게 입술을 꼭 다문 상태에서 코를 통해 조용히 호흡하라고 지시한다. 비강기류의 속도, 구인두 압력과 마스크의 압력이 동시에 저장된다.

비강폐색이 없는 성인으로부터 얻은 호흡 시의 기류-기압 기록이 **그림 14-10**에 나타나 있다. 이 그림에서 보면 위에서 아래의 순서로, 구인두 압력('oral press'), 비강(즉, 마스크) 압력('nasal press'), 비강기류('flow'), 그리고 계산된 압력차('diff. press')가 보인다. ('flow'에서) 'I'라고 이름이 붙은 3개의 커서는 숨을 들이마시는 동안의 비강 저항과 단면적이 계산되는 최대 기류량의 지점이다. 'E'라고 이름이 붙은 3개의 커서는 숨을 내쉬는 동안 위에서 말한 측정이 이루어지는 지점이다. 모든 측정치와 평균치는 그림의 아래쪽에 인쇄되어 있다. 그림 왼쪽의 'E means'와 'I means'라고 이름이 붙어 있는 직사각형의 상자에는 비강 저항을 제외한 모든 측정치의 평균치가 요약되어 있다. 각 상자에서 볼 수 있듯이 평균 비강 면적은 숨을 내쉴 때는 62.2mm^2, 들이마실 때는 67.5mm^{2}로 나타났다. Warren(1984)이 언급한 바와 같이 비강에 문제가 없는 성인의 경우, 평균 비강 면적은 대략 60mm^2 정도인 것으로 나타났다.

✲ 임상적 절차: 전비강 통기도 검사

전비강 통기도 검사(**그림 14-9**) 절차는 다음과 같이 요약할 수 있다.

1. 조용히 숨을 들이마시고 내쉬는 동안 각각의 비공에서 개별적으로 비강 저항과 비강 면적을 측정한다.
2. 가열된 호흡기류계에 연결되어 있는 비강기류 튜브를 환자의 한쪽 비공에 꼭 맞게 넣는다. 비강기류량은 L/s 단위로 측정되어 컴퓨터에 저장된다.
3. 압력 변환기에 연결된 카테터가 삽입된 코르크를 환자의 다른 쪽 비공에 삽입한다. 이 카테터는 비강기압을 측정한다. 압력은 cm H_2O 단위로 측정되어 컴퓨터에 저장된다.
4. 검사하는 동안 환자에게 입술을 꼭 다문 상태에서 코를 통해 조용히 숨을 쉬도록 지시한다. 비강기류와 비강압력이 동시에 측정된다. 비강기류 튜브와 카테터를 끼운 코르크를 바꿔 끼운 후 다시 검사과정을 반복한다. Riski(1988)가 언급한 바와 같이, 전비강 통기도 검사를 실시할 때에는 기류 튜브 주변에 공기가 새지 않는지 확인해야 하고, 카테터를 끼운 코르크가 코르크를 꽂지 않은 비공의 비강 밸브 모양을 변형시키지 않도록 주의해야 한다.

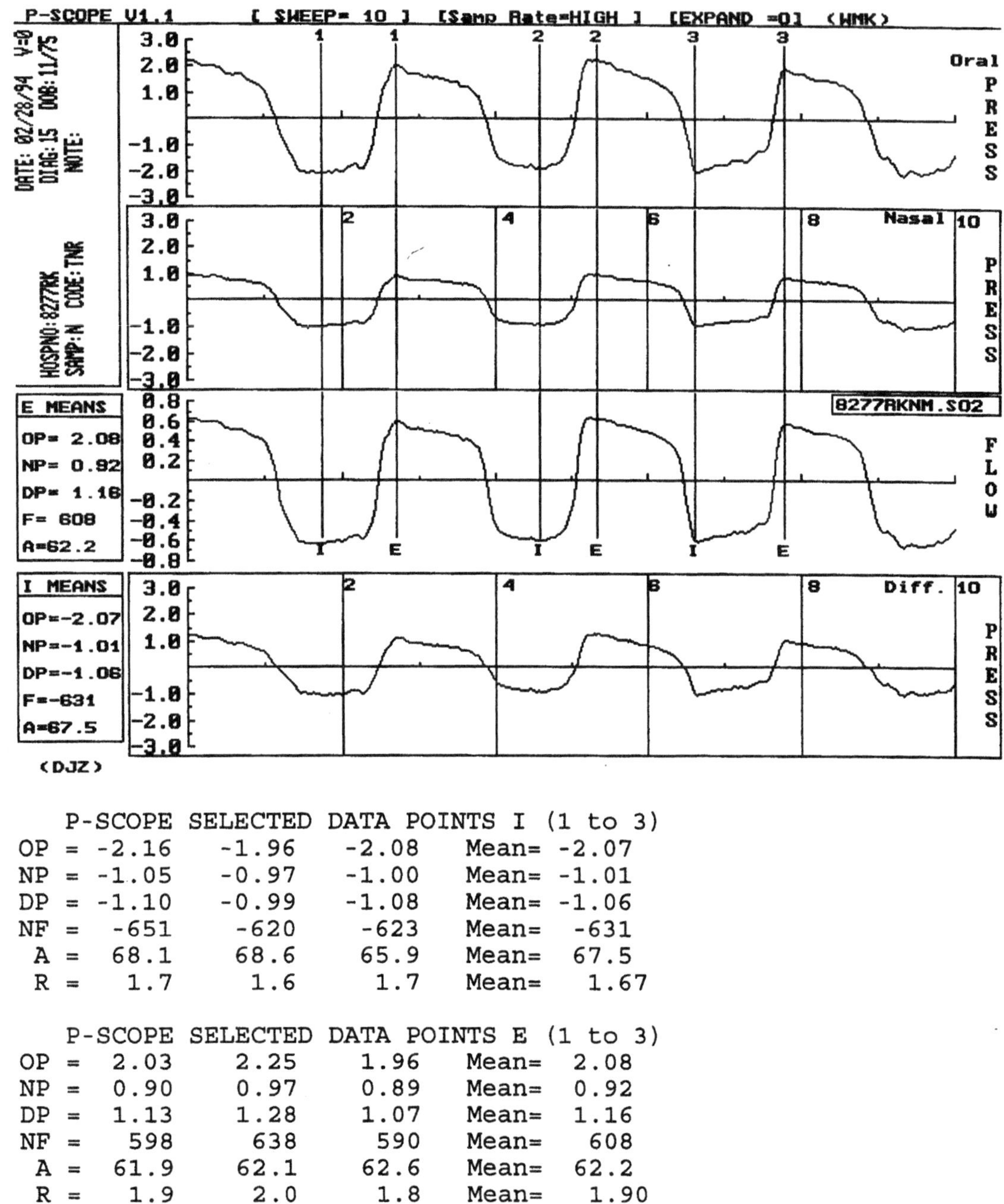

그림 14-10 후비강 통기도 검사 시 비강폐색이 없는 성인에게서 얻은 호흡 시 기류-기압 기록. 계산된 면적(A)은 mm 단위로 표시되고, 계산된 비강 저항(R)은 cm H_2O/L/s로 표시된다.

Courtesy David J. Zajac, Ph.D./University of North Carolina at Chapel Hill

위의 과정을 **그림 14-10**의 결과를 보여 준 동일한 검사대상자에게 실시한 결과, 숨을 들이마시는 동안 측정된 왼쪽, 오른쪽 비강 면적은 각각 43.8mm^2, 17.9mm^{2}로 나타났다. 후비강기도폐색이 없기 때문에 왼쪽과 오른쪽 비강 면적의 합(61.7mm^2)은 후비강 통기도 검사에서 측정된 총비강 면적(67.5mm^2)과 유사하다.

만약 검사대상자에게 심각한 후비강폐색이 있는 경우라면, 2개의 측정치는 맞지 않을 수도 있다. 그러므로 전비강 및 후비강 통기도 검사를 둘 다 실시하면 1차 혹은 2차 구개열 환자의 비강폐색 부위를 판정할 수 있다. 이 장에서 의도한 범위를 벗어난 것일 수도 있지만, 일부 임상가는 측정된 비강 저항 중 비강 요소와 연인두 요소를 구분하기 위해 비강 통기도 검사를 사용하기도 한다. 이에 관심 있는 독자는 Smith, Fiala와 Guyette(1989)를 참고하라.

✱ 말소리의 공기역학적 측면과 연인두 기능

기류-기압 기법은 자음을 산출하는 동안 서로 반비례하는 구강압력의 정도와 비누출의 양을 측정하기 위해 만들어졌다. 그러나 구강압력은 자음과 음성적 맥락(phonetic context)에 따라 다양하게 변할 수 있다. 무성음은 성대의 개방으로 인해 유성음보다 더 높은 구강압력을 갖는 것으로 알려져 있다. 게다가 구강압력은 심각한 연인두 기능장애가 있는 경우에도, 대략 3.0cm H_2O 이상을 유지한다(Dalston, Warren, Morr, & Smith, 1988). 이 중 일부는 비강 기도 저항의 증가로 설명할 수 있는데, 이러한 저항의 증가는 앞서 설명한 바와 같이, 구개열의 병력이 있는 화자에게서 흔히 관찰할 수 있는 내용이다. 부적절한 연인두 폐쇄를 보이는 화자는 호흡 능력을 증가시켜 구강압력의 부족을 보상하기도 한다(Warren, Dalston, Morr, & Hairfield, 1989). 그러므로 구강압력은 증가된 비강 저항과 호흡 노력 둘 다의 영향을 받을 수 있다. 비슷하게 비강기류의 속도도 증가한 비강 저항의 영향을 받을 수도 있다. 그러므로 구강압력과 비강기류의 측정은 연인두 기능의 지표로 주의 깊게 사용되어야 한다. 그러나 구강압력과 비강압력의 차를 이용하는 기류-기압 기법은 이론적으로는 호흡 노력이나 비강 저항에 따른 영향을 거의 받지 않으면서 연인두 구멍의 크기를 측정할 수 있게 함으로써 이러한 문제점을 피할 수 있게 한다.

✱ 임상적 절차

기류-기압 기법은 비침습적인 방법이며, 환자에 대한 위험도가 매우 적다. 그러나 기류-

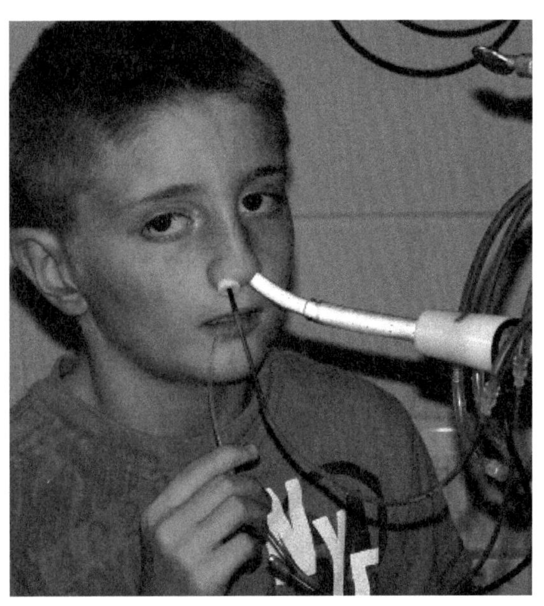

그림 14-11 말소리를 산출하는 동안 연인두 구멍의 면적을 측정하기 위해 사용하는 기류-기압 기법. 기류 튜브를 한 쪽 비공에 끼우고 압력 카테터는 입과 다른 쪽 비공에 끼운다.
Courtesy American Speech-Language-Hearing Association

기압 측정 장비(혹은 기타 실험 장비)로 인해 상해를 입을 위험은 항상 존재한다. 그러므로 표준 안전 수칙을 준수해야 하고 기류 튜브나 코르크의 날카로운 가장자리가 코나 점막의 피부에 상처를 입히거나 충혈시키지 않도록 주의해야 한다.

기류-기압 기법을 시행할 때는 환자의 코에 기류 튜브를 꽂고, 입과 비공에 압력 카테터를 삽입해야 하기 때문에 어느 정도의 협조가 필요하다. **그림 14-11**은 학령기 아동에게 기류-기압 기법을 적용한 예이다. 연인두 구멍의 크기를 측정하기 위한 방법은 다음과 같다.

1. 플라스틱 튜브를 환자의 더 큰 쪽 비공에 끼운다. 그전에 전비강 통기도 검사를 실시했다면, 검사 결과 면적이 더 큰 것으로 판정된 비공을 선택하면 된다. 그렇지 않으면 입을 다문 상태에서 편하게 호흡을 하게 하면서, 거울이나 정밀한 반사판을 이용해 간접적으로 더 큰 쪽 비공을 알아볼 수 있다(Kuehn & Henne, 2003). 기류 튜브는 가열된 호흡기류계에 연결되어 있다. 비강기류량은 L/s 단위로 측정되어 컴퓨터에 저장된다.
2. 압력 변환기에 연결한 카테터에 코르크를 끼운 다음 이를 환자의 다른 쪽 비공에 끼운다. 이 카테터는 연인두 구멍에서 형성되는 정체압력을 측정한다. 압력은 cm H_2O 단위로 측정되어 컴퓨터에 저장된다.
3. 압력 변환기에 연결되어 있는 카테터를 환자의 입에 삽입시킨다. 이 카테터는 구강 압력을 측정한다. 압력은 cm H_2O 단위로 측정되어 컴퓨터에 저장된다.

앞서 언급한 바와 같이, 압력 센서는 타당한 압력을 측정하기 위해, 목표 조음기의 뒤쪽에 위치시켜야 한다. 게다가 목표 자음이 움직이는 기류와 연관이 있는 경우(예: /s/) 카테터의 입구를 기류의 방향과 수직이 되게 해야 한다. 이러한 요구사항 때문에 임상가들은 대부분 양순파열음을 산출하게 하여 연인두 기능을 평가한다. 치경음 /s/를 산출하여 측정하려면, 구강 카테터의 끝을 막고 카테터의 측면에 구멍을 만들어야 하며, 그 카테터를 치경 뒤에 오도록 삽입해야 한다. /s/를 산출하는 동안 카테터를 입 옆으로 삽입하면 조음을 방해하는 것을 감소시켜 준다. 연구개파열음의 정체압력을 측정하기 위해서는 볼 안쪽과 잇몸 사이에 카테터를 삽입한다. 이 방법은 모든 구강 자음과 연관된 압력을 타당하게 측정할 수 있다.

환자가 연인두 기제 검사를 위해 고안된 일련의 말소리 샘플을 읽는 동안, 구강압력, 비강압력과 비강기류를 동시에 측정한다. 저자가 주로 사용하는 말소리 샘플은 음절 수준에서는 /pi/, /pa/, /mi/, /si/, 단어 수준에서는 'hamper', 문장 수준에서는 'Peep into the hamper'이다. 구강음 음절은 음절을 반복하는 동안 연인두 기제의 폐쇄가 유지되기 때문에 흔히 사용된다. 단어 'hamper'는 화자가 연인두 기제를 재빨리 열었다가 닫아야 하는 /mp/를 포함하고 있어 연인두 폐쇄를 역동적으로 평가할 수 있기 때문에 종종 사용하며 문장에도 단어 'hamper'가 들어 있어 자발화와 비슷한 상태가 된다. 마찰음 /s/는 연인두 기능에 문제가 있는 화자가 보이는 비누출과 연관이 많기 때문에 종종 사용된다. 게다가 /s/는 특정 음소 비누출(phoneme-specific nasal air emission, PSNAE)과도 종종 관련되어 있다(이러한 현상은 다음 절에서 다시 설명할 것이다). 일반적으로 기류-기압 기법은 구강압력 수준, 비누출의 속도, 자음 산출 시 연인두 구멍의 크기 등 다양한 측면의 귀중한 정보를 제공해 준다.

다음 절(section)에서는 정상 연인두 기능을 보이는 화자와, 다양한 중증도의 VPI 화자를 대상으로 한 실제 기류-기압 기록을 보여 주고 있다. 기류-기압 데이터는 PERCI P-SCOPE 시스템(MicroTronics, Chapel Hill, NC)을 사용하여 수집하였다. 기록에서 보면, 위에서부터 아래 순서로 구강압력, 비강압력과 기류량이 나타나 있고, 일부 기록에는 측정된 구강-비강 압력차도 나타나 있다. 압력은 cm H_2O, 기류량은 L/s 단위로 표시되어 있다. 모든 구강 자음에 대해 최대 구강압력을 측정하였고, 모든 비강 자음에 대해서는 최대 비강압력을 측정하였다. 연인두 압력의 측정치는 최대 기류량의 지점에서 측정하였을 때, 그리고 기류 속도의 변화가 없을 때 가장 정확하다(Warren, 1997). 최대 압력은 구강 자음에서 측정하는데, (1) 정상적인 연인두 기능을 보이는 화자의 경우 비강기류가 없고, (2) 부적절한 연인두 기능을 보이는 화자의 경우, 최대 비강기류량이 최대 압력과 연관성이 크기 때문이다. 최대 비강기류량과 구강압력이 별다른 상관을 보이지 않으면 최대 기류량의 지점에서 측정이 이루어져야 한다. 구강압력은 비강압력과 같거나 커야 하는데, 그렇지 않으면 면적 계산이 타당하게 이루어지지 않을 수 있다. 이는 연인두 기능장애가 심각한 환자에게 흔히 나타난다.

✲ 정상 연인두 기능에 동반되는 말소리 공기역학

다음의 사례 보고는 정상적인 연인두 기능을 보이는 성인 남자 화자의 기류-기압 측정 결과를 보여 주고 있다.

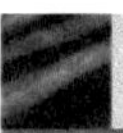

사례 보고

정상 연인두 기능을 보이는 성인 남자 화자의 기류-기압 측정기록

그림 14-12에서 그림 14-14까지는 정상 연인두 기능을 보인 화자가 음절 /pi/, 단어 'hamper', 문장 'Put the baby in the buggy'를 발화했을 때의 기류-기압 측정기록이다. 그림 14-12에서 검사 음절은 각 음절에 비교적 동일한 강세를 주어 한숨에 8회 반복되었다. 구강압력 파동의 양과 모양은 놀라울 정도로 일관적이다. 대개 발화 전체에 걸쳐 동일한 강세가 유지되지 않는다면, 첫 번째 파동은 호흡 단락(breath group)을 시작할 때 나타나는 더 큰 이완압력 때문에 다른 파동보다 더 높은 수치를 보인다. 첫 번째 압력 파동에서 나타나는 기울기의 상승 정도가 더 가파른데, 여기서는 선행모음이 미치는 유성성(voicing)의 영향을 받지 않기 때문이다. 앞서 언급한 바와 같이, 유성성은 구강에서 나타나는 기압량을 감소시키는 경향이 있다.

그림 14-12는 비강기압과 비강기류를 함께 보여 주는데, 이는 발화 전과 후의 호흡 시 동시에 측정되었다. 이는 연인두 구멍 면적의 타당한 측정을 위해 지시한 대로 코로 숨을 쉬고 있었음을 확인해 준다. 정상적인 비누출(NE)의 시작과 끝이 발화의 시작과 끝 부분에서 확실히 나타나고 있다. 비누출의 시작은 호흡을 하는 동안에는 연인두 기제가 개방 형태를 취하다가 발화를 하는 동안에는 폐쇄 형태로 전이되는 양상을 반영한다. 비누출의 끝은 발화에서 호흡으로 바뀌는, 시작과 반대되는 형태의 전이를 보인다. 비강기류 신호음을 세밀히 관찰해 보면 화자는 두 번째 압력의 파동이 시작되는

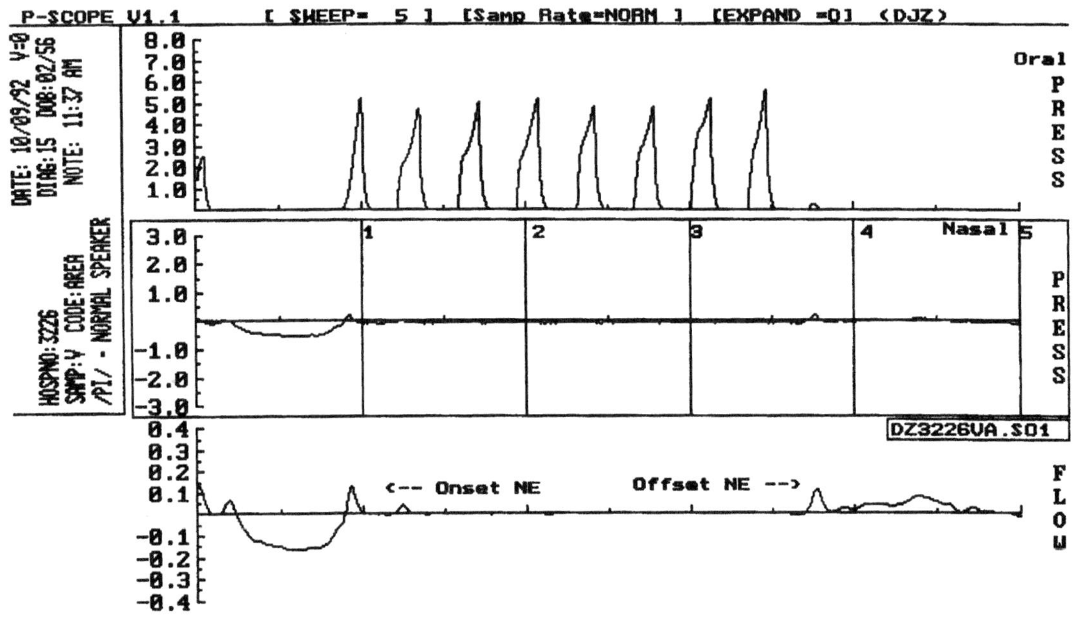

그림 14-12 적절한 연인두 기능을 보이는 성인 남성의 기류-기압 측정기록. 음절 /pi/가 8회 반복되었다. 비누출(NE)의 시작과 끝이 발화의 시작과 끝에서 명확히 나타나고 있다.

Courtesy David J. Zajac, Ph.D./University of North Carolina at Chapel Hill

동안 대략 40~50ml/s의 양을 방출하였다. 이러한 유형의 비일관적인 비강기류는 여러 가지 이유로 나타난다. 첫 번째는 연인두 폐쇄가 완전히 이루어진 상태에서 발화가 이루어졌다고 해도, 연구개 근육의 수축이 비강의 부피를 바꾸었을 수 있다(Lubker & Moll, 1965). 그러나 이러한 현상은 기류량이 ±10ml/s 이하일 때 나타나는 특징이다(Thompson & Hixon, 1979; Hoit, Watson, Hixon, McMahon, & Johnson, 1994). 두 번째는 비강 안에서 기류 튜브가 예기치 못하게 움직였기 때문일 수도 있다. 그러나 기류 튜브의 압축에 의해 인공적으로 만들어진 기류는 양방향으로 흐르게 되며 그 양도 매우 적다. 세 번째는 화자의 연인두 기제가 순간적으로 잠시 열렸을 수도 있다. 사실, 연인두 폐쇄는 모든 모음, 특히 저모음에서는 완벽하게 이루어지지 않을 수도 있다. 연구개 높이는 압력 자음에 비해 모음에서 더 낮아진다(Bell-Berti & Krakow, 1990; Moll, 1962). 화자가 고모음 /i/를 산출했다고 하더라도 연인두 폐쇄가 불완전하였을 수 있으며, 비강의 저항을 극복할 수 있을 정도로 구강압력이 올라갔을 때 비누출이 생길 수 있다. 이 마지막 설명이 가장 그럴 듯한데, 비강기류가 첫 모음 산출 시 나타난 후에는 어떤 후속 음절에서도 다시 생성되지 않기 때문이다. 그러므로 우리는 화자가 청각적 피드백, 공기역학적 피드백, 혹은 그 둘 다를 통해 변화된 양상을 보완하려 한다고 예측할 수 있다.

그림 14-13A는 같은 화자가 단어 'hamper'를 5회 반복한 것이다. 비강압력과 비강기류는 각 단어의 비음화된 분절음에서 명백하게 나타나고 있다. 구강압력, 비강압력, 비강기류를 측정하고 /m/와 /p/ 분절음 산출 시 연인두 구멍의 단면적을 측정하기 위해 P-SCOPE 소프트웨어(MicroTronics, Chapel Hill, N.C.)를 사용하였다. 'M'이라는 이름이 붙은 세 개의 수직 커서는 /m/ 분절음 산출 시 측정된 최대 비강기류량을 뜻한다. 반면에 'P'라는 이름이 붙은 세 개의 수직 커서는 /p/ 분절음 산출 시 측정된 최대 구강압력을 뜻한다. 예상대로 /m/의 최대 비강기류량은 /p/의 최대 구강압력 지점에 앞서 발생했다. 게다가 /m/에 선행하는 분절음이 산출될 때 미리 비강기류가 생성되었다.

그림 14-13B는 'hamper'를 한 번만 산출했을 때의 그림으로, 음성 분절음이 음성기호로 표시되어 있다. 그림에서 볼 수 있듯이, 비강기류량은 비음 바로 앞에 선행하는 모음보다 무성음 /h/를 산출할 때 더 높았다. 이는 유성음을 산출하는 동안 성대에서 만들어진 저항이 증가했기 때문인 것으로 생각된다. 비강기류량은 /m/ 분절음을 산출하는 동안 입술 폐쇄가 나타났을 때 정점에 이르렀다. 그림에서 보이지는 않지만, 말소리 신호음을 동시녹음하기 때문에 분절음 구분도 쉽게 이루어진다. 이는 P-SCOPE 소프트웨어의 새로운 버전에서 가능하다(PERCI-SARS, MicroTronics, Chapel Hill, N.C.).

그림 14-13A의 측정 결과에 나타나 있듯이, /p/를 산출하는 동안 화자의 평균 구강압력은 대략 5~6cm H_2O이다. 이 수치는 구개열이 없는 정상 성인 화자가 'hamper'를 산출할 때 전형적으로 나타나는 수치이다(Zajac & Mayo, 1996). 아동은 대개 평균적으로 성인보다 더 높은 구강압력(7~8cm H_2O)을 보이는데, 이는 연령에 따라 달라진다(Zajac, 2000). 압력이 높아지는 이유는 아동이 성인보다 더 크게 말을 하는 경향이 있기 때문이다. 그림 14-13에서 /p/ 분절음을 산출하는 동안 화자의 비강기류량은 평균 26ml/s였고, 측정된 연인두의 면적은 1.2mm^{2}였다. 이 수치들이 아동과 성인 모두에게서 일반적인 수치라고 해도(Zajac, 2000), 아동들은 훨씬 더 적은 비강기류량과 연인두 면적을 보이는 경향이 있다. 이는 대개 아동들이 성인들보다 아데노이드 조직은 더 크지만 비강과 인두강의 단면적은 더 작기 때문이다. 화자가 /m/ 분절음을 산출하는 동안의 비강기류량은 평균 191ml/s였고, 측정된 연인두 면적은 24.4mm^{2}였다.

마지막으로, 그림 14-14는 자발화의 예를 보

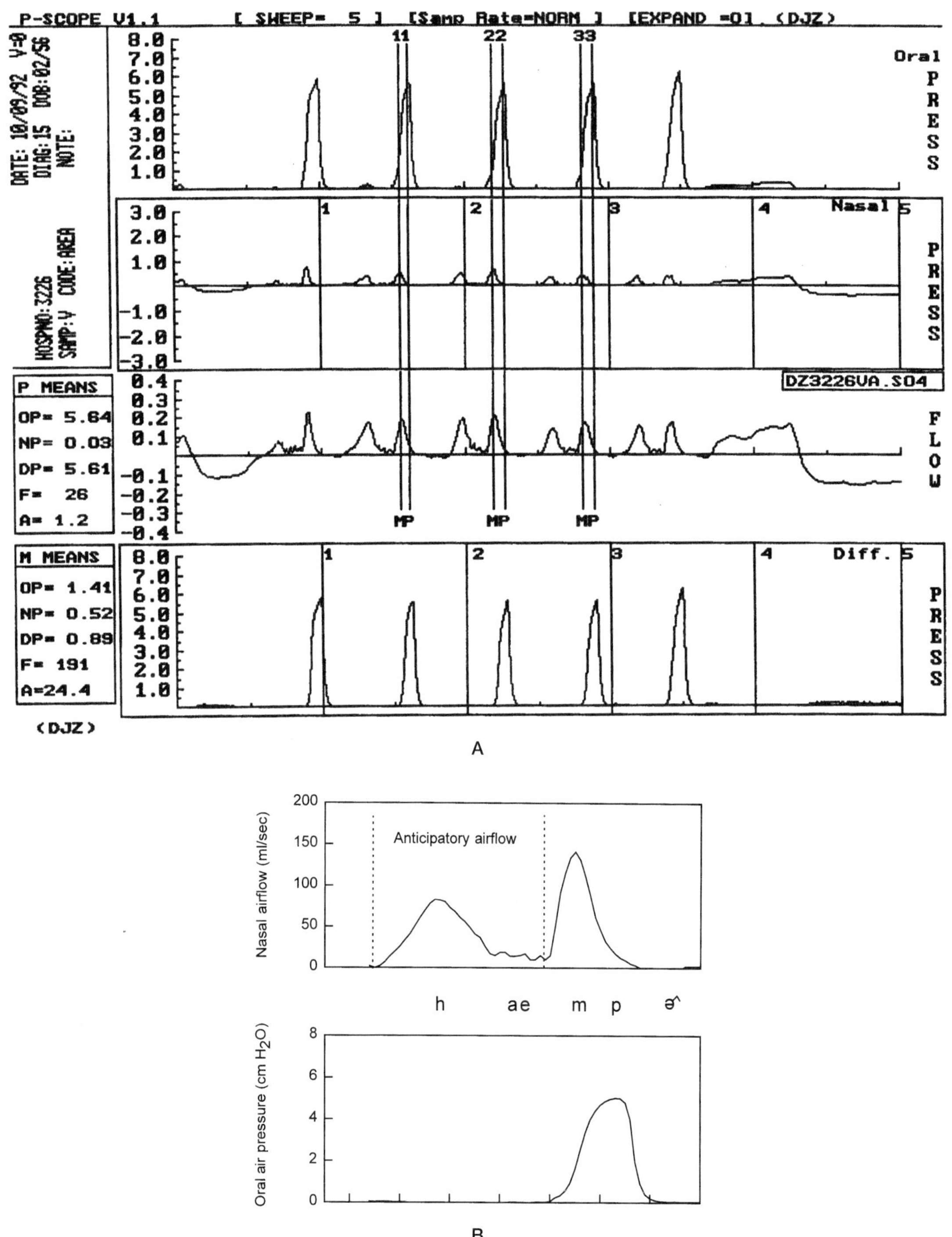

그림 14-13(A와 B) (A) 적절한 연인두 기능을 보이는 성인 남성의 기류-기압 측정기록. 단어 'hamper'가 5회 반복되었다. (B) 'hamper'를 한 번 산출했을 때 음성기호와 함께 기록된 기류-기압 측정기록.

A와 B: Courtesy David J. Zajac, Ph.D./University of North Carolina at Chapel Hill

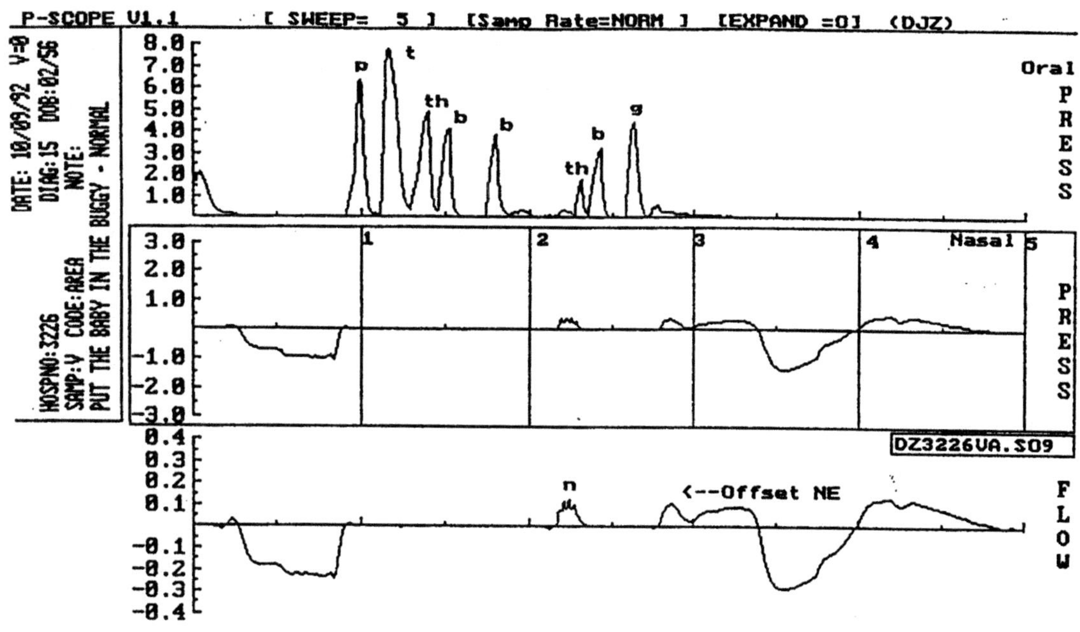

그림 14-14 적절한 연인두 기능을 보이는 성인 남성 화자의 기류-기압 측정기록. 'Put the baby in the buggy' 문장을 산출하였다.

Courtesy David J. Zajac, Ph.D./University of North Carolina at Chapel Hill

여 준다. 문장 'Put the baby in the buggy'를 앞서의 화자가 산출한 것이다. 다양한 자음과 연관된 구강압력을 측정하기 위해 폴리에틸렌 카테터를 가열하여 그 끝이 90° 각도가 되게 만들었다. 카테터는 볼 안쪽과 치조 사이의 홈(구강구)에 각이 진 끝을 하악 대구치 근처, 혀 뒤에 있는 후방 구인두의 중간선 부근에 위치시켰다. 이러한 카테터의 위치는 조음위치에 상관없이 모든 자음의 압력을 타당하게 측정할 수 있도록 해준다. 그림 14-14에서 볼 수 있듯이, 무성자음은 유성자음보다 더 높은 구강압력을 보인다. 이 결과는 유성성에서만 다른 /p/와 /b/의 산출 시 두드러지게 나타난다. 정상 연인두 기능을 보여 주는 그림 14-14는 비음을 제외하고 보면, 발화를 하는 동안 비강압력과 비강기류가 나타나지 않는 것도 볼 수 있다.

✲ 연인두 기능장애에 동반되는 말소리 공기역학

다음의 사례 보고는 연인두 기능장애를 보이는 다양한 화자의 기류-기압 측정 결과를 보여 주고 있다.

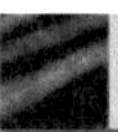

사례 보고

양측성 구순구개열 수술을 받은 12세 남자 아동의 기류-기압 측정기록

그림 14-15는 양측성 구순구개열로 수술을 받은 12세 남자 아동이 /pi/를 여러 번 반복하여 산출했을 때 나타난 기류-기압 측정기록이다. 지각적으로, 이 아동의 말소리는 경도의 과다비성이 지속적으로 나타나, 경계선급의 연인두 기능장애가 있는 것으로 판단되었다. 발화를 하는 동안 구강압력이 어느 정도 감소되면서 매우 다양하게 변화하는데, 대략 2.5~5.5cm H_2O의 범위 안에서 나타났다. /p/와 모음을 산출하는 동안 지속적인 비강기류가 나타났는데, 그 양은 각각 75ml/s와 40ml/s였다. 그림 14-15에서 /p/ 분절음을 산출하는 동안의 비강기류는 기류의 파동과 숫자가 붙은 수직 커서 지점에서 관찰되고 있다. 모음을 산출하는 동안의 비강기류는 최대 정점 사이에서 다양하게 변화하는 양상을 보인다.

모음을 산출하는 동안의 비강기류는 기류-기압 기법에 의하면 지속적으로 감지되지 않을 수도 있는데, 이는 기류에 대한 저항이 구강보다 비강에서 더 크기 때문이다. 그러므로 연인두에 틈이 있어도 대부분의 기류는 구강 안으로 흘러들어 오게 된다. 이 화자가 모음을 산출하는 동안 지속적으로 비강기류가 나타난 것은 보상 행동으로 호흡 노력을 증가시키고 혀의 위치를 변화시켰기 때문으로 볼 수 있다. 그러나 /p/를 산출하는 동안 기류가 지속적으로 비강으로 새기 때문에, 구강압력의 측정은 전반적인 호흡 노력에 대한 좋은 지표가 되지 못한다.

/p/ 분절음을 산출하는 동안 이 아동의 연인두

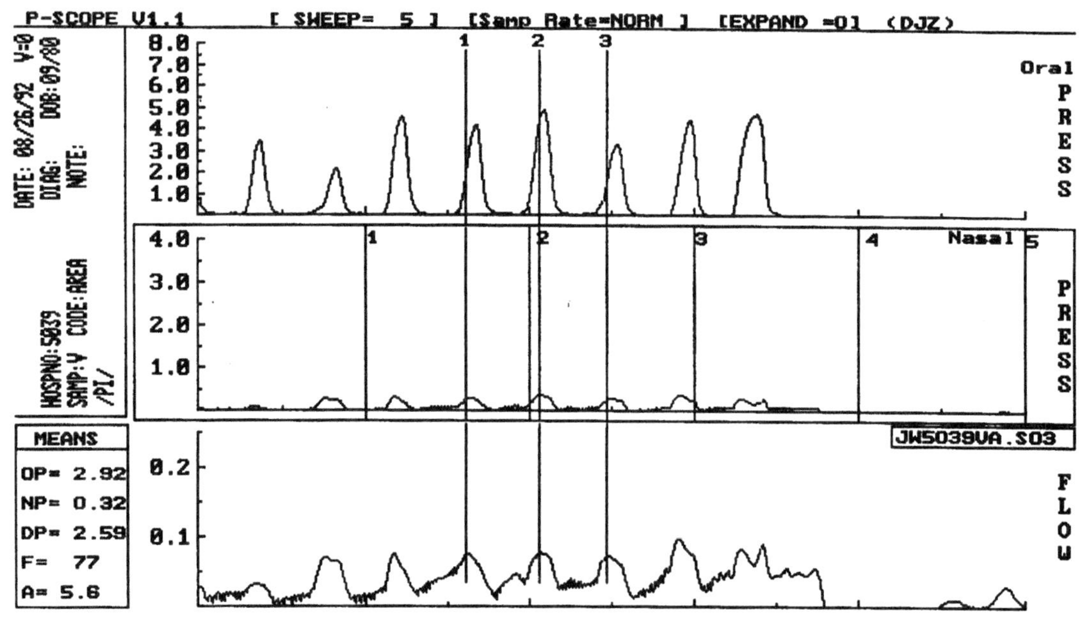

그림 14-15 구순구개열 수술을 받은 12세 남자 아동의 기류-기압 측정기록. /pi/ 음절을 8회 반복하였다. 연인두 면적은 /p/ 분절음 산출 시 최대 비강기류 지점에서 측정하였다.

Courtesy David J. Zajac, Ph.D./University of North Carolina at Chapel Hill

틈은 약 6mm²인 것으로 측정되었다. 연인두 단면적의 크기로 보아 이 아동의 연인두 기능은 Warren과 동료들(1989)이 제안한 기준에 따라 '경계선급-적절(borderline adequate)'로 분류할 수 있다. 이들은 연인두 단면적이 5.0mm² 이하이면 '적절', 5.0~9.9mm²는 '경계선급-적절', 10.0~19.9mm²는 '경계선급-부적절', 20mm² 이상이면 '부적절'로 판정하고 있다. 이 범주는 지각적 측면이 아니라 말소리 산출 시의 '호흡 요구'를 참고하여 만든 것임을 명심해야 한다. 그림 14-15에 나타난 이 아동은 말소리를 산출하는 동안의 구강압력은 경계선급-적절 범주에 해당되었으나, 소리 자체는 확실히 과다비성을 보이고 있었다. 이는 Warren과 동료들(1989)이 제안한 연인두 단면적 범주를 해석할 때 꼭 명심해야 할 중요한 특징이다. 전체적으로 이 기류-기압 측정기록은 이 아동의 연인두 기능이 경계선급이라는 것을 확실히 보여 주고 있다. Morris(1984)의 진단 용어에 따르면, 그림 14-15에 나타난 이 아동의 연인두 기능은 '거의 폐쇄되지만 완전하지는 않은 정도(almost but not quite, ABNQ)'의 범주에 해당된다고 할 수 있다.

사례 보고

양측성 구순구개열 수술을 받은 7세 여자 아동의 기류-기압 측정기록

그림 14-16은 경계선급의 연인두 기능을 보이는 또 다른 화자의 예이다. 이는 구순구개열 수술을 받은 7세 여자 아동이 /pi/ 음절을 반복 산출했을 때의 기류-기압 측정기록이다. 지각적으로 이 아동은 비일관적인 과다비성과 중등도의 쉰 목소리를 산출하고 있었다. 이 아동은 /pi/ 음절을 8회 반복했다. P-SCOPE 소프트웨어는 (+)인 구강압력 수치만 자동적으로 제시하도록 설정되어 있기 때문에, 첫 음절에서는 부분적인 기류-기압 데이터만이 기록되었다. 그러므로 그림에서 7개의 번호가 붙은 커서는 마지막 7개 음절의 기류-기압 측정치를 보여 주고 있는 것이다. 이 측정치는 그림의 아래쪽에 제시되어 있다.

처음에 이 아동은 음절의 자음과 모음을 산출하는 동안 비교적 낮은 비강기류량을 보였다. /p/를 산출하는 동안 측정된 연인두 틈의 면적은 두 번째 음절(1번 커서)과 세 번째 음절(2번 커서)에서는 5mm² 이하인 것으로 나타났다. 그러나 다섯 번째 음절(4번 커서)을 산출하는 동안 연인두 틈의 크기는 거의 40mm²까지 급격하게 증가하였으며, 이로 인해 구강압력이 1.42cm H_2O까지 감소하였다. 다음 음절(5번 커서)을 시작할 때 비강기류 측정치가 감소하였고 이와 함께 틈의 크기도 감소하였다. 이에 따라 구강압력이 증가하는 것으로 알 수 있듯이, 이 아동은 보상전략을 사용하는 것으로 보인다. 일곱 번째 음절(6번 커서)의 산출에서 이 아동은 완전한 연인두 폐쇄를 이루었다. 이 과정 동안 구강압력 파동의 지속시간은 점차로 증가하였음을 알 수 있다. Warren과 동료들(1989)은 부적절한 연인두 기능을 보이는 화자는 보상전략으로 호흡 노력을 증가시킨다고 하였다. 구강압력 파동의 지속시간이 증가한 것은 어떤 종류든 호흡전략을 사용하였음을 의미한다. 그러나 그러한 전략은 후두의 과기능(hyperfunction)과 음성장애를 유발할 수도 있다. Morris(1984)의 진단 용어에 따르면, 이 아동의 연인두 기능은 '때때로 폐쇄되지만 항상 그렇지는 않은(sometimes but not always, SBNA)' 정도의 범주로 분류할 수 있다.

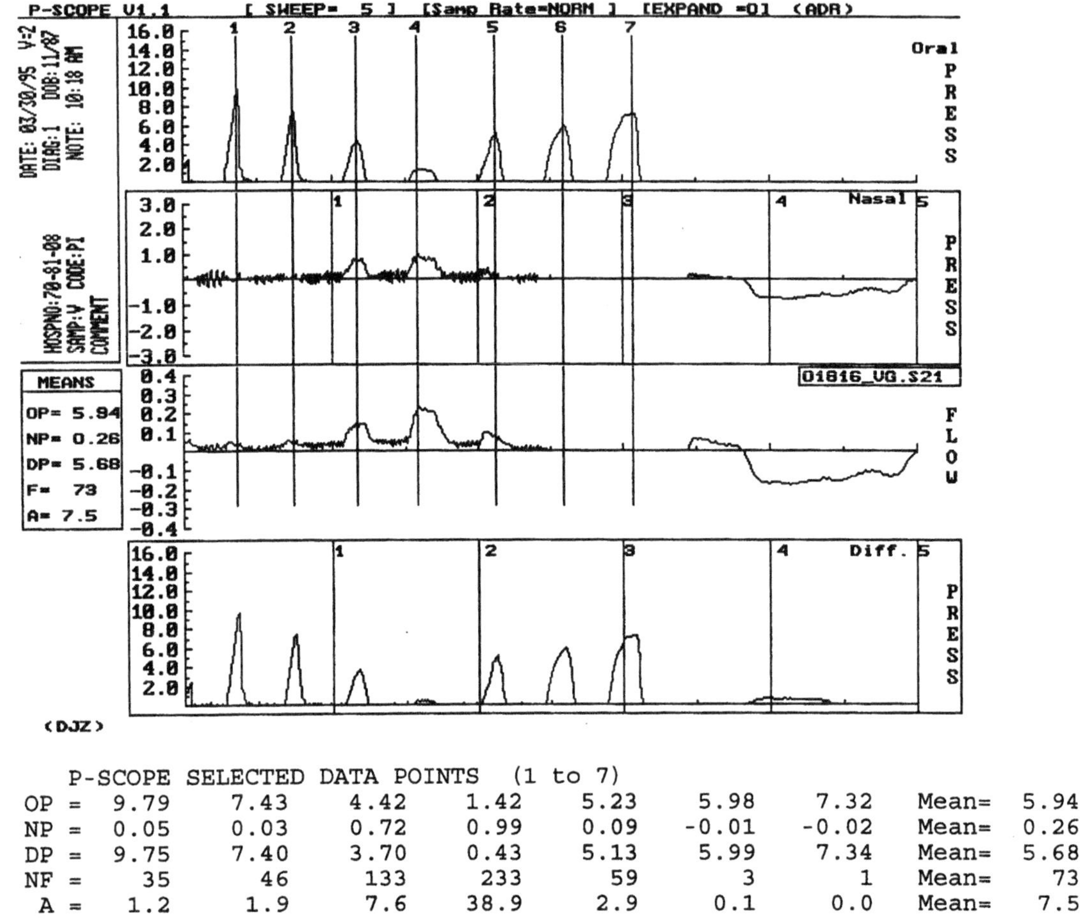

P-SCOPE SELECTED DATA POINTS (1 to 7)

	1	2	3	4	5	6	7		
OP =	9.79	7.43	4.42	1.42	5.23	5.98	7.32	Mean=	5.94
NP =	0.05	0.03	0.72	0.99	0.09	-0.01	-0.02	Mean=	0.26
DP =	9.75	7.40	3.70	0.43	5.13	5.99	7.34	Mean=	5.68
NF =	35	46	133	233	59	3	1	Mean=	73
A =	1.2	1.9	7.6	38.9	2.9	0.1	0.0	Mean=	7.5

그림 14-16 구순구개열 수술을 받은 7세 여자 아동의 기류-기압 측정기록. /pi/ 음절을 8회 반복하였다.

Courtesy David J. Zajac, Ph.D./University of North Carolina at Chapel Hill

사례 보고

점막하 구개열 및 과다비성을 동반한 5세 여자 아동의 기류-기압 측정기록

그림 14-17과 그림 14-18에서는 연인두 기능장애가 심각한 화자의 기류-기압 특징이 나타나 있다. 이 화자는 점막하 구개열을 가지고 있는 5세 여자 아동으로, 아직 수술 전이며 과다비성 발화를 산출하고 있었다. 비디오투시조영검사 결과, 연인두 기능장애가 명백히 관찰되었다. 그림 14-17에서 이 여자 아동은 /p/ 음절을 4회 반복하였다. 연인두 기능장애의 정도 때문에 비강압력(2.86 cm H_2O)은 약간이긴 하지만 일관되게 구강압력(2.84cm H_2O)보다 높은 수치를 보였다. 심각한 기능장애를 보이는 경우가 아니라면 이러한 결과는 매우 드물게 나타나기 때문에, 그림에서 제시된 연인두 틈 면적의 측정치가 타당하지 못함을 의미한다. /p/를 산출하는 동안의 비강기류량은 평균

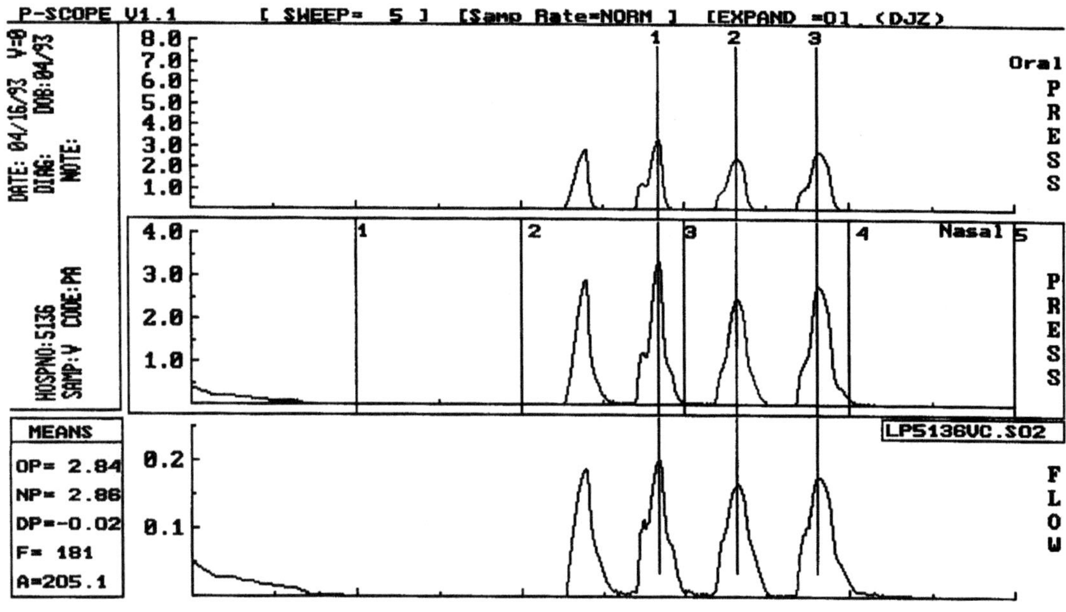

그림 14-17 5세 점막하 구개열 여자 아동의 기류-기압 측정기록. /pa/ 음절을 4회 반복하였다. [비고: 압력차가 음수로 나타나기 때문에(평균 표(Mean box) 참조) 본문에서 언급한 것처럼 면적 계산은 타당하다고 볼 수 없다.]

Courtesy David J. Zajac, Ph.D./University of North Carolina at Chapel Hill

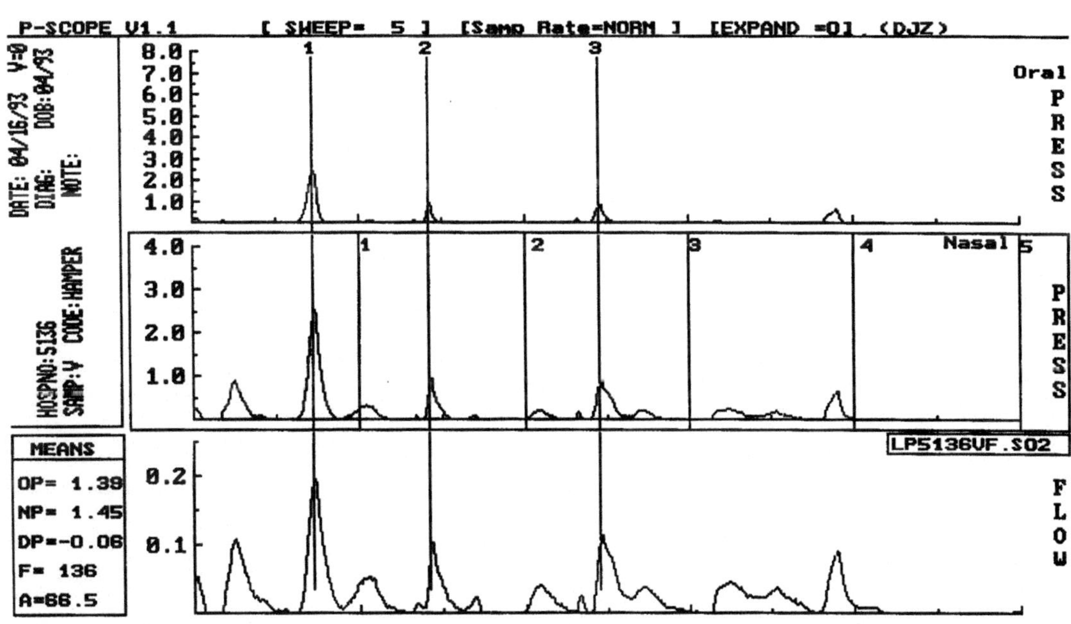

그림 14-18 5세 점막하 구개열 여자 아동의 기류-기압 측정기록. 단어 'hamper'를 5회 반복하였다.

Courtesy David J. Zajac, Ph.D./University of North Carolina at Chapel Hill

181ml/s였다. 그러나 기류 파동 사이의 기류량이 거의 기초선 수준으로 낮게 나타나는 데에서 알 수 있듯이, 모음을 산출하는 동안에는 비교적 매우 적은 비강기류가 나타나고 있음을 알 수 있다.

그림 14-18에서는 같은 아동이 단어 'hamper'를 5회 반복하였다. P-SCOPE 소프트웨어가 자동계산 모드로 설정되어 있기 때문에, 첫 번째 'hamper'의 첫 음절에서 나타나는 기류-기압 데이터는 기록되지 않았다. 그림 14-18에서 가장 놀랄 만한 특징은 숫자가 붙은 수직 커서에서 볼 수 있듯이, /mp/ 분절음을 산출하는 동안의 구강압력, 비강압력 및 비강기류의 정점이 완벽히 겹친다는 것이다. 본래, 구강과 비강이 너무 완벽하게 연결되어서 이 아동은 /m/와 /p/ 분절음의 공기역학적 구분이 이루어지지 못했다. Warren과 동료들(1989)은 이러한 압력과 기류의 겹침이 연인두 구멍의 면적이 20mm^{2}를 넘는 연인두 기능장애 환자의 특징이라고 했다. Zajac과 Mayo(1996)는 성인 화자가 /mp/ 분절음을 산출할 때의 기류-기압과 시간차(timing)의 정상 규준 데이터를 제시하였다. 이들은 비강기류와 구강압력 파동의 시간차가 대략 70~75ms 정도가 되어야 한다고 했다. 그림 14-18에서 보는 바와 같이 이 화자는 적절한 구강압력을 산출하기가 어려웠는데, 특히 'hamper'를 산출했을 때의 구강압력이 2.5cm H_2O(1번 커서)에서 1.0cm H_2O(2번 커서)로 뚜렷하게 감소되는 현상이 나타났다.

사례 보고

구개열 수술 및 상부기저형 인두피판술을 받은 10세 여자 아동의 기류-기압 측정기록

그림 14-19에서는 구개열 수술과 상부기저형 인두피판술(superior-based pharyngeal flap)을 받은 10세 여자 아동이 'hamper'를 산출했을 때의 기류-기압 측정기록을 제시하였다. 지각적으로, 이 여자 아동의 말소리는 과소비성의 소견을 보였는데, 이는 인두피판이 연인두를 막고 있기 때문으로 생각된다. /m/ 분절음에서 산출되는 비강기류가 현저하게 감소하는 데에서 과소비성과 공기역학 측면의 상관성이 명백하게 나타나고 있다. 게다가 비강기류가 미리 산출될 것으로 예상된 부분에서도 전혀 나타나지 않았다. 2차 구개 수술을 하기 전의 비강압력검사에서 정상적인 비강기도 크기를 가지고 있는 것으로 나타났기 때문에, 이 결과를 통해 인두피판이 연인두를 막고 있는 것이 확실해졌다.

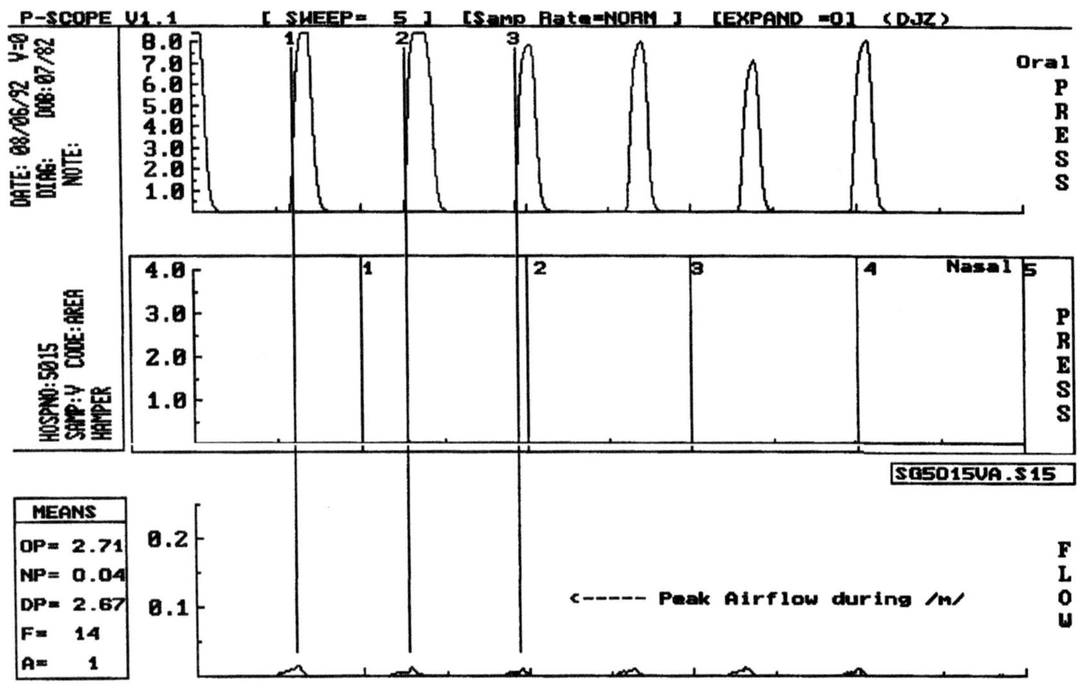

그림 14-19 구개열 수술과 상부기저형 인두피판술을 받은 10세 여자 아동의 기류-기압 측정기록. 'hamper'를 7회 반복하였다.

Courtesy David J. Zajac, Ph.D./University of North Carolina at Chapel Hill

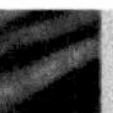

사례 보고

구개열 병력은 없으나 특정 음소 비누출을 보이는 6세 남자 아동의 기류-기압 측정기록

그림 14-20은 특정 음소 비누출을 보이지만 구개열 병력은 없는 6세 남자 아동의 기류-기압 측정기록이다. 이 아동은 적절한 연인두 기능을 보이고는 있지만, 감별진단과 관련하여 의미 있는 결과를 보여 주기 때문에 그 결과를 제시하였다. 아동의 말소리 특징은 모든 치찰음에서 나타나는 청취 가능한 비누출이었다. Trost(1981)는 이러한 유형의 조음을 '후비강마찰음(posterior nasal fricative)'이라고 불렀다. 그러나 모든 파열음과 마찰음 /f/와 /v/는 구강에서 산출되므로 후비강마찰음이 잘못 습득된 조음 양상임을 알 수 있다. 그림 14-20에 목표음절 /si/를 산출하는 동안의 기류-기압 측정기록이 제시되어 있다. /s/ 소리를 산출할 때 모든 분절음에서 비강기류가 나타나고 있다(비강기압은 그림에 나타나지 않았다). 그러나 더 흥미 있는 것은 구강압력이 매우 부족하다는 것이다. 앞서 언급한 바와 같이, 심각한 연인두 기능장애가 있다고 해도 어느 정도 최소한의 구강압력은 유지된다. 그러나 이 아동은 후비강마찰음을 산출하는 동안 경구개파열음이 동시에 조음되는 등, 특정 음소 비누출 양상을 보이고 있다. 이러한 양상은 Nasometer로 비강신호음과 구강신호음을 분리하여 지

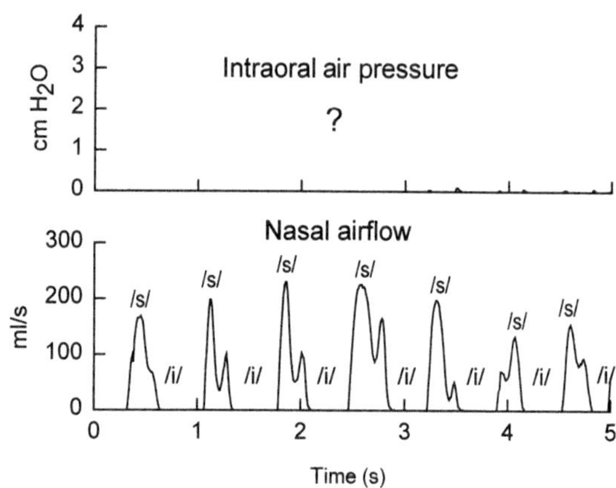

그림 14-20 특정 음소 비누출을 보이는 6세 남자 아동의 기류-기압 측정기록. /si/ 음절이 7회 반복되었다. 조음오류 때문에 구강압력이 기록되지 않았다.

Courtesy David J. Zajac, Ph.D./University of North Carolina at Chapel Hill

각적, 음향학적으로 판단해 보면 확실해진다. 본질적으로 구강 카테터가 /s/의 산출을 예상하여 치경 부근에 위치해 있기 때문에 구강압력은 대기압과 거의 같다. 이렇게 카테터가 앞쪽에 위치해 있기 때문에 파열음 조음 시 경구개 위치에서 형성되는 압력을 감지하지 못한 것이다.

✲ 어린 아동을 위한 수정 기법

기류-기압 검사의 표준적인 방법(그림 14-11)은 아동의 협력과 양쪽 비공의 개방성을 필요로 한다. 만약 이 두 조건 중 하나라도 충족되지 못하면, 임상가는 그 방법을 수정하여 의미 있는 공기역학적 정보를 얻을 수 있다.

이러한 수정 기법 중 하나는 구강-비강 압력의 차이만 얻는 것이다. 그림 14-21에서 볼 수 있듯이, 비강압력 카테터를 코에 넣고 아동의 입술 뒤에 넣을 구강압력 카테터를 잡고 있게 한다. 비강기류가 잡히지 않기 때문에 연인두 구멍의 면적은 측정할 수 없으나, 압력차로 연인두 폐쇄의 적절성은 예측할 수 있다. Warren, Putnam Rochet와 Hinton(1997)에 따르면 'hamper'의 /p/ 산출 동안 나타나는 압력차가 3.0cm H_2O 이상이면 연인두 폐쇄의 정도는 적절하다고 할 수 있고, 압력차가 1.0~2.9cm H_2O라면 연인두 폐쇄의 정도는 경계선급에 해당된다. 압력차가 1.0cm H_2O 이하라면 연인두 폐쇄가 부적절하다고 볼 수 있다. 연인두 구멍의 면적과 비슷하게, 구강-비강 압력차는 호흡 노력 변화의 영향을 별로 받지 않는다. 그러므로 이러한 방법을 이용하면 청소년이나 성인들에 비해 큰 소리로 말하는 경향이 있는 어린 아동들에게서도 타당한 결과를 얻을 수 있다.

기류-기압 기법의 또 다른 수정 기법으로는 발화를 산출하는 동안 비강기류와 비강기압을 측정할 수 있는 마스크를 사용하는 방법이다. 이 방법은 아동이 코에 튜브나 카테터를 꽂는 것을 싫어하거나 한쪽 코가 막혀 있을 때 사용한다. 이 방법을 적용할 때의 장비 설치는 후비강 통기도 검사와 같다(**그림 14-8** 참조). 이를 통해 연인두 구멍의 면적을 측정할 수는 있지만 말을 하는 동안 기록된 압력차에는 비강압력 일부가 추가될 수 있기 때문에 압력차를 측정할 때에는 수정이 필요하다. 이는 Warren과 DuBois(1964)가 서술한 원래 방법과 비슷한데, 수정된 압력차 측정방법은 구강압력 카테터를 입술로 꼭 문 상태에서 비강 마스크를 통해 숨을 쉼으로써 간단하게 시행된다.

최근 Hoit와 동료들(Bunton, Hoit, & Keegan Gallagher, 2011; Thom, Hoit, Hixon, & Smith, 2006)은 영유아의 연인두 폐쇄 정도를 측정하기 위해 비교적 간단한 공기역학 기법을 고안하였다. 이 방법은 비공에 삽입된 비강 삽입관(cannula)을 이용해서 비강압력을 측정하는 방법으로, 삽입관의 끝은 서로 다른 압력 변환기에 연결되어 있다. **그림 14-22**에서 보듯이 삽입관은 비공을 완전히 막지 않고 있다. 대신 삽입관의 끝은 기류의 속도를 측정하기 위해 사용하는 **피토관**(pitot tube)의 역할을 하여 삽입관 주변에 방출되는 비강기류의 감지기 역할을 한다. 비공을 완전히 막고 있지 않기 때문에 삽입관은 움직이는 물체의 방해를 상대적으로 덜 받는다. 연인두 폐쇄와 더불어 발화가 이루어지는 동안 압력 변환기는 평탄한(대기압과 같은) 변화곡선을 보인다. 반대로 연인두 구멍이 열린 상태에서 발화가 이루어지는 동안 비강압력 변화곡선은 **그림 14-23**에서 보는 것과 같이 양의 곡선을 보인다. 대부분의 어린 아동은 제법 오랫동안 삽입관, 혹은 '코 마이크(nose microphone)' 착용을 지속할 수 있다. 음성을 녹음하기 위해서는 일반적인 핀 마이크(lapel microphone)를 사용한다. 이 방법의 단점은 연인두 구멍이 닫혀 있는지 열려 있는지에 대한 정보

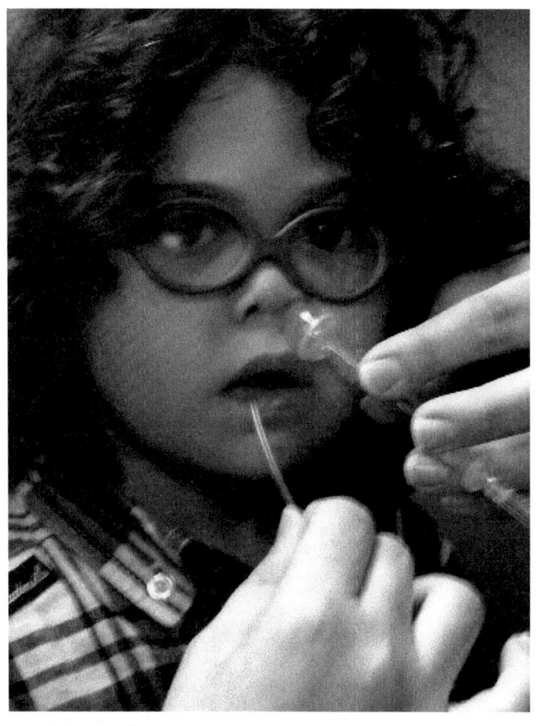

그림 14-21 어린 아동의 구강-비강 압력차를 측정하기 위한 방법

Courtesy David J. Zajac, Ph.D./University of North Carolina at Chapel Hill

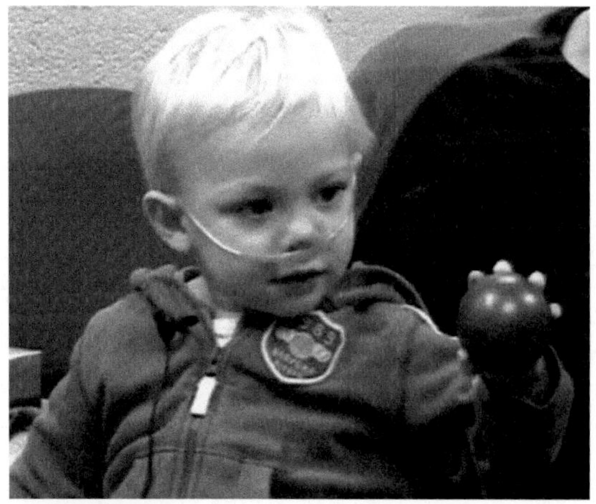

그림 14-22 어린 아동이나 영유아가 발화 혹은 발성하는 동안 비강압력을 기록하기 위해 사용되는 비강 삽입관.

Courtesy David J. Zajac, Ph.D./University of North Carolina at Chapel Hill

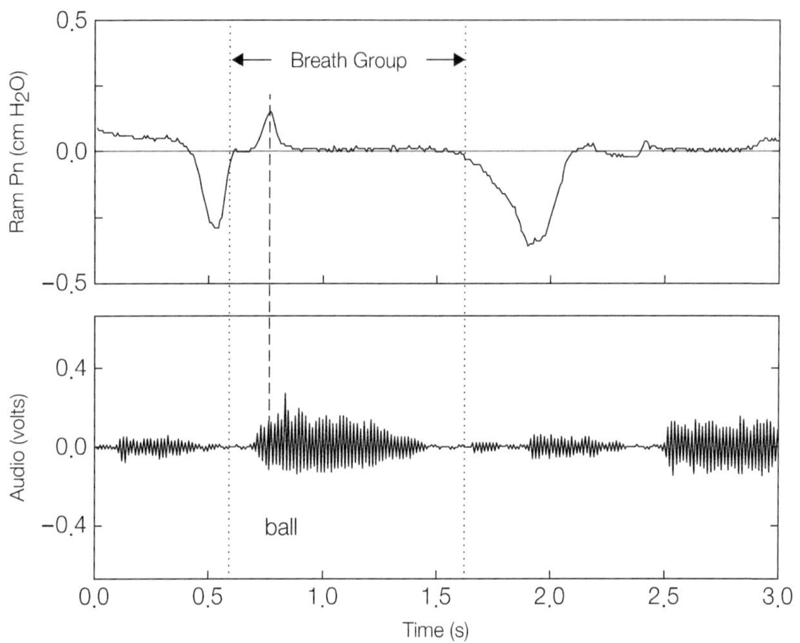

그림 14-23 구순구개열 수술을 받은 2세 아동이 'ball'을 산출했을 때 나타나는 비강압력(위)과 음향 신호음(아래). /b/ 음소에서 나타나는 양수의 비강압력이 점선의 수직선으로 표시되어 있는데, 이는 연인두 구멍이 열려 있음을 의미한다. 비강압력은 그림 14-22의 방법을 통해 기록하였다.
Courtesy David J. Zajac, Ph.D./University of North Carolina at Chapel Hill

가 충분히 제공되지 않으며 상대적인 연인두 구멍의 크기를 계산할 수 없다는 것이다.

✲ 기류-기압 기법의 주의점과 제한점

기류-기압 기법으로 검사하여 결과를 해석할 때 임상가가 명심해야 할 사항이 있다. 먼저, 앞서 말한 바와 같이 정확한 측정을 위해서는 기기의 눈금조정이 적절히 이루어져야 한다. 환자를 검사하는 동안 튜브, 마스크, 코르크, 카테터는 양호한 상태여야 하고, 환자에게 꼭 맞아야 하며(영유아용 비강 삽입관을 제외하고), 다른 기계 부속품과 안전하게 연결되어 있어야 한다. 튜브는 꼬이면 안 되고, 비강 마스크가 비강 밸브의 모양을 변화시키지 않도록, 지나치게 꽉 조이지 않게 해야 한다(Warren, 1997). 연인두 구멍의 면적 측정을 위해서도 환자의 양쪽 비공은 표준적인 기류-기압 장비를 사용할 수 있을 정도로 열려 있어야 한다(그림 14-11).

한 가지 고려해야 하는 사항은 연인두 구멍의 면적 측정의 정확성은 구멍의 크기가 $80mm^2$ 이상일 때에는 심각하게 떨어진다는 것이다(Warren, 1997). 이는 미세한 압력의 변화를 감지하는 데 대해 압력 센서가 갖는 제한점 때문이다. 그러나 앞서 말한 바와 같이 연인두 기능장애의 지각적 특성은 연인두 구멍의 면적이 20mm^2 이상일 때 명백하게 나타난다.

오리피스 방정식에서 사용되는 보정계수 *k*의 적정치에 대해서도 논쟁이 지속되고 있다(Muller & Brown, 1981; Pelorson, 2001; Yates et al., 1990). 0.65는 인간의 연인두 구멍의 모양에 맞는 수치가 아닐 수도 있다. 이러한 불확실성 때문에 연인두 면적의 측정은 오직 상대적인 측정치일 뿐임을 명심해야 한다. 즉, 화자가 비슷한 연인두 구멍의 모양을 가지고 있는 한, 개인 간의 상대적인 비교는 *k*값을 어떻게 정하든 상관없이 가능하다. 사실, Hixon(1966)은 마찰음 산출 시 구강 면적을 계산할 때 *k*값을 완전히 생략하기도 한다.

마지막으로, 비록 기류-기압 기법이 연인두 폐쇄와 관련된 객관적인 데이터를 제공해 주는 장점이 있지만, 말소리 산출 시 공명에 대한 정보를 제공해 주지는 못한다는 것을 다시 한 번 명심해야 한다. 그러므로 공명의 임상적 평가는 지각적 평가와 비음치측정 검사 같은 적절한 기계적 평가를 이용해서 실시해야 한다.

✱ 요약

Warren과 DuBois(1964)의 보고 이래로 공기역학적 평가는 많은 연구자와 임상가들이 연인두 기제의 기능 연구에 사용해 왔다. 기류-기압 기법은 검사자에게 발화 시 연인두 구멍의 대략적인 크기, 비누출의 정도와 기도폐색의 유무 등에 대한 객관적인 정보를 제공해 준다. 이 때문에 이 검사는 구개열이나 기타 연인두 기능장애가 의심되는 환자의 평가에서 매우 귀중한 절차로 간주된다.

✱ 복습 및 논의

1. 말소리 공기역학은 무엇을 의미하는가? 이것을 검사하는 것이 연인두 기능에 문제가 있는 것으로 판단되는 환자를 평가하는 것과 어떤 연관성을 갖는가?
2. 기류-기압 기법은 무엇인가? 이것은 무엇을 측정하는 것인가? 기류-기압 평가로부터 어떤 정보를 얻을 수 있는가?
3. 기류-기압 평가를 위해 필요한 장비에 대해 설명하라. 카테터와 기류 튜브는 어디에 위치시켜야 하는가?
4. 연인두 기능장애가 있을 때 오리피스 방정식은 무엇을 측정하는 것인가? 상기도폐

색 환자를 평가할 때에는 무엇을 측정하는 것인가?

5. /p/와 /b/ 중 어떤 자음에서 구강압력이 더 높을 것으로 예상되는가? 그 이유는 무엇인가?
6. 기류-기압 평가를 위해 대체로 사용하는 발화 유형에는 어떤 것이 있는가? 왜 긴 분절음 대신 짧은 분절음을 사용한다고 생각하는가?
7. 진단 시 비강기류 측정치가 갖는 중요성은 무엇인가? 연인두 구멍 면적의 측정치가 갖는 중요성은 무엇인가? 연인두 구멍의 면적이 $40mm^2$이라는 것은 무엇을 뜻하는가?
8. 기류-기압 기법의 장점은 무엇인가? 단점은 무엇인가?

제 15 장

비디오투시조영검사

✿ 이 장의 개요

도 입

연인두 형성부전/기능부전(VPI)은 지각적 말 평가를 통해 판단한 말 특성만으로도 진단할 수 있다. 그러나 비디오투시조영검사를 통해 이루어지는 것처럼 기기를 이용하여 연인두 밸브를 평가하는 것은 연인두 구멍의 원인, 대략적 크기, 특히 그 위치를 알아내는 데 필요하다. 이러한 정보는 최상의 수술 중재법을 결정하는 데 이용할 수 있으므로 매우 중요하다.

비디오투시조영검사(videofluoroscopy)는 신체 내부 구조의 움직임을 실시간으로 관찰할 수 있게 해주는 영상기법이다. 투시조영 장비를 이용하여 실시하는데, 이 장비는 X선원과 투시조영판(형광판)으로 구성되어 있다. **비디오투시조영 말 검사**(videofluoroscopic speech study)는 말을 산출하는 동안의 연인두 기능을 평가하기 위해 연인두 밸브가 움직일 때의 영상을 음성과 동시에 기록한다(Dudas, Deleyiannis, Ford, Jiang, & Losee, 2006; Lam et al., 2006; Rowe & D'Antonio, 2005; Shprintzen, 1995; Smith & Kuehn, 2007; Ysunza, Pamplona, Ortega, & Prado, 2008, 2011). 비디오투시조영검사는 VPI를 유발하는 해부 및 생리적 이상을 평가하는 데 도움이 된다. 이러한 정보는 최적의 수술법이나 보철치료법을 결정할 수 있게 해주기 때문에 매우 중요하다. 비디오투시조영검사는 삼킴 평가에도 이용하는데, **수정된 바륨 삼킴 검사**(modified barium swallow, MBS) 또는 **비디오투시조영 삼킴 검사**(videofluoroscopic swallowing study, VFSS)라고도 한다.

비디오투시조영검사는 1960년대 말과 1970년대 초기에 연인두 기능을 직접 관찰하는 데 처음 이용한 이래 계속 이용되고 있다. 그러나 비인두내시경검사의 출현으로 많은 기관에서 여전히 종종 적용하고 있기는 하지만, 한때 그랬던 것처럼 널리 적용되고 있지는 않다. 그러므로 연인두 기능장애 환자를 치료하는 전문가들은 그 사용법, 장점 및 단점을 숙지하고 있어야 한다. 비디오투시조영검사는 여전히 삼킴장애의 평가에 매우 유용한 도구이다.

이 장의 목적은 연인두 기능의 평가에 비디오투시조영검사를 어떻게 이용할 수 있는지에 대해 설명하는 것이다. 비디오투시조영검사를 이용한 말 검사의 구체적인 절차를 살펴보고, 영상의 판독 결과에 따라 VPI의 진단과 치료적 권고사항이 달라지기 때문에 이에 대해서도 논의하고자 한다.

✻ VPI 방사선검사의 역사

방사선검사(radiography)는 신체 내부의 영상을 촬영하기 위해 뢴트겐선(X선)을 이용하는 방법을 말한다. 방사선은 신체를 통과한 뒤 반대편에 영상을 만들어 낸다. 영상에서 구조물은 밝게, 공기가 있는 공간은 어둡게 보인다. 방사선은 구조물을 관통하므로 방사선이 지나는 신체 구조 전체를 비추는 것이다. 즉, 방사선검사는 구조 전체에 퍼져 있는 일관된 성분이든, 아니면 방사선이 지나는 부위에만 있는 성분이든 간에 방사선이 지나는 경로의 성분이 무엇인지 보여 준다.

전통적인 방사선검사는 서로 다른 조직의 자연적 감쇠를 이용한다. 감쇠(attenuation)는 방사선 광자가 조직에 흡수되고 산란되는 정도를 말한다. 뼈처럼 감쇠 정도가 높은 구조일수록 상을 만드는 데 필요한 방사선 분자가 적어져 노출량이 적어지므로 흰색에 가까운 상이 만들어진다. 반면에 감쇠 정도가 낮을수록(공기에서처럼) 필름에 상을 만드는 데 방사선 분자가 더 많이 필요하므로 검은색에 가까운 상이 만들어진다.

오래전 방사선 영상은 필름이나 비디오테이프에 기록하였다. 이제는 대부분의 방사선검사 시스템이 고해상도의 디지털 영상기법을 이용하고 있다. 디지털 방식의 방사선검사는 컴퓨터로 영상을 볼 수 있으며, 해상도가 더 좋고, 전자 기록이 가능하다는 점 등 장점이 많다.

대부분의 방사선 영상은 본질적으로 평면, 즉 2차원이다. 3차원의 입체 구조의 영상을 제대로 얻기 위해서는 3개의 직교면에서 해당 구조를 비춰야 한다(Pelo,Tassiello, Boniello, Gasparini, & Longobardi, 2006; Skolnick & Cohn, 1989; Skolnick, McCall, & Barnes, 1973). 물론 연인두 통로는 3차원의 용적 구조이다.

✻ 측면 두부계측 X선검사

측면 두부계측 X선검사는 정중시상면(midsagittal plane)에서 두부(두개)의 정지 영상을 얻는 방사선 영상기법이다. 치과에서 표준형 머리 지지대를 사용하여 촬영하는 기법이라 보면 된다. 영상 위에 있는 특정 경계 표지점 간의 거리와 각도를 세밀하게 측정하는 단층촬영술(laminography)이라는 절차를 통해 치열교정과 의사나 구강외과 의사는 두개안면골과 성장 관련 변수의 연구와 측정에 측면 두부계측 X선검사를 이용한다.

측면 두부계측 X선 사진은 모음 발성이나 /s/의 연장 산출 중에 촬영할 수 있는 정지 영상이다. 경구개, 휴식 상태의 연구개, 발성 시의 연구개 길이와 높이 및 인두후벽을 볼 수 있다. 측면 두부계측 X선검사는 경추, 두개골 저면각(cranial base angle), 안면골의 형태학적 특성을 분명히 보여 준다. 경추와 두개골 저면에 기형이 있을 경우에는 연인두 폐쇄에 관여하는 인두벽의 위치에 영향을 미치므로 이것이 의심될 때에는 측면 두부계측 X선검사가 적절한 진단 절차이다. 측면 두부계측 X선검사는 1950년대 구개열 연구에 널리 이용되었다. 실제로 연인두 폐쇄에 아데노이드 조직이 하는 역할은 이 검사를 이용해야 더 잘 파악할 수 있다(Smith & Kuehn, 2007).

측면 두부계측 X선검사가 유용한 상황이 있음에도 불구하고 여러 이유로 연인두 기능에 대한 평가 과정에 더 이상 포함되지 않는다. 첫 번째 문제는 이 검사가 연인두 구멍의 정중시상면만 보여 준다는 점이다. 따라서 이 검사로는 인두측벽의 관찰이 불가능하다. 그 결과, 다면 검사에 비해 검사자들이 연인두 형성부전의 여부를 30% 정도 오진한 것으로 보고된 바 있다(Magor, Flores-Mir, & Major, 2006; Williams & Eisenbach, 1981). 또 다른 문제점은 정지 영상을 촬영하기 때문에 구조만 보여 줄 뿐이라는 점이다. 말은 움직임이 계속되는 역동적인 과정이다. 따라서 말을 산출할 때 연인두 구조가 어떻게 움직이는지에 대해서는 평가할 수 없기 때문에 실제의 말을 대표하지 못한다(Kuehn & Henne, 2003). 마지막으로, 촬영된 영상은 X선이 지나가는 모든 부위를 가중한다는 점이다. 연구개가 인두후벽의 한 부분을 가볍게 접촉하는 경우에도 이러한 가중 효과 때문에 측면 영상에서는 완전히 폐쇄된 것으로 보이기도 한다. 그러므로 작은 연인두 틈이 있으면 감지하기 쉽지 않다.

❋ 방사선영화촬영검사

연인두 기능의 평가에 **방사선영화촬영검사**(cineradiography)를 이용하는 것이 1950년대 초기에 처음 소개되었다. 흔히 **영화촬영검사**(cine study)로도 불리는 이 검사는 초당 16~24프레임을 연속 촬영하여 활동사진 필름에 기록한다. 연인두 밸브의 모든 측면을 제대로 살펴보기 위해 여러 관찰면에서 방사선 영상을 찍는다. 이 절차는 한 가지 관찰면에서만 정지 영상을 촬영하는 측면 두부계측 X선검사보다는 훨씬 좋지만 음성을 동시에 녹음할 방법이 없기 때문에 이 절차로는 연인두의 움직임 양상과 말소리를 서로 연관시키는 것이 불가능하다(Shpreintzen, 1995). 또 다른 주요 단점은 검사할 때마다 노출되는 방사선량이 비교적 많다는 것이다.

❋ 비디오투시조영검사

비디오투시조영검사가 처음 소개되면서 방법론상의 진보가 상당히 이루어졌다(Skolnick, 1969, 1970; Skolnick & McCall, 1971). 비디오투시조영검사는 여러 관찰면에서 영상을 얻기 때문에 연인두 기제의 구조와 기능을 볼 수 있게 해준다(Skolnick & Cohn, 1989). 방사선영화촬영검사와는 달리 영상과 함께 말소리의 동시녹음도 가능하다.

다면 비디오투시조영검사는 연인두 틈의 유무를 확인하고 그 틈의 크기를 측정하는 데 이용할 수 있다(Lam et al., 2006). 연인두 기능장애의 원인이 짧은 연구개 때문인지 아니면 빈약한 연구개 운동 때문인지도 구별할 수 있게 해준다. 비디오투시조영검사는 인두측벽 운동의 정도와 대칭성을 평가하는 데에는 그다지 도움이 되지 않는다. 비인두내시경검사에 비해 비디오투시조영검사가 말 산출 시 연구개의 수직 운동을 더 잘 보여준다. 그리고 폐쇄 시 인두후벽의 전체 길이도 관찰할 수 있는데, 이는 비인두내시경검사에서는 불가능하다.

비디오투시조영검사는 연인두 기능장애에 대한 치료로 수술과 보철을 결정할 때에도 도움이 된다. 보철장치의 배치, 특히 구개 거상장치의 배치를 평가하는 데에도 도움이 된다. 마지막으로 아데노이드 절제술, 상악전진술, 인두후부이식술(retropharyngeal implant) 같은 수술의 효과를 평가하는 데에도 이용할 수 있다(Havstam et al., 2005; Kendall, Leonard, & McKenzie, 2004).

비디오투시조영검사는 인두피판술이나 인두괄약근성형술 후 평가에는 좋은 방법이 아닌데, 인두피판술 이후 양측에 생기는 구멍과 인두괄약근성형술 이후 가운데에 생기는 구멍이 비디오투시조영검사에서는 잘 보이지 않기 때문이다. 그러므로 연인두 통로의 조직이 부족하거나 연인두 통로가 폐색되어 재개정술이 필요한 경우에는 비인두내시경검사가 더 나은 검사방법이다.

연인두 기능의 평가에 비디오투시조영검사를 이용하기 전에 언어치료전문가는 미국말언어청각협회(ASHA, 2004)에서 발간한 비디오투시조영검사 실시방법에 관한 문서를 참조해야 한다.

❋ 환자 준비

연인두 기능 평가가 필요한 환자 대부분이 아동이다. 최상의 결과를 얻기 위해서는 환자와 보호자를 검사 당일 이전에 준비시켜야 한다. 많은 기관에서 검사를 예약하면 가족에게 비디오투시조영검사에 대한 정보를 제공한다. 검사 시간에 무엇을 해야 하는지에 관한 정보를 주면 검사 당일에 어떤 일이 진행될 것인지 준비할 수 있게 해준다. 이야기책이나 색칠공부 형식으로 구성한 안내서는 특히 아동에게 유용하다. 아동에게 표준화 문구나 문장 목록을 주어 집에서 미리 연습하게 하는 것도 도움이 된다. 검사대상자와 가족이 검사 전에 미리 이러한 정보를 얻으면 검사를 진행하는 동안 아동이 협력할 가능성이 더 높아진다.

미리 연습을 하였더라도 아동은 검사를 받는 동안 긴장할 수 있다. 그러므로 언어치료전문가나 방사선사는 아동에게 침착하고 부드럽게 말해야 한다. 아동에게 미리 어떤 일이 일어날 것인지 말해 주는 것이 좋다. 부모는 검사를 실시하는 동안 아동을 지지하고, 잘 협조하였을 때에 보상해 줄 수 있으므로 항상 도움이 된다.

비디오투시조영검사의 절차

연인두 통로는 3차원의 구조로, 밸브의 모든 측면이 움직이는 괄약근처럼 작용한다. 그러므로 결함 지점을 판정하기 위해서는 이 괄약근의 모든 측면을 관찰하는 것이 중요하다. 그러나 비디오투시조영검사는 2차원의 영상밖에 얻을 수 없다(Shprintzen, 1995; Shprintzen, Rakof, Skolnick, & Lavorato, 1977; Skolnick, 1975; Skolnick, McCall, & Barnes, 1973). 그러므로 비디오투시조영검사로 연인두 통로를 모든 면에서 평가하기 위해서는 3차원의 직교면에서 촬영하는 다면 검사가 필요하다(Kane, Butman, Mullick, Skopec, & Choyke, 2002; Skolnick & Cohn, 1989; Skolnick & McCall, 1971).

비디오투시조영검사에서 흔히 촬영하는 관찰면에는 측면상, 정면상(**전후상** 또는 AP 상이라고도 함), 저면상이 있다. 각 관찰면의 명칭(예: 측면상)은 방사선이 인체를 통과하는 방향에 따라 붙인 것이다. 기본적인 촬영면 외에 진단 상황에 따라 몇 가지 촬영면(타운상 및 사위상)을 추가로 촬영하기도 한다. 다면 촬영을 하면 연인두 밸브의 모든 구조의 움직임을 평가할 수 있다.

측면상

측면상의 경우, 방사선이 머리의 측면을 통과한다. 그러므로 정중시상면에서 연구개와 인두후벽을 보여 준다. 검사자는 발화 중 연구개 유효 길이, 연구개 운동 및 높이, 인두후벽 전체, 혀 움직임, 구개천공의 개방성(비강에 바륨 주입 후)을 관찰할 수 있다.

측면상의 촬영을 위해서는 환자가 자세를 똑바로 잡게 하는 것이 좋다. 투시조영검사용 탁자를 수직으로 세운 뒤 환자를 탁자와 투시조영검사용 스크린 사이에 서거나 앉게 한다(그림 15-1). 환자가 정면을 쳐다보는 중립 자세를 유지해야 한다.

가만히 있지 못하여 자세를 유지하기 어려운 어린 아동들의 경우에는 탁자 위에 옆으로 눕게 하여 검사할 수도 있다(그림 15-2). 머리를 지지하고 움직이지 않게 하기 위해 특수 베개를 사용하기도 한다. 이 자세의 단점은 그 영향은 미미하나 연구개 운동에 중력이 작용할 가능성이 있다는 것이다(Perry, 2010). 방사선사는 검사를 하는 동안 고개가 돌아가거나 기울어지지 않았는지, 양측의 하악가지(ramus)가 화면에서 서로 겹쳐지

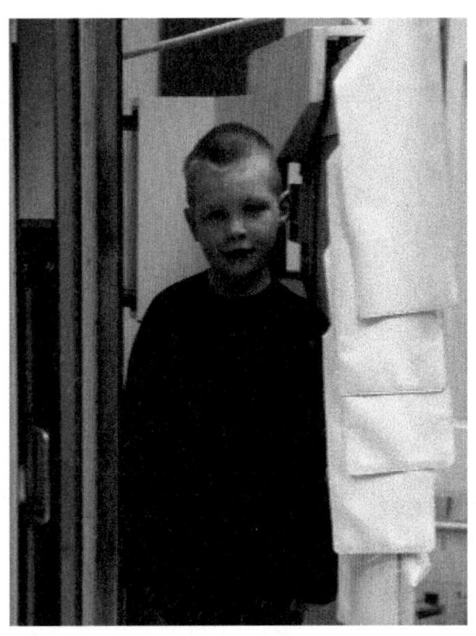

그림 15-1 측면상 촬영 자세. 투시조영검사용 탁자를 세운 뒤 환자를 탁자와 스크린 사이에 세우거나 앉힌다. 환자가 고개를 바로 세워 정면을 쳐다보게 한다.

Courtesy Ann W. Kummer, Ph.D./Cincinnati Children's Hospital Medical Center & University of Cincinnati College of Medicine

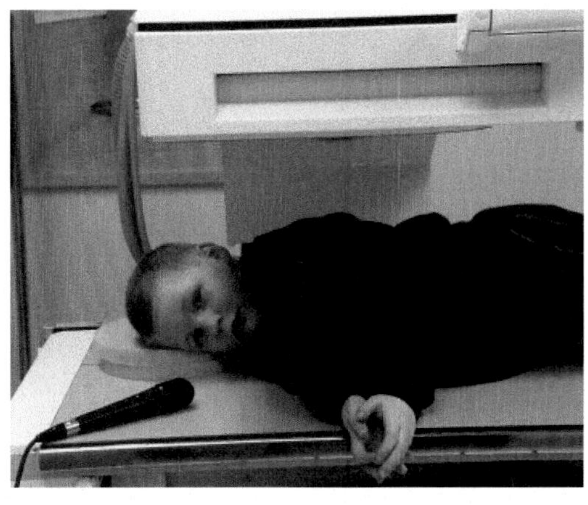

그림 15-2 대안적 측면상 촬영 자세. 고개를 지지해 줘야 하는 환자에게 적용하는 자세이다. 가만히 있지 못하는 어린 아동의 경우 탁자 위에 옆으로 눕게 한다. 고개를 안정적으로 지지해 주기 위해 특수 베개를 사용하기도 한다. 이 자세의 단점은 매우 미약하기는 하나 중력이 작용할 가능성이 있다는 것이다.

Courtesy Ann W. Kummer, Ph.D./Cincinnati Children's Hospital Medical Center & University of Cincinnati College of Medicine

는지 확인한다. 측면상을 제대로 확보하지 못하면 방사선이 연인두 통로를 똑바로 지나지 못한다. 그러므로 연인두 폐쇄가 달성되지 않았는데도 달성된 것처럼 보일 수 있다.

✲ 정면상

정면상(전후상 또는 단순히 AP상이라고도 함)은 X선이 코를 통과한 뒤 연구개 융기면을 지나는데, 연구개 융기는 대개 인두측벽 사이에서 호를 이루는 모양으로 나타난다. 휴식 시와 말 산출 시 인두측벽을 관찰할 수 있게 해준다.

정면상의 경우, 환자의 얼굴이 스크린을 마주 볼 수 있게 하여 방사선이 코의 앞쪽을 통해 똑바로 관통할 수 있게 한다. 환자를 똑바로 서게 하거나 등을 대고 천장을 향해 눕게 한다(그림 15-3). 방사선이 앞쪽으로 투사되도록 고개가 가운데에 돌아가지 않게 해야 한다. 이는 중심선을 따라 비중격이 보이는지 여부로 판단할 수 있다. 구조의 차이는 있을 수 있으나, 비중격은 비강(상악강, maxillary cavity)의 측면 경계로부터 동일한 거리만큼 떨어져 있어야 하며, 절치는 비중격과 나란히 나 있는 것으로 관찰되어야 한다. 비강 호흡 시 인두측벽은 비중격의 양측에서 바깥쪽으로 휘는 것처럼 보인다. 말을 산출할 때에는 인두측벽이 안쪽으로 휘어 비중격 부위에서 만나는 것처럼 보인다.

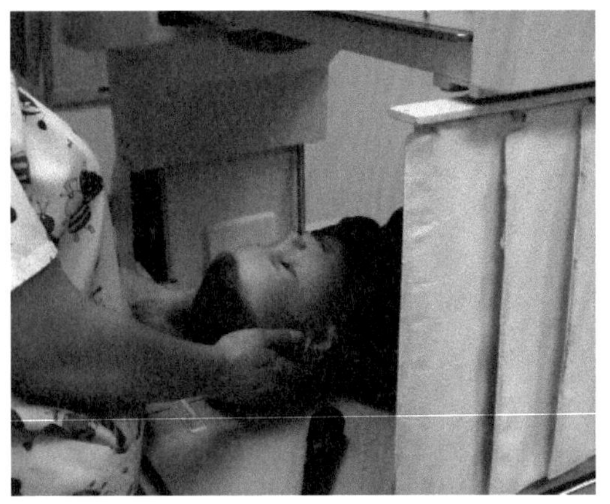

그림 15-3 정면상(전후상) 촬영 자세. 환자를 똑바로 눕히고 고개가 가운데를 향하게 잡아 준다. 투시조영 장비로 보았을 때 비중격이 중심선 가운데에 와 있는지 확인하면 된다.

Courtesy Ann W. Kummer, Ph.D./Cincinnati Children's Hospital Medical Center & University of Cincinnati College of Medicine

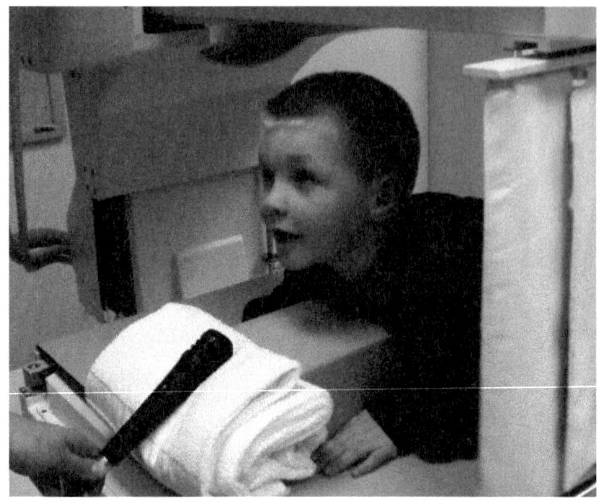

그림 15-4 저면상 촬영 자세. 환자를 탁자 위에 엎드리게 한 뒤 팔과 팔꿈치로 상체를 지탱하면서 고개를 뒤로 젖혀서 '스핑크스 자세'를 취하게 한다. 고개와 등이 쭉 늘어나면서 X선이 턱 아래를 지난 뒤 연인두 통로를 향해 수직으로 관통한다. X선이 연인두 폐쇄 높이와 직각을 이루며 지날 수 있도록 정확한 자세를 확보하는 것이 중요하다.

Courtesy Ann W. Kummer, Ph.D./Cincinnati Children's Hospital Medical Center & University of Cincinnati College of Medicine

※ 저면상

저면상[**하상상**(enface view), **하면상**(inferior view)이라고도 함]에서는 X선이 턱 아래를 지나 연인두 통로를 향해 지난다. 이 관찰면은 검사자로 하여금 마치 연인두 통로를 관통하여 쳐다보는 것처럼 전체 연인두 괄약근을 관찰할 수 있게 해준다(Kuehn & Henne, 2003). 저면상에서 보면 연구개, 인두측벽 및 인두후벽의 상대적인 폐쇄 기여도를 평가할 수 있다.

저면상의 촬영을 위해서는 환자로 하여금 X선 탁자 위에서 엎드린 자세를 취하게 한다. 그다음에는 고개를 빼서 들고 상체의 무게를 팔과 팔꿈치에 싣는 '스핑크스 자세'를 취하게 한다(그림 15-4). 고개와 등이 쭉 늘어나면서 X선이 턱 아래를 관통하여 위를 향해 수직으로 올라가다가 연인두 통로를 지난다. 방사선이 연인두 폐쇄면에 대해 직각으로 지나가게 해야 하므로 저면상 촬영 시 바른 자세를 잡게 하는 것은 실제로 매우 어렵다. 바른 자세를 잡지 못하면 연인두 통로가 보이지 않거나 연인두 통로의 크기가 심하게 왜곡될 것이다. 이 관찰면에서는 인두후벽과 마찬가지로 연구개의 가장자리도 제대로 관찰하기 쉽지 않다. 아데노이드가 큰 경우도 이 관찰면의 판독에 영향을 미칠 수 있다(Witt, Marsh, McFarland, & Riski, 2000).

✲ 타운상

타운상은 연인두 통로를 위에서 아래로 내려다보는 촬영면이다. 저면상처럼 연인두 구멍을 아래에서 위로 쳐다보는 대신에 위에서 쳐다보지만 저면상과 비슷한 촬영면(en-face orientation)을 제공하기 때문에 저면상을 대체하는 촬영면이다(Stringer & Witzel, 1986, 1989).

타운상의 촬영을 위해서는 환자를 똑바로 앉혀 턱을 당겨 고개를 많이 숙이게 해야 한다(Kuehn & Henne, 2003). 방사선이 정수리를 통과하여 연인두 통로의 평면을 수직으로 관통한다. 아데노이드가 클 경우 타운상이 저면상보다 더 좋은 연인두 통로 관찰면을 제공해 준다(La Rossa, Brown, Cohen, & Spackman, 1980; Stringer & Witzel, 1986, 1989).

✲ 사위상

아데노이드가 크거나 목을 쭉 뻗는 것이 불가능하여 만족스러운 저면상을 얻을 수 없는 경우에는 사위상을 촬영하면 된다(Skolnick & Cohn, 1989). 사위상은 측면상에서 관찰한 구조들의 움직임과 정면상에서 관찰한 구조들의 움직임을 서로 연관시켜 볼 수 있게 해준다. 인두측벽의 운동이 비대칭적인 경우가 실제로 매우 자주 나타나는데, 이를 보는 데에도 사위상이 유용하다. 연인두 기능장애 환자의 약 15%가 비대칭적인 인두측벽 운동을 보이는 것으로 나타났다(Argamaso, Levandowski, Golding-Kushner, & Shprintzen, 1994; D'Antonio, Muntz, Marsh, Marty-Grames, & Backensto-Marsh, 1988).

사위상은 검사대상자를 앞을 쳐다보게 앉게 한 뒤 촬영한다. 투시조영검사기가 작동하면 환자는 머리와 몸을 동시에 서서히 회전하여 한쪽으로 45° 정도 움직였다가, 중심선을 향해 돈 뒤에 다시 반대쪽으로 45° 정도 움직이게 한다. 이는 양측의 움직임을 서로 비교하기 위한 것이므로 똑같은 말 샘플을 이용해야 한다.

✲ 대비물질 사용

정면상과 저면상을 촬영할 때 인두벽을 제대로 볼 수 있으려면 방사선 불투과성 대비물질이 필요하다. 대비물질에는 황산바륨 현탁물질이 가장 흔히 쓰인다. 이 물질은 헤비크림(유지가 많아 농도가 짙은 크림) 농도로 만들어져 있는 것을 물과 섞어 쓰거나 가루 형태로 구입해서 물과 섞어 쓸 수도 있다(Skolnick & Cohn, 1989). 향을 첨가하여 사용할 수도 있다.

그러나 측면상을 촬영할 때에는 바륨을 사용하지 않는 경우도 있는데, 이는 연구개와 인두후벽 사이에 공기가 차 있기 때문에 대비물질 없이도 잘 보이기 때문이다. 공기는 연구개와 인두후벽과 같은 연조직에 비해 X선 광자를 덜 흡수한다. 그 결과, 공기가 있는 부분은 검은색으로 나타나 흰색으로 보이는 연구개와 인두후벽 연조직의 밀도와 대비를 이룬다. 측면상 촬영에 대개 바륨을 사용하지 않는 또 다른 이유는 바륨을 사용할 경우 점액과 섞여서 연구개가 실제보다 더 길어 보이는 것을 방지하기 위해서이다.

그러나 바륨을 사용하면 측면상을 반복하여 촬영하는 데 도움이 된다. 바륨을 사용하면 파사반트 융기가 있을 경우에는 더 잘 보인다(Cohn, Rood, McWilliams, Skolnick, & Abdelmalek, 1984). 바륨은 구개천공이 실제로 뚫려 있는지 판단하는 데에도 도움이 된다. 천공이 뚫려 있으면 바륨이 천공을 통해 비강에서 구강으로 떨어지는 것처럼 보인다(Clark, D'Antonio, Liu, & Welch, 1992; Skolnick, Glaser, & McWilliams, 1980). 환자에게 바륨을 삼켜 보게 하면 천공을 통해 구강에서 비강으로 바륨이 역류하는 것이 보이기도 한다. 마지막으로 측면상에서 바륨을 사용할 경우, 점막하 구개열의 결과로 연구개의 비강 측 표면에 있는 결함의 윤곽을 볼 수 있는 경우도 있다. 바륨은 인위적인 구조를 만들기도 하고, 때때로 측면상 촬영 시 목표 구조를 가리는 경우도 있기 때문에 측면상을 촬영할 때에는 반드시 바륨 없이 먼저 촬영한 뒤 특정 정보가 필요한 경우에만 바륨을 사용하여 다시 촬영할 것을 권한다.

모든 관찰면에서 촬영할 때 바륨을 사용하면, 바륨 없이 촬영할 때에는 감쇠 정도 때문에 잘 보이지 않던 작은 연인두 틈을 판정하는 데 도움이 된다. 기류가 작은 틈을 통과할 때에는 바륨 기포가 생긴다. 바륨 기포가 생기면 이는 연인두에 작은 틈이 있음을 의미하는 것이다. 기포가 생기지 않는 경우는 다소 다른 진단을 내릴 수 있다. 연인두 틈이 큰 경우에는 그 틈으로 공기가 덜 밀집하므로 바륨 기포가 생길 가능성이 줄어든다.

바륨을 비인두에 주입하기 전, 환자에게 코를 풀어 검사를 방해할 수 있는 분비물을 미리 배출하게 한다. 비강으로 바륨을 주입하는 방법은 콧구멍 안에 부드러운 고무제품 카테터를 삽입한 뒤 코를 통해 비인두로 밀어 넣는 것이다. 카테터를 삽입하기 몇 분 전에 코에 폰토카인 스프레이를 뿌리면 비강의 감각이 마비되어 삽입이 더 편해진다. 그리고 카테터의 끝부분에 소량의 농후성 리도카인을 발라 주면 비도(nasal meatus)를 통과하기가 쉬워진다. 그러나 카테터를 삽입하는 데 불편이 거의 없다면 국소마취는 필요 없다. 이후 주사기를 이용하여 바륨을 카테터로 주입하면 된다(**그림 15-5**).

또 다른 방법은 그냥 큰 비강용 점적기(dropper)나 피펫을 이용하여 콧구멍 안으로 바륨을 떨어뜨려 넣는(점적하는) 방법이다. 고개를 뒤로 젖히거나 등을 대고 눕게 하여 중력의 도움을 받아 바륨이 비인두로 넘어갈 수 있게 한다. 환자에게 바륨을 코로 들이마시게 한 뒤 연구개와 인두벽에 조영제가 잘 묻을 수 있도록 고개를 이리저리 돌려서 움직이게 한다. 바륨이 모든 구조에 적절하고 균일하게 코팅되지 않으면 촬영한 영상이 무용지물이 되므로 주의해야 한다. 코로 바륨을 흘려 넣는 방법은 어린 아동들에게 겁이 덜 나는 방법이기는 하지만, 검사 진행이 지연될 수도 있고(코팅되는 데 시간이 더 걸리기 때문이다—역자 주) 조직에 골고루 묻지 않을 수도 있다. 어떤 방법을 사용하든 간에 한쪽 콧구멍을 적절하게 코팅하는 데에는 약 1~3mL의 바륨이 필요하다.

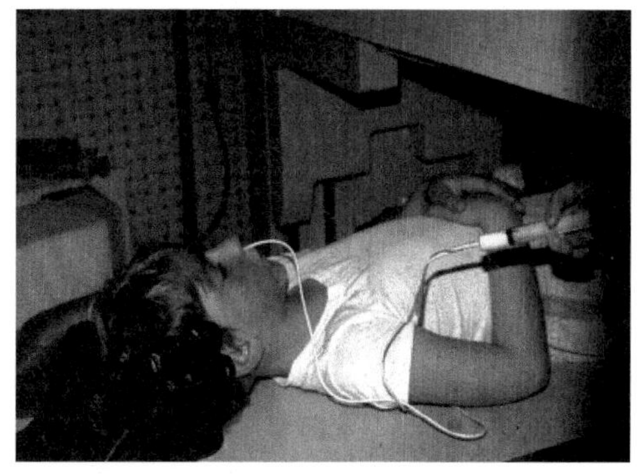

그림 15-5 큰 주사기와 카테터를 통해 비인두에 바륨을 주입하는 방법. 카테터를 통해 바륨을 비인두 안으로 짜 넣으면 된다.

Courtesy Ann W. Kummer, Ph.D./Cincinnati Children's Hospital Medical Center & University of Cincinnati College of Medicine

코를 통해 바륨을 비인두로 주입하면 이로 인해 눈물이 나면서 코로 눈물이 흐르는 듯한 느낌이 든다. 비인두가 약간 화끈거리는 느낌은 바륨을 주입하고 난 이후 약 1시간 이상 지속될 수 있다. 바륨이 약간의 불편함과 가벼운 통증을 유발할 수 있지만, 대부분의 아동들이 이 과정을 비교적 잘 견디는데, 미리 어떤 일이 일어날 것인지에 대해 준비가 되어 있는 경우에는 더 잘 견딘다. 그러나 이 과정을 진행하는 동안 아동이 울면 분비물로 인해 바륨이 씻겨 내려가 버린다. 이럴 경우에는 검사를 계속하기 위해 추가로 바륨을 비인두로 주입해야 한다.

말 샘플

각 투시면의 촬영 시 환자에게 먼저 침을 삼켜 보라고 한다. 연인두 구조는 삼킬 때 힘껏 움직이므로 판독하기 쉽다. 이때 방사선사는 촬영 방향이 맞는지 확인하고, 검사자는 여러 구조의 위치를 파악할 수 있으므로 삼킬 때의 영상은 검사 결과를 판독하는 데에도 매우 유용하다. 이후 환자에게 음절이나 표준화 문장을 따라 말하게 한다. 환자의 입 가까이에 마이크를 대어 주고 영상과 음성이 동시에 기록될 수 있게 한다(그림 15-6).

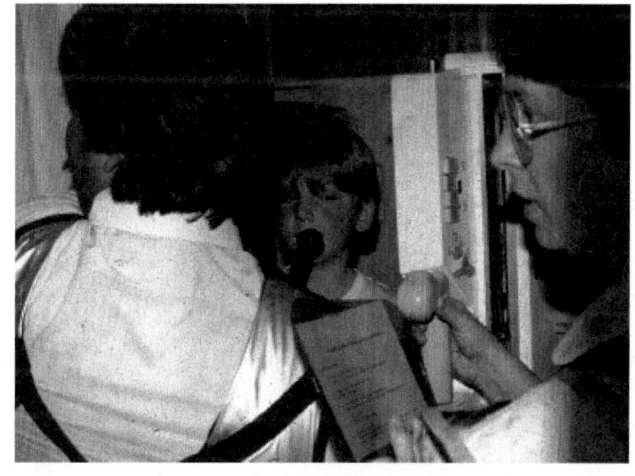

그림 15-6 X선검사 시 검사대상자에게 음절과 표준화 문장을 따라 말하게 한다. 검사대상자의 입 가까이에 마이크를 대어 주면 영상과 말소리가 동시에 기록된다.

Courtesy Ann W. Kummer, Ph.D./Cincinnati Children's Hospital Medical Center & University of Cincinnati College of Medicine

제12장에서 언급하였듯이 검사대상자에게 다양한 압력 자음이 많이 들어 있는 문장(표 10-3 참조)과 압력 자음이 들어 있는 음절을 반복하게 하고, 60부터 70까지 숫자(우리말에서는 '40'을 동일한 목적으로 이용할 수 있다—역자 주)를 소리 내

어 세게 한다. 방사선에 노출될 위험이 있기 때문에 말 샘플은 필요한 정보를 얻을 수 있을 정도로 충분히 길어야 하지만, 장시간의 방사선 노출을 피하기 위해 가능한 한 짧아야 한다(Isberg, Julin, Kraepelien, & Henrikson, 1989). 말 샘플을 주의 깊게 선정하되 각 촬영면에서 적절한 말 샘플을 얻는 데 30초가 넘지 않게 실시하는 것이 바람직하다.

결과 판독

검사 결과 판독에 대한 팀 접근

비디오투시조영 말 검사는 방사선사나 방사선과 의사가 실시할 수 있다. 가장 어려운 문제는 발견한 사항을 해석하고 적절한 권고사항을 도출하는 일이다. 이를 위해서는 팀 접근이 필요하다. 경험, 기술, 주의 깊은 분석이 검사 결과의 해석에 필요하다.

방사선과 의사나 방사선사가 실제로 검사를 실시하지만, 방사선과 의사와 언어치료전문가가 검사 결과의 해석을 위해 협력해야 한다. 방사선과 의사는 해부, 생리, 연인두 구조의 영상에 대해 자세히 알고 있다. 언어치료전문가도 해부 및 생리에 대해 이해하고 있으며, 연인두 기능과 음향 신호의 관련성에 대해 잘 알고 있다. 두 전문가의 관점에서 검사 결과를 해석해야 더 완벽하고 정확한 결론을 얻을 수 있다.

측면상의 판독

측면상에서는 연구개의 길이, 두께 및 모양을 휴식 시와 발성 시 모두 관찰해야 한다. 발성을 하는 동안 연구개는 경구개 높이 정도까지 상승해야 한다. 연구개는 경구개 끝에서부터 구개수의 끝이 이루는 전체 길이 중 약 2/3 지점에서 구부러져야 한다. 이를 '굽힘운동(knee action)'이라고 하는데, 이는 구개거근이 삽입되는 부위에서 삼각거근이 수축하여 연구개를 위와 뒤로 끌어당길 때 생긴다. 연구개가 인두후벽과 접촉할 때, 연구개 융기(velar eminence)(구부려졌을 때 가장 높은 지점)에서부터 수직 부분의 연구개에 이르는 길이 중 어느 정도의 길이만큼 접촉하는지도 관찰해야 한다(Kuehn & Henne, 2003). 접촉 부위의 정도에 따라 폐쇄의 단단한 정도를 알 수 있다. 접촉 부위가 짧은 경우는 폐쇄가 약하게 이루어진 것임을 알 수 있다.

인두후벽의 표면에 아데노이드 패드가 있는지, 있다면 대략적인 크기는 어느 정도인지도 파악해야 한다. 아데노이드 패드는 대개 평편하면서도 볼록한 모양을 띠는데, 경구개와 같은 높이에 있거나 약간 더 높이 있다. 아데노이드 패드가 없는 경우에는 인두의 깊이(전후 길이)와 모양을 평가해야 한다. 검사자는 코로 호흡할 때 인두의 깊이를 살펴본 후 말을 산출할 때 인두후벽에서 전방 운동이 나타나는지 여부를 관찰해야 한다. 파사반트 융기가 생길 경우, 말을 산출하는 동안 인두후벽에서 선반 모양의 돌출부가 생긴다. 이 촬영면에서는 편도 조직도 다소 보일 수 있다. 마치 계란 덩어리처럼 보이는데 혀 뒷부분과 겹쳐 보인다.

조음 시의 혀 운동도 이 촬영면에서 평가할 수 있다. 일부 사례의 경우 말을 산출할 때 보상전략의 하나로 혀의 뒷부분이 연구개의 상승을 돕기도 한다. 이런 경우 연구개 운동이 확연하게 일어나 그 결과로 연인두 폐쇄가 실제로 일어나는 것처럼 보일 수도 있다. 그리고 성문파열음, 인두파열음, 인두마찰음, 경구개파열음 같은 보상조음이 나타나는지 판단하기 위해서는 혀끝, 혓몸, 혀뿌리, 심지어는 후두의 움직임까지도 관찰해야 한다. 조음위치를 후방화하거나 혓몸을 이용하여 조음하는 등 비정상적인 혀 움직임이 나타나는지도 관찰해야 한다.

인두후벽에 비해 상대적으로 짧은 연구개, 얇은 연구개, 말 산출 시 빈약한 연구개 굽힘운동도 비정상적인 것이다. **그림 15-7**은 인두후벽에 비해 연구개의 길이가 짧아 그 결과로 연인두 형성부전을 보이고 있는 환자의 측면상이다. **그림 15-8**은 연구개 운동이 빈약하여 굽힘운동이 거의 나타나지 않는 연인두 기능부전 환자의 측면상이다. 이와 같은 문제로 인해 나타나는 연인두 틈의 크기도 어림해 보아야 한다.

측면상 촬영 시 바륨을 사용하였다면 구개천공이 뚫려 있는지도 살펴보아야 한다. 그 외에도 아데노이드 제거 이후 인두후벽에 국소적으로 움푹 파인 부분이 있는지도 살펴야 한다. 편도나 아데노이드가 비대해져 기도에까지 침입하지 않았는지도 살펴보아야 한다.

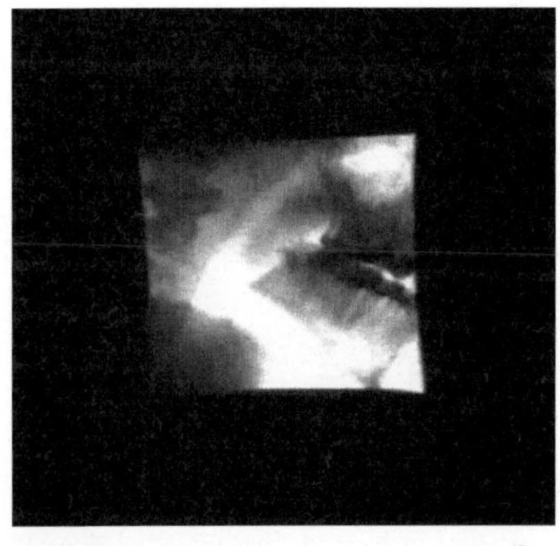

그림 15-7 인두후벽에 비해 연구개가 짧아 연인두 형성부전에 해당되는 사례의 측면상

Courtesy Ann W. Kummer, Ph.D./Cincinnati Children's Hospital Medical Center & University of Cincinnati College of Medicine

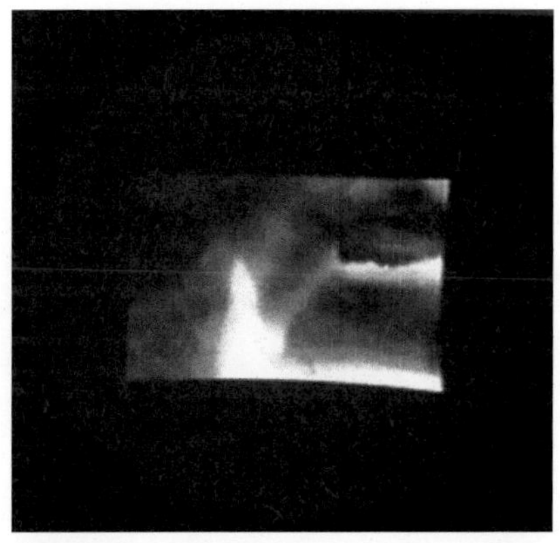

그림 15-8 연구개의 길이는 정상이지만 말 산출 시 빈약하게 움직여 연인두 기능부전에 해당되는 사례의 측면상

Courtesy Ann W. Kummer, Ph.D./Cincinnati Children's Hospital Medical Center & University of Cincinnati College of Medicine

✻ 정면상의 판독

정면상의 촬영 목적은 인두측벽의 운동 정도, 양측 인두측벽 운동의 대칭성 여부, 최대 운동이 일어나는 대략적인 수준(높이)을 평가하는 것이다. 정상 화자의 경우 대부분 연구개 융기보다 약간 아래의 높이에서 인두측벽 운동이 최대로 일어난다(그림 1-14A 참조)(Skolnick & Cohn, 1989). 이 촬영면은 서골과 얼굴 구조물이 서로 겹쳐서 투시되기 때문에 판독이 어렵다. 이 촬영면에서는 앞쪽에서 뒤를 향해 바라보는 영상을 촬영하므로 스크린의 오른쪽이 실제로는 검사대상자의 왼쪽 인두측벽에 해당되며, 스크린의 왼쪽이 검사대상자의 오른쪽 인두측벽에 해당됨을 주의해야 한다. 문제가 있는 쪽을 보고할 때에는 검사자가 아니라 검사대상자의 좌우를 기준으로 보고해야 한다. 신체의 어느 쪽 영상을 보고 있는 것인지 혼동하지 않기 위해 기준점 표지를 사용하기도 한다.

인두측벽 운동이 제한되어 있으면 연인두 폐쇄에 문제가 있음을 의미한다. 환형의 폐쇄 양상만 보이는 환자도 있을 수 있는데, 이 경우 인두측벽의 움직임이 매우 제한되어 있다. 그림 15-9는 어느 환자의 정면상을 보여 주고 있다. 비중격을 중심으로 양측에서 바륨이 코팅된 인두측벽이 보인다. 연인두 틈이 작으면 이 촬영면에서 자주 바륨 거품이 관찰된다. 검사자는 바륨 거품이 중앙에서 관찰되는지 아니면 한쪽으로 치우쳐져서 관찰되는지도 살펴야 한다.

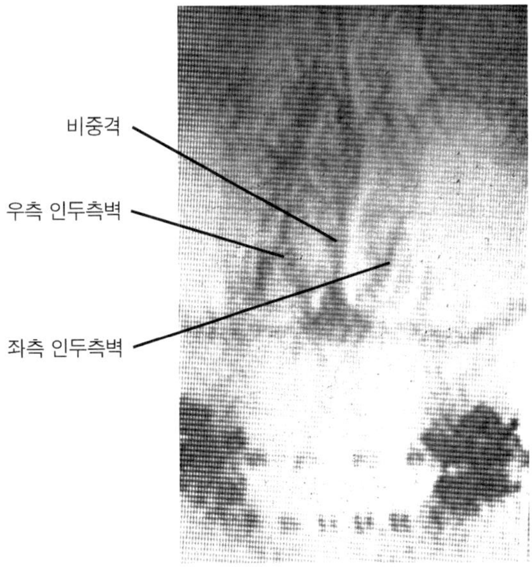

일부 사례의 경우 휴식 상태와 말을 산출할 때 인두측벽이 비대칭으로 보이기도 한다. 인두측벽 운동이 비대칭적일 경우, 움직임이 적은 쪽에 연인두 틈이 생김을 시사한다. 그러나 비대칭이라는 판단을 내리기에 앞서 촬영 방향이 맞는지, 혹시라도 고개가 약간 돌아가서 잘못 판독하게 만든 것은 아닌지 확인하는 것이 중요하다. 진짜로 비대칭이면 수술에 영향을 줄 수 있으므로 면밀하게 관찰하고 기록하는 것이 중요하다.

그림 15-9 중심선에 비중격이 보이는 정면상. 인두측벽에 바륨이 잘 코팅되어 있어서 코로 호흡할 때 인두측벽이 바깥쪽으로 휘는 것이 관찰되었다.

Courtesy Ann W. Kummer, Ph.D./Cincinnati Children's Hospital Medical Center & University of Cincinnati College of Medicine

✻ 저면상의 판독

저면상 촬영 시 고개의 위치가 적절한 경우에는 방사선이 연인두 통로를 똑바로 지나게 되므로 비강 호흡 시 연인두 밸브의 가장자리가 타원이나 원형으로 보인다. 이 촬영면에서는 바륨이 제대로 코팅되고 자세가 바르면 인두측벽과 인두후벽이 잘 보인다. 타원의 꼭대기 부분에 보이는 연구개에는 바륨이 그다지 잘 묻지 않기 때문에 알아보기 힘들다.

말을 산출하는 동안 이 구조물이 좁혀져서 괄약근처럼 닫힌다. 기본 폐쇄 양상에 따라 검은색의 수평선(환형 폐쇄), 수직선(시상형 폐쇄), 원(원형 폐쇄)이 폐쇄 부위의 중앙에 남는다. **그림 15-10**은 연인두 밸브의 저면상이다. **그림 15-10A**에서는 연인두 통로가 완전히 열려 있다. **그림 15-10B**에서는 연인두가 닫히기 시작하여 **그림 15-10C**에서는 작은 원만 남겨 두고 완전히 닫혀 있다. 이 촬영면을 판독할 때는 혀와 성대의 움직임을 연인두 운동과 혼동하지 않도록 주의해야 한다. 그리고 이 촬영면에서 볼 수 있는 대후두공을 연인두 밸브와 혼동하지 않도록 주의해야 한다.

연인두 기능장애가 있는 경우 연인두 밸브가 완전히 폐쇄되지는 않는 것처럼 보인다. 실제로 말을 산출하는 동안 열려 있는 틈이 보이면 연인두 기능장애를 확진할 수 있다. 말을 산출하는 동안 생긴 연인두 틈이 중심선을 기준으로 대칭을 이루는지, 움직임이 비대칭적인지도 관찰해야 한다. 정면상에서처럼 왼쪽 인두측벽이 스크린에서는 오른쪽

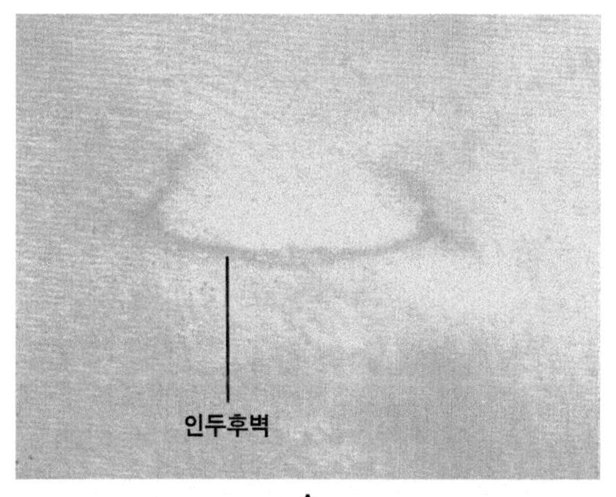

A

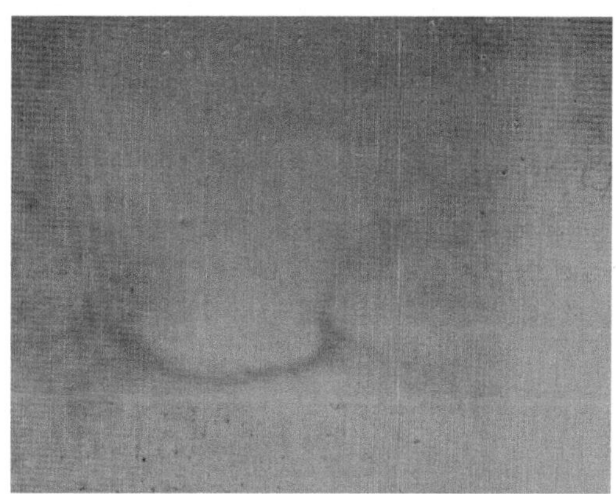

B

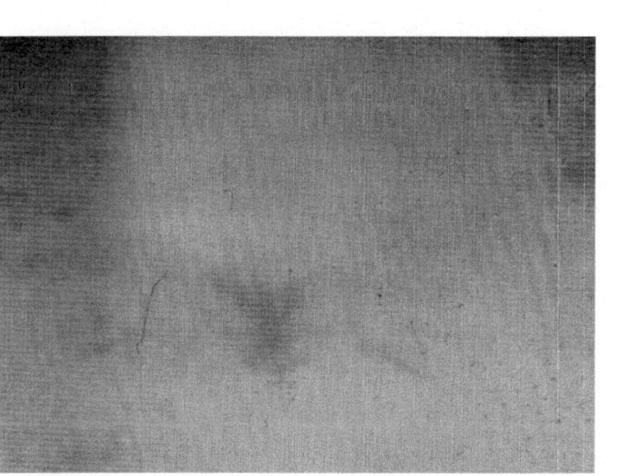

C

그림 15-10(A~C) 스크린 아래에 인두후벽이 보이는 저면상. (A) 코로 호흡할 때 연인두 통로 전체가 열려 있다. (B) 연인두 통로가 부분적으로 닫혀 있다. (C) 연인두 통로가 완전히 닫혔다. 원형 폐쇄 양상을 보이고 있다.

A~C: Courtesy Ann W. Kummer, Ph.D./Cincinnati Children's Hospital Medical Center & University of Cincinnati College of Medicine

으로 보이며, 오른쪽 인두측벽이 스크린에서는 왼쪽으로 보인다. 이 촬영면에서도 작은 연인두 틈이 있을 경우에는 바륨 거품이 관찰되기도 한다.

✲ 타운상의 판독

타운상은 저면상과 유사하므로(위에서 촬영하는 것만 다름) 저면상과 동일한 관찰사항과 주의사항이 적용된다. 반복하여 말하지만, 환자의 왼쪽 인두측벽이 스크린의 오른쪽에 있고, 반대의 경우도 마찬가지이다.

✲ 사위상의 판독

사위상은 여러 관심 영역의 다양한 구조물이 서로 겹치기 때문에 판독이 어렵다. 바륨을 코팅하면 판독이 좀 더 쉬워지는데, 말 샘플을 산출하기 전에 바륨을 삼키게 하면 관심 구조물의 위치를 파악하는 데 도움이 된다. 정면상, 저면상, 타운상처럼 환자의 오른쪽이 스크린의 왼쪽에 보이며, 반대의 경우도 마찬가지이다.

사위상에서는 각 인두측벽을 따로 관찰해야 한다. 휴식할 때와 말을 산출할 때 각 인두측벽이 연구개와 접촉하는지 관찰해야 한다. 관찰면의 인두측벽과 연구개 사이에 분명하게 틈이 생기는 경우에는 표시해 둔다. 다른 관찰면에서와 마찬가지로 바륨 거품이 생기는지도 잘 관찰해야 하는데, 이는 작은 연인두 틈이 있음을 의미한다(Sell, Mars, & Worrell, 2006).

✲ 전체 결과

검사자는 전체 촬영면에서 수집한 정보들을 근거로 폐쇄의 정도, 연인두 틈의 대략적인 크기, 틈의 위치, 폐쇄 양상에 대한 결정을 내려야 한다. 이러한 정보는 수술을 계획할 때 특히 중요한데, 외과 의사는 환자가 보이는 이상에 근거하여 교정 수술을 계획하기 때문이다.

여러 촬영면의 판독은 대개 주관적 분석에 의해 이루어진다. 스크린에서 보이는 상은 실제 크기를 보여 주는 것이 아니라 여러 요인에 따라 크기가 달라지기 때문에 직접적인 측정은 어렵다. 그러나 연구의 목적을 위해 측정이 필요한 경우도 있다. 이때는 촬영면에 자(금속자를 이용해야만 촬영이 가능하다—역자 주)를 대고 촬영하거나 각 촬영면에 실측치를 알 수 있게 해주는 물체를 함께 촬영하여 실측치를 구하면 된다. 목표 촬영면을 촬영할 때 검사자는 휴식 상태에서 먼저, 그리고 바로 최상의 폐쇄를 달성할 때의 정지 화면을 촬영한다. 이후 모니터에 투명 종이를 올려놓고 관심 구조를 따라 그리면 된다. 이렇게 베낀 그림으로 자나 물체의 길이를 이용하여 실측치를 구한다(Williams, Henningsson, & Pegoraro-Krook, 1997).

❋ 결과 보고

일부 기관에서는 비디오투시조영검사 결과를 몇 개의 짧은 설명식 문단으로 보고서를 작성하기도 한다. 또 다른 기관에서는 각 촬영면에서 관찰된 구조 및 기능 관련 변인들을 척도로 평정하기도 한다. 최초로 소개된 평정척도는 McWilliams-Neely와 Bradley(1964)가 개발한 것이다. 이후 이 기본 척도에 일부 요소가 첨가되고 수정되었다.

1990년에 미국 구개열-두개안면 협회(ACPA)라는 임상가 단체가 모여 비디오투시조영검사와 비인두내시경검사 결과를 판독하여 보고하는 표준화 방법을 개발하였다(Golding-Kushner et al., 1990). 연인두의 각 구조가 휴식 상태에 있을 때, 그리고 반대측 구조가 휴식 상태에 있을 때를 비교하여 움직임을 양적으로 측정하는 절차를 개발한 것이다. 이는 절대적인 측정이 아니라 상대적인 비율을 측정하는 방법이다. 예를 들면, 연구개가 휴식 상태에 있을 때는 0.0점이 되며, 인두후벽에 접촉하여 폐쇄를 이루면 1.0점이 된다. 만약 연구개가 상승하여 연구개 구멍의 50%만 닫힌 경우라면 연구개에서 인두후벽까지의 운동 궤적선을 따라 0.5점에 해당되는 연구개 운동이 일어난 것이다. 양측 인두측벽과 인두후벽에 대해서도 이러한 어림이 가능하다. 일부는 이 체계를 사용하고 있으나 다소 복잡하고 평정자 간 신뢰도와 평정자 내 신뢰도에도 문제가 있는 것으로 지적되었다. 가장 중요한 것으로, 연인두 구멍의 크기는 대개 치료 권고사항에 큰 영향을 미치지는 않는다. 오히려 연인두 구멍의 위치와 원인을 판단하는 것이 더 중요하다. 그러므로 이 평정척도가 널리 사용되고 있는 것은 아니다.

특정 평정척도를 사용하든 설명식의 보고서를 사용하든 관찰 내용과 그 내용에 대한 보고 방식의 일관성을 유지하는 것이 중요하다. 특히 수술 전과 수술 후의 검사 결과를 비교할 때에는 더욱더 그러하다.

❋ 비디오투시조영검사의 장점 및 제한점

비디오투시조영검사는 인두후벽까지의 전체 길이를 따라 볼 수 있다는 장점이 있다. 말을 산출하는 동안 연구개가 인두후벽에 접촉하는 지점을 확인할 수 있다. 측면상에서는 짧은 연구개로 인한 연인두 형성부전이나 빈약한 연구개 운동으로 인한 연인두 기능부전을 보이는 경우를 쉽게 판단할 수 있다. 비인두내시경검사와 비교하면 비디오투시조영검사가 말 산출 시의 연구개 길이와 연구개의 상승 운동을 관찰하는 데 더 우위에 있다. 그리고 말을 산출하는 동안 연구개 아래쪽의 인두를 관찰하는 데에는 더 유리하다(Witt et al., 2000). 비디오투시조영검사는 말을 산출하는 동안의 혀끝과 혀 뒷부분의 움직임도 볼 수 있게 해준다. 이 검사는 비디오나 디지털 영상으로 저장해 놓기 때문에 검사를 종료한 이후에도 여러 팀 구성원들이 다시 볼 수 있다.

비디오투시조영검사의 주요 단점 중 하나는 방사선의 양이 적은 신형 장비의 경우에도 환자가 방사선에 노출된다는 것이다. 그 어떤 방사선검사라 할지라도 검사 시 노출되는 방사선의 양과 그로 인한 신체 혹은 유전적 손상을 걱정하지 않을 수 없다. 그러므로 소아방사선과에서는 필요한 진단 정보를 얻는 데 최소한의 방사선만 쏘게 한다. 1989년의 한 연구에서 측면상 비디오투시조영검사를 1분 실시할 때 환자는 약 0.025~0.5라드(rads)의 방사선에, 정면상과 저면상에 적절한 해상도를 얻으려면 방사선량이 더 높아 약 0.125~1.00라드의 방사선에 노출된다고 하였다(Skolnick & Cohn, 1989). 측면 두부계측 X선검사 1장을 찍는 데에 약 0.25라드, CT 사진 1장을 찍는 데 1~4라드 정도 노출되는 것에 비해서는 적은 양이다. 그리고 최근에 디지털 X선검사 절차는 방사선량을 현저하게 줄였으나 이 검사에서의 방사선 노출량에 대한 연구는 매우 적다(Zammit-Maempel, Chapple, & Leslie, 2007). 이는 부분적으로 방사선 용량이 검사대상자의 신체 크기와 뼈의 두께에 따라 달라지기 때문이다. 전반적으로 비디오투시조영검사에 소요되는 방사선량은 다른 종류의 X선검사 절차에 비해 낮은 편이다(Chan, Chan, & Lam, 2002; Chau & Kung, 2009). 그러나 방사선이 전혀 없어 무해한 것은 아니므로 이 검사 절차로부터 얻을 수 있는 이득을 따져 보면 적절한 정보 없이 치료 절차를 실시하였을 때의 결과에 비해 이득이 훨씬 더 크다.

비디오투시조영검사의 또 다른 단점은 방사선검사 절차의 전반적인 해상도가 직접 들여다보는 것에 비해서는 나쁘다는 것이다. 실제로 연구개와 인두후벽 같은 구조는 공기가 주변을 둘러싸고 있기 때문에 해상도가 달라지기도 한다. 그러나 연인두 구멍이 더 좁혀져 폐쇄를 시도할 경우 연구개와 인두후벽 사이의 공기량은 현저하게 감소하며 완전히 접촉할 때에는 사라져 버리고 없다. 그러므로 이 구조들의 경계를 구분하는 것이 불가능하지는 않지만 매우 어렵다. 그 결과, 작은 틈이 있어도 영상에서는 전혀 안 보이는 경우도 있다. 작은 틈이 있음을 알려 주는 유일한 단서는 때때로 생기는 바름 거품이다. 불규칙한 아데노이드로 인해 생기는 연인두 틈도 잘 보이지 않는다. 앞서 언급하였듯이 X선은 그 촬영면의 모든 구조를 지나가기 때문에 결과로 나타나는 영상은 모든 구조들의 총합인 셈이다. 그러므로 관상면(coronal plane)에서 연구개가 어느 지점에서든 인두후벽에 살짝 닿기만 하고 실제로는 연구개가 인두후벽과 폐쇄를 이루지 못하였는

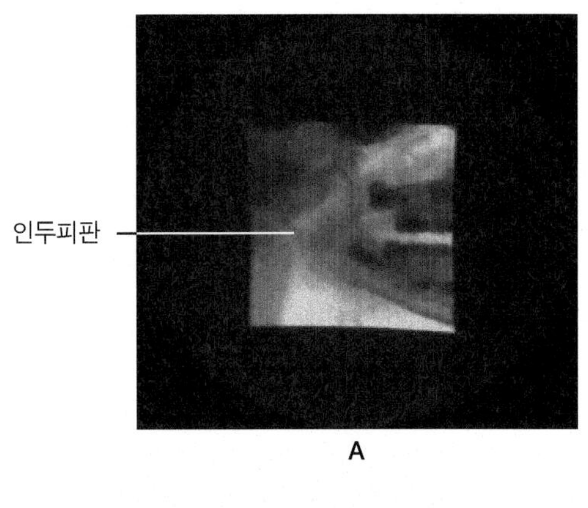

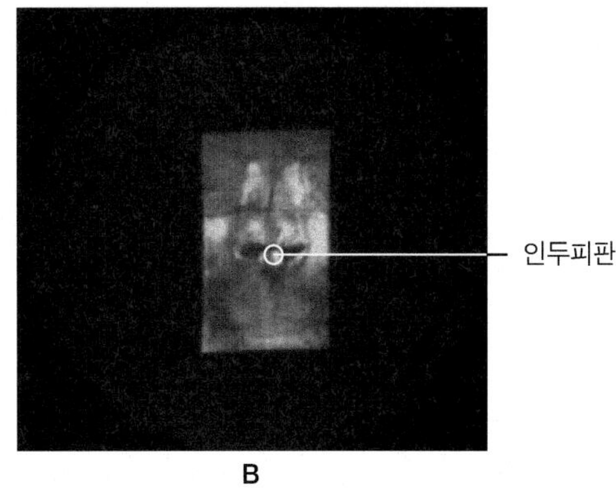

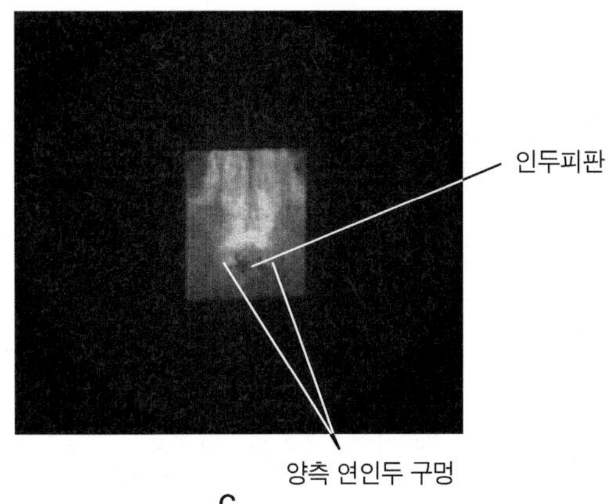

그림 15-11(A~C) 인두피판술 사례의 비디오투시조영검사 영상. (A) 측면상에서는 인두피판이 혀뿌리보다 약간 아래에서 희미한 그림자 모양을 띠고 있다. (B) 정면상(전후상)에서는 중심선에 피판이 보이고 바륨에 코팅된 연인두 구멍이 양측에 보인다. (C) 중심선에 피판이 보이고 양측에 연인두 구멍이 보인다.

A~C: Courtesy Ann W. Kummer, Ph.D./Cincinnati Children's Hospital Medical Center & University of Cincinnati College of Medicine

데도 마치 완전히 폐쇄된 것처럼 보일 수도 있다. 그리고 방사선이 연인두 구멍을 향해 정직교 방향으로 가지 않는 경우에는 연인두 틈을 보지 못할 수도 있다.

비디오투시조영검사는 이차 수술의 위치와 효과를 평가하는 데 적절한 검사는 아니다. 바륨이 제대로 잘 코팅되지 않는 한 인두피판이나 인두괄약근성형술 부위를 관찰하기란 여간 어려운 일이 아니다(그림 15-11A~C). 실제 검사 시 수술한 부위를 전혀 알아차리지 못하는 경우도 있다.

일부 전문가들은 비디오투시조영검사가 비인두내시경검사에 비해 덜 침습적이라고 주장하지만, 바륨을 비인두 안으로 삽입하는 것은 매우 불쾌한 일이다. 이로 인해 눈물이 날 수도 있고 1시간 이상 따가운 느낌이 지속될 수도 있다. 그리고 검사에 사용되는 장비가 매우 크기 때문에 어린 아동들이 겁을 먹는 경우도 있다.

비디오투시조영검사는 다면 촬영을 통해 연인두의 모든 구조와 기능을 관찰할 수 있지만 각 촬영면은 2차원이다. 그러므로 검사자가 3차원 구조인 연인두 구멍의 구조와 기능을 제대로 파악하기 위해서는 각 촬영면에서 얻은 정보를 종합하여 추정해야 한다는 단점이 있다. 비디오투시조영검사는 다차원 구조인 연인두 구조들의 구조와 기능을 명확하게 보여 주지는 못한다.

비디오투시조영검사의 제한점과 비인두내시경검사의 상대적인 장점 때문에 X선검사는 연인두 기능의 일차 평가 수단으로 덜 사용되고 있는 편이다. 이제 대부분의 기관에서는 연인두 기능 평가의 주된 수단으로 비인두내시경검사를 이용한다(D'Antonio, Achauer, & Vander Kam, 1993; Kuehn & Henne, 2003; Kummer, Clark, Redle, Thomsen, & Billmire, 2011; Lertsburapa, Schroeder, & Sullivan, 2010).

❋ 요약

연인두 기능장애는 지각적 평가만으로도 판단할 수 있기 때문에 연인두 기능장애의 진단을 위해서는 기기를 이용한 평가가 필요 없다. 그러나 비디오투시조영검사는 연인두 기능장애를 유발하는 원인을 판단하고, 일부의 경우 연인두 틈의 위치를 알 수 있게 해주기 때문에 연인두 밸브의 구조와 기능을 직접 관찰할 수 있는 유용한 절차이다. 특히 비디오투시조영검사는 연구개의 움직임과 굽힘운동 및 인두후벽과의 접촉 높이를 확인하는 데에도 매우 유용하다. 비디오투시조영검사에서 얻은 정보는 성공할 가능성이 가장 높은 중재 유형(최상의 수술 절차 포함)을 결정하는 데 이용한다.

비디오투시조영검사는 새로 수술한 구조와 그 구조가 이루는 연인두 구멍이 선명하게 보이지는 않기 때문에 연인두 형성부전/기능부전을 위한 수술을 평가하는 데에는 이상적이지 않다. 비디오투시조영검사는 성도에 폐색이 있는지, 특히 아데노이드나 편도비대를 보이는지 판단하는 데에도 이용할 수 있다. 비디오투시조영검사는 삼킴 평가에도 매우 유용한 도구이다. 지난 수십 년간 비디오투시조영검사는 공명장애나 연인두 기능장애의 특징을 보이는 사람들을 위한 기본 평가 절차로는 덜 이용되어 왔다. 이는 이제 대부분의 기관에서 비인두내시경검사에 더 많이 의존하고 있기 때문이다.

❋ 복습 및 논의

1. 현재 측면 두부계측 X선검사를 이용하는 경우는 어떤 경우인가? 왜 이 검사가 연인두 기능 평가에 더 이상 이용되지 않는가?
2. 연인두 비디오투시조영검사에서 이용되는 기본 촬영면은 무엇인가? 각 촬영면에서 평가할 수 있는 구조에 대해 설명하라. 다면 검사가 필요한 이유는 무엇인가?
3. X선검사를 실시할 때 구조물의 색깔과 공기의 색깔은 어떻게 나타나는가? 색의 차

이가 나타나는 이유는 무엇인가?

4. 비디오투시조영검사를 실시할 때 흔히 사용하는 방사선 대비물질은 무엇인가? 구조물을 제대로 관찰하기 위해 대비물질을 사용해야 하는 촬영면은 무엇인가? 대비물질을 비인두로 삽입하는 방법에 대해 설명하라.
5. 각 촬영면을 판독할 때 검사자가 살펴보아야 할 사항에 대해 기술하라.
6. 비디오투시조영검사의 장점은 무엇인가? 제한점은 무엇인가?

제 16 장

비인두내시경검사

✿ 이 장의 개요

도 입

일단 지각적 말 평가를 통해 과다비성이나 비누출이 있는 것으로 판단되면 연인두 기능에 대한 추가적인 평가가 필요하다. 연인두 기능장애는 지각적 말 평가만으로도 판단된 말 특성에 근거하여 진단할 수는 있다. 그러나 연인두 틈이 생기는 원인, 대략적인 크기와 특히 그 위치를 파악하려면 비인두내시경검사처럼 기기를 이용한 평가가 이뤄져야 한다. 이러한 정보는 알맞은 수술 중재방법을 결정하는 데 필요하다.

비인두내시경검사(비내시경검사 또는 비디오비내시경검사라고도 함)는 말을 산출하는 동안 연인두 기제를 직접 관찰하여 분석할 수 있으면서도 최소한으로 침습적인 내시경검사이다(D'Antonio, Achauer, & Vander Kam, 1993; D'Antonio, Chait, Lotz, & Netsell, 1986; D'Antonio, Muntz, Marsh, Marty-Grames, & Backens-to-Marsh, 1988; David, White, Sprod, & Bagnall, 1982; Ramamurthy, Wyatt, Whitby, Martin, & Davenport, 1997; Shetty, Frampton, & Patel, 2009; Smith & Kuehn, 2007; Strauss, 2007). 비인두내시경검사는 연인두 기능장애를 야기하는 해부 및 생리학적 이상을 평가하는 데 도움이 되므로 대상자에 맞는 수술 또는 보철 방법을 결정할 수 있게 해준다. 그렇기 때문에 비인두내시경검사는 연인두 기능을 평가하는 데 매우 유용한 도구일 뿐만 아니라 삼킴, 상기도폐색, 후두 및 성대의 구조 및 기능에 대한 평가에도 자주 이용한다.

이 장의 목적은 비인두내시경검사가 연인두 기능의 평가에 어떻게 이용되는지 설명하는 것이다. 검사대상자를 준비시키는 절차와 내시경을 삽입하는 방법 등을 포함한 구체적인 평가 절차를 살펴보고자 한다. 연인두 기능장애의 진단 및 치료적 권고사항과 관련되어 있는 관찰사항에 대한 해석도 논의하고자 한다.

✻ 내시경검사

내시경검사(endoscopy)는 관이나 좁은 기관을 **내시경**(endoscope)이라고 하는 특수 장비를 이용하여 관찰할 수 있게 해주는 검사 절차이다. 의사들은 오랫동안 치료와 수술의 결정을 위해 해부 구조와 생리 기능을 관찰할 때 내시경검사를 이용해 왔다. 지금은 특수한 훈련을 받은 언어치료전문가들도 성도의 구조와 기능을 평가할 때 내시경검사를 이용하고 있다. 이러한 특수 검사를 **비인두내시경검사**(nasopharyngoscopy) 또는 **비내시경검사**(nasendoscopy)라고 한다. 이러한 검사 절차를 이용하면 말소리 산출, 공명,

발성 및 삼킴과 관련된 해부 및 생리학적 요인을 관찰하여 특정 장애의 원인을 파악할 수 있다. 언어치료전문가가 어떤 형태든 적절한 치료를 권고하거나 시작하려면 그 원인을 먼저 밝혀내는 것이 중요하다.

✻ 초기 내시경검사법

1966년에 Taub(1966)이 연인두 기능의 평가에 범내시경(광각내시경, panendoscope)을 이용한 것을 기술하였다. 범내시경은 입 안에 넣은 뒤 위쪽으로 방향을 바꾸어 연인두 괄약근을 올려다볼 수 있게 해주는 광학관(튜브)으로 이루어져 있었다. 이 같은 초기의 내시경에는 뚜렷한 문제점이 있었다. 입 안에 관을 넣기 때문에 정상적으로 말을 산출하는 것이 어려웠고 연인두 기능에도 영향을 미쳤다. 그러나 광학관은 코 안으로 삽입하기에는 너무 컸다. 또 다른 문제점은 백열전구에서 위험할 정도로 열이 많이 나서 전기에 의한 상해를 입힐 위험이 있었다. 때문에 이 검사 절차는 널리 받아들여지지 않았다.

1969년에 Pigott, Benson과 White(1969)가 코에 삽입할 수 있을 정도로 가늘지만 휴식 시와 말 산출 시의 연인두 구멍을 관찰할 수 있을 정도로 충분히 큰 경성(강직형) 내시경(rigid endoscope)에 대해 기술하였다. 70°의 광각 시야(광시야각)을 제공해 주기 때문에 한 번의 관찰로도 연인두 통로의 대부분을 관찰할 수 있었다(Pigott & Makepeace, 1982). 그러나 광각 시야는 제공해 주지만 연인두 구멍의 측면 가장자리(인두측벽)를 추가로 평가하거나 더 아래쪽의 인두나 성도를 관찰하기 위해 조작하는 것이 불가능하였다. 그리고 이 내시경은 매우 곧은데 비강은 그렇지 않기 때문에 경성 내시경을 코 안에 삽입하는 것은 매우 어려운 일이었다. 대상자에게 비중격 만곡증이 있거나 비공협착이 있는 경우라면 특히 더 문제가 되었다. 비중격과 비갑개에 가해지는 내시경의 압력이 심한 고통을 주기 때문에 대부분의 검사대상자가 잘 버티지 못하였다.

✻ 굴곡형(연성) 광섬유 비인두내시경검사

1970년대 중반과 1980년대에 굴곡형 광섬유 비인두내시경(FFN)에 관한 문헌이 보고되기 시작하였다. 굴곡형 내시경은 강직형 내시경보다 지름이 더 작다. 그러므로 시야각은 더 제한되어 있다. 그러나 지름이 작기 때문에 코 안에 삽입하기 더 쉽고, 대상자가 더 잘 참는다. 이 점 때문에 어린 아동을 평가할 때 특히 더 유리하다.

1975년에 Miyazaki, Matsuya와 Yamaoka(1975)는 측면 관찰이 가능한 굴곡형 측시경 검사를 소개하였다. 이 내시경의 디자인은 내시경의 측면에 있는 개구부(opening)에 렌즈가 수평으로 달려 있기 때문에 강직형 내시경과 동일한 시야를 확보할 수 있게 해준다. 그러나 측면이 열려 있기 때문에 내시경을 조작하여 연인두 구멍을 수평면과 수직면에서 관찰하는 것은 어렵다.

1970년대 후반과 1980년대에 여러 연구자들이 끝에 달린 렌즈로 구조를 관찰할 수 있는(end-viewing) 굴곡형 내시경검사에 대해 기술하였다(Croft, Shprintzen, & Rakoff, 1981; Shprintzen, 1979; Shprintzen et al., 1979). 이 내시경은 끝이 구부러지는데, 레버를 움직여 연인두 구멍을 다양한 각도에서 관찰할 수 있도록 잠망경처럼 끝을 아래로 혹은 위로 움직일 수 있다. 이 내시경은 아래쪽으로 더 움직여서 후두와 성대도 관찰할 수 있다. 이러한 형태의 내시경이 오늘날 사용되고 있는 것이다.

현재는 굴곡형 비인두내시경검사가 광범위하게 이용되고 있다(D'Antonio et al., 1993; Kuehn & Henne, 2003). 이제 대부분의 임상가가 비인두내시경검사의 시야가 매우 선명하고 쉽게 조작할 수 있기 때문에 비인두내시경검사를 통해 얻은 정보가 비디오투시조영검사를 통해 얻은 정보보다 더 낫다고 느낀다(Lam et al., 2006; Lertsburapa, Schroeder, & Sullivan, 2010). 이런 점 때문에 미국 대부분의 구개열/두개안면 센터에서는 이제 연인두 기능의 시각적 평가에 비디오투시조영검사보다 비인두내시경검사를 훨씬 더 많이 이용한다(Kummer, Clark, Redle, Thomsen, & Billmire, 2011).

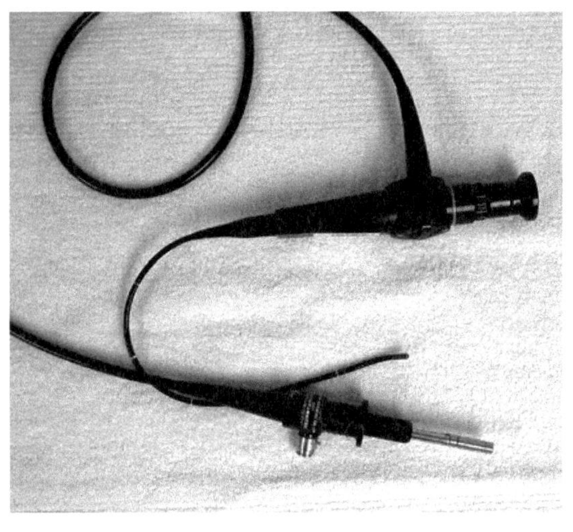

그림 16-1 굴곡형 광섬유 비인두내시경. 이 장비는 긴 관 모양의 내시경이다. 이 장비의 몸체는 검사자가 손에 쥘 수 있게 되어 있는데, 접안렌즈와 레버나 바퀴로 조정할 수 있는 통제장치로 이루어져 있다. 통제장치를 조정하여 내시경의 끝을 잠망경처럼 위로 올렸다, 아래로 내렸다 조절할 수 있다.

Courtesy Kay PENTAX & Ann W. Kummer, Ph.D./Cincinnati Children's Hospital Medical Center & University of Cincinnati College of Medicine

❋ 검사 장비

비인두내시경검사 장비로는 내구성 있는 굴곡형(연성) 광섬유 내시경을 이용한다(**그림 16-1**). 여러 제조회사(KayPENTAX, Machida, Olympus, Storz)에서 내시경을 생산하고 있다.

내시경의 말단부 끝은 그 크기가 다양하다(**그림 16-2**). 주로 소아에게 이용하는 가장 작은 내시경도 지름이 약 2.2mm이고, 가장 큰 내시경은 지름이 거의 5mm에 이른다. 아동을 포함한 대부분의 환자들이 3.5mm의 내시경을 비교적 잘 견디기 때문에 3.5mm의 내시경을 가장 많이 사용하고 있다. 그러나 더 어린 아동이나 영아의 경우(삼킴 평가에 내시경을 사용할 경우) 더 가는 내시경이 좋다.

내시경에서 코로 삽입하는 끝부분을 살펴보면 가운데에 표적 구조물의 이미지를 얻을 수 있는

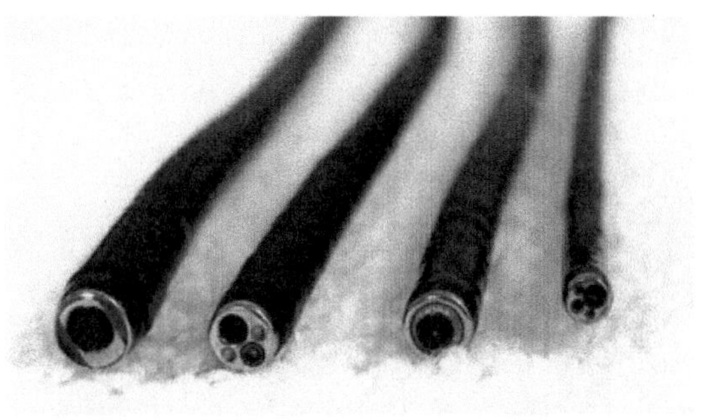

그림 16-2 다양한 크기의 비인두내시경. 왼쪽 첫 번째 내시경은 칩(카메라) 내장형 내시경이다.

Courtesy KayPENTAX & J. Paul Willging, M.D./Cincinnati Children's Hospital Medical Center & University of Cincinnati College of Medicine

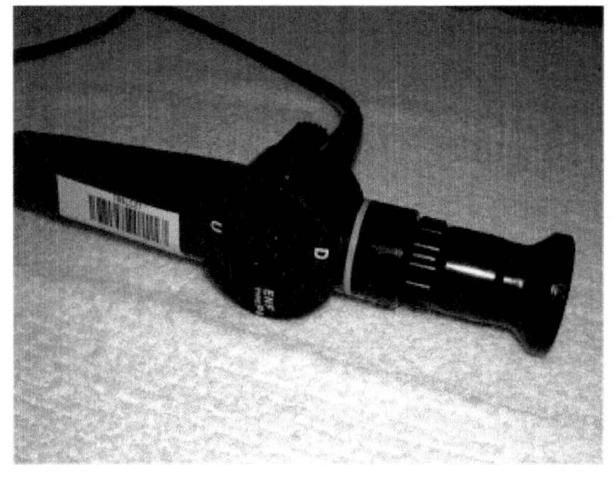

그림 16-3 내시경의 접안대와 끝부분을 위아래로 조정할 수 있는 통제장치

Image Courtesy of Olympus America Inc.

작은 렌즈와 표적 구조물을 비춰 주는 광원이 렌즈의 둘레를 감싸고 있는 것을 볼 수 있다. 내시경은 삽입하기 쉽도록 약간 뾰족하다. 내시경의 끝은 아주 유연하여 구부리거나 방향 전환이 쉬우며 이미지의 왜곡도 없다.

내시경의 몸통은 검사자가 손으로 쥘 수 있게 되어 있는데, 1개의 접안렌즈와 레버가 있는 통제장치로 이루어져 있다(그림 16-3). 통제장치(레버나 바퀴)로 내시경의 끝을 잠망경처럼 올리거나 내릴 수 있다. 내시경에는 케이블이 있는데, 이 케이블은 밝기를 조절할 수 있는 고강도의 광원(할로겐이나 제논 램프)과 연결되어 있다. 내시경과 광원은 내시경검사를 위한 최소한의 필수부품이다. 이 장비만 있으면 검사자는 병상뿐만 아니라 거의 모든 장소에서 검사 과정 중에 내시경의 접안렌즈를 통해 관심 구조를 보기만 하면 된다. 그러나 클리닉에서 공식적인 평가로 비인두내시경검사를 실시하기 위해서는 비디오 모니터와 녹화장비를 추가할 것을 권하며, 적절한 기록 및 계정 시스템이 필요한 경우도 있다.

특수한 디자인의 카메라가 내시경의 접안렌즈에 연결되어 있는 완벽한 시스템도 있다(그림 16-4). 이 카메라는 아주 작고 가벼워서 거의 신경 쓰이지 않을 정도이며, 광학 품질도 매우 우수하다. 최신식 내시경 중에는 내시경의 말단부 끝에 CCD 카메라

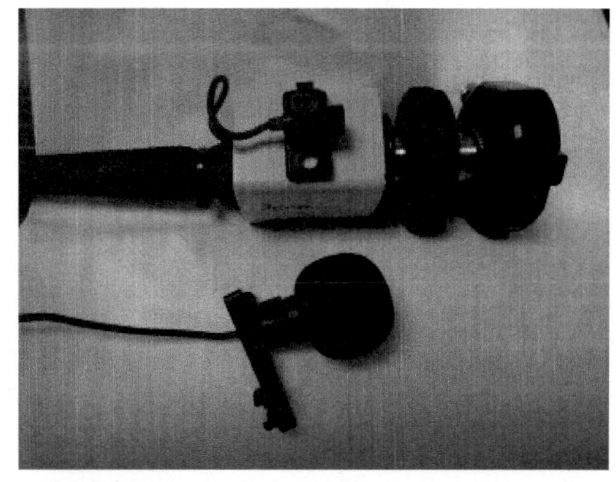

그림 16-4 매우 작고 가벼운 칩 카메라를 비인두내시경의 접안대에 직접 연결하여 사용할 수 있다.

Courtesy Kay PENTAX & Ann W. Kummer, Ph.D./Cincinnati Children's Hospital Medical Center & University of Cincinnati College of Medicine

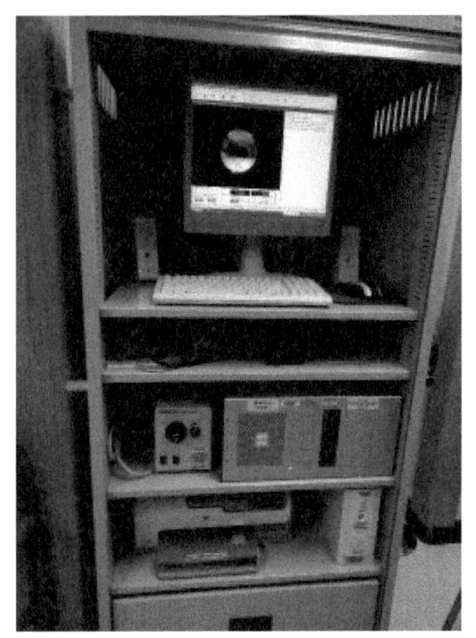

그림 16-5 내시경, 카메라, 무열광원을 갖춘 비인두내시경 시스템에는 컴퓨터, 모니터, 키보드, 스피커, 비디오 녹화장치와 프린터도 있다.

Courtesy Kay PENTAX & Ann W. Kummer, Ph.D./Cincinnati Children's Hospital Medical Center & University of Cincinnati College of Medicine

가 내장되어 있다. 이 내시경은 기존의 굴곡형 내시경에 비해 화질이 상당히 뛰어나기 때문에 모세혈관같이 아주 미세한 해부 특성도 관찰할 수 있다. 그러나 접안렌즈에 카메라가 장착된 전통적인 광섬유 내시경이 말단부 끝에 칩 카메라가 달려 있는 내시경보다 더 많이 사용되며 덜 비싸다.

카메라 외에 고해상도의 모니터를 연결하여 사용하기도 하는데, 1인용(홑눈) 접안렌즈에 비해 시야가 더 좋다. 모니터가 있으면 다른 사람(부모와 환자 포함)도 검사과정을 실시간으로 볼 수 있다.

고화질의 비디오 녹화장치와 외부 마이크가 연결되어 있는 완전형 시스템도 있다. 녹화장치를 이용하면 비디오를 다시 검토하여 프레임별로 정밀 분석이 가능하며, 검사과정에 참여하지 않았던 외과 의사도 나중에 이를 볼 수 있다. 그리고 녹화한 자료를 부모, 심지어는 환자 스스로도 볼 수 있어서 가족이 환자의 문제와 추천받은 치료법을 이해하는 데 도움이 된다. 수술 이후 수술 전후 상태를 비교할 때에도 녹화 자료를 이용할 수 있는데, 이는 결과 개선에 중요하다. 비디오와 정지 영상은 전문가 교육을 위해 파워포인트 안에 넣어 제시할 수도 있다. 고화질의 컬러 프린터를 연결하여 정지 화면과 검사 결과의 핵심 사항을 출력하여 이용할 수도 있다. 그림 16-5에서는 고해상도 대형 모니터, 할로겐 무열광원, 녹화장치까지 다 갖춘 시스템(KayPENTAX, Montvale, N. J.)을 볼 수 있다.

❋ 비인두내시경검사의 임상 용도

앞에서 언급하였듯이 굴곡형 광섬유 비인두내시경검사는 이제 임상 현장에서 연인두 기능장애의 평가에 흔히 이용되고 있다. 비인두내시경검사는 전체 연인두 밸브를 위에서부터 관찰하는 시야를 제공해 준다. 그러므로 검사대상자가 말을 산출하는 동안 연인두 밸브의 구조적 완전성과 그 움직임뿐만 아니라 연인두 밸브가 완전히 닫히는지 여부를 관찰할 수 있다. VPI(연인두 형성부전 또는 연인두 기능부전)가 있을 경우, 검사자는 연인두 틈의 크기, 위치, 추정 원인을 판단할 수 있다. 비인두내시경으로 관찰하면 아주 작은 연인두 틈도 잘 보인다.

비인두내시경을 통하면 연인두 통로뿐만 아니라 연구개의 비강 측 표면도 볼 수 있다. 발육부전 상태의 구개수근이나 움푹 파인 부분이 있는 연구개 비강 측 표면 등 점막하 구개열이 보이는 결함도 관찰할 수 있다. 잠재성 점막하 구개열은 연구개의 비강 측 표면을 확인해야만 알 수 있기 때문에 비인두내시경검사가 유일한 진단 수단이다(수술할 때 발견되기도 함). 구개천공이 있는 경우에는 실제 크기와 정도도 알 수 있다.

비인두내시경으로 인두후벽도 평가할 수 있다. 말을 산출하는 동안 인두후벽에서 파사반트 융기가 생기는 것을 관찰하게 되는 경우도 있다. 그리고 아데노이드 패드의 크기와 상기도폐색의 유발 가능성도 평가할 수 있다. 검사자는 아데노이드 패드에 연인두 폐쇄의 확실성에 영향을 미칠 수 있는 돌출부나 열구(fissure)가 있는지도 살펴볼 수 있다. 경동맥이 중심선 쪽으로 이동해 있는 경우는 연구개-심장-안면 증후군이 흔히 보이는 특징인데, 인두후벽 위에서 맥박이 뛰는 것이 보이기도 한다.

비인두내시경을 통해 연인두 구조뿐만 아니라 후두와 성대도 관찰할 수 있다(Karnell, 1994; Karnell & Langmore, 1998). 두개안면 기형 환자들에게서는 후두 이상도 흔히 관찰되며, 연인두 기능장애가 있는 사람들에게서 성대결절의 발생률도 매우 높으므로 비인두내시경검사를 실시할 때 성대도 검사하는 것이 좋다.

비인두내시경검사를 통해 얻은 정보는 VPI의 치료 계획에 매우 유용하다. 실제로 이루어진 관찰 내용을 토대로 각 환자에게 적용하였을 때 성공할 가능성이 매우 높은 수술 절차의 방향을 제대로 세우는 데 도움이 된다(Osberg & Witzel, 1981; Shprintzen et al., 1979). 수술을 선택하지 않는 경우라도 비인두내시경검사는 환자에게 효과적인 발화용 보철장치를 구상하고 조정하는 데에도 도움이 된다(D'Antonio et al., 1988; Hung & Cheng, 1989; Karnell, Rosenstein, & Fine, 1987). 보철장치에 관한 자세한 정보는 제19장을 참조하라.

VPI를 해결할 목적으로 수술(예: 인두피판술 또는 인두괄약근성형술)을 한 경우, 비인두내시경검사는 그 결과를 평가하는 데 매우 훌륭한 도구이다(Abdel-Aziz, 2007). VPI 수술 이후에도 여전히 과다비성이나 비누출이 남아 있거나 상기도폐색의 증거를 보인다면 외과 의사는 비인두내시경검사를 통해 알맞은 개정 수술 절차를 결정할 수 있다.

비인두내시경검사의 절차는 삼킴장애의 평가에 이용할 때의 절차와 근본적으로 같다. 비인두내시경을 삼킴장애 평가에 이용하면 **굴곡형 내시경 삼킴 평가**(fiberoptic endoscopic evaluation of swallowing, FEES)라 한다(Aviv et al., 1998; Bastian, 1991, 1993, 1998; Donzelli, Brady, Wesling, & Theisen, 2005; Kidder, Langmore, & Martin, 1994; Langmore, Schatz, & Olsen, 1988; Leder, Acton, Lisitano, & Murray, 2005; Nacci et al., 2008). 말 평가를 위해서는 중비도로 내시경을 통과시키지만 삼킴을 평가할 때에는 하비도로 통과시킨다.

비인두내시경검사는 주로 진단의 목적으로 이용하지만 바이오피드백 제공 장치로도 이용할 수 있다(Brunner, Stellzig-Eisenhauer, Proschel, Verres, & Komposch, 2005; Witzel, Tobe, & Salyer, 1988; Ysunza, Pamplona, Femat, Mayer, & Garcia-Velasco, 1997). 바이오피드백은 연인두 밸브의 폐쇄 문제가 기능적인 경우(즉 오조음에 의한 특정 음소 비누출)에만 유용하다. 문제가 비정상적인 구조 때문에 나타나는 경우라면, 바이오피드백은 효과가 없다. 말 치료에 대한 추가정보는 제20장을 참조하기 바란다.

❋ 비인두내시경검사 실시방법의 습득

비인두내시경검사를 위해 내시경을 삽입하는 일은 의사(예: 이비인후과 의사나 성형외과 의사)나 이 검사에 대해 특별히 훈련을 받은 언어치료전문가가 시행한다. 적절한 훈련과 경험이 있어야만 검사를 통해 좋은 결과를 얻을 수 있고, 검사대상자에게 불필요한 불편을 주는 것을 피할 수 있다.

이 검사 절차를 위한 훈련은 대개 일반적인 대학교 환경에서는 가능하지 않다(현실적으로 제공할 수가 없다). 내시경검사(연인두 기능이든, 삼킴이든, 음성이든 간에)의 시행에 관심 있는 언어치료전문가는 미국 말언어청각협회(ASHA, 2004a, 2004b, 2004c)의 웹사이트에서 제공하는 관련 문서를 먼저 읽어 봐야 할 것이다. 그런 다음에 내시경검사 중점 과정을 수강하거나, 경험 많은 전문가의 멘토링을 통해서나, 이미 실시한 검사의 비디오테이프를 보는 등의 방법을 통해 직접 감독자의 자문하에 구체적인 임상 기술을 쌓을 수 있다.

❋ 비인두내시경검사의 준비

비인두내시경검사의 성공 여부는 검사대상자의 발달 수준과 협조에 달려 있다(Smith & Kuehn, 2007). 비인두내시경검사를 실시하는 동안 연인두 밸브에 대한 정보를 얻기 위해서는 아동이 짧은 문장으로라도 연속발화를 산출할 수 있어야 한다. 그리고 아동이 낱말과 문장을 따라 말할 수 있을 정도로 협조력이 있어야 한다. 적절하게 준비만 잘 이루어진다면 3세 이하의 아동도 검사에 잘 협조하여 비인두내시경검사를 제대로 실시할 수 있다.

❋ 사전 검사 정보

아동전문 임상 현장에서 아동이 무엇을 해야 하는지 사전에 준비시키는 정도에 따라 검사의 성공 여부, 시간, 돈, 관계자들의 인내심 낭비가 크게 달라진다. 신시내티 아동병원 메디컬센터의 경우에는 검사일 몇 주 전에 가족에게 검사에 대한 컬러 그림책을 보내 주고 있다(부록 16-1 참조). 이 책은 검사일에 아동과 부모가 무엇을 해야 하는지를 이해시키는 데 도움이 되며, 부모가 미리 아동을 준비시킬 수 있게 해준다. 사전에 정보를 제공해 줌으로써 검사 당일 준비에 소요되는 시간을 크게 줄일 수 있다. 연령이 증가함에 따라 협조력도 좋아지기 때문에 성인의 검사에서는 큰 무리가 없다. 그러나 성인인 경우에도 검사에 대해 긴장하고 염려하는 사람도 있을 수 있다. 그러므로 검사일 전에 미리 정보를 제공해 주면 큰 도움이 될 수 있다.

❋ 지각적 평가

언어치료전문가는 비인두내시경검사 전에 지각적 평가를 끝내야 한다. 그래야만 내시경을 삽입하는 불편함을 겪지 않고도 지각적 평가를 통해 말 특성에 관한 중요한 정보를 얻을 수 있다.

지각적 평가를 통해 얻은 정보는 검사자로 하여금 비인두내시경검사를 통해 무엇을 평가해야 하는지 알 수 있게 해준다. 예를 들면, 검사대상자가 치찰음에서만 비누출을 보인다면 검사자는 이 말소리를 중점적으로 검사하고 지시(instruction)와 바이오피드백을 통해 산출 방법을 변화시켜 주었을 때 폐쇄를 달성할 수 있는지 여부를 판단해야 한다. 반면, 지각적 평가 과정에서 과소비성이나 맹관공명이 나타난 경우에 검사자는 폐색의 원인이 무엇인지 찾기 위해 비음과 비음 문장을 이용할 수 있다.

비인두내시경검사 전에 지각적 평가를 실시할 때 검사자는 검사대상자와 라포를 형성하고 내시경검사 전에 검사대상자로 하여금 주변 환경에 편안하게 적응하도록 도와줄 수 있어야 한다(D'Antonio et al., 1986; Lotz, D'Antonio, Chait, & Netsell, 1993). 지각적 평가는 비인두내시경검사에서 이용될 말 샘플을 연습할 수 있는 기회도 준다.

❋ 감염관리

국소마취를 실시하는 경우에도 검사자는 질병의 전이를 막기 위해 표준예방조치를 따라야 한다(ASHA, n.d.; Centers for Disease Control and Prevention [CDC], 2005, 2013). 이는 검사대상자뿐만 아니라 검사자도 보호하기 위한 절차이다. 이러한 지침에 따라 손을 철저히 씻는 것부터 제일 먼저 해야 한다. 그다음으로 검사자는 전체 검사과정에서 위생장갑을 끼고 검사를 실시해야 한다. 소독한 내시경은 사용하지 않을 때에는 걸어두거나 청결한 표면 위에 보관해야 한다.

✲ 비강마취 및 충혈완화

비인두내시경검사는 특히 성인의 경우 국소마취제를 사용하지 않고도 실시할 수 있다(Frosh, Jayaraj, Porter, & Almeyda, 1998). 대부분의 임상가들은 비인두내시경검사를 실시하기 전에 마취액을 사용한다. 검사를 하기 전에 국소적으로 충혈완화제(소염제)를 사용하여 비강을 최대한으로 여는 것도 도움이 된다. 국소마취나 충혈완화제 적용 전에 검사대상자에게 코를 풀게 하는 것이 좋다. 과도한 분비물은 국소마취를 방해하거나 연인두 밸브를 관찰할 수 있는 시야를 가린다.

국소마취제는 의사의 처방을 받아야만 사용할 수 있는 약물이지만 이 약물을 투입시키는 일은 간호사나 언어치료전문가가 할 수 있다. 언어치료전문가는 국소마취제를 투입하기에 앞서 국소마취의 실시와 관련된 미국 말언어청각협회의 지침(ASHA, 2005)을 참조해야 한다. 여러 종류의 비강 마취 방법이 문헌에 보고되었다. Shprintzen과 Golding-Kushner(1989)는 테트라카인(국소마취제의 일종—역자 주)에 담근 솜뭉치를 코에 넣은 후 약 5분 경과 후에 빼는 방법을 기술한 바 있다. 다른 기관에서는 긴 면봉으로 리도카인 젤을 중비도에 묻혀 주는 방법을 사용하기도 한다. 이 방법이 코를 마취시키는 데 효과가 있기는 하지만, 코 스프레이를 이용하는 것이 더 빠르고 비강에 더 잘 묻으며 아동이 덜 고통스러워하는 것으로 나타났다.

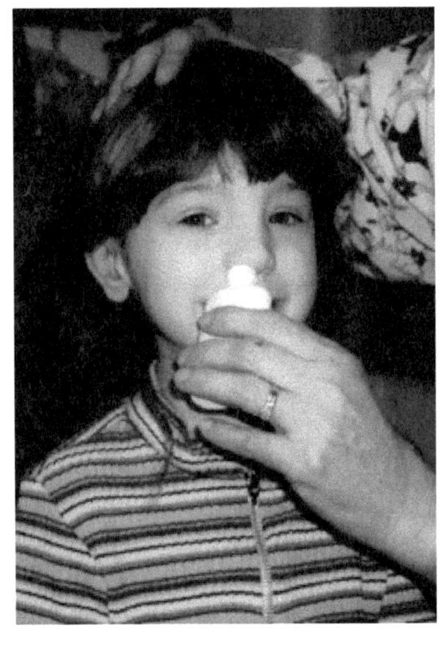

그림 16-6 비인두내시경검사를 실시하기 전에 국소마취와 충혈완화를 위해 스프레이 병을 사용하고 있다.

Courtesy Ann W. Kummer, Ph.D./Cincinnati Children's Hospital Medical Center & University of Cincinnati College of Medicine

다른 여러 기관과 마찬가지로 신시내티 아동병원 메디컬센터에서는 국소마취제와 충혈완화제를 섞어 비강용 스프레이 병에 넣어 이용한다(그림 16-6). 마취제와 충혈완화제의 배합 방법도 기관마다 다르다. 일부 저자들은 코페닐카인(cophenylcaine)을 권하기도 하지만(Douglas, 2006; Lennox, Hern, Birchall, & Lund, 1996; Smith & Rochley, 2002), 일부는 코페닐카인의 장점에 반론을 제기하기도 한다(Cain, Murray, & McClymont, 2002; Georgalas, Sandhu, Frosh, & Xenellis, 2005). 일부는 자일로메타졸린(xylometazoline)이나 옥시메타졸린(oxymetazoline) 같은 비강 소염제만 사용한다(Jonas et al. 2007; Sadek et al., 2001). 여전히 윤활제로 물만 사용할 것을 추천하고 국소마취제나 기타 윤활제는 불필요하다고 반박하는 사람들도 있다(Nankivell & Pothier, 2008; Pothier, Raghava, Monteiro, & Awad, 2006).

신시내티 아동병원 메디컬센터에서는 옥시메타졸린(0.025%)과 테트라카인(tetracaine)(1%)을 1:1의 비율로 섞어 1회 누를 때마다 테트라카인의 용량으로 0.3mg/kg을 사용하고 있다. 약국에서 이렇게 배합된 용액을 개별 스프레이 병으로 판매하고 있는데, 사용 후에 버리면 된다. 우리 센터에서는 테트라카인이 혈관수축 작용도 하고 효과가 빠르고 부작용이 적으며 유해한 냄새가 없기 때문에 더 선호한다. 테트라카인은 감각에는 영향을 미치지만 연인두의 움직임에는 영향을 미치지 않기 때문에 검사에 부정적인 영향을 미치지 않는다. 이 배합 용액은 내시경 삽입을 위해 비강통로가 열린 상태에서 원하는 마취효과를 얻는 데 매우 효과적이다.

한쪽 콧구멍에 3회 정도 스프레이를 뿌리면 비갑개와 비중격에 적절하게 코팅된다. 한쪽 콧구멍에 스프레이를 뿌릴 때 반대쪽 콧구멍은 막고 스프레이를 뿌린 콧구멍으로 코를 세게 들이마셔 마취액이 코의 뒷부분으로 스며들게 하면 된다. 마취제를 뿌린 후 몇 분만 기다리면 효과가 나타난다.

마취용 스프레이는 항상 환자를 똑바로 앉게 한 뒤에 투여해야 한다. 비스듬하게 기댄 자세에서 이 약을 투여할 경우, 스프레이가 하인두에까지 들어가서 기도가 마취되어 흡인이 일어나고 기침을 할 수도 있다. 이러한 경우에도 약 20분이 경과하면 문제가 자연스럽게 해결되지만, 스프레이를 투여하는 동안 환자가 똑바로 앉은 자세를 유지하게 해야 한다(J. Paul Willing, M.D., 2006년 5월 12일 개인적인 의견교환을 통해).

추가로 마취시키기 위해서는 내시경 끝부분의 측면에 비스코스 리도카인(2%) 젤이나 신시내티 아동병원 메디컬센터에서 아동에게 쓴다고 했던 '특수 점액'을 묻혀 주면 된다(내시경 끝에 있는 렌즈 대신 측면에 점액을 묻히는 것이 중요하다). 이 젤은 코로 내시경을 쉽게 미끄러지듯 부드럽게 삽입시키는 데 도움이 되는 윤활제의 역할을 한다(Pothier, Awad, Whitehouse, & Porter, 2005). 이러한 방법을 사용할 경우, 검사자는 아동이 내시경검사를 비교적 편안하게 받을 수 있을 정도로 국소마취가 확실히 이루어졌다는 확신을 갖게 된다.

✲ 검사 절차의 설명

비인두내시경검사를 시작하기 전에 검사자는 검사대상자에게 어떤 일이 일어날지, 무엇을 해야 하는지에 대해 설명하고 아동이 놀라게 되는 일은 일어나지 않을 것임을 잘 설명해야 한다. 아동 환자에게는 수준에 맞게 말하되 가능한 한 밝은 분위기를 유지하는 것이 중요하다. 예를 들면, 아동에게 코를 후빈 적이 있는지, 있다면 아팠는지 질문한다. 자신이 '코를 후빌 때 쓰는 손가락'보다 내시경 끝의 크기가 훨씬 작다는 것을 알려준다. 심지어는 아동에게 특수한 '코딱지 집게'로 가장 큰 '코딱지'를 보려고 한다고 말해 줄 수도 있다.

무엇을 해야 하는지 설명할 때 어떤 느낌이 들 수 있는지에 대해서도 솔직하게 말해 주는 것이 중요하다. 예를 들면, 다음과 같은 설명도 가능하다.

> 코 안에 내시경이 있는 것이 느껴지겠지만 코 안에 약을 넣었기 때문에 아프지는 않을 거예요. 대신 약간 기분 나쁘게 눌리는 느낌이 들 수도 있는데, 처음에는 좀 불편할 수도 있어요. 내시경이 들어가야 할 곳까지 거의 다 들어가면 조이는 곳이 생기고 튜브가 그곳으로 들어가면 재채기를 하고 싶어질 수도 있어요(실제로 이때 많은 아동들이 재채기를 하므로 움직이지 않는 것이 도움이 됩니다). 머리를 너무 많이 움직이면 튜브가 코 안에 부딪혀서 약간 아플 수 있으니 움직이지 말고 참는 것이 매우 중요해요. 일단 튜브가 제자리에 들어가면 약간 시시한 문장을 따라 말해야 하는데, 우리가 모니터를 보면서 어떤 일이 일어나는지 볼 거예요. 모든 문장을 다 말하고 나면 코에서 튜브를 꺼내 줄 것이고 그러면 검사가 끝나는 거예요.

검사를 끝내고 난 뒤에 상을 줄 것이라는 약속을 하는 것도 협조 동기를 제공하는 데 도움이 된다.

아동의 경우, 검사에 대한 공포 때문에 검사가 지연될 때가 많다. 만약 아동이 무엇을 해야 하는지 더 질문을 하면 이에 대해 대답해 주어야 한다. 그러나 검사가 더 지연될 경우 역효과가 나서 공포만 더해질 수도 있다. 검사자는 이 점을 염두에 두고 검사를 완료하려는 신념이 확고해야 한다.

성인의 경우에는 몇 분 만에 비인두내시경검사를 끝낼 수 있다. 그러나 아동에게 검사를 실시할 경우에는 시간이 더 많이 소요되고 더 많은 인내력이 필요할 수도 있다. 아동이 미리 준비되어 있고 검사자가 필요한 만큼 충분한 시간을 준다면 대부분의 아동들, 심지어는 3세 정도의 아동에게도 비인두내시경검사를 제대로 끝낼 수 있다.

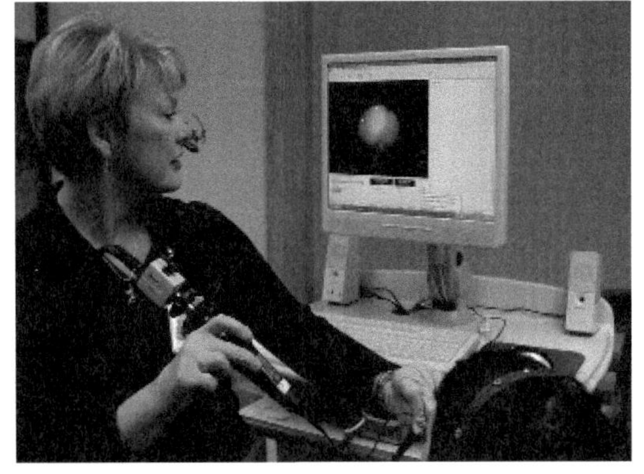

그림 16-7 비인두내시경검사 시 검사대상자가 모니터를 볼 수 있는 위치에 앉아 있다.

Courtesy Kay PENTAX & Ann W. Kummer, Ph.D./Cincinnati Children's Hospital Medical Center & University of Cincinnati College of Medicine

❋ 환자 자세 잡기

내시경을 제대로 잘 삽입하기 위해서는 대상자를 검사자의 정면에, 의자에 몸을 세우고 똑바로 앉도록 한다. 이상적으로는 대상자가 모니터로 검사과정을 지켜볼 수 있는 자세를 잡아 준다(그림 16-7).

어린 아동의 경우에는 보호자의 무릎 위에 앉히는 것도 좋다. 부모로 하여금 아동의 팔 주변을 둘러 아동의 손을 잡고 안으라고 알려 준다. 이렇게 하면 검사과정 동안 아동이 내시경을 잡아채는 것을 방지해 준다. 다른 사람으로 하여금 아동의 머리를 가볍게 붙잡아 주게 하여 검사를 진행하는 동안 머리를 움직이지 못하게 하는 것도 도움이 된다. 때때로 아동의 다리를 부모의 다리로 감싸고 앉게 하여 아동이 발로 차지 못하도록 하는 것도 필요하다.

비인두내시경검사 절차

코의 해부에 대한 지식과 함께 얼마간의 실습이 이뤄진다면 비인두내시경검사 절차는 수행하기 어렵지 않다. 그러나 어린 아동을 평가할 때에는 인내심이 요구된다. 성공적인 비인두내시경검사를 실시하는 요령을 다음에 제시하였다.

내시경의 삽입

내시경을 삽입하기 전에 검사자는 카메라를 확인하여 이미지의 초점이 맞는지 확인해야 한다. 인쇄물 위에 내시경의 카메라를 비춰 보아서 필요에 맞게 초점을 맞추면 된다. 카메라의 이미지가 똑바른지 약간 틀어서 확인한다. 이는 내시경 코드를 똑바로 해야 함을 의미한다.

내시경을 제대로 잘 잡는 방법은 카메라 끝을 한 손에 쥐고(대개 주로 사용하는 손으로 쥠) 꼭대기에 있는 조절 레버의 끝을 엄지나 검지로 조작한다. 다른 손의 엄지와 검지로는 내시경의 삽입하는 끝부분을 잡고 부드럽게 콧구멍 안쪽으로 집어넣는다(그림 16-8). 검사자는 내시경을 삽입하는 동안 환자의 코나 이마에 손을 기대어 최고의 통제력을 꾀할 수 있다.

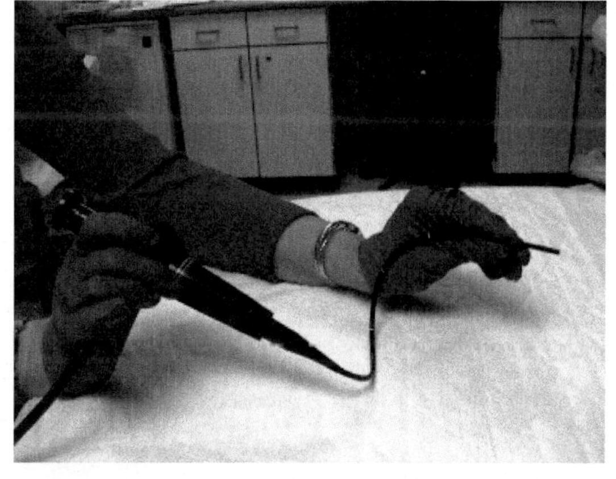

그림 16-8 내시경을 제대로 잡는 방법은 조절용 레버의 끝부분을 한 손(주로 쓰는 손)의 엄지와 검지로 잡는 것이다. 다른 손의 엄지와 검지로는 내시경의 끝부분을 잡고 콧구멍 안으로 가볍게 삽입한다.

Courtesy Kay PENTAX & Ann W. Kummer, Ph.D./Cincinnati Children's Hospital Medical Center & University of Cincinnati College of Medicine

검사자는 어느 쪽 코가 내시경을 삽입하기에 적당하게 잘 뚫려 있는지 판단해야 한다. 어느 쪽 콧구멍이 더 큰지 판단하기 위해서는 각 콧구멍의 입구에 내시경을 넣어서 통로를 살펴보아야 한다. 대상자로 하여금 한쪽 콧구멍을 막게 한 뒤 막지 않은 콧구멍으로 숨을 깊이 들이마셔 보라고 하여 판단하는 방법도 있다. 숨을 들이마실 때 더 높은 소음이 나는 쪽의 콧구멍이 더 좁다(Shprintzen, 1996). 한쪽을 먼저 시도한 뒤 저항

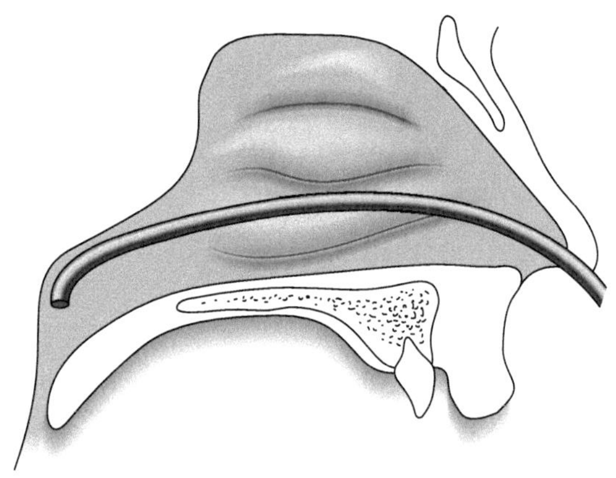

그림 16-9 내시경은 대개 중비도를 통해 비인두 뒤로 삽입한 뒤 아래를 향하게 하여 연구개를 관찰한다.

이 있으면 다른 쪽을 시도해야 한다. 편측성 구순열 이력이 있는 환자들의 경우는 대개 파열이 없는 쪽의 콧구멍이 더 크다.

연인두 기능의 평가를 위해서는 내시경을 하비갑개(inferior turbinate) 위쪽을 향해 수평으로 가게 하여 중비도(middle meatus)를 통해 삽입해야 한다(그림 16-9). 내시경을 하비도로 통과시키면, 하비도는 코의 바닥에 해당되므로 내시경이 연인두 구멍에 가까이 가면 연구개 위에 얹히게 된다. 이렇게 되면 말을 산출하는 동안 연구개의 움직임에 따라 내시경이 위아래로 움직이게 되므로 연인두 기능을 관찰하는 데에 방해가 된다. (주의: 그러나 FEES를 실시하기 위해서는 하비도로 내시경을 삽입해야 하는데, 삼킴 동작을 하는 동안 연구개가 아래로 내려갈 때 검사자가 잔여물을 볼 수 있기 때문이다.) 상비도(superior nasal meatus)는 너무 좁아 내시경을 편안하게 통과시키기 어렵다. 그러므로 중비도로 내시경을 삽입하도록 한다. 중비도는 내시경이 쉽게 들어갈 수 있을 정도로 넓으며 위치상 위쪽에서 연인두 구멍을 관찰할 때 방해를 받지 않는다. 그러나 경구개천공을 평가하고자 할 때에는 내시경을 하비도로 통과시켜야 한다.

연습하면 대개는 내시경을 빠르고 쉽게 통과시킬 수 있다. 그러나 휘어진(만곡된) 비중격, 좁은 비강통로, 협착되어 있는 비강통로, 후비공폐색증, 심지어는 뼈의 돌출 부위도 내시경이 통과하는 것을 어렵게 만든다. 비중격은 매우 민감하기 때문에 검사자는 가능한 한 내시경이 비중격에 닿지 않도록 주의해야 한다. 이는 중비도로 내시경을 넣는 과정을 주의 깊게 관찰하여 내시경의 위치를 적절히 조정함으로써 가능하다. 일시적으로 관찰 시야가 완전히 하얗게 보일 수 있는데, 이는 닫힌 공간에서 빛이 반사되어서 나타나는 현상이다. 시야에 계속해서 흰색만 보이거나 어딘가에 닿아 있는 경우에는 내시경을 중비도 안으로 계속해서 넣는 대신 살짝 밖으로 잡아당겼다가 다시 제 위치로 넣어야 한다. 만약 비중격에 닿게 될 경우 내시경의 삽입이 어려워지는 것을 검사자가 느낄 수 있는데, 통증이나 불편감을 느끼면 검사대상자에게 알려 달라고 하여 내시경의 삽입 위치를 적절히 조절할 수 있다. 후비공(choana) 바로 앞에 있는 코의 뒤쪽 부분은 비강통로의 가장 좁은 부위로 대개는 가장 민감한 부위이므로, 마취를 잘한 경우에도 내시경이 이 부위를 지날 때 약간 불편해질 수 있다. 그리고 대상자에게 눈물이 나게 만들거나 재채기를 유발하는 경우도 자주 있다. 내시경이 후비공에 다다르면 트인 공간이 나오면서 대상자에게 불편을 주는 일도 덜해진다.

후비공으로 내시경이 처음 통과할 때에는 수평방향을 향하기 때문에 시야가 연인두 구멍을 가로질러 인두후벽을 마주 보게 된다. 연인두 통로를 아래로 내려다보기 위해서는 내시경의 끝을 아래쪽으로 돌려야 한다. 이를 위해서는 내시경의 접안대 가까이에 있는 조절장치(레버나 바퀴)를 조정하면 된다. 내시경의 끝이 연인두 구멍에 수직이 되도록 하여 연인두 구멍을 가로질러 보기보다는 위에서 아래로 내려다볼 수 있도록 하는 것이 중요하다. 그렇지 않으면 검사 결과의 해석에서 심각한 오류가 발생할 수 있다(Henningsson & Isberg, 1991). 검사자는 내시경을 너무 아래까지 내려서 내시경이 연인두 폐쇄 부위보다 더 아래로 내려가지 않도록 주의해야 한다. 실제적인 폐쇄가 관찰 높이보다 더 위에서 일어날 경우에는 연인두 기능장애가 있는 것 같은 잘못된 인상을 줄 수 있다.

일단 내시경을 아래로 틀면 연구개는 스크린의 아랫부분에서, 인두후벽은 스크린의 윗부분에서 보여야 한다. 그렇지 않으면 카메라를 약간 틀어서 연구개가 스크린의 아래쪽에서 보일 수 있도록 조정해야 한다. 대상자는 검사자와 마주 보고 있기 때문에 스크린의 왼쪽은 대상자의 오른쪽 인두측벽을 나타내는 것이고, 반대쪽도 마찬가지 방식이다.

내시경이 수직으로 자리를 잘 잡은 경우에도 연인두 구멍을 한 번에 다 볼 수 없는 경우도 있는데, 특히 지름이 작은 내시경을 사용할 경우 그러하다. 전체 부위를 다 관찰하기 위해서는 내시경을 잡은 손을 한쪽에서 다른 쪽으로 살짝 돌려보아야 한다. 내시경의 레버를 위아래로 움직이거나 내시경 전체를 한쪽에서 다른 쪽으로 틀어 보아서 한쪽 콧구멍으로 내시경을 삽입한 것만으로도 연인두 구멍의 전체 부위를 관찰할 수 있어야 한다.

연인두 밸브에 대한 평가가 적절히 이루어진 이후에는 내시경을 하인두(hypopharynx)까지 아래로 내려 성대를 관찰할 수 있다. 대상자에게 /i/ 소리를 가능한 한 오래 연장하게 하여 성대의 움직임을 관찰하면 된다. 스트로보스코피(stroboscopy)를 사용할 수 있는 경우에는 성대의 점막파동도 살펴볼 수 있다. 아동에 따라서는 말소리를 어떻게 연장하는지 이해하지 못하는 경우도 있다. 이때에는 언어치료전문가가 누가 더 오랫동안 계속해서 소리를 낼 수 있는지 경쟁을 유발하여 아동과 동시에 소리를 낸다.

검사를 진행하는 동안 내시경의 끝에 김이 서리고 분비물 때문에 보이지 않는 경우도 있다. 이때에는 대상자에게 코를 세게 들이마신 뒤에 그 분비물을 삼켜서 없애라고 요구한다. 이렇게 해도 분비물이 없어지지 않을 때에는 내시경을 구인두(oropharynx)까지 전진시킨 뒤에 대상자에게 다시 삼켜 보라고 지시한다. 여러 번 삼키게 한 이후에도 계속 희미하면 내시경을 밖으로 꺼내어서 알코올 솜으로 내시경의 렌즈를 닦은 뒤 다시 삽입한다. 비인두에 분비물이 계속 남아 있어서 연인두 통로의 관찰을 방해할 경우에는 흡입관을 이용할 수 있다면 코 안의 분비물을 흡입해 내는 것이 가장 효과적인 방법이다. 흡입관은 내시경을 삽입한 상태에서 내시경을 삽입한 쪽이나 반대쪽 코의 바닥(하비도)으로 흡입 카테터를 삽입하면 된다.

성공적인 검사가 이뤄지려면 내시경을 고통 없이 잘 삽입해야 한다. 빛의 채도가 좋고 광학렌즈의 상태도 좋아야 한다. 내시경을 적절히 잘 삽입하여 연인두 통로와 비인두에 대해 좋은 시야를 얻을 수 있어야 한다. 내시경으로 볼 때에는 연인두 부위만 국한하여 볼 수 있으므로 내시경을 잘 조절하여 전체 괄약근을 제대로 관찰할 수 있어야 한다(Shprintzen, 1995). 내시경검사 절차에 대해 더 많은 정보를 원한다면 Karnell(1994)이 쓴『비디오내시경: 연인두에서 후두까지(*Videoendoscopy: From Velopharynx to Larynx*)』라는 책을 참조하기 바란다.

울기 관리

비인두내시경검사 절차는 내시경이 후비공을 통과할 때 약간의 불편함을 줄 수는 있으나 고통스럽게 만들지는 않는다. 제대로 준비만 잘 되어 있다면 대부분의 아동들이 검사과정을 잘 견딘다(그림 16-10). 그러나 어린 아동이 공포를 느껴 검사 전이나 도중에 우는 일은 자연스러운 현상이다. 일단 내시경을 제 위치에 삽입하면(대개는 몇 초 안에 삽입함) 기껏해야 약간 불편한 느낌을 주는 정도이다. 아동이 계속해서 울면 아이의 입장에서 진정시킨 뒤 제대로 평가할 수 있게 한다.

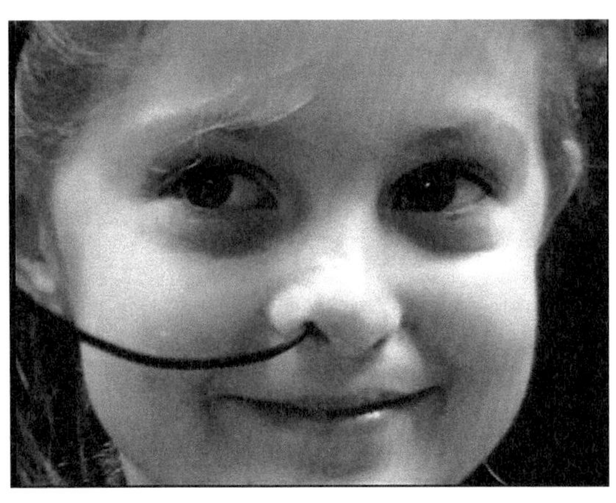

그림 16-10 불편함을 전혀 주지 않고 검사대상자의 비강에 삽입한 내시경

Courtesy Ann W. Kummer, Ph.D./Cincinnati Children's Hospital Medical Center & University of Cincinnati College of Medicine

대개 아동이 울기 시작하면 검사실 안에 있는 모든 어른들이 한꺼번에 아동에게 가서 말을 걸려고 하고 결국 모두가 아동에게 계속해서 큰 소리로 말하게 되는 상황에 처하기도 한다. 이는 의도하지 않은 역효과를 불러일으킬 수 있다. 검사실 안에 있는 모든 사람들(부모 포함)에게 검사를 하는 동안 조용히 있으라고 하고, 언어치료전문가가 아동에게 말하는 유일한 사람이 되는 것이 더 좋다. 아동에게 부드럽고 조용하게 말하는 것이 중요하다. 아동에게 눈을 뜨고 언어치료전문가를 쳐다보게 하는 것도 울기를 멈추게 할 수 있다. 주의를 딴 곳으로 돌리는 기법도 도움이 된다. 봉제 동물 인형, 꼭두각시 인형, 비눗방울 등

이 유용하다. 만약 아동이 내시경이 코 안에 들어가 있는 상태에서도 비눗방울을 불어 보겠다고 동의한다면, 불기 행동이 울음을 멈추게 해줄 것이다. 아동에게 단호하되 부드러운 어투로 울지 말고 검사 낱말을 말해야 내시경을 뺄 수 있다고 말해야 한다.

✲ 말 샘플

내시경을 제 위치에 넣고 난 이후에는 연인두 통로를 휴식 상태에서 먼저 관찰하여 모든 구조물의 상태와 기도의 개방성을 살핀다. 그리고 난 이후 대상자에게 음절이나 문장을 따라 말하라고 하여 연인두의 기능을 직접 관찰한다. 앞에서 언급하였듯이 언어치료전문가는 지각적 평가에서 얻은 결과를 근거로 하여 말 샘플을 선정해야 한다. 비디오투시조영검사와는 다르게 이 검사는 오래 실시해도 위험하지 않기 때문에 대상자의 협조력이 제한되어 있지 않는 한 말 샘플의 길이를 제한할 필요는 없다. 제10장에서 밝힌 바와 같이 압력 자음이 많이 들어간 문장(표 10-3 참조), 숫자 세기 및 연인두 기능 평가용 음절 반복 등을 유도한다.

과소비성이나 상기도폐색이 의심될 경우, 코로 숨을 쉬고 비음을 산출할 때 연인두 구멍이 제대로 열리는지 평가해야 한다. 대상자에게 비음이 들어간 문장을 따라 말하게 하거나, 90~100을 세게 하거나, 비음 음절(예: /mɑ, mɑ, mɑ/, /mi, mi, mi/, /nɑ, nɑ, nɑ/, /ni, ni, ni/)을 반복하게 하거나 /m/를 가능한 한 오랫동안 연장하게 한다. 대상자로 하여금 입을 다물고 코로 적어도 30초 동안 평상시와 같이 숨을 쉬어 보게 한다. 입술을 다문 채 코로 깊이 숨을 들이마시게도 해본다. 이 모든 활동을 하는 동안 연인두가 열려 있는 구멍(opening)의 상대적인 크기를 평가해야 한다. 인두피판술이나 인두괄약근성형술의 흔적이 관찰될 경우에는 코 호흡과 비음 산출 시에 구멍의 개방성(patency)도 검사해야 한다. 이는 내시경을 연인두 구멍 바로 위에 오게 하여 관찰할 수 있다.

때때로 코 안에 내시경이 있을 때 아동이 계속 울거나 말하지 않으려고 할 수도 있다. 이런 경우에는 말 그대로 '필사적인 검사(desperate measure)'를 할 필요도 있다. "Stop sticking this scope in my nose!"나 "Take this scope out of my nose.(이거 치워 주세요.)"와 같은 문장을 산출하게 하여 연인두 기능을 검사할 수도 있다. 비음에 대한 검사가 필요한 경우에는 "No. No. No!"나 "Not now!(아냐)"를 반복하게 할 수도 있다.

✲ 생길 수 있는 부작용

비인두내시경검사에 따르는 부작용은 거의 없다. 그러나 검사대상자가 미주신경실신(vasovagal event)을 경험하는 일이 생길 수도 있다. 실신은 대개 개인적인 불안감의 결과로 나타나며, 대상자를 주의 깊게 관찰하여 필요한 경우 안심할 수 있도록 해줌으로써 피할 수 있다. 실신 반응은 환자에게만 국한되는 것은 아니다. 실제로 부모도 실신할 수 있다.

만약 환자가 창백해지면 검사를 즉시 중단해야 한다. 실신한 경우에는 머리를 다리보다 낮게 안락한 자세로 눕히거나, 머리를 무릎 아래로 내리고 앉게 해야 한다.

또 다른 부작용 중 하나로 드물지만 코피가 날 수도 있다. 코피가 난다고 해도 양이 매우 적고 대개는 곧 멈춘다. 비강 충혈완화제(옥시메타졸린)를 넣어 주면 혈관수축제로 작용하여 코피를 멎게 할 수 있다. 그러나 대부분의 경우에는 가볍게 눌러 주면 저절로 멈춘다(J. Paul Willging, M.D., 2006년 5월 12일 개인적 의견교환을 통해). 의학적 부작용이 생길 위험은 매우 적지만 비인두내시경검사는 의학적 지원이 가능한 임상 세팅에서 실시해야 한다.

검사 결과 해석

비인두내시경검사에 대해 훈련을 받은 경우라면 내시경을 코로 통과시키는 것은 어렵지 않다. 그러나 가장 어려운 일은 관찰사항을 분석하고 해석하여 적절한 권고사항을 제시하는 것이다. 이 부분에서는 꼭 팀 접근을 실시해야 한다(D'Antonio et al., 1986, Willging, 2003).

검사 결과 해석에 대한 팀 접근

비인두내시경검사를 위한 가장 이상적인 팀 구성은 언어치료전문가와 소아 이비인후과 의사 또는 성형외과 의사이다. 말, 공명, 발성은 성도의 구조에 크게 의존하며 비인두내시경검사를 통해 관찰할 수 있는 많은 문제가 귀, 코, 목과 관련되어 있으므로, 특히 이비인후과 의사가 팀의 일원이 되는 것이 도움이 된다. 언어치료전문가는 말, 음성 및 공명에서 나타나는 음향학적 특성과 관련되어 있는 연인두 구조와 기능을 평가할 수 있도록 훈련되어 있어야 한다. 중재의 필요성을 결정하는 데 가장 중요한 기준은 지각적인 말의 질이다. 언어치료전문가는 대상자가 자극반응도를 보이는지 여부도 판단해야 하는데, 자극반응도가 있을 경우의 말 문제는 기능적인 것으로, 말 치료를 통해 교정될 가능성이 있음을 시사한다. 언어치료전문가는 연인두 폐쇄의 결함을 부각시킬 수 있는 적절한 말 자극을 선정할 수 있으므로 검사과정에 꼭 필요한 존재이다. 마지막으로 언어치료전문가는 치료에 적절한 권고사항을 도출하는 데에 도움이 된다. 의사는 연인두 밸브 및 기도와 관련하여 구강, 인두, 비강의 구조적 측면을 평가한다. 의사들은 질병과 기형을 중심으로 해부 및 생리적 특성을 평가하도록 훈련되어 있다. 그러므로 그들은 발견된 이상이 무엇이든 간에 그를 치료하기 위한 의학적 또는 수술적 접근법을 결정할 수 있다. 그리고 중이염, 성대결절, 아데노이드-편도 비대와 같은 관련 문제들을 찾아낼 수도 있다.

비인두내시경검사를 이용한 평가는 언어치료전문가와 의사로 하여금 연인두 기제를 관찰할 수 있게 해줄 뿐만 아니라 두 전문가가 팀으로 함께 일하는 현장에서 바로 실시할 수 있다는 점에서 매우 유용하다. 두 전문가가 결과의 해석과 권고사항의 도출에 참여하기만 한다면 누가 내시경을 코로 삽입하는지는 큰 차이를 가져오지 않는다. 이때 독단적으로 결정한 의뢰와 평가는 가급적 피하고 치료에 대한 권고사항 또한 현장에서 바로 제시해 주는 것이 좋다.

✲ 임상적 관찰사항

내시경을 비인두에 삽입한 상태에서 검사자는 스크린의 아랫부분에 보이는 연구개와 스크린의 위쪽에 보이는 인두후벽을 포함하여 여러 연인두 구조를 관찰할 수 있다. 이관의 입구가 시야에 나타나는 경우도 흔히 있다(그림 16-11). 앞서 언급하였듯이 내시경을 통해 관찰되는 화면은 검사자를 마주 보고 있는 대상자에게서 얻은 것이다. 그러므로 화면의 왼쪽이 대상자의 오른쪽이고, 화면의 오른쪽이 대상자의 왼쪽에 해당되는 것이다. 특히 연인두 틈이나 이상증식(growth)이 있는 부위를 보고하거나 비대칭적인 움직임을 보고할 때 주의해야 한다.

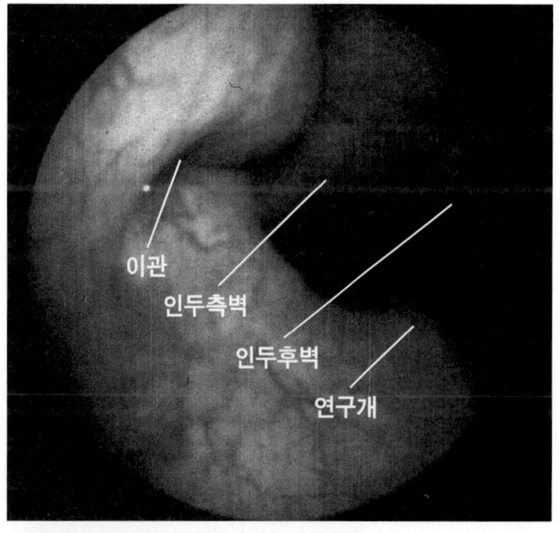

그림 16-11 정상 연인두 구조의 비인두내시경검사 화면. 연구개의 비강 측 표면이 항상 스크린의 아래에 오고, 인두후벽은 항상 위에 온다. 이관의 입구가 화면의 왼쪽에 보인다.
Courtesy J. Paul Willging, M.D. and Ann W. Kummer, Ph.D./Cincinnati Children's Hospital Medical Center & University of Cincinnati College of Medicine

연구개의 비강 측 표면도 면밀히 살펴보아야 한다. 검사자는 대상자가 구개열 수술을 받았는지, 구개가 온전한지 확신할 수 있어야 한다. 일부 사례에게서 말을 산출하는 동안에 연구개의 후방 경계부가 푹 파인 것이 관찰되기도 한다. 대상자에게 구개열 이력은 없는지, 잠재성 점막하 구개열의 징후는 없는지 연구개를 면밀히 조사해야 한다(그림 16-12A~F). 이러한 징후로 구개수근 형성부전을 들 수 있는데, 이는 원래 볼록한 모양을 띠고 있어야 할 부분이 평편하거나 오

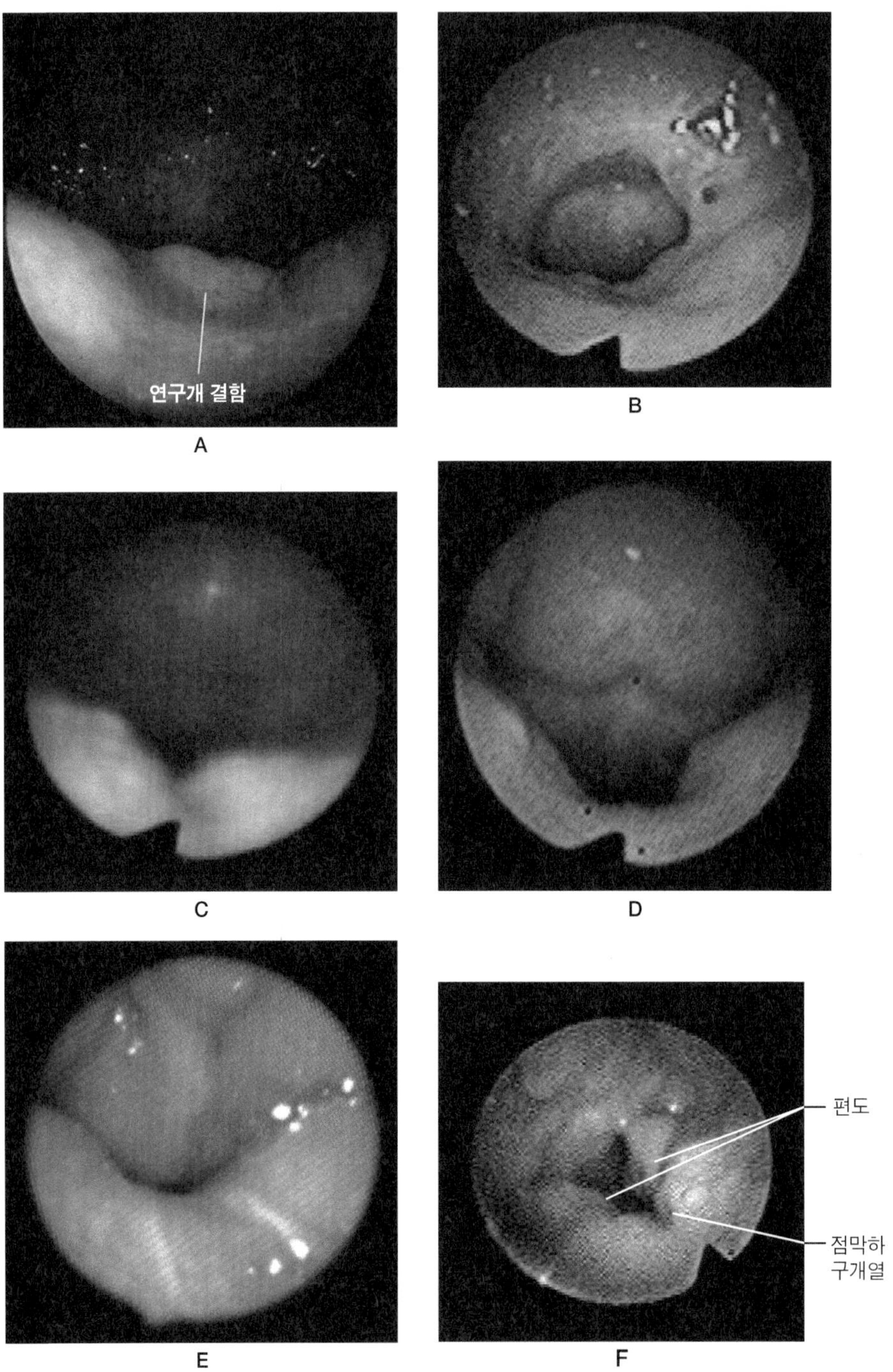

그림 16-12(A~F) 비인두내시경검사를 통해 연구개의 비강 측 표면을 관찰하여 발견한 점막하 구개열 사례. 모든 사례의 중심선에서 패임이 관찰되고, 원래 구개수근의 부피 때문에 볼록하게 보여야 할 연구개 정점 부분이 파여 있다. (F)의 경우, 구인두를 침범해 있는 큰 편도가 눈에 띈다.

A~F: Courtesy J. Paul Willging, M.D. and Ann W. Kummer, Ph.D./Cincinnati Children's Hospital Medical Center & University of Cincinnati College of Medicine

목한 외관을 보이는 경우를 말한다. 연구개의 뒤쪽 경계 부분 가까이에 움푹하게 함몰된 부위나 절흔(notch)이 있을 수도 있는데, 이는 중심선에서 연인두 틈이 생기게 만든다(Gosain, Conley, Marks, & Larson, 1996; Lewin, Groft, & Shprintzen, 1980; Peterson-Falzone, 1985; Shprintzen, 1995; Shprintzen, 1996; Shprintzen & Golding-Kushner, 1989). 경구개에 천공이 있는 경우에는 하비도로 내시경을 삽입하면 확인할 수 있다(**그림 16-13**).

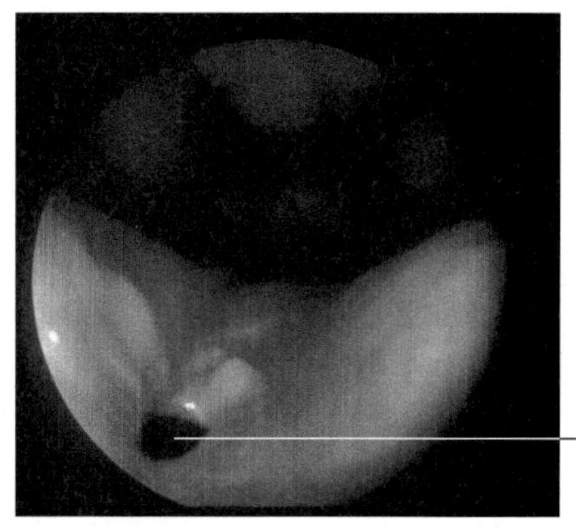

그림 16-13 비인두내시경을 통해 본 구개천공

Courtesy J. Paul Willging, M.D. and Ann W. Kummer, Ph.D./Cincinnati Children's Hospital Medical Center & University of Cincinnati College of Medicine

아데노이드 패드가 관찰되면 그 크기, 표면 및 위치를 파악해야 한다(Lertsburapa et al., 2010). 아데노이드 조직이 매우 커서 비인두, 후비공(**그림 7-10** 참조) 또는 이관의 한쪽이나 양쪽을 막기도 한다. 그리고 표면이 불규칙하거나 표면에 열구가 있어서 연구개가 아데노이드와 단단하게 폐쇄하지 못하게 방해하기도 한다(**그림 16-14A~E**). 이는 대개 연구개가 인두후벽 대신 아데노이드와 접촉하여 연구개-아데노이드 폐쇄(veloadenoidal seal)를 보이는 아동들에게서 특히 염려되는 문제이다(Finkelstein, Berger, Nachmani, & Ophir, 1996; Gereau & Shprintzen, 1988; Mason, 1973; Siegel-Sadewitz & Shprintzen, 1986; Williams, Preece, Rhys, & Eccles, 1992). 때로는 인두벽에서 특이한 것이 발견되기도 하는데, **그림 16-15**에 나타나 있는 줄무늬 흉터가 그것이다.

말을 산출할 때 파사반트 융기가 생기는 대상자의 경우 연인두 폐쇄가 이루어지지 않고 틈이 있을 때만 이 융기가 관찰되기도 한다(**그림 16-16A~C**). 완전히 폐쇄되거나 거의 완전히 폐쇄될 경우에는 비인두내시경으로 파사반트 융기를 관찰하기는 어려운데, 대개 파사반트 융기가 폐쇄 부위보다 낮은 위치에서 생겨 화면상으로는 연인두 폐쇄가 일어나는 것처럼 보이기 때문이다(Finkelstein et al., 1991; Finkelstein, Lerner, et al., 1993; Witzel & Posnick, 1989).

인두후벽의 형태는 항상 조용한 호흡 상태에서 관찰해야 하는데, 인두후벽에 맥박이 뛰는 혈관이 있는지 판단하기 위해서이다. 이는 특히 연구개-심장-안면 증후군(또는 원인 미상의 점막하 구개열) 환자들에게서 **그림 16-17**에서 볼 수 있는 것처럼 경동맥이 중앙 측으로 이동해 있을 수 있기 때문이다. 이 경우에 1개 또는 2개 혈관의 맥박이 인두후벽 위에서 뛰는 것이 관찰된다(D'Antonio & Marsh, 1987; Finkelstein, Zohar, et al., 1993; MacKenzie-Stepner, Witzel, Stringer, Lindsay, et al., 1987; Ross, Witzel, Arm-

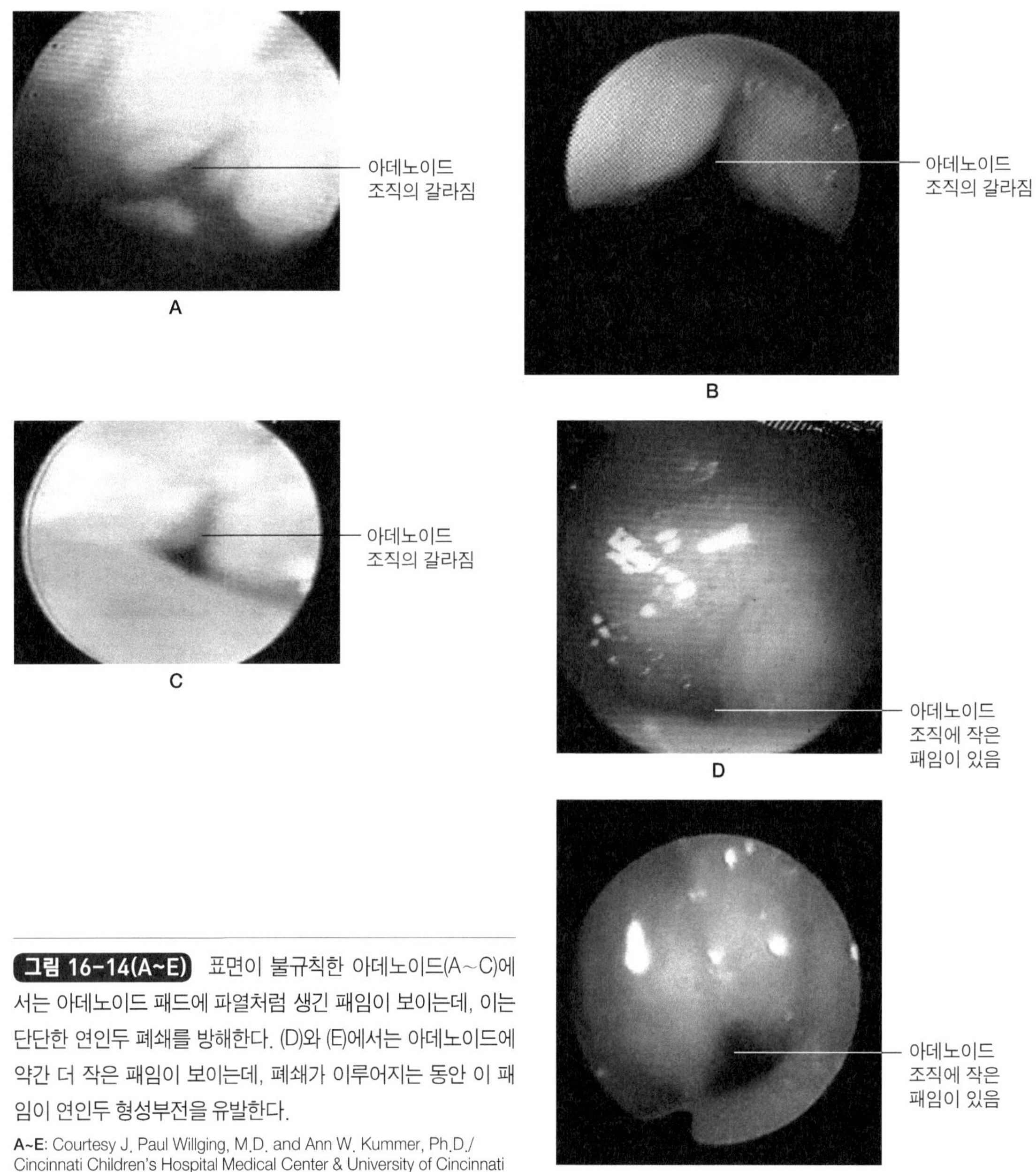

그림 16-14(A~E) 표면이 불규칙한 아데노이드(A~C)에서는 아데노이드 패드에 파열처럼 생긴 패임이 보이는데, 이는 단단한 연인두 폐쇄를 방해한다. (D)와 (E)에서는 아데노이드에 약간 더 작은 패임이 보이는데, 폐쇄가 이루어지는 동안 이 패임이 연인두 형성부전을 유발한다.

A~E: Courtesy J. Paul Willging, M.D. and Ann W. Kummer, Ph.D./ Cincinnati Children's Hospital Medical Center & University of Cincinnati College of Medicine

strong, & Thomson, 1996; Witt, Miller, Marsh, Muntz, & Grames, 1998).

비대해진 편도가 너무 커서 후협구궁을 지나 인두를 침범하기도 한다. 이는 비인두내시경을 통해 쉽게 관찰할 수 있다(그림 16-12F와 그림 16-18A와 B). 이 경우는 인두측벽 운동을 기능적, 역학적으로 방해하기도 한다(Finkelstein, Nachmani, & Ophir, 1994; Henningsson & Isberg, 1988; Kummer, Billmire, & Myer, 1993; MacKenzie-Stepner,

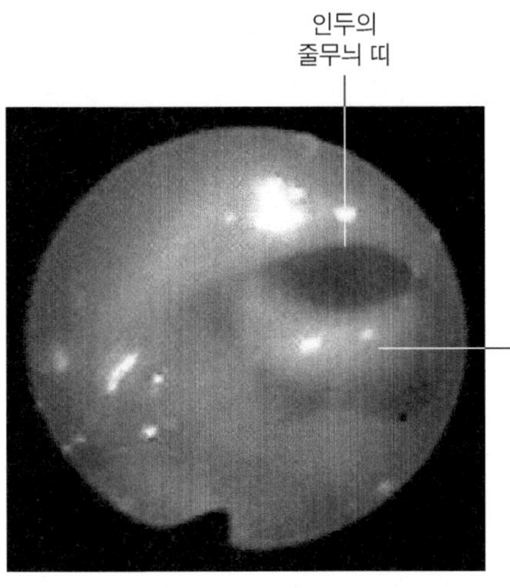

그림 16-15 공격적 편도절제술 후 인두벽에 생긴 흉터 띠

Courtesy J. Paul Willging, M.D. and Ann W. Kummer, Ph.D./Cincinnati Children's Hospital Medical Center & University of Cincinnati College of Medicine

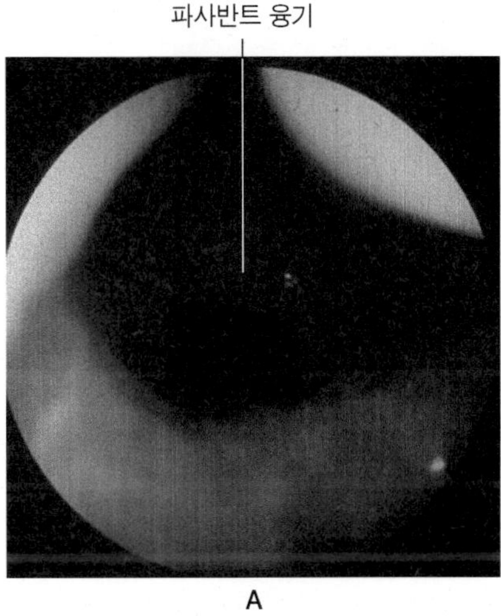

A

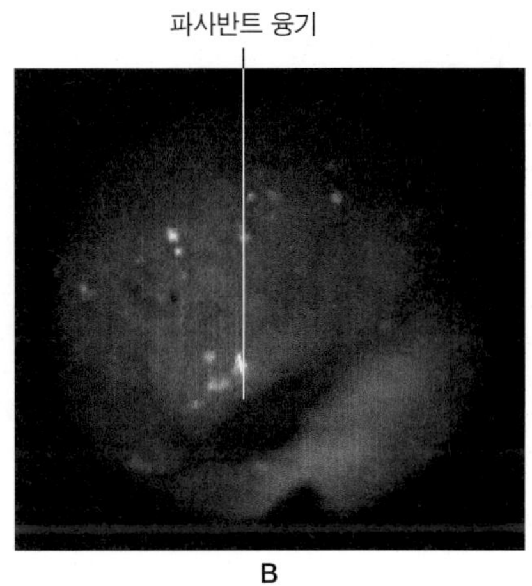

B

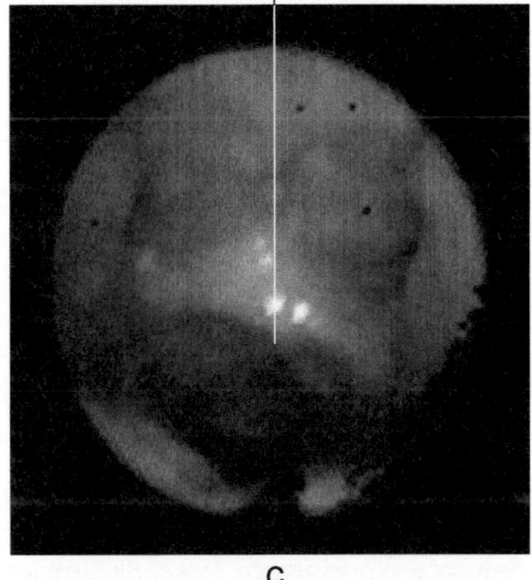

C

그림 16-16(A~C) 비인두내시경으로 위에서 바라본 파사반트 융기

A~C: Courtesy J. Paul Willging, M.D. and Ann W. Kummer, Ph.D./Cincinnati Children's Hospital Medical Center & University of Cincinnati College of Medicine

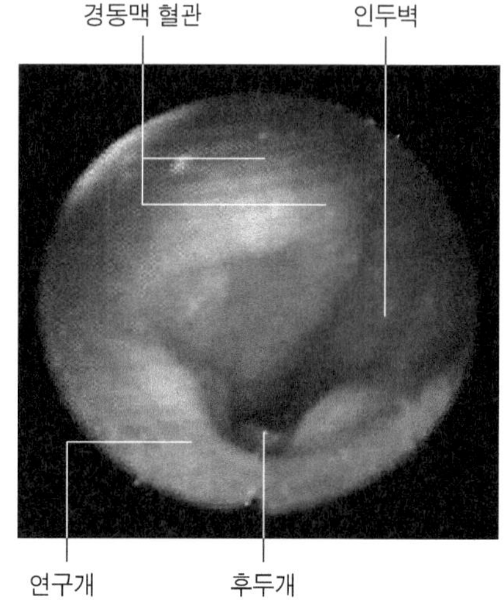

그림 16-17 중앙 측으로 이동된 경동맥 혈관. 연구개-심장-안면 증후군 환자에게서 흔히 관찰된다.

Courtesy J. Paul Willging, M.D. and Ann W. Kummer, Ph.D./Cincinnati Children's Hospital Medical Center & University of Cincinnati College of Medicine

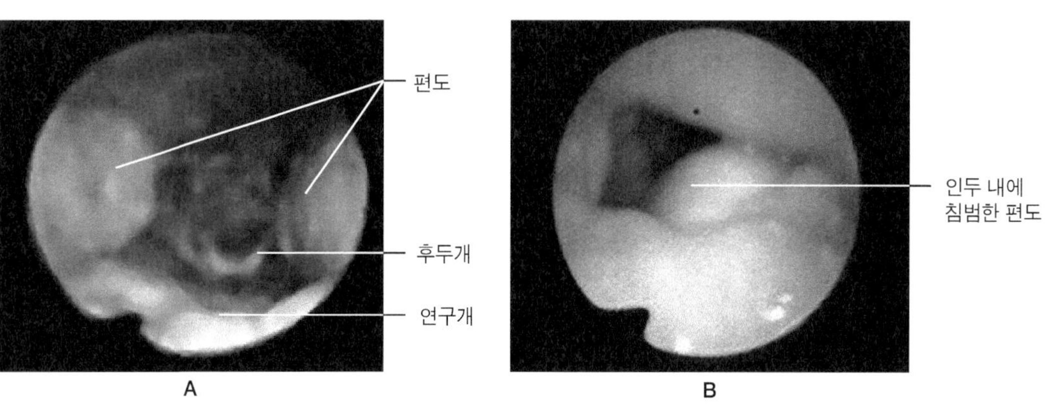

그림 16-18(A와 B) 편도 비대. 비인두내시경을 통해 위에서 보았을 때 구인두 양측에서 편도가 관찰된다.

A와 B: Courtesy J. Paul Willging, M.D. and Ann W. Kummer, Ph.D./Cincinnati Children's Hospital Medical Center & University of Cincinnati College of Medicine

Witzel, Stringer, & Laskin, 1987). 드물기는 하지만 편도가 너무 커져서 연인두 폐쇄가 이루어지는 부위의 연구개와 인두후벽 사이까지 뻗어 올라가 폐쇄를 방해하는 것이 관찰되기도 한다(**그림 6-14B**, **그림 6-15C** 참조). 비대해진 편도가 연인두 기능을 방해하면(그리고 기도에도 영향을 미치면) 편도절제술로 제거하기도 한다.

연구개, 인두측벽 및 인두후벽의 운동 정도와 인두측벽의 대칭성도 살펴보아야 한다. 이 모든 구조가 연인두 폐쇄에 기여하는 상대적인 기여도를 평가한다. 이러한 관찰을 토대로 기본 폐쇄 양상(환형, 원형, 시상형 폐쇄)을 판정한다(Croft et al., 1981; Finkelstein, Lerner, et al., 1993; Igawa, Nishizawa, Sugihara, & Inuyama, 1998; Shprintzen, Rakof, Skolnick, & Lavorato, 1977; Siegel-Sadewitz & Shprintzen, 1982; Skolnick,

Shprintzen, McCall, & Rakoff, 1975; Witzel & Posnick, 1989).

연인두 괄약근 폐쇄의 적절성은 연속발화를 산출하는 동안 직접적으로 평가할 수 있다. 연인두 폐쇄 시도 이후 틈이 생길 경우 틈의 크기, 형태 및 위치를 판정하는 것이 중요하다. 이러한 관찰사항은 수술 유형과 재건 위치 결정에 중요하다(Shprintzen et al., 1979). **그림 16-19 A~M**에는 서로 다른 폐쇄 양상을 보이며 나타난 여러 형태의 연인두 틈을 제시하였다.

틈이 아주 작은 경우에는 비인두내시경으로 봐도 즉시 찾아내지 못할 수도 있다. 그러나 연속발화를 산출하게 하면 분비물 거품이 생기기도 한다(**그림 16-19A**). 연인두에 틈이 생겼기 때문에 거품이 생긴 것으로 확신해도 되며, 이 경우 대개는 연인두 틈의 크기가 작은 편이다. 이 거품은 작은 연인두 틈으로 기류가 세게 통과하기 때문에 생긴다. 연인두 틈이 큰 경우에는 마찰이 덜하기 때문에 거품도 덜하다. 거품 소리가 비강 스침소리(nasal rustle)로 느껴질 때에는 비강 난기류(nasal turbulence)라고 부른다(Kummer, Curtis, Wiggs, Lee, & Strife, 1992). 연인두 틈의 위치(중심선, 중심선의 왼쪽, 중심선의 오른쪽 등)도 수술에 중요하므로 상세히 기록을 남겨 놓는 것이 중요하다.

연인두 밸빙에 기능부전이 있으면 연인두 운동의 정도가 일관되지 않아 연인두 틈의 크기도 일관되지 않을 수도 있다. 짧은 발화를 산출하거나 노력하여 말할 때에는 폐쇄가 완전히 이루어지거나 아주 작은 틈만 남기도 한다. 그러나 압력에 민감한 자음이 포함된 연속발화나 분절음을 산출할 때에는 연인두 틈이 훨씬 커지고 더 일관되게 나타날 수도 있다. 비일관된 폐쇄는 연속발화나 긴 발화 이후의 피로 때문에 나타날 수도 있다.

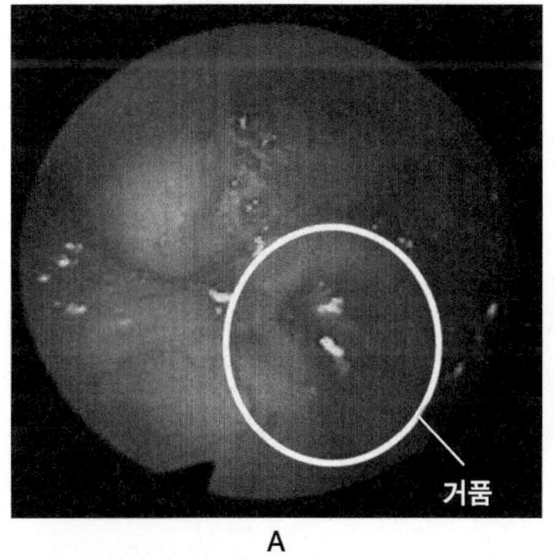

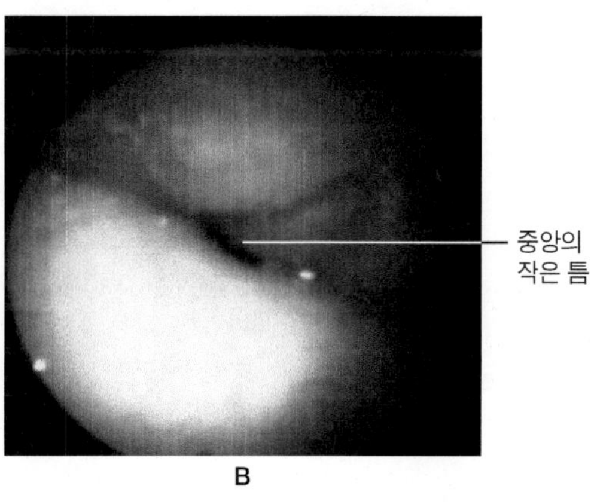

그림 16-19(A와 B) 다양한 크기와 모양의 연인두 형성부전. (A) 중심선 왼쪽(환자의)에 남은 아주 작은 틈(그림의 오른쪽에 보임). 말을 산출하는 동안 그 부위에서 거품이 이는 것이 관찰된다. (B) 환형 폐쇄 이후 중앙에 남은 작은 틈.

A와 B: Courtesy J. Paul Willging, M.D. and Ann W. Kummer, Ph.D./Cincinnati Children's Hospital Medical Center & University of Cincinnati College of Medicine

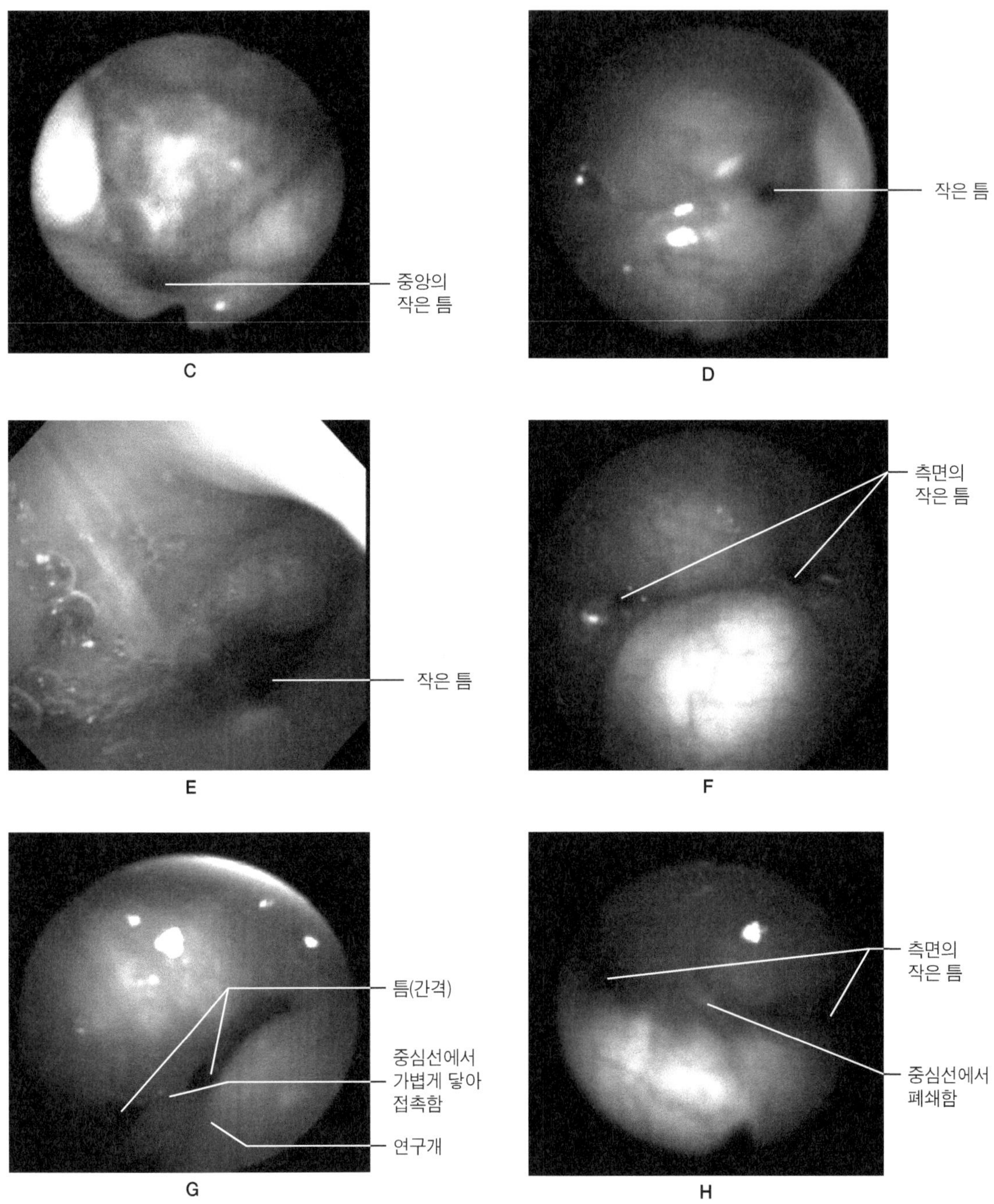

그림 16-19(C~H) (C) 원형 폐쇄 이후 중앙에 남은 작은 틈. (D) 중심선의 왼쪽(환자의)에 남은 작은 틈. (E) 중심선의 왼쪽(환자의)에 남은 작은 틈. (F) 중심선에서 나비넥타이 모양의 폐쇄를 보이나 양측에 작은 틈이 남아 있다. (G) 중심선에서 가벼운 폐쇄로 좁은 환형의 틈이 남음. (H) 나비넥타이 모양의 폐쇄 이후 양측에 틈이 남음.

C~H: Courtesy J. Paul Willging, M.D. and Ann W. Kummer, Ph.D./Cincinnati Children's Hospital Medical Center & University of Cincinnati College of Medicine

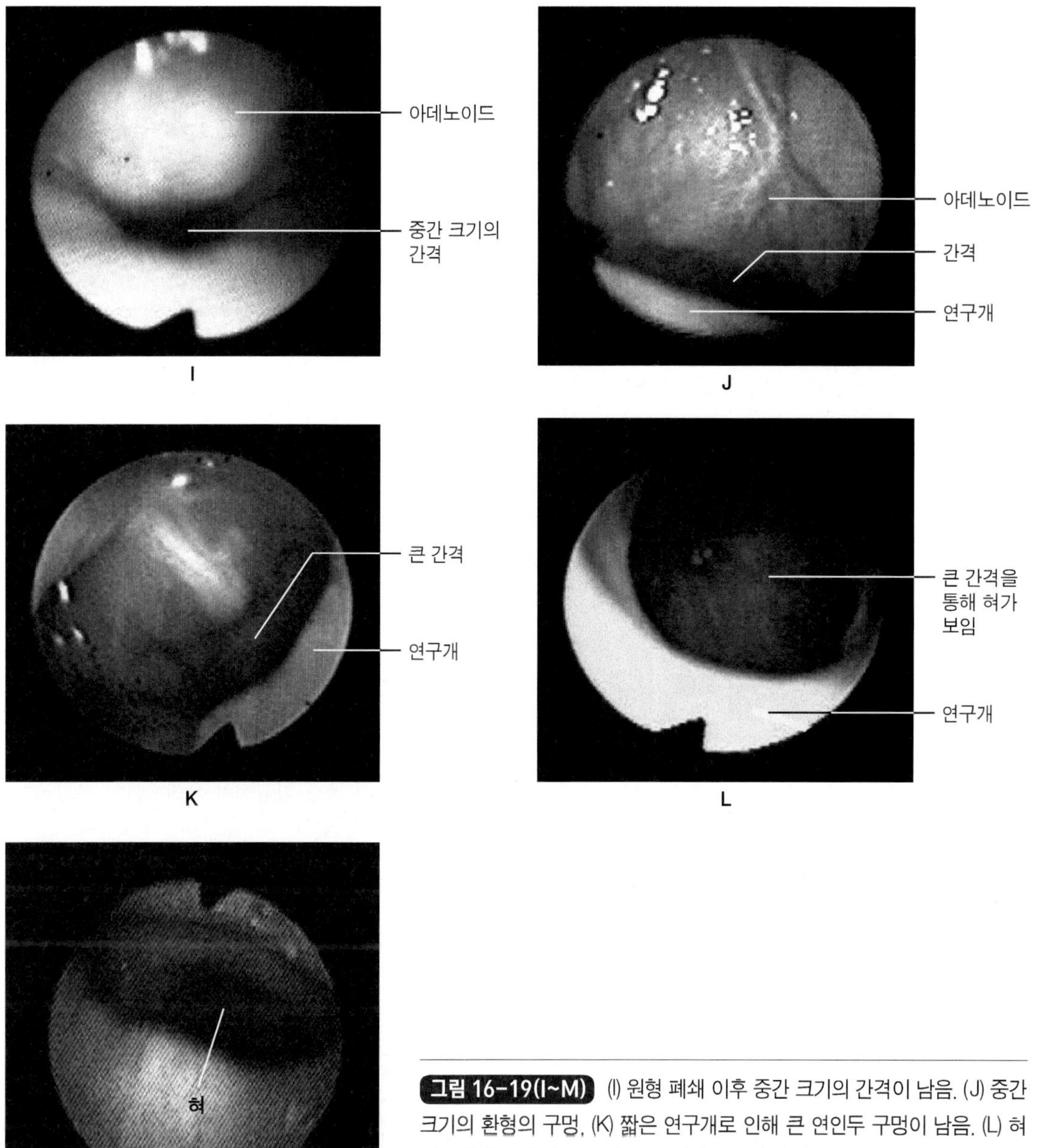

그림 16-19(I~M) (I) 원형 폐쇄 이후 중간 크기의 간격이 남음. (J) 중간 크기의 환형의 구멍, (K) 짧은 연구개로 인해 큰 연인두 구멍이 남음. (L) 혀 뒷부분이 보일 정도로 매우 큰 연인두 구멍이 남음. (M) 혀 뒷부분이 보이는 매우 큰 연인두 구멍.

I~M: Courtesy J. Paul Willging, M.D. and Ann W. Kummer, Ph.D./Cincinnati Children's Hospital Medical Center & University of Cincinnati College of Medicine

이 경우 대상자는 폐쇄를 달성할 수는 있으나 오랫동안 유지하지는 못한다. 환자에게 숫자를 세게 하거나 음절을 재빨리 반복하게 하여 이를 평가할 수 있다. 발화를 하는 동안에는 그 발화 내에 비음이 없는 한 계속해서 폐쇄를 유지할 수 있어야 한다. 발화의 시작 부분에서는 폐쇄가 가능하였으나 발화의 끝으로 갈수록 폐쇄가 와해되지 않는지 관

표 16-1 비인두내시경검사 체크리스트

연인두 기능

□ **정상** □ **비정상:** □ 경계선급 □ 경도 □ 중등도 □ 중도 □ 최중도

연인두 간격

크기: □ 바늘구멍 정도 □ 작음 □ 중간 □ 큼 □ 매우 큼
모양: □ 원형 □ 시상형 □ 환형 □ 나비넥타이 모양
위치: □ 중심선 □ 중심선 오른쪽 □ 오른쪽 끝 □ 중심선 왼쪽 □ 왼쪽 끝 □ 양쪽 끝
일관성: □ 일관됨 □ 비일관됨
□ 특정 음소에서 나타남(영향을 받는 음소): ____________________
자극반응도: □ 폐쇄가 좋아짐 □ 변화 없음
이차 수술 여부: □ 하지 않았음
유형: □ 인두피판술 □ 인두괄약근성형술 □ 인두벽 증대술 □ Furlow 성형술
상태: □ 괜찮음 □ 너무 낮음 □ 너무 좁음

말 산출 시의 연인두 구멍:

왼쪽 구멍: □ 열림 □ 협착됨 ____________________

오른쪽 구멍: □ 열림 □ 협착됨 ____________________

양쪽 구멍: □ 열림 □ 협착됨 ____________________

가운데(괄약근) 구멍: □ 열림 □ 협착됨 ____________________

추가 관찰사항(예: 잠재성 점막하 구개열, 분비물 거품, 구인두 내의 편도, 큰 편도, 불규칙한 아데노이드, 중앙에 위치한 경동맥 혈관, 파사반트 융기, 구개천공, 성대결절, 후두격막 등)

____
____
____
____

문제의 추정 원인

□ 연인두 형성부전 □ 연인두 기능부전 □ 빈약한 인두측벽 운동
□ 불규칙한 아데노이드 □ 오조음에 기인한 특정 음소 VPI: ____________________

권고사항

□ **수술:**
□ 인두피판술 □ 인두괄약근성형술
□ 인두벽 증대술 □ 구개성형술
□ 아데노이드 절제술 □ 편도절제술
□ **보철치료:** □ 구개 거상장치 □ 구개 폐색장치 □ 발화용 구 폐색장치
□ **말 치료**

찰해야 한다. 비일관된 폐쇄는 전방 조음운동과 관련되어 있는 비정상적인 폐쇄 타이밍이나 협응 때문에 나타나기도 한다. 이러한 현상은 말 실행증에서 자주 나타난다. 실제로 실행증이 있으면 연구개가 비음을 산출할 때에는 부적절하게 올라갔다가 구강음을 산출할 때 내려오기도 한다. 연속발화나 다음절 단어의 반복 시 이러한 현상이 나타나지 않는지 주시해야 한다. 발화가 길면 길수록, 복잡하면 복잡할수록 연인두 폐쇄에 관여하는 구조물을 포함하여 모든 능동적 조음기(articulators)의 타이밍과 협응력을 평가하는 데 더 유용하다.

문장 수준에서 폐쇄가 일관되지 않은 경우에는 특정 음소에서만(특정 말소리를 산출할 때만) 연인두 틈이 생기는 것은 아닌지 분석해야 한다. 특정 음소에서만 연인두 틈이 생기는 경우는 잘못된 조음습관이 원인이다(Peterson-Falzone & Graham, 1990). 대개 환자는 비누출을 야기하는 /s/(때로는 기타 치찰음) 대신 인두마찰음이나 비강마찰음으로 대치한다. 그러나 다른 말소리에서는 폐쇄가 완전히 그리고 일관되게 이루어진다. 검사자는 대상자가 조음위치를 바꾸게 하였을 때 연인두 폐쇄를 달성하는지 알아보아야 한다.

연인두 기능장애 화자의 경우 위에서 다뤘던 관찰사항은 지각된 비성(nasality)의 원인(VPI 혹은 학습오류)을 판단할 수 있게 해준다. 이러한 정보는 적절한 치료 유형(즉, 수술 혹은 말 치료)을 결정하는 데 이용한다. 수술이 필요할 경우에는 연인두 틈의 크기, 위치 및 형태를 기록하는 것이 중요하다. 이러한 정보는 가장 효과적일 것으로 기대되는 수술방법을 선정하는 데 유용하다. 비인두내시경검사를 통한 관찰사항을 간단하게 정리한 체크리스트를 표 16-1에 제시하였다.

연인두 기능장애 화자들에게서 성대결절이나 음성장애의 발생률이 높기 때문에 (D'Antonio et al., 1988; Hirschberg et al., 1995; Lewis, Andreassen, Leeper, Macrae, & Thomas, 1993; Zajac & Linville, 1989) 후두와 성대에 대한 평가도 반드시 이루어져야 하는데, 특히 지각적 평가에서 음성장애가 관찰된 경우에는 더욱더 그러하다. 성대의 관찰을 통해 검사자는 성대결절(그림 16-20), 후두 격막(그림 16-21)의 여부나 성대 부종의 여부도 판정할 수 있다. 성대의 움직임도 관찰해야 하며, 발성 시 가성대를 사용하지 않는지도 관찰해야 한다. 그

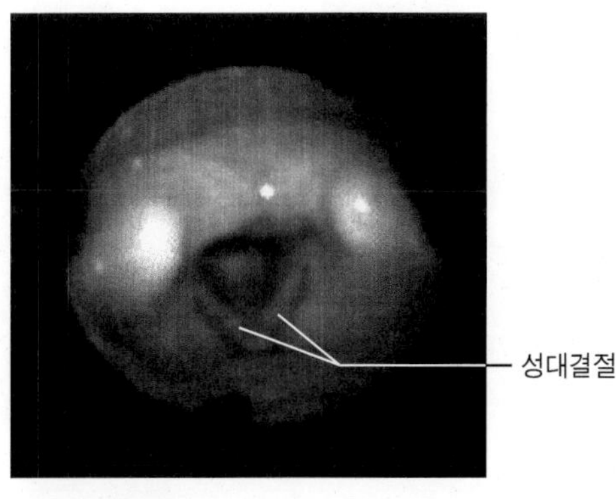

그림 16-20 양측 성대결절

Courtesy J. Paul Willging, M.D. and Ann W. Kummer, Ph.D./ Cincinnati Children's Hospital Medical Center & University of Cincinnati College of Medicine

그림 16-21 연구개-심장-안면 증후군 환자에게서 관찰된 후두격막

Courtesy J. Paul Willging, M.D. and Ann W. Kummer, Ph.D./Cincinnati Children's Hospital Medical Center & University of Cincinnati College of Medicine

후두격막

외에 성대나 성대의 움직임에 이상이 있는지도 관찰해야 한다.

앞에서 언급하였다시피 비인두내시경검사는 아데노이드 절제술, 인두피판술(**그림 16-22A~E**), 인두괄약근성형술(**그림 16-23A와 B**) 또는 인두벽 증대술(pharyngeal augmentation)(각 수술법에 대한 자세한 사항은 제17장 참조) 등의 수술을 받은 대상자들의 수술 후 연인두 기능을 평가하는 데에도 유용한 검사 절차이다(Abdel-Aziz, 2007). 검사자는 수술 이후 완전한 폐쇄를 이룰 수 있는지, 아니면 수술로 재개정해야 할 틈이 계속 남아 있는지 여부를 확인해야 한다. 비인두내시경을 통해 보게 되는 폐쇄는 화자가 말을 산출할 때 보이는 폐쇄이지, 그 대상자가 달성할 수 있는 폐쇄가 아님을 유념해

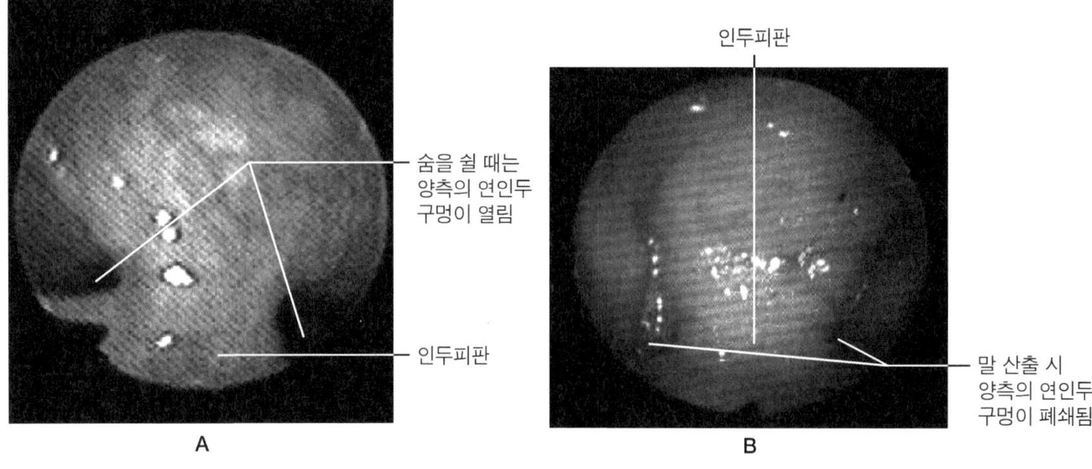

그림 16-22(A와 B) 비인두내시경을 통해 본 인두피판. (A) 휴식 시의 인두피판. 좌우의 측면 통로가 코로 정상적으로 숨을 쉬는 동안 열려 있음에 주목하라. (B) 말을 산출하는 동안 인두피판의 양쪽 통로가 완전히 닫힌다.

A와 B: Courtesy J. Paul Willging, M.D. and Ann W. Kummer, Ph.D./Cincinnati Children's Hospital Medical Center & University of Cincinnati College of Medicine

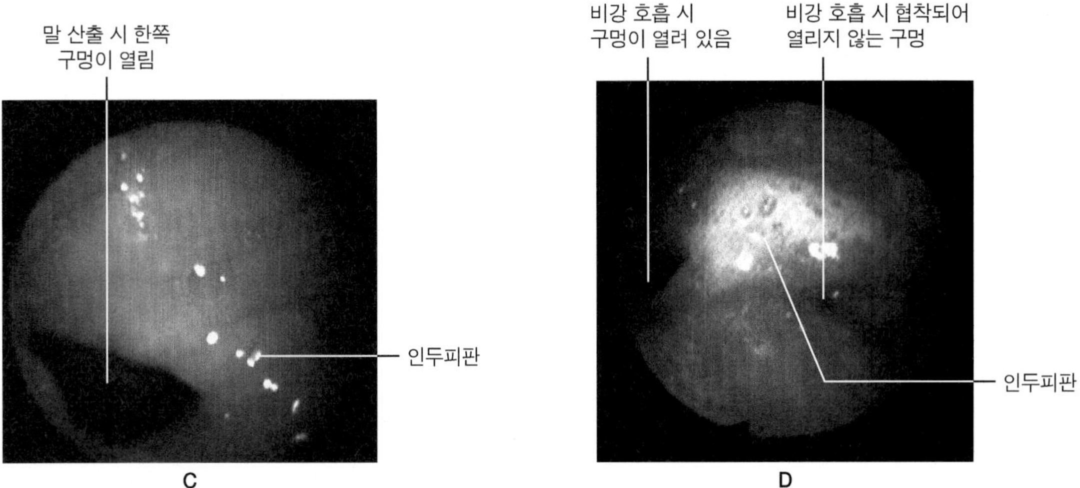

그림 16-22(C와 D) (C) 말을 산출하는 동안에도 (환자의) 오른쪽 구멍이 계속해서 열려 있는 인두피판. (D) 코로 정상적으로 호흡하는 동안 (환자의) 오른쪽 구멍이 열려 있는 휴식 시의 인두피판. 그러나 (환자의) 왼쪽 구멍은 협착되어 상기도폐색을 유발하고 있다.

C와 D: Courtesy J. Paul Willging, M.D. and Ann W. Kummer, Ph.D./Cincinnati Children's Hospital Medical Center & University of Cincinnati College of Medicine

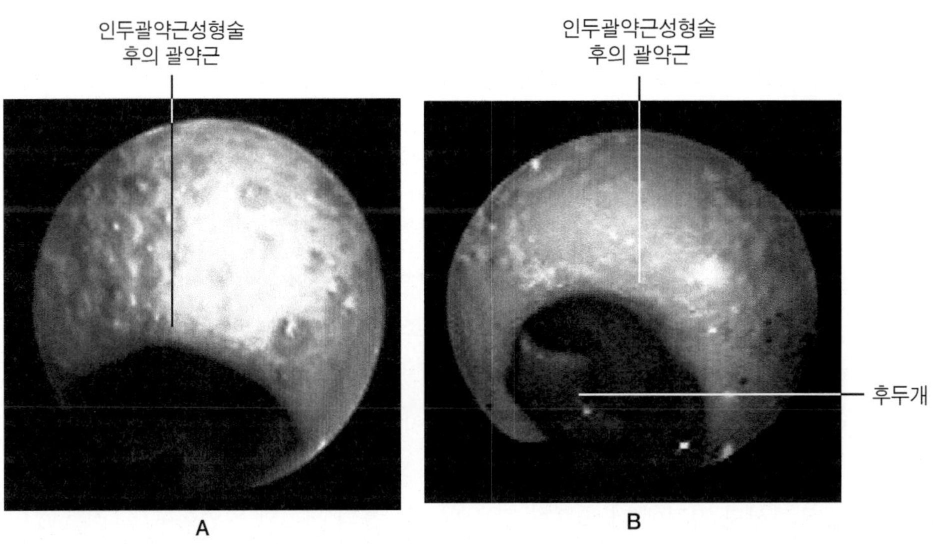

그림 16-23(A와 B) 인두괄약근성형술. (A) 말을 산출할 때 최대로 폐쇄된 상태의 괄약근. 괄약근이 있음에도 불구하고 중심선 쪽에 큰 구멍이 남아 있다. (B) 이 괄약근은 너무 낮은 높이에 있어서(아래에 있는 후두개에 주목하라) 수면무호흡증을 유발하였는데, 말을 산출할 때 연인두 통로를 폐쇄할 수 있을 정도도 크지는 않다.

A와 B: Courtesy Ann W. Kummer, Ph.D./Cincinnati Children's Hospital Medical Center & University of Cincinnati College of Medicine

야 한다. 구조의 변화가 기능을 변화시키지는 않기 때문에 수술한 이후에 보상조음(예: 인두마찰음, 성문파열음)이 계속 남아 있을 수도 있고, 산출 중 연인두 통로가 여전히 열려 있을 수도 있다. 이 경우 연인두 밸브의 실제 가능성을 판단하기 위해서는 조음위치를 변화시켜 보는 자극반응도 검사를 실시해야 한다. 그리고 검사자는 정확하게 조음되는 말소리에서의 연인두 폐쇄에도 주목해야 한다. 마지막으로 수술 후 검사에는 비인두 기도에 대한 평가도 포함되어야 한다. 연인두 통로가 너무 좁아 비강 호흡이나 비음 산출이 어려울 경우, 이 또한 주목해야 할 사항이다.

✻ 결과 보고

비디오투시조영검사와 마찬가지로 일부 센터에서는 비인두내시경검사 결과를 설명식 보고서로 보고한다. 몇몇 연구자들은 숫자 척도나 구조 및 기능과 관련된 여러 변인을 평가하는 데 특정 평정 형식을 사용할 것을 제안하였다(D'Antonio, Marsh, Province, Muntz, & Phillips, 1989; D'Antonio et al., 1988; Karnell, Ibuki, Morris, & Van Demark, 1983; Sinclair, Davies, & Bracka, 1982; Zwitman, Sonderman, & Ward, 1974). 중요한 것은 매 검사가 이루어질 때의 관찰 방식과 검사 결과의 보고 방식에 일관성이 있어야 한다는 것이다.

앞에서 언급하였듯이 1990년에 미국 구개열-두개안면 협회 산하에 모인 여러 전문분야의 임상가들이 다면 비디오투시조영검사와 비인두내시경검사의 결과 보고 방법의 표준화 작업에 착수하였다(Golding-Kushner et al., 1990). 목적은 비디오투시조영검사처럼 결과 보고의 방법론적 기준을 개발하는 것이었다. 제안된 체계는 연구개, 인두후벽 및 각 인두측벽의 움직임을 목적지 구조까지의 비율로 평가하는 것이다. 구조가 휴식 상태에 있을 때에는 0.0에 해당되며, 반대 측 구조의 휴식 상태는 1.0에 해당한다. 비율을 사용하여 구조의 움직임을 휴식 상태에 있는 반대 측 구조를 향해 움직인 정도에 따라 채점하는 것이다. 현재 얼마나 많은 기관이 이 체계를 사용하고 있는지는 분명하지 않으나, 이 점수 체계는 다소 복잡하여 널리 사용되고 있지는 않을 것으로 추정된다. 그리고 치료 권고사항 결정에 더 중요한 것은 연인두 틈의 위치와 원인이다. 그러므로 이러한 평정치는 특별한 가치는 없다.

결과 보고에 이용되는 절차가 무엇이든 비인두내시경검사를 통한 판단의 신뢰도는 평가자의 경험에 따라 매우 다르게 나타날 수 있다(D'Antonio et al., 1989). 그러므로 초심자의 경우, 처음에는 경험이 많은 검사자와 함께 실시하는 것이 필요한 기술을 익히는 데 도움이 된다. 이후에는 연습을 통해 관찰과 분석과정에서 습득한 기술을 연마한다.

검사 결과는 다른 전문가에게 보고하는 것도 중요하지만 가족에게 보고하는 것도 중요하다. 가족과 상담하는 사람이 누구이든 명확하고 이해하기 쉬운 언어를 사용하는 것이 중요하다. 모든 의학적 용어는 명확하게 정의해 주어야 한다. 연인두 기제의 기능에 대해 논의할 때에는 그림이나 도표를 이용해야 한다. 먼저 설명을 한 뒤에 검사과정을 녹화한 비디오테이프를 보여 주면서 구조와 그 구조의 기능에 대해 알려 주는 것도 도움이 된다.

✽ 내시경 세척 및 보관

내시경을 사용한 다음에는 다른 사람이 만질 수 있는 표면에 두지 않도록 주의해야 한다. 내시경은 사용 즉시 세척하고 소독해야 한다(McCullagh & Baker, 2000). 내시경의 소독에 관한 지침은 의학기기촉진협회(Association for the Advancement of Medical Instrumentation, AAMI)가 개발한 바 있다(AAMI, 2010). 그러나 각 의료시설은 내시경을 재사용하는 방안에 대해 나름대로의 방침을 가지고 있어야 한다. 내수성 내시경의 경우 세척과 고수준의 소독이나 멸균이 더 쉽고 더 완벽하게 이루어질 수 있다. 그러므로 새로운 내시경을 구매하고자 할 때에는 이를 고려해야 한다.

내시경을 재사용하기 위해서는 다음 목록에 소개한 바와 같이 9단계를 거쳐야 한다(J. Paul Willgingm, M.D., 2006년 5월 12일 개인적인 의견교환을 통해).

1. **사전 세척:** 살균과 멸균 소독 전에 천에 효소 세정액을 묻힌 다음 보이는 잔여물을 세심하게 세척한다. 균이 없는 상태라 할지라도 감염을 유발할 수 있기 때문이다(Catalone & Koos, 2005).
2. **세척 설비로 옮기기:** 환자, 의료진, 내시경을 보호하기 위해서는 밀폐되고 견고한 용기에 내시경을 담아야 한다. 세척 설비는 오염된 내시경을 받게 되는 오염 지역과 분리된 곳에 구비되어 있어야 한다.
3. **누출검사:** 누출검사를 통해 내시경의 내부 표면에 흠이 있는지 확인한다. 내시경의 가닥 가운데에서 세정 물질이 새면 광섬유 다발이 심각하게 손상된 것이다. 내시경이 샐 경우에는 보수하기 전까지는 사용하지 말아야 한다.
4. **손 세척:** 내시경을 효소 세정액에 담갔다가 남아 있는 잔해물을 손으로 세척한다. 잔해물이 있으면 살균제가 미생물을 효율적으로 제거할 수 있는 능력을 방해한다.
5. **헹굼:** 내시경을 헹궈서 잔해물과 세정제를 제거한다. 이후 내시경을 건조시켜 살균 시 화학 살균제가 희석되는 것을 방지한다.

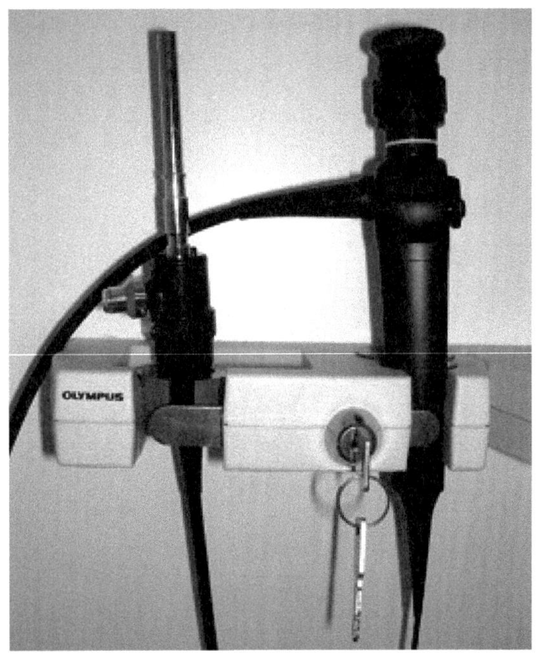

그림 16-24 내시경은 습기가 차지 않게 통풍이 잘 되고 물리적인 손상을 방지할 수 있도록 걸어 두는 것이 좋다.
Image Courtesy of Olympus America Inc.

6. **고도 살균:** 필요한 노출 시간 동안 화학적 살균제(액체)를 사용한다. 이 살균제는 독극물이므로 개별 보호장치(위생장갑, 마스크, 눈 보호 장치, 불침투성 보호 가운)를 착용하는 것이 중요하다.
7. **헹굼:** 지정된 청정 지역으로 내시경을 옮겨 멸균수로 깨끗이 헹궈야 한다. 다음 환자에게 사용할 때 피부와 점막을 손상시키지 않게 하기 위해서는 화학적 잔해물을 제거하는 것이 중요하다.
8. **건조:** 보푸라기가 일지 않은 수건으로 내시경을 닦는다. 이로써 물에 서식하는 유기체의 성장을 막는다.
9. **보관:** 이후에는 내시경을 습기가 차지 않도록 통풍이 잘 되고 물리적인 손상을 받지 않는 보관함에 걸어 둔다(그림 16-24). 내시경을 구입할 때 들어 있던 용기에 보관해서는 안 된다.

❋ 비인두내시경검사의 장점과 제한점

연인두 기제를 직접 관찰할 수 있는 방법 중 가장 많이 시행되고 있는 것이 비인두내시경검사와 비디오투시조영검사이다(Rowe & D'Antonio, 2005). 이 둘 중 어떤 검사가 더 좋은지는 각 대상자마다 다를 수밖에 없다. 검사자는 각 대상자에게서 관찰해야 할 더 중요한 사항이 무엇인지, 각 검사를 실시하였을 때의 장점과 단점은 무엇인지 고려한 뒤에 어떤 검사를 실시할 것인지 결정해야 한다.

비인두내시경검사가 비디오투시조영검사보다 더 좋은 점 중 하나는 연인두 기제의 모든 구조물들을 거의 동시에 매우 자세히 관찰할 수 있다는 것이다. 비디오투시조영검사를 실시할 때보다 비인두내시경검사를 실시할 때 연인두 틈의 위치, 크기, 모양 및 원인에 대한 판단이 더 쉽다. 앞에서 이미 언급하였듯이 이러한 정보는 수술 계획에 매우 중요하다. 심지어는 비디오투시조영검사로는 관찰할 수 없었던 작은 연인두 틈도 비인두내시경검사로는 볼 수 있다. 마지막으로 VPI에 대한 수술 결과는 비인두내시경검사로 더 잘 평가할 수 있다.

물론 비인두내시경검사는 방사선에 노출되지 않으므로 대상자에게 신체적으로 해를 줄 위험이 없다. 방사선을 사용하지 않기 때문에 검사자는 문제의 판정과 필요한 중재 방법을 결정하기 위해서라면 얼마든지 긴 시간 동안 검사해도 된다. 그리고 치료 전후의 평가를 위해서도 얼마든지 반복해서 검사할 수도 있다. 대부분의 아동, 심지어는 3세 정도의 어린 아동도 잘 견딘다.

비인두내시경검사는 바이오피드백 도구로도 사용할 수 있다. 언어치료전문가는 대상자에게 조음위치를 지시해 주고 비인두내시경을 이용하여 대상자가 언어치료전문가의 지시를 따를 때 모니터에 보이는 연인두 운동의 결과를 관찰할 수 있다. 이는 특히 학습오류로 인한 연인두 기능장애의 치료에 매우 효과적이다(Brunner et al., 1994; D'Antonio et al., 1988; Kunzel, 1982; Rich, Farber, & Shprintzen, 1988; Shelton et al., 1978; Siegel-Sadewitz & Shprintzen, 1982; Witzel et al., 1988; Witzel, Tobe, & Salyer, 1989; Yamaoka, Matsuya, Miyazaki, Nishio, & Ibuki, 1983; Ysunza et al., 1997). 치료과정에 비인두내시경을 사용하는 데에 관해 더 많은 정보를 얻고 싶으면 제20장을 참고하기 바란다.

비인두내시경검사와 관련된 위험성이나 제한점은 매우 적다. 비인두내시경검사의 가장 큰 단점은 대상자가 말을 산출하는 동안 연인두 폐쇄에 관여하는 전체 인두벽 길이를 관찰할 수 없다는 점이다. 그리고 일부 임상가들의 경우에는 비디오투시조영검사가 비인두내시경검사에 비해 덜 침습적이라고 주장하기도 한다. 그러나 비디오투시조영검사를 위해 비인두에 바륨을 주입하는 것 또한 침습적이며, 비디오투시조영검사에 쓰는 큰 장비도 비인두내시경만큼이나 아동에게는 겁을 줄 수 있다.

비인두내시경검사를 성공적으로 실시하기 위해서는 대상자의 협조력이 좋아야 한다. 내시경을 적절한 위치로 삽입하는 것은 어렵지 않다. 그러나 내시경이 코 안에 들어 있는 상태에서 아동에게 울지 않고 문장을 말하고 따라 말하게 하는 것은 매우 어렵다. 비인두내시경검사가 고통스러운 검사가 되어서는 안 되지만 약간의 불편함을 유발할 수 있는데, 특히 내시경이 비강의 돌출 부위나 비중격의 아랫부분을 건드릴 경우는 더욱더 그러하다. 그러나 국소마취제를 도포하고 검사과정에 대해 미리 준비만 시키면 심지어는 3세 정도의 어린 아동도 대개는 잘 참고 검사에 순응한다. 비인두내시경검사의 마지막 단점은 구입과 유지 비용이 높다는 것이다.

✱ 요약

기기를 이용한 평가는 연인두 기능장애의 판정을 위해서라면 필요하지 않은데, 연인두 기능장애는 지각적 평가만으로도 판정할 수 있기 때문이다. 그러나 VPI는 지각적 평가에서도 드러나겠지만 연인두 틈의 크기, 위치 및 원인을 판정하는 데 비인두내시경검사가 기본적인 이차 평가 절차가 되어 왔다. 비인두내시경검사를 통해 얻은 정보는 각 환자에게 가장 효과적인 수술방법을 결정하는 데 매우 중요하다.

비인두내시경검사를 이용하면 수술의 결과로 나타나는 구조도 잘 보이므로 VPI를 위한 수술의 효과를 평가하는 데에도 이상적이다. 비인두내시경검사는 성도의 폐색 여부 판정에도 이용할 수 있는데, 성도의 폐색은 공명에 영향을 미칠 수 있다. 마지막으로 비인두내시경검사는 삼킴 및 성대의 기형이나 기능장애를 평가하는 데에도 이용된다.

✱ 복습 및 논의

1. 비인두내시경검사에 반드시 필요한 장비는 무엇인가? 추가하면 더 좋은 장비에는 어떤 것이 있으며, 왜 그런가?
2. 비인두내시경검사 전에 지각적 말 평가를 먼저 실시하는 것이 중요한 이유는 무엇인가?
3. 비강마취와 충혈완화 방법에 대해 논하라.
4. 내시경을 삽입하는 절차에 대해 설명하라. 내시경의 삽입을 어렵게 만드는 상황에는 어떤 것이 있는가? 왜 대부분 하비도나 상비도 대신 중비도로 내시경을 삽입하는가? 내시경이 뿌옇게 흐려질 경우에는 어떻게 해야 하는가?
5. 비인두내시경검사에서 유도하기 적절한 말 샘플의 선정 기준은 무엇인가? 아동이 울지 않게 하면서 말 샘플을 얻는 것이 왜 중요한가? 아동이 울 경우 진정시키고 울기를 멈추게 하는 방법은 무엇인가?
6. 검사과정에서 생길 수 있는 부작용에는 어떤 것이 있으며, 그에 대해 어떻게 대처해야 하는가?
7. 비인두내시경을 통해 어떤 구조를 관찰할 수 있는가? 공명에 영향을 미칠 수 있는 임상적 관찰사항에는 어떤 것이 있는가?
8. 비인두내시경검사의 장점은 무엇인가? 제한점이 있다면 어떤 것이 있는가?

〈부록 16-1〉

그림 색칠하기

이 그림을 색칠하게 하여 아동이 비인두내시경검사를 준비할 수 있게 합니다.

검사실에
온 것을 환영해요
연인두
기능장애
클리닉
Cincinnati
Children's
Hospital Medical Center

검사실에 들어오면 간호사 선생님이 어떤 검사가 이루어질지에 대해 설명해 줄 거예요.
그다음에는 코에 스프레이를 뿌려 줄 거예요. 코가 막혔을 때 코에 스프레이를 뿌려 본 적 있나요? 한쪽 콧구멍마다 두 번씩 스프레이를 뿌려 줄 거예요. 그러면 코가 싸해지다가(아리다가) 감각이 없어질 거예요.

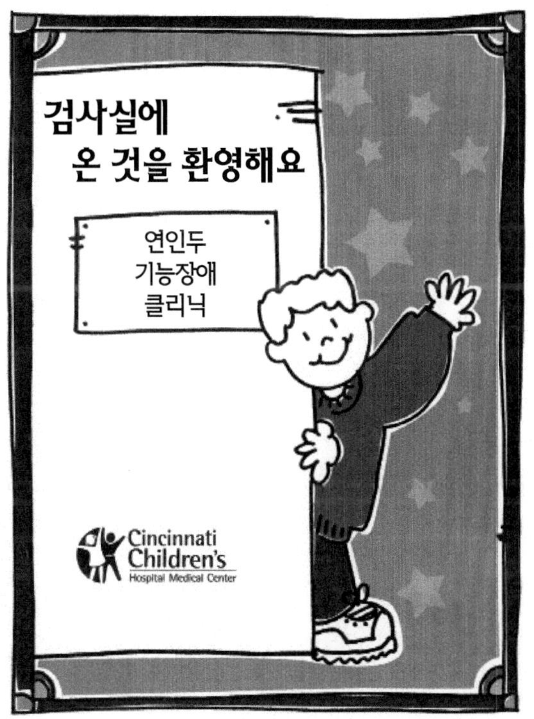

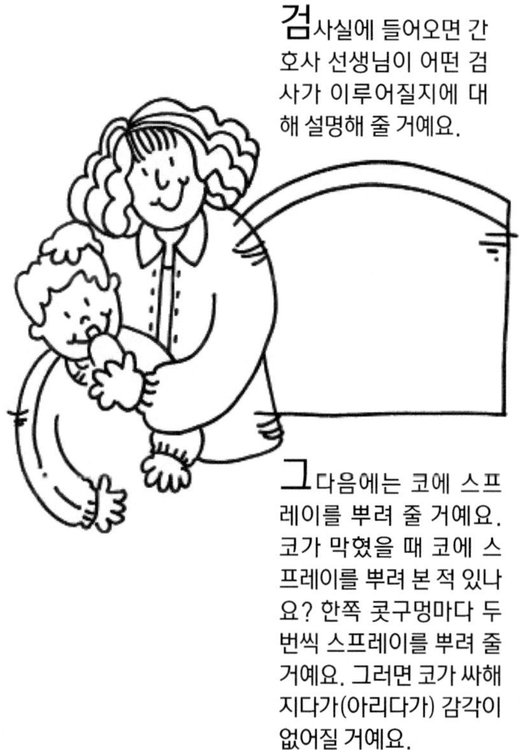

그다음에는 텔레비전으로 코 안을 쳐다볼 거예요. 의사선생님이 길고 가는 호스를 코 안으로 넣을 거예요. 이 호스를 내시경이라고 해요. 여기 있는 그림처럼 생겼죠.

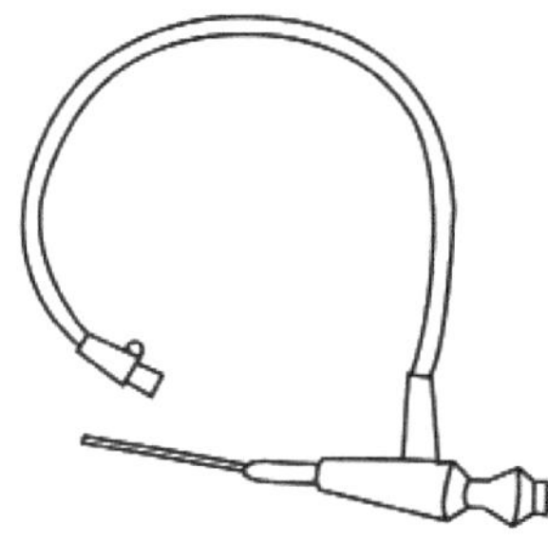

그 다음에는 내시경 호스를 코 안에 넣을 거고, 언어치료전문가 선생님이 따라 말하라고 시킬 거예요.

어린이가 말하는 동안에 코 안에서 어떤 일이 일어나고 있는지 텔레비전으로 볼 수 있게 될 거예요. 어린이의 코 안에서 뭔가 움직이는 것이 보일 텐데, 마치 마술 같을 거예요.

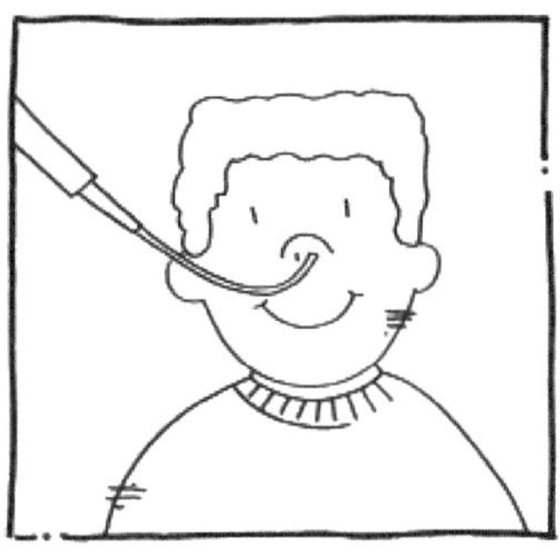

내시경은 아주 조금만 들어갈 거예요.

코 안에 스프레이를 뿌렸기 때문에 느낌이 없어서 아프지 않을 거예요.

약간 무서울 수도 있겠지만, 용감하게 해봅시다!

내시경 호스가 코 안에 들어 있는 동안에는 호스가 코 안에서 돌아다니지 않도록 움직이지 말아야 해요. 다른 사람이 어린이를 무릎에 앉히고 움직이지 않게 도와줄 수도 있어요.

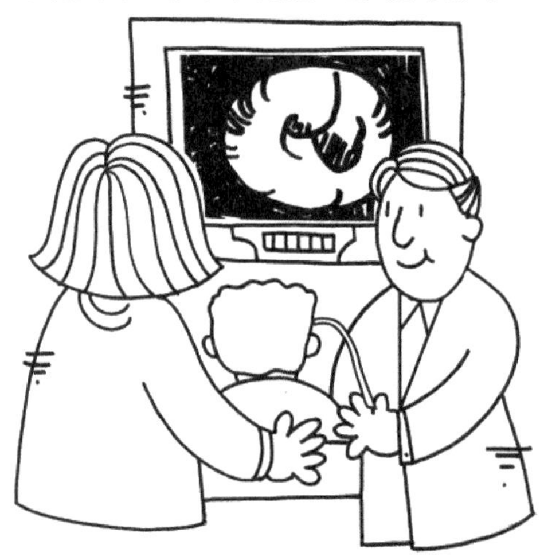

제4부

치료 절차:
말, 공명 및 연인두 기능장애

제 17 장

파열 및 연인두 형성부전/기능부전의 수술 관리

David A. Billmire, M.D.

✿ 이 장의 개요

도 입

구순구개열은 입술의 미세열(forme fruste)(특정 구조가 완전히 형성되기 전에 중단된 결과로 나타나는 비전형적 형태나 비정상적 기질이 최소한으로만 나타나는 선천성 기형ー역자 주)이나 이분구개수 또는 무증후성 점막하 구개열과 같은 형성부전의 형태에서부터 양측성 완전 구순구개열에 이르기까지 다양하게 나타난다. 중증도와 상관없이 수술의 주요 원리는 동일하다. 불완전 구순열을 예로 들면, 입술의 바깥 피부에는 문제가 없으나 그 아래에 있는 근육, 코 연골 및 입술의 괄약근 기능에는 대부분 심각한 문제가 있다. 그러므로 입술을 완전하게 만들어 주는 수술이 필요하다. 같은 이유로 증후성 점막하 구개열의 경우에도 완전 구개열에 적용하는 수술과 동일한 수술이 필요하다.

구순구개열 환자는 입술과 입천장에 단번에 알아차릴 수 있는 정도를 넘어선 문제를 갖는다. 구순구개열은 코와 안면중앙부 등의 심미적 영역, 턱, 치아, 입술 괄약근 및 연인두 괄약근 등의 해부학적 영역에까지 영향을 미친다. 구순구개열은 호흡, 말, 음성, 공명, 청력, 섭식 등의 기능적 영역뿐만 아니라 자아와 같은 심리학적 영역에까지 영향을 미친다. 외과 의사는 수술을 통해 가능한 한 정상적인 해부 및 생리 상태를 달성하려 시도해야 하는데, 이것이 가능해지면 대개는 심리 상태도 좋아진다.

구순구개열 환자에 대한 치료의 성공 여부는 수술이 아니라 치료 팀이 장기목표와 단기목표를 정교하게 설정한 포괄적 프로그램을 얼마나 충실히 지키고 달성하는가에 달려 있다. 구조적 결함은 신체적 관리, 대개는 수술을 필요로 한다. 지난 수년간 수술 구상과 접근법이 표준화되어 왔으나 국가별로, 심지어는 동일한 수술 팀 내에서조차 '표준' 수술법에 대한 해석이 다르다. 이 장에서는 치료적 선택사항, 시기, 수술법 및 이와 관련된 철학에 대해서는 기본적인 지침만 다룰 것이다.

실제 수술 절차에 대해 더 많은 정보를 알고 싶으면 Smile Train 웹사이트의 의료자료 중에서 가상의 수술 장면(Virtual Surgery Video)을 무료로 볼 수 있다(Smile Train, n.d.).

구순열 수술

구순열 수술에 이용되는 기법은 입술성형술(cheiloplasty)이라고도 하는데, 파열이 편측성인지 아니면 양측성인지에 따라 달라진다. 외과 의사가 받은 훈련, 이전의 경험, 선입

견에 따라 수술 전 관리법과 구체적인 수술법도 달라진다. 구순열 수술의 목적은 피부, 근육(구륜근), 점막을 함께 가져와 콧구멍과 큐피드궁이 대칭을 이룰 수 있도록 하고, 홍순과 윗입술 피부 사이가 자연스러운 경계(백순)를 이루게 하고, 흉터를 최소화하는 것이다. 수술 후 입술의 연속성이 그 아래에 있는 뼈 구조, 특히 상악에 영향을 준다. 반면, 흉터가 있거나 팽팽해진 윗입술은 실제로 상악 발육에 나쁜 영향을 미칠 수 있다.

✲ 수술 전 관리

수술 전 관리는 공식적인 입술성형술 전에 입술과 상악 분절을 정렬해 주기 위해 자주 이루어진다. 입술의 파열이 넓은 경우에는 편측성이든 양측성이든 수술하기 전에 관리해 주면 수술을 하고 난 이후 입술에 가해지는 긴장을 줄일 수 있을 뿐만 아니라 수술의 최종 결과가 좋아진다. 양측성 구순열은 전상악이 제약을 받지 않고 돌출되면서 수술한 입술에 상당한 압력을 가하기 때문에 특히 수술 전 관리가 중요하다. 그러나 불완전 파열과 **시모나트 띠**(Simonart's band)(근육이 없는 피부 띠가 코 바로 아래에 있는 파열을 연결하고 있음)가 있는 파열의 경우에는 수술 전 골정형 장치는 필요 없다.

정식으로 수술하기 전에 입술과 상악 분절을 정렬해 주는 데 선택할 수 있는 방법은 많다. 어떤 방법을 적용할 것인지는 외과 의사의 경험과 수술 시실에 따라 달라진다.

분절을 함께 당겨 주는 가장 단순한 절차는 입술에 접착성 테이프를 붙여 주는 것이다(그림 8-22 참조). 이 방법은 **치과용 고무끈**(dental elastics)과 함께 적용할 수 있는데, 이 고무끈은 역동성을 더해 주기 위한 작은 고무 밴드이다. 양측성 구순열의 경우, 전상악이 제자리로 후진하게 만들기 위해 신축성 있는 벨크로 밴드를 머리 덮개(모자)와 연결하여 사용한다. 일부 센터에서는 이 방법을 파열 분절이 움직일 때 이를 잘 인도할 수 있도록 구개 측 고정판과 함께 적용하기도 한다. 이 방법은 대개 4~6주 이상 적용하며, 부모의 협력과 노력에 많이 의존하기 때문에 주의 깊은 모니터링이 필요하다.

두 번째 파열 분절 정렬 방법은 그 특징이 능동적이거나 수동적인 구개 장치를 사용하는 것이다. 전형적으로 사용하는 능동적 구개 장치는 **라탐 장치**(Latham appliance)이다(Georgiade & Latham, 1975; Latham, 1980; Latham, Kusy, & Georgiade, 1976; Millard & Latham, 1990; Millard, Latham, Huifen, Spiro, & Morovic, 1999)(그림 8-21 참조). 2개의 아크릴로 된 치과용 장치를 양쪽 분절에 핀으로 고정한다. 매일 나사를 천천히 죄어 줌으로써 2개의 벌어진 구개 분절 사이의 틈이 좁아지게 만든다. 양측성 파열의 경우 소아치과 의사가 정기적으로 조정해 주는 치아용 고무 고리줄을 핀으로 연결하여 전상악을 뒤로 끌어당겨 제자리를 잡게 한다. 2개의 상악 분절이 양측성 파열과 함께 주저앉아 있는 경우에는 라탐 장치는 상악이 자랄 수 있는 공간을 만들어 주기 위해 서로 당겨 멀어지게 하는 데 이용할 수도 있다. 이 모든 방법은 대개 약 3~4주가 소요된다.

라탐 장치는 아크릴로 된 연장판과 연결하여 콧구멍이 제대로 된 형태를 갖출 수 있게 하는 데 자주 적용한다. 이런 방식으로 결합한 장치를 **비치조 교정기**(nasal alveolar molding device) 또는 그냥 NAM이라 한다(Da Silveira et al., 2003). NAM은 노력이 많이 요구되며 소아치과 의사나 치열교정과 의사의 기술을 요한다.

파열 분절을 서로 끌어당기는 세 번째 방법은 **입술유착술**(lip adhesion)이라고 하는 수술을 실시하는 것이다. 이 방법은 입술을 직선으로 수술하여 이후 입술에 생기는 긴장이 입술 분절을 서로 끌어당길 수 있게 유도하는 방법이다. 이 방법 또한 구개 측 고정판 및 NAM 착용과 병행하여 실시할 수 있다. 입술유착술은 대개 생후 6주경에 실시하며, 3~4개월 후에 공식적인 입술성형술을 뒤이어 실시한다.

✲ 편측성 구순열 수술법

수술 안 된 편측성 구순열에 대해 검사를 하다 보면 인중 패임(philtral dimple)과 그 양 옆에 있는 인중능선 등 모든 구조들이 다 있는 것을 볼 수 있다. 파열은 인중능선의 바로 측면을 따라 나 있다. 파열이 있는 쪽(파열 측)의 입술은 짧고 큐피드궁이 파열 부위를 따라 올라가 찌그러져 있다. 이러한 입술 기형을 치료하기 위해 실시한 초기 수술법은 단순 직선 수술법(simple straight-line repair)이었다. 이 수술법으로 수술한 이후에는 일직선의 흉터가 수축하여 입술이 짧고 패여 있는 특징을 보였다.

최근에 편측성 구순열의 수술에 적용되는 두 가지 수술법은 Millard법(Trier, 1985b; Paranaiba et al., 2009)과 Tennison-Randall법(Brauer & Cronin, 1983; Lazarus, Hudson, van Zyl, Fleming, & Fernandes, 1998; Leon-valle, 1980; Tan & Atik, 2007)이다(그림 17-1). Millard법과 Tennison-Randall법 둘 다 파열 측의 인중능선에 조직을 덧대기 때문에 짧았던 인중능선이 길어진다. Millard법을 적용하여 수술할 때에는 입술의 정점 부위, 코 바로 아래에 추가로 조직을 덧댄다. 이로 인하여 파열이 없는 측(비파열 측)의 인중능선이 바로 내려온다.

❀ Millard법

Millard법 또는 회전 신전술(rotation advancement flap)은 약 80%의 사례에게 적용되며, 아마도 수술법 중 가장 해부학적인 수술법일 것이다(Stalet et al., 2009). 이 수술법은 수술을 하는 동안 입술의 균형을 맞추기 위해 부단히 수정할 수 있기 때문에 '원하는 대로 절개하는 수술'로 알려져 있다. 먼저 파열 측 입술을 인중능선(philtral ridge)을 따라 절개한다. 인중능선을 따라 계속 절개해 올라가다가 코 바로 아래까지 곡선을 그리며 절개한다. 이렇게 하면 입술을 열어 큐피드궁의 높이가 같아지도록 돌려 내릴 수 있게 된

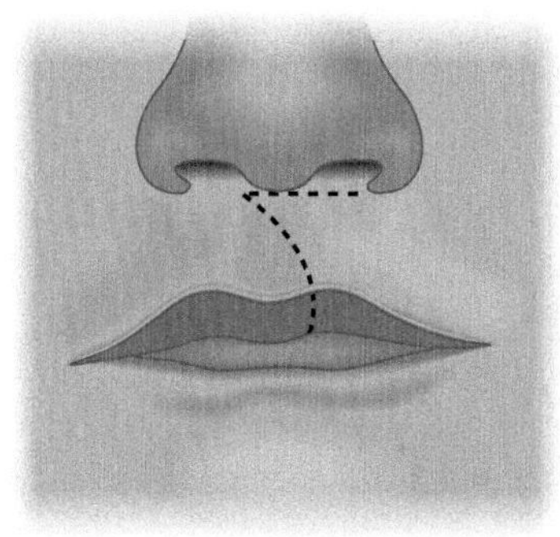

A. Millard법

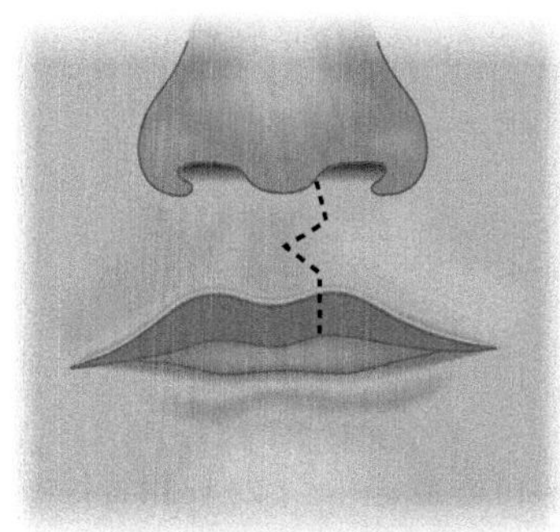

B. Tennison-Randall법

그림 17-1(A와 B) 편측성 구순열 수술법. (A) Millard법. (B) Tennison-Randall법.

다(그래서 수술명에 '회전'이라는 용어가 포함됨). 인중을 적절한 위치에 오게 회전시키면 입술의 정상 부분, 코 바로 아래에 틈이 난다. 이 틈 안에 코 바로 아래, 콧날개 바로 아래에 있는 입술 측면 부위 조직을 삽입한다(그래서 수술명에 '신전'이라는 용어가 포함됨). 이로써 길이를 유지하고 결손 부위도 채우는 것이다. 회전 부위의 양을 증가시키거나 감소시킴으로써 입술의 길이를 조정할 수 있다. 인중능선의 절개 부위 측면에 있는 조직은 파열 측의 짧아진 콧기둥(columella)을 길게 만드는 데 이용한다. **그림 17-1A**에는 Millard 입술성형술의 기본 수술법을, **그림 17-2**에는 이 수술법의 적용 사례를 실사로 제시하였다. **그림 17-3A**는 수술 전 환아의 모습이고, **그림 17-3B**는 Millard 입술성형술을 받고 하루가 지났을 때의 모습이며, **그림 17-3C**는 수술 후 6개월이 지났을 때의 모습이다.

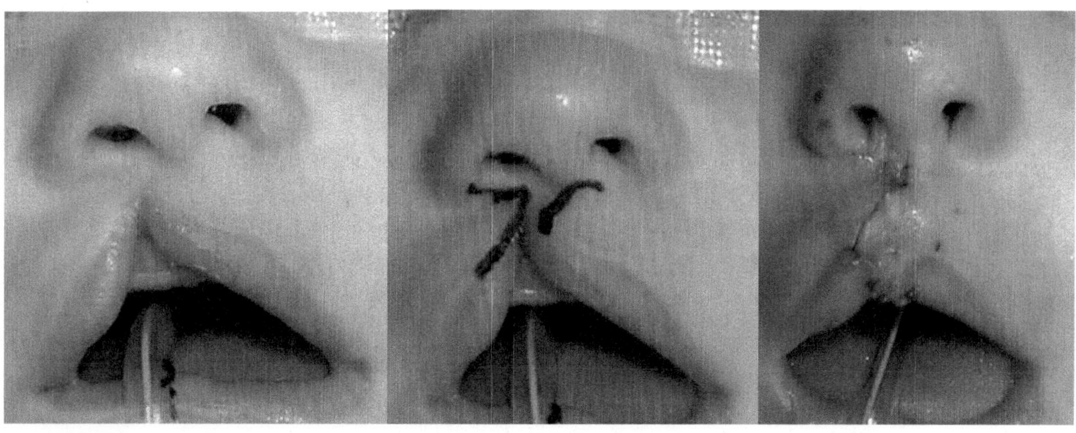

그림 17-2 Millard 입술성형술을 받은 편측성 구순열 사례

Courtesy David A. Billmire, M.D./Cincinnati Children's Hospital Medical Center & University of Cincinnati College of Medicine

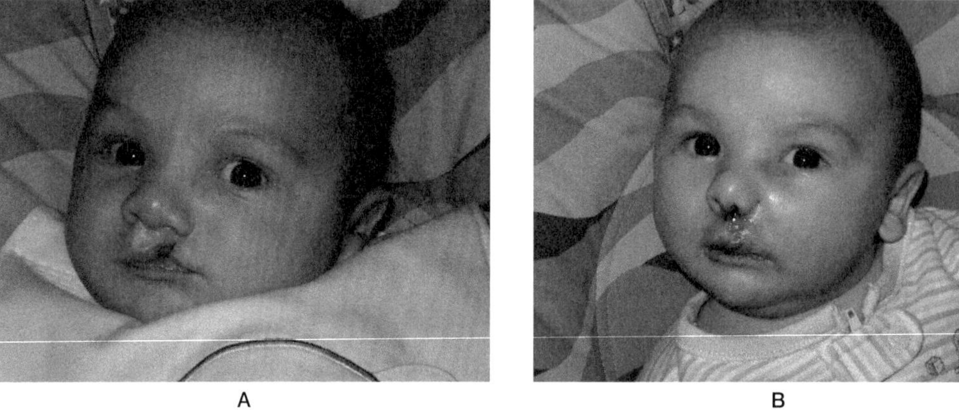

A B

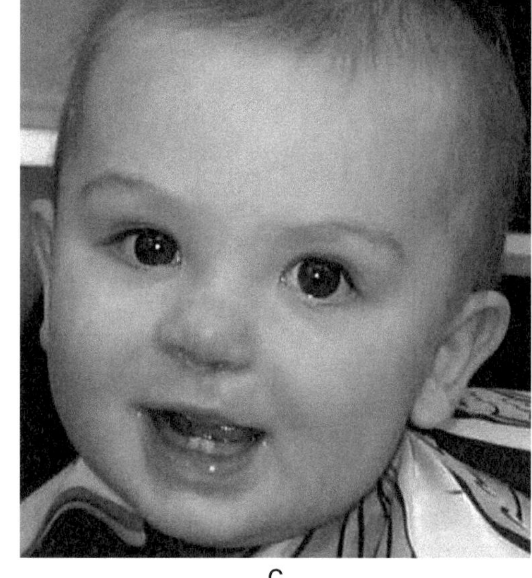

C

그림 17-3(A~C) (A) 수술 전 환아. (B) Millard 입술성형술 후 하루가 경과한 환아. (C) 수술 6개월 이후의 환아.

A~C: Courtesy David A. Billmire, M.D./Cincinnati Children's Hospital Medical Center & University of Cincinnati College of Medicine

Millard법은 '원하는 대로 절개'하는 원리 때문에 일부는 더 어려운 수술로 여기기도 한다. 게다가 기저 구조가 상대적으로 상악에 고정되어 있어 긴장이 가장 많이 생기는 부위에 조직을 삽입하게 된다. 경험이 부족한 의사가 수술하면 입술이 심하게 짧아지기도 한다. 파열이 아주 넓은 경우에는 이 수술법을 적용하지 않거나, 정식으로 수술하기 전에 입술유착술의 도움을 받기도 한다. 장점에는 정상적인 인중 패임을 유지하고, 흉터가 인중능선을 따라 생기므로 인중능선처럼 보이며, 입술의 정상 부분에 조직을 덧대기 때문에 더 나은 코 모양을 얻을 수 있다(Becker, Svensson, McWilliams, Sarnas, & Jacobsson, 1998)는 점이 있다. 필요할 경우에 재건술도 비교적 쉽게 할 수 있다. 입술이 심하게 짧으면 이차 수술로 입술을 다시 회전시켜 길게 만들어 주면 된다. 이 수술법의 장점이 단점을 훨씬 능가하기 때문에, 오늘날 이 수술법을 가장 많이 적용한다.

❀ Tennison-Randall법

Tennison-Randall법 또는 삼각피판법(triangular flap technique)은 편측성 구순열 사례의 약 20%에 적용되는 수술법으로, 구식 기법인 LeMesurier법 또는 사변형피판법(quadrilateral flap technique)의 뒤를 잇는 수술법이다. Tennison-Randall법은 정밀하고 정확하게 재기 때문에 흔히 '같은 모양(cookie cutter)' 수술법이라고도 한다. 많은 외과 의사들은 이렇게 고정된 수술법이 갖는 안정성을 선호한다. Tennison-Randall법으로 수술할 때 파열 측 인중능선의 약 절반 정도 위쪽을 절개한다. 이렇게 하면 윗입술의 아래쪽 부분에 삼각형의 개구부('삼각피판법'이라는 명칭이 유래됨)가 생기고 큐피드궁의 끝이 정상적인 자리를 잡게 된다. 입술의 측면 부위에서 얻은 삼각형의 피판을 이 삼각형의 틈 안으로 삽입한다. 이 덧댄 조직을 입술의 아랫부분, 가장 많이 움직이는 부위에 삽입한다. 입술의 위쪽 부위는 압력을 많이 받으므로 많이 움직이면 안 된다.

인중능선과 인중 패임 둘 다 침범하는데도 불구하고 이 수술법의 결과는 상당히 좋으며, 입술의 모양과 큐피드궁의 대칭성도 좋다. 그러나 코의 결과는 그다지 좋지 않은데, 콧날개 바닥(alar base)이 다소 바깥쪽으로 비스듬하게 벌어진 채 남아 있기 때문이다. 콧날개 바닥이 적절한 위치로 오면서 입술 위쪽 조직에 주름이 잡히는 경향이 있으므로 후에 코 재건술로 이 문제를 해결해야 하며, 코 문턱이 생길 가능성은 거의 없다. 그러나 입술 중 가장 많이 움직일 수 있는 부위에 조직을 추가로 삽입하기 때문에 이 수술법은 파열이 넓은 경우에 흔히 적용한다.

입술도 일종의 괄약근임을 기억해야 한다. 연인두 괄약근의 재건이 중요한 만큼 구강 괄약근의 재건도 중요하다. 이는 직관적으로 당연한 것처럼 보이지만 오래전부터 많은 외과 의사들이 이를 무시해 왔다. 구순열이 있는 경우, 구강 괄약근인 구륜근(orbicularis oris muscle)이 연결되지 않고 갈라져 있다. 원을 이루며 입 주위를 둘러싸지 못하고, 연속되지 않으며, 갈라진 끝이 비정상적으로 삽입되어 있다. 편측성 구순열의 경우, 구륜근이 **조롱박 구멍**(이상구, 콧날개 바닥에 있는 틈)을 따라 측면으로, 그리고 전비극(anterior nasal spine, 콧기둥의 아래 부위)을 따라 중앙 측으로 삽입된다. 어떤 수술법을 적용하든 간에 비정상적으로 삽입된 근육을 분리하여 적절한 방향으로 재정렬해야 한다. 이것이 실패하면 입술을 움직일 때 뒤틀려서 눈에 띄는 함몰이 생길 수 있으며 외관도 보기에 좋지 않다.

과거에, 그리고 최근에도 어느 정도는 편측성 구순열에 동반된 코 기형을 첫 입술 수술을 할 때 동시에 수술하는 것에 대한 논쟁이 있었다. 전통적으로는 코를 신생아기에 수술할 경우 코 성장에 나쁜 영향을 미칠 것이라 염려하여 신생아기에는 코를 수술하지 말아야 한다고 보았다. 지난 수십 년 동안 일부 외과 의사들에 의해 이러한 걱정이 사실무근일 뿐만 아니라 첫 입술성형술을 할 때 코 기형을 조기에 교정해 줌으로써 더 좋은 장기적 효과도 얻을 수 있음이 입증되었다(Salyer, 1986). 그러므로 모든 입술 수술법에는 비틀어진 코 연골 아래 측면의 위치를 바로잡아 주고 자리를 잘못 잡은 콧날개 바닥을 바로잡아 주는 기법이 포함되어 있다. 이러한 초기 입술 및 코 수술이 이차 수술의 필요성을 미연에 방지해 주지는 못하지만, 처음의 기형을 크게 감소시키고 이후의 재건술 정도를 줄일 수는 있다.

✲ 양측성 구순열 수술법

양측성 구순열 수술은 편측성 구순열 수술에 비하면 더 좌절감을 갖게 만들며 성공률도 더 낮다. 입술과 코의 기형 정도에 따라 경험이 풍부한 외과 의사에게도 만만찮은 도전이 되기도 한다. 일차구개에만 국한된 파열도 전상악 집합체가 제어되지 않고 돌출되게 만든다. 전방으로 돌출된 전상악을 보이는 완전 파열의 경우 2개로 갈라진 상악 측면 분절이 상악 뒤에 맥없이 주저앉아 있는 경우도 드물지 않다. 전상악이 뒤로 물러나 제자리로 가게 만들려면 측면 분절의 확장이 필요한 경우가 많다.

❀ Broadbent-Manchester변법과 Millard법

Broadbent-Manchester변법과 Millard법은 양측성 구순열에 적용하는 주요 수술법 두 가지이다(그림 17-4A와 B). 두 수술법의 주요한 차이는 인중 부위의 백순(white roll)을 만드는 방법에 있다. Broadbent-Manchester변법에서는 윗입술중심의 백순 부분을 살려서 만드는 반면, Millard법은 측면 부위의 백순으로 인중 부위 백순을 만든다.

양측성 구순열의 경우 윗입술중심(prolabium, 윗입술의 가운데 부위로, 파열되어 있지 않는 경우에는 인중을 형성함)은 전상악 바로 아래에 돌출되어 있다. 양측성 구순열의 경우 구륜근의 불연속성 때문에 윗입술중심 안에는 근육이 전혀 없다. 오히려 구륜근이 콧날개 바닥에 있는 조롱박 구멍의 양측에 비정상적으로 삽입되어 있다. 윗입술중심에 근육 긴장이 부족하여 크기가 아주 작은 외관을 띤다. 과거에는 윗입술중심이 아주 작으면 이 부위에 추가적으로 조직을 삽입해야 한다고 잘못 추정하였다. 그 결과, 모든 수술법에 입술 측면에서 얻은 조직을 윗입술중심 부위에 추가해 주는 수술이 함께 이루어졌다. 그 결과 'Y' 모양이나 골대 모양의 흉터가 남게 되었다. (자연적으로 생기는 선을 따라 흉터를 남긴다는 개념을 지키기가 매우 어려웠다.) 시간이 지나면서 분명해지는 것은 근육이 긴장할 때 윗입술중심이 뻗친다는 것이다. 그 결과, 입술이 가로로는 팽팽해지고 세로로는 매우 길게 나타났다. 입술을 가로지르며 생기는 긴장은 이미 문제가 있는 상악에 상당한 압력을 가하게 되어 상악이 심하게 후퇴하는 결과를 낳았다. 1960년대에는 이러한 수술법의 단점이 알려지면서 더 이상 시행하지 않게 되었다.

양측성 파열의 경우에 윗입술중심이 아주 작은 경우라도 수술로 의례적으로 더 좁게

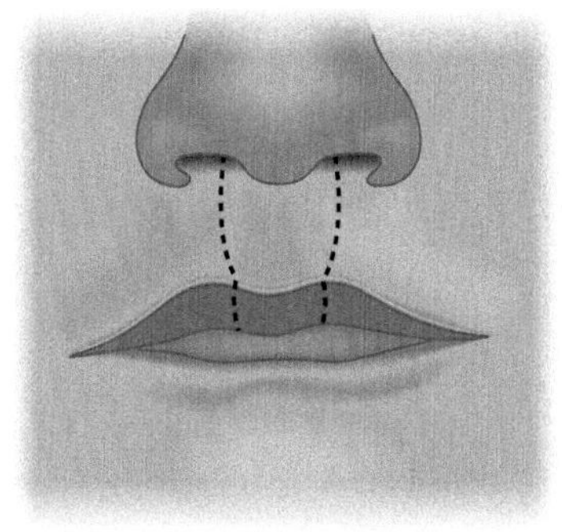

A. Manchester변법

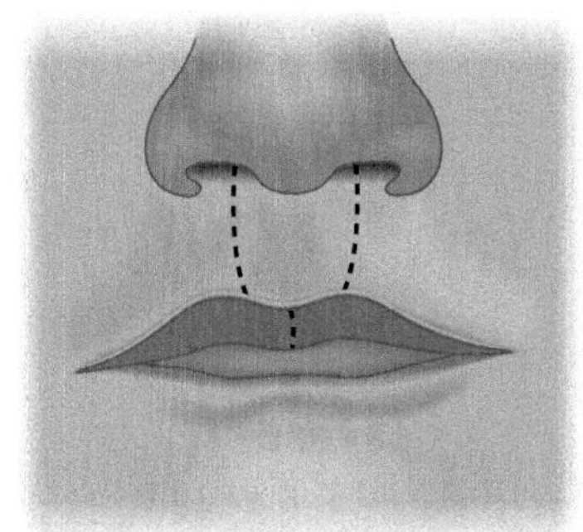

B. Millard 양측성 구순열 수술법

그림 17-4(A와 B) 양측성 구순열 수술법. (A) Manchester변법. (B) Millard 양측성 구순열 수술법.

만들었다. 수술한 직후는 입술이 팽팽해 보이고 주름이 잡혀 보이지만, 몇 주가 지나면 윗입술중심이 가라앉으면서 좀 더 정상적인 크기가 된다. 초기에 윗입술중심 분절을 아래쪽으로 바로잡지 않으면 성장하면서 입술이 너무 커져 버린다.

대부분의 외과 의사들이 편측성 구순열의 코 수술을 최초의 입술 수술과 함께 시행할 수 있다고 보지만, 양측성 구순열의 경우에는 논란이 여전하다. 콧기둥을 길게 만들어 주는 전통적인 방법은 측면의 조각을 비축 또는 저장해 둔다. (조각이라 함은 최초의 입술 수술 동안 윗입술중심의 양측에서 절개하고 남은 조직을 말한다.) 이 조직을 차후에 사용하기 위해 입술이나 코의 바닥 부분에 비축해 둔다. 대개는 코 바닥 부분에 작은 융기가 생긴다. 윗입술중심의 조직을 첫 수술 때 사용해 버리면 새롭게 인중 패임을 만드는 데 필요한 나머지 윗입술중심 조직의 혈관을 없앨 수도 있기 때문에 윗입술중심 조직을 이용하는 것은 단계적인 계획에 따라 이루어진다. 그러나 Mulliken, Cutting 등은 신장된 코끝의 조직을 이용하여 첫 입술 수술 때에 콧기둥을 길게 만드는 데 성공하였으며, 이차 신장술도 필요하지 않게 만드는 데 성공하였다(Cutting & Grayson, 1993; Cutting et al., 1998; Kohout, Aljaro, Farkas, & Mulliken, 1998; Morovic & Cutting, 2005; Mulliken & LaBrie, 2012; Stal et al., 2009). 이 수술법은 비치조 교정기를 사용하면 더 좋은 결과를 얻을 수 있다.

첫 수술로 콧기둥이 길어지지 않으면 이차 수술을 실시하는데, 대개 9개월~5세에 이루어진다. 콧기둥을 길게 만드는 데 두 가지 방법을 주로 적용한다. 첫 번째 수술법에서는 비축해 둔 부위 바로 아래의 한쪽 콧날개에서 다른 쪽 콧날개까지 곡선을 그리며 가로로 절개한다. 코를 들어 올리면 코의 바닥이 좁아지면서 양측 콧날개가 서로 가까워진다. 이러한 형태의 이차 입술 수술법을 Cronin 비주신전법이라 한다.

첫 수술에서 조직을 전혀 비축할 수 없고 윗입술중심 전체를 인중 패임을 만드는 데

다 사용할 경우, 흉터가 아물어 감에 따라 인중 패임이 상당히 넓어진다. 어떤 측면에서는 코의 바닥 부분이 아닌 입술 부위에 조직을 축적한 셈이다. 이 경우 이차 수술 시 측면 부위를 비축하였다가 이후 이 조직을 이용하여 콧기둥을 길게 만든다.

✲ 생길 수 있는 부작용

입술 수술로 인해 비전정(nasal vestibule)이 협착되면 비폐색이 유발된다. 비폐색은 비강 호흡과 수면에 문제가 생길 수 있게 하며, 비정상적인 공명까지도 유발할 수 있다.

✲ 구순열 수술 시기

수년간 외과 의사들 사이에서 구순열 수술의 적정 시기에 대한 논란이 상당히 많았다. 한때는 출생 후 얼마 되지 않아 퇴원하기 전에 구순열 수술을 실시하기도 하였다. 당시에는 신생아일 때 수술하는 것이 어머니와 신생아 사이의 유대관계 형성에 더 좋으므로 적절하다 여겼다. 그리고 마취 측면에서도 신생아의 생리 체계가 능동적으로 변하기 전인 생후 즉시 수술하는 것이 훨씬 좋다고 여겼다. 현대 소아 마취학계에서는 이러한 주장을 반대하고 있으나, 신생아기에 구순열 수술을 실시하는 것에 대해서는 여전히 논쟁 중이다. 몇몇 구개열 센터에서 출생 후 1주 이내에 수술하려는 발상을 재도입하고 있기는 하지만, 대부부의 센터에서는 현재 수술 시기를 이보다 약간 늦추어 **10의 규칙**을 일부 변형하여 적용하고 있다. 이 규칙은 신생아가 입술성형술을 받으려면 출생 후 최소 10주는 되어야 하고, 몸무게가 최소 10파운드(약 4.53kg)는 되어야 하며, 헤모글로빈 수치가 최소 10g은 되어야 한다는 지침이다.

몇 가지 이유로 첫 수술을 늦추기도 한다. 첫째, 수술을 지연시키면 출생 당시에는 뚜렷하지 않았던 다른 심각한 문제가 있을 가능성을 조사하는 데 더 많은 시간을 할애할 수 있다. 그리고 큰 수술을 받기 전에 적절한 섭식 기법을 확립하여 몸무게를 늘여야 하기 때문이다. 마지막으로 좋은 결과를 위해 수술 전에 능동적 또는 수동적 비치조 교정기라고 하는 장치를 적용하는 팀도 많다. 첫 몇 달 동안에는 구순열이 있더라도 보호자와의 유대관계가 형성될 수 있는데, 이는 아동의 발달에 매우 중요하다. 요즈음 대부분의 구개열 센터에서는 이러한 점을 고려하여 대개 10~12주경에 첫 구순열 수술을 실시하고 있다.

구개열 수술

구개열 수술(구개성형술, palatoplasty라고도 함)은 섭식, 중이염의 개선, 그 무엇보다도 말의 향상을 목적으로 구강을 비강과 분리해 주기 위해 이루어진다. 구순열 수술은 아주 오랜 옛날부터 실시한 반면, 성공적인 구개 수술은 19세기 초기로 거슬러 올라간다. 마취 기술이 향상되고 특수 장비가 도입되면서 성공률은 극적으로 높아졌다.

수술 전 관리

기관과 외과 의사에 따라 수술 전 섭식 기법을 달리 적용하기도 한다. 어떤 외과 의사들은 아동이 수술받기 전에 젖병을 뗄 것을 선호하지만, 수술 후에 젖병 섭식을 허용하는 외과 의사들도 있다. 만약 외과 의사가 아동이 구개 수술을 받기 전에 젖병을 떼기 원한다면, 대개는 대상 아동으로 하여금 컵으로 먹게 전이시킨다. 이는 생후 약 6개월 무렵 아동에게 점진적으로 컵을 이용하여 먹게 함으로써 가능해진다. 시중에 판매하고 있는 수유용 컵을 사용하거나, 그냥 종이컵을 사용해도 된다. 일부 외과 의사들은 컵으로 수유하는 것을 기피하지만 수술 직후에는 주사기를 이용하여 수유하게 한다. 수술 후 예방 조치는 단 며칠에서부터 3주 정도에 이르기까지 기관마다 그 기간이 다르다.

구개열 수술법

몇 가지 구개열 수술법이 있다. 가장 많이 적용되는 수술법을 아래에 기술하였다.

von Langenbeck법

von Langenbeck법은 그림 17-5A와 B에 그림으로 제시하였는데, 가장 오래되고 가장 성공적인 구개폐쇄법 중 하나이며, 오늘날에도 여전히 인기가 높은 수술법이다(Murison & Pigott, 1992; Trier & Dreyer, 1984). 이 수술법을 시행할 때 대구치 바로 뒤에서 시작하여 견치 부위에 이르기까지 치조선 바로 안쪽을 절개한다. 뼈 위를 덮고 있는 점액성 골막을 뼈에서부터 조심스럽게 들어 올려 나중에 연구개와 연결할 수 있도록 하나의 큰 층으로 박리한다. 파열 경계 부위를 절개하고, 절개한 가장자리 부위를 함께 가져와서 중심선 아래로 봉합한다. 치조선을 따라 절개한 부위는 대개 개방한 채 남겨 둔다. 이 수술법에서는 대개 구개거근에 대한 처치(쉽게 재건할 수 있는데도)를 하지 않으며, 연인두 형성부전의 발생률이 높았다. 이 때문에 열려 있는 부위를 막아 줄 뿐만 아니라 실제로 구개를 신장시킬 수 있는 수술 절차를 찾게 되었다.

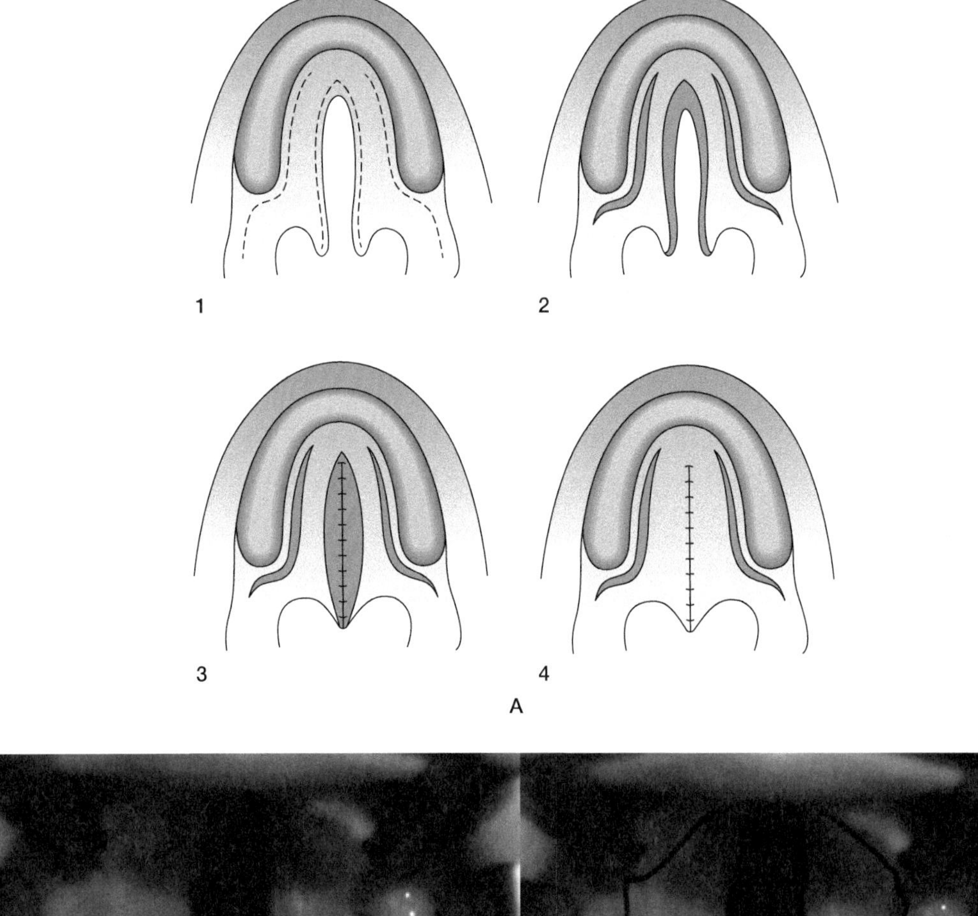

그림 17-5(A와 B) (A) von Langenbeck법. 열린 채 남아 있는 측면의 이완된 절개 부위에 주목하라. (B) von Langenbeck법을 실시하기 위해 구개에 표시를 해 둔 사진. 앞쪽의 구개가 붙은 채 2개의 판을 형성하고 있다.

A: © Cengage Learning 2014
B: Courtesy David A. Billmire, M.D./Cincinnati Children's Hospital Medical Center & University of Cincinnati College of Medicine

Wardill-Kilner V-Y 후진법

구개를 신장시키는 데에 여러 가지 방법이 시도되었다(Bae, Kim, Lee, Hwang, & Kim, 2002). 일부 방법은 성장, 상처 회복의 문제, 비폐색의 문제를 유발하였다. 흔히 이용되는 방법 중 하나는 Wardill-Kilner의 V-Y 후진법(pushback)인데, **그림 17-6**에 그림으

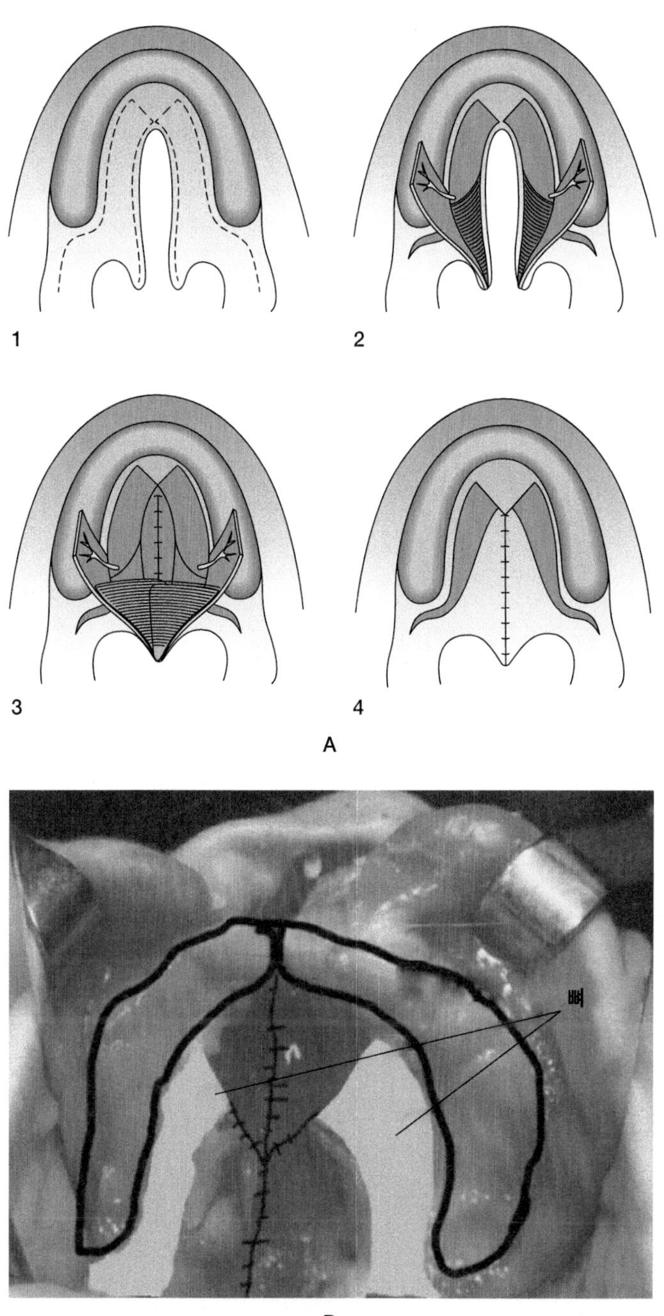

그림 17-6(A와 B) (A) Wardill–Kilner법. 점액성 골막을 뒤로 밀어 구개를 신장시킨다. 이후 상처가 아무는 과정에서 원래 부위가 채워지게 한다. (B) Wardill–Kilner법 사진.

A: © Cengage Learning 2014
B: Courtesy David A. Billmire, M.D./Cincinnati Children's Hospital Medical Center & University of Cincinnati College of Medicine

로 제시하였다. 이 수술법을 적용할 때 첫 번째로 실시하는 절개방법은 구강의 앞쪽에 부착되어 있는 점액성 골막을 남겨 두는 것을 제외하고는 'V'자처럼 횡으로 자르는 von Langenbeck의 절개법과 유사하다. 이렇게 하면 전체 구개에서 점액성 골막을 자유롭게 박리하여 뒤로 밀어서 구개를 길게 만드는 데 이용할 수 있다. 이 수술에서는 할 수 있음에도 불구하고 구개거근은 건드리지 않으며, 구개의 전방부에 천공이 생기는 경우가 아주 많다(Moore, Lawrence, Ptak, & Trier, 1988).

❀ 연구개 내 연구개성형술

구순열이 있으면 입술 괄약근이 단절되고 괄약근의 삽입 위치가 잘못되는 것처럼, 구개열도 연인두 괄약근의 변화를 초래한다. 구개열 환자에게서 구개거근은 연구개의 중심선에서 서로 융합되어 삼각거근을 형성하지 못하고 경구개의 뒤쪽으로 삽입된다. 최초의 구개 수술은 이 근육을 무시하여 이 근육의 주행 방향을 교정하기 위한 그 어떤 시도도 하지 않았다.

외과 의사들 중에는 연인두 삼각거근을 정상으로 만들어 주기 위한 방법으로 **연구개 내 연구개성형술**(intravelar veloplasty, IVVP)을 추천하였다(Brown, Cohen, & Randall, 1983; Dreyer & Trier, 1984). IVVP는 모든 종류의 구개 수술법과 동시에 실시할 수 있다. 그러나 점막하 구개열의 치료 절차로 단독으로 시술하든 아니면 다른 구개성형술 기법과 병행하든 간에 기대만큼 성공적이지는 않았다(Brothers, Dalston, Peterson, & Lawrence, 1995; Coston, Hagerty, Jannarone, McDonald, & Hagerty, 1986; Jarvis & Trier, 1988). 실제로 일부 권위자들은 IVVP와 구개성형술을 함께 실시한 환자와 구개성형술만 실시한 환자들 간에 연인두 기능에서 차이가 없었음을 발견한 바 있다(Marsh, Grames, & Holtman, 1989). 이러한 결과를 통해 IVVP의 효과는 없거나, 아니면 최소한의 정도에 그칠 뿐이라는 것을 알 수 있다.

❀ Furlow Z-구개성형술

일부 연구들은 Furlow 구개성형술이 다른 수술법에 비해 말에서 나타나는 효과가 더 좋음을 보고한 바 있다(Gunther, Wisser, Cohen, & Brown, 1998). Furlow 구개성형술은 구개거근이 삼각거근을 이루도록 재건하고 이중대위 Z-성형술(double opposing Z-plasty)로 연구개를 막아 줌으로써 연구개의 길이도 신장시킬 수 있다(Furlow, 1986, 1990)(**그림 17-7**). Furlow 구개성형술은 조직을 신장시키는 데 이용할 수 있는 성형법의 하나이다. **Furlow Z-구개성형술**은 연구개의 길이를 늘려 주기 위해 연구개 전체 너비에서 조직을 빌려와 실시한다. 그 결과, 흉터가 'Z'자처럼 남는다. 수술 실패와 천공을 방지하기 위해 구강 측 표면의 'Z'는 비강 측 표면의 'Z'와 반대 방향이 되도록 수술한다. 구개거근을 'Z'자 위로 가지고 오는데, 각 측에 한 쪽씩 오게 하여 원래 있어야 할 자리로

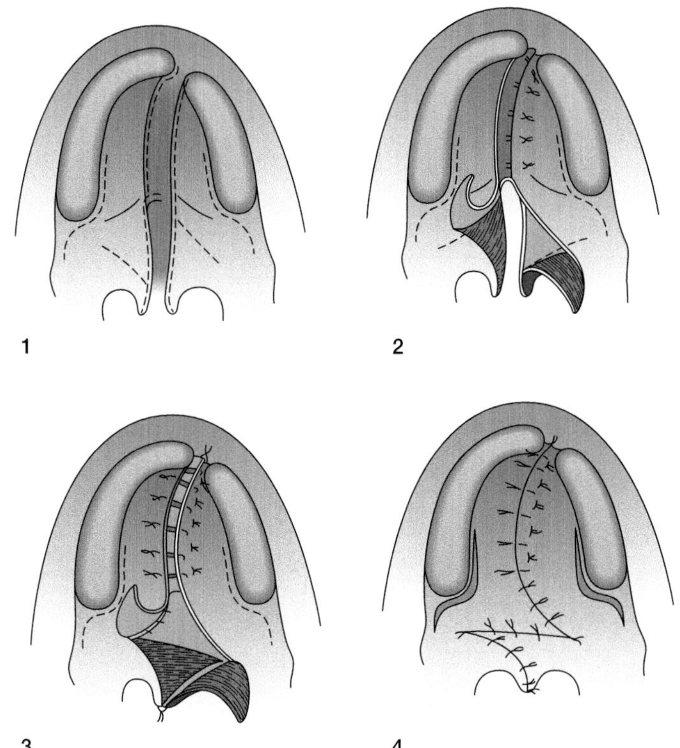

그림 17-7 Furlow 구개성형술. 비강의 양측을 Z-성형술로 폐쇄하는데 구강 측에서는 거울에 비춘 것처럼 봉합선이 역전된다.

가면 자동적으로 겹쳐진다.

❀ 이중 피판 구개성형술

이중 피판 구개성형술(two-flap palatoplasty)은 Bardach와 Salyer가 도입한 매우 유명한 수술법이다. 구개선반을 대구개동맥(greater palatine arteries) 위로 이동하여 연구개 내 연구개성형술과 함께 실시한다. 효과가 매우 좋고 아주 넓은 파열의 경우에도 한 번에 폐쇄할 수 있다.

✲ 생길 수 있는 부작용

구개 수술 후 좋은 결과를 얻는 것은 입술 수술 후 좋은 결과를 얻는 것보다 훨씬 더 어렵다. 구개 수술이 입술 수술에 비해 더 단순해 보일 수도 있으나, 구개 수술은 몇 가지 이유로 훨씬 더 어렵다. 첫째, 구개 수술은 입술 수술에 비해 더 많은 기술을 요한다. 그리고 구개 수술은 열개(dehiscence, 수술한 부위가 터지는 경우), 구개천공의 형성이나 과도한 흉터 등 수술 후에 문제가 생길 위험이 더 높다. 이런 문제가 나타날 경우에는 교정도 어렵다. 기도의 손상이나 과다출혈의 가능성도 있는데, 이는 환자의 생명을 위태롭게 만들 수도 있다. 마지막으로, 단순히 구개를 폐쇄하는 것만으로는 충분하지 않다. 구개는 구강과 비강의 물리적인 차단장치의 기능뿐만 아니라, 정상적인 말 산출을 위한 역동적인 기능도 담당하여야 한다. 일부의 경우, 구개를 수술하는 것만으로는 정상적인 연인두 기능 달성에 충분하지 않다.

✲ 구개열 수술 시기

입술의 수술 시기에 비해 구개성형술(구개 수술)의 시기에 대해서는 논란이 더 많았다. 일부 구개열 팀에서는 출생 후 일주일 이내에 구개를 수술할 것을 지지하기도 하지만, 이는 매우 논란이 많다. 대부분의 기관들은 이른 수술과 늦은 수술, 이 2개의 주요 관점 중 하나를 택하고 있다. 이른 수술은 생후 6~15개월에 이루어지는 수술을 말한다. 늦은 수술은 15~24개월에 이루어지는 수술을 말한다. 대부분의 기관에서는 하악이 아주 작거나 심각한 기도 문제가 없는 한 9~12개월에 수술한다.

일반적으로 구개 수술을 일찍 할수록 연인두 형성부전과 말 치료가 이루어져야만 교정되는 보상조음 발달의 발생률이 낮아지는 것으로 보고되고 있다(Hardin-Jones & Jones, 2005; Murthy, Sendhilnathan, & Hussain, 2010). 그러나 경구개를 일찍 수술하면 상악의 성장에 영향을 미쳐 안면중앙부의 외관에 영향을 줄 가능성이 있다는 우려도 제기되었다. 구순구개열 이력이 있는 환자들은 안면중앙부와 상악의 성장이 부진하여 안면중앙부의 후퇴와 제3형 부정교합을 흔히 보인다. 이러한 문제가 파열 고유의 특성 때문에 나타나는 것인지, 아니면 구개를 수술한 결과로 나타나는 것인지에 대한 논쟁은 지난 50년 이상 계속되었다.

안면중앙부 결함을 구개 수술의 직접적인 결과로 보기도 한다. Schweckendiek(1955)는 연구개를 생후 6개월경에 일찍 수술할 것을 지지하였다. 그의 환자들은 약 4~5세에 수술로 파열을 최종적으로 폐쇄하기 전까지는 말 산출을 위해 경구개에 폐쇄장치를 착용하였다. 이 기법의 기본 철학은 상악의 성장 제한을 피하면서 동시에 연인두 폐쇄를 향상시키는 것이다(Blocksma, Leuz, & Mellerstig, 1975; Dingman & Grabb, 1971; Perko, 1979; Schweckendiek, 1966, 1968, 1983; Schweckendiek & Doz, 1978; Liao, Yang, Wang, Yun, & Huang, 2010).

후속 연구에서 이 두 단계 접근법의 결과가 기대보다는 덜한 것으로 보고되었다(Pradel et al., 2009; Holland et al., 2007). 일부 연구에서 이 수술법으로 치료받은 많은 환자들이 용인할 만한 말을 발달시키는 데 실패하였으며 많은 환자들이 인두피판술을 필요로 하였음이 보고되었다(Bardach, Morris, & Olin, 1984; Cosman & Falk, 1980; Fara & Brousilova, 1988; Fara, Brousilova, Hrivnakova, & Tvrdek, 1992; Jackson, McLennan, & Scheker, 1983). 마지막으로 구개 수술을 늦추어 받은 환자들의 경구개가 더 폐쇄시키기 어려웠으며(Cosman & Folk, 1980; Jackson et al., 1983) 치열 및 치조궁을 제대로 정렬하는 데 더 많은 치열교정이 필요하였음이 밝혀진 바 있다(Fara, Brousilova, Hrivnakova, & Tvrdek, 1992; Smahel & Horak, 1993).

말 노트(Speech Notes)

각 구개성형술이 말에 미치는 영향에 관한 자료를 해석하는 것은 매우 어렵다. 수술 시기, 외과 의사의 경험과 수술 실력, 언어치료전문가의 경험과 실력, 성공에 대한 정의(정상, 수용할 만한 정도, 향상된 정도) 등 고려해야 할 변인이 많다. 그러나 말에서 나타나는 결과를 고려하면 조기수술이 수술을 늦게 하는 것보다 확실히 더 좋다는 데에는 이견이 없는 편이다. 그리고 경험이 많은 외과 의사가 수술을 할 경우 성장장애의 출현율이 낮은 편이다. 경험이 많은 구개열 센터의 통계에 따르면, VPI의 17~20%가 구개 수술 이후 이차 수술을 필요로 하였다고 한다.

구개 수술을 늦추는 데에는 안면중앙부 성장에 대한 우려에 더해 다른 요인도 있다. 파열이 너무 넓은 경우나 일부 경험이 부족한 외과 의사들의 경우에는 한 번의 수술로 구개를 폐쇄하지 못할 수도 있다. 일부는 연구개만 폐쇄하는 것이 나머지 경구개의 파열을 좁혀 줄 수 있다고 여기기도 한다. 고전적인 Schweckendiek법과 마찬가지로 이 또한 말 산출에서 나타나는 결과가 기대보다 낮다.

✽ 구비강 천공 수술

천공(fistula)은 신체 중 움푹 꺼진 두 기관 사이에 비정상적으로 생긴 구멍을 말한다. 대부분의 사례에서 일차 수술 시 치조(입술 아래)에 일부러 비순(nasolabial) 천공을 남겨 놓는 경우도 많다. 이 의도적 천공(intentional fistula)은 수술로 폐쇄하거나 이로 인해 생긴 흉터의 제약 없이 안면전방부가 성장할 수 있게 해준다. 이후 초기~중기 혼합치열기에 갈비뼈나 엉덩뼈능선(iliac crest)에서 뼈를 이식하여 막는다. 이렇게 하면 치조궁이 완벽해져 영구치의 맹출이 가능해진다.

약 5~30%의 사례에서 의도하지 않은 천공이 나타나는 것으로 보고되었다. 의도하지 않은 구비강 천공은 비강과 구강 사이에 지속적으로 존재하는 구멍으로, 구개성형술 후 구개가 제대로 아물지 못해서 생긴다. 천공은 치조궁 확장이나 환자의 성장 때문에 생기는 것으로 보기도 한다. 그러나 성장이나 치조궁의 확장 자체가 천공을 유발하지는 않는다. 다만 이미 있는 것을 드러나게 만드는 것일 뿐이다. 천공으로 인해 그 어떤 문제도 나타나지 않을 수도 있으나, 음식을 먹을 때 음식이나 액체가 비강으로 역류될 뿐만 아니라 말 산출 시 심한 과다비성과 비누출이 유발되는 경우도 있다.

❋ 구비강 천공 수술법

천공의 폐쇄는 벅찬 수술이 될 수도 있다. 천공의 폐쇄는 국소 자가조직 이식술을 먼저 시도하는 것이 대부분이다. 적절한 국소조직이 없거나 이전의 폐쇄술이 실패한 경우에는 더 복잡하고 어려운 절차가 필요할 수도 있다. 이를 위한 기법에는 비갑개, 얼굴 혈관이 붙어 있는 뺨 쪽 표면에서 피판 조직을 얻어 시술하거나 설피판을 이용하는 경우도 많다(그림 17-8)(Argamaso, 1990; Assuncao, 1993; Barone & Argamaso, 1993; Busic, Bagatin, & Boric, 1989; Coghlan, O'Regan, & Carter, 1989; Pigott, Rieger, & Moodie, 1984; Posnick & Getz, 1987; Thind, Singh, & Thind, 1992; Penna, Bannasch, & Stark, 2007). 설피판술을 실시할 경우 혓몸 부위를 천공과 봉합하여 혈액이 공급될 수 있도록 2~3주간 둔다. 이후 설피판 부위를 혀의 나머지 부분과 분리한다. 혓몸에 상처가 남기는 하지만 말이나 섭식을 위한 혀 운동에 방해가 되지는 않는다. 그러나 환자는 대개 혀 표면에 있는 상처를 잘 받아들이지 못하는 편이다. 그리고 설피판은 크고 부피가 있어서 말을 방해할 수도 있다. 차후 수술을 진행할 때 설피판을 깎아 줄여 준다.

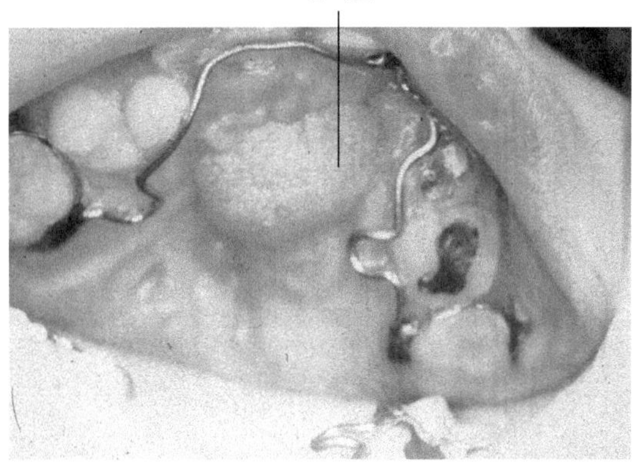

그림 17-8 설피판을 이용한 구비강 천공 수술. 구개의 앞쪽 부위에 혀 조직이 보인다.

Courtesy David A. Billmire, M.D./Cincinnati Children's Hospital Medical Center & University of Cincinnati College of Medicine

❋ 생길 수 있는 부작용

구비강 천공의 폐쇄는 특히 자가조직을 이식할 경우 조직이 매우 얇기 때문에 아주 어려운 수술이다. 혀나 뺨 안쪽을 이용하여 피판을 만드는 것조차도 어려울 수 있다. 그 결과, 약 37% 이상에게서 재발 위험이 있는데, 후속 수술을 할 경우 재발 위험은 더 높아진다(Cohen, Kalinowski, LaRossa, & Randall, 1991). 때로는 전체를 수술로 교정하는 것이 불가능하여 폐색장치(obturator)를 대신 사용할 것이 권장되기도 한다.

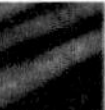 구비강 천공 수술 시기

천공 수술 시기는 다양하다. 치조궁에 뼈를 이식할 때(약 6~7세) 함께 실시하는 경우가 많다. 천공이 크고 말에 영향을 미치고 있을 경우 더 빨리 폐쇄하거나 아니면 천공을 수술하기 전까지 일시적으로 발화용 폐색장치를 착용하게 하기도 한다.

말 노트(Speech Notes)

구비강 천공이 크면 과다비성과 비누출 둘 다 야기할 수 있다. 지름 15mm 이하의 천공은 비누출은 유발할 수 있으나 과다비성은 유발하지 않는다. 지름 5mm 이하의 천공은 말에서 그 어떤 증상도 나타내지 않을 수 있는데, 특히 구개 중간에 있는 경우 더욱 그러하다.

천공이 경구개에 있으면 기류가 구멍에 수평으로 흐르기 때문에 연구개음(/k/, /g/)에서 비누출을 일으키지 않는다. 혀 움직임으로 인해 기류가 천공을 통해 흐르기 때문에 치찰음에서 비누출이 일어날 가능성이 꽤 높다. 일부 환자들은 기류 손실을 막으려고 혀를 구멍에 대고 막음으로써 보상하기도 한다. 이로 인해 경구개-혓몸 산출이 일어나는데, 설측음화 왜곡을 유발한다.

 연인두 형성부전/연인두 기능부전(VPI) 수술

구개 수술 후 여러 요인에 의해 연인두 형성부전이 나타날 수 있다. 처음 받은 구개성형술로 인해 생긴 상처 때문에 연구개가 짧아지면서 말을 산출할 때 인두후벽에 닿지 못하게 되는 경우도 있다. 비인두가 연구개의 위치에 비해 상대적으로 깊은 경우도 있다. 근기능장애로 인해 빈약한 연구개 운동이 나타나기도 한다. 최상의 연구개성형술을 실시하였음에도 불구하고 대부분의 센터는 구개열 수술을 받은 이력이 있는 환자의 20~30%에게서 연인두 형성부전이 나타난다고 보고하고 있다.

연인두 형성부전은 구개열 이력 외 다른 원인에 의해 나타날 수도 있다. 예를 들면, 두개골 기저부에 기형이 있는 사람들은 연구개의 위치에 비해 비인두가 더 깊어서 부적절한 연인두 폐쇄를 보이기도 한다. 연인두 기능부전을 보이는 사람들도 있는데, 연구개의 형태는 정상적이지만 신경근육의 기능부전으로 인해 부적절한 연인두 폐쇄를 보인다.

해부학적 원인에 의해 나타나든 아니면 신경생리적 원인에 의해 나타나든 VPI는 수술이 필요한 장애이다. 그러므로 이 장애는 말 치료로는 효과를 볼 수 없다. 반면, 수술을 통해 구조를 교정한다고 해도 말소리를 비정상적으로 조음하는 것을 교정하지는 못한다. 그러므로 말 치료는 대개 VPI 교정 전에 발달된 보상조음을 수술 후에 교정하는 데 필요하다.

VPI의 성공적인 수술 관리는 비교적 최근에 이루어진 일이다. 사실 한때는 VPI를 폐색장치로 폐쇄하는 치료가 주로 이루어졌다. 그러나 1970년대에 비디오투시조영검사와, 이후 비인두내시경검사를 이용하게 되면서 연인두 밸브와 그 기능에 대해 더 잘 이해하게 되었다. 그 결과로 더 나은 수술법이 개발되었다. VPI를 수술하는 것이 일반적인 치료법이 되면서, 특히 아동에게 보철장치를 착용하게 하는 일은 드물어졌다.

VPI 교정을 위한 수술 절차가 몇 가지 있다. 이를 **인두성형술**(pharyngoplasty)이라고 한다. 문제가 해부학적이든, 신경학적이든 아니면 두 가지 문제가 모두 다 있든 간에 인두성형술은 연인두 틈의 크기를 줄이기 위해 연인두 구멍에 뭔가를 유입시키는 수술이다. 그러므로 상기도에 악영향을 미칠(부작용이 생길) 가능성이 항상 존재한다. VPI 수술의 목적은 말 산출을 위한 연인두 폐쇄를 '정상화'하는 한편, 기도에 부작용 증상이 나타나지 않도록 피하는 것이다 그렇게 함으로써 외과 의사는 연인두 밸브가 구강음 산출을 위해서는 완전히 폐쇄되나 비강 호흡과 비음(/m/, /n/, /ŋ/) 산출을 위해서는 적절히 개방될 수 있도록 만들어 주기 위해 노력한다.

✲ 수술 준비

VPI 수술을 고려하기 전에 연인두 기능의 평가를 포함한 말 평가를 실시하는 것이 중요하다. 이는 VPI를 확인하고, 말 특징의 주요 원인으로 연인두 학습오류를 배제하는 데 중요하다. VPI 수술이 아동의 말과 의사소통 기술에서 충분한 차이를 만들어 줄 것임을 확신하여 수술의 위험성을 무릅쓰고 수술할 수 있게 해주는 것이 중요하다.

VPI 교정을 위한 수술 전에 환자에게서 나타날 수 있는 기도폐색을 평가해야 한다. 특히 편도와 아데노이드의 크기에 주의해야 하며, 피에르 로빈 연쇄에서 흔히 나타나는 소하악증(작은 아래턱)이 관찰되는지 주의해야 한다. 편도 비대, 아데노이드 비대나 소하악증은 수면무호흡증과 같은 장기적 문제뿐만 아니라 수술 직후의 기도폐색의 전조가 되기도 한다. 일부 센터에서는 인두성형술 전에 편도가 비대해져 있는 경우가 아니라면 대개는 수술로 절제할 필요가 없는데도 편도절제술을 의례적으로 실시할 것을 권하기도 한다. 만약 편도절제술이 필요하다고 판단되면 인두성형술보다 최소한 6주 정도 먼저 실시해야 한다. 구개열 수술을 받은 환자에게는 대개 아데노이드 절제술을 추천하지 않지만, 인두성형술을 하기 전에 아데노이드 절제술을 실시하면 더 높은 비인두 부위에 피판을 만들어 줄 수 있어서 말에서 나타나는 효과가 좋으며, 수술 후 나타날 수 있는 연인두 구멍의 폐색을 방지할 수 있다. 편도 비대가 있는 경우에는 아데노이드도 비대해져 있는 경우가 많으므로, 편도절제술을 실시할 때 보수적인 아데노이드 절제술을 병행하는 것이 적절한 경우가 많다.

연구개-심장-안면 증후군 환자들은 흔히 구불구불한 경동맥 혈관을 갖는다. 그 결과, 경동맥 혈관이 정상적인 위치인 인두벽의 측면 대신 인두후벽 아래에서 중심선 쪽으로 이동해 있다(D'Antonio & Marsh, 1987; Finkelstein et al., 1993; MacKemzie-Stepner et al., 1987; Ross, Witzel, Armstrong, & Thompson, 1996). 이렇게 위치가 이동해 있는 경동맥을 비인두내시경으로 보면 인두후벽 위에서 맥박이 뛰는 것이 자주 관찰된다(Ysunza et al., 2004). 잘못된 혈관 위치 때문에 인두피판을 이 부위에 만들면 위험해지므로 수술 전에 인두후벽을 주의 깊게 관찰해야 한다. 수술 전에 자기공명혈관조영(MRA)검사나 비인두내시경검사를 실시하여 경동맥 혈관의 위치를 확인해야 한다고 주장하는 외과 의사들도 있다(Krugman & Brant-Zawadski, 1997; Lai, Lo, Wong, Wang, & Yun, 2004; Mitnick, Bello, Golding-Kushner, Argamaso, & Shprintzen, 1996). 아니면, 환자를 수술할 때 인두벽에서 맥박이 뛰는 것을 볼 수 있기 때문에 MRA 검사나 비인두내시경검사를 통한 확인이 필요 없다고 보는 외과 의사들도 있다(Mehendale & Sommerlad, 2004; Witt, Miller, Marsh, Muntz, & Grames, 1998).

수술 전 검사 이후 어떤 환자들은 VPI를 수술로 중재하기에는 적절하지 않다는 것이 발견되기도 한다. 사실 VPI 수술은 관리가 잘 되지 않는 심각한 기도폐색, 신경학적 상태 중 특히 진행성 질환, 심각한 인지장애, 고도 난청이나 농, 이전에 구인두 방사선 치료 이력이 있는 환자, 출혈 장애, 드물지만 인두후벽에서 중심선 쪽으로 이동된 경동맥이 있는 환자에게는 적절하지 않다.

✻ VPI 수술

VPI 수술에도 몇 가지 수술법이 있다. 연인두 틈의 크기, 위치 및 원인, 기도폐색 이력뿐만 아니라 외과 의사의 경험 및 기호에 의해 수술법이 결정되기도 한다. 다음에서는 이 기법에 대해 설명하고 한다.

❀ Furlow 구개성형술

Furlow 구개성형술을 적용하였을 때 VPI의 발생률이 상대적으로 낮은 것으로 밝혀졌다. 이 수술법은 두 가지 장점이 있다. Z-성형술로 구개가 길어지며 구개거근의 삼각거근 재건이 가능하다는 점이다. 일차 수술 절차로 성공적이기 때문에 Furlow 구개성형술은 이제 먼저 한 수술이 다른 수술법인 경우에 구개를 다시 수술하는 이차 수술법으로 많이 적용되고 있다(Deren et al., 2005; Lindsey & Davis, 1996; Perkins, Lewis, Gruss,

Eblen, & Sie, 2005; Sie & Gruss, 2002; Sie, Tampalopoulu, Sorom, Gruss, & Eblen, 2001; Por, Tan, Change, & Chen, 2010). 이 수술법은 경도의 VPI나 아주 좁은 연인두 틈을 보이는 환자에게 효과적이다. Furlow 구개성형술은 VPI를 유발하는 점막하 구개열의 치료에 주로 적용하는 수술법이 되었다. 이 기법으로 수술해도 VPI를 교정할 수 있을 정도로 연구개를 충분히 신장시키지 못해 인두성형술이 추가로 필요한 경우도 있다. 그리고 이 기법은 구개열 이력이 있는 환자에게서 천공을 유발하기 쉽다.

❀ 인두벽 증대술

VPI의 결과로 생기는 연인두 틈 때문에 인두 내부에서 폐쇄시킬 수 있는 방법을 찾게 되었다. 연인두 틈이 작아서 지름 10mm를 넘지 않는 경우에는 **인두후벽 증대술**을 시행하는 외과 의사도 있다(Witt et al., 1997). 이 수술법을 시행할 경우 연인두 틈이 생기는 부위의 인두후벽에 수술로 보형물을 삽입한다. 상인두수축근 깊숙이 그러나 척추앞근막 가까이에 보형물을 삽입한다. **그림 17-9**는 보형물 삽입 전에는 연인두 형성부전을 보였으나 보형물 삽입 이후 인두후벽이 증대되어 폐쇄를 달성할 수 있게 된 사례를 보여 주고 있다. 연구개의 후방 경계에 보형물을 삽입하기도 한다.

인두후벽(때때로 연구개)의 보정에는 칼슘 수산화인회석, 연골, 근막, 지방조직, 실리콘, 다공성 폴리에틸렌, 전색소체, 심지어는 테플론 등 여러 물질을 삽입하는 것으로 보고되었다(Brigger, Ashland, & Hartnick, 2010; Cantarella, Mazzola, Mantovani, Baracca, & Pignataro, 2011; Dejonckere & van Wijngaarden, 2001; Denny, Marks, & Oliff-Carneol, 1993; Furlow, Williams, Eisenbach, & Bzoch, 1982; Gray, Pinborough-Zimmerman, & Catten, 1999; Remacle, Bertran, Eloy, & Marbaix, 1990; Terris & Goode, 1993; Trigos, Ysunza, Gonzalez, & Vazquez, 1988; Ulkur et al., 2008; Witt et al., 1997; Wolford, Oelschlaeger, & Deal, 1989; Leuchter, Schweizer, Hohlfeld, & Pasche, 2009). 최근에는 Deflux라고 하는 젤 같은 물질을 인두벽 증대에 이용한다. Deflux는 몇 년 동안 방광요관 역류(vesicoureteral reflux: VUR, 수뇨관과 방광 사이 밸브의 기능부전에 의해 야기됨)의 치료에 이용되어 왔으며, VPI의 교정을 위한 인두벽 증대에도 치료 효과를 보장하는 것으로 나타났다(Shelagh Cofer, M.D. Mayo Clinic, 개인적 의견 교환을 통해).

처음에는 보형 물질이 흡수되기 때문에 어떤 종류의 보형물이든 주입 시 과교정이 필요하다. 외부 물질이 인두후벽에 이식됨으로써 생기는 부작용에는 감염, 분출, 재흡수, 주입 후 다른 곳으로 이동하는 문제가 있다. 테플론 주입 후 육아종이 생기거나 삽입물이 색전을 일으킬 수도 있기 때문에 이제는 더 이상 테플론을 사용하지 않는다. 인두벽 증대술은 연인두 틈을 완전히 채우기에는 너무 작거나 잘못된 위치에 이루어지는 경우가 많기 때문에 항상 효과적인 것은 아니다. 반면 과교정이 일어나기도 하는데, 이때에

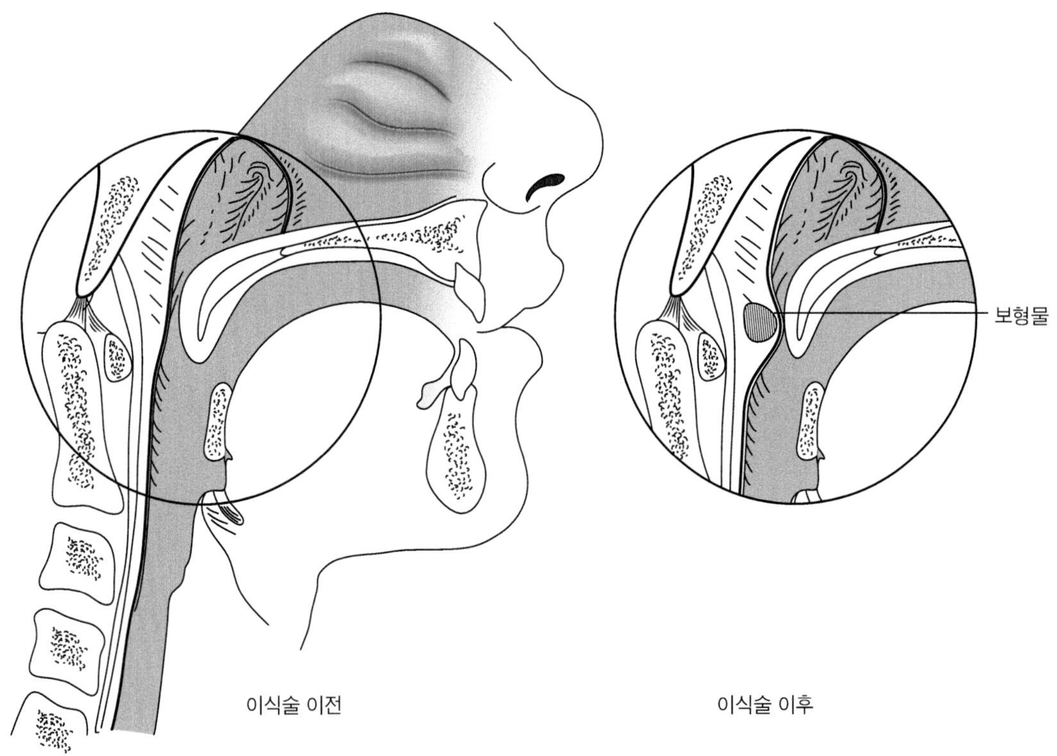

그림 17-9 인두벽 증대술 전에는 연인두 형성부전이었으나, 인두후벽에 보형물을 삽입한 이후 연인두 폐쇄가 달성되고 있다.

는 과소비성과 상기도폐색을 유발할 수도 있다.

❀ 인두괄약근성형술

인두괄약근성형술(sphincter pharyngoplasty, Orticochea 괄약근성형술이라 부르기도 함)(Orticochea, 1970, 1983, 1997, 1999)은 인두에 연인두 구멍을 감싸는 괄약근을 만들어 주는 수술이다(그림 17-10). 처음에 이 수술법은 수동적인 폐쇄장치(인두피판)와는 반대로 역동적인 괄약근을 만들어 주는 수술로 여겨졌다. 그러나 최근의 연구에 따르면 괄약근 내에 있는 근육섬유가 실제로는 수동적으로 작용하여 수술 후에 나타나는 모든 움직임은 상인두수축근과 연구개의 움직임에 의해 일어남이 밝혀졌다. 인두괄약근성형술은 여러 차례의 수정 과정을 거쳤는데, 최근에 가장 널리 적용되고 있는 형태는 Jackson 변법(Jackson modification)이다(Jackson, 1985; Jackson, McGlynn, Huskie, & Dip, 1980; Jackson & Silverton, 1977; Losken, Williams, Burstein, Malick, & Riski, 2003; Sie et al., 1998).

이 수술을 시행할 때 후협구궁에서 상부에 기저를 둔 근점막 피판을 양측으로 들어 올

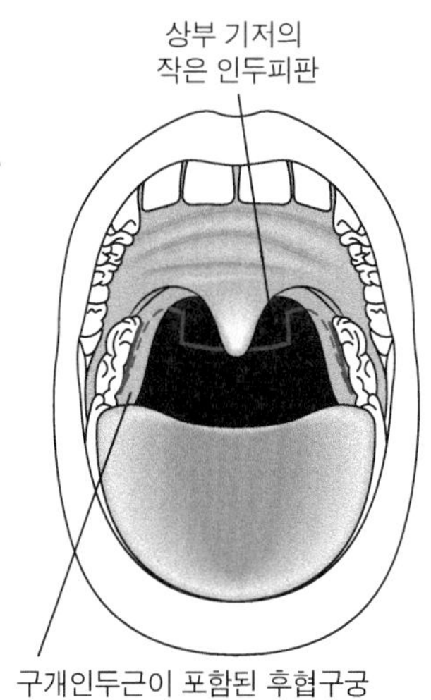

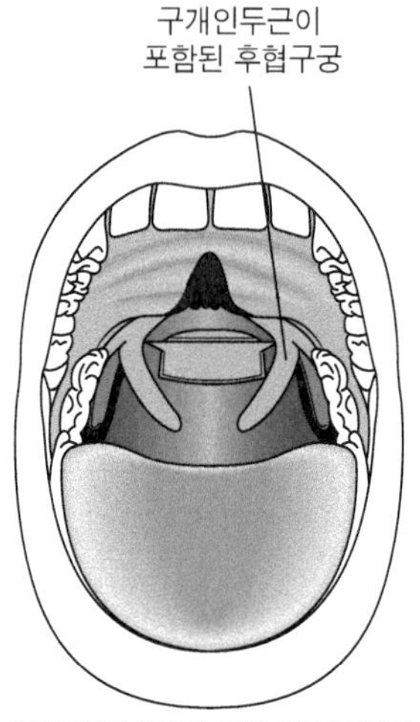

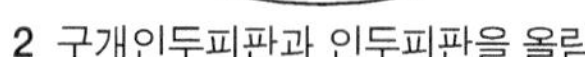

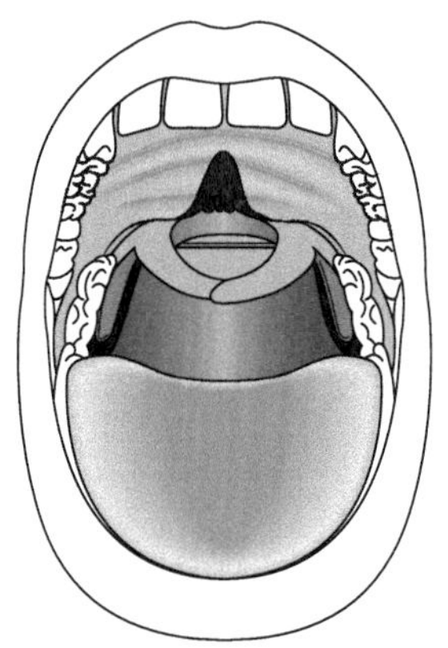

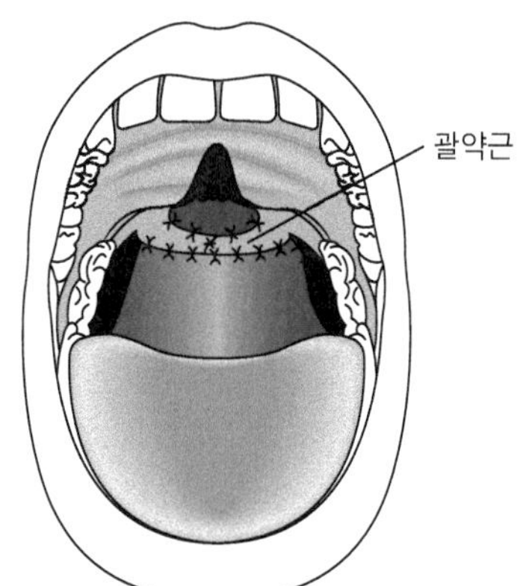

그림 17-10 인두괄약근성형술. 이 수술을 시행할 때 후협구궁에서 근점막 피판을 양측으로 들어 올리는데, 이 피판에는 구개인두근이 포함되어 있다. 이 근육을 뒤로 회전시켜 연인두 폐쇄가 일어나는 바로 그 지점의 인두후벽을 가로로 절개한 부위에 삽입한다. 상부 기저의 작은 피판을 들어 올려 피판의 측면과 연결한다. 이렇게 하면 말을 산출할 때 연인두 구멍을 효과적으로 좁힐 수 있다.

리는데, 여기에는 구개인두근이 포함되어 있다(Marsh, 2009). 이 피판을 뒤로 회전시켜 연인두 폐쇄가 일어나는 바로 그 높이의 비인두를 가로로 절개한 부위에 삽입한다. 이렇게 하면 인두를 효과적으로 좁힐 수 있다. 그다음 상부에 기저를 둔 작은 인두피판을 들어 올려 피판의 측면에 부착시킨다. 이렇게 하면 인두의 중앙에 지름 1cm 정도의 둥근 구멍이 1개 생긴다. 인두괄약근성형술은 대개 양측으로 동시에 실시하는데, 연인두 틈이 한쪽으로만 생기는 경우에는 한쪽만 실시할 수도 있다.

인두괄약근성형술은 연인두 괄약근의 측면 가장자리를 좁혀 주기 때문에 인두측벽 운동이 제한되어 있어 환형의 연인두 틈을 보이거나 인두의 측면이 아주 우묵하여 모서리에 연인두 틈을 보이는 환자에게 추천되는 방법이다. 인두괄약근성형술은 연인두 구멍이 한쪽 모서리에만 생기는 환자에게는 한쪽만 실시할 수도 있다(Lin, Wang, Cheong, & Lo, 2010). 인두괄약근성형술은 종종 반안면왜소증 환자들 중에서 편측성 구개마비 때문에 부차적으로 VPI를 보이는 환자들의 치료에 효과적이다.

❀ 인두피판술

인두피판술(pharyngeal flap)은 VPI의 교정에 가장 많이 적용하는 수술법이다(Cable, Canady, Karnell, Karnell, & Malick, 2004). 인두피판술은 연인두 구멍의 중간에 수동적인 연조직 폐쇄장치를 대어 주도록 설계한다(Tharanon, Stella, & Epker, 1990; Trier, 1985a; Vedung, 1995; Wu & Epker, 1990; Yoshida, Stella, Ghali, & Epker, 1992). 이로써 중심선 부위에 생긴 연인두 틈(파열 수술 이후 가장 흔한 유형임)과 인두의 전후 길이를 따라 크게 나 있는 연인두 틈을 관리하는 데 효과적이다(Saman & Tatum, 2012). 이렇게 하면 연인두 구멍이 피판의 양측에 생겨 정상적인 비강 호흡, 비강 분비물의 배출, 정상적인 비음 산출이 가능해진다. 말(구강음)을 산출할 때에는 인두측벽이 양측 피판을 향해 중심 측으로 움직여 양옆의 연인두 구멍이 완전히 닫힌다(Forrest, Klaiman, & Mason, 2009).

그림 17-11A는 비디오투시조영검사의 측면상에서 볼 수 있는 것과 같이 인두피판의 측면상을 보여 주고 있다. 그림 17-11B는 비인두내시경을 통해 보는 것과 같은 관찰면으로, 인두피판술 전후에 해당하는 상면상(superior view)이다. 중심선에 인두피판이 있고, 인두피판 양측의 연인두 구멍이 열려 있음에 주목하라. 그림 17-12A~C는 비인두내시경을 통해 관찰할 수 있는 인두피판의 영상이다.

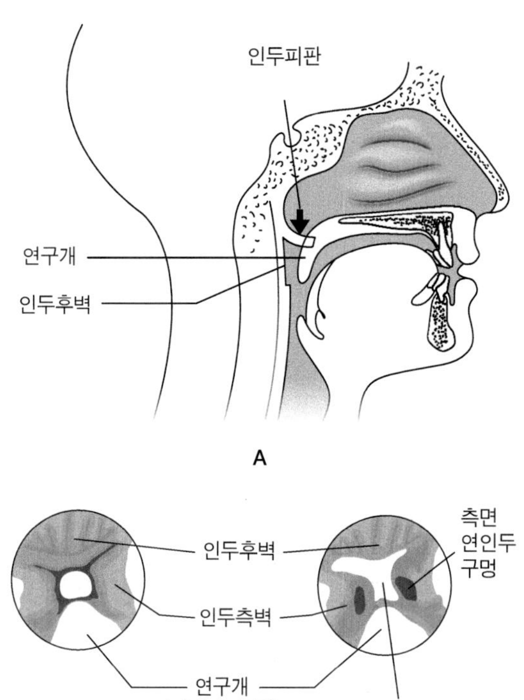

그림 17-11(A와 B) 인두피판. (A) 비디오투시조영검사의 측면상에서 볼 수 있는 것과 같은 인두피판의 측면상. 인두후벽에서 피판을 들어 올려 연구개에 집어넣은 뒤 봉합하였다. (B) 비인두내시경을 통해 볼 수 있는 것과 같은 인두피판의 상면상. 왼쪽은 인두피판술 전에 코로 호흡할 때의 인두의 모습을 보여 주고 있다. 오른쪽은 비강 호흡 시 인두피판이 있는 경우의 동일 관찰면이다. 가운데에 인두피판이 있고, 코로 숨을 쉴 때나 비음을 산출하는 동안에 볼 수 있는 것처럼 피판 양측의 연인두 구멍이 열려 있다.

A와 B: © Cengage Learning 2014

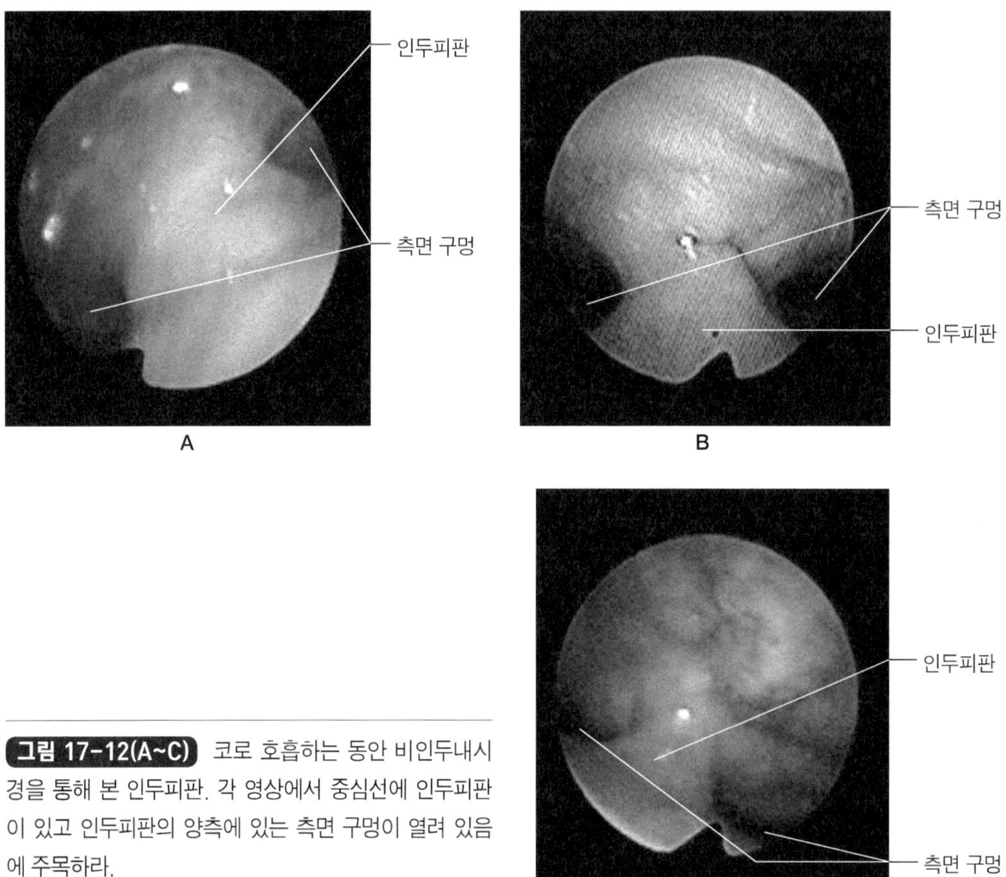

그림 17-12(A~C) 코로 호흡하는 동안 비인두내시경을 통해 본 인두피판. 각 영상에서 중심선에 인두피판이 있고 인두피판의 양측에 있는 측면 구멍이 열려 있음에 주목하라.

A~C: Courtesy David A. Billmire, M.D./Cincinnati Children's Hospital Medical Center & University of Cincinnati College of Medicine

각 영상마다 중심선에 인두피판이 있고 인두피판의 양측에 있는 구멍이 관찰된다. 이 영상에서 인두피판의 양측 연인두 문은 비강 호흡 시 열려 있다.

인두피판술을 시행할 경우, 두개골 기저에 있는 비인두의 정점 부분부터 혀의 기저부 가까이에 이르기까지 인두벽을 절개한다. 이후 협구궁 사이의 인두를 가로질러 절개한 뒤 다시 위쪽으로 절개한다. 그 결과, 상부에 기저를 둔 피판이 만들어진다. 인두피판에는 척추의 척추앞근막을 따라 아래를 향해 연장되어 있는 점막 표면과 기저의 근육 구조가 포함되어 있다. 두개골의 기저부에서 피판에 연결된 부위로 혈액이 공급된다. 이후 연구개를 경구개까지 잘라 벌린다. 이후 인두후벽에서 절개한 피판을 들어 올려 연구개 안에 넣고 봉합하여 인두후벽과 연구개 사이에 다리를 놓아 준다. 이 상부 기저의 피판을 연구개의 비강 측 표면에서 온 점막 피판과 이어 준다. 코로 호흡할 수 있도록 양쪽에 구멍을 남겨 둔다. 구멍이 잘 열려 있게 해주기 위해 스텐트(stent)를 삽입한 채 하룻밤을 보내게 한다. 다음날 스텐트를 제거해 준다.

VPI를 교정하는 데 있어 인두피판의 성공 여부를 판단하는 데에는 여러 가지 변인이 작용한다. 그중 하나가 비인두 내에서의 피판의 수직 위치이다(Skolnick & MaCall, 1972). 최상의 결과를 위해서는 피판이 가능한 한 높이 있어야 하는데, 두개골 기저부와 경구개 높이는 인두측벽 운동이 최대로 일어나는 부위이기 때문이다. 적절한 위치에 시술한 피판은 충분히 높은 위치에 있는 피판으로, 대개 구강내부검사로는 관찰할 수 없다.

인두피판의 성공 여부에 중요한 또 다른 요인은 피판의 너비이다. 말 산출을 위해서는 좁은 피판보다 넓은 피판을 선호하는데, 말 산출 시 인두피판 양측의 연인두 구멍이 폐쇄될 가능성이 높을 뿐만 아니라 인두피판이 기저에서 오는 혈액을 공급받을 수 있기 때문이다. 그러므로 피판의 기저가 넓을수록 혈액공급이 더 많이 이루어질 것이다.

인두피판은 가능한 한 길게 만들어 주어야 하는데, 인두피판이 짧으면 인두피판에 가해지는 긴장이 증가하기 때문이다. 인두피판이 당겨지거나 혈액공급이 원활하지 못하면 상흔과 위축이 더 심해져 피판의 기능에 부정적인 영향을 미친다. 일반적으로 인두피판은 가능한 한 넓고, 길게, 그리고 높이 만들어 주어야 한다.

인두피판의 성공 여부는 피판의 크기와 위치뿐만 아니라 피판을 향해 움직이는 인두측벽의 운동 정도의 영향도 받는다(Argamaso et al., 1980). 인두피판술 시행 이후 인두측벽의 운동 정도가 변하는지가 일부 논쟁의 주제이다. 일부 연구자들은 수술 후 인두측벽의 움직임에 변화가 없음을 발견한 반면(Lewis & Pashayan, 1980), 인두피판의 너비에 따라 인두측벽의 내전 운동이 달라지는 것을 발견한 연구자들도 있다(Karling, Henningsson, Larson, & Isberg, 1999).

인두피판술 이후에는 연인두 기제의 기능에 인두측벽 운동이 핵심적으로 작용하므로 인두피판술 전 시상형의 연인두 폐쇄를 보였거나 인두측벽 운동이 좋았던 환자가 인두피판으로 VPI를 완전히 교정하는 데 가장 좋은 예후를 보인다고 할 수 있다. 인두측벽 운동이 빈약한 환자들의 경우 VPI를 완전히 교정하기 위해서는 더 넓은 인두피판을 필요로 한다. 이러한 환자들의 경우 인두피판의 너비가 충분히 넓으면 말을 산출할 때 인두측벽이 인두피판과 접촉할 수 있지만, 과소비성과 수면무호흡증을 동반한 상기도폐색을 유발할 정도로 넓어서는 안 된다는 것이 문제이다. 연구개-심장-안면 증후군의 경우처럼 저혈압이 있거나 하악 후퇴로 인해 기도 확보에 문제가 있는 경우, 외과 의사는 기능적인 기도 확보를 위해 완벽한 말은 양보해야 하는 경우도 있다.

❀ 수술법의 선정

VPI 수술법을 선정하는 데에는 원인, 폐쇄 양상, 연인두 틈의 크기와 위치 등 여러 가지 요인을 고려해야 한다(Armour, Fischbach, Klaiman, & Fisher, 2005; Seagle, Mazaheri,

Dixon-Wood, & Williams, 2002; Ysunza et al., 2002; Abdel-Aziz, El-Hosh, & Ghandour, 2011). 그러므로 이러한 요인의 판단을 위해 수술 전 평가가 매우 중요하다(Witt & D'Antonio, 1993). 수술법의 선정은 외과 의사의 경험과 기술, 환자의 의학적 상태, 기도의 크기, 이전의 수술 등에 따라서도 달라진다. 연인두 틈이 작으면 인두후벽을 증대시키거나 구개성형술을 다시 하기도 한다. 연인두 틈이 큰 경우에는 피판이나 괄약근 형태의 수술이 필요하다.

어떤 수술을 하든 간에 수술이 실패할 가능성도 염두에 두어야 한다. 예를 들어 인두후벽 증대술은 인두피판술이나 인두괄약근성형술을 통해 '업그레이드'할 수 있지만, 말아 올린 피판은 인두괄약근성형술로만 개정할 수 있다. 상부 기저 인두피판술이 특히 구개열 아동들에게 최선의 수술이며 가장 높은 성공률을 자랑하지만 기도폐색과 폐쇄성 수면무호흡증의 발생률도 높다(Cole, Banerji, Hollier, & Stal, 2008). 그러나 기도폐색 때문에 이 수술을 실시하지 못할 경우에는 인두벽 증대술이나 구개성형술을 다시 하거나 인두괄약근성형술을 실시할 수도 있다. 반면, 인두괄약근성형술을 하였는데도 VPI가 교정되지 않는 경우에 상부 기저 인두피판술로 전환할 수는 없다.

특정 VPI 수술법 대신 다른 수술법을 실시하는 것의 구체적 효과는 아직 일관되지 않다(Sloan, 2000). 서로 다른 대상에게 각 수술법을 적용한 효과에 대한 연구가 더 많이 필요하다. 그러나 센터마다 성공을 판단하는 기준이 다르다. 어떤 센터에서는 수술 후 공명과 연인두 기능이 정상일 때에만 수술이 성공한 것으로 여기기도 한다. 또 다른 기관의 경우(신시내티 아동병원 메디컬센터 포함) 수술 후의 말이 정상적일 때에만(조음 오류로부터) 수술이 성공한 것으로 판단한다. 또 다른 기관에서는 말이 '허용할 만한(acceptable) 수준'이거나 말이 향상된 경우 수술이 성공한 것으로 보기도 한다(Lauck, Lee, Kummer, Billmire, & Bandaranayake, 2006; Kummer, Clark, Redle, Thomsen, & Billmire, 2012). 센터마다 누가(외과 의사, 언어치료전문가, 가족) 성공 여부를 판단하는지, 그리고 성공 정도를 어떻게 측정하는지(지각적 판단 또는 기기를 이용한 측정)에 따라서도 달라진다. 성공에 대한 표준 측정방법이 아직 없기 때문에 수술의 효과를 비교하는 연구는 불가능하다.

✲ 생길 수 있는 부작용

VPI 수술법의 유형이 무엇이든 간에 원치 않는 부작용의 위험은 언제나 있다. 앞에서 언급하였듯이 인두벽 증대술은 인체 내에 이물질을 넣는다는 사실 때문에 감염을 일으킬 수 있다. 분출, 재흡수, 심지어는 삽입한 물질의 이동과 같은 문제가 생길 수도 있다. Furlow Z-성형술은 구비강 천공을 유발할 수 있다. 이 모든 절차는 과교정(기도폐색, 수면무호흡증, 과소비성을 유발할 수 있음)이나 과소교정(VPI의 지속)의 결과를 낳기도 한다.

인두피판술이나 인두괄약근성형술을 실시한 직후에는 인두에 큰 **부종**이 생긴다. 그 결과 대부분의 환자들이 수술 직후 얼마 동안 과소비성과 심한 코골이를 보인다. 일시적인 수면무호흡증도 흔히 나타나는데, 수술 후 2~6주 내 또는 붓기가 가라앉으면서 줄어든다.

코골이는 인두괄약근성형술 후 가장 많이 나타나는 문제로, 많은 환자들이 평생 어느 정도 코를 골게 될 수도 있다. 그러나 일부 환자들은 만성적 수면무호흡증이 생길 수도 있다(Tharanon et al., 1990; Trier, 1985a; Vedung, 1995; Ysunza, Garcia-Velasquez, Garcia-Garcia, Haro, & Valencia, 1993). 일부 연구자들은 인두피판술 후 10% 정도의 환자에게서 수면무호흡증이 나타났다고 보고하였으나, 그 출현율은 5% 이하인 것 같다(개인 자료). 인두괄약근성형술 후의 수면무호흡증 출현율은 더 낮으나 나타나기는 하는데, 특히 괄약근의 높이가 낮은 경우 더욱 그러하다(Abyholm et al., 2005; de Serres et al., 1999; Saint Raymond et al., 2004; Witt, Marsh, Muntz, Marty-Grames, & Watchmaker, 1996). 어떤 수술법을 적용하든 간에 수면무호흡증은 피에르 로빈 연쇄처럼 소하악증이 있는 환자(Abramson, Marrinan, & Mulliken, 1997; Wells, Vu, & Luce, 1999)나 신경운동장애가 있는 환자에게 특히 위험하다.

수면무호흡증은 치료하지 않고 방치하면 심각한 건강 문제를 유발할 수 있으므로 무시해서는 안 된다. 그러므로 수술 후 수면무호흡증이 의심되면 **수면다원검사**(polysomnography, 수면검사 중 여러 가지 신체 변인을 기록하는 진단 검사)로 평가해야 한다. 수면무호흡증이 확인되면 폐색의 실제 원인을 파악하기 위한 평가를 실시해야 한다. 예를 들어 인두피판술을 받은 환자의 경우 폐색은 인두피판이 아니라 소하악증이나 설하수증(glossoptosis) 또는 긴장저하증 때문에 나타날 수도 있다. 비인두내시경검사가 폐색의 원인을 알아내는 데 도움이 된다. 문제가 복잡한 환자의 경우 수면 MRI 검사도 폐색의 원인을 판정하는 데 자주 이용된다.

수면무호흡증의 치료에는 대개 **지속적 양압 제공**(continuous positive airway pressure, CPAP) 장치를 이용한다. CPAP은 수면 시 특수 제작된 마스크를 통해 기도로 양압을 제공해 주는 장치이다. 인두에 지속적으로 양압을 제공해 줌으로써 수면 시 기도가 열려 있게 해준다. 수면무호흡증 환자에게 CPAP을 적용하고 6개월 간격으로 다시 검사한 결과, 대부분의 환자에게서 1~2년 내에 문제가 해결되었다. 그러나 이 치료가 잘 듣지 않는 고질적인 환자의 경우 피판이 허는 것으로 나타났다. 다행인 것은 피판이 헐었다고 해서 말 문제가 다시 심해지는 것은 아니라는 점이다. 인두후벽에서 피판의 부피가 유지되고 있기 때문에 연인두 폐쇄를 도와주는 패드가 계속 유지되고 있는 것이다. 그리

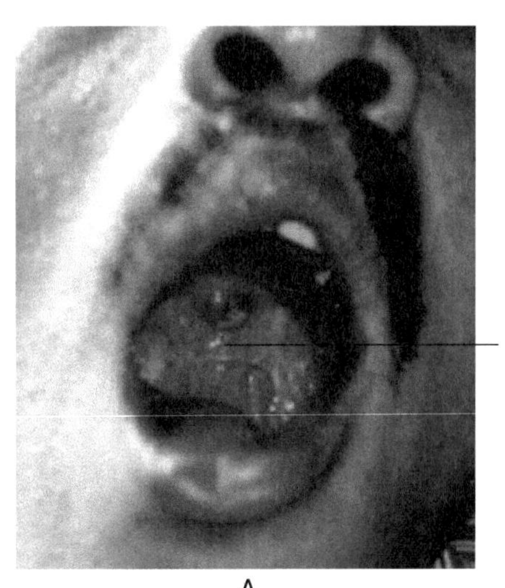

A

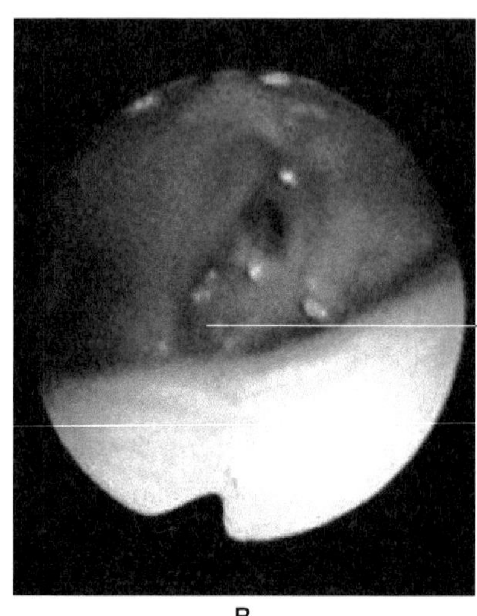

B

그림 17-13(A와 B) 성공하지 못한 인두괄약근성형술. 구강 안쪽에서 인두피판이 보일 정도이면 피판이 너무 낮아 VPI를 해결하지 못하는 경우이다. 낮은 위치에 시술된 괄약근도 기도폐색을 유발할 가능성이 높은데, 혀뿌리 높이에 있는 경우 특히 그러하다. 그림 17-13A에서 가운데에 있는 구멍이 너무 좁은 것을 볼 수 있는데, 이 또한 기도폐색을 유발할 수 있다.

A와 B: Courtesy David A. Billmire, M.D./Cincinnati Children's Hospital Medical Center & University of Cincinnati College of Medicine

고 인두피판술 이후 일단 환자가 습득한 말 양상은 피판이 나빠진 경우에도 유지되는 경우가 많다(Agarwal et al., 2003).

상기도폐색과 수면무호흡증이 있으면 대개 공명에도 원치 않는 영향을 준다. 비인두 폐색은 과소비성을 야기할 수 있다. 비인두 통로의 완전 폐색은 무비성을 유발한다. 심지어는 맹관공명을 보일 수도 있는데, 특히 피판의 위치가 너무 낮은 경우 더 그렇다.

VPI 과교정에 더하여 인두성형술은 다양한 이유 때문에 VPI를 완전히 교정하는 데 실패할 수 있다. 수술 후에도 VPI가 지속되는 가장 흔한 이유 중 하나는 인두피판이나 괄약근의 위치가 낮은 것이다. **그림 17-13A와 B**는 낮은 위치에 시술된 인두괄약근성형술 두 사례를, **그림 17-14A와 B**는 낮은 위치에 인두피판이 있는 두 사례를 보여 주고 있다. 구강 쪽에서 피판이 보일 정도면 피판이 너무 낮아서 VPI를 해결하지 못하는 경우이다. 게다가 낮은 괄약근이나 인두피판은 기도폐색을 유발할 가능성이 더 높은데, 혀 기저 높이에 있는 경우 특히 그러하다.

수술 후 VPI가 지속되는 것은 피판이 너무 좁아서 말을 산출할 때 비인두 구멍이 제대로 폐쇄되지 못해서 생기는 결과일 수도 있다(**그림 17-15**). 인두측벽의 움직임이 부적절하여 괄약근의 가운데에 있는 구멍이나 인두피판의 측면에 있는 구멍을 막지 못하여 생길 수도 있다. 연구개-심장-안면 증후군 환자들은 연인두 기제의 긴장도가 전반적으로 저하되어 인두측벽 운동이 빈약해짐으로 인해 수술 결과가 기대보다 못한 경우가 많

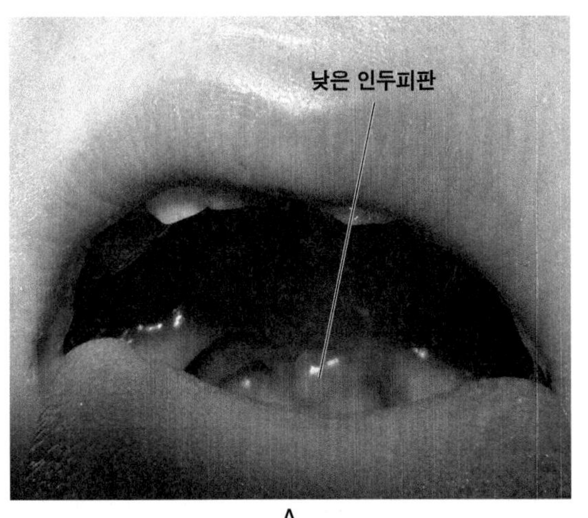

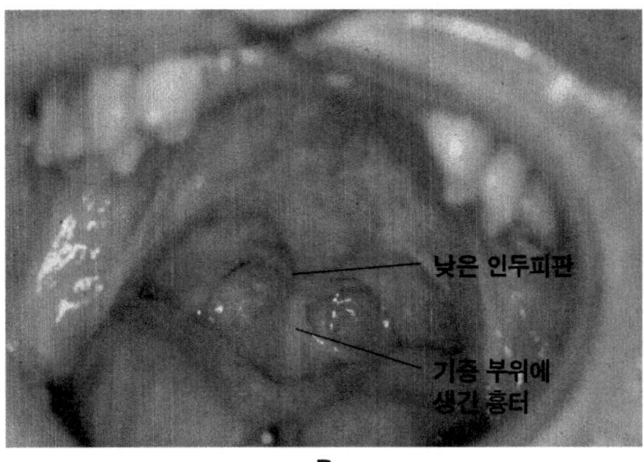

A B

그림 17-14(A와 B) 성공하지 못한 인두피판술. 구강 안에서 인두피판이 보일 정도면 너무 낮아 VPI를 해결하지 못한다. 낮은 인두피판도 기도폐색을 유발할 수 있는데, 특히 혀뿌리 높이에 있는 경우 더 그렇다.

A와 B: Courtesy David A. Billmire, M.D./Cincinnati Children's Hospital Medical Center & University of Cincinnati College of Medicine

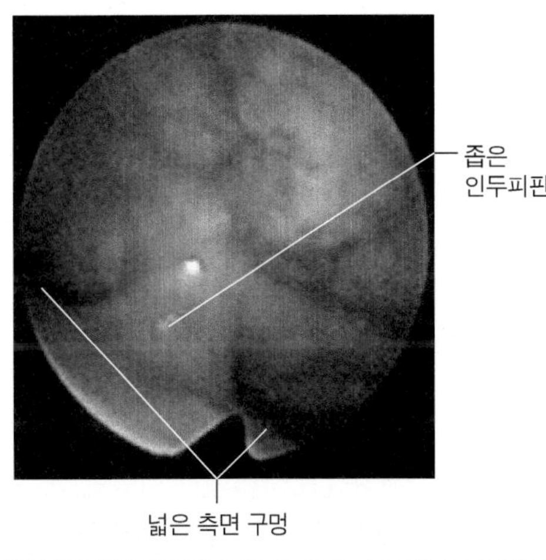

그림 17-15 비인두내시경을 통해 관찰된 좁은 인두피판. 피판 양측에 있는 측면 구멍이 인두피판의 너비에 비해 넓음에 주목하라.

Courtesy David A. Billmire, M.D./Cincinnati Children's Hospital Medical Center & University of Cincinnati College of Medicine

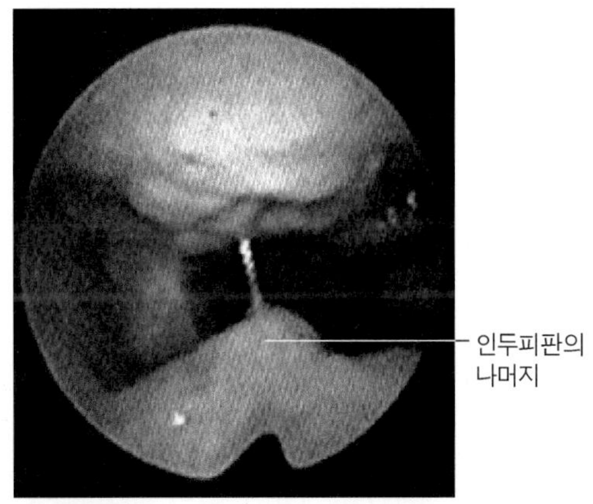

그림 17-16 터져 벌어진 인두피판. 피판의 나머지가 연구개의 후방 경계부 위에 보인다. 피판이 실패하여 큰 연인두 구멍이 남았다.

Courtesy David A. Billmire, M.D./Cincinnati Children's Hospital Medical Center & University of Cincinnati College of Medicine

다(Kasten et al., 1997; Witt, Marsh, Marty-Grames, & Muntz, 1995). 마지막으로, 수술한 지 며칠 또는 몇 주 만에 피판이나 괄약근이 부분적으로나 완전히 터져 벌어질 수도 있다. 그림 17-16은 인두피판이 터져 벌어진 사례를 보여 주고 있다. 피판의 나머지 부분이 연구개의 후방 경계부 위에 보인다.

수술 후 결과에 대한 평가는 지각적 말 평가로 시작해야 한다. 지각적 말 평가 결과, 과다비성/비누출 또는 과소비성/비폐색의 증거가 나타나면 비인두내시경검사도 실시해야 한다. 비인두내시경검사를 통해 지속되는 연인두 틈의 위치, 연인두 통로의 기능, 연구개 기능, 피판이나 괄약근의 위치 및 통합성, 기도에 관한 필수 정보를 얻을 수 있다. 이러한 정보를 통해 외과 의사는 필요한 경우 재개정술을 실시할 수도 있다.

피판이나 괄약근이 너무 낮아 최대의 기능을 보일 수 없는 경우, 외과 의사는 기존의 피판을 더 적절한 위치로 올려 주려 할 수도 있다. 피판을 완전히 걷어 내고 새로 만들어 줘야 하는 경우도 있다. 연인두 구멍이 너무 좁아졌거나 상처로 인해 유착된 경우라면 호흡이 나아지도록 연인두 구멍을 열어 주는 개정술을 할 수도 있다. 더 흔히 이루어지는 개정술은 지속되는 과다비성이나 비누출을 교정하기 위해 연인두 구멍을 보완해 주거나 닫아 주는 방식이다. 새는 구멍을 추가로 막아 주기 위해 보조 피판을 들어 일차 피판을 보완해 주는 경우도 있다.

인두피판술 이후 이차 개정술을 하는 경우는 비교적 드물다. 인두피판이 적절한 위치에 잘 시술되었을 경우 90% 이상이 말 치료로 정상적인 말을 산출할 가능성을 보인다. 과다비성과 비누출 치료를 위해 인두괄약근성형술을 실시하였을 때의 성공률은 60~80%인 것으로 보고되었다(James, Twist, Turner, & Milward, 1996; Kasten, Buchman, Stevenson, & Berger, 1997; Riski, Ruff, Georgiade, Barwick, & Edwards, 1992; Roberts & Brown, 1983; Sie et al., 1998; Witt, D'Antonio, Zimmerman, & Marsh, 1994; Yin et al., 2010). 문제점 중 하나는 환자 선정과 관련되어 있다. 인두괄약근성형술은 연인두 구멍의 측면 가장자리를 좁혀 주지만 전후방 길이를 따라 틈이 지속되는 경우가 많다(Ren & Wang, 1993). 연구개가 짧거나 주로 중앙에 틈이 생기는 환자에게는 인두피판에 비해 VPI 교정에 성공할 가능성이 낮다.

어떤 종류의 인두성형술을 실시하든 수술 이후 말 재평가를 실시해야 적절한 말 치료 계획을 세울 수 있다. 수술 후 붓기가 가라앉고 수술한 피판이나 괄약근이 제대로 기능하는 데에는 약 3개월이 소요되기 때문에, 이때가 재평가하기에 가장 좋은 시기이다. 환자와 보호자는 VPI의 치료가 두 단계의 과정임을 인식해야 한다. 해부학적 결함을 교정하기 위한 수술이 첫 번째 단계이고, 수술 후 보상적 산출을 소거하고 새로운 기제를 효과적으로 사용할 수 있는 방법을 학습할 수 있도록 말 치료를 하는 것이 두 번째 단계이다.

✲ VPI 수술 시기

인두성형술은 아주 어린 아동에게도 기술적으로는 가능하다. 실제로 첫돌 전에 연구개성형술과 인두성형술을 동시에 하는 것을 찬성하는 사람들도 있다. 그러나 이제는 두 수술을 동시에 실행하는 사람들은 없는데, 사망 가능성이 높기 때문이다. 이러한 절차는 말을 위해 정말로 인두성형술이 필요함을 판단하기도 전에 해버리는 데 문제가 있다.

지금은 인두성형술을 고려하려면 VPI 진단이 먼저 이루어져야 한다. 아동이 연속발화를 산출하기 시작하고 언어치료전문가의 자극반응도 검사에 협조할 수 있게 되기 전까지 해서는 안 된다. 대부분의 경우 약 3세 무렵이면 연속발화를 산출하고 자극반응도 검사에 협조할 수 있게 된다. 구개열 이력이 있음에도 불구하고 학령전기 동안에는 정상적인 연인두 기능을 보이다가 급속도로 성장하고 사춘기 무렵에 이르러 아데노이드 패드가 퇴화하면서 연인두 형성부전이 되는 아동들도 있다. 그러므로 이 환자들은 사춘기까지 장기적인 추적관리가 이루어져야 한다.

연인두 기능의 평가에는 언어치료전문가가 하는 평가에 더하여 비인두내시경검사/비디오투시조영검사도 포함된다. 그러나 언어치료전문가가 하는 지각적 평가가 가장 중요한데, 수술 결정은 기기를 이용한 평가로 얻은 결과보다는 말의 청지각적 특성을 기초로 이루어지기 때문이다.

일단 환자가 VPI로 진단되면 습관으로 고착된 보상적 산출이 발달하는 것을 피하기 위해 가능한 한 빨리 수술 중재가 이루어져야 한다. 보상적 산출은 일단 아동이 나이가 들면 고치기가 더 힘들다. 성인이 되면 인두성형술을 하였을 때의 성공 가능성 또는 개선 가능성은 크게 줄고, 수면무호흡증 같은 부작용의 위험성은 높아진다. 그러므로 성인의 경우에는 인두성형술의 위험성과 이득을 주의 깊게 살펴야 할 것이다.

조기에 VPI 수술을 할수록 말에서 나타나는 결과가 더 좋다는 것이 일반적인 생각이지만 수술을 더 늦게 지연시켜 하는 경우도 있다. 예를 들면, 아동이 수면무호흡증의 징후를 보이면 인두성형술을 기도 문제가 해결되기 전까지는 하면 안 된다. 특히 피에르로빈 연쇄 이력으로 인해 소하악증과 상기도폐색을 보이는 환자는 하악이 성장하거나 기도의 크기가 확보되기 전까지는 인두성형술을 하면 안 된다. 이들이 보이는 문제는 상악전진술, 혀 기저부 축소술, 비인두 영역에 비대해져 있는 림프성 조직의 제거 등의 절차가 필요하다.

말 노트(Speech Notes)

어떤 인두성형술 절차(즉, 인두괄약근성형술 또는 인두피판술)를 선택하든 간에, 괄약근이나 피판이 비인두 안에서 높이(두개골 기저부 높이) 위치할 경우 말 결과가 훨씬 좋다. 구강내부검사에서 인두피판이 관찰되는 경우가 있는데, 이는 인두피판이 너무 낮은 위치에 있어서 말에 효과가 별로 없으며, 혀 기저부 높이에 인두피판이 위치해 있을 경우 수면 무호흡증을 유발할 수 있다.

VPI 수술의 위험성은 구강음 산출을 위해 연인두 구멍을 완전히 막아 주는 방법과 비강 호흡과 비음 산출을 위해 연인두 구멍을 충분히 넓게 만들어 주는 방법 사이에서 균형을 맞춰야 한다. 과교정(즉, 인두괄약근성형술 후 중앙의, 혹은 인두피판술 후 피판 양측의 구멍이 너무 작음)은 기도폐색과 과소비성의 말을 야기한다. 과소교정(즉, 구강음을 산출하는 동안 연인두 구멍이 완전히 폐쇄되지 않음)은 과다비성/비누출이 지속되게 만들 수 있다.

과소교정의 큰 문제점 중 하나는 말을 산출하는 동안 연인두 구멍의 크기는 약간 줄여 줄 수는 있을지 모르지만 말소리가 지각적으로 더 왜곡되게 만든다는 것이다. 이는 연인두 구멍의 크기를 줄이면서 과다비성이 줄어들거나 완전히 제거되었기 때문에 나타나는 결과이다. 그러나 구멍이 작을수록 비누출/비강마찰음의 소음은 증가한다. 이러한 문제가 나타나면 남아 있는 구멍을 추가로 막아 주기 위해 대개는 재개정술을 실시한다. (재개정술을 할 경우 유형과 위치를 결정하기 위해 비인두내시경검사를 통해 지속되는 연인두 틈의 위치를 판단하는 것이 좋다.)

❋ 요약

구순열과 구개열 수술의 목적은 섭식, 말, 치열, 옆얼굴선, 심미적 측면을 정상으로 만드는 것이다. 다양한 유형의 기형을 교정하기 위해 적용하는 수술법에는 여러 가지가 있다. 수술의 성공 여부는 파열의 위치, 파열의 크기와 심각도, 적용된 수술법, 외과 의사의 경험 등 여러 요인에 따라 달라진다. 최근에는 수술 기법이 좋아졌을 뿐만 아니라 수술의 기능적 효과와 심미적 효과도 향상되었다.

구개열 이력이 있는 사람들에게서는 VPI가 지속될 수도 있는데, 구개성형술이 성공적으로 이루어진 경우에도 VPI를 보이기도 한다. 성공적인 VPI 치료를 위해서는 외과 의사, 언어치료전문가 간의 긴밀한 협조와 팀워크가 필요하다. 두 전문가가 제대로 협조하지 못하면 불필요한 수술이나 말 치료, 혹은 이들을 둘 다 하게 될 수도 있다. VPI는 구조의 교정을 위해 수술이 필요하고, 이후에 기능을 교정하기 위해 말 치료를 해야 하는 문제임을 명심해야 한다.

✱ 복습 및 논의

1. '10의 법칙'은 무엇이며 구순열 치료에 어떻게 적용하는가?
2. 구순열 수술 전에 상악 분절을 정렬시키는 이유는 무엇인가? 모든 환자를 대상으로 이루어지지 않는 이유는 무엇인가? 또 다른 상악 분절 정렬 방법에는 무엇이 있는가?
3. 편측성 구순열 환자에게 적용하는 수술법에는 어떤 것이 있는가? 양측성 구순열 환자에게 실시하는 수술법에는 어떤 것이 있는가?
4. 구순열 수술의 일반적인 시기에 대해 논하라. 이른 입술 수술과 늦은 입술 수술의 장단점은 무엇인가?
5. von Langenbeck법, 이중 피판 구개성형술, Wardill-Kilner V-Y 후진법, Furlow 구개성형술의 차이점을 부모에게 하듯 설명해 보라.
6. 구개열 수술의 일반적인 시기에 대해 논하라. 이른 구개 수술과 늦은 구개 수술의 장단점은 무엇인가?
7. VPI에 적용할 수 있는 수술법을 열거하고 각 수술법을 부모에게 하듯 설명해 보라. 환자를 위해 수술법을 결정할 때 어떤 요인이 영향을 미치는가?
8. 말에 효과가 매우 좋고 수면무호흡증의 위험성을 줄이기 위해서는 인두피판을 어느 위치에 만들어 줘야 하는가?
9. VPI 수술로 인해 생길 수 있는 부작용에 대해 논하라. 어떤 환자가 특히 위험한가?
10. VPI 수술로 과교정한 경우 어떤 문제가 나타날 수 있는가? 연인두 폐쇄를 향상시킬 목적으로 인두괄약근성형술이나 인두피판술을 실시하였으나 구강음을 산출할 때 연인두 구멍이 완전히 폐쇄되지 못한다면 환자의 말에서는 어떤 변화가 나타날 수 있는가? 만약 이러한 변화가 나타나면 무엇을 추천할 것인가?

제 18 장

두개안면 기형의 악교정술

DEEPAK KRISHNAN, D.D.S & JULIA CORCORAN, M.D.

✿ 이 장의 개요

도 입

파열과 두개골조기유합증(머리뼈붙음증, craniosynostosis syndromes, 하나나 그 이상의 두개골 봉합선이 생후 몇 개월 또는 1년 안에 너무 빨리 굳어 두뇌의 성장이 억제되는 선천성 기형의 하나로, 두개유합증이라고도 함—역자 주) 등의 두개안면 문제는 연조직뿐만 아니라 그 밑에 있는 골조직에도 영향을 미친다. 두개안면골은 얼굴을 감싸고 있는 연조직의 지지대에 해당된다. 치조, 구개, 상악 또는 하악 분절이 결손되어 있거나, 불안정하거나, 다른 구조와의 해부학적 관계가 나쁜 경우 두개안면골 위에 덧씌워진 얼굴도 비정상적인 외양을 띠므로 타인으로부터 부정적인 주목을 받게 된다. 게다가 호흡, 삼킴, 말하기 및 씹기 기능이 손상될 수도 있다.

악교정술(orthognathic surgery)은 상악과 하악 뼈에 이루어지는 수술을 말한다. 파열이나 두개골조기유합증 환자들에게서 나타날 수 있는 여러 문제를 치료하기 위해 실시한다. 예를 들면 파열 환자들처럼 선천적으로 뼈가 결손되어 태어난 경우, 골이식술로 치조궁과 교합을 개선시킬 수 있다. 파열이나 두개골조기유합증 환자들의 경우 안면중앙부의 성장부진이 나타나기도 하는데, 상하악의 교합이 정상화될 수 있도록 상악을 전진시켜 줌으로써 보상해 줄 수도 있다. 피에르 로빈 연쇄에서처럼 하악이 너무 작거나 반안면왜소증의 안면 비대칭도 여러 기법을 이용한 하악 전진술로 치료할 수 있다.

전반적으로 악교정술은 골격 지지대를 개선하여 얼굴을 둘러싸고 있는 연조직뿐만 아니라 그 기능도 향상시키기 위한 목적으로 실시한다. 이 장에서는 악교정 수술법과 이 수술이 조음, 말, 공명 및 기도에 미칠 수 있는 영향에 대해 간략하게 설명하고자 한다.

❋ 치조골이식술

구순구개열 환자의 치료관리와 관련하여 가장 크게 향상된 점 중 하나는 치조골이식술을 의례적으로 시행하게 된 것이다(El-Sayed & Khalil, 2010; Eppley & Sadove, 2000; van Aalst, Eppley, Hathaway, & Sadove, 2005). 치조골이식술로 상악의 치열궁을 크게 향상시키고, 파열선에 나는 영구치를 유지할 수 있다.

✲ 목적

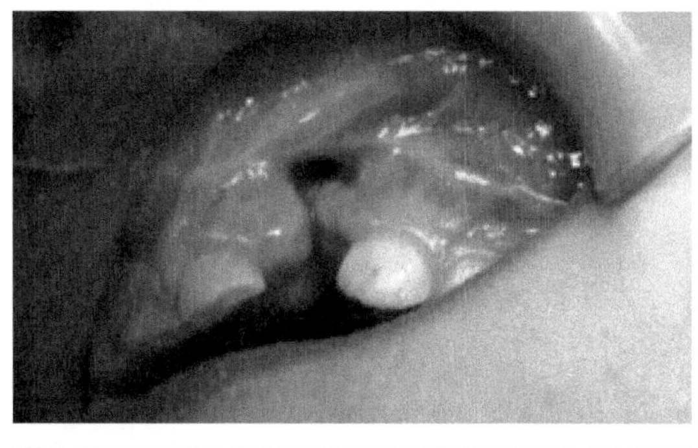

그림 18-1 치아 사이에 어둡게 보이는 간격이 치조골 파열 부위이다.

Courtesy Delmar Halak, D.D.S./Retired from private practice and the Cincinnati Children's Craniofacial Team

입술성형술(구순성형술)로 입술 괄약근의 연속성을 재건하고, 구개성형술로 연인두 괄약근의 연속성을 재건할 수 있지만, 이 두 수술로 치조를 재건할 수는 없다. 치조열은 상악 성장을 방해하지 않도록 한동안 치료하지 않고 그냥 둔다. 나중에 치조골이식술을 할 때 치조열을 함께 치료한다.

치조열로 인해 작은 구개 분절과 큰 구개 분절이 제멋대로 이동하게 되는데, 이로 인해 대개는 파열 측(작은 분절)에서 측면 교차교합이 생긴다(그림 18-1). 치료하지 않고 그냥 두면 치조궁 전방에 있는 열공(틈)이 영구 측절치와 견치의 손실을 유발하는데, 이는 치조 내에서 치아를 보호하는 치주인대를 지지해 줄 뼈가 부족하기 때문이다. 이 열공은 대개 구비강 천공과 함께 나타나는데, 액체와 일부 부드러운 음식물이 비강으로 새어 들어가는 문제를 유발한다(Waite & Waite, 1996). 마지막으로 교차교합은 말소리 왜곡을 유발할 수 있는데, 특히 치찰음의 산출에 크게 영향을 미친다.

치조골이식술의 목적은 영구 측절치와 견치의 맹출과 유지를 지지할 뼈를 제공해 주기 위해 수술로 적시에 치조열을 교정하는 것이다.

✲ 수술법

치조골이식술에 관해서는 두 가지 생각이 있다. 일부 외과 의사들은 일차 골이식술을 선호하는 반면, 다른 외과 의사들은 지연된 접근법을 선호한다. 다음에 이 기법에 대해 논의하고자 한다.

❀ 일차 골이식술

일차 치조골이식술 방법 중 하나는 **치주골막성형술**(gingivoperiosteoplasty)이다. 이 기법으로 수술할 때는 치조의 연조직, 즉 파열의 양 가장자리 날에 있는 잇몸(치은)과 그 아래에 있는 골막을 개방한다. 이렇게 해서 드러난 생 표면을 전진시켜 봉합한다. 이 기법은 환자가 성장함에 따라 치주골막에서 발견되는 원조 골세포를 뼈에 축적할 수 있게 해준다. 그러므로 신체의 다른 곳에서 뼈를 채취할 필요가 없다. 때때로 이 절차는 영구치열을 지지할 수 있도록 뼈를 비축하기도 한다. 또 다른 일차 치조골이식술은 갈비뼈 조각을 치조열을 가로지르는 버팀목의 기능을 할 수 있도록 이식한 뒤 치주골막으로 수술한 부위를 덮어 주는 방법이다. 최근 조직공학 기술의 진보로 유기체 뼈 이식의 대체물질로 유전자 재조합형 골형성 단백질(recombinant bone morphogenetic protein, r-BMP2)을 이용할 가능성이 생겼다.

❀ 지연된 골이식술

치조열을 교정하기 위해 2개의 치조 분절이 정상적인 치조궁을 이룰 수 있도록 수술로 위치를 잡아 준 뒤 골이식술로 보완해 준다. 골이식을 위해 엉덩뼈(장골릉), 두개골 골수강 등에서 뼈를 채취한다. 치주골막성형술처럼 파열 가장자리 부분을 연다. 코의 바닥을 봉합하여 막고 뼈 이식물로 그 공간을 채운다. 이후 채운 이식물 위에 오는 치주를 수술한다. 이 접근법은 코의 바닥과 콧날개 주변부 뼈의 결함을 보강하는 데에도 도움이 된다.

수술 후 상처가 아무는 첫 6주 동안에는 환자의 구개 분절을 치열교정 장치로 고정시켜 준다. 환자에게 부드러운 음식이나 퓌레 농도의 음식만 먹게 허용하여 저작을 제한해야 한다. 양치도 하지 않도록 하고 항균제나 수압청정기(Waterpick®)를 이용하여 입안을 헹구게만 한다. 약 3개월 후 뼈가 딱딱하게 아물면 치열교정과 의사는 완전해진 상악 치조궁을 따라 치아가 적절한 위치에 날 수 있도록 유도한다.

일단 상처가 아물면, 이식된 골 조직은 영구 치열과 윗입술을 안정적으로 지지해 준다. **그림 18-2A**는 골이식술 직전의 수술 중 사진이다. 사진의 치조열 부위에서 치은과 골막 조직을 관찰할 수 있다. 어떻게 파열이 코 바닥까지 연장되어 있는지를 주목하라. **그림 18-2B**는 동일한 환자에 대해 골이식술로 치조열 부위를 뼈 이식물로 채운 모습을 보여 주는 또 다른 수술 중 사진이다. **그림 18-2C**는 이식받은 치조열 부위의 사진으로, 맹출한 치아를 완전한 형태로 정렬시키는 악교정 치료 후의 모습을 보여 주고 있다.

✲ 수술 시기

치조골이식술의 시기에 대해서는 의견이 분분하며 같은 철학의 추종자들 사이에서도 논쟁이 많다(Trindade-Suedam et al., 2012). 일차 골이식술(primary bone grafting)은 생후 1년이 지나기 전 치아가 맹출하기 전에 치조를 수술하는데, 구개성형술을 실시할 때 같이 하거나 단독으로 실시하기도 한다. 조기 또는 일차 접근법을 선호하는 외과 의사들은 처음부터 치조궁을 적절히 배열시킬 수 있다는 점을 장점으로 내세우고 있다. 일차 골이식술의 단점은 치조열을 가로지르는 부분에 뼈가 형성되는 경우도 많지만, 영구 치열을 지지하기에는 양적으로나 질적으로 충분하지 않아 지연된 골이식술이나 이차 골이식술이 필요한 경우도 있다는 것이다(Dado, 1993; Santiago et al., 1998). 골이식술의 성공 여부는 주변의 연조직에 혈액공급이 잘 이루어지고 있는가에 따라 달라지기 때

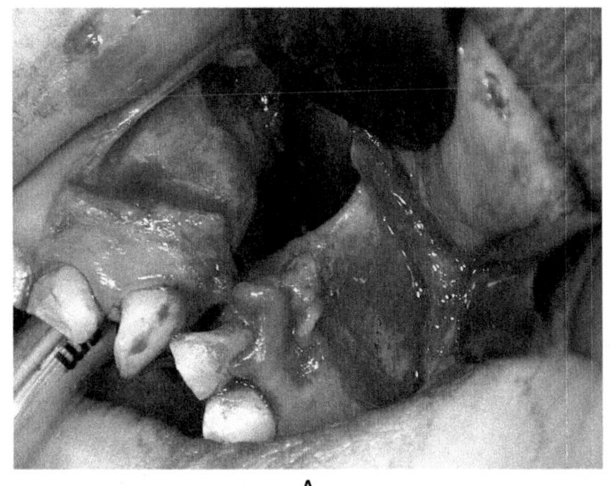
A

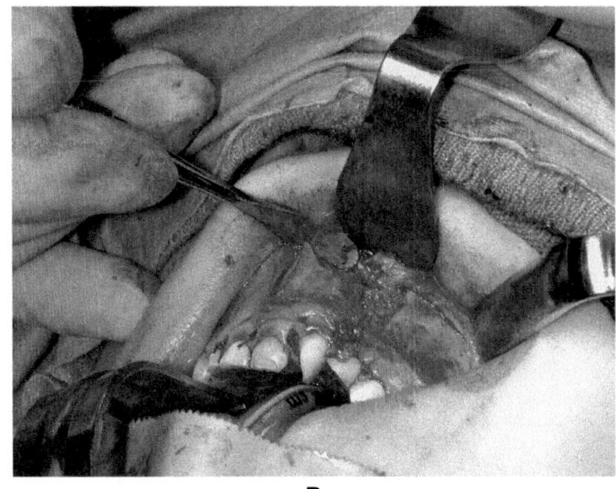
B

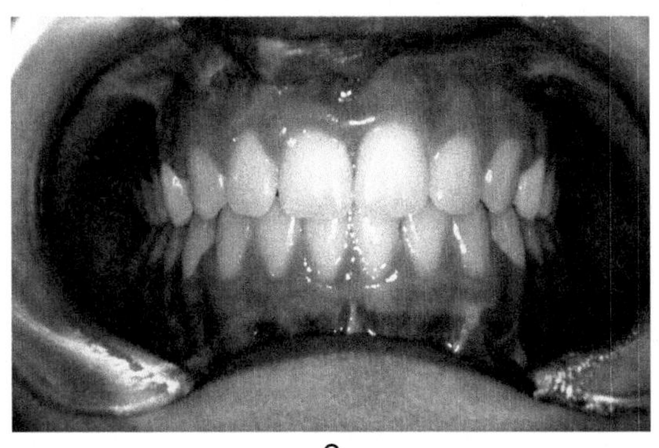
C

그림 18-2(A~C) 치조열 치료를 위한 골이식술. (A) 골이식술 직전에 있는 환자의 수술 중 모습. 파열이 코 바닥까지 어떻게 연장되어 있는지 주목하라. (B) 동일한 환자의 또 다른 수술 중 모습으로, 골이식 후 치조열 부위에 뼈 이식물이 채워져 있는 것을 볼 수 있다. (C) 이식 후의 치조열 사진으로, 맹출한 치아를 완전한 형태로 정렬시키기 위한 악교정 치료 후의 모습을 보여 주고 있다.

A~C: Courtesy Deepak Krishnan, D.D.S./University of Cincinnati College of Medicine

문에 이러한 상황은 우려사항이 되기도 한다. 이전에 이루어진 일차 골이식술 이후 생긴 상처 조직은 혈액공급이 더 나빠지면서 뼈의 접합을 방해하기도 한다.

일차 골이식술과는 달리 **지연된 골이식술**(delayed bone grafting) 또는 **중간 단계의 골이식술**(intermediate bone grafting)은 영구 측절치나 견치(둘 다 파열 부위의 가장자리를 따라 나는 치아임)의 치근이 약 1/3 정도 발달되어 내려올 준비가 되면 실시한다. 지연된 골이식술은 이 치아의 맹출을 지지할 수 있는 시기에 맞게 이루어지는데, 대개 6~11세에 실시한다. 실제 골이식 연령은 아동의 해부학적 특징과 치아 발달에 따라 달라진다(Cohen, Polley, & Figueroa, 1993; Walia, 2011). 소아치과 의사나 치열교정과 의사는 치근이 언제 성숙할 것인지 판단하기 위해 아동에게 연속 방사선촬영검사를 실시한다. 측절치가 견치보다 더 빨리 맹출한다. 그러므로 지연된 골이식술의 시기는 각 아동마다 측절치와 견치 중 어떤 치아가 위험성이 더 높은지에 따라 달라진다.

성숙할 때까지 기다리는 동안 치과 의사나 치열교정과 의사는 치조궁 분절을 제대로 정렬하기 위해 확장 장치를 사용한다. 일단 치조궁 분절이 정렬되면, 유지를 위해 고정장치(보정기나 혀로 고정하는 아치 와이어)를 이용한다.

✲ 생길 수 있는 부작용

골이식술 이후 부작용이 나타날 수도 있다. 출혈과 감염은 가장 흔히 일어나는 문제이다. 부적절한 골이식술로 인해 수술한 부위가 내려앉거나 천공이 지속될 수도 있다.

✲ 상악전진술

구순구개열, 반안면왜소증(안면이개척추 증후군), 두개골조기유합증 환자들은 상악 성장부진으로 인해 옆얼굴선이 오목해지고 부정교합이 생길 수 있다. 이들이 상악전진술을 받을 수 있는 후보가 되는데, 얼굴의 심미적 측면과 치열 교합이 매우 향상된다.

✲ 목적

파열이나 두개골조기유합증 환자의 경우 상악 치조궁이 하악 치조궁보다 더 후퇴해 있어서 Angle의 제3형 부정교합을 보인다. 상악과 하악의 성장 패턴을 다시 정리해 보면 부정교합이 발생하는 원인을 알 수 있다.

파열이 있는 아동들도 처음에는 지극히 정상적인 교합관계를 보이다가 성장함에 따라 제3형 부정교합으로 바뀌기도 한다. 파열 환자들의 경우 상악 성장이 자주 방해받는데, 이는 아마도 이전의 수술로 생긴 상처조직과 성장 센터에 가해진 교란 때문으로 보인다. 결국 상악의 성장은 부진하고 하악의 성장은 정상적으로 이루어져 제3형 부정교합이 발달하게 된다. 실제로 상처조직으로 인해 상악의 전후 길이뿐만 아니라 좌우 너비의 성장도 제한될 수 있다. 수술받지 않은 구개열 환자들이 정상적인 성장을 보이기도 하는데, 이는 치료를 받을 수 있는 기회가 적은 나라에서는 드물지 않은 일이다. 두개골조기유합증 아동들은 안면골과 두개골 사이의 봉합선이 조기에 닫혀 정상적으로 성장하지 못한다. 반안면왜소증 환자도 상악이 경사를 이루는 교합(사면교합)을 보이기도 한다. 환측의 짧은 하악이 동측 상악이 성장하기에 충분한 공간을 확보하지 못하게 만든다.

후퇴되어 있거나 작은 상악은 관골(광대뼈)의 발육부전으로 인해 얕은 안와와 함께 나타난다. 이는 두개골조기유합증(아퍼트 증후군, 크루종 증후군)이나 복합 파열(트레처 콜린스 증후군)이 있는 사례에게서 관찰된다. 안와가 근본적으로 너무 작기 때문에 안구돌출증이 생겨 각막이 노출되면서 시력을 잃을 수도 있다. 그러므로 상악전진술의 목적은 상악이 하악과 적절히 정렬될 수 있도록 이동시켜 옆얼굴선과 제3형 부정교합을 교정하는 것이다. 이로써 심미적 측면과 말 산출 곤란 등 기능적 문제를 개선한다.

✲ 수술법

상악전진술은 Le Fort 절골술을 이용한 전통적 수술 절차를 통해 이루어질 수 있다. 골신장술을 통해서도 상악 전진이 가능한데, 골신장술은 비교적 새로운 절차이다. 다음에 이 기법에 대해 설명하고자 한다.

❀ Le Fort 절골술

Le Fort(1901)는 안면골에서 자연적으로 생길 수 있는 골절선을 최초로 설명하였다. 이렇게 안면골에서 자연적으로 취약한 선은 상해로 인해 무너지거나 부서질 수 있는 부분이며, 안면중앙부의 골절 패턴을 설명하는 데에도 이용된다. Le Fort의 세 골절선은 이제 외과 의사들이 이를 이용하여 상악을 수술로 절골하여 두개골에서 분리한 뒤 뼈의 위치를 더 기능적이고 바람직한 위치로 잡아 주는 데 이용하기에 이르렀다. 그림 18-3A는 세 수준의 Le Fort 절골술을 그림으로 제시한 것이다. 그림 18-3B는 상악 후퇴와 Le Fort 제1형 절골술을 위한 절골선을 보여 주고 있다. 그림 18-3C는 수술 후 상악의 변화된 위치를 보여 주고 있다.

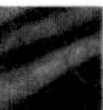

말 노트(Speech Notes)

제3형 부정교합에서 관찰되는 상악 후퇴는 대개 구강 총생(oral crowding)을 유발한다. 결과적으로 휴식 상태에서 혀끝이 치조에 비해 더 앞쪽에 오게 된다. 이로 인해 필연적 왜곡 오류로 (설)치조음의 전방음화가 일어난다. 혀와 잇몸을 이용하여 조음하는 말소리(설치조음)를 경구개와 혓몸을 이용하여 산출(경구개음)하는 등의 보상조음을 산출하게 되기도 한다. 이러한 조음위치 사용으로 인해 설측음화 왜곡이 유발된다.

제3형 부정교합이 심한 경우에는 양순음과 순치음까지도 영향을 받을 수 있는데, 두 말소리 부류를 치순음(역전된 순치음, 즉 윗입술을 아랫니에 대는 말소리)으로 산출하게 만든다. 더 많은 정보는 제8장을 참조하라.

마지막으로 상악이 상대적으로 후퇴하여 있을 경우 인두 공간이 작을 수 있는데, 이는 과소비성과 수면무호흡증을 유발할 수 있다(Demetriades, Chang, Laskarides, & Papageorge, 2010).

가장 많이 시행되는 Le Fort 제1형 절골술은 상악(치조궁)만 절골하는 방법이다. 상악을 치근 바로 위, 코 기저부를 따라 가로로 절개한다. 이 때문에 외과 의사는 치조궁과 구개를 한 번에 단일체로 움직일 수 있게 된다. 이렇게 이동시키는 방법은 마치 이가 없는 사람의 틀니 판을 앞으로 빼서 입 밖으로 꺼내는 모습과 같다고 생각하면 된다. 안면

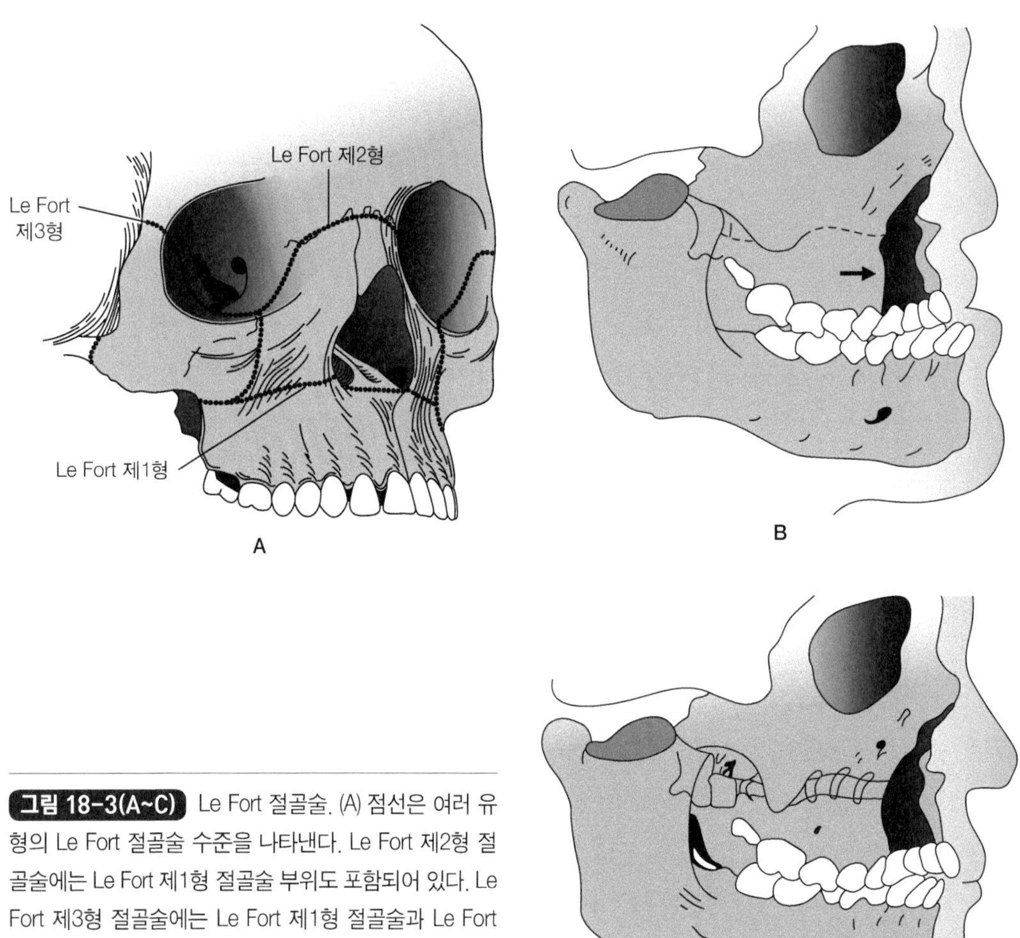

그림 18-3(A~C) Le Fort 절골술. (A) 점선은 여러 유형의 Le Fort 절골술 수준을 나타낸다. Le Fort 제2형 절골술에는 Le Fort 제1형 절골술 부위도 포함되어 있다. Le Fort 제3형 절골술에는 Le Fort 제1형 절골술과 Le Fort 제2형 절골술 부위도 포함되어 있다. (B) 상악 후퇴와 Le Fort 제1형 절골술을 위한 절골선. (C) Le Fort 제1형 절골술 이후 변화된 상악의 위치.

A~C: © Cengage Learning 2014

중앙부를 전진시키면서 중심선에 맞게 상악을 회전시키고 기울여서 사면교합을 교정할 수 있다. 좁은 상악은 상악을 추가로 절골하여 넓히면 된다.

그림 18-4A와 **B**는 상악 결함 때문에 심한 안면중앙부 후퇴를 보이는 젊은 여성의 사진이다. **그림 18-4C**와 **D**는 Le Fort 제1형 절골술을 통해 상악 분절을 전진시킴으로써 매우 극적인 변화가 나타난 모습을 보여 주고 있다. **그림 18-5A~G**는 Le Fort 제1형 절골술 결과, 옆얼굴선과 치열 교합에서 극적인 변화가 생긴 모습을 보여 주고 있다.

트레처 콜린스 증후군 환자들처럼 치아뿐만 아니라 콧등(bridge of nose)의 위치도 바로잡아 주어야 하는 경우에는 Le Fort 제2형 절골술이 상악궁과 비각추(nasal pyramid) 둘 다 포함하기 때문에 이 유형의 절골술을 실시한다. 크루종 증후군이나 아퍼트 증후

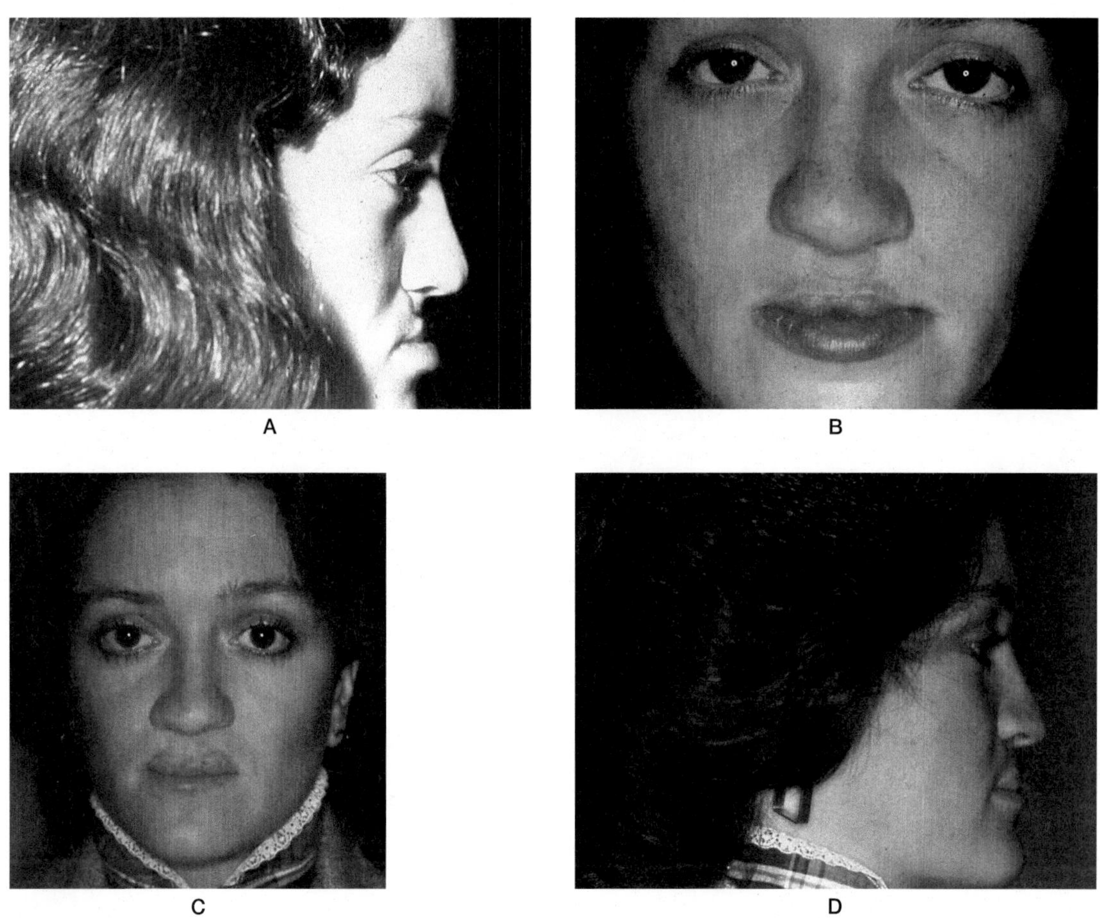

그림 18-4(A~D) Le Fort 제1형 절골술. 그림 A와 B는 상악 결함으로 인해 심한 안면중앙부 후퇴를 보이고 있는 젊은 여성의 사진이다. 그림 C와 D는 Le Fort 제1형 절골술 후 옆얼굴선과 얼굴의 조화가 극적으로 변화된 모습을 보여 주고 있다.

A~D: Courtesy David A. Billmire, M.D./Cincinnati Children's Hospital Medical Center & University of Cincinnati College of Medicine

군 환자에게서 자주 나타나는 **안구돌출증**의 교정을 위해 관골도 전진시켜야 할 경우에는 상악, 비각추, 안와골, 관골까지 망라하는 Le Fort 제3형 절골술을 실시한다. **그림 18-6A**와 B는 안구돌출증, 개방교합 및 상악 발육부전을 보이는 환자의 수술 전 사진이다. **그림 18-6C**와 D는 이 환자에게 Le Fort 제3형 절골술을 실시한 이후의 모습을 보여 주고 있다. 상악의 위치를 바로잡아 주는 수술의 궁극적인 목적은 정상교합을 달성시키고 공명과 호흡에 정상적인 크기의 구강 및 인두강을 만들어 주며, 얼굴의 비율을 향상시키는 데에 있다.

악교정술을 위해서는 치열교정과 의사와 외과 의사 간의 주의 깊은 계획이 필요하다. 치열교정과 의사와 외과 의사는 환자의 두개안면골을 촬영한 측면 **두부계측 X선 사진**(cephalogram)을 검토해야 한다. 규준치를 이용하여 환자의 상악을 얼마나 많이, 그리

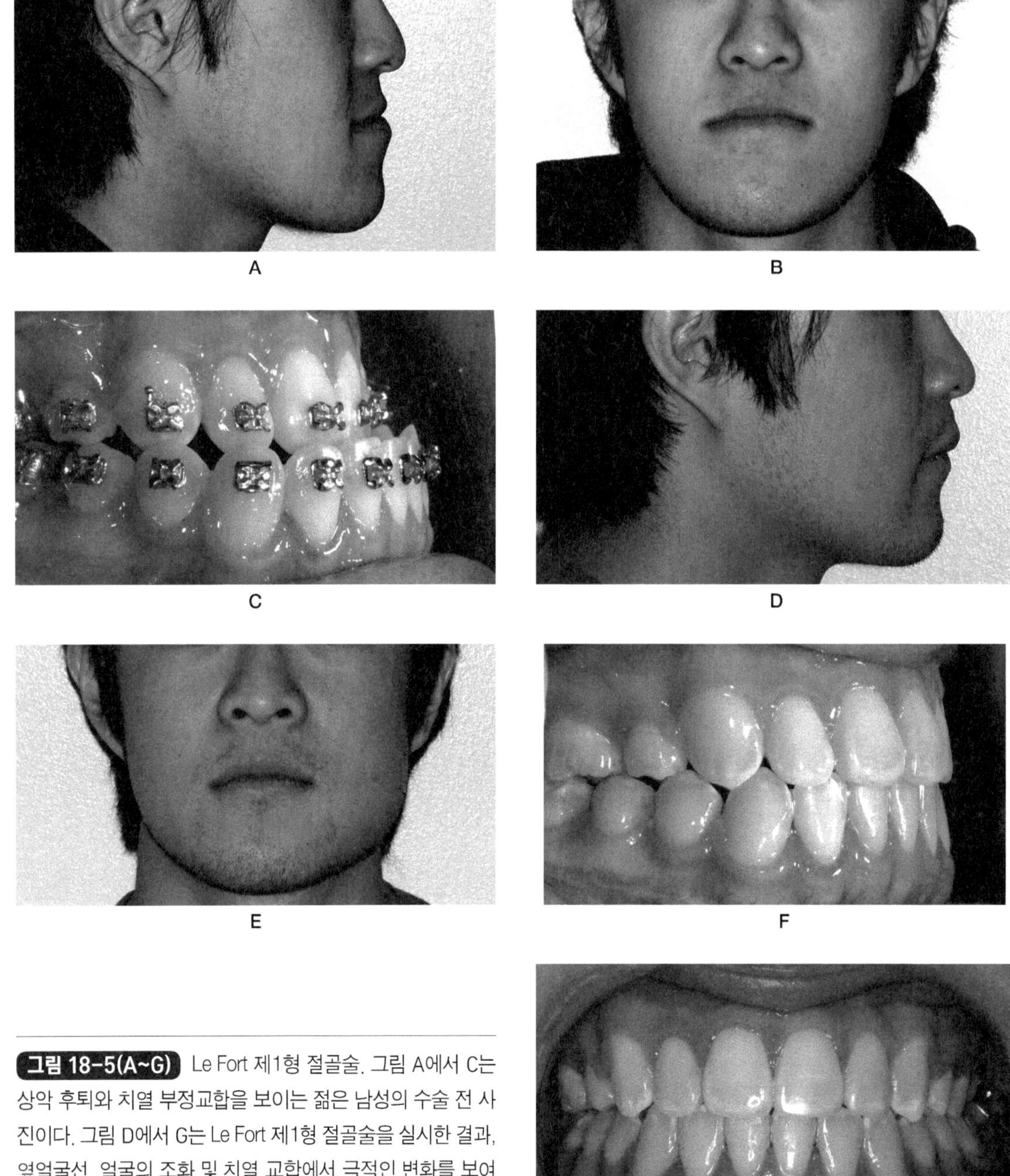

그림 18-5(A~G) Le Fort 제1형 절골술. 그림 A에서 C는 상악 후퇴와 치열 부정교합을 보이는 젊은 남성의 수술 전 사진이다. 그림 D에서 G는 Le Fort 제1형 절골술을 실시한 결과, 옆얼굴선, 얼굴의 조화 및 치열 교합에서 극적인 변화를 보여주고 있다.

A~G: Courtesy Deepak Krishnan, D.D.S./University of Cincinnati College of Medicine

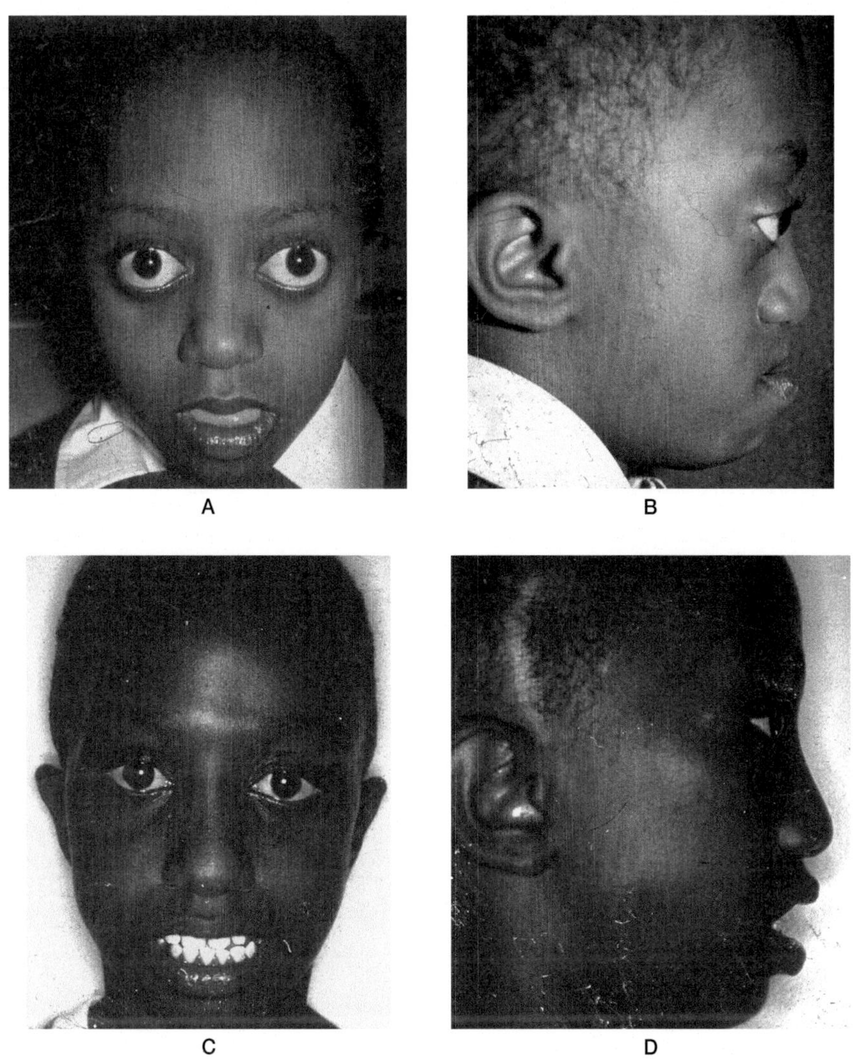

그림 18-6(A~D) Le Fort 제3형 절골술. 그림 A와 B는 크루종 증후군을 보이는 남아의 수술 전 사진이며, 그림 C와 D는 Le Fort 제3형 절골술 후의 사진이다. 안와와 교합에서 매우 극적인 변화가 일어났다.

A~D: Courtesy David A. Billmire, M.D./Cincinnati Children's Hospital Medical Center & University of Cincinnati College of Medicine

고 어떤 각도로 이동시켜 원하는 교합과 옆얼굴선을 달성할 것인지 결정하게 된다. 이후 치열교정과 의사는 치아의 위치를 잡아 주게 된다. 일단 치열교정이 끝나면 외과 의사가 석고 모형에 모의 수술을 시행한다. 이 모형으로 수술 유도 장치(스텐트)를 만든 후 수술실에서 수술하는 중에 모사하여 상악을 원하는 위치로 잡아 준다.

수술 중에 절골한다. 외과 의사는 금속판과 나사를 이용하여 상악을 전진된 위치로 고정할 수도 있다. 몇 mm 이상 전진시킬 경우에는 상악이 원래 위치로 되돌아가는 것을 방지하기 위해 골이식을 해야 한다. 수술 후에는 하악에 금속 밴드(wire band)를 이용하여 교합을 유지시킨다. 이후 상악이 아물어 자리를 잡는 기간인 6~8주 정도 고무 밴드 봉합사를 착용시킨다. 이 기간 동안 환자는 퓌레 농도의 유동식만 먹어야 한다. 그 뒤에는 치아가 가장 이상적인 위치로 이동할 수 있도록 치열교정술을 실시한다.

❀ 상악골신장술

골신장술(distraction osteogenesis)은 신체의 골절 부위는 새로운 뼈가 형성되면서 아문다는 장점을 이용하여 뼈를 점진적으로 연장시키는 데 적용하는 방법이다. 골절 부위의 끝을 점차 벌려 주면 신체는 새로운 뼈를 만들어 그 틈을 채우게 된다. 골신장술은 비교적 최근에 발달된 악교정술이다(Cheng & Chua, 2006; Cohen, Burnstein, & Williams, 1999; Denny, Kalantarian, & Hanson, 2003; Imola & Tatum, 2002; McCarthy, Stelnicki, Mehrara, & Longaker, 2001; Mofid et al., 2001; Swennen, Schliephake, Dempf, Schierle, & Malevez, 2001; Zhou et al., 2007).

모든 종류의 골신장술은 완전 절개(완전 절골술)든 부분 절개(피질절골술, corticotomy)든 절골을 먼저 실시한다. 상악 전진을 위한 골신장술은 미리 계획한 Le fort 절골술과 외부 혹은 내부 골신장 장치 착용을 필요로 한다. 외부 장치는 안정적인 두개골 위에 고정하여 장치를 지지해 주는데, 상악까지 연장되어 있는 큰 틀이 있다. 내부 장치는 더 작고 입 안에 숨겨져 있다.

며칠간 쉬게 한(잠복기) 뒤, 골신장 장치를 활성화(활동기)한다. (잠복기는 조작하는 사람에 따라 달라지며, 활동기는 계획한 상악의 새 위치에 따라 달라진다.) 골신장 장치를 활성화하여 상악 분절이 원하는 위치로 이동할 때까지 미숙한 유합조직을 확장시키고 늘인다. 이렇게 늘인 유합조직이 시간이 지남에 따라 성숙해지면서 단단해지면 보통의 뼈가 된다. 이로써 큰 틈을 채우기 위해 골이식을 따로 할 필요가 없게 된다(Takigawa, Uematsu, & Takada, 2010). 이렇게 천천히, 의도적으로 전진시킴으로써 신체로 하여금 새로운 뼈를 만들어 내게 하는데, 이는 상악이 새로운 자리를 확고히 잡을 수 있게 해준다. **그림 18-7A**는 상악절골술을 받아 상악에 장치를 착용하고 있는 환자의 수술 중 모습을 보여 주고 있다. **그림 18-7B**는 두개골에 고정되어 있는 외부 상악골신장 장치를 보여 준다. **그림 18-7C**는 상악절골술 이후 내부 상악골신장 장치를 착용하고 있는 모습을 보여 준다. **그림 18-8**은 한 환자의 수술 전 모습, 신장 장치를 착용하고 있는 모습, 수술 후 모습을 보여 주고 있다.

전통적인 수술법에 비해 골신장술이 갖는 장점은 수술 절차가 짧고, 출혈의 위험이 적으며, 수술 후 부기가 적다는 것이다. 골신장 과정에서 새로운 뼈가 생성되므로 골이식을 위해 기증할 뼈를 증식시킬 필요가 없다. 점진적으로 전진시키기 때문에 수술실에서

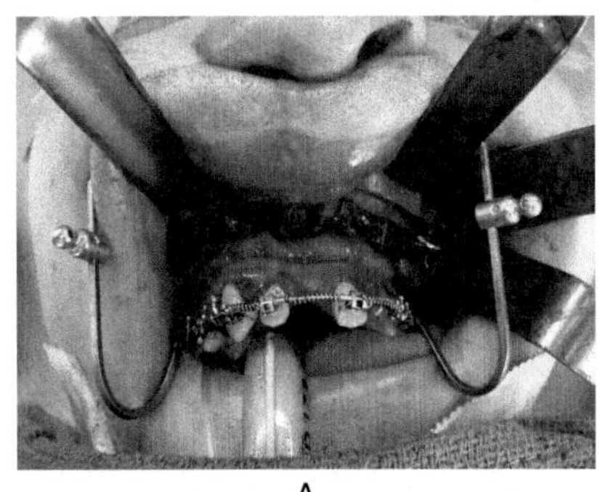
A

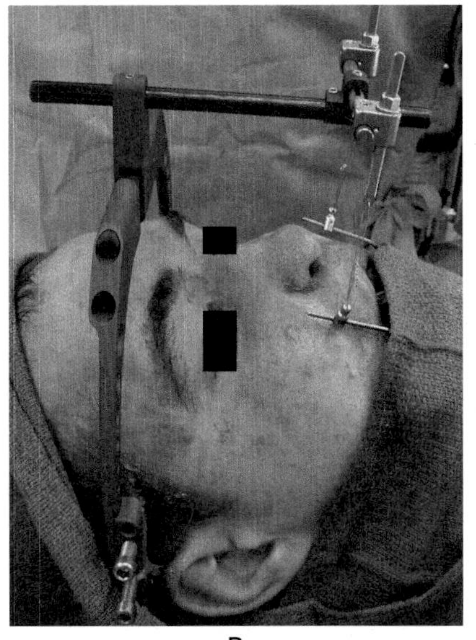
B

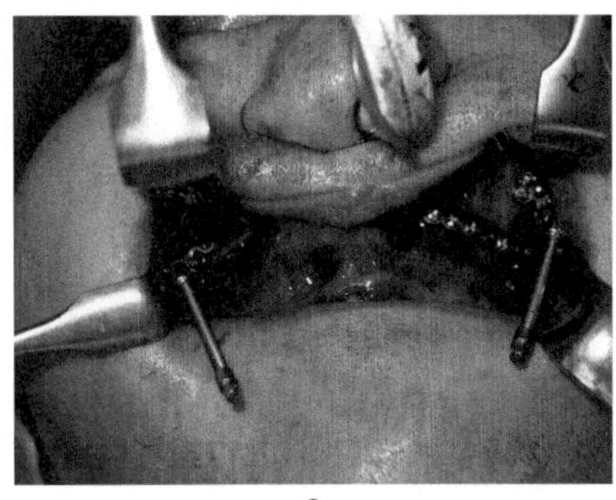
C

그림 18-7(A~C) 상악골신장술. (A) 절골 이후 상악에 장치를 착용한 환자의 수술 중 모습. (B) 외부 상악골신장 장치를 두개골에 부착시키는 방법을 보여 주고 있다. (C) 상악절골술 후 내부 상악골신장 장치를 장착시킨 모습.

A~C: Courtesy Deepak Krishnan, D.D.S./University of Cincinnati College of Medicine

한 번에 이루어지는 수술이 아니므로 필요한 만큼 전진 정도를 조정할 수 있다. 뼈가 매우 점진적으로 새로운 자리를 잡기 때문에 연조직이 시간의 경과에 따라 일어나는 변화에 적응할 수 있게 해주며, 이는 다시 달성 가능한 전진 정도도 증가시켜 준다. 골신장 과정 동안 살아 있는 뼈가 형성되므로 뼈가 허물어지는 것도 방지된다.

골신장술의 단점은 금속기구가 확연히 드러나며 매일 활성화해야 할 뿐만 아니라 환자가 오랫동안 착용하여 활성화하는 것이 번잡하다는 것이다. 통증, 수면 곤란, 말소리 왜곡, 섭식 문제, 여가 활동의 제약과 같은 문제도 있다(Primrose et al., 2005). 골신장 기간 동안 금속기구류가 자리를 잡지 못하거나 다시 부착시켜야 하는 경우도 있다. 재수술이 필요한 경우도 있다. 외부에 착용하는 장치는 대부분 치료실에서 제거할 수 있으나, 내부에 삽입한 금속기구류는 수술실에서 수술로 제거해야 하는 경우도 있다.

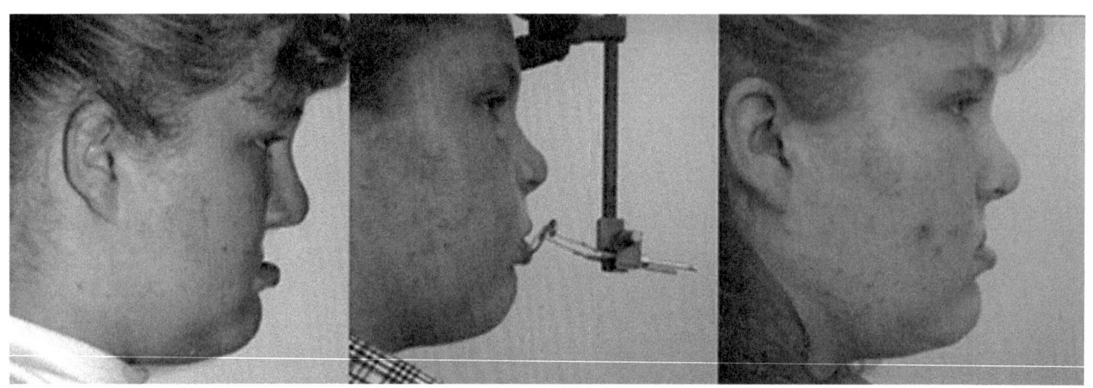

그림 18-8 안면중앙부에 적용한 골신장술. 왼쪽은 수술 전의 옆얼굴선이다. 가운데는 골신장 마지막 단계에 견인 장치를 착용하고 있는 모습이다. 오른쪽 사진은 수술 후의 결과를 보여 주고 있다.
Courtesy David A. Billmire, M.D./Cincinnati Children's Hospital Medical Center & University of Cincinnati College of Medicine

✲ 수술 시기

상악교정술은 상악의 부비강(paranasal sinus)이 제대로 발달하기 전에는 실시하기 어렵다. 어린 아동의 경우 상악 부비강은 영구 치열의 창고에 해당된다. 아동이 혼합치열기(대개 7~9세)에 이르면 수술톱이 들어갈 만한 공간이 생긴다.

두개골조기유합증 환자에게 실시하는 Le Fort 제3형 절골술은 주로 혼합치열기에 이루어진다. 이 수술은 기도의 통기성을 향상시키고, 전방 개방교합으로 인해 벌려져 있는 상하악을 다물어지게 만들며, 구강의 크기를 증가시켜 주며, 가장 중요하게는 안구돌출증을 방지하는 데 도움이 된다. 전통적인 수술에 비해 수술시간이 짧고 과다출혈의 위험이 적으므로 어린 환자의 경우 안면중앙부를 전진시키기 위한 방법으로 상악골신장술이 적절하다(Cheng & Chua, 2006). 이 시기에 이루어지는 수술은 그 어떤 수술이라 할지라도 이후의 성장을 장담할 수 없다. 그러므로 Le Fort 제1형 절골술을 해야 하거나 환자가 10대가 되면 교합의 균형을 맞추고 얼굴의 조화성을 향상시키고 볼록한 옆얼굴선을 만들어 주기 위해 Le Fort 제3형 절골술을 다시 해야 하는 경우도 있다.

두개골조기유합증 환자에게 이차적으로 시행하는 악교정술과 구순구개열 환자에게 일차적으로 시행하는 악교정술은 안면골이 성장하고 영구치가 완전히 맹출한 이후에 실시하는 것이 대부분이다. 안면골 중에서 하악이 가장 늦게까지 성장하기 때문에 하악의 성장이 완전히 이루어져 새로운 상악의 위치가 얼굴의 성장과 조화를 이룰 수 있도록 기다려야 한다. 결과적으로 이러한 수술은 여자 아동의 경우 15~16세, 남자 아동의 경우 17~18세가 되어서야 실시한다. 상악전진술이 완료되기 전에 치열교정이 먼저 이루어져야 한다.

✲ 생길 수 있는 부작용

상악전진술과 관련되어 나타날 수 있는 부작용에는 대량 수혈을 요하는 과다출혈, 안면 연조직의 감염, 상악의 붕괴, 윗입술과 안면중앙부의 감각 소실, 치아 손실, 치주 손실, 악화로 인한 만성적 부정교합(악교정으로도 교정할 수 없음)이 있으며(Kramer et al., 2004), 매우 드물게 시력이 소실되기도 한다. 수술 후에 연인두 형성부전을 보일 위험성도 있는데, 특히 구개열이나 점막하 구개열 이력이 있는 환자의 경우 그 위험성이 높다.

상악이 악화되거나 이전의 상태가 재발하는 것을 막기 위해서는 수술 전 치열교정을 포함, 상악전진술을 다시 해야 한다. 치주 손실은 치주교정술로 좋아질 수 있다. 치아 손실은 브리지 기공이나 다른 보철치아로 대체하여 보이지 않게 할 수 있다. 감각 변화는 시간이 지나면 나아지거나 환자가 저하된 감각으로 인해 더 이상 불편해하지 않게 되기도 한다. 수술 후에 생긴 VPI를 치료하기 위해서는 추가 수술이 필요할 수도 있다.

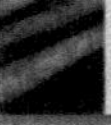

말 노트(Speech Notes)

상악전진술

말소리 산출에 미치는 영향

상악전진술의 일차적인 목적은 상악과 하악의 교합관계를 정상으로 만드는 것이다. 부정교합은 말소리 왜곡을 유발하는 매우 흔한 원인이기 때문에 부정교합 교정 이후 말의 명료성이 개선될 가능성도 있다. 실제로 많은 연구에 따르면, 상악전진술 이후 조음치료 없이도 조음이 향상된다(Guyette, Polley, Figueroa, & Smith, 2001; Janulewicz et al., 2004; Kummer et al., 1989; Lee, Whitehill, Ciocca, & Samman, 2002; Maegawa, Sells, & David, 1998; McCarthy, Coccaro, & Schwartz, 1979; Trindade, 2003; Vallino, 1990; Ward, McAuliffe, Holmes, Lynham, & Monsour, 2002). 이러한 향상은 수술 전에는 말소리를 산출하는 동안 혀의 위치는 정상적이지만 비정상적인 구조로 인해 왜곡이 일어나는 **필연적 오류**를 보이던 사례에서만 나타났다. 혀의 위치가 정상적이지 않은 **보상적 오류**의 경우에는 상악전진술 후 말 치료를 하면 조음오류가 개선될 가능성이 높아진다.

기도 및 공명에 미치는 영향

상악이 전진하면 연구개도 전진되고 인두강의 전후방 깊이도 증가한다. 이러한 변화는 안면골과 두개골 기저 사이의 봉합선이 좁아져 인두가 제한되는 두개골조기유합증 환자들에게 이득이 된다. 인두의 지름이 증가하고 비강 저항이 감소하면서 과소비성과 상기도폐색이 개선되거나 없어지는 경우도 흔히 있다(Dalston, 1996; Maegawa et al., 1998; McCarthy et al., 1979; Sharshar & El-Bialy, 2012; Trindade, Yamashita, Sunuimoto, Mazzottini, & Trindade, 2003).

연인두 기능에 미치는 영향

수술받은 구개열 환자나 점막하 구개열 환자들의 경우, 상악전진술은 절골술로 점진적으로 전진시킨 경우라도 연인두 기능에 부정적인 영향을 미칠 수 있다. 상악의 전진과 함께 연구개도 전진하면서 연인두 통로의 전후방 깊이가 증가한다. 연구개가 이러한 차이를 메꿀 수 있을 정도로 충분히 뻗지 못하면 연인두 형성부전이 생기거나 기존의 결함이 더 심해진다(Dalston, 1996; Dalston & Vig, 1984; Haapanen, Kalland, Heliovaara, Hukki, & Ranta, 1997; Heliovaara, Hukki, Ranta, & Haapanen, 2004; Heliovaara, Ranta, Hukki, & Haapanen, 2002; Janulewicz et al., 2004; Kummer, Strife, Grau,Creaghead, & Lee, 1989; Maegawa et al., 1998; Niemeyer, Gomes Ade, & Fukushiro, 2005; Okazaki et al., 1993; Satoh et al., 2004; Watzke, Turvey, Warren, & Dalston, 1990). 골신장술을 통한 상악의 점진적 전진은 연인두 기제가 새로운 상황에 적응할 수 있게 해주고 상악전진술 이후 과다비성이 생길 가능성을 최소화해 줄 것처럼 보인다. 그러나 연구 결과에 따르면 수술로 전진시킨 사례와 골신장술로 전진시킨 사례가 연인두 형성부전이 될 위험성에 있어서는 유의한 차이가 없었다(Chanchareonsook, Whitehill, & Samman, 2007; Chua, Whitehill, Samman, & Cheung, 2010; Guyette et al., 2001; Ko, Figueroa, Guyette, Polley, & Law, 1999; Trindade et al., 2003).

수술 후에 생기는 과다비성과 비누출은 수술한 이력이 있는 구개열이나 점막하 구개열 환자, 처음부터 빈약한 연인두 폐쇄를 보이던 환자와 10mm 이상 상악을 전진시킨 환자들에게서 자주 나타난다. 어떤 환자들은 일시적으로 과다비성/비누출을 보이다가 연인두 구조가 새로운 해부학적 관계 변화에 적응하면서 나아진다. 또 다른 환자들은 비음성 개선을 위해 인두피판술이나 인두괄약근성형술이 필요할 수도 있다.

VPI 교정을 위한 인두피판술을 이미 받은 환자들은 상악전진술이 특히 어렵다. 수술을 위해서는 비강 삽관을 해야 하는데, 피판이 자리 잡고 있어서 삽관이 어렵다. 게다가 연구개에 피판이 묶여 있기 때문에 상악을 앞쪽으로 당기는 것이 매우 어렵다. 마지막으로 상악전진술을 받기 전에 인두피판이 이미 있었던 환자들의 경우 상악전진이 실패할 가능성(상악이 원래 위치로 되돌아가는 경우)이 더 높은 것으로 보고되었는데, 이는 피판의 당김 때문으로 보인다. 그러므로 상악을 충분히 전진시키고 원래대로 돌아갈 위험을 줄이기 위해서는 일부 피판의 경우 상악전진술을 실시하기에 앞서 피판 개정술을 먼저 해야 한다. 다행히 피판술을 받은 지 일정 기간 경과된 이후에는 피판을 분리한다고 해서 반드시 연인두 기능이 나빠지는 것은 아니다. 이는 잔존하는 피판 조직과 인두벽이 성장과 동시에 기울면서 생긴 변화 때문으로 보인다. 그러나 상악전진술 후에 VPI가 재발할 위험성이 높아지기도 한다.

상악전진술 전에 특히 구개열 이력이 있는 환자에게서 수술 후 VPI가 생길 위험성과 VPI가 생겼을 경우의 치료에 대해 상담하는 것이 중요하다. 구개열이나 VPI 이력이 있는 환자에게 수술 전 말 평가는 특히 환자와 보호자가 원할 경우 상악전진술의 결과가 말에 미치는 영향을 예측하는 데 큰 도움이 된다(Phillips, Klaiman, Delorey, & MacDonald, 2005). 얼굴의 조화성 향상을 위해 실시하는 선택적 악교정술 환자의 경우에는 외과의사가 위험을 알려 주는 것만으로도 충분하다.

✱ 하악재건술

두개안면 기형 환자들은 하악재건술이 필요한 소하악증을 자주 보인다. 하악재건술은 얼굴의 심미적 측면을 향상시킬 뿐만 아니라 기도폐색을 완화시키며, 심지어는 말 산출도 향상시킨다.

✱ 목적

소하악증은 피에르 로빈 연쇄, 트레처 콜린스 증후군(흔히 피에르 로빈 연쇄를 수반함), 양측성 반안면왜소증(안면이개척추 증후군)과 연관되어 나타난다. 편측성 반안면왜소증 환자에게서는 대개 발육부전을 보이거나 발육되지 않은 부분이 있는 비대칭적인 하악이 관찰되기도 한다. 한편, 구순구개열이나 두개골조기유합증이 있는 환자들은 하악이 실제로는 정상임에도 불구하고 하악 돌출(prognathism, 하악이 상악보다 큰 상태)이 있는 것처럼 보이기도 한다. 실제로 이러한 외관은 상악 후퇴와 그 결과로 나타나는 턱 위치의 차이 때문에 나타난다. 실제로 하악 돌출이 있는 환자의 경우 이를 교정하기 위해 하악재건술을 실시할 수 있다.

피에르 로빈 연쇄가 있는 영유아 중 많은 아동들이 소하악증/하악 후퇴를 보이는데, 이는 심각한 기도폐색을 유발할 수 있다. 이로 인하여 음식을 먹을 때의 불포화화와 반듯이 누웠을 때의 수면무호흡증에서부터 자세에 상관없이 완전히 기도가 폐색되는 수준에 이르기까지 다양한 문제를 보일 수 있다. 이러한 영유아들을 위한 초기 치료는 호흡과 섭식을 위해 적절한 기도를 확보하는 것이다. 단순한 임시변통으로는 아기를 엎드려서 재우고 먹이는 방법이 있다. 좀 더 복잡한 방법으로는 비인두 기도(소위 '트럼펫'이라고 하는)를 넣어 주고 간헐적으로 비위장관(NG tube)을 넣어 영양을 제공하는 방법이다. 심한 경우에는 기도 확보를 위해 기관절개술을 실시하고 섭식을 위해 위장절제술을 해야 하는 경우도 있다.

소하악증으로 인해 심한 기도폐색을 보이는 영유아에게 기관절개술을 하지 않기 위해 하악전진술을 실시하는 경우도 많다(Hammoudeh et al., 2012). 양측으로 적용할 경우 골신장 장치가 하악을 앞쪽으로 당겨 줄 뿐만 아니라 혀의 기저부도 당겨 준다. 이로 인해 인두 공간이 넓어지고 기도를 확보할 수 있게 된다. 이미 기관절개술을 받은 아동들의 경우, 하악전진은 도관을 제거하기 전에 실시하는 경우가 많다.

수술법

하악재건술에는 몇 가지 종류가 있다. 일반적인 방법으로는 하악골신장술(distraction osteogenesis), 늑골이식 재건술(rib graft reconstruction), 유리피판미세술(free-tissue microsurgical reconstruction: free-flap) 및 수직하악절골술 또는 시상분할절골술 등이 있다.

하악골신장술

1992년에 처음 하악절골술이 소개된 이래로 다양한 접근법이 시도되어 왔다(McCarthy, Schereiber, Karp, Throne, & Grayson, 1992). 이제는 다면(multiple plane) 장치를 이용할 수 있게 되었고, 내부나 외부로 절골이 가능하며, 모든 안면골에 적용할 수 있게 되었다. 하악골신장술은 소하악증 환자에게는 양측 하악에 실시하거나 반안면왜소증 환자에게는 한쪽 하악에만 실시할 수도 있다. 안면중앙부가 성장하면 필요에 따라 재수술할 수도 있다. 하악 재건을 위해 늑골을 이식한 경우에도 원래 하악이었던 것처럼 신장시킬 수 있다(Corcoran, Hubli, & Salyer, 1997). 하악골신장술은 기관절개술을 받은 환자의 경우 도관 제거보다 먼저 하게 되는데, 걸음마기에 자주 실시한다(Williams, Maull, Grayson, Longaker, & McCarthy, 1999).

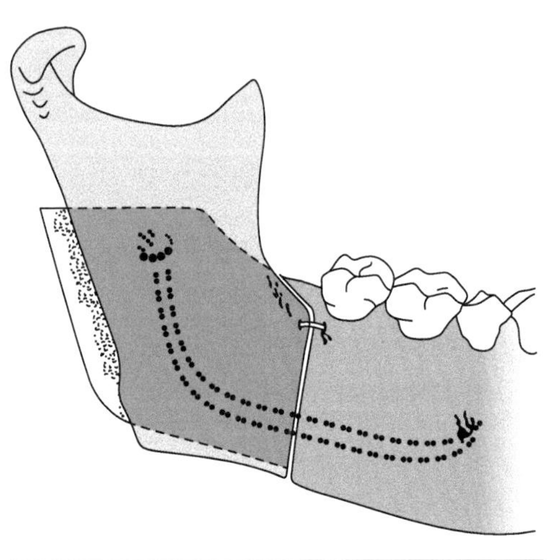

그림 18-9 점선으로 표시한 부분은 시상분할 절골술과 전진, 회전 또는 후진시켜 얻을 수 있는 다양성을 그림으로 나타낸 것이다.

하악을 전진시키기 위해 하악체 중 치아가 포함되어 있지 않은 부위나 하악각 또는 하악가지를 따라 양측으로 절개한다(그림 18-9). 며칠간 쉬게 한(잠복기) 뒤에 골신장 장치를 작동시킨다(활동기). 절골한 끝부분이 매일 1~2mm씩 점진적으로 벌어지는데, 원하는 길이를 달성할 때까지 계속된다. 일단 원하는 정도만큼 전진되면 새로 만들어진 뼈가 단단해질 때(안정

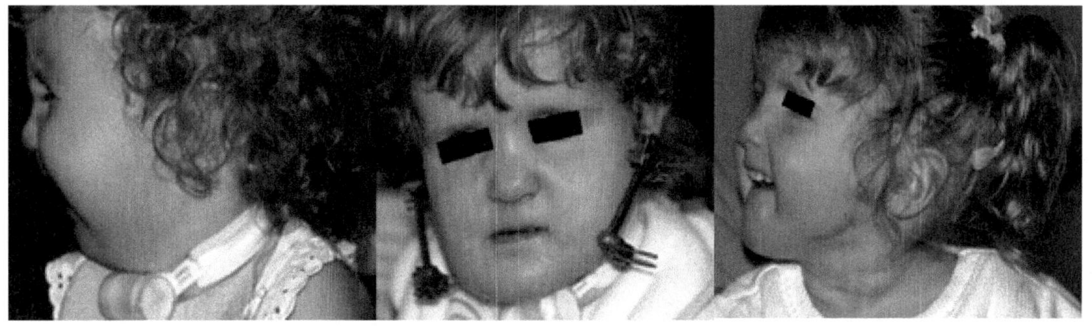

그림 18-10 하악에 적용한 골신장술. 이 사례는 구강 내부 접근법을 이용하여 외부에 골신장 장치를 착용하고 있다. 왼쪽의 사진으로 수술 전의 소하악증 정도를 알 수 있다. 중간은 골신장 장치를 착용하고 있는 환자를 보여 주고 있다. 오른쪽은 최종적으로 전진된 정도를 보여 주고 있다. 기관절개공에서 도관을 성공적으로 제거한 모습에 주목하라.
Courtesy David A. Billmire, M.D./Cincinnati Children's Hospital Medical Center & University of Cincinnati College of Medicine

기)까지 골신장 장치가 지지대의 역할을 하도록 그대로 둔다. 안정기는 활동기와 같거나 활동기보다 더 길다. 이후 골신장 장치를 제거한다. 이러한 절차는 외과 의사가 환자에게 골신장 장치를 바깥에 착용하게 하는지 아니면 구강 내부에 착용하게 하는지, 보이게 착용시키는지 아니면 내부에 착용시키는지, 1회만 절골술을 실시하는지 아니면 1회 이상 하는지, 골신장 장치가 하악을 1차원, 2차원, 3차원 중 어떤 차원으로 이동시킬 수 있는지, 부가적인 고정 장치(주로 흡수되는 판이나 나사)를 사용하는지 여부에 따라 다양하게 적용할 수 있다. **그림 18-10**은 기관절개공 의존 상태의 소하악증 아동의 골신장술 전, 중, 후의 모습을 볼 수 있는 사진이다.

하악전진술로 인해 환자의 기도가 충분히 확보되어 기관절개공의 도관(캐뉼러)을 제거해도 되는지 판단하기 위해서는 골신장술의 활동기가 끝나기 직전에 검사해야 한다. 기도를 평가하는 방법 중 하나는 그냥 밸브로 도관을 임시로 막아 아동이 기도를 유지할 수 있는지 확인하는 것이다. 측면 두부계측 X선검사를 통해 비인두강의 전후 길이가 증가하였는지 확인할 수 있다. 그러나 기도를 가장 잘 평가할 수 있는 방법은 후두경과 기관지경을 이용하여 검사하는 것이다. 이 검사는 후두연화증(laryngomalacia)과 육아조직(granulation tissue) 등 만성적 기도 도관 삽입에 기인하는 기타 문제에도 주의를 기울일 수 있는 소아 이비인후과 의사가 수술실에서 실시한다.

❀ 늑골이식 재건술

재건술 외과 의사들은 하악 발육부전을 보이거나 하악이 결손되어 있는 경우에 늑골의 뼈 자루 부분과 연골성 끝부분이 갖는 장점을 취해 하악을 재건하는 데 적용해 왔다. 연골성 끝부분은 하악의 관절돌기처럼 만드는 데 사용하고, 늑골의 자루 부분은 하악가지와 하악체를 만드는 데 사용한다. 이식할 늑골을 판/나사를 이용하여 하악에 고정한다. 늑골의 크기가 적당해야 하므로 5~6세 이전의 아동은 늑골이식 재건술 대상에서 제외된다.

늑골이식재건술이 갖는 문제점 중 하나는 수술 후의 성장 패턴을 예측할 수 없다는 것이다. 이식한 부위가 하악을 전진시키기는커녕 부분적으로나 완전히 흡수되어 버리는 경우도 있다. 아동의 다른 얼굴 뼈 부위는 성장하는 데 비해, 이식한 부위가 자라지 않고 계속 같은 크기로 남아 있어서 또 다른 비대칭성을 유발하기도 한다. 드물게 이식한 늑골이 과성장하면서 추가적으로 비대칭이 초래되어 이식한 늑골의 일부를 절제해야 하는 경우도 있다. 하악 성장부진을 늑골이식으로 재건하는 방법의 또 다른 결점은 연조직의 보충이 제한되어 있다는 것이다. 이식한 늑골이 안면각(facial height, 얼굴이 이루는 각도)과 하악의 길이를 보충해 줄 수는 있으나, 연조직을 채워 주거나 얼굴의 윤곽을 개선해 줄 수는 없으므로 환자 얼굴의 외관은 여전히 비대칭적으로 남게 된다.

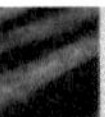

말 노트(Speech Notes)

기관절개공이 있으면 성문 아래에서 발성과 말 산출에 쓰여야 할 기류가 흐르지 못한다. 그러므로 빨리 도관을 제거할수록 말 발달의 예후가 더 좋아진다.

앞에서 그리고 제8장에서 언급하였듯이 말소리 산출은 부정교합을 야기하는 상악과 하악의 불일치에 의해 부정적인 영향을 자주 받는다. 심한 소하악증이나 하악 후퇴가 있으면 혀끝이 정상적인 위치인 치조 아래가 아니라 입천장 아래에 오기도 한다. 이는 설치조음과 치찰음 산출 능력에 영향을 미칠 수 있다. 환자들은 전방음을 후방화함으로써 보상하기도 한다. 게다가 양순음이 순치음의 조음위치에서 산출되기도 한다.

치열 교합을 교정하면 필연적 말소리 왜곡을 교정하고 보상적 오류의 교정 가능성을 높여 준다.

하악골신장술 직후에는 연인두 기능과 조음이 더 나빠지는 것으로 보고되었다. 이는 아마도 하악의 높이와 관계에 변화가 생겨 나타나는 결과로 여겨진다. 그러나 나빠졌던 연인두 기능과 조음은 시간이 지나면서 좋아지는 것으로 나타났다(Guyette, Polley, Figueroa, & Cohen, 1996).

❀ 유리피판미세술(유리 조직 이식술)

하악을 재건할 때 유리피판미세술(유리 조직 이식술)은 늑골이식으로 부족한 연조직과 뼈 성장을 해결할 수 있는 방법 중 하나이다. 외과 의사는 뼈나 뼈와 연조직을 혈관과 함께 배양한다. 이후 유리피판을 하악으로 전이시킨다. 그 뒤 수술용 현미경을 이용하여

기증 조직의 혈관을 얼굴의 수혜 조직의 혈관에 걸어 주고, 이 조직에 있는 미세한 혈관을 봉합시킨다. 견갑골과 그 주변의 연조직도 자주 이용되는데, 견갑골은 신뢰할 수 있는 성장 센터도 제공해 준다. 연조직만 필요한 경우에는 복부의 큰 그물막(greatr omentum) 등 여러 기증 부위를 이용할 수 있다.

❀ 시상분할절골술

여러 하악절골술법이 고안되었으나, 그중 융통성이 가장 높은 수술법은 전진, 후진 및 회전이 가능한 시상분할절골술(sagittal split osteotomy)이다. 외과 의사는 먼저 하악가지를 내측 골판과 외측 골판으로 분할하는데, 하악가지의 관절돌기와 외측 골판을 하악체 및 하악가지의 내측 골판과 분리시키는 방식으로 절골한다. 이를 통해 하악 분절을 전진, 후진 또는 회전시키는 것이 가능하다. 하악을 절단한 부위는 상악전진술처럼 부목(스플린트)을 대어 새로운 위치로 삽입한다. 측두하악관절(TMJ) 문제가 생기는 것을 방지하기 위해서는 수술 도중에 하악 분절의 위치를 제대로 잡아 주는 것이 필수적이다. 이후 하악 분절을 철선, 나사 또는 판으로 고정시킨다. 하악 운동의 안정성에 따라 다르지만 환자에 따라 **악간고정술**(intermaxillary fixation)이 필요한 경우도 있는데, 이는 하악과 상악을 철선으로 묶어 닫히게 만드는 것이다. 하악을 수평으로 전진시키는 악교정술을 **턱끝 성형술**(**이부성형술**, genioplasty)이라고도 하는데, 이는 다른 하악 또는 상악 절골술과 함께 실시하거나 단독으로 실시할 수도 있다. 기도나 말을 변화시키지 않는 반면 얼굴의 심미적 효과는 크게 향상될 수 있다.

하악골을 전진시킨 뒤에는 측두하악관절이 경직되는 것을 방지하기 위해 물리치료를 실시해야 한다. 그리고 상하악 교합을 최종적으로 수정하기 위해 수술 후 치열교정이나 탄성 밴드 치료가 필요한 경우도 있다.

✲ 수술 시기

하악골신장술은 주로 심각한 기도폐색을 유발하는 소하악증 영유아에게 적용한다. 하악재건술은 다른 이유로 소하악증이나 하악 돌출증을 보이는 10대나 성인에게 적용한다. 이상적으로는 하악재건술은 수술 후 성장이 이전 상태로 되돌아가는 것을 피하기 위해 골격이 성숙하였을 때 실시해야 한다.

✲ 생길 수 있는 부작용

하악골신장술과 관련된 부작용에는 골신장 장치를 둘러싸고 있는 피부가 감염되거나, 장치가 끊어지는 문제가 있다(Corcoran et al., 1997). 매우 드문 부작용으로는 안면신경

마비와 근섬유 결합장애가 있다. 이 절차의 부작용 중에는 하악 대구치의 아체(싹, 눈)에 위해를 가하는 영구 손상이 있는데, 이 치아 아체는 골신장술 시기에는 미성숙하여 아주 작다. 치아 아체가 성숙하면서 기형적으로 변하거나, 충분히 발육되지 못하거나, 잘못 자리 잡은 치아가 될 수도 있는데, 이는 아동이 나이가 들어가면 소아치과 의사에게도 어려운 문제가 된다. 이 수술법이 흔히 실시되고 있는데도 골신장술이 실시된 이래 재발 문제는 보고된 바 없다(McCarthy, Stelnicki, & Grayson, 1999).

하악절골술은 기술적으로 어렵고 분할 중 하부 치조신경을 위태롭게 만들기도 한다. 이 절차를 받은 거의 대부분의 환자들이 아랫입술, 턱, 아랫니가 무감각해지는 것을 경험하는데, 이는 일시적인 현상으로, 몇 달 안에 감각이 정상으로 돌아온다. 또 다른 부작용에는 치아 손상, 부정교합, 더 복잡한 재건 기술을 요하는 분할 불량이 있다.

요약

악교정술은 상악/하악을 재건하는 수술로, 구개열이나 두개골조기유합증 환자가 보이는 여러 가지 심미적, 기능적 문제를 개선할 수 있다. 안면골 수술을 통해 얼굴 윤곽과 전반적인 외관은 상당히 향상될 수 있다.

악교정술은 흔히 말과 공명에 영향을 미친다. 전반적으로 턱 관계가 좋아지면서 치열 교합도 향상되는데, 이는 특히 비정상적인 구조로 인해 말소리 왜곡 또는 조음오류를 보였던 대상자의 말에 긍정적인 영향을 미친다. 게다가 상악전진술은 일부 사례의 기도 폐색과 과소비성을 개선해 주기도 한다. 그러나 특히 구개열이나 점막하 구개열 이력이 있는 환자는 상악전진술 후 VPI가 될 위험이 높다. 원할 경우 언어치료전문가는 VPI의 위험성을 예측하고, 수술 후 실제로 VPI가 나타날 때 이를 관리해 줄 수 있다.

복습 및 논의

1. 악교정술은 무엇인가? 이러한 유형의 수술을 실시하는 목적은 무엇인가? 구순구개열 환자들에게 자주 시행하는 이유는 무엇인가?
2. 치조골이식술을 실시하는 이유에 대해 논하고, 수술 과정에 대해 부모에게 설명하듯이 설명하라. 수술 시기와 관련된 논쟁에 대해 논하라. 생길 수 있는 부작용에는 어떤 것이 있는가?
3. 기존의 Le Fort 분류체계에 대해 설명하라. Le Fort 제1형, Le Fort 제2형, Le Fort 제

3형 절골술 간의 차이점은 무엇인가? 이러한 유형의 수술은 대개 언제 실시하고, 왜 실시하는가?

4. 구순구개열 이력이 있는 아동들에게 상악전진술이 효과적인 경우가 많은데, 그 이유는 무엇인가? 상악전진술이 말과 공명에 미칠 수 있는 영향은 무엇인가? 이미 인두피판이 있는 경우에 상악전진술을 계획할 때 고려해야 할 사항은 무엇인가? 적절한 수술 시기에 대해 논하라.

5. 상악전진술을 받기로 되어 있는 17세의 남학생을 대상으로 말 평가를 실시하였다고 가정해 보자. 부정교합으로 인한 필연적 조음오류와 거의 들리지 않는 비일관된 비누출을 보인다고 하자. 상악전진술을 시행할 경우 어떤 위험이 있으며, 어떤 이득을 볼 수 있는지 남학생 본인과 그 가족에게 하듯이 설명하라. 수술 후에는 어떤 종류의 추후검사를 실시할 것인가?

6. 골신장 과정을 부모에게 하듯이 설명하라. 몇 살 때 이러한 수술을 실시하는가? 이 수술법의 장점은 무엇인가? 나타날 수 있는 부작용에는 어떤 것이 있는가?

7. 하악전진술은 어떤 사례에게 적절한가? 환자는 이 수술을 통해 어떤 이득을 볼 수 있는가?

8. 늑골이식재건술, 유리피판미세술(유리 조직 이식술), 하악절골술을 실시하는 목적은 무엇인가?

제 19 장

보철적 처치

✿ 이 장의 개요

도 입

구순열, 구개열, 그외 다른 두개안면 기형 환자는 얼굴의 미용, 치아궁(dental arch)의 안정성, 말소리, 씹기와 삼킴 등에 영향을 미치는 해부학적 문제를 가지고 있다. 이러한 신체적·기능적 문제는 환자의 사회적·정서적·심리적인 건강과 안녕에 매우 부정적인 영향을 미친다.

예전부터 구순구개열 환자는 수용 가능할 만한 미(美)와 기능을 얻기 위해 여러 차례의 수술적 처치 및 재활 과정을 거쳐 왔다. 수술적 처치는 오늘날 이루어지는 것보다 더 늦게 이루어졌고, 수술적 처치의 성공 수준도 오늘날처럼 높지 않았다. 수술 집도의의 최선의 노력에도 불구하고, 기형적인 부정교합과 연인두 기능장애로 인해 치아 및 상악궁의 결손과 말소리의 문제가 지속되는 경우가 종종 나타났다. 이러한 잔여 문제들 때문에 보철적 처치는 가장 효과적이자 가장 널리 쓰이는 치료 기법 중 하나가 되었다. 그러나 최근에는 두개안면의 성장과 발달 특성에 대한 지식이 증가하였고, 수술적 처치의 발전으로 인해 수술 후 미용과 말소리 산출이 훨씬 더 개선되었다. 그러므로 구순열과 구개열을 가진 대부분의 환자, 특히 초기에 적절한 수술적 중재를 받은 환자들이 최적의 결과를 얻기 위해 보철기를 착용할 필요는 더 이상 없어지게 되었다(Delgade, Schaaf, & Emrich, 1992; Reisberg, 2000).

수술은 많은 구조적·기능적 문제의 수정 혹은 개선을 위한 선택사항 중 하나가 될 수 있지만, 아직도 특정한 경우에는 보철적 처치가 필요하다. 보철적 처치는 다양한 이유로 수술 효과를 기대하기 어렵거나 수술이 불가능한 경우 선택할 수 있는 훌륭한 처치법이다.

수술적 처치든 보철적 처치든 모든 치료의 궁극적인 목적은 최선의 결과를 얻어 내는 것이다. 그러므로 치료방법을 선택할 때 환자가 선호하는 처치방법이나 예상되는 결과뿐만 아니라 결과가 나타나기까지 걸리는 시간, 환자에 대한 위험 정도나 치료비용 또한 고려해야 한다. 성공적인 치료방법은 환자와 그 가족의 목표나 필요에 적합하고 최소한의 시간과 비용이 드는 것이다.

이 장의 목적은 구순/구개열이나 기타 두개안면 기형의 병력이 있는 환자들에게 적용할 수 있는 다양한 유형의 보철장치에 대해 알아보는 것이다. 언어치료전문가는 환자에게 적용할 수 있는 보철적 처치와 언제 환자에게 보철적 처치를 취하는 것이 적합한지 잘 알고 있어야 한다.

보철기구

보철장치 혹은 보철기기라고도 불리는 **보철기구**(prosthesis)는 결손이 있거나 기형적으로 형성된 신체 일부를 대체하기 위해 제작된다. 이러한 대체물은 영구적으로 고정시킬 수도 있고, 탈착이 가능해서 음식을 먹거나 잠을 자거나 이를 닦을 때에는 빼놓을 수도 있다. 보철적 처치는 수술적 처치를 하기 전에 임시방편으로 적용하거나 수술적 처치가 불가능하거나 바람직하지 않은 경우에 영구적인 목적으로 시행할 수 있다.

보철기구의 제작은 치열교정과 의사나 소아치과 의사가 하는 경우도 있지만 이러한 기구의 제작을 전문으로 하는 보철과 의사가 담당하는 경우가 많다. **보철과 의사**(prosthodontist)는 치아의 재건을 다룰 뿐만 아니라, 손상되거나 잘못 형성된 구강 및 안면 구조의 외형을 개선시키고 섭식과 연인두 폐쇄를 돕는 장치를 개발하는 일도 담당하는 치과 전문의이다. 보철과 의사는 두개안면 팀의 중요한 구성원인데, 이들이 최선의 수술 후에도 심각한 기형이 남아 있는 환자의 말 산출과 외모를 개선시켜 줄 수 있기 때문이다.

치아 보철기구

1차 구개 전체의 파열(완전 구순열) 병력을 가지고 있는 환자는 치아가 손실되는 경우가 많은데, 이러한 손실은 파열선을 따라 흔히 나타난다. 다른 두개안면 기형을 가지고 있는 환자도 부정교합뿐만 아니라 손실되거나 잘못 형성된 치아를 가지고 있을 수 있다. 이러한 경우, 보철적 처치가 적절하다. 얼굴 미용, 저작 기능, 그리고 말소리조차도 손실된 치아 부위를 채워 주거나 부정교합이나 기타 잘못된 치아의 해부학적 구조를 수정해 줌으로써 현저하게 개선시킬 수 있다.

1차 구개열 병력을 가지고 있는 환자의 치아를 대체하는 시도에는 중대한 위험이 뒤따른다. 이러한 위험에는 윗입술이 짧아지거나, 전상악이 앞으로 돌출되거나, 손실된 치아로 인해 빈 공간이 생기거나, 정상보다 더 많은 이가 나거나 하는 상황들이 포함된다. 부가적인 문제로는 턱의 어긋남, 앞니 아래를 연결한 직선이 코밑을 연결하는 직선과 평행이 되지 않고 기울어지는 경우, 치열과 얼굴 중심선의 뒤틀림, 치조와 구개 부위의 흉터 조직 등이 있다(Ramstad, 1998). 여기에 심리적 문제로 인한 무관심 때문에 흔히 관찰되는 구강 위생 결핍이 추가되기도 한다.

치아의 대체방법에는 여러 가지가 있다. **고정의치**(fixed bridge)는 일부 치아를 대체하는 것이고, **완전 의치**(틀니, denture)는 하악궁이나 상악궁 위의 모든 치아가 교체되어야 할 때 사용된다. 치아 일부가 남아 있기는 하지만 기능을 제대로 하지 못할 때에는 씌우는 의치(overlay denture)가 종종 사용된다. 씌우는 의치는 기존의 치아에 맞춰 씌우는 것으로, 대개 수직으로 씌우는 경우가 더 많다. 이 의치는 과개교합(deep bite), 즉 상악치가 하악치를 과도하게 덮는 문제를 갖고 있는 환자의 기능적 · 외형적 측면 모두의 개선에 도움을 준다. 이 유형의 의치는 필요하다면 어떤 유형의 발화 보철기구와도 결합하여 사용이 가능하다. 그러나 이를 장기간 사용하면 남아 있는 치아가 썩을 수도 있고 치태(plaque)가 쌓여 치주염이 생길 위험도 있다.

잘못 배열된 치아는 의치 제작을 어렵게 하지만, 발치는 치열교정 차원에서 필요한 경우가 아니면 피하는 것이 일반적이다. 그러한 치아라도 미래에 특정한 역할, 예를 들면 보철장치의 지지대 역할을 해줄 수도 있기 때문이다. 구개열 환자의 경우 특히 발치를 더 피해야 하는데, 발치로 인해 치조골이 흡수되어 파열이 더 넓어지고 깊어질 수도 있기 때문이다. 이러한 조직과 뼈의 손실은 고정식 부분 보철기구로 대체할 수 있는 범위를 넘어서는 수준으로 나타날 수도 있다. 이러한 경우는 치아가 유지되어 있는 경우보다 더 복잡한 재건방법을 필요로 한다(McKinstry, 1998a).

✲ 안면 보철기구

두개안면 기형 환자는 삶의 질에 심각한 영향을 받을 정도로 중대한 안면 결손을 동반하는 경우가 종종 있다. 이러한 문제는 수술적 처치를 통해 상당한 개선이 이루어지기도 하지만 항상 그런 것은 아니다. 상처나 암 수술로 인해 일부 조직을 잃음으로써 나타나는 후천적인 안면 결손은 수술로 개선시키는 것이 불가능하지는 않더라도 다소간 무리가 있다. 그러나 성공적인 보철적 처치는 한 사람의 삶에 중대한 변화를 가져오며, 이로 인해 그 환자는 사회 속에서 정상적인 기능을 할 수 있게 된다.

심각한 안면 기형이 있을 때, 특히 수술로 충분한 개선이 이루어지지 못했을 때 안면 보철기구는 훌륭한 대안이 될 수 있다. 혀를 절제한 환자도 혀를 대체하기 위해 특별히 고안된 보철장치로 효과를 볼 수 있다(Mueller et al., 2011).

그림 19-1에서는 안면 보철기구의 도움을 받은 환자를 소개하고 있다. 안면 보철기구는 얼굴의 해부학적 구조 중 손실되거나 잘못 형성된 부분을 훌륭하게 대체할 수 있으며 이를 통해 외형 문제의 극적인 개선을 도모할 수 있다(Grisius, 1991; Lundgren, Moy, Beumer, & Lewis, 1993; Schaaf, 1984). 예를 들면, 귀 폐색증 환자는 귀 보철기를 이용하여 도움을 받을 수 있다. 그 귀가 제대로 기능하지 못한다고 해도 외형상으로는 진짜 귀처럼 보이므로, 기형의 문제가 다른 사람에게 쉽게 노출되지는 않을 것이다. 같은 경우가 눈, 코 혹은 뺨에도 적용될 수 있다(Singh, Bharadwaj, & Nair, 1997).

숙련된 보철과 의사는 원래 얼굴과 피부 색깔, 피부 색조, 피부 질감 및 전체적인 외형

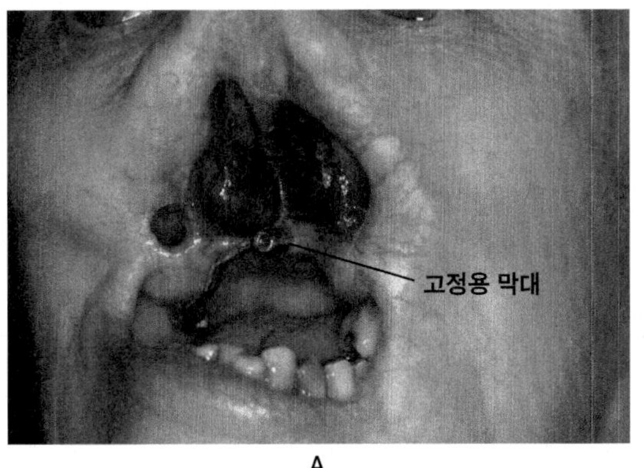

A

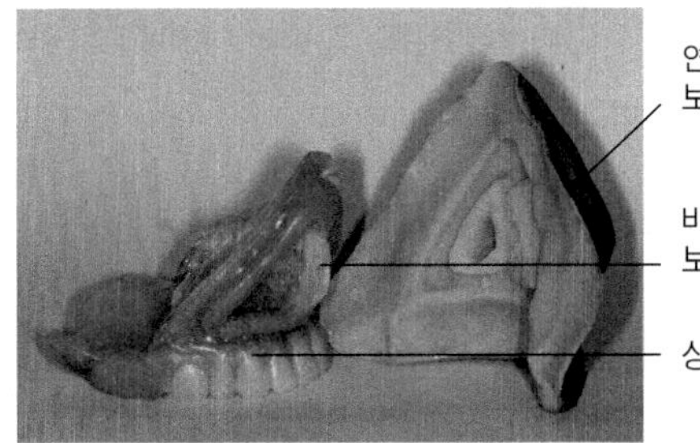

B

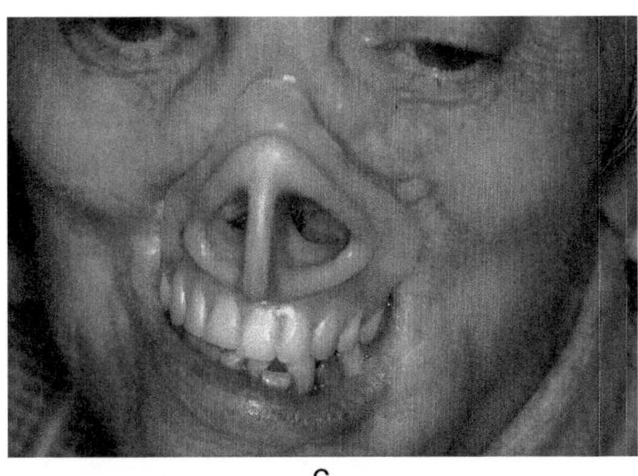
C

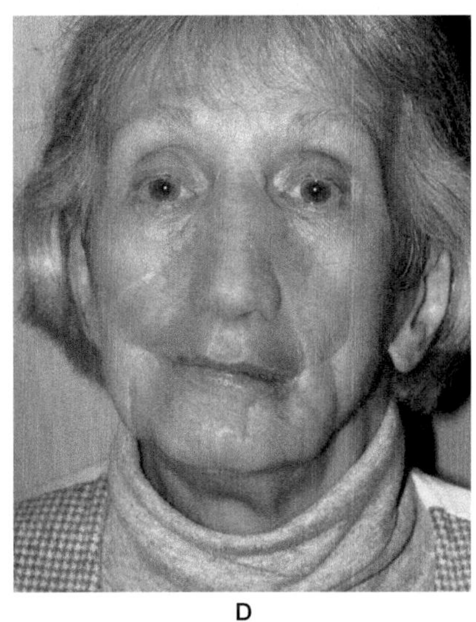
D

그림 19-1(A~D) (A) 상피세포암 병력을 갖고 있는 환자이다. 이 환자는 상악의 앞부분, 윗입술과 코를 포함하는 안면중앙부 절제술을 받았다. 금으로 된 고정용 막대가 손상 부위에 걸쳐 있고, 치아 임플란트에 의해 안전하게 고정되어 있다. 보철기가 제 위치에 장착되면, 이 보철기는 2개의 고정 핀을 이용해서 이 막대에 부착된다. (B) 상악 폐색장치와 비강 확장부가 있는 보철기. 비강 부분에는 실리콘으로 만든 보철기(코, 뺨, 입술 포함)를 끼워 고정시킬 수 있도록 하는 융기부가 있다. (C) 상악 및 비강 보철기가 장착된 모습. 연조직(코) 보철기가 여기에 부착된다. (D) 상악 및 연조직 보철기 둘 다 장착된 모습. 환자가 안경을 쓰면 안면의 보철기를 더 잘 가릴 수 있다.

A~D: Courtesy Gordon Huntress, D.D.S./Cincinnati Children's Hospital Medical Center & University of Cincinnati College of Medicine

을 잘 맞춰 줌으로써 보철기가 원래 조직과 잘 융합되도록 하며, 그러한 외형이 매우 자연스럽게 보이도록 만들 수 있다. 통상적으로 사용하는 수작업 제작기법뿐만 아니라 일부 보철과 의사들은 3D 광학영상(optical 3-D imaging)과 컴퓨터를 이용한 설계 및 제작을 통해 더 정교하게 안면 보철기를 제작한다(Ahmed, Farshad, & Yazdanie, 2011; Feng et al., 2010; Mueller et al., 2011).

보철기의 유지 및 고정은 **골유착 임플란트**(osseointegrated implant)(뼈 안에 드릴을 이용하여 박아 넣는 임플란트)를 사용함으로써 이루어진다(Beumer, Roumanas, &

Nishimura, 1995; dos Santos et al., 2010; Goiato, dos Santos, Haddad, & Moreno, 2012; Parel, Holt, Branemark, & Tjellstrom, 1986). 임플란트가 제 위치에 삽입되면 보철기는 기계로 만든 클립, 마그네틱 막대 혹은 임플란트를 통해 안전하게 고정된다(Chang, Garrett, Roumanas & Beumer, 2005). 보철기를 고정시키는 데 사용되는 기구들 때문에, 안면 보철기구는 책임감이 있고 동기부여가 잘 되어 있는 성인 환자에게 효과적이다. 동기가 부족하고 상대적으로 책임감도 적은 어린 아동들에게는 기구가 목적대로 잘 활용되지 않을 수도 있다. 게다가 아동이 성장함에 따라 정기적인 수정 및 교체작업이 동반되어야 한다.

❊ 섭식 보조용 폐색장치

섭식 보조용 폐색장치(feeding obturator)는 구개열을 가진 아기가 정상적으로 음식물을 섭취할 수 있게 하기 위해 생후 몇 개월 사이에 착용시키는 보철기구이다(그림 19-2)(그림 4-8A와 B도 참조)(Nagda, Deshpande, & Mhatre, 1996; Osuji, 1995; Savion & Huband, 2005; Sultana, Rahman, Nessa, & Alam, 2011). 폐색장치는 아기가 우유를 먹는 동안 수술 전 구개를 덮어 주는 역할을 한다. 이를 통해 휴식기 때 혀가 파열 사이로 들어가는 것을 막아 주며, 구개에 단단한 표면을 제공해 줌으로써 우유를 짜내기 위해 혀가 젖병 꼭지를 압축해야 할 때 도움을 줄 수 있다. 그러나 이 기구는 경구개는 막아 주지만 연구개는 막아 주지 못하기 때문에, 완전한 연인두 폐쇄가 이루어져야 가능한 빨기(suction)를 도와주지는 못한다(McKinstry, 1998b).

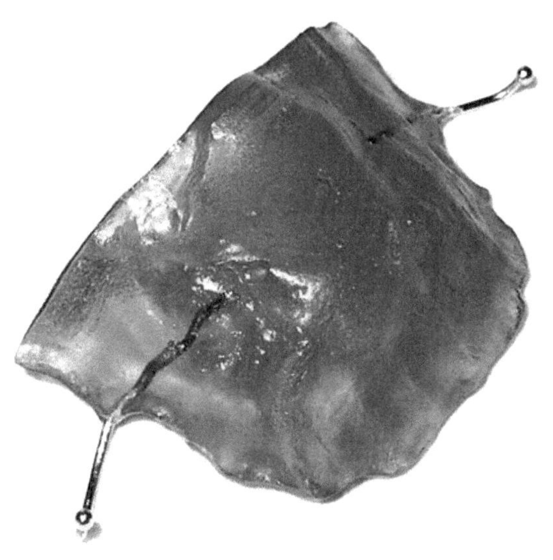

그림 19-2 섭식 보조용 폐색장치

Courtesy Gordon Huntress, D.D.S./Cincinnati Children's Hospital Medical Center & University of Cincinnati College of Medicine

섭식 보조용 폐색장치는 석고로 만든 틀을 사용하여 광중합형(light-cured) 수지나 아크릴을 재료로 만들어진다(Sultana et al., 2011). 이는 섭식을 하는 동안 구개에 단단히 고정되어 있도록 만들어진다. 아기는 이 기구를 제 위치에 고정시킬 치아를 가지고 있지 않기 때문에, 구개를 이용해 빨기가 가능하게 하는 것과 꼭 맞게 만드는 것이 매우 중요하다. 드릴을 이용하여 기구에 1개 혹은 2개의 구멍을 뚫고 치실(dental floss)로 구멍 사이에 실을 끼운 후 기구에 묶는다. 이 '끈'은 수유자가 우유를 다 먹이고 난 후 기구를 쉽게 제거하기 위해 묶어 두는 것이다.

미국 전역의 여러 기관에서 섭식 보조용 폐색장치를 사용하고 있지만, 다른 많은 기관들이 지금은 그 장치가 불필요하다고 생각한다. 사실 이 폐색장치는 비용의 문제, 구개열 유아의 부모에게 사용법을 훈련시키는 데 필요한 노력 등 몇 가지 단점을 가지고 있다. 다행히도 수유법을 약간 조정하는 정도로 대부분의 구개열 유아들에게 적절한 수유를 할 수도 있고 체중을 적절히 증가시킬 수도 있다(제4장 참조). 기도에 복합적인 구조적 기형이 있거나, 심각하게 비정상적인 뇌를 가지고 있는 유아들은 섭식 보조용 폐색장치가 더 유용할 수도 있다(Sidoti & Shprintzen, 1995).

❋ 발화용 보철기

연인두 기능부전 혹은 폐쇄부전이나 천공에 대한 치료방법으로 수술이 부적절한 경우에는 보철적 처치가 유용한 대안이다(Gallagher, 1982; Gardner & Parr, 1996). 일반적으로 통합 팀은 환자가 보철기구를 사용하기에 적합한지 결정하기 위한 평가를 시행한다. 언어치료전문가(SLP)의 역할은 기구에 의해 영향을 받을 수도 있는 말소리의 측면을 구분해 내고 기구의 장착이 말 명료도에 미칠 잠재적인 효과의 정도를 파악하는 것이다. 언어치료전문가는 또한 최선의 말소리 산출을 얻기 위해 기구를 디자인하는 과정에도 능동적으로 참여해야 한다. 미국 말언어청각협회(American Speech-Language-Hearing Association)는 의견서에서 "말소리와 삼킴 동작을 수월하게 하기 위해 구강과 비인두강에 장착할 보철기구 사용을 고려하고 있는 환자의 평가 및 치료에 참여하는 것은 자격증을 가지고 있는 언어치료전문가의 수행 영역에 포함되는 일이다."(American Speech-Language-Hearing Association[ASHA], 1993)라고 말하고 있다. 언어치료전문가가 발화용 보철기를 디자인하는 데 도움을 주기 위해 필요한 지식과 기술이 앞서 말한 의견서에 잘 요약되어 있다.

말소리 산출을 도와줄 발화용 보철기에는 세 가지 유형이 있는데, **구개 폐색장치**(palatal obturator), **구개 거상장치**(palatal lift)와 **발화용 구(球) 폐색장치**(speech bulb obturator)가 그것이다. 구개 폐색장치는 경구개 혹은 연구개의 결함 부분을 막기 위해 사용된다. 구개 거상장치는 연인두의 기능에 문제가 있을 때 사용하고, 발화용 구 폐색장치는 연인두 구조에 문제가 있을 때 사용한다. 이러한 발화용 보철기 각각에 대하여 다음 절에서 자세히 설명할 것이다.

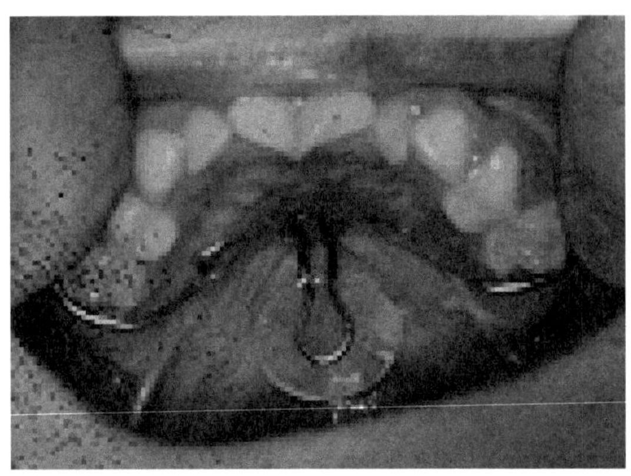
A

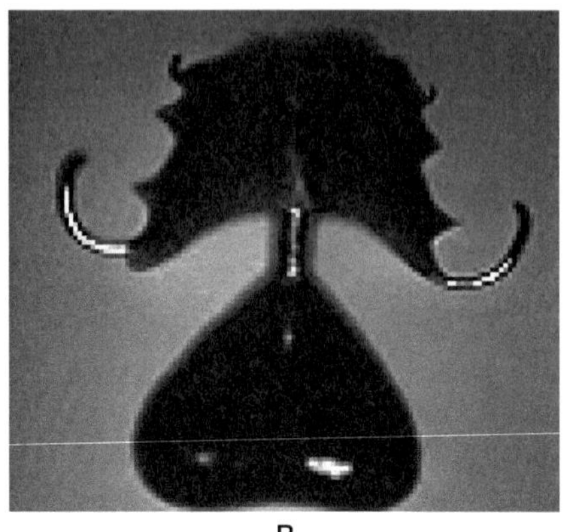
B

그림 19-3(A와 B) 구개 거상장치. (A) 이 거상장치는 초기 발달단계에 사용한다. 환자가 장치를 불편해하지 않게 되면 차차 길이를 늘여 간다. (B) 이 장치는 연구개가 자연스럽게 구부러지는 높이에 위치할 수 있도록 길게 제작되었다.

A와 B: Courtesy Gordon Huntress, D.D.S./Cincinnati Children's Hospital Medical Center & University of Cincinnati College of Medicine

✻ 구개 거상장치

구개 거상장치는 능동적으로 움직이지 못하는 연구개를 올려 주어 발화를 산출할 때 인두후벽에 접촉한 상태를 유지하게 해주는 보철기로, 탈착 가능한 기구이다(**그림 19-3A와 B**). 구개 거상장치가 연구개의 길이를 늘이거나 빈 공간을 채워 주는 작용을 하지는 않기 때문에 연구개가 짧을 때(연인두 형성부전의 경우)에는 적합하지 않다. 대신 이 장치는 연구개의 길이는 정상이지만 연인두 밸브를 폐쇄하기에 충분할 정도로 적절한 혹은 일관적인 연구개 상승운동이 일어나지 않아서 발생하는 연인두 기능부전의 경우에 적합하다. 연구개의 길이와 두께가 적절하고 인두측벽 운동이 충분할 때 가장 효과적이다.

구개 거상장치는 치아에 의해 안정적으로 고정되는 앞부분(anterior base)과 연구개로 뻗어 있으며 손가락처럼 생긴 **꼬리 부분**(tail piece)으로 구성되어 있다. 치료가 처음 시작될 때 꼬리 부분은 연구개의 앞부분 정도에만 이르는 길이로 시작한다(**그림 19-3A**). 환자가 이 장치에 점차 익숙해지면, 길이를 점차 늘여 최소한 연구개의 움푹 패인 부분에까지 이르게 한다(**그림 19-3B**). 확장 부분은 연구개를 후상방으로 올려 주기 위해, 연구개에 상향이동의 힘을 가한다. 이 꼬리 부분의 위치를 정확하게 잡아 줘야 인두측벽의 움직임이 최대한으로 일어나는 높이에서 연구개가 인두후벽에 닿을 수 있게 올려 주기 때문에 매우 중요하다. 구개 거상장치가 제 위치에 놓이게 되면 연구개는 인두후벽에 항상 닿아 있게 된다. 여기가 말소리 산출에 가장 적절한 위치이기 때문에, 말소리를 산출하는 동안 연구개가 추가로 움직일 필요는 없다. 인두측벽의 움직임이 거의 없는 경우에는 연인두 구멍의 측면 폐쇄를 돕기 위해 거상장치가 더 넓어야 한다.

이러한 보철기 유형은 연구개가 심하게 이완되어 거상장치에 저항하지 못할 때 가장 효과적인데, 연구개가 올라가는 움직임을 보이면 보철기가 움직여 제 위치를 벗어나기 때문이다(Reisberg, 2000). 구역질 반사가 심하거나 연구개의 감각이 지나치게 예민한 환자에게 구개 거상장치가 효과가 있기 위해서는 그 부분의 둔감화 단계가 필요하다. 집게손가락으로 연구개를 부드럽게 마사지해 주면 이 부분에 무엇인가가 닿는다는 감각을 환자가 참아 낼 수 있도록 하는 데 도움을 준다. 손가락으로 연구개를 좌우로 마사지해 주며 차차 뒤로 이동시킨다(Daniel, 1982).

말 노트(Speech Notes)

구개 거상장치는 연인두 구조물의 적절한 움직임, 타이밍, 협응을 방해하는 신경학적 문제를 동반한 환자의 치료에 매우 효과적이다. 연인두 기능부전은 다양한 신경학적 원인으로 발생하며(예: 뇌성마비, 근신경계 장애, 뇌종양, 뇌졸중, 외상성 뇌손상 등), 이로 인해 후천적으로 연인두 기능장애와 과다비성이 나타나기도 한다. 신경생리학적 문제는 과다비성뿐만 아니라 다양한 말소리 산출 문제를 유발하기도 하는데, 이는 마비말장애의 전형적인 특징이다.

마비말장애(dysarthria)는 호흡, 발성, 조음과 연인두 기능 등 말소리 산출의 하위체계 전반에 걸쳐 영향을 받는 말운동장애로, 대개 조음기(혀, 입술, 턱, 연인두 밸브 등)의 약화 혹은 운동성 저하의 문제를 보인다. 전형적인 말 특징으로는 불분명하고 부정확한 조음, 느린 말 속도와 비정상적인 운율, 낮은 음성강도와 기식성 음성, 짧은 발화 길이와 과다비성 등이 있다. 조음, 발성 및 호흡의 문제가 심각하지는 않지만 과다비성으로 인해 말 명료도가 저하된 마비말장애 화자에게 구개 거상장치를 유용하게 활용할 수 있다(Bedwinek & O'Brien, 1985; Esposito, Mitsumoto, & Shanks, 2000; Koidis & Topouzelis, 2003; Shifman, Finkelstein, Nachmani, & Ophir, 2000). 구개 거상장치는 과다비성을 감소 혹은 제거해 주고 기류가 코로 새는 것을 막아 주기 때문에 호흡 지지를 개선시킨다. 기류의 방향을 구강으로 바꿔 기류 에너지가 인두나 비강 조직에 흡수되지 않기 때문에 음성강도를 증가시킬 수 있다. 구개 거상장치는 연인두 협응에 문제를 보이는 심각한 실행증 환자에게도 성공적으로 사용될 수 있다(Hall, Hardy, & LaVelle, 1990).

구개 거상장치의 단점 중 하나는 연구개가 항상 인두후벽에 닿아 있기 때문에 특히 거상장치가 넓은 경우에는 비음의 산출과 비강 호흡을 방해할 수 있다는 것이다. 연인두 구멍의 가운데 부분은 항상 닫혀 있기 때문에, 비강 호흡은 종종 연구개 측면 중 한쪽이 열려 있을 때 그쪽을 통해 이루어진다. 그러나 적절한 구강음 산출을 위해 강제로 연인두 폐쇄가 이루어지면 과소비성이 나타날 수 있다. 다행히도 구개 거상장치는 잠을 자는 동안에는 뺄 수 있어, 폐쇄성 수면무호흡증과는 상관이 없다.

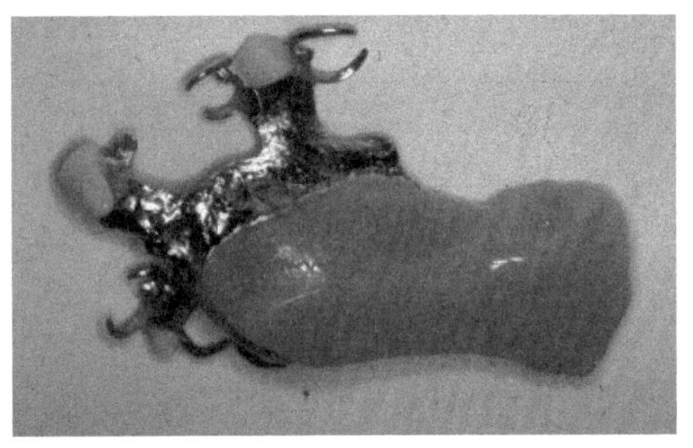

그림 19-4 구개 폐색장치. 구개의 결손부분에 꼭 맞게 제작된다. 사진에서 치아 대체물이 부착되어 있는 것을 볼 수 있다.

Courtesy Gordon Huntress, D.D.S./Cincinnati Children's Hospital Medical Center & University of Cincinnati College of Medicine

구개 폐색장치

구개 폐색장치는 열려 있는 구개로 인해 말소리 산출 문제와 섭식 시 비강역류가 발생할 때 그 결함 부분을 덮기 위해 사용되는 탈착이 가능한 보철장치이다(Walter, 2005). 구개 폐색장치가 가장 흔하게 사용되는 경우는 구개천공을 덮어 주기 위한 경우이다(그림 19-4). 구개천공은 과거만큼 자주 발생하진 않지만 아직도 구개열 병력을 가진 환자들의 중요한 문제로 다루어지는 부분이다. 수술로 천공을 폐쇄할 때는 다른 수술과 함께 시행되는 경우가 많으므로, 수술이 지연되는 경우가 많다. 수술적 처치가 연기되든, 천공을 수술로 치료하지 않기로 결정하였든, 폐색장치는 일시적 혹은 영구적인 수정방법으로 사용될 수 있다(Pinborough-Zimmerman, Canady, Yamashiro, & Morales, 1998).

한때, 안면 성장이 완성(대략 여자 아동은 14세, 남자 아동은 18세 무렵)되기 전까지 경구개의 파열 부위를 막지 않고 그대로 두는 경우에 일시적인 폐쇄방법으로 폐색장치를 사용했다. 일부 치료기관이 구개열을 조기에 폐쇄할 경우 안면중앙부의 성장을 방해하여 상악결손의 발생률이 높아진다는 근거에 따라 이러한 방법을 사용해 왔다(Schweckendiek, 1966, 1968). 이 기관들은 상악결손이 나타나는 결과를 막기 위해 초기에는 연구개만 폐쇄하고 경구개는 10대 무렵까지 열린 채로 두었다. 최근 연구는 상악의 성장이 방해받는 것은 일찍 수술해서가 아니라, 상악에 있던 결함 자체라는 보고가 많다. 결과적으로 지금은 경구개와 연구개의 수술적 처치가 동시에—대략 생후 10개월

말 노트(Speech Notes)

구개 폐색장치는 구비강 천공을 막아 구강으로부터 비강을 분리해 주는데, 이는 아동이 말소리를 산출할 때 필요한 구강내압을 형성하는 데 도움을 준다. 폐색장치가 초기에 적절히 문제를 보완해 주면 아동은 이를 통해 보상조음 대신 정상조음 산출을 습득할 수 있다(Dorf, Reisberg, & Gold, 1985). 특히 그 시기에 아동이 폐색장치 착용과 더불어 말소리의 집중적 자극(focused speech stimulation)이나 조음치료를 받고 있는 경우 더욱 그렇다(Lohmander-Agerskov, Soderpalm, Friede, & Lilja, 1990). 구개의 틈이 매우 큰 경우, 폐색장치가 과다비성을 줄이거나 제거해 줄 수 있다.

을 전후하여—이루어진다.

구개 폐색장치는 치아 유지장치(dental retainer)와 비슷하게 생긴 아크릴 몸체로 구성되어 있다. 기구의 윗부분에 또 다른 아크릴이 붙어 있는데, 이는 손실된 부분에 꼭 맞게 제작되어야 공기나 액체가 비강으로 새어 들어가지 않게 된다. 폐색장치가 그 손실 부분을 채울 수 있도록 크게 만들어야 한다면, 속을 비워 무게로 인해 장치의 유지에 문제가 생기지 않게 한다(Blair & Hunter, 1998).

✲ 발화용 구 폐색장치

발화용 구 폐색장치(speech bulb obturator), 혹은 **발화 보조장치**(speech aid appliance)는 연인두 형성부전의 치료에 적용할 수 있는 탈착 가능한 장치이다(Rieger et al., 2009; Tuna, Pekkan, Gumus, & Aktas, 2010). 이 장치는 연인두 형성부전 환자에게도 사용되어왔다(Dutka, Uemeoka, Aferri, Pegoraro-Krook, & Marino, 2011; Shifman et al., 2000; Sun, Li, & Sun, 2002). 연구개가 인두후벽에 닿기에는 지나치게 짧은 경우 구(球, bulb)가 인두의 빈 공간을 채워 준다. 발화용 구 폐색장치는 특히 구강암으로 절제 수술을 받은 환자에게도 적용 가능하다. **그림 19-5A**는 일반적으로 사용되는 발화용 구 폐색장치를 보여 주고, **그림 19-5B**는 이 장치가 제 위치에 장착되어 있는 모습을 보여 준다. **그림 19-5C**는 연구개가 매우 짧은 환자의 사진인데, 이 환자가 발화용 구 폐색장치를 착용한 모양을 **그림 19-5D**에서 보여 주고 있다. **그림 19-5E**의 X선 사진의 투사도에서 보는 것과 같이, 발화용 구는 비인두에 높게 위치하여 발화 산출 시 연인두 구멍을 막아 준다.

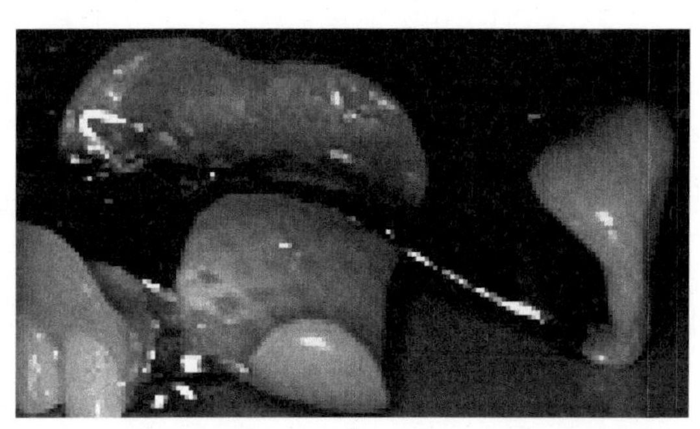

A

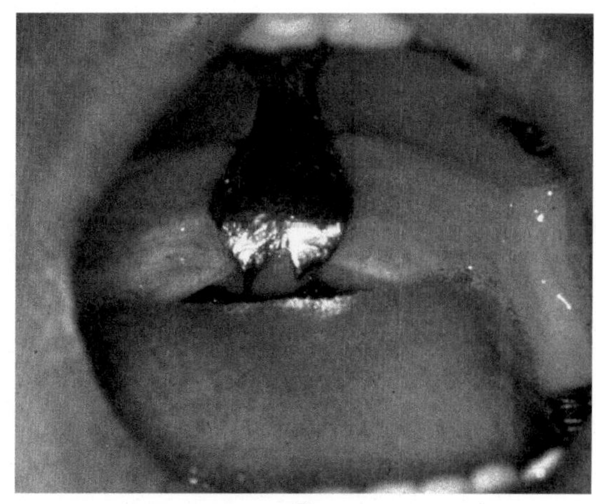

B

그림 19-5(A와 B) (A) 발화용 구 폐색장치. (B) 발화용 구 폐색장치가 제 위치에 장착된 모습.

A와 B: Courtesy Gordon Huntress, D.D.S./Cincinnati Children's Hospital Medical Center & University of Cincinnati College of Medicine

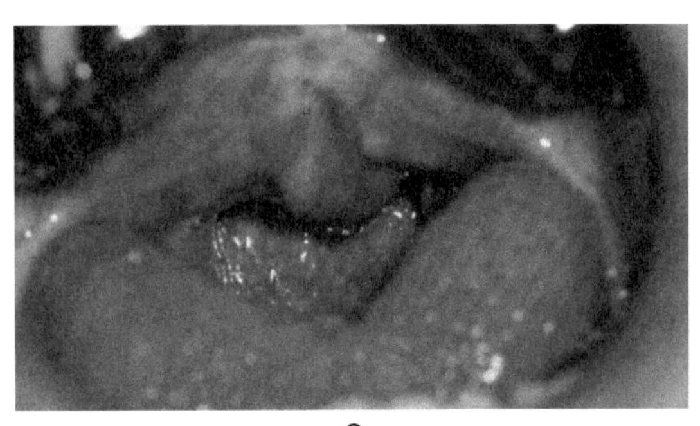

C

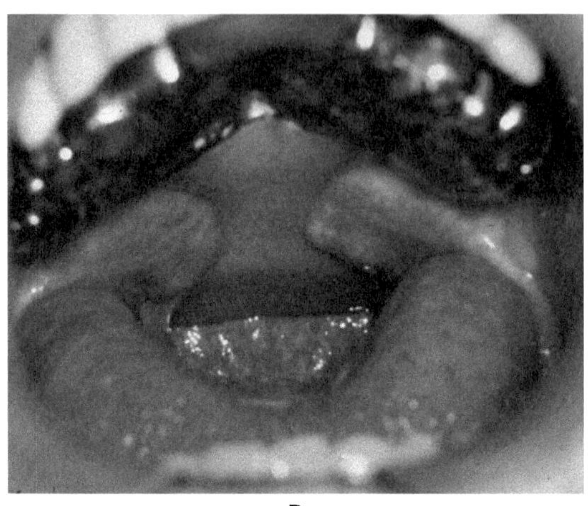

D

발화용 구

E

그림 19-5(C~E) (C) 연구개가 매우 짧으며 치아 임플란트를 한 환자. (D) 그림 19-5C의 환자가 발화용 구 폐색장치를 장착한 모습. 씌우는 의치가 함께 보인다. (E) 발화용 구가 인두에 위치해 있는 모습이 X선 사진의 투사도에서 보인다.

C와 D: Courtesy Gordon Huntress, D.D.S./Cincinnati Children's Hospital Medical Center & University of Cincinnati College of Medicine

다른 모든 종류의 장치들처럼 발화용 구 폐색장치는 의치의 일부 혹은 전체와 연결하여 제작할 수 있다(Abreu, Levy, Rodriguez, & Rivera, 2007). **그림 19-5C**에서 치아 임플란트가 관찰된다. 이 환자가 착용하는 발화용 구의 앞쪽에 씌우는 의치가 부착되어 있는데 **그림 19-5D**에서 볼 수 있다. **그림 19-5E**는 인두 안에 위치한 발화용 구가 측면에서 보이도록 그려진 그림이다.

폐색장치가 아동에게는 자주 쓰이지 않지만, 이는 암이나 기타 상악 종양으로 절제 수술을 받은 성인 환자들의 결손 부분을 덮어 주는 데 매우 중요한 처치방법 중 하나이다(Arigbede, Dosumu, Shaba, & Esan, 2006; Bohle et al., 2005; Chambers, Lemon, & Martin, 2004; Keyf, Sahin, & Aslan, 2003; Rieger, Tang, Wolfaardt, Harris, & Seikaly, 2011;

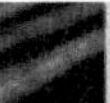

말 노트(Speech Notes)

발화용 구 폐색장치는 비인두의 틈을 채워 줌으로써 발화 시 비강통로를 폐쇄하여 구강과 비강을 분리해 준다. 구개 폐색장치와 더불어 이 장치는 음소 산출을 위해 필요한 구강내 압을 형성하는 데 도움을 주며, 과다비성을 감소시키거나 제거해 준다.

Yenisey, Cengiz, & Sarikaya, 2011). 또한 이 장치는 외상으로 구개가 손상되었으나 구개 문제를 수술로 치료하기 어려운 환자들에게도 효과적이다. **그림 19-6A**는 상악절제술로 연구개의 대부분을 제거한 환자의 모습이다. 이를 해결하기 위해 구개 폐색장치와 발화용 구 폐색장치를 결합한 장치를 사용했는데, 착용한 모습을 **그림 19-6B**에서 관찰할 수 있다.

발화용 구 폐색장치는 치아에 걸게 되는 구강저(oral base) 부분과 끝에 구가 달려 있는 후방구개 띠로 구성된다. 구는 연구개 뒤의 비인두에 정확히 들어 맞게 위쪽으로 뻗어 있다. 이것이 제자리에 위치하게 되면, 구강 내 시진으로는 발화용 구를 관찰할 수 없다.

발화용 구 폐색장치는 잠을 잘 때 정상적으로 호흡하고 수면무호흡증의 위험을 제거하기 위해 밤에는 빼둔다. 이 장치가 삼킴 동작을 개선시키고 비강역류를 제거해 주기는 하지만 다수의 사람들이 식사를 하는 동안에는 장치를 빼놓는 것을 더 선호한다.

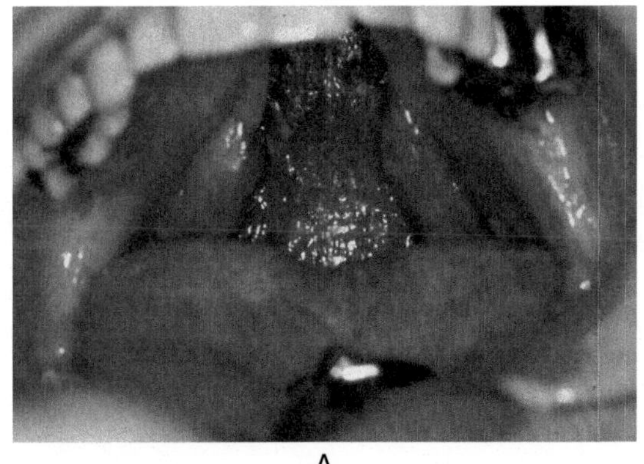

A

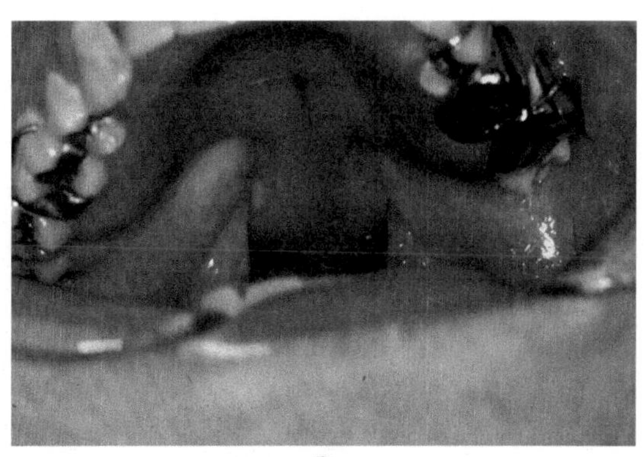

B

그림 19-6(A와 B) (A) 이 환자는 악성종양으로 인해 연구개를 상당 부분 제거하는 상악절제술을 받은 후 구개에 상당한 결손이 생겼다. (B) 구개 폐색장치와 발화용 구 폐색장치를 결합한 장치

A와 B: Courtesy Gordon Huntress, D.D.S./Cincinnati Children's Hospital Medical Center & University of Cincinnati College of Medicine

✲ 발화용 보철기의 제작

발화용 보철기는 환자 개인의 특별한 필요에 맞게 개별적으로 디자인된다. 게다가 치과 전문의마다 기술이 서로 다르고 사용하는 재료도 서로 다르다. 발화용 보철기를 만드는 방법은 매우 다양하지만 공통점도 많이 존재한다.

대부분의 발화용 보철기는 앞쪽에 **구개부**(palatal section)가 있는데, 이것이 장치의 몸체를 형성한다. 이 부분은 장치를 구개의 제 위치에 고정시키는 역할을 하며 구개의 손실 부분을 막아 주는 역할도 한다. 보철기의 이 부분은 교정과에서 유지장치로 쓰는 것과 비슷한 모양을 하고 있다.

구개부는 대개 아크릴 수지나 금속으로 만든다. 이 부분은 쉽게 깨지는 것을 막기 위해 두껍게 만들어져야 하지만, 너무 두꺼우면 조음을 방해할 수 있으니 주의해야 한다. 이 장치는 입천장의 모양을 본뜬 석고모형에 기초해서 만들어지는데, 환자의 치아와 경구개 곡선에 편안하게 맞도록 하여 구강운동을 하는 동안 장치가 제 위치에 고정되어 있게 한다. 올바른 혀끝의 위치와 조음을 위해 인위적인 구개주름을 추가로 만들어 주기도 한다(Gitto, Esposito, & Draper, 1999).

구개 부분은 금속 와이어를 통해 제 위치에 고정시키는데, 이 와이어는 주변의 치아에 부착된다. 와이어와 장치를 치아에 적절히 고정시키려면 납땜질한 띠 위의 협측(뺨쪽)돌기, 특별한 캡, 치관(crown), 혹은 함몰부(undercut) 등이 필요하다. 보철과 의사에게 가장 어려운 일은 윗니가 적절한 고정장치 역할을 해주지 못하는 환자를 위한 발화용 보철기의 유지 및 안정성 확보이다. 다행히도 최근 골융합 임플란트 기술이 발달하면서 구강 내에 기형이 있거나 윗니가 매우 적은 환자들에 대한 재활의 가능성도 매우 높아졌다(Grisius, 1991; Hudson & Russell, 1994; Lundqvist & Haraldson, 1992; Lundqvist, Haraldson, & Lindblad, 1992; Parel et al., 1986).

골융합 임플란트(osseointegrated implants)는 지름 5, 6mm의 티타늄으로 만들어진 작은 실린더를 말한다. 치조골을 드릴로 뚫어 세심하게 만든 홈에 이 실린더를 삽입한다. 상악에 구개열 병력이 있는 환자에게는 최소 10mm 길이의 실린더 4개를 주로 사용한다(Ramstad, 1998). 이 실린더가 제자리에 위치하게 되면, 뼈가 임플란트 주변으로 직접 자라 들어감으로써 이른바 **골융합**(osseointegration, 임플란트와 뼈가 직접 연결됨)이 일어나고 이로 인해 가짜 뿌리가 만들어지게 된다. 임플란트가 뼈에 삽입되면 여기에 발화용 보철기를 부착하고 고정시킨다. 임플란트는 재건된 치아를 지지하는 데에도 사용된다. 1개의 임플란트가 씌운 이 1개를 지지할 수 있다. 일련의 손실된 치아를 재건하거나 치아궁 전체를 대신하는 의치를 보호하기 위해 여러 개의 임플란트를 사용하기도 한다.

구개부뿐만 아니라 구개 거상장치와 발화용 구 폐색장치에는 말을 산출하는 동안 연인두 폐쇄가 효과적으로 이루어질 수 있도록 구강 뒤쪽으로 뻗어 나가는 확장부, 즉 꼬리 부분(tailpiece)이 있다. 구개부는 보철기의 나머지 부분을 위한 기초가 되므로 이것을 먼저 만든다. 꼬리 부분을 만들 때 보철과 의사는 작은 공에서 시작해서, 적절한 크기와 모양이 될 때까지 열가소성 왁스 중합체를 얇게 계속 덧붙인다. 환자의 입 안에 작은 공을 넣은 후 말을 해보게 하여 필요하다면 수정을 해가면서 완성시킨다. 발화용 구를 만들 때 공의 모양이 적절하게 떠지도록 고개를 아래위, 앞뒤로 움직이게 한다. 말을 할 때 공이 인두에 편안하게 잘 맞고 효과적으로 움직일 때까지 왁스를 계속 덧붙여 준다. 공이 공간을 적절히 메우면서도 연구개와 인두의 연조직에 불필요한 압력을 가하지 않도록 만들어 주는 것은 쉽지 않은 일이다. 착용 후 환자들이 불편감이나 인두점막의 자극 없이 머리를 움직일 수 있어야 한다. 일단 형태가 완성되면, 아크릴로 영구적인 거상장치나 공을 만든다. 이때 공이 좀 더 커야 할 경우에는 너무 무거워져 치아가 견디기 어려워질 수도 있으므로 공의 속을 비워 가볍고 더 안정되게 만든다.

환자의 필요에 따라 보철장치를 다양하게 조합하여 사용할 수 있다. 예를 들어, 발화용 보철기의 구강저(oral base) 부분에 부분 혹은 전체 의치를 부착시킬 수도 있다. 구개 폐색장치와 구개 거상장치 혹은 발화용 구 폐색장치를 함께 사용할 수도 있고(Al-pine, Stone, & Badr, 1990)(그림 19-3B), 확장장치를 함께 사용할 수도 있다(Hobson & Clasper, 1995). 기능 개선에 도움이 된다면 상악 보철기와 하악 보철기를 함께 사용할 수도 있다. 이러한 조합이 환자에게 매우 유용하지만, 보철장치의 디자인은 최대한 단순해야 한다. 장치가 마모될 수도 있고 때로 고장이 날 수도 있으므로 장기적인 안목으로 보았을 때에는 단순하고 고치기 쉬운 장치가 가장 좋다(Mazahari, 1996). 장치가 구강위생을 유지할 수 있도록 디자인하는 것도 매우 중요하다.

일부 아동과 성인들, 특히 미용이나 말소리 개선의 목적에 대한 동기부여가 충실히 되어 있는 사람들은 비교적 쉽게 보철장치를 수용하고 견뎌 낸다. 다른 환자들, 특히 어린 아동들은 대개 적응하기 어렵고, 심지어 보철장치를 착용하는 것도 매우 싫어한다. 이러한 경우, 장치에 잘 적응하여 장치가 가지고 있는 본질적 장점을 잘 활용할 수 있게 하려면 가족의 협조를 얻는 것이 가장 좋은 방법이다. 수술 집도의, 언어치료전문가와 보철과 의사가 밀접한 관계를 유지하는 것도 보철적 처치를 통하여 최대한의 이득을 얻기 위하여 필수적인 일이다.

❋ 발화용 보철기의 평가 및 수정과정

구개 폐색장치는 구개부만 있고 구개의 구멍이나 천공은 크게 달라지는 일이 없으므로 비교적 꼭 맞게 만들기가 쉽다. 그에 비해 구개 거상장치와 발화용 구 폐색장치는 역동적으로 변화하는 연인두 구멍에 맞춰 연인두 폐쇄가 이루어지게 해야 한다. 그러므로 발화에 충분할 정도로 연인두 구멍을 막아 주면서도 상기도폐색 문제가 생기지 않도록 과도하게 막지 않으려면 세심한 수정작업이 필요하다.

언어치료전문가는 보철과 의사가 장치를 수정할 때마다 공명 및 조음의 변화 양상을 전달하여 도움을 줄 수 있다. 발화용 보철기의 효율성을 평가할 때 검사자는 제10장에서 언급된 음절 반복 및 문장 과제를 통해 고압력 자음(파열음, 마찰음, 파찰음)의 산출을 확인해야 한다. 검사자는 장치가 변경될 때 나타나는 연인두 폐쇄의 미세한 변화를 파악하기 위해 청취관(listening tube)이나 빨대와 같은 간단한 도구를 사용할 수도 있다. 고압력 자음이 비누출 없이 산출되고 과다비성의 징후가 관찰되지 않으면, 연인두 구멍이 발화를 위해서는 적절히 폐쇄된다고 볼 수 있다. 그다음으로 언어치료전문가는 발화용 보철기를 장착한 상태에서 구강 호흡이 편한지 평가하고, 음절 반복 및 문장 과제를 통해 비음(/m/, /n/, /ŋ/)을 어떻게 조음하는지 검사하도록 한다. 앞서 언급한 바와 같이 비인두를 통과하는 소리나 기류를 감지하기 위해 청취관이나 빨대를 사용할 수도 있다. 이러한 평가에 기초하여, 구강음 산출을 위한 폐쇄와 비강 호흡 및 비음 산출을 위한 개방 간의 적절한 균형이 이루어질 때까지 발화장치를 수정한다(Rosen & Bzoch, 1997).

보철장치의 효율성에 대한 평가는 지각적 평가뿐만 아니라, 기기를 이용한 간접 평가(객관적인 데이터를 제공하지만 연인두 구멍을 육안으로 확인할 수는 없는 방법)도 할 수 있다. 예를 들어 공기역학검사(Reisberg & Smith, 1985; Riski, Hoke, & Dolan, 1989)와 비음치측정검사(Pinborough-Zimmerman et al., 1998; Scarsellone, Rochet, & Wolfaardt, 1999)는 보철장치를 사용함으로써 얻을 수 있는 개선의 정도와 그로 인한 발화의 정상성 정도에 대한 객관적 정보를 제공해 준다. 이들은 또한 보철장치를 장착하고 있는 동안의 기도 개방성에 대한 정보도 제공해 준다.

말소리 산출과 기도 확보에 대한 보철장치의 효과를 평가하는 데 지각적 평가와 간접 측정 방법이 유용하기는 하지만 장치 수정이 필요한지에 대한 정보는 제공해 주지 못한다. 이를 위해서는 직접 평가(연인두 밸브를 육안으로 확인할 수 있는 방법)을 통해 장치의 어느 부분을 보충해야 하고 어느 부분을 축소시켜야 하는지 파악해야 한다. 이를 위해 과거에는 측면 두부계측 X선검사(lateral cephalometric X-ray)나 비디오투시조영검사(videofluoroscopy)를 이용했다(Turner & Williams, 1991). 그러나 보철장치를 장착한 상태에서 연인두 기능을 평가하는 가장 좋은 방법은 비인두내시경검사(nasopharyngoscopy)이다.

비인두내시경검사를 실시하면 비강 호흡 및 말소리 산출 시 장치의 효과를 직접 눈

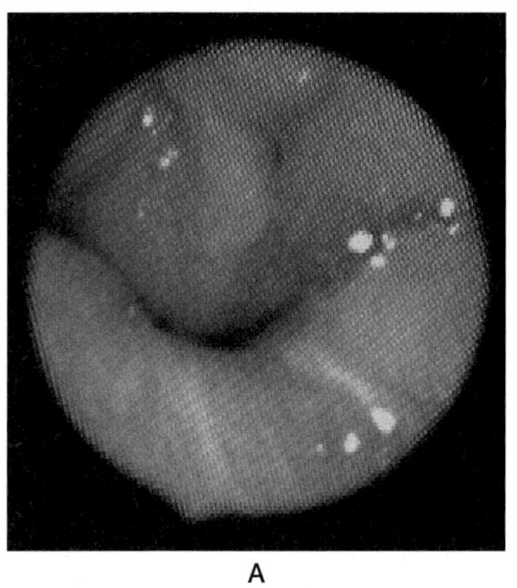
A

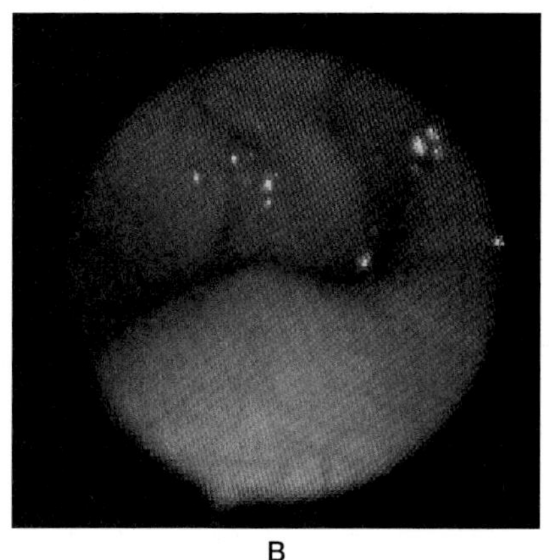
B

그림 19-7(A와 B) (A) 연인두 기능부전으로 생긴 연인두 틈을 비인두내시경으로 관찰한 모습. (B) 구개 거상장치를 통해 연인두 폐쇄가 현저히 개선된 모습.

A와 B: Courtesy Gordon Huntress, D.D.S./Cincinnati Children's Hospital Medical Center & University of Cincinnati College of Medicine

으로 확인할 수 있다. 또한 장치를 장착한 상태에서 연인두 폐쇄의 정도를 쉽게 판단할 수 있다(D'Antonio, Muntz, Marsh, Marty-Grames, & Backensto-Marsh, 1988; Karnell, Rosenstein, & Fine, 1987; Rich, Farber, & Shprintzen, 1988; Rieger, Zalmanowitz, & Wolfaardt, 2006; Riski et al., 1989; Turner & Williams, 1991). 그림 19-7A는 비인두내시경검사 결과, 정중선 주위에 틈이 생긴 모습을 보여 주고 있으며, 그림 19-7B는 구개 거상장치로 폐쇄가 개선된 모습을 보여 주고 있다.

장치를 최적으로 맞추려면 여러 차례의 시행착오를 거쳐야 하며 여러 번의 수정과정을 거쳐야 한다. 연인두 폐쇄가 아직도 부족하여 기류가 새어 나간다면 그 부분을 더 보충해주어야 한다. 게다가 비강 호흡을 하는 동안 기도의 개방성과 비음 산출에 대해서도 확인해야 한다. 때로 최선의 말소리 산출을 위해 기도의 확보를 양보해야 할 때도 있고, 기도의 확보를 위해 완벽한 말소리 산출을 양보해야 할 때도 있다. 비인두내시경을 이용하면 적절한 시야를 확보하면서 말소리 산출과 기도 확보 둘 다를 위한 최적의 폐쇄를 이룰 수 있도록 장치를 수정할 수 있다.

보철적 처치의 장단점

구조적 결함에 대한 치료방법 중 최선의 방법이 수술적 처치라고 해도, 보철적 처치가 더 적절하고 필수적일 때도 있다. 여기에는 신체적 상태 때문이라든가 다른 수술을 먼저 해야 할 필요 때문에 구개열에 대한 수술이 미루어져야 할 환자들의 처치도 포함된다. 보철장치는 연구개에 큰 천공이 있는 환자의 치료도 효과적으로 사용할 수 있다. 또한 보철장치는 몇 차례의 구개 수술이 실패한 후에 나타나는 지속적인 연인두 폐쇄부전 환자에게도 적절하다(Hoffman, 1985). 예를 들어, 인두피판술을 시행한 후 측면의 구멍이 충분히 닫히지 않는다면, 연인두 구멍의 빈 공간을 메우기 위해 공을 만들어서 피판의 한쪽을 채워 줄 수도 있다(McKinstry, 1998a). 이러한 장치들은 수술적 처치의 결과가 어떨지 예측하기 어려울 때에도 시험적으로 사용해 볼 수 있다. 초기에 치료 계획을 세울 때 항상 보철과 의사가 참여한다면, 수술이 실패할 확률이 높은 환자의 수술적 처치에 대한 대안으로 사용할 수도 있다(McKinstry & Aramany, 1985).

발화용 보철기는 때로 구개열과 관련이 없는 구조적 문제를 가진 환자들에게도 적절하게 사용할 수 있다. 예를 들어, 드문 경우이긴 하지만, 구개수구개인두성형술(uvulopalatopharyngoplasty, UPPP)을 받은 후 연인두 형성부전의 문제가 생긴 환자들도 있다. 이러한 경우 보철적 처치를 적절하게 사용할 수도 있는데, 이런 처치로 인해 수면 문제가 더 심해질 위험은 거의 없기 때문이다(Finkelstein, Shifman, Nachmani, & Ophir, 1995). 보철적 처치는 특히 상악이나 연구개 절제가 포함된 수술을 받은 암 환자에게도 유용하다.

구강 상피세포암 환자는 종종 구강의 다른 부분, 즉 혀, 구강저, 혹은 하악의 뼈를 포함하는 절제술을 받기도 한다. 수술 후에 이런 환자들은 말소리 산출뿐만 아니라 씹기와 삼키기의 문제에도 직면하게 된다. 이러한 경우, 구개 장치뿐만 아니라 혀나 기타 구조물에 대해서도 보철기를 사용하는 처치가 적용될 수 있다. 이런 유형의 보철적 처치는 조음, 공명, 삼킴 능력을 개선시키는 데 도움을 준다(Pinto & Pegoraro, 2003). 이런 보철기를 착용함으로써 외형상의 문제도 개선되므로 사회화의 측면에서도 도움을 받을 수 있다.

정상적인 연인두의 구조를 가지고 있지만 운동신경이 손상되어 연인두 기능부전이 나타난 환자에게는 수술적 처치가 적합하지 않을 수도 있다. 그러나 앞서 언급한 바와 같이, 말운동장애 환자(Bedwinek & O'Brien, 1985; Riski & Gordon, 1979)나 실행증 환자(Hall et al., 1990)의 경우는 구개 거상장치가 큰 도움이 되기도 한다. 이는 환자로 하여금 전방음 조음을 잘할 수 있도록 도와주고, 연인두에서 조음될 가능성에 대한 걱정을 덜어 준다.

보철적 처치는 대개 장치의 유지를 위해 치열과 구강위생 상태가 양호한 경우에 효과적이다. 구개 거상장치나 발화용 구 폐색장치를 구조에 맞춰 주고자 할 때 생기는 걱정거리 중 하나는 구역질 반사(gag reflex)이다. 보철과 의사가 환자가 장치에 둔감해질 수 있도록 작업을 하기는 하지만, 강한 구역질 반사나 지나친 구강의 민감성은 보철적 처치의 성공을 어렵게 만들고, 심지어 불가능하게까지 만든다. 마지막으로 보철적 처치의 성공은 어느 정도 양호한 조음에 의해서도 좌우되는데, 말소리 산출의 측면에서 연인두 기능의 개선이 이루어졌다고 하더라도 기본적으로 조음에 문제가 있으면 말 명료도가 개선되지 않을 수도 있기 때문이다.

비록 보철장치가 많은 환자들의 연인두 기능장애 문제를 성공적으로 해결해 주었지만, 이들에게도 명백한 단점이 있다. 수술과 달리 이런 장치는 영구적인 치료방법이 되지는 못한다. 장치를 제거하면 말소리 산출의 문제가 다시 나타난다. 또한 값이 비싸고 보험 적용도 받지 못하며 잃어버리기 쉽고 손상될 수도 있다. 세수를 하고 양치를 할 때에도 장치를 빼두어야 한다. 장치의 적절한 장착과 제거를 위해서는 어느 정도 손을 움직일 수 있어야 하는데 그렇지 않은 경우에는 다른 사람의 도움이 필수적이다. 장착하는 것이 편하지 않고 주변 점막이 헐기도 한다. 구개열이나 두개안면 기형의 병력이 있는 환자에게는 장치를 오래 착용하는 것이 쉽지 않을 수도 있는데, 이들의 치열이 매우 불규칙하거나 손실된 치아가 있을 때 특히 그렇다. 어린 아동의 경우, 아동이 성장함에 따라 유치가 빠지고 영구치가 나면서부터는 자주 수정을 해주어야 하므로, 비용이 더 많이 들게 된다. 어린 아동의 경우 착용 자체를 거부할 수도 있다.

이러한 제한점들 때문에 너무 어리거나, 발달지체가 있거나, 심각한 신체장애를 가지고 있는 환자들에게는 제거 가능한 보철장치의 사용이 적합하지 않을 수도 있다. 침과 같은 분비물을 조절하기 어려운 환자, 구역질 반사가 심한 환자, 심각한 상기도폐색이 있는 환자에게도 적합하지 않다. 사실, 수술적 처치를 시행할 수도 있는 환자들은 일정 기간 동안 보철적 처치를 받은 후, 결국 수술을 선택하기도 한다(Marsh & Wray, 1980). 이러한 단점들이 있지만 구개 결손이나 연구개 기능장애가 있으나 여러 이유로 수술이 어려운 환자에게 보철장치는 반드시 고려해야 할 처치방법이다.

❋ 보철적 처치와 조음치료

조음치료로는 연인두 형성부전이나 기능부전 혹은 과다비성을 고칠 수 없다. 그러나 일단 보철적 처치를 통해서 연인두 기능이 충분히 개선되면, 더 나은 말소리 산출을 위해 조음치료를 실시할 수 있다(Gallagher, 1982). 발화용 보철기를 착용한다고 해서 오조음이 수정되지는 않지만, 구강내압 형성을 도와주고 이를 통해 구강음 산출이 개선되는 효과를 줄 수 있다. 조음치료는 이렇게 하여 형성된 구강내압을 정상적인 말소리 산출에 활용하는 방법을 배우게 하는 데 필수적이다. 이러한 치료는 또한 보철장치를 사용하기 전에 형성된 보상조음 산출을 제거하기 위해서도 필요하다(Pinto, da Silva, Dalben, & Pegoraro-Krook, 2007).

보철장치는 연인두 기능을 개선하기 위한 치료방법으로도 사용되었다. 감소 치료(reduction therapy)라고 불리는 유형의 치료는 수술을 피하거나 필요한 수술의 범위를 축소하고자 하는 바람으로 연인두 구조물의 운동성을 개선시키기 위해 사용된다. 구개거상장치를 감소 치료에 사용할 경우, 거상장치의 길이를 차차 줄이거나 거상장치를 장착하는 시간을 점차 줄여 감으로써 연구개의 운동성을 자극하도록 한다. 그러나 장치를 이용해 연구개를 수동적으로 들어 올리는 것은 사실 구개거근의 운동성을 감소시킨다는 보고도 있다(Nohara, Kotani, Sasao, Ojima, Tachimura, & Sakai, 2010; Tachimura, Nohara, Fujita, Hara, & Wada, 2001). 그러므로 거상장치를 사용하는 목적이 연구개 운동성의 개선이라고 할 때, 거상장치는 궁극적으로는 이득보다는 손실이 더 많다.

감소 치료에 더 많이 활용되는 방법은 비인두에 발화용 구를 장착하는 것이다. 구의 크기를 점차 감소시켜 연구개와 인두측벽의 운동성 개선을 도모한다. 궁극적인 목적은 연인두 기능을 개선시켜 수술이 필요 없어지게 만들거나, 피판의 크기 등 수술의 범위를 감소시키고자 하는 것이다. 일부 연구자는 이 처치를 통해 인두측벽의 운동성을 개선시키는 데 성공했다고 보고하였다(Golding-Kushner, Cisneros, & LeBlanc, 1995). 그러나 항상 이러한 결과가 나타나는 것은 아니며, 대부분의 환자들은 아직도 수술적 처치를 필요로 한다(Witt et al., 1995; Wolfaardt, Wilson, Rochet, & McPhee, 1993). 보철적 처치 및 조음치료에 드는 시간과 비용을 고려해 볼 때, 수술적 처치가 시행 가능할 경우, 아직도 연인두 기능장애의 치료에 가장 효과적이고 적절한 방법은 수술이라고 볼 수 있다.

요약

보철적 처치는 구개 수술을 받은 환자들에게 과거만큼 필수적이지는 않다. 수술적 처치의 발달과 수술 시기의 적절한 선택으로, 보철적 처치로 얻을 수 있는 결과보다 수술적 처치의 결과가 우수한 경우가 더 많다. 그러나 어떤 경우에는 보철적 처치가 필요할 때도 있는데, 특히 수술적 처치를 취할 수 없는 경우에 더욱 그렇다. 보철적 처치는 환자의 외모와 말소리 산출을 개선시키는 데 매우 효과적이다. 발화용 보철기는 구개천공이나 연인두 밸브의 틈으로 인한 비누출이나 과다비성의 감소 혹은 제거에 효과적이다. 구개거상장치나 발화용 구 폐색장치를 제작할 때에는 올바른 말소리 산출과 비강기도 확보 사이의 균형이 잘 이루어지도록 하는 것이 중요하다. 보철적 처치의 궁극적인 목적은 환자가 그 장치를 통해 최선의 효과를 얻을 수 있게 하는 것이다.

✱ 복습 및 논의

1. 안면 혹은 구강 보철장치를 통해 도움을 받을 수 있는 유형의 환자들은 어떤 환자들인가? 왜 20년 전에 비해 보철장치의 사용률이 감소했다고 생각하는가? 이런 장치를 만들려면 어떤 분야에서 훈련받은 전문가가 필요한가?
2. 치아 보철기구의 목적은 무엇인가? 여기에는 어떤 유형들이 있는가? 치아 보철기구가 말소리에 어떤 영향을 미칠 것이라고 생각되는가?
3. 안면 보철기구의 목적은 무엇인가? 어떻게 사용하고 유지하는가?
4. 섭식 보조용 폐색장치를 만드는 방법과 사용방법에 대해 설명하라. 구개열이나 구순열을 가지고 태어난 대부분의 아기에게 이것을 사용할 수 없는 이유는 무엇인가?
5. 공명 문제의 개선을 위해 사용되는 발화용 보철기의 세 유형에 대해 설명하라. 각 장치를 적절히 적용할 수 있는 경우는 어떤 경우인가? 연구개나 인두에 구조적인 문제가 있어 연인두 폐쇄가 이루어지지 않는 아동들에게 구개 거상장치를 사용하지 못하는 이유는 무엇인가?
6. 대부분의 발화용 보철기는 무엇으로 구성되어 있는가? 어떤 재료가 사용되는가? 이 보철기는 어떻게 사용되는가?
7. 언어치료전문가가 발화용 보철기를 사용함으로써 최상의 결과를 얻기 위해 보철과 의사와 협력할 수 있는 방법들에 대해 설명하라.
8. 말소리 산출을 위한 보철장치의 사용을 임상적으로 활용할 수 있는 경우와 그럴 수 없는 경우에는 어떤 것들이 있는가?
9. 조음치료 과정의 일부로서 보철장치를 사용하는 방법에는 어떤 것들이 있는가? 이 치료방법에 대해 이루어지는 논쟁에 대해 논의하라.

제 20 장

말 치료

✿ 이 장의 개요

도 입

구순/구개열이나 두개안면 기형의 이력이 있는 사람들은 연인두 형성부전/기능부전(VPI), 구강 기형, 치열 부정교합으로 인해 말 장애와 공명장애를 보일 위험이 있다. 일찍 수술을 받은 경우에도 대부분의 학령전기 구개열 아동들이 말소리 발달의 문제를 보인다(Hardin-Jones & Jones, 2005). 연인두 기능장애는 구개열 외 다른 여러 원인에 의해서도 나타날 수 있다.

다른 장에서도 논의하였지만 연인두 밸브에 문제가 있을 경우 과다비성과 비누출을 특징으로 하는 말을 산출할 수 있다. 그리고 비누출의 결과로 구강내압이 충분하지 않아 자음이 약화되고, 발화 길이가 짧아지며, 보상조음이 발달될 수도 있다. 지각적 평가와 기기를 이용한 평가를 통해 이러한 말 특성의 기저 원인을 파악하는 것이 매우 중요한데, 그 원인이 적절한 치료방법의 선택에 직접적인 영향을 미치기 때문이다.

말 치료로는 연인두 형성부전(비정상적 구조)이나 심지어는 연인두 기능부전(비정상적 신경생리)으로 인한 과다비성이나 비누출을 고치지 못한다. 말 치료만으로는 이 장애 때문에 생기는 비정상적 기능(말소리 조음위치)만을 바로잡을 수 있을 뿐이다. 구강운동 연습(불기, 빨기, 기타 비구어 활동)은 공명이나 연인두 기능을 호전시키는 데 전혀 효과가 없기 때문에 이러한 목적을 위해서는 이용하면 안 된다. 오히려 조음위치의 변화를 이끄는 기본적인 말 치료 기법을 적용해야 한다.

이 장의 목적은 구개열, 치열/교합 이상, 다양한 유형의 연인두 기능장애가 있는 사람들에게 필요한 말 치료에 관해 필요한 모든 정보를 전달하는 것이다. 이 정보는 모든 언어치료전문가로 하여금 유능하고도 확신을 가지고 이들(특히 아동)을 치료할 수 있게 해줄 것이다.

말 치료 대 신체 관리

성도가 이루는 공간(구강, 비강 및 인두강)에 구조적 이상이 있으면 비정상적인 공명(더 많은 정보는 제6장 참조)뿐만 아니라 말소리 산출 오류를 보일 위험이 있다. 이러한 문제를 고치는 데 말 치료가 적절한 사례도 있다. 신체 관리(수술 또는 보철장치)가 필요한 사례도 있다. 문제 관리에 적절한 방법은 아동의 구조적 이상과 말 특성을 근거로 결정해야 한다.

✲ 필연적 왜곡의 치료

필연적 왜곡(obligatory distortion)은 기능(조음)은 정상이지만 구조가 비정상인 경우에 나타나는 오류를 말한다. 그러므로 비정상적 구조가 말소리/공명 왜곡의 유일한 원인이다. 과다비성과 비누출은 대개 VPI로 인해 필연적으로 나타나는 왜곡 오류이다. 과소비성과 맹관공명도 성도의 어딘가가 막혀 있기 때문에 나타나는 필연적 왜곡 오류이다. 필연적 왜곡은 치아 이상 때문에 나타나기도 한다. 예를 들어 치아가 기류의 흐름을 방해하는 위치에 자리 잡고 있는 경우, 혀의 조음위치는 정상이라 해도 치찰음이 왜곡되어 산출될 수 있다.

필연적 왜곡은 비정상적인 구조 때문에 나타나므로 구조를 교정해야만 문제를 없앨 수 있다. 조음위치는 정상이기 때문에 말 치료로는 필연적 왜곡을 제거할 수 없다(Kummer, 2011; Trost-Cardamone, 1997). 실제로 언어치료전문가는 윤리적인 이유로 말소리 왜곡을 유발하고 있는 원인이 구조적 이상인 사람에게 말 치료를 실시하는 것을 거부해야 한다. 예외적인 경우는 그 구조를 고칠 수 없는(고치려 하지 않는) 경우뿐이다. 이 경우에도 말 치료는 대상자의 말 명료도를 향상시키기 위한 보상 전략을 개발하도록 돕는 것이어야 한다.

어떤 사람들은 작거나 비일관된 연인두 구멍을 보이기도 한다. 이들에게 말 치료를 하고 싶다는 유혹이 생길 수도 있다. 그러나 원인이 구조적 결함인 경우 더 노력하면(치료 회기에서처럼) 연인두를 폐쇄시킬 수 있을 것 같지만, 종일 폐쇄를 유지하려면 추가적인 노력이 필요하므로 대개는 폐쇄를 유지할 수가 없다. 그러므로 구멍이 작은 경우라도 수술로 관리하는 것이 더 적절하다. 작은 구멍을 수술로 관리할 것인지에 관한 결정은 대상자가 갖고 있는 결함이 말소리의 질과 명료도에 얼마나 많은 영향을 미치고 있는가에 근거하여 이루어져야 한다. 가족과 아동만이 말에서의 효과가 수술의 위험을 무릅쓸 정도인지 결정할 수 있다.

✲ 보상적 오류의 치료

보상적 오류(compensatory errors)는 비정상적인 구조에 대응하여 조음위치(기능)가 바뀌어서 나타나는 오류를 말한다. 예를 들면, VPI가 있어서 특정 말소리를 산출하는 데 필요한 구강내압이 부족해지면 구강 내의 조음위치가 기류가 적절한 부위인 인두 쪽으로 바뀌기도 한다. VPI를 보상하기 위해 흔히 나타나는 보상적 오류에는 인두마찰음, 인두파열음, 성문파열음이 있다. 보상적 오류는 치열 부정교합 같은 기타 구조적 기형으로 인해 발달할 수도 있다. 예를 들어 전방 교차교합으로 인해 구강의 앞쪽이 비좁아지면(구강 총생이 있으면), (설)치조음 산출을 위한 혀끝의 움직임이 방해받기 때문에 혀를 뒤쪽으로 이동하게 될 수도 있는데, 이로 인해 경구개-혓몸 조음이 일어난다. 보상적 오류는 기능적 오류이다. 그러므로 조음위치를 정상으로 바꿔 주려면 말 치료가 필요하다.

일부 외과 의사들(그리고 일부 언어치료전문가들)은 VPI를 수술로 교정하기 전에 말 치료를 하면 조음위치를 바꿀 수 있을 것이라 여겨 말 치료에 찬성하기도 한다. (그러나 이들은 구개열 수술 이전에 보상적 산출을 교정하기 위해 말 치료를 제안하는 일은 결코 없을 것이다.) 구조를 교정하기 전에 조음위치를 바꾸는 것이 가능하기는 하지만 매우 어렵고, 시간이 많이 걸리며 비용도 많이 든다. 성공한다고 해도 조음위치를 바꿔 주면 말 명료도가 떨어지는 결과가 생길 것이다. (결국, 보상적 오류는 말 명료도를 높이기 위해 발달된다.) 이러한 문제 때문에 가능하다면 말 치료 전에 구조를 먼저 교정한다. 이는 아동에게 말소리를 정상적으로 산출할 수 있게 해주는 장치를 제공하는 셈이다. 구조가 먼저 정상이 되어야 보상적 산출의 교정이 더 빠르고 쉬울 뿐만 아니라 아동과 치료사 모두를 좌절하게 만들 가능성이 적어질 것이다.

✲ 구비강 천공이 있는 경우

말에 구비강 천공(oronasal fistula, 구개천공이라고도 함)이 미치는 영향은 그 크기와 위치에 따라 달라진다. 구비강 천공으로 인해 말과 관련된 증상이 나타나는 경우라면, 아동은 기류가 천공으로 빠져나가는 것을 막기 위해 조음위치를 구비강 천공 뒤로 옮기거나 기류가 코로 새는 것을 막기 위해 혀로 천공을 막음으로써 보상하기도 한다. 이러한 오류는 천공이 계속 남아 있는 한 말 치료로 쉽게 고치지 못한다.

이상적으로는 증상을 보이는 구비강 천공은 말 치료를 시작하기 전에 수술해야 한다. 그러나 6세나 7세 무렵 골이식술을 할 때 구비강 천공을 막아 주는 수술을 함께 하는 경우가 많은데, 이렇게 하면 따로 수술할 필요가 없다. 아동이 매우 어린데 말에서는 구비강 천공이 영향을 미치고 있는 경우라면 정상적인 말 발달과 말 치료를 위해 구개 폐색장치를 이용하여 막는 것도 해볼 만하다. 폐색장치는 천공을 수술로 막을 때까지만 사용한다.

✲ VPI 수술 전

아동이 VPI를 보일 경우, 보상적 산출을 교정하기 위한 말 치료는 VPI 수술을 할 때까지 기다리는 것이 낫다. 보상적 산출은 정상적인 산출에 필요한 구강내압이 부적절하기 때문에 발달된다는 사실을 고려할 때 VPI가 있는 상태에서 보상조음 산출을 교정하기란 매우 어렵다.

전형적으로 VPI 수술은 3~5세에 이루어진다. 물론 더 빨리 수술할수록 말에는 더 좋다. 그러나 피에르 로빈 연쇄와 기도폐색이 있는 환자들이나 기타 구조적 이상이나 신경학적 장애가 있는 환자들처럼 수술을 더 늦게 해야 하는 환자들도 있다. 수술을 보류한 상태에서 아동이 보상조음을 발달시킬까 봐 염려되면 말 치료를 조정하여 실시할 수 있다.

압력 자음을 산출하려면 충분한 기압을 확보할 수 있어야 한다. 조음위치를 잡아 주는 데 충분한 구강내압을 달성하지 못하면 언어치료전문가는 손가락을 이용하든 코 집게를 이용하든 간에 아동의 코를 집어 준 상태에서 치료할 수 있다. 아동은 연습할 때만 아니라 집에서도 가능한 한 코 집게를 착용해야 한다. 이렇게 하면 아동이 말을 산출할 때 구강내압을 느낄 수 있어서 전이에 도움이 된다.

✻ VPI 수술 후

앞에서 이미 언급하였듯이 과다비성과 비누출은 대개 필연적 왜곡으로 나타나기 때문에 말 치료로 고쳐지지 않는다. 한 가지 예외적인 경우는 VPI를 고치기 위한 수술을 하였는데도 비음성이 지속되는 경우이다.

VPI 수술로 구조를 변화시킨다고 해서 조음위치 같은 기능이 변화되지는 않는다. 그러므로 아동이 수술을 받기 전에 VPI에 대해 보상적 산출 방법을 사용하고 있었다면, 이는 수술 이후에도 지속될 것이다. 말소리는 대개 VPI를 보상하기 위해 기류가 있는 인두에서 산출됨을 기억해야 할 것이다. 이 조음위치에서 산출하기 때문에 연인두 밸브는 기류와 말소리 방출을 위해 열린 채 남아 있다. 그러므로 과다비성/비누출이 계속 지각될 것이다. 이 경우, 수술의 효과로 연인두 밸브가 완전히 기능을 할 것이라 가정한다면 말 치료로 정상적인 조음위치를 잡아 주면 비음성이 사라질 것이다.

수술 전의 연인두 간격이 크고 인두측벽 운동이 거의 없었던 경우라면 수술 후에도 과다비성이 계속 나타나기도 한다. 일단 인두피판이 중심선에 생기면 인두측벽이 피판 주변을 향해 움직이는 데에는 시간이 걸리는데, 수술 전에는 전혀 맞닿아 움직이지 않았기 때문이다. 때로는 수술 후에 인두측벽이 자동적으로 기능하기 시작하는 경우도 있다. 다른 경우에는 말 치료(특히 청각적 피드백과 함께)가 필요하다.

마지막으로 수술이 완전히 성공적이지 않아 과다비성과 비누출이 남는 경우도 있다. 이 경우, 조음위치와 청각적 피드백은 정상이라 하더라도 추가로 평가를 의뢰하여 재개정술을 고려해야 한다.

✻ 연인두 학습오류의 치료

연인두 학습오류(velopharyngeal mislearning)는 연인두 구조와 생리는 정상인데도 비누출, 때때로 과다비성을 야기하는 발달적 오조음의 원인 중 하나이다. 예를 들어 ŋ/l와 ŋ/r 대치를 보일 경우 연속발화에서 비음성이 더 많이 지각된다. 이 말소리의 조음위치와 조음방법을 바꿔 주면 전반적인 공명이 변화된다. 그리고 특정 치찰음을 인두마찰음으로 대치할 경우 특정 음소 비누출이 일어난다. 다시 말하지만, 말 치료로 조음위치를 바로잡아 주면 비누출이 없어진다. 그러므로 비음성이 비정상적인 구조가 아니라 잘못된 조음위치 때문에 나타나는 경우라면 말 치료가 효과가 있을 것이다. (연인두 학습오류와 특정 음소 비누출에 대해 더 많은 정보를 얻기 위해서는 제6장을 참조하라.)

마지막으로 말 치료는 과다비성이나 비누출이 구강운동 기능장애, 특히 실행증 때문에 나타나는 경우에 적절하다. 전방 구조가 조음에 비일관되게 관여하면 연인두 밸브도 비일관되게 관여한다. 이는 가변적인 공명을 유발한다. 그러므로 조음치료가 말소리 산출의 협응을 향상시키는 데 효과적이다.

불확실한 경우

과다비성이나 비누출의 원인이 불확실한 때도 있다. 그렇다면 시험적인 말 치료가 최선이다(Golding-Kushner, 2001; Hardin, 1991; Tomes, Kuehn, & Peterson-Falzone, 1996; Ysunza, Pamplona, & Toledo, 1992; Ysunza-Rivera, Pamplona-Ferreira, & Toledo-Cortina, 1991). 치료가 효과적일 것인지 여부를 판단하는 데에는 대개 몇 주 정도만 걸린다. 조음은 정상적인데 과다비성이나 비누출이 있으면 수술이 필요하다.

말 치료 기법

비음성이 오조음 때문에 나타나는 경우에만 말 치료가 효과 있다. 앞에서 언급한 것처럼 언어치료전문가가 오조음 없이 나타나는 과다비성과 비누출에 대해 말 치료를 실시하는 일은 거의 없는데, 그러한 특성은 대개 VPI 때문에 나타나는 것이지 연인두 학습오류 때문에 나타나는 것이 아니기 때문이다. 유일한 예외는 VPI 수술 후에도 과다비성/비누출이 남아 있는 경우, 그리고 마비말장애로 인해 과다비성이 나타나는 경우뿐이다. VPI 수술 이후에 치료하는 것이 더 효과적이지만, VPI 수술을 기다리는 동안 말 치료를 하기도 한다.

일반적 원리

연인두 폐쇄부전/부정교합으로 인한 기능적 후유증인 오조음의 치료는 일반적인 조음치료를 통해 이루어진다. 치료의 목표는 산출 위치(그리고 때로는 산출 방법)를 바꾸는 것이다(Kummer, 2011).

이들에게 적용하는 말 치료 기법은 다른 말소리장애 치료에 적용하는 기법과 그다지 다르지 않다. 다음의 기본 치료단계를 제안한다.

- **첫 번째 목표 음소를 정한다.** 어떤 음소를 맨 처음 목표로 할 것인지 정한다.
  - **자극반응도가 좋은 말소리를 선택한다.** 정확한 산출을 자극하였을 때 대상 아동이 반응을 보이면 그 말소리가 고치기 가장 쉬운 말소리가 될 것이다. 그러므로 이 소리부터 치료하면 아동이 더 빨리 성공하게 만들어 준다.
  - **말 명료도에 가장 큰 영향을 미칠 말소리를 선택한다.** 발달 순서에 맞게 치료하는 것이 최상의 접근법이 아닌 사례도 있다. 예를 들어, 3세 아동을 치료할 때 다른 치찰음의 발달을 촉진하기 위해 /f/로 치료를 시작하는 대신 /s/로 치료를 시작할 수도 있는데, /f/는 말 명료도에 영향을 덜 미친다.
  - **후방음보다 전방음을 먼저 치료한다.** 전방음은 다른 말소리에 비해 더 잘 보이기 때문에 치료가 더 쉽다.
  - **변동음**(조음 동작이 바뀌는 소리—역자 주)**보다 지속음**(조음 동작이 지속되는 소리—역자 주)**인 동족음을 먼저 가르친다.** 지속음은 조음 자세를 유지할 수 있다. 그러므로 /d/보다는 /n/가, /ʧ/보다는 /ʃ/가 더 쉽다.
  - **유성 동족음보다 무성 동족음을 먼저 치료한다.** 무성음(예: /p/, /f/, /s/)은 유성음에 비해 1개의 자질이 더 적다.
- **아동이 정확한 말소리와 부정확한 말소리를 변별할 수 있는지 확인한다.** 정확한 산출과 정확하지 않은 산출을 청각적 및 시각적(가능할 경우)으로 변별할 수 있게 한다(반드시 변별할 수 있게 한다). 정확한 산출과 정확하지 않은 산출의 청각적 · 시각적 변별, 때로는 촉각-운동감각적 변별부터 치료해야 할 수도 있다.
- **산출 위치를 먼저 확립한다.** 정확한 위치를 확립한 뒤에 산출 방법(유성성/발성유형 포함)을 확립한다.
- **지속음과 무성음을 독립음 수준에서 먼저 치료한다.** 이 말소리는 모음 없이 독립음 수준에서 산출할 수 있다. 그러므로 이 말소리를 독립음 수준에서 먼저 치료하여 산출 위치를 유지하게 한다.
- **유성파열음을 음절 수준에서 치료한다.** 유성파열음(예: /b/, /d/, /g/)을 쉬운 모음이 들어 있는 단순한 음절(예: /bɑ/)에서 치료한다.
- **말소리를 초성 위치에서 먼저 치료한다.** 일반적으로 종성 위치에서 더 높은 자극반응도를 보이는 경우가 아니라면, 초성 위치에 오는 소리로 치료를 시작한다. 그러나

/r/의 경우 항상 종성 위치(종성 /ɚ/는 지속음임)에서 시작한 뒤 움직임을 요하는 초성 위치로 옮겨 간다.

- **모음으로 옮겨 가는 자음으로 /h/를 이용한다.** 자음에서 모음으로 옮겨 가기 어려워하면 모음 앞에 /h/를 첨가함으로써 자음과 모음을 분리시킨다(예: /p/…/hɑ/). 점진적으로 둘 간의 간격을 좁혀 음절을 만든다(예: /pɑ/).
- **일단 산출 위치를 습득하면 초성 위치에서 말소리를 훈련한다.** 다양한 모음이 들어 있는 음절로 시작한다. 그다음 일음절 낱말을 훈련한다. 마지막으로 다음절 낱말을 훈련한다.
- **그다음 단계로 모음 사이나 종성 중 어떤 위치가 더 쉬운지 판단한다.** 초성 위치에서 말소리를 정확하게 산출할 수 있게 되면 그 말소리를 모음 사이의 위치에서 산출하기가 더 쉬운지 아니면 종성 위치에서 산출하기가 더 쉬운지 판단한다. 아동에게 훨씬 쉬운 위치를 선택하여 그다음 단계를 진행한다.
- **모음 사이 위치에서는 목표 낱말을 먼저 음절로 분리한다.** 예를 들어 목표음이 /k/고 목표 낱말이 'baker'라면 아동으로 하여금 각 음절을 따로 분리하여 순서대로 산출하게 한다. 예를 들면 아동은 'ba…ker'로 산출해야 한다. 점차 이 두 음절의 간격을 붙인다. 시각적 표지(visuals)(예: 첫 번째 음절에는 빨간 블록, 두 번째 음절에는 파란 블록)를 사용하는 것이 도움이 된다.
- **모음 사이 위치에 오는 소리는 음운 맥락에 따라 산출이 달라질 수 있다.** 모음 사이 위치에 오는 음소는 말소리를 훈련하는 것이지 글자를 훈련하는 것이 아니다. 예를 들면, 미국영어에서 /n/로 끝나는 낱말에 들어 있는 /t/(예: 'kitten', 'button', 'mitten' 등)는 파열되지 않는(불파음으로 실현되는) 대신 성문파열음과 동시에 조음된다.
- **종성 위치에서 훈련할 때 목표 낱말에서 목표 음소를 분리한다.** 음절이나 낱말을 먼저 분리함으로써 종성 위치에 오는 말소리를 도입한다. 예를 들어, 목표음이 /k/고 목표 낱말이 'bake'라면 아동은 'baaaa…k'라 말해야 한다.
- **종성 위치에서 훈련할 때 종성을 모음으로 시작하는 낱말과 결합한다.** 종성 뒤에 오는 낱말이 모음으로 시작하면 종성 자음이 초성처럼 산출된다. 예를 들어, 아동에게 'Bake it.'을 말하게 할 수 있다. 아동에게 다음 소리로 진행하기 전에 /k/에 머물러 있게 한다.
- **말소리 부류를 치료한다.** 한 말소리 부류에서 몇 개의 오류를 보일 경우 산출 위치나 방법이 같은 음소 부류를 치료한다. 이렇게 하면 몇 개의 말소리를 한 번에 공략하기 때문에 진전이 더 빨라진다(Pamplona, Ysunza, & Espinosa, 1999).
- **동일한 말소리 부류 내의 다른 말소리로 이동할 때 한 번에 하나의 자질만 변화시킨다.** 말소리가 서로 연관된 음소 그룹(예: 파열음 또는 양순음)에 속해 있을 경우, 한 번

에 하나의 자질(예: 조음위치, 조음방법, 유성성/발성유형)만 변화시켜 그다음 소리로 옮겨 가는 방식으로 작은 단계를 밟아야 한다.

- **자음군의 경우 자음군을 이루고 있는 개별 자음으로 쪼갠다.** 자음군의 첫 번째 자음이 지속음일 경우에는 그다음 자음으로 옮겨 가기 전에 그 지속음을 연장하여 산출하게 한다. 예를 들어 낱말 'snake'를 산출할 경우, 아동은 'ssss...nake'로 산출한다. 낱말 'flag'는 'fffff...lag'로 산출하면 된다. 자음군의 첫 번째 자음이 파열음일 경우에는 파열음 뒤에 모음을 첨가하여 음절을 산출한다. 예를 들어 낱말 'play'의 경우, 'pa...lay'로 산출한다.
  - **/s/를 무성자음과 결합하면 대개 무성자음이 유성음화된다.**
    - spell = s...bell
    - stop = s...dop
    - skate = s...gate
  - 다시 말하지만, 글자가 아니라 말소리를 훈련하는 것이다.
- **목표음을 전달구에 넣어서 산출한다.** 전달구로 연습할 때 목표음이 전달구의 시작 소리가 되게 하는 것이 좋다. 예를 들면, /l/를 훈련할 때는 'Let me ...'를 전달구로 이용할 수 있다. 더 어렵게 하려면 'I like ...', 'I love ...', 'I like ..., but I don't like ...'처럼 목표음이 전달구 안에 오게 한다. 심지어는 'I have a (ladder).'처럼 목표음이 전달구의 맨 마지막에 오게 할 수도 있다.
- **목표음을 새로운 문장 안에서 산출한다.** 아동으로 하여금 낱말 속의 말소리를 새로운 문장 안에서 산출하게 한다. 목표음만 교정한다.
- **한 번의 회기 중에 정확한 산출을 가능한 한 많이 한다.** 비정상적인 말소리 산출의 교정은 피드백을 요하는 운동 학습이 필요하며, 수많은 반복(예: 연습)을 통해 일어나는 운동 기억을 필요로 한다. 그러므로 아동이 특정 말소리를 정확하게 산출할 수 있게 되면 말 치료는 그 회기에서 가능한 한 정확한 산출을 많이 달성할 수 있도록 하기 위해 반복연습을 포함시킨다.
- **구조화되지 않은 말을 이용하여 전이시킨다.** 목표음을 정확하게 산출하도록 시도하는 동안 아동에게 이야기를 말하게 하고, 사건의 순서를 나열하고, 그림을 묘사하게 하고, 설명하게 하는 등의 활동을 한다. 그리고 아동으로 하여금 소리 내어 읽게 하여 목표음이 들어 있는 낱말을 정확하게 산출하게 한다.
- **전 과정에 부모와 보호자(보모 포함)를 참여시킨다.** 치료의 성공, 특히 전이는 가정에서의 연습 빈도에 달려 있다. 부모로 하여금 일상생활 안에서 연습할 수 있는 방법에 대해 설명해야 한다. 매일 짧게 여러 차례 연습하면 매번의 연습이 몇 분밖에 안 걸리더라도 상당히 많은 진전을 유발할 수 있다.

✲ 바이오피드백

바이오피드백은 무의식적이거나 자동적인 생리과정을 의식적으로 인식하여 정신적으로 통제할 수 있게 조작하는 기법이다. 바이오피드백 기법은 특정한 사고과정이 목표로 하는 생리적 반응을 이끌어 낼 수 있는 것으로 판단될 때 원하는 생리적 반응이 학습될 수 있다는 원리에 근거한 것이다.

의료분야에서는 오랫동안 여러 유형의 바이오피드백 기법이 사용되어 왔는데, 긴장 완화, 심장 박동의 감소, 심지어는 통증의 완화 같은 특정 용도에 효과적인 것으로 알려져 왔다. 최근에는 바이오피드백 기법이 특히 음성(Cavalli & Hartley, 2010; Maryn, De Bodt, & Van Cauwenberge, 2006; Rossiter, Howard, & DeCosta, 1996; Van Lierde, Claeys, De Bodt, & Van Cauwenberge, 2004), 유창성(Saltuklaroglu, Dayalu, Kalinowski, Stuart, & Rastatter, 2004) 및 마비말장애(Marchant, McAuliffe, & Huckabee, 2008; Murdoch, Pitt, Theodoros, & Ward, 1999) 같은 언어병리학에도 이용되고 있다.

연인두 기능에 대해 바이오피드백을 제공하는 방법에는 여러 가지가 있다. 청각적, 시각적, 촉각-운동감각적 바이오피드백을 제공할 수 있다. 로테크 바이오피드백이 될 수도 있고, 복잡한 장비를 이용한 하이테크 바이오피드백이 될 수도 있다. 그러나 바이오피드백은 대상자가 해부생리학적으로 정상적인 연인두 폐쇄를 달성할 수 있을 때에만 성공할 수 있음을 명심해야 한다. 그리고 대상자가 바이오피드백에 능동적으로 참여하고 인지적으로 이해할 수 있고 원하는 결과를 달성하기 위해 무엇을 해야 하는지 판단할 수 있을 정도로 나이가 어느 정도는 들어야 가능하다.

✲ 로테크 치료 도구

감각을 자극하고 피드백을 주는 데 도움이 되는 로테크 도구가 몇 가지 있다(Kummer, 2011). 이 도구는 치료 회기 중 오조음을 교정할 때 이용하면 도움이 된다. 모든 감각의 바이오피드백이 유용하지만, 청각적 피드백을 통해 말소리가 정상적으로 학습되기 때문에 대개는 청각적 피드백이 가장 효과적이다.

❀ 빨대

단순히 구부릴 수 있는 빨대도 언어치료전문가가 사용하는 도구 중 가장 유용한 치료 도구가 될 수 있다. 다행히도 빨대는 싸고, 어디서든 구할 수 있으며, 버릴 수 있다(따라서 세척이 필요 없다). 빨대의 장점 중 하나는 소리를 증폭시켜 준다는 점에서 청진기와 같다. 말 치료에 사용할 때 기류(비강기류나 구강기류)와 발성된 소리(공명)를 증폭시켜 준다. 아동에게 과다비성이나 비누출에 대한 피드백을 주려면 빨대의 한쪽 끝은 아동의

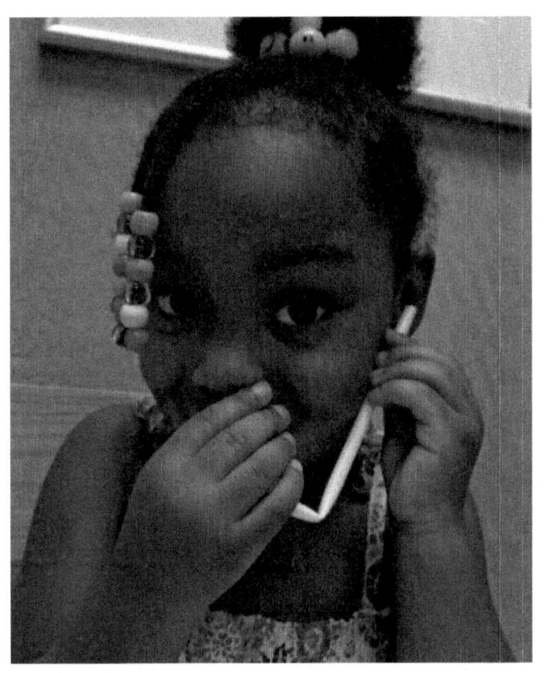

그림 20-1 빨대 이용하기. 과다비성이나 비누출에 대한 피드백을 주려면 아동으로 하여금 빨대의 한쪽 끝은 콧구멍 입구에, 다른 쪽 끝은 귀에 대게 한다. 말소리를 산출하는 동안 과다비성이나 비누출이 일어나면 빨대를 통해 크게 잘 들린다.

Courtesy Ann W. Kummer, Ph.D./Cincinnati Children's Hospital Medical Center & University of Cincinnati College of Medicine

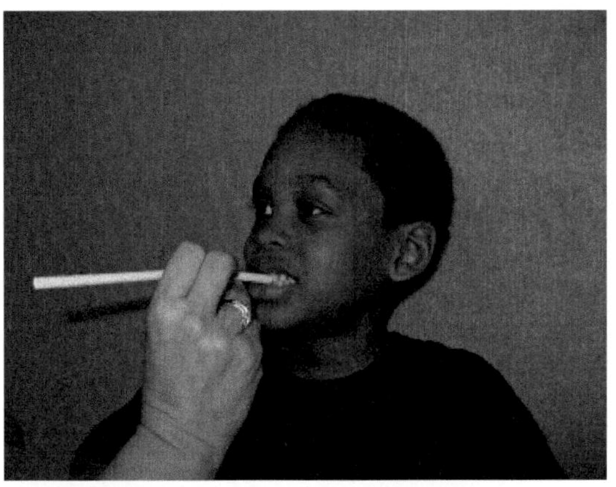

그림 20-2 /s/와 기타 치찰음을 산출하는 동안 전방 기류를 촉진하기 위해 빨대를 아동의 절치 앞에 오게 하고, 아동으로 하여금 빨대를 통해 기류를 들을 수 있을 때까지 목표음을 산출해 보게 한다. (이 방법은 설측음화 교정에도 효과가 있다.)

Courtesy Ann W. Kummer, Ph.D./Cincinnati Children's Hospital Medical Center & University of Cincinnati College of Medicine

콧구멍 입구에 대고, 다른 쪽 끝은 귀에 대게 한다(그림 20-1). (빨대를 한 번 더 구부려야 한다.) 비음성이 나타나면 아주 크게 들린다. 그다음 아동에게 비음성을 제거하기 위해 조음을 조정해 보라고 요구한다. 아동에게 구강기류에 대한 피드백을 주려면 빨대의 한쪽 끝을 절치 앞에 대게 하면 된다(그림 20-2). 아동은 구강음, 특히 치찰음을 산출하는 동안 기류를 들을 수 있게 될 것이다. (빨대의 한쪽 끝을 귀에 대지 않아도 기류가 지나는 소리가 들릴 것이다.) 아동에게 기류를 빨대로 내보내게 한다.

❀ 청취관

'청취관'도 빨대와 똑같은 방법으로 이용할 수 있다. 한쪽 끝은 아동의 콧구멍에 대고, 다른 쪽 끝은 아동의 귀에 대게 하면 비음성이 크게 들리는 청각적 피드백을 줄 수 있다(그림 20-3A). 한쪽 끝을 아동의 입술이나 치아 앞에 오게 하고, 다른 쪽 끝은 아동의 귀 가까이에 오게 하면 구강기류에 관한 피드백을 주는 데 이용할 수도 있다(그림 20-4). 청취

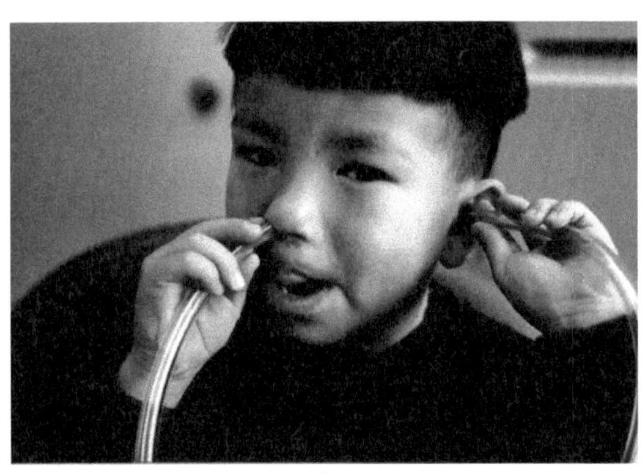

A

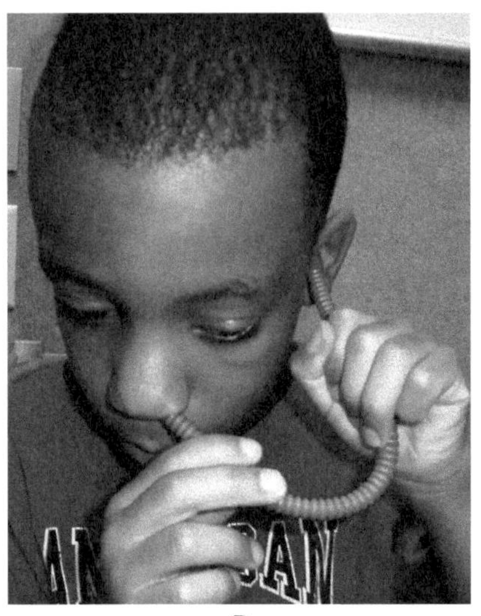

B

그림 20-3(A와 B) 청취관의 사용. 관의 한쪽 끝은 콧구멍 입구에, 다른 쪽 끝은 귀에 댄다. 과다비성이나 비누출이 일어나면 관을 통해 크게 잘 들린다. 이는 매우 훌륭한 청각적 피드백을 제공해 준다. 아동으로 하여금 구강음을 산출하는 동안 귀에 들리는 소리를 없애 보라고 지시한다.

A와 B: Courtesy Ann W. Kummer, Ph.D./Cincinnati Children's Hospital Medical Center & University of Cincinnati College of Medicine

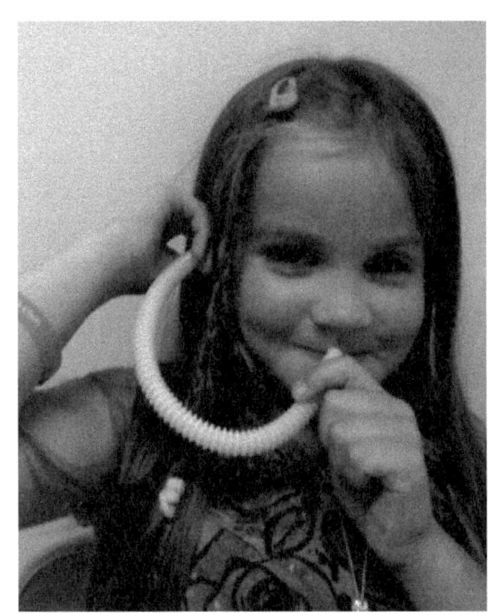

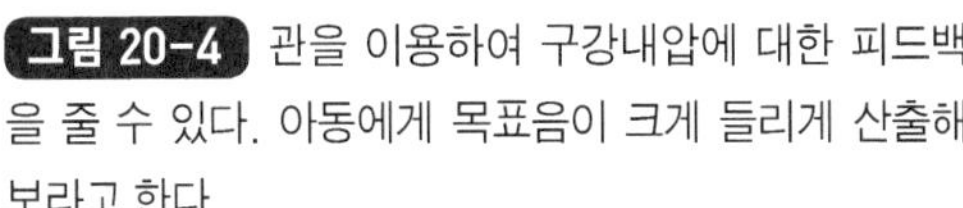

그림 20-4 관을 이용하여 구강내압에 대한 피드백을 줄 수 있다. 아동에게 목표음이 크게 들리게 산출해 보라고 한다.

Courtesy Ann W. Kummer, Ph.D./Cincinnati Children's Hospital Medical Center & University of Cincinnati College of Medicine

관은 실질적으로 구부릴 수 있는 관으로 만들 수도 있다(**그림 20-3**). 튜브형 호루라기는 잘 불리며 회기가 끝난 뒤에 아동에게 상으로 줄 수도 있다(**그림 20-3B**와 **그림 20-4**). 관의 장점은 길다는 점이다. 그러므로 아동으로 하여금 스스로의 비누출을 들어 보게 할 때에는 빨대보다 더 쉽게 사용할 수 있다. 청취관의 단점은, 청취관을 덜 사용하게 만드는 원인인데, 더 사용하려면 소독해서 쓰거나 한 아동에게만 사용해야 한다는 점이다.

Oral & Nasal Listener™(ONL)

빨대나 단순한 청취관으로도 공명과 비누출에 대한 피드백을 줄 수 있지만, 콧구멍에 튜브를 갖다 댄 상태에서 임상가가 동시에 소리를 듣는 것은 어려운 일이다. 이는 임상가가 적절한 피드백과 지시사항을 제시하는 데 영향을 미친다. 이러한 문제를 해결하기 위해 신시내티 아동병원 메디컬센터(Cincinnati Children's Hospital Medical Center)은 Oral & Nasal Listener™(ONL)(Suer Duper®)를 개발하였다. 이는 기본적으로 2개의 청진기를 이은 것으로, 아동과 언어치료전문가가 비음성과 구강기류를 동시에 같은 음량으로 들을 수 있게 해준다(그림 20-5A).

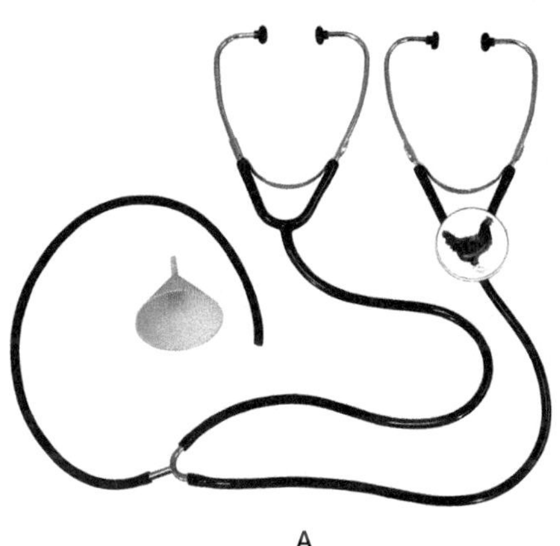

A

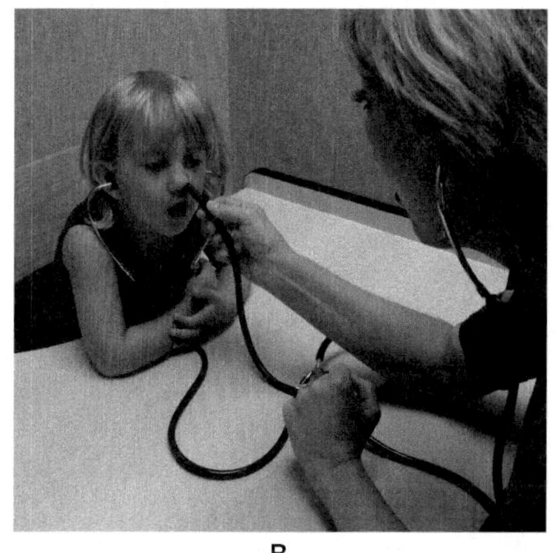

B

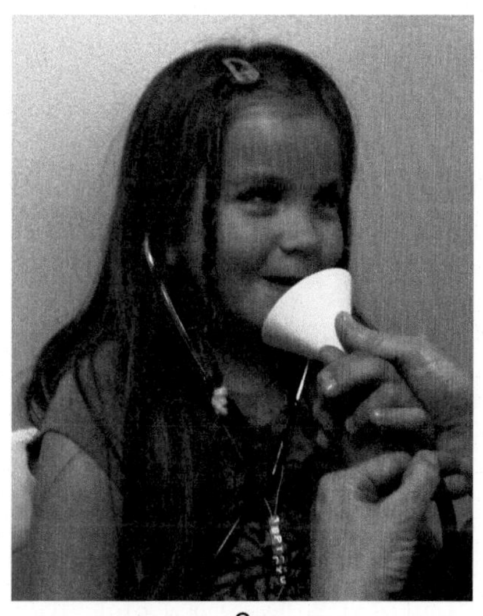

C

그림 20-5(A~C) (A) Oral & Nasal Listener™(ONL)(Super Duper Publications, www.superduperinc.com). (B) Oral & Nasal Listener™는 아동과 언어치료전문가가 동시에 증폭된 방식으로 비누출과 과다비성을 들을 수 있게 해준다. 이 장치를 이용하면 성인은 아동에게 알맞은 피드백을 줄 수 있다. 그렇지 않으면 튜브가 아동의 코 안에 들어 있기 때문에 성인이 비누출을 듣기 힘들다. (C) 깔때기를 이용하면 구강음이 아동에게 증폭되어 들린다. 그리고 성인도 아동이 듣는 것을 들을 수 있다. 이 장치는 공명과 비누출에 효과적일 뿐만 아니라 조음, 특히 증폭된 피드백을 필요로 하는 아동에게도 이용할 수 있다. (Oral & Nasal Listener™는 신시내티 아동병원 메디컬센터에서 Jonathon Cross, Jessica Link, Ann Kummer가 개발하였고 2012년 2월 3일 'Nasoscope'라는 명칭으로 특허번호 6656128로 특허를 받았다.)

A~C: Courtesy Ann W. Kummer, Ph.D./Cincinnati Children's Hospital Medical Center & University of Cincinnati College of Medicine

아동에게 과다비성/비누출에 대한 피드백을 주려면 튜브의 한쪽 끝을 아동의 콧구멍에 대게 한다. 그다음으로 아동에게 그 피드백을 이용하여 비음성을 없애 보라고 요구한다. 이후 언어치료전문가가 아동에게 적절한 피드백을 주고 치료의 진전을 모니터링한다(그림 20-5B).

아동에게 구강기류에 대한 피드백을 주려면 튜브 끝에 깔때기를 덧대어 준다. ONL이 구강음을 증폭시켜 아동으로 하여금 약화된 자음이나 비음성의 모음과 구강 자음 혹은 구강 모음과의 차이를 더 쉽게 들을 수 있게 해준다. ONL을 이용하면 아동은 자신이 산출한 소리와 언어치료전문가가 들려준 모델을 더 잘 비교할 수 있다(그림 20-5C). (ONL은 청각에 문제가 있거나 치료 중에 쉽게 산만해지는 아동에게도 효과적이다.)

진전과 궁극적인 전이를 위해서는 가정에서의 연습이 아주 중요하지만, 부모는 자신이 무엇을 듣고 있고 어떻게 피드백을 주어야 하는지 확신하지 못하는 경우가 많다. ONL을 이용하면 부모는 비정상적인 비누출과 과다비성을 쉽게 들을 수 있어서 더 효과적인 피드백을 줄 수 있을 뿐만 아니라 아동이 진전을 보이는 때도 알 수 있다. 이는 가정에서의 연습을 더 효과적으로 만들어 준다.

바람 갈퀴

종이쪽을 잘라 내어 갈퀴를 만든 뒤 구강기류에 대한 시각적 피드백 장치로 쓸 수 있다. 아동이 압력 자음을 산출하는 동안 아동의 입 앞에 바람 갈퀴를 대 준다(그림 20-6). 아동에게 바람 갈퀴가 움직일 정도로 세게 발음해 보라고 지시한다. 파열음에 효과가 가장 좋고, 마찰음에는 효과가 덜하다.

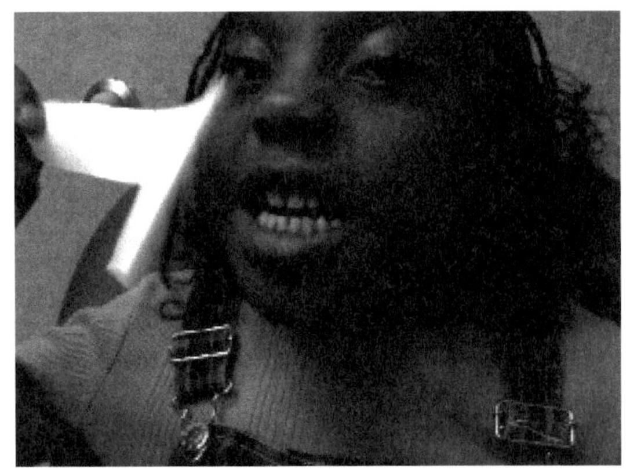

그림 20-6 파열음을 산출하는 동안 구강내압을 높일 수 있도록 바람 갈퀴를 이용하고 있는 모습. 아동에게 파열음을 산출할 때마다 종이가 움직이게 해보라고 요구한다.

Courtesy Ann W. Kummer, Ph.D./Cincinnati Children's Hospital Medical Center & University of Cincinnati College of Medicine

See-Scape

See-Scape는 여러 배급사(Pro-ED, Mayor Johnson, Slosson Educational Publications, AliMed 등)가 판매하는 공기압 장치이다. 아동의 콧구멍 안에 '올리브 모양의 코마개(이하, 올리브)'를 끼워 준다. 올리브는 구부릴 수 있는 튜브와 연결되어 있는데, 이 튜브는 다시 세로로 서 있는 딱딱한 플라스틱 관에 연결되어 있다. 아동에게 관 안에 있는 스티로폼 공이 떠오르지 않게 압력 자음(파열음, 마찰음, 파찰음)을 산출하라고 한다(그림 20-7). (비음을 산출하는 동안과 발화의 맨 끝에서 코로 숨을 쉴 때에는 스티로폼 공이 뜬다.)

이 장치에는 몇 가지 중대한 문제가 있다. 첫째,

가격이 매우 비싸다. 100달러 이상의 소매 원가는 적은 돈이 아니다. 둘째, 아동들은 관 안에 있는 스티로폼 공이 떠오르는 것을 보고 싶어 한다. 관 안에서 스티로폼 공이 움직이지 않게 유지하는 것이 쉽지 않다. 가장 큰 우려사항은 감염관리와 관련되어 있다. 이 장치는 매번 사용할 때마다 세정과 소독을 철저히 하게 되어 있지만 쉽지 않은 일인데, 특히 스티로폼 공이 그러하다.

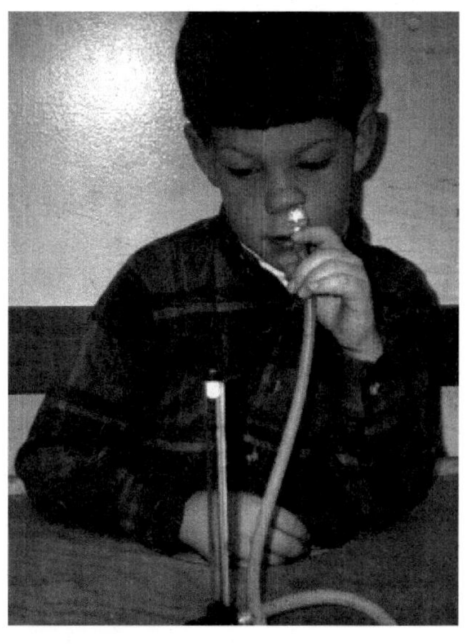

그림 20-7 See-Scape의 이용. 아동에게 한쪽 콧구멍에 올리브 모양의 코마개를 끼워 보라고 한다. 그다음 스티로폼 공이 관 안에서 움직이지 않게 압력 자음을 반복해 보라고 한다.

Courtesy Ann W. Kummer, Ph.D./Cincinnati Children's Hospital Medical Center & University of Cincinnati College of Medicine

✲ 하이테크 치료 도구

말 치료는 아동에게 실시할 때조차도 최소한의 자료만 필요하거나 실제 장비가 전혀 없어도 가능하다. 그러나 장비를 사용할 수 있는 경우도 있는데, 특히 병원에서 볼 수 있는 장비를 치료에 이용할 경우에는 이득이 크다.

❀ 디지털 녹음 장치

아동으로 하여금 정상적인 말과 비음성의 말을 변별할 수 있게 만들려면 녹음을 하는 것이 도움이 된다. 정상적인 말과 비음성의 말을 산출한 다양한 샘플을 이용할 수 있다. 대상 아동이 좋은 말과 '그다지 좋지 않은' 말을 산출한 것을 녹음한 것도 자신이 산출한 말을 스스로 평가하는 데 도움이 된다.

❀ Nasometer

Nasometer(KayPENTAX, Montvale, N. J.)는 아동에게 보상적 오류와 특정 음소 비누출을 야기하는 오류를 제거하는 데 도움이 되는 시각적 피드백을 제공해 준다. 그리고 신경운동 기능장애로 인해 연인두 기능부전을 보이는 환자를 대상으로 공명을 조정하는 데 이용할 수도 있다(Bae, Kuehn, & Ha, 2007; Heppt, Westrich, Strate, & Mohring, 1991). 언어치료전문가는 치료과정에서 아동에게 시각적 목표가 되는 역치선을 정한다. 아동이 목표를 달성할 수 있게 되면 목표선을 더 낮춰 준다.

Nasometer 소프트웨어에는 치료에 유용한 문장 목록도 포함되어 있다. 이 문장은 음소에 따라, 그리고 연인두 폐쇄 달성의 난이도에 따라 분류되어 있다. 각각의 말 샘플에서의 수행에 관한 통계치를 이용하여 연속적으로 기록을 남겨 두면 시간의 경과에 따른 아동의 진전 정도를 추적할 수도 있다(더 많은 정보는 제13장 참조).

❀ 기류-기압 장비

기류-기압 장비는 시각적 피드백을 제공하는 데 이용할 수 있는데, 이는 성문파열음과 인두마찰음 같은 보상적 오류를 제거하는 데 도움이 된다. 이 장비는 특정 음소 비누출을 야기하는 조음오류의 변화를 촉진하는 데에도 이용할 수 있다(그림 14-20). 공기역학 기기는 호흡 지지에 관한 피드백을 제공해 주는 데에도 유용하다. 기류-기압 장비는 치료의 진전을 객관적으로 기록할 수도 있다(더 많은 정보는 제14장 참조).

❀ 비인두내시경

비인두내시경은 말을 산출하는 동안 연인두 기제의 움직임에 대한 시각적 피드백을 제공해 준다(Brunner, Stellzig-Eisenhauer, Proschel, Verres, & Komposhc, 2005; Bzoch, 2004; Rich, Farber, & Shprintzen, 1988; Siegel-Sadewitz & Shprintzen, 1982; Witzel, Tobe, & Salyer, 1988, 1989; Ysunza, Pamplona, Femat, Mayer, & Garcia-Velasco, 1997). 이 장비는 환자로 하여금 연인두 밸브를 열고 닫는 통제력을 키우는 데 도움이 된다(Brunner et al., 2005; Bzoch, 2004). 비인두내시경은 대부분의 아동이 잘 참아 내고, 방사선을 사용하지 않기 때문에 치료 상황에서 연인두 기제를 직접적으로 관찰하는 데 실제로 이용할 수 있는 유일한 수단이다(O'Sullivan, Finger, & Zwerdling, 2004; Santos, Cipolotti, D'Avila, & Gurgel, 2005).

바이오피드백 도구로서 비인두내시경은 연인두 폐쇄를 달성할 수 있는 생리적 능력은 있으나 잘못된 조음 습관 때문에 특정 음소 비누출이나 특정 음소 과다비성을 보이는 아동들에게 적절하다(Witzel et al., 1988). 비인두내시경은 인두피판술 이후 인두측벽 운동을 증가시키는 데에도 유용하다(Paal, Reulbach, Strobel-Schwarthoff, Nkenke, & Schuster, 2005; Siegel-Sadewitz & Shprintzen, 1982; Witzel et al., 1989; Ysunza et al., 1997). 그러나 연구에 따르면, 비인두내시경은 전통적인 말 치료와 결합하여 이용할 때에만 효과를 볼 수 있다(Neumann & Romonath, 2011).

바이오피드백 장비로 이용할 때에는 아동에게 비디오 모니터상에서 연인두 구조를 찾아보게 하는 것부터 시작한다. 그다음에는 연인두가 완전히 폐쇄되도록 삼키기, 불기를 유도하거나 말소리를 반복하여 산출하게 지시한다. 아동에게 연인두 기제의 움직임을 지적해 준다. 이후에는 원래 폐쇄가 불완전하였던 음소를 산출할 때 연인두 폐쇄를 달성할 수 있게 하는 데 집중한다. 이때에는 위에서 언급한 것처럼 시각적 피드백을 줄 뿐만 아니라 목표 음소의 산출 위치도 변화시켜 본다.

조음위치가 변화되고 아동이 목표 음소에서 연인두 폐쇄를 달성할 수 있게 되면, 환자에게 '좋은 발음'과 '나쁜 발음' 사이를 왔다 갔다 하면서 그 차이를 느끼고, 보고, 들어 보라고 하는 것이 도움이 된다. 이렇게 하면 자발적인 통제력을 발달시킬 수 있다. 조음위치가 확립되고 말소리가 정확한 조음위치에서 쉽게 산출되면 아동이 전통적인 말 치료 접근을 시작할 준비가 되었음을 의미한다.

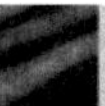 구체적 치료 기법

임상적 결정은 가능한 한 근거 기반 실제(evidence-based practice, EBP)의 원리를 포함해야 한다(ASHA, 2005). EBP는 질적인 임상관리 제공을 위해 현존하는 연구와 임상가의 전문성을 통합한다. 여기서 제시한 치료 기법은 주로 이 책을 쓴 저자의 방대한 경험과 전문성을 기초로 한 것이다.

성문파열음

성문파열음은 성대를 내전하였다가 갑자기 기류를 방출함으로써 산출되는 유성의 끙끙거리는 소리이다. 성문파열음은 VPI로 인하여 구강내압이 부적절할 때 구강파열음을 대치하는 경우가 많다.

성문파열음을 없애는 데에는 다음의 절차를 이용할 수 있다.

인식

아동에게 말소리를 산출하는 동안 목에서 나타나는 꿈틀거림(경련)을 없애려 한다고 말해 준다.

피드백

- **시각적 피드백:** 아동이 성문파열음을 산출하는 동안 거울을 통해 자신의 목을 쳐다보게 한다. 후두 앞쪽의 목 부위에서 뚜렷한 움직임이 나타나는 것을 볼 수 있다. 그다음에는 차이를 느낄 수 있도록 모음이나 비강모음 음절을 연장하게 한다. 언어치료전문가가 파열음을 성문파열음 없이 산출하는 동안 아동으로 하여금 언어치료전문가의 목 부위를 쳐다보게 한다.
- **촉각적 피드백:** 아동에게 원래 하던 대로 성문파열음을 산출하는 동안 자신의 목 부위의 후두에 손을 대어 보게 한다(그림 20-8). 말소리를 산출하는 동안 나타나는 꿈틀거림을 느껴 보게 한다. 그다음에는 연장 모음이나 자음-모음 음절(예: /ma/)을 산출하는 동안 자신의 목에서 나는 차이를 느껴 보게 한다. 언어치료전문가가 성문파열음 없이 파열음을 산출하는 것을 목을 만져 느껴 보게 할 수도 있다.
- **청각적 피드백:** 아동에게 언어치료전문가가 성문파열음 없이 파열음을 산출하는 것을 들어 보게 한 다음, 성문파열음과 동시조음되는 파열음을 들어 보라고 한다. 정확한 산출과 부정확한 산출을 듣고 이를 나타내는 웃는 얼굴과 찡그린 얼굴을 가리키게 할 수

도 있다.

산출

1. 아동에게 모음 없이 무성파열음(예: /p/)을 산출하게 한다. (성문파열음은 유성음이다. 그러므로 모음으로 이동해 가지 않는 한 성문파열음은 나타나지 않는다.)
2. 아동에게 무성파열음을 산출한 뒤 /h/를 넣어 모음을 산출하도록 한다(예: /pa/를 /p…hhhha/로, /po/를 /p…hhhho/로). /h/가 무성음이고 이렇게 할 경우 성대가 열린 채로 있기 때문에 성문파열음 산출이 방지된다. 자음에서 /h/로, 그다음에는 모음으로 옮겨가는 시간을 점차 줄인다. 더 이상 성문파열음이 나타나지 않고 음절을 산출할 수 있을 때까지 점차 자음에서 모음으로 이동해 가는 시간을 줄인다.
3. 일단 무성음이 쉽게 산출되기 시작하면 그다음은 유성파열음으로 옮겨 간다. 아동에게 목 부위의 느낌을 느껴 보고 거울을 보고 소리를 들으면서 유성파열음을 천천히 속삭이게 한다.
4. 아동에게 유성파열음을 속삭이다가 점차 부드러운 발성을 첨가하여 /h/를 삽입한 모음으로 옮겨 가게 한다. 아동으로 하여금 이후 /h/를 삽입하여 부드럽게 모음을 산출하게 한다. 피드백으로 보고, 듣고, 느끼게 한다.

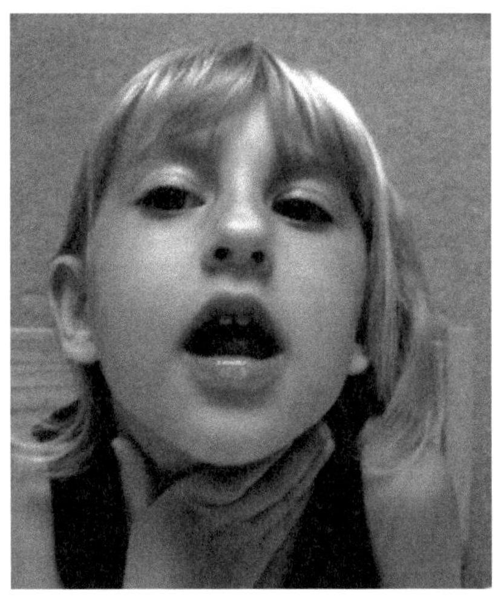

그림 20-8 성문파열음을 제거하기 위해서는 아동에게 말소리를 산출하는 동안 목에서 나타나는 '꿈틀거림'을 느껴 보게 한다. 이후 아동에게 /p/ 산출에서의 차이를 느껴 보게 한다.

Courtesy Ann W. Kummer, Ph.D./Cincinnati Children's Hospital Medical Center & University of Cincinnati College of Medicine

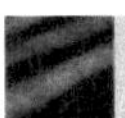

인두파열음

인두파열음은 혀 뒤쪽의 기저부가 인두후벽에 맞닿았다가 떨어지면서 산출되는 소리이다. 인두파열음은 VPI 때문에 나타나는 보상조음이다. 주로 연구개음(/k/나 /g/)을 대치하여 산출된다.

다음은 인두파열음을 제거하고 그에 맞는 연구개 조음위치로 대체하는 데 적용할 수 있는 방법을 제안한 것이다.

인식

아동에게 지금 내고 있는 소리는 목에서 나는 소리라고 말해 준다. 목에서가 아니라 입의 뒤쪽에서 나는 소리로 만드는 것이 목표라고 말해 준다.

피드백

- **시각적 피드백:** 아동에게 인두파열음을 산출하는 동안 거울을 통해 자신의 입을 쳐다보게 한다. 그다음으로 언어치료전문가가 연구개음(/k/와 /g/)을 산출할 때 입을 쳐다보게 한다.
- **촉각적 피드백:** 아동이 평상시처럼 인두파열음을 산출하는 동안 자기 목의 가장 높은 부위, 즉 턱 아래에 손을 얹어 보게 한다(그림 20-8과 동일함). 소리를 낼 때의 꿈틀거림을 느껴 보라고 한다. 그다음에는 차이를 느끼게 하기 위해 연구개음을 산출할 때 목의 움직임을 느껴 보게 한다.
- **청각적 피드백:** 아동에게 언어치료전문가가 연구개음을 산출하는 것을 주의하여 들어보라고 한다. 아동의 인두파열음을 흉내 내어 산출할 수 있다면 정확한 산출과 부정확한 산출을 할 때 아동으로 하여금 표시해 보라고 한다.

산출

1. 먼저 /ŋ/을 이용하여 조음위치를 확립한다. 아동이 /ŋ/을 정확하게 산출하지 못할 경우 혀의 중간 부위 위에 설압자를 올려 준다. 그다음에는 혀의 바닥 부위 아래에 해당되는 턱 아래에 엄지손가락을 갖다 댄 뒤 세게 눌러 준다. 아동에게 언어치료전문가가 이렇게 조작하여 도와주는 동안 말소리를 산출해 보라고 한다. 그리고 아동에게 코를 막은 상태에서 연구개음을 산출해 보라고 한다. (코 집게가 도움이 된다.) 이렇게 하면 비강기류를 요하는 인두파열음의 산출을 막을 수 있다.
2. /ŋ/의 조음위치를 확립한 뒤에는 아동으로 하여금 /ŋ/을 산출하다가 혀를 떨어뜨리라고 한다. 인두파열음을 산출할 때 나타나는 것처럼 뒤에서 앞으로 움직이기보다는 혀 뒷부분을 위아래로 움직이는 과정을 반복한다.
3. 아동에게 코를 막고 숨을 들이마신 뒤 혀를 /ŋ/ 위치에 오게 하여 /k/ 산출을 위해 재빨리 떨어뜨리라고 한다. 아동에게 /ŋ/을 산출하다가 /g/ 산출을 위해 혀를 떨어뜨리라고 할 수도 있다.
4. 아동이 이 소리를 여러 차례 산출할 수 있게 되면 코를 막지 않은 상태에서도 산출해 보게 한다.

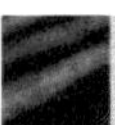

인두파열음/마찰음 또는 비강파열음/마찰음

인두 또는 비강 마찰음(또는 파찰음)은 대개 치찰음, 특히 /s/와 /z/를 대치하여 산출된다. 이 오류는 VPI를 수술로 교정한 후 말 치료를 필요로 하는 보상적 산출이거나 특정 음소 비누출을 야기하는 학습오류 때문에 나타날 수도 있다. 근본적인 원인이 무엇이든 교정 방법은 동일하다.

구체적인 치료 기법을 논하기 전에 /t/가 치찰음보다 먼저 발달하기 때문에 열쇠 말소리의 역할을 한다는 것을 알아야 한다. /s/와 /ʃ/는 /t/와 관련되어 있다. 이 두 말소리는 모두 혀끝을 치조 아래나 치조 뒤에 둔 채 산출하는 말소리이다. 실제로 치아를 닫은 채 /t/ 소리를 연장해 보면 혀가 적절한 위치에 있는 경우에는 /s/ 소리로 변한다. /t/는 /ʧ/(/t/+/ʃ/=/ʧ/)의 한 요소일 뿐만 아니라 유성 동족음 /d/는 /ʤ/(/d/+/ʒ/=/ʤ/)의 한 요소이다. 그러므로 대부분의 경우 아동은 치찰음을 정확하게 산출할 수 있게 되기에 앞서 /t/와 /d/ 소리를 산출할 수 있어야 한다.

다음은 인두파열음을 제거하고 그에 맞는 연구개 조음위치로 대체하는 데 적용할 수 있는 방법을 제안한 것이다.

인식

아동에게 지금 소리가 목에서 나고 있음을 알려 준다. 목표는 혀로 입 앞쪽에서 소리를 만드는 것임을 알려 준다.

피드백

- **시각적 피드백:** 아동에게 /t/ 소리를 산출하는 동안 거울을 통해 혀끝을 쳐다보게 한다. 그다음 아동에게 언어치료전문가가 /t/를 산출하는 동안 입을 쳐다보라고 한다.
- **촉각적 피드백:** 아동이 원래 산출하던 대로(인두 또는 비강) 목표음을 산출하게 한 다음, 자신의 콧구멍을 막아 보게 한다. 코가 막히는 것을 느낄 수 있을 것이다. 그런 다음 언어치료전문가가 /t/에 뒤이어 /s/ 소리를 산출할 때 입 앞쪽에 아동의 손을 갖다 대게 한다. 아동에게 이 말소리를 산출할 때 나오는 기류를 느껴 보라고 한다. 그런 다음 아동에게 /t/와 /s/ 소리를 산출하게 하면서 자신의 손을 입 앞에 대어 기류를 느껴 보라고 한다. (이 절차를 실시한 직후에는 아동에게 손을 씻거나 항균 젤을 이용하여 손을 소독하게 한다.)
- **청각적 피드백:** 아동의 콧구멍에 빨대나 튜브의 한쪽 끝이 오게 하고, 다른 쪽 끝은 아동의 귀에 오게 한다. 아동에게 원래 하던 대로(인두 또는 비강) 소리를 내보라고 한다. 아동은 튜브를 통해 비누출이 확연히 나타나는 것을 듣게 될 것이다. 아동에게 원래 정확하게 산출하였던 다른 구강음을 산출하게 한다. 구강으로 산출되는 말소리를 산출하는 동안 비누출이 전혀 없음을 아동이 알아차릴 수 있게 하는 것이 중요하다. 빨대나 튜

브의 한쪽 끝은 언어치료전문가의 코에 오게 하고, 다른 쪽 끝은 아동의 귀에 오게 하는 것도 때로는 도움이 된다. /s/를 정확하게 산출하면 튜브를 통해 그 어떤 비누출도 없음을 알아차릴 수 있게 한다.

산출

/s/ 산출을 위해서는 다음과 같이 한다.

1. 콧구멍을 막은 상태에서 아동이 /s/ 소리를 시도하게 한 다음 콧구멍을 열어 인두기류가 아니라 구강기류를 느끼게 한다(그림 20-9).
2. 아동에게 혀끝의 움직임에 주목하면서 /t/ 소리를 산출하게 한다.
3. 아동에게 치아를 닫은 상태에서 /t/를 산출하게 한다. 그러면 /ts/ 소리가 산출될 것이다.
4. 아동에게 /tssss/ 소리가 날 때까지 소리를 더 오래 지속시키라고 한다.
5. 아동에게 소리를 연장하게 한다. 아동으로 하여금 말소리를 산출하는 동안의 혀의 위치(자세)와 혀끝을 통해 나오는 기류에 주목하게 한다.
6. 마지막으로 /t/ 요소를 위한 혀 움직임을 없앤다.

다음 과정을 병행하거나 대체한다.

1. 빨대나 튜브의 한쪽 끝은 아동의 콧구멍에 오게 하고, 다른 쪽 끝은 아동의 귀에 오게 한다(그림 20-1).
2. 아동에게 이를 다문 채 /t/ 소리를 산출해 보라고 한다.
3. 아동에게 튜브로는 그 어떤 소리도 들리지 않게 하라고 말해 준다.

다음 과정을 병행하거나 대체한다.

1. 빨대를 절치 바로 앞에 갖다 댄다(그림 20-2).
2. 아동에게 /t/ 소리를 내면서 빨대 안으로 계속해서 공기를 내보내라고 한다. 빨대를 통해 공기가 나가면 들릴 것이다.
3. 아동에게 이를 다문 채 계속해 보라고 한다. 이렇게 하면 /s/ 소리가 날 것이다.

/ʃ/, /ʧ/, /ʤ/의 산출을 위해서는 다음과 같이 한다.

1. /ʧ/ 소리에는 /t/ 소리가 포함되어 있고 무성음이기 때문에 이 소리로 시작한다. 앞에서 /s/ 소리를 유도할 때 이용하였던 동일한 절차를 따르되, 아동에게 소리를 내는 동안 입술을 동그랗게 만들라고 한다. 아동에게 이를 다문 채 내는 재채기 소리라고 말해 준다.
2. 일단 /ʧ/ 소리를 완전히 습득한 뒤에 /ʤ/ 소리를 훈련하되, /d/ 소리로 시작한다.
3. 일단 /ʧ/ 소리를 완전히 습득한 뒤에 아동으로 하여금 이 말소리를 길게 연장하여 산출하는 동안의 혀 위치(자세)와 기류의 흐름을 느껴 보게 한다.
4. 마지막으로 /t/ 요소를 위한 혀끝 움직임을 제거한다.

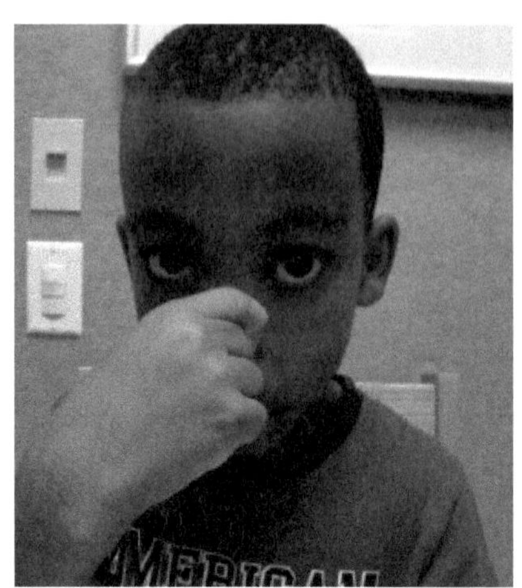

그림 20-9 코 집기 또는 맹관기법. 아동에게 압력 자음을 산출하는 동안 비누출을 제거하기 위해 자신의 콧구멍을 집으라고 요구한다. 아동에게 구강 기류와 구강 압력이 증가되는 것을 느껴 보라고 말한다. 그다음에는 콧구멍을 막지 않은 상태에서도 똑같은 방법으로 목표음을 내보라고 요구한다.

Courtesy Ann W. Kummer, Ph.D./Cincinnati Children's Hospital Medical Center & University of Cincinnati College of Medicine

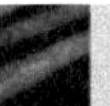

경구개-혓몸 산출(경구개파열음)

경구개와 혓몸(설배)을 이용하는 경구개파열음은 (설)치조음(/t/, /d/, /n/, /l/)이나 치찰음(/s/, /z/, /ʃ/, /ʧ/, /ʤ/)을 대치하여 산출된다. 이러한 조음위치는 이 모든 말소리의 설측음화 왜곡을 유발한다. 경구개파열음은 전방 교차교합이나 제3형 부정교합에 의해 혀끝이 움직일 공간이 협소해지면서 생기는 보상조음 오류로 나타나는 경우가 많다.

(설)치조음을 산출하기 위해서는 다음과 같이 한다.

인식

아동에게 지금 내고 있는 소리는 혀 가운데에서 나고 있다고 말해 준다. 목표는 혀끝으로 내는 것임을 알려 준다.

피드백

- **시각적 피드백:** 아동에게 /t/ 소리를 내는 동안 거울을 통해 자신의 혀끝을 쳐다보게 한다. 그런 다음 언어치료전문가가 /t/를 내는 동안 언어치료전문가의 입을 쳐다보게 한다. 아동의 혀끝이 올라가 있는 대신 내려와야 함을 주의시킨다.
- **촉각적 피드백:** 아동에게 원래 내던 대로 소리를 내어 보게 한다. 그다음 설압자를 이용하여 아동에게 입천장에 맞대어 조음하던 혀 부위를 설압자에 대어 보라고 한다. 그다음 에는 혀끝으로 설압자에 대어 보게 한다. 이것이 새로운 조음에 이용될 위치이다.
- **청각적 피드백:** 아동의 절치 바로 앞에 빨대의 한쪽 끝을 댄다(그림 20-2). /t/를 산출하여 기류가 빨대를 통과하는 것을 확인한다. 아동에게 빨대를 통해 나오는 기류의 소리에 주목하게 한다. 그다음 /t/ 소리를 설측음화하여 산출한다. (혀끝을 올린 채 붙 잡아 두면 기류가 옆으로 새면서 설측음이 산출된다.) 기류가 빨대를 통과하지 않음을 주

의시킨다. 기류가 실제로 나오는 곳을 찾을 때까지 치조궁을 따라 빨대를 옮겨 줄 수 있다(그림 20-10).

산출

1. 아동에게 설압자를 물라고 한다(그림 20-11).
2. 아동에게 혀끝을 설압자 위에 올린 다음 아래로 내려 보라고 한다.
3. 그다음 아동에게 /n/ 소리를 내다가 혀끝을 이용하여 소리를 계속 붙잡고 있으라고 한다. 조음위치에 주의하게 한다.
4. 아동에게 그 조음위치를 유지할 수 있게 연습하다가 혀를 떨어뜨리라고 한다. 이 과정은 소리를 내지 않고, 그리고 발성을 하면서 실시할 수 있다.
5. 아동에게 숨을 깊이 들이마신 뒤 /n/ 소리의 조음위치를 만들어 유지하다가 혀를 떨어뜨려 파열음(/t/나 /d/)을 산출하게 한다.
6. 아동의 절치 앞에 빨대를 대어 준다. 아동에게 /t/ 소리를 내는 동안 혀끝으로 빨대 안으로 공기를 밀어 넣으라고 한다.

치찰음의 산출을 위해서는 다음과 같이 한다.
(**주의**: 아동이 치찰음을 정확하게 산출할 수 있으려면 먼저 /t/를 정확하게 산출할 수 있어야 한다.)

인식

아동에게 지금 내고 있는 소리는 혀의 가운데 부분이 입천장에 닿으면서 나는 소리라는 것을 말해 준다. 기류(바람)가 혀끝 위를 지나면서 소리가 나게 만드는 것이 목표임을 알려 준다.

피드백

- **시각적 피드백:** 아동이 /t/ 소리를 산출하는 동안 거울을 통해 자신의 혀끝 움직임을 볼 수 있게 한다. 아동에게 /s/ 소리를 바로 내려면 혀끝이 /t/를 낼 때의 부위 사이로 바람이 나가야 한다는 것을 알려 준다.
- **촉각적 피드백:** 아동이 원래 내던 대로 소리를 내게 한다. 그다음 아동에게 경구개에 맞닿아 조음하던 혀 부위를 설압자에 갖다 대라고 한다. 이후 아동에게 혀끝으로 설압자에 대어 보라고 한다. 이 부위는 새로운 조음을 위해 이용할 조음위치이다.
- **청각적 피드백:** 빨대의 한쪽 끝을 언어치료전문가의 절치 바로 앞에 댄다. /s/ 소리를 내면서 기류가 빨대를 지나는 것을 확인한다. 아동에게 빨대를 통해 나는 바람 소리에 주목하게 한다. 그런 다음 /s/ 소리를 설측음화하여 산출한다. (혀가 위를 향하게 하여 유지하면 기류가 옆으로 나간다.) 기류가 빨대를 지나지 않도록 해야 한다. 기류가 실제로 나는 곳을 발견할 때까지 치조궁 측면을 따라 빨대를 옮겨 줘도 된다.

산출

1. 아동이 /s/ 소리를 산출하는 동안 닫힌 절치 앞에 빨대를 대어 주고 빨대를 지나는 기류가 부족함에 주목하게 한다(그림 20-2).
2. /s/를 산출하는 동안 아동의 치조궁을 따라 빨대를 측면으로 옮겨 빨대를 지나는 기류가 들리는 부위를 찾는다(그림 20-10).
3. 빨대를 닫힌 절치 앞에 대게 한 뒤 치아를 계속 다문 채 /t/ 소리를 산출하게 한다. 바람이 빨대 안을 통과하도록 내보내라고 말한다.
4. 치아를 닫고, /t/ 소리를 산출하여 /tssss/가 될 때까지 연장하라고 한다. 빨대로 공기가 나가게 하면서 이렇게 할 수 있다.
5. 아동이 혀 위를 지나는 기류와 빨대를 지나는 바람을 느끼게 한다.
6. 그다음 /t/ 없이 /s/와 /ʃ/ 소리의 위치(자세)를 만들라고 한다.
7. 경우에 따라서는 /s/보다 /ʧ/ 소리가 더 쉬울 수도 있다. 이는 /ʧ/가 /t/ 소리를 포함하고 있기 때문이다. 아동에게 이를 다물고 입술을 둥글게 만들어 /t/ 소리를 산출하여 연장하라고 말해야 한다. 아동이 혀 위를 지나는 기류를 느낄 수 있게 한다. 그다음으로 아동이 /t/ 소리 없이 /ʃ/를 산출할 수 있는 동일한 위치(자세)를 찾게 한다.

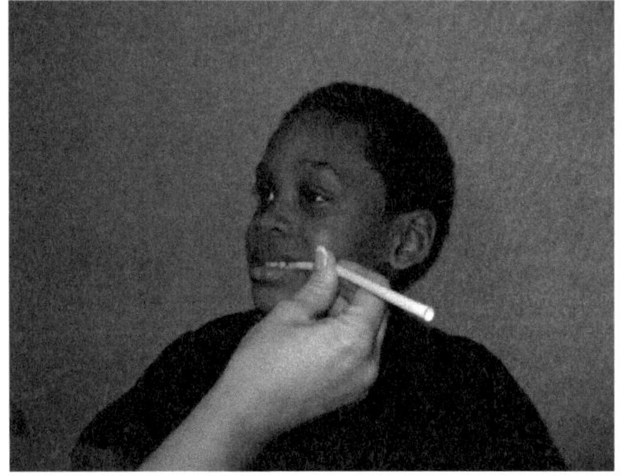

그림 20-10 설측음화 왜곡을 제거하기 위해서는 /s/를 연장하여 산출하는 동안 빨대 안으로 기류가 지나는 것을 들을 수 있게 될 때까지 치조궁을 따라 빨대를 옆으로 옮겨 준다. 그다음에는 빨대를 아동의 치조궁 앞에 대어 주고 공기가 빨대를 전혀 지나지 않음에 주목하게 한다. 아동에게 /t/ 소리를 낼 때 바람이 빨대를 지나게 만들라고 한다. 그다음 아동에게 치아를 다문 채 /s/ 소리가 날 때까지 똑같이 하라고 지시한다.

Courtesy Ann W. Kummer, Ph.D./Cincinnati Children's Hospital Medical Center & University of Cincinnati College of Medicine

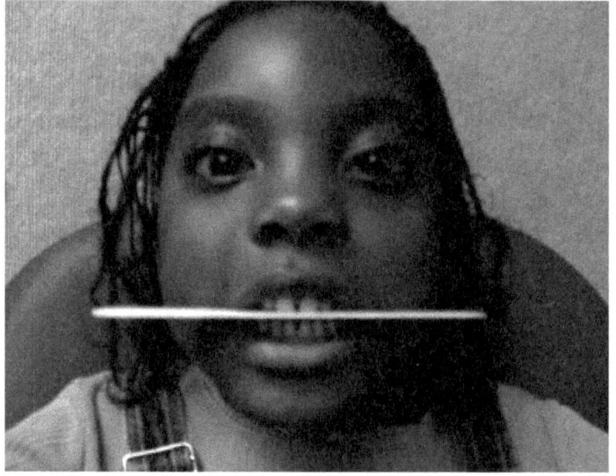

그림 20-11 (설)치조음의 경구개파열음 조음을 제거하기 위해서는 아동에게 설압자를 물게 한다. 아동에게 혀끝을 설압자에 갖다 대면서 조음해 보라고 지시한다.

Courtesy Ann W. Kummer, Ph.D./Cincinnati Children's Hospital Medical Center & University of Cincinnati College of Medicine

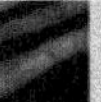

비음화된(왜곡된) /ɚ/와 /r/

종성 /ɚ/ 소리는 혀 뒷부분을 아래 어금니 잇몸에 협착하여 산출하는 소리이다. 혀의 가운데 부분이 배 모양을 띠면서 소리가 공명한다. 아동이 혀 뒷부분 전체를 들어 올릴 경우 소리는 /ŋ/ 소리처럼 나게 되는데, 이는 비강공명을 야기한다. 물론 흔히 일어나는 다른 오류도 혀 뒷부분이 양 측면을 향해 상승하지 않을 때 나타난다. 오류와 상관없이 다음의 기법이 적절한 조음위치를 달성하는 데 도움이 될 것이다.

종성 /ɚ/는 지속음으로, 초성에 오는 /r/ 소리는 먼저 /ɚ/를 산출할 수 있어야 그다음으로 혀를 앞쪽으로 움직이면서 낼 수 있다. 그러므로 초성 /r/ 훈련보다 정상적인 /ɚ/ 산출을 확립하는 것이 중요하다.

인식

아동에게 /ɚ/ 소리는 혀 옆을 입천장에 살짝 갖다 대면서 나는 소리라는 것을 말해 준다. 언어치료전문가의 손을 이용하여 아동이 혀로 배 모양을 어떻게 만들어야 하는지 보여 준다. 그리고 혀의 뒷부분은 뒤쪽 치아 가까이 있는 잇몸에 갖다 대어야 한다(그림 20-12).

피드백

- **시각적 피드백:** /ɚ/ 소리를 산출한다. 플래시라이트를 이용하여 아동이 언어치료전문가의 혀 뒤쪽이 양옆으로 올라가 있는 것을 주목하게 한다.
- **촉각적 피드백:** 설압자를 이용하여 아동의 혀 옆을 뒤쪽으로 가볍게 긁어 준다. 이렇 게 하면 혀가 몇 초 동안 얼얼해질 것이다. 아동에게 평상시처럼 말소리를 산출하게 한 다. 아동에게 혀의 얼얼한 부분이 위로 올라갔는지 아니면 내려갔는지, 혹은 혀의 가운데 부분이 올라갔는지 여부를 판단하게 한다.
- **청각적 피드백:** 아동이 궁극적으로 음향학적으로 정확한 음질을 달성할 수 있게 되려면 특히 /ɚ/ 소리를 훈련할 때 청각적 훈련과 변별이 중요하다. 아동에게 언어치료전문가가 정확하게 산출한 /ɚ/ 소리를 들어 보게 한 다음, 언어치료전문가가 틀리게 산출한 /ɚ/ 소리를 들어 보게 한다. 아동에게 주의하여 들어 보고 산출이 맞는지 틀리는지 표시하게 한다.

/ɚ/의 산출

1. 설압자를 이용하여 혀 옆을 뒤쪽으로 자극한다(그림 20-13A). 그다음에는 윗 어금니 바로 아래나 뒤에 있는 잇몸을 자극한다. 이렇게 하면 양쪽이 얼얼해진다. 아동에게 그 양쪽을 함께 오게 해보라고 한다.
2. 필요하다면 아동이 조음위치를 만들 수 있게 직접 조작해 줄 수 있다. 언어치료전문가

의 엄지손가락을 혓바닥 아래에 해당되는 턱에 대고 세게 눌러 준다. 언어치료전문가가 저항을 느낄 경우 아동에게 언어치료전문가가 쉽게 누를 수 있게 힘을 빼라고 한다. 동시에 입술의 자세를 만들기 위해서는 가운뎃손가락을 이용하여 턱 아래를 눌러 주면서 엄지손가락과 집게손가락으로 뺨을 눌러 입술을 동그랗게 만들어 준다(그림 20-13B).

/r/의 산출

1. 일단 종성 /ɚ/가 확립되면, 손을 이용하여 초성 /r/ 소리를 내기 위해서는 혀끝이 앞을 향해 움직여야 함을 보여 준다.
2. 아동에게 /r/ 소리는 입술이 아니라 혀로 산출하는 소리임을 말해 준다. /r/와 /w/를 산출할 때의 입술 모양의 차이를 보여 준다.
3. 아동에게 자신의 손을 뺨에 대고 거울로 자기 입술을 쳐다보게 한다. 아동에게 /w/ 소리를 내보게 한다. 입술의 움직임 때문에 뺨의 움직임을 느낄 수 있어야 하며, 거울로 입술의 움직임도 볼 수 있어야 한다. 아동에게 /r/ 소리를 낼 때에는 뺨이나 입술은 움직이면 안 되고 혀만 움직여야 한다고 말해 준다.
4. 손을 뺨에 대고 거울을 보면서 종성의 /ɚ/ 소리를 내는 것으로 시작하게 한다. 그다음 뺨과 입술에서 그 어떤 움직임도 느껴지지 않음을 확인하면서 초성 /r/ 소리를 산출하기 위해 혀를 앞으로 옮기게 한다.

다음 과정을 병행하거나 대체한다.

1. 아동이 /ɚ/ 소리 산출을 위해 계속해서 혀 뒷부분을 들어 올리면 /ŋ/ 소리가 들리게 되는데, 그 말소리를 산출하는 동안 코를 막아 준다. 이렇게 하면 /ŋ/ 소리를 낼 수가 없다.
2. 아동에게 혀 뒷부분으로 튜브를 감싼 뒤 혀 가운데로 소리가 나가게 만든다고 생각하라고 한다.

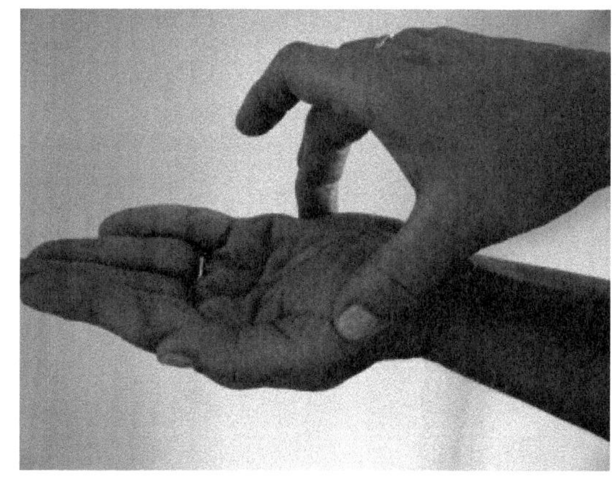

그림 20-12 /ɚ/ 소리의 훈련. 언어치료전문가의 손을 이용하여 혀로 배 모양을 만드는 방법을 아동에게 보여 주고 혀 뒷부분을 윗 어금니 가까이에 있는 잇몸에 대고 조음해야 함을 보여 준다.

Courtesy Ann W. Kummer, Ph.D./Cincinnati Children's Hospital Medical Center & University of Cincinnati College of Medicine

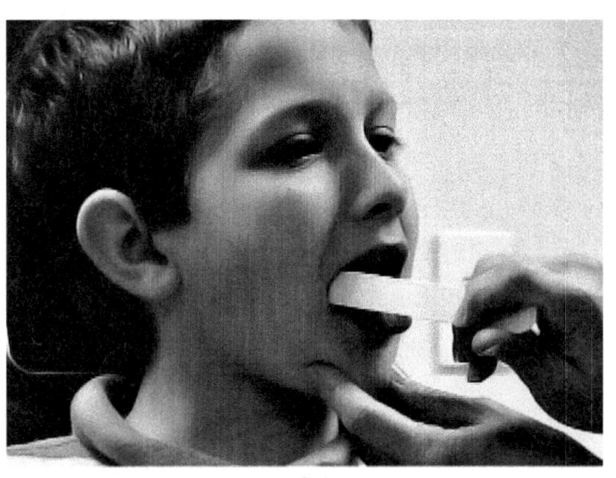
A

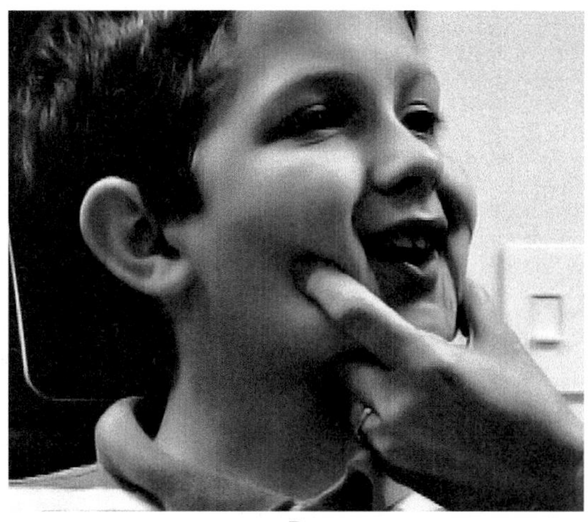
B

그림 20-13(A와 B) (A) 혀 뒷부분의 양옆을 자극한 뒤 위턱 어금니 바로 뒤에 있는 양쪽 잇몸을 자극해 준다. (B) 종성 /ɚ/의 정확한 조음위치를 자극하기 위해 언어치료전문가의 가운뎃손가락으로 아동의 아래턱(목에 가까운 부분)을 세게 눌러 준다. 이렇게 혓바닥 부분을 밀어 준다. 집게손가락과 엄지손가락으로 뺨을 눌러 입술을 둥글게 만들어 준다.

A와 B: Courtesy Ann W. Kummer, Ph.D./Cincinnati Children's Hospital Medical Center & University of Cincinnati College of Medicine

비음화된 음소

비음화된 모음과 자음은 VPI로 인한 필연적 왜곡 오류로 나타날 수 있다. 이 경우 말 치료는 부적절하다. 그러나 VPI를 교정한 이후에도 지속되거나 구조적 이상이 없는데도 잘못된 학습으로 인해 특정 음소에 국한된 오류로 나타날 수도 있다. 특정 음소 과다비성은 고모음, 특히 /i/에서 자주 나타나는데, ŋ/l이나 ŋ/ɚ처럼 대치 오류로 나타날 수도 있다.

인식

아동에게 혀 뒷부분이 입을 막고 있어서 입 안으로 소리가 충분히 들어가지 못하고 있음을 말해 준다. 목표는 입의 뒤쪽이 열리도록 혀 뒷부분을 아래로 내리는 것이다. 이렇게 하면 소리가 입으로 더 많이 나가게 된다.

피드백

- **시각적 피드백:** 플래시라이트로 언어치료전문가가 혀를 비추면서 혀를 가능한 한 밖으로 뺀 상태에서 /æ/ 소리를 산출할 때 아동으로 하여금 언어치료전문가의 입 안을 쳐다보게 한다. 아동에게 언어치료전문가의 혀 뒷부분이 아래로 내려가 있어서 소리가 모두 입 안으로 나오게 하는 것을 주목하게 한다. (아동이 연구개의 움직임을 능동적으로 통제하는 것이 가능하다고 해도 실제 그런 경우가거의 없기 때문에 연구개를 언급하는

것은 불필요하거나 효과적이지 않다.)

- **촉각적 피드백:** 아동에게 원래 하던 대로 말소리를 산출하는 동안 코 옆에 소가락을 대보게 한다. 아동은 과다비성으로 인해 생기는 진동을 느낄 수 있을 것이다. 아동에게 콧소리가 나지 않는 구강음을 산출하게 하고 아동에게 진동이 없음에 주목하게 한다(그림 20-14).
- **청각적 피드백:** 아동에게 목표음을 들려준다. 그다음 언어치료전문가가 그 소리를 산출하는 동안 언어치료전문가의 코를 막는다. 코가 막혔을 때에도 소리에 차이가 없음을 지적해 준다. 아동에게 평상시처럼 그 소리를 산출하게 한 뒤 코를 막고 다시 산출하게 한다. 코로 소리가 나오기 때문에 소리에 변화가 있음을 지적해 준다.

산출

1. 구강음의 비음성 동족음(예: 양순음에 대해서는 /m/, 치경음에 대해서는 /n/, 연구개음에 대해서는 /ŋ/)을 이용하여 조음위치가 정확한 소리로 시작한다. 아동에게 이 말소리를 연장하는 동안 조음위치를 느끼게 한다.
2. 아동에게 그 조음위치에서 소리 없이 입술을 열거나 혀를 적절히 떨어뜨리게 한다.
3. 아동에게 자기 콧구멍을 집고 정확한 조음위치에서 속삭인 다음 입술을 열거나 혀를 떨어뜨리게 한다(그림 20-9와 동일함). 치료와 연습 중에 코 집게를 이용할 수 있다(그림 20-15). 아동에게 구강 기류와 압력이 높아짐에 주목하게 한다.
4. 콧구멍을 막지 않은 상태에서도 목표음을 동일한 방법으로 산출해 보라고 지시한다.

다음 과정을 병행하거나 대체한다.

1. 아동에게 크게 하품하라고 한다. 크게 하품할 때 혀 뒷부분은 내려가고 연구개는 올라가게 된다.
2. 아동에게 혀 뒷부분이 쭉 늘어남에 주목하게 한다.
3. 아동에게 문제가 있는 말소리(예: /l/나 /i/)의 조음과 하품을 동시에 하게 한다. (/i/는 하품을 하면서 내기 힘들지만, 아동은 하품을 할 때 혀가 내려가는 느낌으로 소리를 내야 한다.)
4. 아동에게 점차 하품을 더 작게 하면서 소리를 내라고 한다.
5. 아동에게 새로운 말소리를 코를 열었다가, 그다음에는 막았다가 하면서 산출해 보라고 한다. 차이가 느껴지면 아동에게 코를 막을 때나 막지 않았을 때 소리가 똑같아지도록 산출해 보라고 한다.

특히 마비말장애의 비음화된 모음에 대해서는 다음 과정을 병행하거나 대체한다.

1. 아동이 모음(가급적 /ɑ/가 좋음)을 산출하는 동안 설압자를 이용하여 연구개를 위로 올려 준다. 설압자로 처음에는 경구개를 자극하였다가 그다음에 연구개를 자극해야 구역질 반사가 일어나지 않는다. 구역질 반사가 심한 아동에게는 이 기법이 적절하지

않다. (주의: 설압자로 연구개를 올려 주었을 때 공명에서 큰 차이가 날 경우 그 아동은 구개 거상장치 착용이 적절할 수 있다.) 아동에게 튜브나 빨대를 통해 산출되는 소리의 차이를 잘 들어 보게 한다.

2. 다음으로 아동에게 튜브나 빨대를 통해 피드백을 받으면서 모음을 구강으로, 그리고 비강으로 번갈아 산출해 대비시켜 보라고 한다.

위에 제시한 기법은 아동이 신체적 능력(적절한 구조와 신경생리학적 능력)을 갖고 있을 경우에만 말소리를 산출하게 하는 데 효과가 있다. 그리고 말 치료는 아동이 진전을 보일 때에만 계속한다. 조음위치는 정상적인데도 과다비성/비누출이 계속되면 연인두 기능을 평가(재평가)해야 한다. 이는 VPI 전문가(이비인후과나 성형외과 문제 전반을 다루는 의사가 아니라)에 의해 이루어져야 하는데, 특히 구개열 팀이나 두개안면 팀에 관여하는 전문가가 해야 한다. 몇 개월이 지났는데도 뚜렷한 진전을 보이지 않으면 말 치료를 중단해야 한다.

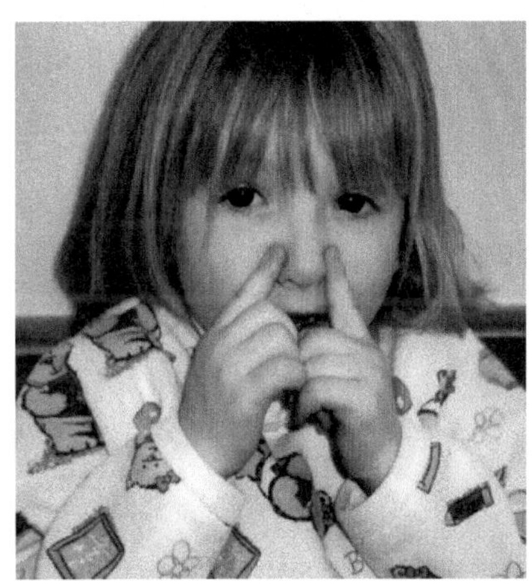

그림 20-14 비누출 또는 과다비성에 대한 촉각적 피드백. 아동에게 자신의 코 옆을 가볍게 만져 보게 하면, 아동은 과다비성이나 비누출이 일어날 때 나타나는 진동을 느낄 수 있게 될 것이다.

Courtesy Ann W. Kummer, Ph.D./Cincinnati Children's Hospital Medical Center & University of Cincinnati College of Medicine

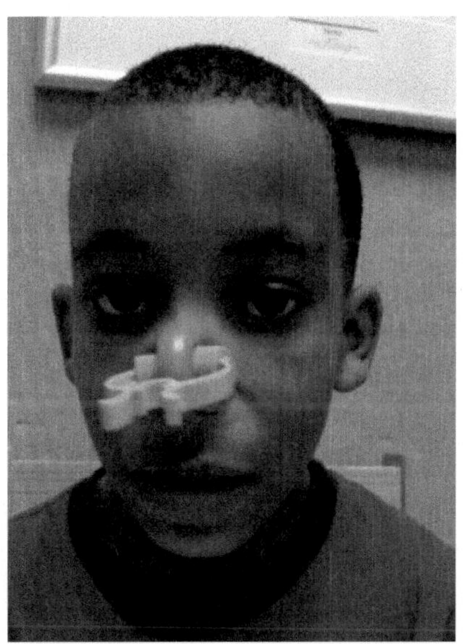

그림 20-15 코 집게. 아동에게 VPI가 있는데 수술을 늦추기로 한 경우, 치료와 가정에서의 연습 중에 코 집게를 이용할 수 있다. 이것은 구강기류와 압력을 증가시켜 주기 때문에 조음위치를 훈련할 때 사용할 수 있다.

Courtesy Ann W. Kummer, Ph.D./Cincinnati Children's Hospital Medical Center & University of Cincinnati College of Medicine

❋ 구강운동 훈련: 효과 없음

과거에 언어치료전문가들은 말 산출을 위한 연인두 밸브의 근육 강화를 위해 다양한 구강운동 연습(oral-motor exercise)을 이용하였다(Berry & Eisenson, 1956; Kanter, 1947; Massengill, Quinn, Pickrell, & Levinson, 1968; Muttiah, Georges, & Brachenbury, 2011; Van Riper, 1963). 심지어 전기 '운동장치(exercisors)'를 이용하여 연인두 운동을 자극하고자 시도한 경우도 있었다(Cole, 1971, 1979; Lubit & Larsen, 1969, 1971; Massengill, Quinn, & Pickrell, 1971; Peterson, 1974; Tash, Shelton, Knox, & Michel, 1971; Weber, Jobe, & Chase, 1970; Yules & Chase, 1969). 그러나 이러한 운동 연습은 효과가 없다(Kuehn & Henne, 2003; Powers & Starr, 1974; Ruscello, 1982, 2008).

이후의 연구에 의하면 말(구어) 활동과 비구어 활동에서의 연인두 폐쇄 양상 간에는 상당한 차이가 있는 것으로 나타났는데, 이는 비구어 활동 연습이 말 산출을 위한 연인두 기능의 향상에 효과가 없을 것임을 의미하는 것이다(Flowers & Morris, 1973; Golding-Kushenr, 2001; Moll, 1965; Peterson, 1973; Peterson-Falzone, Trost-Cardamone, Karnell, & Hardin-Jones, 2006; Shprintzen, Lencione, McCall, & Skolnick, 1974). 그리고 파열 이력이 있는 아동들은 구조적 문제를 갖고 있는 것이지 근육 구조가 약화되어 있는 것이 아니기 때문에 연습해도 반응이 없을 것이다. 연습이 연인두 기능을 향상시킬 수 있다 해도 향상된 기능을 유지하기 위해서는 평생 동안 계속해서 연습해야 할 것이다.

현재까지 알려진 지식과 근거 기반 실제를 따를 경우 구개열이나 연인두 기능장애의 치료과정에서 피해야 할 기법에는 불기, 빨기, 휘파람 불기, 구역질, 삼키기, 뺨 부풀리기, 냉각요법, 만져 주기, 구개 마사지, 전기자극, 관악기 연주 또는 모든 유형의 구강 근육 운동이 해당된다(Golding-Kushner, 2001; Kummer, 2011; Lof, 2008, 2011; McCauley, Strand, Lof, Schooling, & Frymark, 2009; Ruscello, 2008a, 2008b; Watson & Lof, 2008). 이러한 정보와 비구어 운동이 연인두 기능의 향상에 효과가 있다는 것을 지지할 만한 근거가 부족한데도, 일부 언어치료전문가들은 여전히 이러한 운동을 치료과정에 포함시키고 있다(Lof & Watson, 2008; Watson & Lof, 2009).

❋ 특수 절차

여기서 언급할 가치가 있는 특수 치료 절차가 몇 가지 있다. 이 절차는 논쟁의 여지가 있으므로 추가 연구가 필요하다.

※ 지속적 양압 제공법(CPAP)

지속적 양압 제공(continuous positive airway pressure, CPAP) 장치는 기류생성기, 밸브 기제, 호스, 비강 마스크로 이루어진 기기이다. 기류와 기압이 비강으로 전달되는데, 호스와 비강 마스크를 통해 인두로 전달된다. CPAP은 잠을 자는 동안 인두 기도가 좁아지는 것을 양압이 방지해 주기 때문에 수면무호흡증(obstructive sleep apnea, OSA) 환자들의 치료에 유용하다.

Kuehn(1991, 1997)은 CPAP을 과다비성의 치료에 적용한 것을 보고하였다. 그는 CPAP이 연인두 근육이 양압에 저항하여 운동할 수 있게 해주기 때문에 연인두 근육의 저항을 훈련하는 데 유용함을 제안하였다. 운동 생리학적 원리에 따르면, CPAP 치료는 평상시에 말을 산출할 때 연구개가 상승되는 것보다 더 높은 수준의 저항에 견딜 수 있게 고안된 것이다. 그러므로 연구개 근육은 더 강하게 운동해야 한다. 일단 근육이 일정 수준의 압력에 적응하게 되면, 압력을 증가시킨다. 이렇게 점진적인 저항 훈련을 통해 근육이 강화되고 저항력이 생겨 피로를 덜 느끼게 된다는 것이다. 이렇게 근육 구조가 강화되면서 연인두 폐쇄가 향상된다. 이 절차와 다른 근육 훈련 방법의 차이점은 말을 산출하는 동안 사용할 수 있으며 말 활동만을 목표로 한다는 것이다.

Kuehn, Moon과 Folkins(1993)는 CPAP을 사용할 때와 대기압에서의 구개거근의 활동에 대해 근전도검사 결과를 비교하였다. 비강내압이 증가하였을 때 구개거근의 활동이 유의하게 증가한 것으로 나타났는데, 이는 이 근육이 저항에 적극적으로 대항하여 운동한 결과 근력이 증가한 것임을 시사하는 것이다. 한 연구는 일부 아동들에게서 과다비성의 정도가 줄었음을 발견하였다(Kuehn et al., 2002).

이러한 치료를 적용할 때 주의해야 할 사항은 환자의 선정이 매우 중요하다는 것이다. 이 치료법은 외상성 뇌손상 환자의 경우처럼 연구개 운동이 빈약한 사례에 적절하다(Cahill et al., 2004). 그러나 경도 이상의 연인두 기능부전 환자나 구조적 결함이 있는 환자에게는 효과를 볼 가능성이 적다. CPAP 치료로 효과를 보았다는 사례도 있으나 CPAP이 경도의 연인두 기능부전 환자에게 미치는 효과와 CPAP 치료가 종료된 이후에도 향상이 지속될 수 있는지는 밝혀지지 않았다. 이 기법의 단기적·장기적 효과를 규명하기 위해서는 더 많은 연구가 이루어져야 한다.

※ 보철 감소 치료법

일부 연구자들은 연인두 기능을 향상시키기 위한 수단으로 일시적인 발화용 보철장치 이용을 논의해 왔다(Golding-Kushner, Cisneros, & LeBlnac, 1995; Israel, Cook, & Brakeley, 1993; McGrath & Anderson, 1990; Sell, Mars, & Worrell, 2006; Wolfaardt,

Wilson, Rochet, & McPhee, 1993). 이 방법은 일정 기간 동안 구개 거상장치(palatal lift)나 발화용 구(speech bulb) 폐색장치를 이용하다가 연인두 운동이 향상됨에 따라 그 크기를 점진적으로 감소시켜 가는 방법이다. 그러나 연구 결과에 의하면, 구개 거상장치가 근육 운동을 향상시켜 주지는 못한다. 실제로 구개 거상장치는 근육 기능을 향상시킬 필요성을 없게 만드는데, 그렇기 때문에 실제로는 연구개 근육이 부정적인 영향을 받을 수 있다는 비판을 받고 있다. 보철장치를 착용한다고 해도 이후 수술이 필요 없어지는 것은 아니다(Tachimura, Nohara, Fujita, Hara, & Wada, 2001; Yorkston et al., 2001). 그러므로 이 치료법은 여전히 논란의 여지가 많은데, 특히 보철장치가 비싸고 아동들의 경우 잘 착용하지 않으려는 문제도 있다(더 많은 정보를 위해서는 제19장 참조).

운동 학습 및 운동 기억

새로운 운동 프로그램을 습득하기 위해서는 운동 학습과 운동 기억의 결합이 필요하다. 새로운 운동 프로그램이 학습되면 뇌에 새로운 연결과 통로가 형성되므로(Maas et al., 2008; Schmidt & Lee, 2005) 그 새로운 운동 기술을 쉽고 자동적으로 집행하는 능력이 진작된다. 말은 빠르고, 복잡하며, 자동적이고, 별다른 노력이 필요 없는 운동을 요한다. 그러므로 말은 운동 학습과 운동 기억을 통해 발달한다.

운동 학습

운동 학습(motor learning)은 복잡한 운동과 운동 순서를 집행할 수 있게 해주는 새로운 운동 기술의 습득을 말한다. 운동 학습은 '시행착오' 접근을 통한 피드백에 의존한다. 운동 프로그램의 발달과 궁극적인 정교화를 돕는 것이 그러한 피드백이다.

운동 학습은 한 개인이 의식적인 사고 없이도 복잡한 운동과 운동 순서를 수행할 수 있게 되는 데 필수적이다. 운동 학습을 요하는 기술에는 악기(예: 피아노) 연주, 춤(예: 살사 댄스) 배우기, 스포츠(예: 축구의 공차기) 배우기는 물론 연속발화를 위한 말소리 연쇄의 산출도 있다.

어떤 아동이 특정 말소리를 스스로 정확하게 산출하는 것을 배우지 못하면 부정확한 운동 패턴을 바꾸기 위해 말 치료가 필요하다. 말 치료에서 아동은 먼저 지도를 통해 부단한 피드백과 함께 시행착오 기간을 겪으면서 그 말소리를 정확하게 산출하는 방법을 배워야 한다.

✲ 운동 기억

운동 기억(motor memory)은 새로 학습한 운동의 자동성을 발달시키는 것이다. 운동 기억은 반복(예: 연습)에 의존한다. 운동 기억은 새로 학습한 것을 사용하지 않으면 저하되지만 학습 중인 것을 비교적 영구적이게 만들어 준다.

말 학습(또는 말 장애의 경우 말 재학습)은 연습에 따라 크게 좌우된다. 물론 운동 학습이 일어난 이후 치료 회기 중에 항상 어느 정도 연습이 이루어진다. 그러나 아동이 치료 회기에서 말소리를 쉽게 산출할 수 있으면 연습의 대부분은 가정에서 자연스러운 환경하에 이루어져야 한다. 말 치료에 드는 비용(부모, 보험사, 납세자에게 있어)을 생각하면 매 치료 회기는 주로 새로운 기술의 학습에 맞춘 것이어야 한다. 피아노 교습을 예로 들어 보자. 교습(치료 회기) 중에 새로운 학습이 일어난다. 매일 집에서 연습이 이루어진다. 실제로 집에서 피아노를 연습하지 않으면 피아노 연주를 배우기 위한 연습은 거의 안 한 것이 된다. 집에서 말 연습을 하는 것과 말 진전 간의 관계도 마찬가지이다.

연습 일정을 계획할 때 최상의 결과를 위해서는 연습 빈도 및 강도와 관련된 다음 사항을 고려해야 한다.

- **연습 빈도:** 자주, 그리고 분산된 연습 회기가 단기 수행과 장기 기억 둘 다 촉진한다. 실제로 비록 짧더라도 자주 갖는 연습 회기가 횟수가 적지만 더 긴 회기보다 낫다.
- **연습 강도:** 연습 회기의 길이는 회기 동안 유도하는 반응 횟수에 비해 덜 중요하다. 실제로 진전 속도와 직접 연관된 것은 들인 시간이 아니라 유도된 정반응 수(치료 회기나 집에서)이다. 그러므로 운동 학습과 운동 기억을 발달시키는 데에는 반복 연습이 훨씬 더 효과적이다. 한 연습 회기는 몇 분 이하로 짧아도 되는데, 특히 일과 중 자주 실시할 경우 더욱 그러하다.

최소의 시간을 들여 최대의 이득을 볼 수 있는 연습 일정을 계획하는 것이 중요하지만, 아동의 필요, 주의력, 인내력도 고려해야 한다. 또 고려해야 할 사항은 집에서 가족이 아동과 함께 연습하는 시간이다. 부모가 집에서 정기적으로 일어나는 일상 활동에 짧은 회기를 결합하는 방법을 배울 경우 아동과 성공적으로 연습할 가능성이 높다. 예를 들어, 몇 분간의 연습은 식사 중이나 아동을 목욕시키거나, 아동과 놀거나, 집에서 일상적인 잔심부름을 하는 동안 실시할 수 있다. 차를 타고 이동하는 경우도 아이가 달리 할 것이 없는 공간이므로 연습할 수 있다. 더 나이 든 아동의 경우 아동에게 소리 내어 읽게 함으로써 숙제와 연습을 결합시킬 수 있다.

요약하면 하루 중이나 일주일 중에 더 자주, 짧게 연습 회기를 갖는 것이 적은 횟수로 길게 만나 연습하는 것보다 더 낫다. 아동에게서 가능한 한 더 많은 반응을 이끌어 내기 때문에 반복이 효과적이다. 가정에서 한번 연습 회기를 가질 경우 몇 분보다 더 짧아도 된다. 연습은 가정에서의 일상 활동에 통합시켜야 한다. 이렇게 하면 부모가 더 잘 실천할 수 있고 전이 과정을 더 잘 도울 수 있다.

✲ 전이

새로운 말 산출을 일상적인 대화 수준으로 성공적으로 전이시키는 것은 치료의 진정한 성공 여부를 판단하는 기준이다. 그러나 전이는 치료 회기 중에 달성하기 매우 어렵기 때문에 종종 치료를 좌절시키는 가장 큰 요인이 되기도 한다. 전이의 성공 여부는 여러 가지 요소에 의해 좌우된다. 첫째, 새로운 말 산출은 아동이 연속발화에서 산출하기 쉬운 것이어야 한다. 둘째, 아동은 자기감독과 자기수정이 가능해야 한다. 마지막으로 아동의 새로운 말소리를 모니터링하고 때때로 오조음할 경우 수정할 수 있도록 학교에서는 교사, 가정에서는 부모가 참여할 수 있도록 격려해야 한다.

전이 단계에 교사와 가족의 참여를 촉진할 수 있는 가장 좋은 방법은 교사와 가족 구성원을 처음부터 치료과정에 참여시키는 것이다. 교사와 부모는 가능한 한 치료 회기를 참관할 수 있게 격려해야 한다. 그리고 부모에게 집에서 말소리 산출을 연습할 수 있는 특정 전략을 제공하는 것이 중요하다. 이러한 방법을 통해 교사와 부모는 아동의 말 목표를 더 잘 인식하고 전이 단계에서 아동의 말을 모니터링하고 교정하는 데 도움이 될 수 있을 것이다.

✲ 중재 계획 및 목표

파열이나 기타 두개안면 기형을 보이는 아동의 관리에 언어치료전문가가 개입하는 것은 출생 후 바로 시작되어 성인기까지 이어진다. 언어치료전문가의 개입 정도는 학령전기, 특히 3~5세에 가장 높다. 그러나 청소년과 심지어는 성인도 때로는 말 치료를 필요로 한다.

✲ 영유아기

생후 몇 주 동안에는 섭식(feeding)을 최우선으로 삼아야 한다. 일단 효율적인 섭식이 가능해지면 그다음 순위가 언어 발달이다. 생후 첫 3년 동안은 말의 양적 측면(아이가 얼마나 이해할 수 있고, 서로 다른 낱말을 얼마나 많이 사용할 수 있는가, 얼마나 많은 단어를 연결하여 발화할 수 있는가)에 집중해야 하며, 말의 질적 측면(조음, 공명 및 말 명료도)에 대해서는 부모가 그다지 크게 염려하지 않도록 상담해야 한다.

구개열/두개안면 기형 팀에 소속된 언어치료전문가는 생애 중 결정적인 시기인 이 시기 동안에 말소리와 언어를 자극하는 방법에 대해 부모를 상담할 책임이 있다. 부모는 아이에게 주로 말과 언어를 가르치는 사람이므로 어떻게 하면 효과적으로 그 일을 할 수 있는지 조언해 주어야 한다(Amorosa & Endres, 2004; Hahn, 1989; O'Gara & Logemann, 1990; Pamplona & Ysunza, 2000; Phillips, 1990; Skeat, Eadie, Ukoumunne, & Reilly, 2010; Stevens, Watson, & Dodd, 2001). 특히 파열 아동은 언어 발달지체 또는 장애의 고위험군이므로 부모에게 가정에서 언어를 자극해 줄 수 있는 프로그램을 구어로 안내해 주거나 책자를 제공해 주어야 한다(Antonarakis & Kiliaridis, 2009; Hardin, 1991). 만약 언어 발달이 정상적으로 이루어지고 있지 않거나 섭식에 문제가 있는 경우에는 즉시 치료를 시작해야 한다.

첫 3년 동안에는 조음과 공명이 주된 관심사는 아니지만 초기 음소 발달을 자극하기 위해 부모가 해주어야 할 일이 있다. 아이의 쿠잉과 음절성 발성(옹알이)을 흉내 내어 아이의 발성을 격려하는 방법에 대한 시범을 보여 주는 것이 좋다. 구개열이 있는 경우 파열에 대한 수술이 이루어지고 난 이후에 파열음의 산출을 자극하는 방법에 대해서도 알려 주어야 한다. 언어치료전문가는 아동이 보상적 조음을 발달시키지 않고 정상적인 말을 산출할 수 있도록 부모가 도와줄 수 있는 방법을 적극적으로 알려 주어야 한다(Golding-Kushner, 2001). 말을 산출할 때 과다비성이나 비누출이 나타날 경우, 좀 더 정상적인 산출을 유도하기 위해 아동에게 말소리를 모방하게 하면서 콧구멍을 살짝 집어 주는 방법을 시연해 줄 수 있다.

✲ 학령전기

3세가 되면 대부분의 아동이 구문과 형태 오류를 자주 보이지만 문장의 형식을 갖추어 의사소통할 수 있게 된다. 이 시기의 아동은 비음과 파열음, 일부 마찰음, 심지어는 파찰음도 산출할 수 있어야 한다. 그러므로 이 시기는 말, 공명, 연인두 기능을 평가하기에 적절하며, 필요할 경우 치료를 시작하기에도 적절한 연령이다. 이차 수술이 필요한 것으로 판단되면 3~5세가 가장 적절한 시기이다. VPI를 수술하기 전에 말 치료를 먼저 시작하여 조음위치 오류부터 고쳐 줄 수 있지만, 수술을 먼저 하면 말 치료가 더 쉬워지고 아동을 좌절시키는 일이 줄어든다. 그리고 진전 속도도 훨씬 빨라지고, 치료 결과도 비용-효과 측면에서 더 좋다.

최상의 결과를 얻기 위해 부모와 손위 형제도 치료과정에 적극 참여시킨다. 이들로 하여금 치료과정을 참관하도록 한다. 가능하다면 치료를 참관한 부모가 치료과정을 녹화하여 집에서 다른 배우자에게 보여 주게 할 수도 있다. 집에서는 부모가 '치료사'가 될 수 있도록 적극적으로 지도해야 한다. 부모가 치료에 참여하고 치료 회기 사이사이에 연습을 더 많이 할수록 진전이 더 빨리 일어날 것이다(Pamplona & Ysunza, 2000; Pamplona, Ysunza, & Jimenez-Murat, 2001; Pamplona, Ysunza, & Uriostegui, 1996).

학령전기에 하는 신체적 관리와 말 치료의 목적은 아동이 유치원에 입학할 때까지 연령에 맞거나 비슷한 수준의 말을 발달시키도록 만드는 것이다. 이는 몇 가지 이유 때문에 매우 중요하다. 우선, 학령전기 아동들은 더 나이 든 아동들에 비해 새로운 말 산출 패턴을 잘 습득하고, 비정상적인 말 산출 패턴을 더 잘 교정한다. 이는 생애 첫 몇 년간 유지되는 가소성 덕분으로, 뇌가 새로운 기술을 빨리 학습하여 더 잘 받아들이기 때문이다(Dowling, 2004). 그리고 생후 첫 5년 동안은 말 산출 패턴이 아직은 강한 습관으로 고착되지 않았기 때문에 변화를 유도하기 쉽다. 조기에 개별 치료와 함께, 부모는 치료과정에 적극적인 협력자가 될 수 있어야 한다. 결국 조기 중재는 학령기 동안 놀림을 받는 데서 오는 사회정서적 문제를 방지할 수 있게 해준다.

조기 중재가 특별히 주목받는 데에는 몇 가지 현실적인 이유가 있다. 말 치료의 의료보험 급여는 학령기 아동보다 학령전기 아동이 더 쉽기 때문이다. 게다가 부모가 더 자주 접할 수 있는 개별 치료는 병원이나 전문 센터에서 제공되는 경우가 많다. 대개 치료를 제공하는 두개안면 기형 및 VPI 전문가가 따로 있다.

✲ 학령기

이때까지도 말 문제를 계속 보이는 아동들은 대개 학교에서 치료를 받는다. 이 시기에는 VPI가 이미 교정되어 있어야 한다. 그럼에도 불구하고 과다비성이나 비누출이 지속되는 경우에는 평가와 신체적 관리를 위해 두개안면 팀에 평가(또는 재평가)를 의뢰해야 한다.

이 연령의 아동에게 치료가 필요한 경우는 대개 VPI나 치열 부정교합으로 인한 보상조음을 교정하기 위한 경우이다. 이러한 오류가 VPI 때문이든, 치열 부정교합 때문이든 간에 구조적 문제가 지속되고 있다면 조음오류의 교정이 불가능한 것은 아니지만 매우 어렵다. 다시 말하지만 필연적 오류를 교정하는 데에 말 치료가 적절하지 않다.

제2형 또는 제3형 부정교합은 구개열이나 두개안면 기형이 있는 아동들에게서 흔히 나타나며, 이 연령 집단의 경우 대개 악교정술이 필요하다. 그러나 얼굴의 성장이 완료되기 전까지는 할 수 없다는 것이 딜레마이다. 이 수술은 대개 여성의 경우 14세, 남성의 경우 18세경에 실시한다. 그전까지는 말소리의 왜곡이 지속된다. 다시 말하지만 보상적 오류를 위한 말 치료는 대개 구조적 문제가 교정되기 전까지는 효과가 없으며, 필연적 오류는 말 치료로 해결되지 않는다. 그러므로 말소리 왜곡을 보이는 아동은 수술을 받기 전까지는 계속해서 같은 양상을 보이기도 한다. 이러한 문제가 나타날 때 말 치료가 왜 부적절한지 그 이유를 부모, 교사, 의료 종사자가 이해할 수 있게 도와주는 것이 중요하다. 언어치료전문가는 향상될 것이라는 합당한 기대를 할 수 없는 경우에는 말 치료를 해야 한다는 압박감을 가져서는 안 되는데, 이는 윤리적으로도 위배된다.

일부 구개열 또는 두개안면 센터에서는 말 치료를 통해 개선될 수 있는 말 문제를 지속적으로 보이고 있는 학령기 아동들을 위해 여름 캠프나 합숙 프로그램을 운영하기도 한다(D'Mello & Kumar, 2007; Pamplona et al., 2005; Nash, Stengelhofen, Toombs, Brown, & Kellow, 2001). 이러한 프로그램의 목적은 아동들에게 유사한 문제를 갖고 있고 유사한 경험을 하고 있는 사람들과 만날 수 있는 기회를 제공하는 동시에 강도 높은 말 치료를 실시하기 위한 것이다. 이러한 유형의 치료가 갖는 가장 큰 단점은 비용과 필요 물품의 조달(물류) 문제이다.

✲ 청소년기 및 성인기

이미 악교정술을 받은 후에 말 치료가 필요한 경우가 있다. 그리고 파열이나 두개안면 기형 이력이 있는 청소년이나 성인도 자신의 말을 향상시키려 하는 경우도 있다. 주된 문제가 교정되지 않은 VPI라면 수술이나 보철치료가 먼저 이루어져야 한다. 조음이 근본적으로 정상인 경우라면 신체적 관리만으로도 말은 크게 향상된다.

그러나 보상적 산출(±VPI)이 많으면 치료 효과는 다소 불확실하다. 나이가 더 들면 이미 말 학습의 결정적인 시기를 놓쳐 현재의 말 산출 습관이 강하게 형성되어 있기 때문에 말 산출 패턴을 변화시킬 예후를 다소 신중하게 예측해야 함을 환자에게 알려 주어야 한다(Wang, Jiang, Wu, Chen, & Li, 2003). 환자에게 매일 집에서 꾸준히 연습하지 않으면 말 치료가 효과가 없을 것임을 알려 줘야 한다. 전반적으로 이 시기에는 수술적 중재와 말 치료를 권장하기에 앞서 말의 중증도와 개인적 동기를 고려해야 한다.

✲ 최종 목표

과거에는 구개열 이력이 있는 사람들의 치료 목표는 정상적인 말 산출의 습득이 불가능하기 때문에 수용 가능하거나 명료한 말이었다. 그러나 과거 수십 년 동안 연인두 기제의 특성에 대한 지식이 증가하고 평가 기법과 장비가 발전하고 수술 기법이 진보하였다. 따라서 이제는 구개열로 태어난 많은 아동들이 궁극적으로 정상적인 말을 습득할 수 있게 되었다. 만약 추가적인 두개안면 기형이나 교정 불가능한 구조적 문제나 신경학적 문제가 있을 경우 정상적인 말의 예후는 보장할 수가 없다. 그럼에도 불구하고 가능하다면 적절한 치료를 통해 정상적인 말(비누출이 없는)과 공명(과다비성이나 과소비성이 없는)을 달성할 수 있도록 최선을 다해야 할 것이다. 단순히 '좋아졌다'거나 '수용할 만하다'는 말을 목표로 하는 것은 받아들일 수 없다.

✻ 요약

말 치료는 특히 구조적 교정 이후 VPI에 의해 야기된 조음오류(보상적 오류)를 교정하는 데 적절하다. 잘못 학습하여 나타나는 오류를 치료하는 데에도 말 치료가 적절한데, 이러한 오류는 특정 음소 과다비성이나 비누출을 유발한다. VPI로 인하여 일관되게 나타나는 과다비성이나 비누출에는 말 치료가 적절하지 않다. 이러한 왜곡 오류는 구조의 정상화와 함께 자동적으로 없어질 것이다. 말 특성의 원인과 적절한 치료법을 판단하기 어려울 때에는 말 치료를 시험 삼아 해보는 기간을 가져 치료에 반응하는지 판단할 필요가 있다.

보상적 말 오류에 적용하는 치료 절차는 다른 조음위치 오류를 보이는 환자들에게 적용하는 치료 절차와 크게 다르지 않다. 불기나 빨기와 같은 구강운동 연습은 여러 이유로 완전히 부적절하다(Golding-Kushner, 2011).

치료는 아동이 진전을 보이는 한 지속해야 한다. 아동이 치료에 반응을 보이지 않으면 연인두 기능에 대한 추가적인 평가(또는 재평가)를 위해 아동을 두개안면 팀에 의뢰하는 것이 중요하다. 수술적 중재나 재건이 필요한 경우도 있다.

✻ 복습 및 논의

1. 영유아기, 학령전기, 학령기, 청소년기 및 성인기의 발달 단계별로 중요 사항과 적절한 중재전략에 대해 논의하라. 조기 중재와 조기 자극이 특별히 중요한 이유를 설명하라.
2. 구개열 이력이 있는 아동들 중 말 치료가 적절한 아동은 누구인가? 이 장애군에게서 비정상적인 말의 교정을 위한 말 치료가 부적절한 경우는 무엇인가?
3. 과다비성이나 비누출을 교정하는 데 말 치료가 효과가 없는 이유는 무엇인가? 왜 언어치료전문가가 이러한 문제를 말 치료로 개선하고자 고집한다고 생각하는가?

만약 주치의가 당신에게 일관되게 나타나는 과다비성을 치료하라고 아동을 의뢰하였다면, 당신은 무엇을 할 것이고, 왜 그렇게 할 것인가?

4. 어떤 경우에 과다비성이나 비누출에 대한 말 치료가 적절한가? 치료를 한 지 2개월이 지났는데도 진전이 없다면 어떻게 할 것인가?
5. 치료의 일부분으로 이용할 수 있는 청각적, 시각적, 촉각적 피드백 방법에 대해 논하라. 어떤 방법이 가장 효과적일까? 왜 그럴까?
6. 맹관기법은 무엇인가? 치료에 이 기법을 어떻게 이용할 것인가?
7. 어떤 아동이 VPI 이력이 있어 인두피판술을 받았다고 하자. ŋ/l 오류와 /s/, /z/에서만 비누출을 보이는 말 특성이 있다. 그 외 다른 말소리는 과다비성이나 비누출 없이 정상적으로 산출할 수 있다. 왜 여전히 /l/ 소리에서 비음성을 보이고 /s/, /z/에서 비누출을 보일까? 이러한 오조음의 치료에 어떤 말 치료 기법이 도움이 될 것인가?
8. 비일관된 비누출의 교정에 빨대를 어떻게 이용할 수 있는가? 설측음화의 교정에는 어떻게 이용할 수 있는가?
9. 성문파열음, 인두마찰음, 설측음화 왜곡, 특정 음소 비누출 및 ŋ/l 대치의 교정에 적절한 말 치료 접근법에 대해 논하라.
10. 치료과정의 일부로 여러 가지 로테크 및 하이테크 바이오피드백 제공방법에 대해 설명하라. 각 피드백 제공방법의 장단점은 무엇인가?
11. CPAP 치료는 무엇인가? 이 치료법의 근간이 되는 이론은 무엇인가? 점막하 구개열이나 짧은 연구개를 갖고 있는 아동에게는 맞지 않는 이유는 무엇인가?
12. 불기 및 빨기 연습 등의 구강운동이 연인두 기능장애의 치료에 효과가 없는 이유는 무엇인가? 왜 일부 임상가들은 아직도 이 기법을 사용하고 있다고 생각하는가?
13. 성공적인 치료를 위해서는 부모의 참여가 매우 중요하다는 것을 부모에게 어떻게 설명할 것인가?
14. 6세 남아가 설측음화를 보인다는 이유로 당신에게 의뢰되었고, 당신은 그 문제가 혀에 대한 치아의 상대적인 위치 때문임을 알게 되었다면 당신은 무엇을 할 것인가?

제5부

통합 관리

제21장

팀 접근

✿ 이 장의 개요

도 입

구순구개열을 포함하여 두개안면 기형 환자들은 종종 여러 가지 복잡한 문제를 보이는데, 여기에는 초기의 섭식 및 영양 문제, 발달지체나 학습장애, 청각장애, 폐쇄성 수면무호흡증, 신경 문제, 치아안면 기형 및 치열교정의 문제, 미용 문제, 심리사회적 문제, 그리고 말, 언어, 공명 및 음성에서 장애가 나타날 가능성 등이 있다. 한 분야의 전문가가 모든 영역을 다루는 것은 불가능한 일이다. 사실, 이 환자들에게는 약물치료, 수술, 치과치료, 각종 재활치료(언어치료 포함)가 모두 필요한 경우가 종종 있다. 이들은 다양한 전문가로부터 평가와 치료를 받아야 할 뿐만 아니라 매우 오랫동안 치료를 받아야 한다. 전체적인 기능 발달(habilitation) 과정은 유아기부터 성인기까지 지속된다. 각 전문가들마다 필요하다고 생각하는 바가 다르고 각종 치료에 필요한 시간도 다르므로 팀을 구성하여 서비스를 제공하는 것은 최상의 서비스로 최선의 결과를 제공할 수 있는 가장 좋은 방법이다. 게다가 현명한 가족은 치료 약속을 정하고 치료를 진행하는 데 조화로운 팀 접근(team approach)을 선호한다(Jeffery & Boorman, 2001).

이 장의 주요 목적은 독자에게 구순구개열 혹은 기타 두개안면 기형 환자를 치료하는 데 팀 접근의 중요성을 강조하는 것이다. 이 장은 팀의 다양한 유형에 대한 정보, 일반적으로 팀에 포함되는 구성원 목록, 팀의 구조와 기능에 대한 설명을 제공하고 있다. 팀 접근의 장점과 이러한 유형의 중재가 갖고 있는 문제점에 대해서도 논의하고 있다. 마지막으로 아동을 위한 평가와 중재를 의뢰하고자 할 때 적절한 전문가 팀을 어떻게 찾는지에 대한 정보를 제공해 주고 있다.

팀 접근의 필요성

미국과 전 세계에는 두개안면 기형 환자를 치료해 줄 수 있는 검증된 전문가가 매우 많다. 그러나 기능 발달 과정의 일부로서 한 전문가의 치료는 다른 전문가의 치료에도 영향을 미칠 수 있다. 게다가 각 전문가로부터 받는 일련의 치료는 여러 가지 이유로 심각하게 숙고해 보아야 한다. 그러므로 환자들에 대한 서비스는 최대한의 이득을 줄 수 있도록 조화롭고 통합된 방식이 지속적으로 이루어져야 한다.

이렇게 조화롭고 통합된 방식의 중재를 위해 팀 접근 중재가 이루어져야 한다. 팀 접근이 이루어진다면 환자들은 최상의 결과를 얻는 데 필요한 양질의 서비스, 지속적인 치료, 장기간의 추후관찰을 받을 기회가 늘어나게 된다(Austin et al., 2010; Capone & Sykes, 2007; Vargervik, Oberoi, & Hoffman, 2009; Vlastos et al., 2009; Wellens & Vander Poorten, 2006; Will, Aduss, Kuehn, & Parsons, 2009). 게다가 팀 접근은 치료의 초점을 파열이나 특정 기형이 아닌 아동 자체에 두고 있다. 통합 팀(interdisciplinary team) 중재는 환자를 위한 최선의 결과를 제공해 줄 뿐만 아니라 효율성이나 비용적 측면에서도 가장 효과적이다(Vargervik et al. 2009). 그러므로 환자들의 중재를 위한 조화로운 다자간 팀 접근(multidisciplinary team approach)이 중재의 기본 방침으로서 광범위하게 받아들여지고 있다(David, Anderson, Schnitt, Nugent, & Sells, 2006; Schnitt, Agir, & David, 2004; Thomas, 2000; ACPA, 2009).

구순구개열 환자에 대한 팀 접근의 중요성은 1930년대 초 랭커스터 구개열 클리닉을 세운 H. K. Cooper에 의해 처음 인식되었다(Krogman, 1979). 이후 많은 구개열 혹은 두개안면 팀이 여러 나라에 생기게 되었다. 1987년에 미국 보건총감은 특별한 건강관리가 필요한 환자들의 치료를 위해 팀 접근이 필요하다는 것을 알게 되었으며, 그 필요성을 보고서에 언급했다(Surgeon General's Report, 1987). 이 보고서는 이러한 아동은 아동과 가족이 접근하기 쉽고 반응을 잘해 주는 건강관리체계가 제공하는 종합적이며 통합적인 치료를 받아야 한다고 강조하고 있다.

이 보고서에 답하여 모자보건국은 미국 구개열-두개안면 협회(ACPA)에 자금을 지원하여 두개안면 기형 환자를 위한 최선의 중재 방침을 개발하도록 하였다. 이를 위해 1991년에 전국에서 모인 여러 분야의 전문가들이 여론 수렴을 위한 회담을 개최하였다. 이 회담의 결과로 ACPA는「구순구개열 및 두개안면 기형 환자의 평가와 치료를 위해 고려해야 하는 요인(Parameters for Evaluation and Treatment for Patients with Cleft Lip/Palate or other Craniofacial Anomalies)」(이하「요인」보고서)이라고 이름 붙인 종합 보고서를 출간하였는데, 이는 후에 다시 개정되었다(ACPA, 2009). 이 보고서에 포함되어 있는 가장 기본적인 원칙 중 하나는 두개안면 기형 환자에 대한 최상의 치료는 전문가로 구성된 학제적 팀, 특히 매년 상당수의 환자들을 접한 경험을 통해 전문가가 된 사람들로 구성된 팀에 의해 이루어진다는 것이다(p. 7).

구순구개열 혹은 두개안면 기형 환자의 치료에 있어 팀 접근의 중요성은 많은 전문가들이 공감하는 내용이다. 이러한 접근은 다차원적인 치료, 서비스의 중앙집중화, 출생부터 성인기까지 계획되는 장기간의 치료, 치료 지속성의 개선, 환자의 치료에 포함되어 있는 모든 전문가들로부터 얻은 종합적인 보고, 다자간 연구 및 품질 보증 등의 측면을 장점으로 들 수 있다(Akinmoladun & Obimakinde, 2009). 팀 접근은 제공자의 측면에서는 더 쉽고 환자의 측면에서는 더 효과적인 치료를 가능하게 해준다. 그러므로 구개열 혹은 두개안면 기형 팀의 목적은 환자에게 통합적이고 일관적인 평가와 치료를 제공하는 데 있으며 이는 환자의 전반적인 발달적, 의학적, 심리적 필요에 따른 틀 안에서 적절한 순서에 맞추어 이루어져야 한다(ACPA, 2010).

✻ 팀 특성

전국의 여러 도시에 매우 다양한 구개열/두개안면 기형 팀이 존재한다. 이들은 구개열 혹은 두개안면 기형 환자는 서로 다른 전문가들이 통합적인 중재를 해야 한다고 믿고 있기 때문에 서로 비슷한 면이 많다. 하지만 많은 면에서 차이점을 보이기도 하는데, 팀의 유형과 크기, 팀의 구성원과 구조, 팀의 통솔, 팀 접근과정, 심지어 팀의 질적 측면에서도 팀마다 차이를 보인다.

✻ 팀 유형

전문가 팀은 다자간일 수도 있고, 통합적일 수도 있는데, 이는 구성원 간의 관계와 팀의 구조에 따라 달라진다. **다자간 팀**(multidisciplinary team)은 다양한 분야의 전문가들이 복잡한 의학적 필요에 따라 각자 평가하고 각자 치료하는 팀이다. 이러한 유형의 팀 구성원들은 잘 규정된 역할을 가지고 있으며 서로 협력은 잘하지만, 팀 구성원 간의 의사소통이나 상호작용은 거의 이루어지지 않는다(Bardach et al., 1984; Butler, Samman, & Gollogy, 2011; Strauss, 1999; Thomas, 2000). 다자간 팀의 가장 큰 문제는 환자가 일련의 평가와 치료 방침을 전달받을 때, 그 정보나 방침의 집약성이 부족하다는 것이다.

반면 **통합 팀**(interdisciplinary team)은 다양한 분야의 전문가들이 환자의 치료를 위해 함께 일하는 팀이다. 이 모델에는 환자의 치료에 포함되어 있는 서로 다른 분야 전문가들 간의 협조, 상호작용, 의사소통이 포함되어 있다. 함께 모여 평가하는 경우가 있기도 하고 없기도 하지만, 치료 계획을 구상할 때에는 반드시 모두 모여서 회의를 한다. 이 팀은 팀 구성원 전체가 함께 모여서 평가한 내용, 임상적 인상, 치료 방침을 논의한다. 치료의 궁극적 목적은 모든 권고 방침을 집약한 내용에 기초하여 협의하에 결정된다(Moller, 2001; Strauss, 1999). 이 접근법에서는 환자와 가족을 위한 치료 순서와 일정의 대략적인 윤곽을 한 사람이 정리한 다음 전체 팀에 대한 한 개의 보고서를 작성한다. 팀 중재를 받지 못하면 필요한 모든 조처를 받지 못하는 경우가 종종 있다(Austin et al., 2010). 그러므로 통합 팀 모델은 두개안면 기형 환자를 위한 치료에 가장 효율적이라고 볼 수 있다.

구개열 혹은 두개안면 팀은 때로 **초영역 팀**(transdisciplinary team)을 구성하여 일정

기간 동안 함께 일하는 때도 있다. 이러한 유형의 팀은 다른 분야에 대해 잘 이해하고 있으며 환자의 통합적인 치료를 위해 그들이 어떤 연계관계를 가져야 하는지 잘 아는 구성원으로 이루어져 있다. 팀 구성원이 자신의 전문 영역을 초월하여 임무를 수행하지는 않지만, 이들은 '커다란 그림'을 그리기 위해 다양한 영역에 대해 폭넓은 지식을 가지고 있다. 이는 환자와 가족에게 제공되는 중재의 질에 직접적인 영향을 미친다.

구개열 혹은 두개안면 팀은 1차적으로는 환자 **치료 팀**(treating team)으로서의 역할을 한다. 그러나 규모가 큰 기관에서 이 팀은 **자문 팀**(consulting team)으로서의 역할도 한다. 자문 팀으로서의 역할 중에는, 팀 구성원이 환자의 통합적인 치료를 위해 조언을 해주는 것도 있다. 이는 치료 및 추후관찰을 직접 시행하는 전문가에게 참고할 의견으로 전달된다. 치료를 시행하는 전문가는 근처 지역에 있을 수도 있고 멀리 떨어져 있을 수도 있다. 그럼에도 불구하고 자문 팀과 치료 팀 간에는 원활한 의사소통이 매우 중요하다.

✲ 팀 구성원과 구조

환자와 가족의 복잡한 필요를 충족시키기 위해, 구개열 혹은 두개안면 팀에는 약물치료, 수술, 치과치료, 각종 재활치료 전문가들이 포함되어 있다(Kasten et al., 2008). 표 21-1에서 구개열 혹은 두개안면 팀에 일반적으로 포함되는 다양한 구성원들을 열거하였으

표 21-1 구개열 혹은 두개안면 기형 팀에 포함되어 있는 전문가들과 그 역할(가나다 순)

- **간호사**(nurse): 팀에서 간호사의 역할은 아동의 신체적 발달을 평가하는 것이다. 간호사는 아동이 정상적으로 자라고 있는지, 양호한 건강 상태를 유지하고 있는지 검사하고, 가족이 보상적인 섭식 기술을 익힐 수 있도록 도와주는 역할을 한다. 마지막으로 간호사는 수술과정에 대해 설명해 주고 그들의 질문에 답해 주는 역할도 한다.
- **교정과 의사**(orthodontist): 교정과 의사는 잘못된 위치에 있는 치아를 재배열할 뿐만 아니라 치아와 주변 골격 구조의 부정교합도 치료한다. 교정과 의사는 정상적인 치아 기능을 확보하고 치아와 얼굴의 미용적 측면을 개선하기 위해 하악과 상악의 관계를 정상화하는 역할을 맡고 있다.
- **구강외과 의사**(oral surgeon): 구강외과 의사는 파열선상의 뼈가 결손되어 있을 때, 골이식술을 시행하는 전문가이다. 이들은 또한 상악확장술, 하악후진술 등의 수술을 통해 상악궁과 하악궁의 교합을 정상화하는 턱 교정술을 실시한다.
- **보철과 의사**(prosthodontist): 보철과 의사는 자연적인 치아의 보존, 혹은 빠진 치아를 대체해 주는 일을 맡고 있다. 보철과 의사는 수술이나 치과치료만으로는 적절한 개선을 기대할 수 없는 구강 및 안면 구조물의 외양을 대체 혹은 개선시킬 수 있는 보철기를 개발하는 역할도 한다. 보철과 의사는 보철기를 제작하고 그 보철기가 섭식이나 연인두 폐쇄를 도와줄 수 있도록 맞춰 주는 역할도 한다.

(다음 쪽에 계속)

표 21-1 구개열 혹은 두개안면 기형 팀에 포함되어 있는 전문가들과 그 역할(가나다 순)(계속)

- **사회복지사**(social worker): 사회복지사는 기형을 동반한 아동의 특별한 요구를 충족시키고자 할 때 가족이 경험하는 많은 문제의 해결을 돕는 역할을 한다. 사회복지사는 전체적인 의료 일정을 조절하고, 보험 및 기타 비용 지원과 관련하여 가족들을 도와주는 역할도 한다. 이들은 아동의 치료와 연관되어 나타나는 많은 문제로 가족들이 겪게 되는 스트레스와 정서적인 반응을 조절할 수 있도록 도와준다.
- **성형외과 의사**(plastic surgeon): 성형외과 의사는 입술과 구개 수술 및 안면 및 두개 기형의 수술적 재건을 맡고 있으며, 연인두 폐쇄부전을 개선하기 위한 수술도 담당하고 있다. 성형외과 의사는 턱에 대한 골이식술과 턱 교정술도 실시한다. 성형수술의 목적은 구조적 결함을 치료하여 환자의 전반적인 얼굴 미용과 섭식 기능 및 말소리를 개선시키는 데 있다.
- **소아과 의사**(pediatrician): 소아과 의사는 환자의 전체적인 건강 상태, 성장 및 발달에 대해 평가한다. 이들은 수술에 영향을 미칠 만한 의학적 상태가 있는지 판단하고, 필요한 경우 이를 집도의에게 전달하는 역할을 한다.
- **소아치과 의사**(pediatric dentist): 소아치과 의사의 역할은 아동의 치아에 대한 전반적인 치료, 충치 발생의 예방과 치료를 담당하는 것이다. 소아치과 의사는 아동이 구개열이나 부정교합을 동반하고 있다 하더라도 건강한 치아와 치조의 발달을 위해 적절한 구강 위생 습관을 들일 수 있게 한다. 유치는 영구치가 제대로 나기 위한 기초이기 때문에 잘 보호하고 유지해야 한다. 소아치과 의사는 입술 수술 전에 제대로 배열되어 있지 않은 구개 분절을 정렬시키는 역할도 담당한다. 아동이 일차 혹은 혼합치열기에 있을 때, 소아치과 의사는 초기의 부정교합을 개선시키기 위해 구개확장술을 실시하여 상악 분절을 이동시키기도 한다.
- **심리학자**(psychologist): 심리학자는 아동의 심리적 측면을 평가하고, 아동과 가족이 아동의 기형 및 기타 신체 상태 때문에 겪게 되는 의학적, 사회적, 정서적 문제를 다룬다. 심리학자는 모든 수술적 처치과정에 대해 아동이 마음의 준비를 충분히 하고 있는지도 평가한다.
- **언어치료전문가**(speech-language pathologist, SLP): 언어치료전문가는 아동의 의사소통 기능에 나타날 수 있는 문제들에 대해 가족과 보호자를 상담해 주고 집에서 정상 발달을 위해 어떤 자극을 주는 것이 좋은지 상담해 준다. 언어치료전문가는 섭식과 삼킴, 전반적인 발달, 말소리, 언어, 공명, 연인두 기능을 평가하며 의사소통 문제와 섭식 혹은 삼킴장애의 치료를 시행한다.
- **유전학자**(geneticist): 유전학자는 구개열, 연인두 기능장애 혹은 두개안면 기형의 병력을 가진 아동이 동반할 수 있는 것으로 알려져 있는 증후군을 가지고 있지 않은지 평가하는 일을 맡고 있다. 일단 증후군이 동반되어 있음이 확인되면, 유전학자는 가족에게 진단 결과, 가족과 자손 중 같은 문제를 가진 자녀가 태어날 가능성, 치료의 예후 등에 대해 상담을 해준다.
- **이비인후과 의사**(otolaryngologist): 이비인후과 의사는 중이 기능과 청각을 모니터링하고 구개열 혹은 두개안면 기형 아동에게서 흔히 관찰되는 중이 질환을 치료하며 피에르 로빈 연쇄 유아에게서 흔히 나타나는 상기도폐색도 치료한다. 이비인후과 의사는 구강, 구인두, 비강과 상기도의 구조적 상태를 평가하고 아데노이드-편도 비대증, 인두 혹, 성대의 문제 등에 대해서도 치료를 실시한다. 또한 비강 및 구강의 치료 및 재건 수술도 실시하며 일부 이비인후과 의사는 연인두 폐쇄부전에 대한 수술도 실시한다.
- **청능치료전문가**(audiologist): 청능치료전문가는 아동의 청각 및 중이 기능검사를 담당하는 전문가이다. 두개안면 기형 환자들은 귀 구조의 기형, 중이 질환과 청각장애가 나타날 위험이 높기

(다음 쪽에 계속)

표 21-1 구개열 혹은 두개안면 기형 팀에 포함되어 있는 전문가들과 그 역할(가나다 순)(계속)

때문에, 청능치료전문가는 이러한 환자들의 청각과 중이 기능을 모니터하는 데 이비인후과 의사와 협력하여 일을 진행한다.

- **팀 코디네이터**(team coordinator): 팀 코디네이터는 아동, 다른 건강관리 전문가, 공동체 간의 상호작용에서 팀을 대표한다. 이들은 팀 구성원의 회합을 위해 아동의 일정을 조절한다. 코디네이터는 각 전문가들이 보내온 권고사항을 취합해 이를 통합적인 팀 보고서로 만든다. 이들은 치료 방침을 가족에게 설명해 주고 팀 구성원이 만든 권고사항에 대한 추후관찰도 있음을 주지시킨다.

며, 이러한 환자들의 치료에서 각 전문가들이 담당하는 역할에 대해서도 설명하였다.

ACPA는「요인」보고서에서 구개열 혹은 두개안면 팀의 구성에 관한 기본 기준을 수립하였다(ACPA, 2009). ACPA 기준 중 하나는 각 팀에는 코디네이터가 있어야 한다는 것인데, 대개 간호사나 건강관리 전문가가 맡는다. 코디네이터는 개별 환자에 대한 임상적 인상과 권고사항을 취합하여 문서로 만드는 것뿐만 아니라 모든 팀 구성원의 회합 일정 조정을 담당한다. 코디네이터는 권고사항의 보완도 책임지며, 환자나 가족과 의사소통할 때 팀을 대표하는 사람이 된다. 기타 요구조건 중에는 정기적인 팀 회합과 파열 혹은 두개안면 기형에 대한 평생교육 프로그램 참여도 포함된다.

환자를 위한 치료 계획을 세울 때에는 팀의 전문가뿐만 아니라 부모 혹은 가족도 중요한 역할을 한다. 팀의 전문가는 가족으로부터 지지와 호응을 얻는 것이 매우 중요하다. 사실 치료를 위한 모든 결정사항은 임상적 징후뿐만 아니라 환자와 가족이 바라는 내용에 근거해야 한다(Johansson & Ringsberg, 2004; Sharp, 1995; Vanz & Ribeiro, 2011). 가족 구성원이 의사결정 과정에 능동적으로 참여하지 않으면 팀이 제시하는 권고사항에 대한 협조가 제대로 이루어지지 않을 수도 있다(Pannbacker & Scheuerle, 1993; Paynter, Jordan, & Finch, 1990; Paynter, Wilson, & Jordan, 1993). 반면 가족의 참여가 적절히 이루어지면 권고사항에 대한 협조가 수월하게 이루어지며, 이는 궁극적으로 바람직한 치료 결과를 유도한다.

기본 기준 중 일부로서 ACPA는 구개열 팀(cleft palate team, CPT)이나 두개안면 팀(craniofacial team, CFT)으로 인정받기 위해 어떤 전문가들이 팀의 구성원에 포함되어야 하는지를 결정했고, 그 목록을 팀 주소록에 올려놓았다. ACPA의 팀 구성을 위한 최소기준은 다음과 같다(ACPA, 2009).

- **구개열 팀**(CPT): ACPA는 구개열 팀에는 외과 의사, 교정과 의사, 언어치료전문가, 그리고 최소 1명의 기타 전문가가 포함되어야 한다고 규정했다. 여기에 해당되는

전문가는 청능치료전문가, 유전학자, 간호사, 구강외과 의사, 이비인후과 의사, 소아과 의사, 보철과 의사, 심리학자 혹은 사회복지사이다. ACPA는 이러한 유형의 팀의 전문가는 매년 최소 50명 이상의 환자를 평가해야 하며, 매년 최소 10회 이상 1차 구개 수술을 집도한 의사가 1명이라도 포함될 것을 요구하고 있다.

- **두개안면 팀**(CFT): 두개안면 팀은 ACPA에서 규정한 대로 두개안면 외과 의사, 교정과 의사, 정신건강 전문가와 언어치료전문가로 구성되어야 한다. 다른 구성원으로는 구개열 팀에 포함될 수 있는 전문가들뿐만 아니라 신경과 및 신경외과 의사 혹은 안과 의사도 포함된다.

ACPA는 다음과 같이 부가적인 범주도 규정하고 있다.

- **평가 및 치료 리뷰 팀**(Evaluation and Treatment Review Team, ERT): 이 팀은 평가 서비스는 실시하지만 임상적 치료는 실시하지 않는다.
- **저인구밀도 팀**(Low population Density Team, LPD): 이 팀은 서비스 기관이 거의 없는 지방에서의 치료를 담당한다.
- **임시 팀**(Interim Team, I-CPT 혹은 I-CFT): 이 팀은 과도기 시기(한 기관에서 다른 기관으로 이동하는 시기 등을 말함—역자 주)에 임상적 치료를 제공한다.
- **지역 목록 팀**(Geographical Listed Team, GLT): 이는 위의 범주에 맞지 않는 기타 팀을 위한 범주이다.

ACPA는 (파열 병력이 있든 없든) 비정상적인 공명이 주요 문제인 아동을 위한 팀의 구조에 대해서는 특별한 방침을 정하지 않았다. 연인두 기능장애를 가지고 있는 환자들은 원인에 상관없이 구개열이나 두개안면 팀에 의해 효과적으로 치료를 받을 수 있어야 한다. 이러한 전문 팀의 하위분야에는 다음과 같은 팀이 있다.

- **연인두 폐쇄부전(VPI) 팀**: 연인두 기능장애의 평가를 위한 팀에는 언어치료전문가, 이비인후과 의사(혹은 성형외과 의사), 그리고 이상적으로는 유전학자가 포함되어야 한다. 유전학자가 필요한 이유는 많은 원인미상의 VPI 아동이 이전에 확인된 바 없는 증후군, 가장 흔한 경우로는 연구개-심장-안면 증후군을 가지고 있는 경우가 많기 때문이다.

❊ 팀 통솔

팀 리더의 자질, 인격과 기술은 팀의 기능과 성공을 결정하는 데 매우 중요한 요인이다. 임상 팀의 리더십에서 권위주의가 발붙일 공간은 없다. 대신 리더는 모든 팀 구성원을 동등하게 존중하고, 최선의 결과를 얻기 위해 그들의 의견을 경청하고 숙고할 책임이 있다. 팀 내에 권위적인 구성원이 있다는 것은 팀 구성원의 공통된 의견보다는 그 사람의 개인적인 의견에 따라 의사결정이 이루어질 수 있음을 의미한다. 환자 관리에 대해 결정을 내리기 전에 그런 일이 일어나지 않게 하고 모든 구성원의 의견을 서로 경청하고 숙고하게 하는 것이 팀 리더의 책임이다(Strauss & Broder, 1985). 비록 각 전문가들마다 환자에게 필요한 것들을 서로 다른 관점에서 볼 수밖에 없다 하더라도 가장 효과적인 팀의 기능은 공통 의견에 의해 이루어진다(Noar, 1992; Strauss, 1999).

✲ 팀의 의무

통합된 치료체계를 제공하기 위해 ACPA는「요인」보고서에 팀의 책임감에 대한 권고사항을 기록해 두었다(ACPA, 2009). 예를 들면, 각 팀은 행정 비서나 코디네이터가 있는 사무실과 지정된 전화번호를 갖도록 권하고 있다. 사무실에는 팀의 모든 문서와 환자기록이 비치되어 있어야 한다. 환자는 환자 및 가족의 필요에 따라 정기적으로 평가를 받아야 한다. 환자가 팀의 전문가에 의해 개별적으로 검사를 받는다고 해도, 치료 계획의 논의와 의견조율을 위해 정기적인 팀 회합이 이루어져야 한다. 환자와 가족에게 치료 방침에 대해 전달할 때에는 구두와 문서로 전달해야 하며, 환자의 거주지에 있는 치료기관과도 지속적인 의사소통을 해야 한다. 필요하면 팀은 환자에게 기타 서비스와 재정적 지원에 대한 정보도 제공해 주어야 한다. 마지막으로 팀은 가족을 위한 교육 프로그램과 다른 치료 제공자에 대한 정보도 제공해 주어야 한다.

다양한 사회에서, 팀 구성원은 그들이 지원해 주는 가족의 인종적, 문화적 특성을 이해하고 있어야 한다. 이러한 요소는 가족이 의학적 쟁점을 이해하고, 팀의 권고사항을 따르는 방식을 결정하는 요소가 된다(Louw, Shimbambu, & Roemer, 2006). 가장 효과적인 서비스를 제공하기 위해 팀의 중재는 가족에 초점을 맞추어야 하고 문화적 상황에 민감하게 반응해야 한다.

✲ 팀 접근과정

구개열 혹은 두개안면 팀은 대개 아기의 출생 직후부터 필요한 치료를 시작한다. 이는 부모 상담 및 신생아의 섭식 문제와 호흡 문제에 대한 처치에서부터 시작된다. 팀의 치료는 그 아기가 성장하여 신체적 발달이 끝나는 시기, 대개 18~21세 정도까지 지속된다. 성인기에 들어섰다고 해도 팀 구성원에 의해 개선되거나 해소될 수 있는 약물적, 수술적, 치과적, 심리적 혹은 의사소통의 문제가 있다면 치료는 그 이후에도 지속된다.

팀에서 환자 치료에 대한 일정을 계획하고 평가를 하는 방법은 기관마다 조금씩 다르

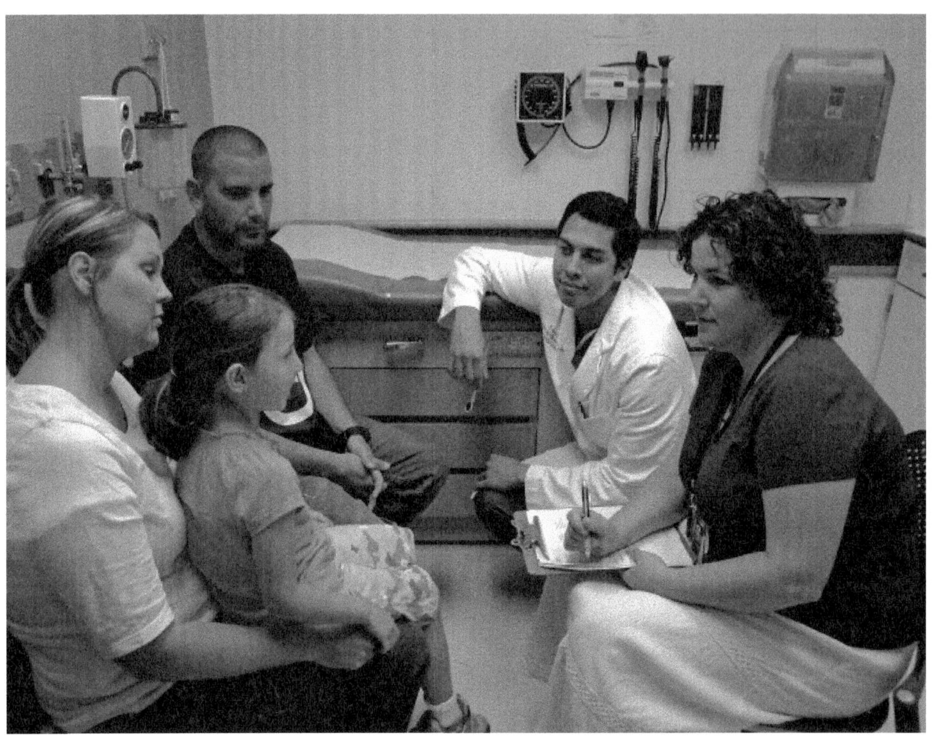

그림 21-1 팀 접근을 이용한 평가

Courtesy Ann W. Kummer, Ph.D./Cincinnati Children's Hospital Medical Center & University of Cincinnati College of Medicine

다. 대부분의 경우 각 전문가가 개별적으로 상담이나 선별검사를 실시하는데, 때로는 이것이 하루 내에 모두 이루어지기도 한다. 클리닉에서 평가가 이루어지는 경우, 환자를 평가할 때 여러 명의 전문가가 함께 모여 협의할 수도 있다(그림 21-1). 그다음에 통합 팀에서는 임상적 인상과 치료 방침을 논의하고 치료 계획 수립을 위한 의견 조정을 위해 회합을 갖는다(그림 21-2). 이를 통하여 치료의 우선순위와 적절한 치료 순서를 결정한다. 코디네이터나 그에 해당되는 구성원이 가족과 치료 방침에 대해 의사소통할 수 있는 창구가 되어야 하고, 적절한 시간에 약속을 정해 주어야 한다.

팀 코디네이터가 가족과 가장 많이 접촉하는 사람이기는 하지만, 팀의 모든 구성원이 자신의 분야와 관련된 치료를 계획할 때 반드시 가족과 상담해야 한다. 아동을 위한 치료 결정에 가족 구성원이 포함되어 정보를 전해 듣는 것은 치료의 결과를 개선시키고 그들이 겪게 되는 스트레스를 줄일 수 있다(Paynter, Edmonson, & Jordan, 1991; Walesky-Rainbow & Morris, 1978). 궁극적인 치료 계획은 팀 구성원의 치료 방침, 환자와 가족의 관심사, 필요성, 목적, 제3자에 의한 비용 지원 시의 제한점 및 고려 사항에 따라 결정되어야 한다.

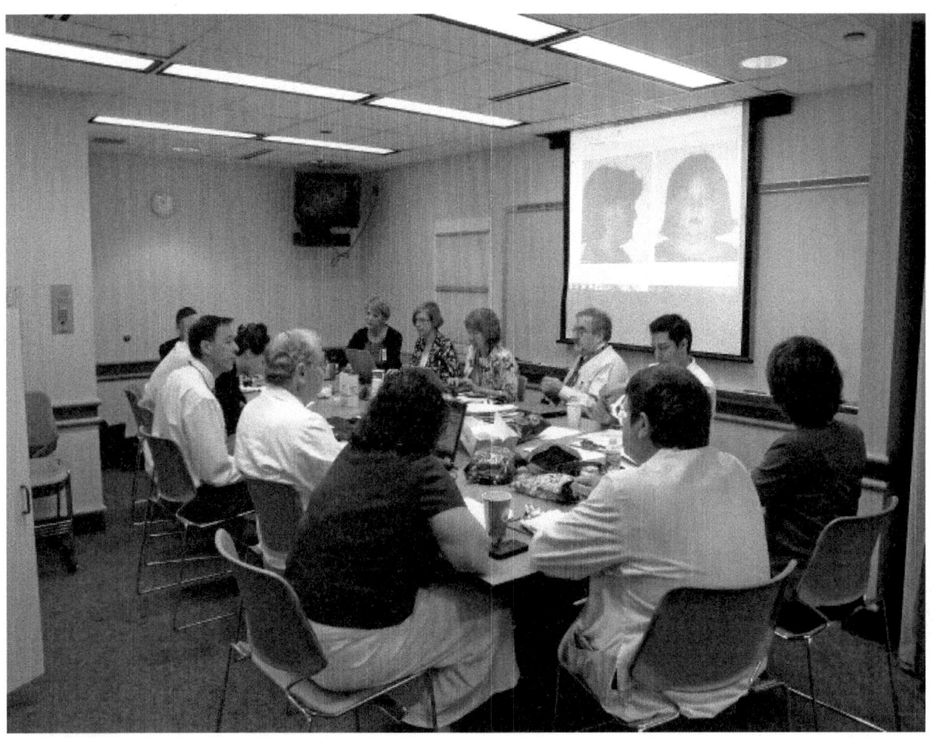

그림 21-2 신시내티 아동병원 메디컬센터의 두개안면 팀 구성원. 팀 회의에서 서로 대면한 상태에서 논의하는 것은 조화로운 치료를 위해 매우 중요하다.
Courtesy Ann W. Kummer, Ph.D./Cincinnati Children's Hospital Medical Center & University of Cincinnati College of Medicine

✲ 팀의 질

팀이 제공하는 서비스의 질을 수량화하는 것은 매우 어렵다. 많은 경우에 서비스 질은 '고객'의 지각에 전적으로 의존하여 결정된다. 이것이 중요한 질적 지표이기는 하지만, 서비스의 질을 확인하기 위해 수량화할 수 있는 다른 방법도 있다.

ACPA는「요인」보고서(ACPA, 2009)에서 전국의 전문가 의견을 통합하여 결정한 지침을 제시하였으며, 적절한 팀에 필요한 기본 요구조건을 달성하고 유지하도록 권고하고 있다.

팀이 제공하는 치료의 질을 높이기 위해 ACPA와 관련 기관 및 구개열 재단(Cleft Palate Foundation, CPF)은 팀에 대한 승인 과정을 개발하였다. 이 과정은 다음의 목적을 갖고 있다.

- "팀 치료의 질적 개선을 위해 팀의 구성과 기능에 대한 필수적 특성을 명시하는 기준을 마련한다."

- "팀이 특정 상황에서 환자와 보호자 혹은 주 양육자에게 제공해야 하는 서비스의 정확한 정보를 제공하도록 한다."

팀 승인 위원회(Commission on Approval of Teams, CAT)는 이 기준에 따라 팀의 적용을 검토하는 역할을 하고 있다(ACPA, n.d.).

서비스의 질을 유지하기 위한 또 다른 방법 중 하나는 팀이 치료 시행 개선 프로그램을 개발하여 사용하는 것이다. 1999년에 이루어졌던 미국의 구개열 및 두개안면 팀이 시행한 설문조사 결과, 50%는 치료 결과를 수량화하기 위한 프로그램을 실시하고 있다고 보고하였다(Strauss, 1999). 다행히도 최근 그 수는 점점 증가하고 있다. 이러한 유형의 프로그램(최근에는 '수행 증진 프로그램'이라고 부름)은 팀이 스스로를 모니터링하여 자기평가를 실시하고 환자 치료의 다양한 측면을 개선시킬 수 있는 메커니즘을 제공한다. 몇몇 팀은 치료의 임상적 경로 및 알고리듬을 개발해서 사용하는 것으로 나타났다. 팀의 질은 각 구성원의 질에 의해 결정된다. 팀의 모든 구성원이 자신이 속한 전문 분야에서 공인된 자격증을 가지고 있어야 하는 것도 매우 중요하다. 전문화를 위해 필요한 교육과 경험은 다양한 전문가 협회, 전공 위원회, 자격증 위원회 등에 의해 시행된다. 각 팀의 모든 구성원은 적절하고 현재 시점에서 유효한 자격증을 가지고 있어야 할 뿐만 아니라 두개안면 기형 분야에서 환자를 평가하고 치료할 수 있는 경험과 기술도 가지고 있어야 한다. 만약 전문 분야에서 잘 훈련되지 않은 전문가가 포함되어 있다면, 팀의 의도는 좋아도 충분히 좋은 결과를 보여 주지 못할 수도 있다. 사실, 이러한 '전문가'들은 두개안면 기형 분야에서 요구되는 경험이 부족하기 때문에 이익을 주기보다는 해를 끼칠 수도 있다(Sidman, 1995).

팀의 질에 영향을 미치는 또 다른 요소는 매년 진단하는 환자의 수와 팀 회합의 횟수이다. 이는 팀의 경험치와 팀 구성원이 두개안면 기형의 임상에 할애하는 시간적 측면에 영향을 미친다. 환자군을 많이 보유하고 있는 팀은 그렇지 않은 팀보다 더 많은 구성원을 가지고 있고, 팀을 구성하는 전문가들도 더 많이 보유하고 있다. 이를 통해 환자가 필요로 하는 다양한 치료가 적절히 이루어질 수 있는 것이다. 물론 환자가 팀에 포함되어 있지 않은 전문가의 치료를 요구할 때에는 팀에 포함되어 있지는 않지만 환자에게 적합한 치료를 제공해 줄 전문가를 소개해 줄 수 있는 지식과 자원이 필요하다.

팀의 안정성과 팀 구성원이 얼마나 오랫동안 팀에 소속되어 일할 수 있는지도 숙고해야 할 중요한 요소이다. 환자의 치료는 대개 출생부터 시작되기 때문에, 팀 구성원의 일관성과 장기근속은 치료의 일관성과 지속성을 위해서도 매우 중요하다.

팀의 모든 구성원이 각 분야에서 구개열 및 두개안면 치료와 관련 있는 최신 이론에 대해 알고 있어야 하는 것도 중요하다. 미국 구개열-두개안면 협회 혹은 이 협회와 관련되어 있는 다른 협회(지방, 전국, 혹은 국제)의 연차 회의에 적극적으로 참여하는 것도 최신 정보를 얻을 수 있는 훌륭한 방법이다. 그리고 두개안면 기형 환자의 평가와 치료를 위해 사용되는 최신 기술에 대한 문헌을 읽는 것도 중요하다. 지속적인 학습에 관심을 기울이는 것은 환자에게 최선의 치료를 제공하는 데 도움이 된다.

마지막으로, 팀이 부모나 보호자를 의사결정에 어느 정도까지 포함시키는가도 팀의 질에 영향을 미친다. 부모가 팀과 팀이 제공하는 서비스에 대해 다양한 의견을 갖고 있을 경우, 치료 방침에 대한 호응도가 가장 높다. 그러나 부모가 팀에 대해 별 의견이 없는 경우는 호응도에 부정적인 영향을 미친다(Paynter et al., 1990).

✱ 팀 접근법의 장점 및 잠정적 문제점

환자가 구개열이나 두개안면 기형 같은 복잡한 문제를 동반하는 경우, 치료를 진행하는 데 팀 접근이 유용하다는 것은 명백한 사실이다. 그러나 장점이 많은 것도 사실이지만 인간이 하는 일이니만큼 문제도 종종 발생한다. 환자를 중재하는 데 효과적인 팀이 되려면 이러한 문제를 명백히 밝히고 신중하게 논의해야 한다.

✱ 팀 접근법의 장점

치료를 위한 팀 접근은 환자와 환자의 가족에게 많은 장점을 제공한다(ACPA, 2009; Capone & Sykes, 2007; Chen, Chen, Wang, & Noordhoff, 1988; Colburn & Cherry, 1985; Kline, 1997; Lang, Neil-Dwyer, Evans, & Honeybul, 1998; Pinsky & Goldberg, 1977; Sharp, 1995; Stal, Chebret & McElroy, 1998; Strauss, 1998; Strauss, 1999; Strohecker, 1993). 무엇보다도 먼저 팀은 많은 전문가의 개별적인 평가를 통해 아동 전체에 대한 평가를 완성시킨다. 팀에 의한 평가는 종합적이고, 개별적인 평가보다 비용도 덜 들며, 병원을 방문하는 횟수도 더 적다. 치료의 계획은 다른 분야에 대해서도 잘 이해를 하고 있는 전문가들이 서로 협력하여 결정한다. 결정은 팀 구성원 간의 의논에 의해서 이루어지는데, 그러한 결정은 1명의 전문가가 독립적으로 수집하는 정보보다 더 많은 정보를 기초로 하여 이루어진다(Sharp, 1995). 추후관찰과 치료의 모니터링도 더 잘 이루어지는데, 이는 팀 코디네이터의 책임하에 이루어지기 때문이다. 팀 코디네이터는 팀 구성원 중 환자와 가장 많이 접하는 사람으로, 가족을 지원해 주고 그들의 의문점이나 관심사를 팀 구성원에게 전달해 주는 역할을 한다. 팀은 대개 각 분야에서 최정상급의 치료를 제공해 줄 수 있는 '전문가'로 구성된다. 팀은 부모 집단, 특별 캠프, 팸플릿이나 기타 교육 자료의 제공 등을 통해 더 나은 서비스를 촉진시킨다.

팀 접근은 전문가들에게도 여러 가지의 장점을 제공한다. 팀 접근은 전문가 간의 의사소통을 증진시켜 팀 구성원 간의 좋은 협력 관계를 발전시킬 수 있으며, 각 전문분야에 대한 이해를 증진시켜 준다. 팀 접근의 가장 중요한 장점은 일련의 기록이 충실히 유지될 수 있다는 것이다(Brogan, 1988). 팀은 또한 연구와 출간을 위한 협력체계 구축에 매우 효과적인 매개체이다. 일부는 연구 활동 및 평생교육의 구축을 목적으로 팀 네트워크를 개발하기도 했다(Abdoney, Habal, Scheuerle, & Rans, 1988; Will & Aduss, 1987; Will & Parsons, 1991). 또한 이는 구성원 간의 협조를 촉진시켜 그만큼 시간을 단축시켜 준다.

✲ 팀 접근법의 잠정적 문제점

팀 접근의 장점이 단점보다 많기는 하지만, 통합 팀 역시 본질적인 문제를 가지고 있다. 팀의 기능에 영향을 미치는 요소 중 하나는 각 팀 구성원이 다른 구성원에 비해 지각되는 팀 내 위치이다. 이는 연령, 성별, 분야, 경험, 혹은 업적에 따라 달라질 수 있다(Cohn, 1991). 팀 구성원이 팀 내 위치가 동등하다고 생각하지 않는다면, 더 높은 위치에 있다고 생각되는 구성원이 그렇지 않은 구성원보다 집단의 결정에 더 많은 영향을 미치는 경향이 있다(Cohn, 1991). 이는 집단의 의사결정에 좋지 않은 영향을 미친다. 팀이 효과적으로 운영되려면 모든 팀 구성원 간에 평등과 상호존중이 있어야 한다.

팀 안에서 개인의 역할이 명백히 구분되어 있지 않으면 문제가 발생할 수 있다. 역할이 명확하지 않으면 때로 구성원 간의 경쟁이나 '영역 다툼'이 일어날 수도 있다. 예를 들면, 성형외과 의사, 구강외과 의사와 이비인후과 의사의 직무에는 중복되는 부분이 있을 수 있다. 팀의 구성원으로서 누가, 무엇을, 언제, 어떤 상황에서 시행할지 정해 놓는 것이 좋다. 이는 누가 뼈 이식수술을 하고, 누가 턱 교정수술을 하고, 누가 연인두 기능장애 치료를 위한 2차 수술을 할 것인지 등의 문제와 관련해 생길 수 있는 충돌을 피할 수 있다.

팀의 구성원 중 피드백에 과민하게 반응하는 사람이 있는 경우, 위의 경우와는 다르지만 비슷하게 분열을 초래하는 문제가 생길 수 있다. 예를 들어, 수술적 처치의 결과가 기대한 만큼 만족스럽지 못하여 재수술을 해야 할 때 문제가 될 수 있다. 팀 구성원은 자신의 의견을 '다른 사람의 감정을 다치게 할 수 있다'는 걱정 없이 솔직하게 말할 수 있어야 한다. 이들은 주저 없이 의견의 차이를 드러내 보일 수 있어야 한다.

치료에 대한 철학이나 치료 프로토콜의 불일치는 팀의 업무 수행에 큰 영향을 미칠 수 있다. 치료과정과 프로토콜에 대해 구성원들이 의견을 교환하는 과정은 치료의 기준과 치료의 순서에 대한 공통 의견을 수립하기 위해 꼭 이루어져야 한다. 필요하면 다양한 진단 및 치료와 환자의 관심사에 대한 공통 의견을 도출할 수 있도록 하는 치료의 알고리듬을 개발하는 것도 좋다.

통합 팀의 모든 잠정적인 문제들은 팀의 성공적 수행을 위해 반드시 극복되어야 한다. 이는 지속적인 의사소통, 성실함, 상호존중을 요구한다. 궁극적으로 팀의 초점은 개인의 의견과 팀 구성원의 자아가 아니라, 환자에 대한 적절한 치료와 환자의 안녕(well-being)에 두어야 한다.

❊ 효과적인 팀 구성원이 되는 방법

효과적인 통합 팀 구성원은 대개 자신의 분야에 대한 지식이 많고 능력 있는 사람들이다. 두개안면 팀과 같이 전문 지식을 요하는 통합 팀에서 일할 때, 각 구성원은 그 분야의 전문 지식을 충분히 가지고 있어야 한다. 동시에, 효율적인 팀 구성원이라면 다른 분야의 지식에 대해서도 높은 관심을 보여야 할 뿐만 아니라, 다른 분야에 대해서도 배우고자 하는 욕구가 있어야 한다.

모든 팀 구성원은 타인과 그들의 의견에 대한 존경심을 보여야 하는데, 특히 의견 불일치가 있을 때 더욱 그렇다. 각 팀의 구성원은 자신의 진솔한 의견을 표현하는 데 있어, 다른 사람으로부터 공격을 받을 수 있다는 걱정에서 자유로워야 한다. 환자에 대한 적절한 치료에 최우선순위를 두어야 하며, 이것이 개인의 감정이나 의견 때문에 우선순위에서 밀리는 일이 발생하면 안 된다. 실수가 일어났을 때에는 각 팀 구성원이 과도한 비난을 받게 될 것에 대한 걱정 없이, 스스로의 실수를 인정하는 데 주저함이 없도록 해야 한다. 그리고 팀 구성원은 더 심도 깊은 학습과 전문가적인 능력 배양을 위해, 그들이 모르는 것을 인정하는 데에서도 충분히 편안함을 느낄 수 있어야 한다.

모든 전문가들이 매우 바쁘기 때문에 팀 구성원이 서로를 믿고 의지하는 것은 매우 중요하다. 한 사람이 어떤 과정의 중간에서 멈춰 있거나 다른 사람을 의기소침하게 만드는 일은 발생하지 않아야 한다.

마지막으로 유머의 사용도 동지애의 형성에 매우 효과적이며, 팀 구성원 간의 존중과 상호연관성을 증가시키는 데에도 도움을 준다. 다른 사람과의 상호작용에서 유머를 사용하는 구성원과는 더 효과적으로 일을 할 수 있고, 이는 환자에게 제공될 서비스의 질을 개선시키는 긍정적인 결과를 유도한다.

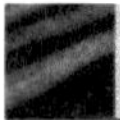

사례 보고

팀 접근의 가치

환자 치료에 있어 팀 접근의 가치는 다음의 예에서 볼 수 있다.

바바라는 양측성 완전 구순구개열을 가지고 태어났다. 입술과 구개 수술은 적절한 팀에 의해 실시되었다. 그녀는 대학교에서 조음치료를 받았지만, '주어진 연인두 기능의 조건하에서, 기대한 만큼 수행하고 있다'는 설명과 함께 치료를 종결하게 되었다. 불행히도 그때 그녀는 두개안면 팀으로부터 추후관찰을 받은 적도 없고, 추가적인 평가와 치료의 제안을 받은 적도 없었다.

바바라는 16세가 되어서야 신시내티 아동병원 메디컬센터 두개안면 팀의 진찰을 받게 되었다. 팀의 평가 결과 다음과 같이 많은 치료 방침이 제시되었다.

- 교정과 의사는 그녀가 전방 개방교합(anterior open bite)과 상악 절치가 설측전위되어 있는 제3형 부정교합 환자라고 보고했다. 그러므로 상악궁에 대한 교정치료를 실시해야 한다고 권고했다.
- 언어치료전문가는 바바라의 말소리 특징이 과다비성과 심각한 비누출이라고 보고했다. 비인두내시경검사 결과, 연인두 틈이 매우 큰 것으로 관찰되었다. 또한 바바라는 부정교합과 VPI로 인해 필연적 조음 왜곡과 보상조음 오류를 보였다. 이러한 결과에 근거하여 언어치료전문가는 연인두 형성부전(VPI)의 치료를 위한 인두피판술을 권고했다. 이 수술 후에 조음치료를 통해 보상조음 오류를 수정해야 한다고 권고했다.
- 구강외과 의사는 상악궁 및 하악궁의 위치가 서로 안 맞아, 적절한 위치로 상악을 이동시켜야 하며, 이를 위해 Le Fort 제1형 수술을 실시해야 한다고 보고했다.
- 성형외과 의사는 파열을 따라 홍순(vermilion)의 모양에 문제가 있으며, 입술 가장자리 부분도 아베 피판술을 통해 고쳐 주어야 한다고 보고했다.
- 심리학자는 바바라를 괴롭히는 요인 중 하나가 바바라의 납작한 코였다고 보고했다.

이러한 모든 권고사항들을 고려하여, 가장 좋은 결과를 얻을 수 있기 위한 치료 계획을 선정해야 하는데, 이러한 목표를 달성하기 위해 먼저 적절한 중재 순서를 결정해야 했다.

이 경우, 첫 번째 단계는 교정과 의사가 턱 교정술을 위한 준비 단계로서 치아를 정렬해 주는 것이었다. 치아를 적절한 위치에 배열시키는 것은 교합을 더 나쁘게 만들어 놓았지만, 이는 궁극적으로는 더 나은 결과를 제공해 줄 수 있는 것이었다. 다음 단계는 구강외과 의사가 Le Fort 제1형 상악전진술을 시술하는 것이었다. 이는 교합을 정상화하였고, 윗입술과 코의 기저부를 더 단단하게 지지해 주었다. 일단 턱이 제 위치에 놓이게 되자, 성형외과 의사가 연인두 기능장애를 개선시키기 위해 인두피판술을 시행하였으며, 그다음으로 입술과 코 재건술도 실시하였다. 수술 후 약 6주가 지난 뒤에, 바바라는 남아 있는 보상조음 오류를 치료하기 위한 조음치료를 받기 시작했다. 치료 시작 후 2개월이 약간 안 된 때에 정상적인 조음 양상을 보여 조음치료를 마무리 짓게 되었다.

이렇게 계획된 순서에 따라 치료가 진행되어 바바라는 미용과 말소리 측면에서 최선의 결과를 얻을 수 있었다. 다른 한편으로, 만약 인두피판술이 상악전진술 전에 이루어졌다면, 피판의 위치와 효율성은 상악전진술의 결과에 따라 달라졌을 것이다. 만약 입술과 코 재건술이 먼저 이루어졌다면 상악전진술의 결과는 그다지 좋지 못했을 것이다. 그러므로 치료의 순서와 조화는 여러 전문가로부터 치료를 받아야 하는 환자에게 매우 중요하다는 것을 다시 한 번 알 수 있었다.

❋ 서비스 자원

환자 가족이 구개열/두개안면 기형 팀을 찾는 것은 쉬운 일이 아니지만 일단 팀을 찾았다면 그 뒤의 관심사는 서비스를 받기 위한 경제적인 지원을 받는 것이다. 다행히도 그러한 자원은 미국 구개열/두개안면 협회(ACPA, 2010, 2013)와 구개열 재단(CPF, 2013)의 웹사이트에서 확인할 수 있다.

❋ 구개열 혹은 두개안면 팀을 찾는 방법

전국 주요 도시는 물론 중소 도시에도 구개열/두개안면 팀이 있다. 선진국의 대도시뿐만 아니라 개발도상국에도 이러한 팀이 존재한다. 대부분의 팀은 수련병원이나 소아병원에서 자주 볼 수 있다.

대부분의 경우 팀은 적극적인 치료과정 동안에도 오직 1년에 한두 번만 평가와 협의 진료를 위해 환자를 보게 되므로 팀이 꼭 환자의 집 근처에 있어야 할 필요는 없다. 일반적인 치과치료, 교정, 조음치료, 소아과 치료와 같은 일상적인 치료는 팀 구성원 간의 협의가 이루어지는 한, 환자가 생활하는 지역 근처에 있는 전문가들에 의해 제공되는 경우가 많다.

미국의 경우, 가장 가까운 구개열 혹은 두개안면 팀은 미국 구개열-두개안면 협회 산하의 구개열 재단 웹사이트에서 확인할 수 있다(Cleft Palate Foundation, 2012). 가족을 위한 정보를 제공하는 ACPA, CPF와 기타 기관의 목록은 이 책의 부록에 제시되어 있다.

❋ 치료비 지원처

구순열, 구개열과 기타 두개안면 기형의 평가와 치료를 위한 치료비 지원은 다양한 자원을 이용하여 제공된다. 보험 약관이 지원을 보장하는 경우, 환자에 대한 의학적 처치와 관련된 대부분의 비용은 개인 보험회사에서 지원된다. 미국의 경우, 군인건강보험(Champus), 메디케이드(Medicaid), 아동특별건강서비스(Children's Special Health Services), 직업재활국(the Bureau of Vocational Rehabilitation)과 같은 연방 및 주에서 운영하는 프로그램과 전국에 있는 슈라이너스 병원(Shriners' Hospitals)을 통해 재정적 지원을 받을 수도 있다. 일부 개인 혹은 비영리 단체가 구개열 혹은 두개안면 기형을 가진 아동들의 필요를 충족시켜 주기 위한 자금 혹은 특별 봉사를 제공해 주기도 한다. 재정적 지원은 사회복지사나 팀 코디네이터를 통해서도 받을 수 있다.

치료를 계획하는 데 있어 비용 지원처를 찾아내고 확인하는 것도 중요한 일이다. 보험이 적용되지 않거나 가족의 경제능력을 벗어난 비싼 치료방법을 권하는 것은 환자와 가족에게 스트레스를 더해 주는 일이 된다.

❋ 요약

과거 50년 동안 두개안면 기형 환자의 치료에 있어 팀 접근은 단순히 좋은 생각으로 시작되었지만 지금은 국내뿐만 아니라 국외에서도 치료의 기준으로 사용될 정도로 발달하였다. 함께 일해야 하는 전문가들 사이에 일어날 수 있는 여러 본질적인 어려움이 있기는 하지만, 이 접근법의 장점은 단점을 능가한다. 팀 접근을 활용한 중재가 없다면 환자에 대한 치료는 따로따로 분리되어 이루어질 것이며, 그로 인한 결과는 환자에게 부정적 영향을 미칠 것이다. 다행히 건강관리 지원체계는 꾸준히 발달하고 있으므로, 구개열과 두개안면 기형, 기타 복잡한 의학적 상태를 보이는 환자의 치료에서 팀 접근은 지속적이고도 적극적인 지지를 받을 수 있을 것이다.

❋ 복습 및 논의

1. 두개안면 기형 아동에 대한 치료에서 팀 치료가 개별 치료보다 선호되는 이유는 무엇인가?
2. 전형적인 구개열-두개안면 팀 구성원과 각 구성원의 역할에 대해 설명하라.
3. 구개열 팀에 의해 치료를 받는 아동들은 얼마나 빨리 치료를 시작해야 하며, 얼마나 오래 치료를 받아야 하는가?
4. 팀 접근 치료의 기준에 적합한 지침은 무엇이며, 그러한 지침은 어디서 찾을 수 있는가?
5. 4세 된 남자 아동이 왔는데, 상악궁이 손상되어 있고, 전방 교차교합을 가지고 있으며, 얼굴 가운데가 후퇴해 있는 모양을 하고 있다. 이 아동은 구강 위생 상태가 매우 나쁘며 편도도 매우 크다. 말소리는 지속적인 비누출과 보상조음의 특징을 가지고 있다. 이 아동은 의사들을 매우 무서워하여, 병원에 올 때마다 운다. 이 아동에 대한 통합 치료에 대해 논하라. 치료에 어떤 전문가들이 포함되어야 하며, 특정 치료방법이 다른 치료방법에 어떤 영향을 미칠 수 있겠는가?
6. 건강관리 전문가가 통합 팀을 통해 치료를 하고자 할 때의 장점과 잠정적인 문제는 무엇인가?
7. 효과적인 팀 구성원이 되기 위해 당신이 할 수 있는 일은 무엇인가?

〈부록〉

부모들이 정보 및 재정적 지원을 받을 수 있는 기관과 단체

구순열 및 구개열과 두개안면 기형에 대한 정보를 얻을 수 있는 방법은 매우 다양하다. 다음의 목록은 정보를 제공해 주고 재정적 지원을 해주는 국가단체의 목록이다(미국 혹은 캐나다의 단체이지만 참고를 위해 그대로 게재한다—역자 주). 이 목록에 모든 단체가 다 포함되어 있는 것은 아니다. 이 목록에는 없지만 실제로 정보와 재정적 지원을 제공해 주는 지역단체도 많다. 다른 기관에 대한 정보는 목록에 나와 있는 웹사이트 중에서 찾을 수 있다.

AboutFace는 외모의 차이 때문에 어려움을 겪는 환자와 가족을 위한 단체이다. 이 기관은 정서적 지원 및 정보 서비스와 다른 얼굴을 가지고 살아가기 위한 교육 프로그램을 지원한다. AboutFace는 증후군과 그 상태, 심리사회적 문제, 사회 인식과 사회 융화의 문제 등에 초점을 맞춘다. 뉴스레터, 비디오테이프, 간행물 등을 포함하는 다양한 매체를 통해 정보를 제공하며, 각 지역분회가 모인 전국적인 네트워크도 가지고 있다. 더 많은 정보를 원한다면 다음의 연락처를 참고하라.

전화: (800) 665-FACE(800-665-3223) 혹은 (416) 597-2229
팩스: (416) 597-8494
이메일: info@aboutface.ca
웹사이트: http://www.aboutface.ca
주소: 123 Edward Street, Suite 1003
Toronto, ON, Canada M5G 1E2

American Cleft Palate-Craniofacial Association(ACPA)은 1943년에 설립된 단체로, 구개열 및 두개안면 기형 환자의 관리와 치료에 관여하는 모든 전문가가 포함되어 있는 단체이다. 미국은 물론 세계 각지 40개국 이상의 전문가들이 회원으로 등록되어 있다. 구순열, 구개열과 기타 두개안면 기형의 치료와 연구에 대해 인증을 받은 모든 사람들이 회원으로 가입할 수 있도록 개방되어 있다. ACPA는 구순열과 구개열을 포함한 두개안면 기형의 모든 측면에 대한 연구와 치료에 중점을 두고 있다. 이 단체는 두개안면 기형 환자를 위한 치료의 기준을 수립하고자 하는 목적으로 운영되어 왔다. 임상과 연구에 대한 정보는 1년에 4번 간행되는 정기간행물 *Cleft Palate-Craniofacial Journal*로 공유한다. 임상에 대한 정보와 최근의 연구 동향에 대한 정보를 공유하고 교환할 목적으로 하는 전문가들의 모임이 매년 미국 전역의 다양한 지역에서 개최된다. 더 많은 정보를 원한다면 다음의 연락처를 참고하라.

전화: (919) 933-9044
이메일: info@acpa-cpf.org
웹사이트: http://www.acpa-cpf.org
주소: 1504 East Franklin Street, Suite 102
Chapel Hill, NC 27514-2820

Cleft Palate Foundation(CPF)은 American Cleft Palate-Craniofacial Association과 연계되어 있는 단체이다. CPF는 전국의 환자 가족과 전문가에 대한 재정 지원 서비스를 제공하고 있다. 이 서비스에는 구순열, 구개열, 기타 두개안면의 선천성 기형 환자의 평가 및 치료에 대한 정보를 구하는 가족이나 전문가 모두에게 도움을 제공하는 24시간 무료전화(CLEFTLINE: 1-800-24-CLEFT)가 있다. 게다가 CPF는 구순구개열과 두개안면 기형 및 기타 관련 증후군에 대한 소책자도 제공하고 있다(영어와 스페인어로 제공된다). 이들은 구순구개열 아동의 부모를 위한 참고문헌 목록과 정보를 제공하는 비디오테이프 카탈로그도 제공하고, 거주지 근처에 있는 지원단체를 소개해 주기도 한다. 마지막으로, CPF는 구개열 혹은 두개안면 기형의 치료를 위한 의료 팀을 선택하는 데 대한 안내지침도 제공하고, 환자 거주지 근처에 있는 기관 중 인증받은 구개열 및 두개안면 기형 팀의 목록도 제공해 주고 있다. 더 많은 정보를 원한다면 다음의 연락처를 참고하라.

전화: (919) 933-9044
팩스: (919) 933-9604
이메일: info@cleftline.org
웹사이트: http://www.cleftline.org
주소: 1504 East Franklin Street, Suite 102
Chapel Hill, NC 27514-2820

Children's Craniofacial Association은 의사 상담 및 비의료적 지원을 제공해 주고 있다.

이들은 매년 가족을 대상으로 교육 프로그램이나 캠프를 운영하고 있다. 다양한 두개안면 증후군에 대한 간행물도 발행하고 있다. 더 많은 정보를 원한다면 다음의 연락처를 참고하라.

전화: (800) 535-3643 혹은 (214) 570-9099

팩스: (214) 570-8811

이메일: contactCCA@ccakids.com

웹사이트: http://www.childrenscraniofacial.com

주소: 13140 Coit Road, Suite 517

Dallas, TX 75240

FACES: The National Craniofacial Association은 두개안면 기형 아동 및 성인 환자에 대해 특정 장애 및 가능한 재정적 지원에 대한 정보를 제공해 주고, 다른 가족과 접촉할 기회를 제공해 준다. 또한 연 4회 뉴스레터를 발행하고, 전문적인 두개안면 의료 팀을 방문하기 어려운 여건의 가족에게 재정적 지원을 제공하는 비영리 봉사단체이다. 더 많은 정보를 원한다면 다음의 연락처를 참고하라.

전화: (800) 3FACES3 [800-332-2373]

이메일: faces@faces-cranio.org

웹사이트: http://www.faces-cranio.org

주소: P.O. Box 11082

Chattanooga, TN 37401

Let's Face It은 외모의 차이로 문제를 겪고 있는 환자와 그 가족 및 그와 관련된 전문가들을 위한 정보 및 재정 지원을 제공해 주는 네트워크이다. 1년에 한 번, 이 단체는 외모의 차이로 어려움을 겪는 환자를 지원해 주는 단체를 위한 광범위한 매뉴얼을 발행한다. 이들로부터 우편을 받아 보려면 이메일 주소를 보내면 된다. 더 많은 정보를 원한다면 다음의 연락처를 참고하라.

이메일: faceit@umich.edu

웹사이트: http://desica.dent.umich.edu/faceit/

주소: University of Michigan

School of Dentistry/Dentistry Library

1011 N. University

Ann Arbor, MI 48109-1078

Parents Helping Parents(PHP)는 특별한 도움이 필요한 아동과 그 가족, 그들을 지원하는 전문가를 위해 부모들이 주도하여 여러 지원을 제공한다. 이 기관은 부모와 전문가에게 부모들 간의 지원 네트워크를 어떻게 시작하고 유지할 수 있는지에 대한 트레이닝을 제공한다. 이러한 트레이닝과 다양한 정보를 제공해 주는 간행물도 발행한다. 더 많은 정보를 원한다면 다음의 연락처를 참고하라.

전화: (408) 727-5775

팩스: (408) 286-1116

이메일: info@php.com

웹사이트: http://www.php.com

주소: Parents Helping Parents
Sobrato Center For Nonprofits-San Jose
1400 Parkmoor Avenue Suite 100
San Jose, CA 95126

Smile Train은 구개열의 원인과 치료에 대한 전 세계의 문헌에 대한 무료 온라인 도서관의 링크를 가지고 있다. 또한 이들은 가족에 대한 정보제공 소책자도 발행한다. 더 많은 정보를 원한다면 다음의 연락처를 참고하라.

전화: (800) 932-9541

이메일: info@smiletrain.org

웹사이트: http://www.smiletrain.org

주소: 41 Madison Ave., 28th Floor
New York, NY 10010

용어 해설

가계도(pedigree)　가족 구성원과 그 자손들을 그림으로 표시한 것. 유전학자들이 유전, 특히 특정 유전형질이나 비정상성을 분석할 때 이용한다.

간아종(**肝芽種**, hepatoblastoma)　간에 생기는 악성 종양. 주로 베크위트-위드만 증후군 환자에게서 관찰된다.

간접 평가(indirect instrumental procedures)　기류, 기압, 산출된 음성 등으로 연인두 기능에 대한 객관적 데이터를 제공해 주는 검사 절차. 구조물을 시각적으로 관찰할 수는 없다. 공기역학적 검사나 비음치측정검사 등이 여기에 해당된다.

감각신경성 난청(sensorineural hearing loss)　내이 안에서 신경충동을 일으키는 데 문제가 있거나 신경충동을 뇌간을 거쳐 청각피질로 전달하는 데 문제가 있어 청력이 손실된 형태

감소 치료(reduction therapy)　연인두 구조의 운동을 자극하기 위해 보철장치를 이용하여 수술할 필요가 없게 만들거나 필요한 수술의 정도를 감소시켜 주는 말 치료기법의 일종

감쇠(attenuation)　방사선 광자가 조직 안에서 흡수되고 산란되는 정도

감폭(damping)　진동하는 물체의 진폭이 감소하거나, 진동이 느려지거나 멈추는 것

갑개(concha)　비갑개(nasal concha)를 참조하라.

강세(stress)　음절을 산출할 때 근력과 성문하압이 증가하는 것과 관련되어 있다.

개방교합(open bite)　상악치가 맞물려야 할 하악치와 맞물리지 못하는 경우. 주로 전방 치열에 영향을 미치며(전방 개방교합), 후방치열에서는 드물게 나타난다(측면 개방교합).

견치(canines)　뾰족한 부분(교두)이 하나인 치아. 송곳니(cuspids)라고도 한다.

경구개(hard palate)　입의 천장, 비강의 바닥을 이루는 뼈 구조로, 구강과 비강을 분리하는 역할을 한다.

경구개파열음(middorsum palatal stop)　구강 앞쪽에 총생(crowding)이 있을 때 보상적으로 나타나는 비정상적 조음으로 혓몸의 가운데 부분을 경구개의 가운데 부분에 접촉시켜 산출하는 파열음의 일종이다. 설치조음(/t/, /d/), 연구개음(/k/, /g/), 치찰음(/s/, /z/, /ʃ/, /ʒ/, /ʧ/, /ʤ/)의 대치음으로 사용된다. 경구개-혓몸 조음(palatal dorsal production)이라고도 한다.

경구개-혓몸 조음(palatal-dorsal production) 경구개파열음을 참조하라.

경사(cant) 기울어짐. 치아교합에서 관찰되는 경사를 뜻한다.

계승치(succedaneous teeth) 이차 생치 또는 영구치

고막(tympanic membrane) 외이와 중이를 구분해 주는 얇은 조직으로, 소리 에너지를 이소골을 거쳐 내이로 전달한다.

고막절개술(myringotomy) 고막을 수술로 절개하여 중이 안의 액체가 배출되거나 중이 밖으로 나올 수 있게 만들어 주는 수술법

고정의치(fixed bridge) 치아를 대체하기 위해 영구적으로 삽입하는 보철 치아

골막(periosteum) 뼈의 표면을 덮고 있는 얇고 질긴(섬유질의) 막

골신장술(distraction osteogenesis) 뼈의 길이를 늘이기 위한 시술. 뼈의 중간을 잘라 낸 다음 잘라 낸 끝을 기계를 이용해서 천천히 벌려 준다. 잘라 낸 양쪽 끝에서 새로운 뼈가 자라나기 시작하므로 뼈 이식수술을 하지 않아도 된다. 상악 혹은 하악이 돌출된 경우에 적용할 수 있다.

골유착(osseointegration) 이식물과 뼈를 직접 연결하는 방식

골유착(골융합) 임플란트(osseointegrated implants) 뼈 안에 삽입하는 임플란트. 부분의치와 보철장치의 유지를 위해 적용한다.

공(孔, foramen) 뼈로 이루어진 구조물이나 점막 구조물에 있는 정상적인 구멍 혹은 입구. 대개 혈관이나 신경이 한 위치에서 다른 위치로 지나갈 수 있게 해주는 통로의 역할을 한다.

공기압 활동(공기가 작용하는 활동, pneumatic activities) 연인두 밸브와 관련하여 불기, 휘파람 불기, 빨기 및 말하기가 해당된다.

공기역학(aerodynamics) 물리학의 한 분야로 공기와 기타 기체의 역학적인 특성과, 이들이 움직이도록 하는 특성 및 그 움직임의 결과에 대해 연구한다.

공막(sclera) 안구의 흰 부분

공명(resonance) 인두, 구강 및 비강에서 소리가 진동한 결과로 나타나는 음질

과개교합(deep bite) 상악치가 하악치를 25% 이상 덮는 경우를 말한다. 상악 절치가 하악의 치조에 접촉되는 경우도 있다.

과격리증(hypertelorism) 눈과 같이 2개가 쌍을 이루고 있는 구조물이 지나치게 멀리 떨어져 있는 경우를 말한다.

과다비성(hypernasality) 구강음을 산출하는 동안 구강과 비강이 분리되지 못하여 비정상적인 비강공명이 나타나는 공명장애의 한 형태. 말소리의 음질은 대개 '콧소리가 난다', '잘 들리지 않는다' 등으로 지각되며, 웅얼거리는 듯한 소리의 특징을 갖는다. 이는 특히 모음을 산출할 때 두드러지게 지각된다.

과소비성(hyponasality) 비정상적인 공명의 하나로, 비인두 혹은 비강통로의 막힘으로 인해 비강공명이 감소했을 때 나타난다. 특히 비음(/m/, /n/, /ŋ/)의 산출이 영향을 받는다.

과안각(telecanthus) 눈꺼풀의 중앙 안각 사이의 거리가 증가한 경우

과잉치(supernumerary tooth) 추가로 난 치아. 대개는 파열선을 따라 맹출한다.

관골(광대뼈, zygoma) 뺨의 융기부를 이루고 있는 두개골 뼈로, 전두골, 접형골, 측두골 및 상악골과 연결되어 있다.

관골 발육부전(malar hypoplasia) 관골(광대뼈) 발달이 부족한 경우

관절구(condyle) 턱뼈와 같은 뼈의 둥근 관절 표면

괴사(necrosis) 독소나 감염 또는 상해로 인해 세포조직이 비정상적으로 죽는 경우

교두(cusp) 치아의 뾰족한 끝

교차교합(crossbite) 부정교합의 일종으로, 1개 이상의 상악치가 하악치보다 안쪽으로 위치하는 경우를 말한다. 상악치가 하악치를 덮는 정상적인 형태가 뒤바뀐 경우로, 하악치가 뺨 쪽을 향해 상악치를 덮고 있는 모양이 된다. 앞쪽에서 나타날 수도 있고 옆쪽에서 나타날 수도 있다.

교합(occlusion) 상악과 하악을 깨물듯이 다물게 하였을 때의 상악치와 하악치 관계

구강(stomia) 입을 지칭하는 용어

구강공명(oral resonance) 말소리를 산출하는 동안 말소리 에너지가 구강에서 진동(공명)한 결과

구강내압(intraoral air pressure) 구강 내에서 형성되는 압력으로 구강 자음, 특히 파열음, 마찰음, 파찰음을 산출하기 위해 필요한 힘을 제공해 준다.

구강 맹관공명(oral cul-de-sac resonance) 말을 산출하는 동안 구강에서 말소리가 부분적으로 막히면서 나타나는 공명장애. 소구증으로 인해 나타날 수 있다. 말소리가 우물거리거나 입을 정상적으로 벌리지 않고 말하는 것 같은 인상을 준다.

구강소대(oral frenulae) 물갈퀴 모양의 구강 조직. 윗입술의 구강 측 표면의 가운데 맨 윗부분과 위턱 중절치 위 치조의 입술 측 표면을 이어 주는 물갈퀴 모양의 작은 주름을 말한다.

구강 압력계(oral manometer) 과거에 불기나 빨 때 생기는 음압과 같은 기압 형성 능력을 대략적으로 측정하는 데 이용한 기기. 카테터 안으로 바람을 불어 넣거나 카테터를 빨게 하여 검사한다. 불기 또는 빨기와 말소리는 생리적으로 다르기 때문에 유용한 정보를 주지 못하므로 이제는 타당한 검사로 인정받지 못하고 있다.

구강자음의 비음화(nasalization of oral consonants) 연인두 밸브가 열려 있기 때문에 생기는 필연적 오류. 그 결과, 구강자음이 비음성 동족음(예: m/b, n/d, ŋ) 같은 소리로 난다.

구개(입천장, palate) 구강과 비강을 구분해 주는 칸막이 구조로, 뼈와 근육으로 이루어져 있다.

구개부[palatal section(of a prosthesis)] 구개에 꼭 들어맞게 제작된 보철장치의 몸통 부분

구개거근(levator veli palatini muscles) 주요 연구개 근육 중 하나로, 쌍을 이루고 있으며 연구개를 들어 올리는 역할을 한다.

구개 거상장치(구개 올림장치, palatal lift) 연인두 폐쇄를 달성하기에 충분할 정도로 연구개가 길기는 하지만, 대개는 신경학적 장애 때문에 제대로 움직이지는 못하는 사례에 적용하는 보철장치로, 말 산출 시 연구개를 들어 올려 준다.

구개건막(입천장 널힘줄, palatine aponeurosis) 연구개의 비강측 표면 바로 아래에 있으며, 경구개 쪽으로 약 1cm 연장되어 경구개의 후방 경계부까지 뻗어 있는 평편한 섬유성 조직. 연인두 근육의 고정점이 되며, 연구개 부위를 딱딱하게 만들어준다. 연구개건막이라고도 한다.

구개골 수평판(horizontal plate) 구개횡단봉합선 바로 뒤에 쌍을 이루며 위치해 있는 판 모양의 구개골(palatine bone). 경구개의 뒷부분을 이루며, 그 끝은 후비극(posterior nasal spine)을 이룬다.

구개궁(palatal vault) 구강의 위쪽에 있는 반구형 구조

구개긴장근(tensor veli palatini) 이관 입구를 열어 중이의 환기와 배수를 담당하는 것으로 알려져

있는 1쌍의 근육

구개돌기(palatine processes)　절치봉합선 바로 뒤에서 쌍을 이루는 상악골로, 상악의 전방 3/4을 이루고 있다.

구개봉합선(palatine suture line)　절치공에서 시작되어 후비극에서 끝나는 배아기 융합선. 쌍을 이루는 상악 구개돌기와 구개골 수평판을 구분해 준다. 상악간 구개봉합선으로도 알려져 있다.

구개상악봉합선(palatomaxillary suture line)　구개횡단봉합선을 참조하라.

구개설근(palatoglossus)　구개거근의 길항근으로 작용하여 연구개를 끌어내리거나 혀를 올리는 데 관여하는 근육 쌍. 이 근육은 비음을 산출할 때 연구개를 내리는 데 관여한다.

구개성형술(palatoplasty)　구개에 이루어지는 수술

구개솔기(palatine raphe)　연구개의 중간을 따라 길고 가늘게 나 있는 흰색의 선. 이는 연구개의 배아기 융합선에 해당된다.

구개수(목젖, uvula)　대개는 길고 가는 눈물방울 모양의 구조로, 연구개 뒤쪽 또는 경계 부위에 매달려 있다. 알려진 기능은 없다.

구개수구개인두성형술(uvulopalatopharyngoplasty, UPPP)　성인의 폐쇄성 수면무호흡증의 치료를 위해 이루어지는 수술의 일종. 남아있는 편도를 들어내고 연구개와 구개수의 경계 부위를 절제한다. 전협구궁과 후협구궁을 함께 봉합하여 구인두 입구를 열어준다.

구개수근(목젖근, musculus uvulae)　발성 시 연구개 후방의 비강 측 표면을 불룩하게 만드는 근육 쌍으로, 수축할 때 융기부가 생기면서 비강 측의 연구개에 부피와 딱딱함을 더해 주어 연구개와 인두후벽 사이의 공간을 메울 수 있게 도움으로써 연인두 폐쇄에 기여한다.

구개열(cleft palate)　임신 초기 3개월간의 시기에 발생하는 선천성 기형. 연구개, 때로 경구개에도 파열이 생기는 경우를 말한다.

구개열 팀(cleft palate team, CPT)　외과 의사, 보철과 의사, 언어치료전문가, 그리고 미국의 ACPA(American Cleft Palate-Craniofacial Association)의 규정에 의한 또 다른 한 명의 전문가로 이루어진 전문가 팀. 다른 팀 구성원으로는 청능치료전문가, 치과 의사, 유전학자, 간호사, 구강외과 의사(악안면외과 의사) 등이 포함된다.

구개와(fovea palati)　경구개와 연구개 접합점의 중심선 부근에서 양측으로 움푹 패여 있는 부분을 말하는데, 작은 침샘의 입구에 해당된다.

구개융기(palatine torus, torus palatinus)　정상적인 차이로 이상은 아니다. 경구개의 구강 측 표면에서 정중구개봉합선을 따라 앞뒤로 돌출되어 있는 융기 또는 뼈가 관찰된다. 백인종, 특히 북유럽계에서 흔히 관찰된다. 북아메리카 원주민과 에스키모인에게서도 자주 관찰되는 것으로 보고되고 있다.

구개인두근(palatopharyngeus)　인두의 근육 쌍. 수평 근섬유는 연인두 밸브의 괄약근 운동에 관여하여 인두측벽을 중앙 측으로 당겨 인두를 좁혀줌으로써 연인두 폐쇄를 돕는다.

구개정형술(palatal orthopedics)　편측성 및 양측성 구개열의 치조 분절을 수술로 교정하기 전에 정렬해 주는 방법으로, 영유아 구강정형술이라고도 한다.

구개주름(rugae)　한 구조 내에 있는 주름. 경구개를 덮고 있는 점막에 가로로 나 있는 주름

구개천공(palatal fistula)　구개에 생긴 구멍으로, 비강까지 연결되어 통해 있다. 이전에 수술한 파열 부위가 잘못되어 생기거나, 상악확장술 또는 상악 성장의 결과로 나타나기도 한다. 구비강 천공

이라고도 한다.

구개 측(palatal) 상악궁과 하악궁의 안쪽 표면으로, 경구개 표면과 가까운 부위이다.

구개편도(palatine tonsils) 구강 양측의 전협구궁과 후협구궁 사이에 위치하는 림프조직 덩어리. 그냥 편도라고도 부른다.

구개 폐색장치(palatal obturator) 구개열이나 구개천공이 있는데 아직 수술 받지 않은 사례의 경우 구개의 파열 부위를 덮어주는 데 사용할 수 있는 보철장치. 영유아가 젖병 꼭지를 빨 때 압착하는 능력이나 말소리 산출을 위해 구개 파열 부위를 막는 데 사용할 수 있는 능력을 향상시키는 데에도 이용할 수 있다.

구개횡단봉합선(transverse palatine suture line) 1쌍의 상악구개돌기와 상악의 전반 3/4을 이루는 1쌍의 구개골 수평판을 분리해주는 배아기 융합선

구륜근(orbicularis oris) 입둘레를 에워싸고 있는 근육으로 입술을 다무는 데 관여한다.

구비강 천공(oronasal fistula) 구개천공을 참조하라.

구순열(cleft lip) 임신 초기 3개월간의 시기에 발생하는 선천성 기형. 입술, 때로 치조에도 파열이 생기는 경우를 말한다.

구어(verbal language) 말을 통해 전달되는 의미 또는 메시지

구어 실행증(verbal apraxia) 말 실행증을 참조하라.

구위장관 섭식(orogastric tube feeding) 입에서 위장까지 내려가게 삽입한 관을 이용하여 급식(수유)하는 방법

구인두(oropharynx) 인두(목 안)의 한 부분으로 구강의 높이에서 연구개 아래, 구강 바로 뒤에 위치한다.

구인두 협부(oropharyngeal isthmus) 구강에서부터 인두를 향해 열려 있는 입구. 위로는 연구개, 옆으로는 협구궁, 아래로는 혀 기저부가 경계부를 이룬다.

구형낭(saccule) 가속도의 감각을 담당하는 내이 내의 감각기관

굴곡형 내시경 삼킴 검사(fiberoptic endoscopic evaluation of swallowing, FEES) 유연한 내시경을 이용하여 삼킴장애를 평가하는 검사. 음식을 삼키는 동안 나타나는 기도 보호 과정을 확인하기 위해 비강통로를 통해 인두 및 후두의 구조물들을 관찰한다.

귀(청각의, audio) 청각과 관련이 있는 내용

귀 폐색증(auditory atresia) 외이도 폐색증(aural atresia)을 참조하라.

귓바퀴(이개, auricle, pinna, concha) 바깥 귀의 한 부분

균압관[pressure equalizing(PE) tubes] 통기관을 참조하라.

근긴장저하증(hypotonia) 근긴장도가 낮거나 근력이 감소한 경우. 운동신경 통제나 근력에 영향을 미치는 뇌질환이나 장애에 의해 발생한다.

근막(fascia) 근육과 근육 무리를 둘러싸고 있는 한 장의 섬유조직

근시(myopia) 가까운 데 있는 것은 잘 보이지만 먼 데 있는 것은 선명하게 보이지 않는 시력

근심(mesial) 치조궁의 곡선 중 중심선을 향하는 방향

급성 중이염(acute otitis media) 중이의 박테리아 감염 상태

급속 구개 확장장치(rapid palatal expander) 어금니에 거는 2개 또는 4개의 밴드와, 이 밴드를 구개 중앙부와 연결해주는 나사식 잭으로 이루어진 구개 확장장치. 나사를 죄어 주면 치조궁을 넓혀 주는 데 필요한 힘이 생긴다.

기관공(stoma) 기관절제술 이후 환자가 호흡할 수 있도록 기관에 수술로 뚫어 준 구멍

기관식도 천공[tracheoesophageal (TE) fistula] 기관과 식도 사이에 선천적으로 나 있는 구멍. 섭식 시 흡인을 유발한다.

기관절개술(tracheostomy) 기관 안에 직접 삽관하는 수술. 생명을 위협하는 상기도폐색의 치료를 위해 실시한다.

기류-기압 기법(pressure-flow technique) 말을 산출할 때 연인두 기제의 역학을 평가하기 위해 공기역학 장치를 사용하는 절차. 비강 기도 저항 측정을 통해 비강 호흡의 평가와 상기도폐색의 수량화에 이용할 수도 있다.

기형(deformation) 태아기 때 정상적으로 발달하고 있던 구조물에 기계적 혹은 물리적 충격이 가해지면서 나타나는 선천적 결손. 만곡족(clubfoot)과 같이 비정상적인 형태를 띤다.

기형생성인자(teratogen) 흡연, 약물, 바이러스나 방사선 등 외부의 화학적 또는 물리적 인자가 배아의 정상적인 발달을 방해하여 선천성 기형을 유발한다.

깎기(paring) 처음 입술 수술을 할 때 전순의 양측을 잘라내는 것처럼 과도한 조직의 피부를 벗겨내거나 저며 내는 방법

꼬리부분[줄걸이, tailpiece (of a prosthetic device)] 구개 거상장치 또는 발화용 구 폐색장치에서 뒤쪽으로 뻗어 있는 부분으로, 연구개를 올려주거나 연구개 뒤에서 비인두를 막아준다.

난기류(turbulent airflow) 비강 내에 있는 장애물, 이상(불규칙성), 주름의 영향을 받아 생기는 기류

난형낭(utricle) 내이 안에 있는 감각기관으로 가속(변속)의 감각을 담당한다.

날개 모양 돌기(익형돌기, pterygoid process) 접형골의 일부로 중앙 날개판, 측면 날개판, 갈고리 모양 돌기가 포함되는데, 이들은 모두 연인두 복합구조의 근육이 부착되는 부위이다.

내시경검사(endoscopy) 관이나 좁은 공간의 내부를 특수 장비, 즉 내시경을 이용하여 육안으로 확인할 수 있는 검사

내이(inner ear) 달팽이관과 반고리관으로 구성되어 있는 귀의 한 부분

내적(endogenous) 환경이 아닌 유기체 안에서 그 원인을 찾을 수 있는 경우를 말한다. 유기체의 유전자 구성 등이 여기에 해당된다.

뇌량(corpus callosum) 좌반구와 우반구의 가운데를 연결하는 역할을 하는 신경섬유. 주로 축삭돌기 방사체로 구성되어 있다. 대뇌피질의 배쪽(ventral)에 넓고 평편한 모양으로 나타난다.

눈(시, optic) 눈과 관련됨

눈꺼풀 열구(palpebral fissures) 위아래 눈꺼풀 사이에 열려 있는 부분

능동적 말 특성(active speech characteristics) 보상적 오류(compensatory errors)를 참조하라.

다양한 표현도(variable expressivity) 특정 유전질환을 가지고 있는 부모의 임상 양상(표현형)에서의 다양성. 동일한 유전자형을 가지고 있는 경우라도 한 사람에게는 매우 확연한 영향을 미치는 정도에서부터 다른 사람에게서는 거의 알아차릴 수 없는 정도에 이르기까지 표현형이 다양하게 나타날 수 있다.

다요인 유전(multifactorial inheritance) 서로 다른 좌위(유전자 자리)에 있는 여러 유전자와 환경적 요인이 결합하여 하나의 형질로 나타나는 표현형 특성. 유전자와 기타 요인이 함께 작용하여 매우 작은 영향만 부가적으로 미치게 되어 표현형 특성을 만들어 낸다.

다자간 팀(multidisciplinary team) 의학적 요구가 복잡한 환자를 평가하고 치료함에 있어 여러 학문(전문) 분야의 전문가가 독립적으로 활동하는 전문가 집단. 이러한 형태의 팀 구성원은 명확하게 규정된 역할을 갖고 있으며, 서로 협력하기는 하지만 팀 구성원들끼리 의사소통하고 상호작용하는 경우는 거의 없다.

다지증(polydactyly) 손가락이나 발가락의 수가 정상보다 많은 기형

단두(短頭)증(brachycephaly) 두개골이 짧은 경우

단일염색체(monosomy) 한 쌍의 상동염색체 중 1개의 염색체 전체가 없어 모자라는 경우

단일 치아 교차교합(single-tooth crossbite) 단 1개의 상악치와 1개의 하악치에서 나타나는 교차교합

단지(短枝)증(brachydactyly) 비정상적으로 짧은 손가락 혹은 발가락

단층촬영술(laminography) 특정한 경계 표지점 사이의 거리와 각도를 계산하기 위해 방사선 사진을 사용하는 기법

달팽이관(**와우**, cochlea) 내이의 한 부분. 달팽이 껍데기 모양처럼 생긴 나선형의 뼈로 된 구조물로 구성되어 있으며 청각을 담당하고 있다.

대구(大口)증(macrostomia) 입의 입구가 지나치게 큰 경우로, 배아기 중 얼굴 발달 시기에 상악돌기와 하악돌기가 융합에 실패함으로써 발생한다.

대구치(**큰어금니**, molars) 음식물을 분쇄하는 기능을 갖는 치아로, 양측의 상악궁과 하악궁에 제1대구치(6세 대구치), 제2대구치(12세 대구치), 제3대구치(사랑니)가 1개씩 난다. 상악 대구치는 교두가 4개 있는데, 협측(뺨 쪽) 교두가 2개, 구개측(설측) 교두가 2개이다. 하악의 대구치에는 5개의 교두가 있는데, 협측 교두가 3개, 구개측 교두가 2개이다.

대동맥궁 우방 편위(right sided aortic arch) 정상적으로는 왼쪽에 있어야할 대동맥궁이 오른쪽에 위치해 있는 기형

대설(大舌)증(macroglossia) 지나치게 큰 혀

도(道, meatus) 구멍, 통로, 수로. 대개 통로의 바깥 입구를 말한다. 비도(nasal meatus)를 참조하라.

동시조음(coarticulation) 비정상적인 자음 산출 중 하나. 2개의 조음위치에서 하나의 조음방법으로 동시에 조음이 산출되는 경우이다.

두개골조기유합증(craniosynostosis) 하나 이상의 두개골 봉합선의 골화(骨化)가 덜 되어 나타나는 두개골 골격구조의 비정상적인 발달. 이로 인해 두개골 성장에 기형이 나타나게 된다. 두개골의 모양은 봉합선에 의존하여 나타나는데, 두개골 봉합선의 이상은 두개강내압(intracranial pressure, ICP)을 올리고 이를 방치할 경우 지적장애가 동반된다. 증후군으로 나타날 수도 있고 유전 혹은 비증후군적 요인에 의해 나타날 수도 있다.

두개 뇌류(encephalocele) 두개골 내에 선천적으로 생겨난 구멍을 통하여 뇌조직이 코나 구개로 흘러나오는 것

두개안면 기형(craniofacial anomaly) 두개골이나 얼굴에 영향을 미치는 구조적 혹은 기능적 비정상성

두개안면 팀(craniofacial team, CFT) ACPA의 규정에 따라 구성된 전문가 팀으로, 두개안면 외과 의사, 보철과 의사, 정신건강전문가, 언어치료전문가 등으로 구성되어 있다. 기타 구성원으로는 신경외과 의사, 안과 의사 등이 있다.

두부계측 X선 사진(cephalometric radiographs, cephalogram) 상악과 하악의 관계와 이마, 코, 입술, 턱 끝의 연조직이 이루는 윤곽을 측정하는 데 사용되는 표준화된 측면 두개골 X선 사진. 치아교정술 혹은 턱교정술 계획단계에서 주로 사용한다.

등골(stapes) 중이의 이소골 중 하나. 액체로 차 있는 와우(달팽이관)에 압력파를 만들어 주는 피스톤의 역할을 한다.

라탐 장치(Latham appliance) 2개의 아크릴 조각으로 이루어진 치아 보철기구로, 일차 구개에 광범위한 파열이 있을 때 입술과 치조열을 수술하기 전에, 갈라진 틈을 좁히기 위해 사용한다.

리듬(rhythm) 말과 관련하여서는 강세와 비강세 음절의 변화와, 이 변화의 상대적 타이밍을 말한다.

리보솜(ribosomes) 단백질 합성을 담당하는 세포내 소기관

리보핵산(ribonucleic acid, RNA) 모든 세포에서 세포핵과 세포질에 있는 핵산

마비말장애(dysarthria) 구강조음에 영향을 미치는 말운동장애로, 신경학적 손상으로 인해 비정상적인 근력, 운동 범위, 속도, 정확성, 근긴장성을 특징으로 보인다. 말속도가 매우 느리고 조음기의 부정확한 조음운동 특징을 보인다.

마찰음(fricative phonemes) 좁은 통로를 통해 기류를 서서히 방출하여 만들어지는 압력 자음. /f/, /v/, /s/, /z/, /ʃ/, /ʒ/, /θ/, /ð/ 등이 해당된다.

말 실행증[apraxia(of speech)] 수의적인 구강운동, 특히 연속발화에서 구강운동을 순차적으로 수행하는 것을 어려워하는 특징을 보인다. 말소리 산출의 하위체계(호흡, 발성, 조음)와 연인두 운동의 적절한 협응이 어렵다. 통합운동장애(dyspraxia) 혹은 구어 실행증(verbal apraxia)이라고도 부른다. 아동에게 나타나 언어 발달의 문제를 유발하는 경우에는 발달성 말 실행증(developmental apraxia) 혹은 아동기 말 실행증(childhood apraxia of speech, CAS)이라고 한다.

말아올린 피판(rolled flap) 수술로 인두후벽에서 피판 조직을 들어 올려 둥글게 말아서 인두후벽이 불거져 나온 것처럼 만든 피판. 연인두 틈을 채울 때 이용한다.

맹관공명(cul-de-sac resonance) 말하는 동안에 나타나는 비정상적인 공명으로, 음향 에너지가 성도의 한쪽 끝에 갇혀 다른 한쪽 출구로만 전달되는 경우를 말한다. 이때의 말소리는 소리가 직접 빠져나갈 출구가 없는 공명강 안에 잡혀 있기 때문에 둔탁하게 지각된다.

명백한 점막하 구개열(overt submucous cleft) 투명대, 이분구개수 또는 구개수 발육부전, 특히 발성 시 명확하게 드러나는 구개거근 분리와 같은 특징에 근거하여 연구개의 비강 측 표면에서 확인할 수 있는 점막하 구개열

몽고증 사면(mongoloid slant) 눈꼬리가 위를 향해 경사져서 치켜 올라가 있는 경우

뫼비우스 증후군(Moebius syndrome) 특정 뇌신경의 손상으로 인해 구강과 얼굴 근육이 약화되는 증후군

무비성(denasality) 비강 안에서 소리 에너지의 진동이 부족하여 나타나는 비정상적인 공명. 비강 통로가 완전히 폐쇄되어 있는 경우 그것이 공명에 영향을 미쳐 나타난다.

무이(無耳)증(anotia) 외이도가 없는 상태

무호흡증(apnea) 수면무호흡증(sleep apnea)을 참조하라.

미세열(forme fruste) 부분적인 구순열의 하나로, 덮고 있는 피부는 정상이나 그 아래에 있는 근육, 비(鼻)연골, 구강괄약근 기능은 심각한 비정상성을 가지고 있다. 초소형 구순열(microfrom cleft)이라고도 부른다.

민감도(sensitivity) 어떤 검사를 실시한 결과로 질병상태 양성을 정확하게 판정해 낼 수 있는 정도. 특정 검사가 목표로 한 실제 양성 상태를 판정할 수 있는 비율

바이오피드백(biofeedback) 무의식적인 혹은 자율적인 생리적 과정을 지각할 수 있도록 하는 기술로 의식적인 통제에 의해 이러한 과정을 조작하고자 하는 목적에서 실시된다.

반(反)몽고증 사면(antimongoloid slant) 눈이 아래로 처진 모양

반고리관(반규관, semicircular canals) 내이 안에서 공간 정위 감각을 담당하는 고리 모양의 관 구조. 3개의 고리가 3면에서 서로 직각을 이룬다.

반대교합(underbite) 하악 절치가 상악 절치를 덮으면서 비정상적인 수직 겹침을 보이는 상태

반 데르 보우데 증후군(Van der Woude syndrome) 구개열과 양측성 입술패임(lip pit)을 동반하는데, 입술패임은 입술의 바닥 부분에 있는 작은 패임을 말한다. 다시 임신할 경우 50%의 재발 위험이 있다.

반안면왜소증(hemifacial microsomia) 얼굴 한쪽의 뼈가 덜 발달된 상태. 다양한 정도의 편측성 하악 발육부전과 안면근육 약화가 나타난다.

발데이어 편도환(Waldeyer's ring) 림프 조직 복합체로, 아데노이드, 구개편도, 설편도가 인두를 에워싸며 신체 방어체계로 기능한다.

발생률(incidence) 역학적 용어로, 주어진 인구 안에서 질병이나 장애가 새롭게 발생한 사례 수를 말한다. 특정 질환에 의해 병을 앓고 있는 사람의 수 등이 여기에 해당된다.

발화 보조장치(speech aid appliance) 발화용 구 폐색장치를 참조하라.

발화용 구 폐색장치(speech bulb obturator) 연구개가 너무 짧아서 인두후벽과 닿지 못해 완전히 폐쇄하지 못할 때 고려하는 보철 장치. 이 장치는 유지 장치와 말소리 산출 시 인두공간을 채워줄 구(대개는 아크릴로 만듦)로 이루어져 있다. 발화 보조장치라고도 한다.

방사선검사(radiography) 뢴트겐선(X선)을 이용하여 인체 내부의 이미지를 볼 수 있는 검사

방사선영화촬영검사(cineradiography) 인체 조직의 움직이는 모양을 찍는 방사선 촬영술. 연인두 기능을 다양한 관점에서 관찰하기 위해 다양한 시점에서 연인두 기능을 활동영화 필름에 기록하는 방법. 영화촬영 검사(cine study)라고도 한다.

배꼽류(배꼽탈장, omphalocele) 탯줄 부위에 있는 내장의 일부가 복부 밖으로 나와 있는 경우

백순(white roll) 윗입술과 아랫입술의 붉은 부위 즉, 홍순을 에워싸고 있는 흰색의 가장자리 조직

범내시경(광각내시경, panendoscope) 연인두 괄약근을 직접 관찰하기 위해 오래전에 사용하였으나 더 이상은 사용하지 않는 내시경의 일종으로, 광학 튜브를 구강 안에 넣은 뒤 연인두 괄약근을 관찰할 수 있게 위로 방향을 틀 수 있는 조명식 장비

베르누이 효과(Bernoulli effect) 공기가 성대 사이를 빠른 속도로 빠져나갈 때 형성되는 낮은 기압이 성대의 아래쪽을 닫히게 한 후 차례로 위쪽까지 닫히게 하는 현상

벨 마비(Bell's palsy) 감염으로 인한 안면마비

변환기(transducers) 공기역학 기기장비의 한 부분으로, 감지된 기압과 기류를 추가적 처리를 위해 전기 신호로 전환하는 데 이용된다.

병원내 감염(nosocomial infections) 병원에 있는 동안 감염되는 경우

보상적 오류(compensatory errors) 연인두 형성부전이나 부정교합과 같은 비정상적 해부학적 구조나 연인두 기능부전과 같은 비정상적 생리적 기능에 대한 반응으로 비정상적 위치에서 산출되는 조음 형태. 능동적 말 특성(active speech characteristics)을 참조하라.

보철(prosthesis) 결손되어 있거나 잘못 형성된 신체 부분을 대체할 목적으로 제작하는 장치. 보철 장치라고도 한다.

보철과 의사(prosthodontist) 치아의 복구와 구강 및 안면 구조의 외모를 대체하거나 향상시켜 주고, 섭식과 연인두 폐쇄를 돕기 위한 장치를 개발하는 일을 담당하는 치과 전문의

부갑상선(parathyroid glands) 혈액 내의 칼슘 수준 조정을 도와주는 부갑상선 호르몬을 만드는 분비선(샘)

부비강(paranasal sinuses) 4쌍의 공기가 차 있는 공간. 전두골동(이마 부위), 상악골동(뺨 아래에 위치), 사골동(눈 사이에 위치), 접형골동(두개골 안쪽 깊이 위치)으로 이루어져 있다.

부비동(sinuses) 부비강을 참조하라.

부정교합(malocclusion) 상악궁과 하악궁의 비정상적인 치아 혹은 골격 관계로 음식을 삼키는 동안 턱이 정상적으로 다물어지지 않는 경우

부종(edema) 세포, 조직이 부으면서 과다하게 물이 차는 것.

분리(diastasis) 정상적으로는 연결되어 있어야 할 2개의 구조물이 분리되어 있는 경우. 점막하 구개열이 있을 때 나타나는 구개거근(levator veli palatini muscle)의 분리 등이 여기에 해당된다.

불완전마비(paresis) 근육 운동의 약화. 부분적 혹은 불완전 마비

붕괴(disruption) 정상 발달과정에서 외부물질의 개입 혹은 방해로 나타나는 조직학적 결손

비갑개(nasal concha, nasal turbinates) 귓바퀴(이개)와 같이 조개 모양처럼 생겼고 코 안에서 나선 모양을 이루며 점막으로 덮여 있는 뼈 구조로, 상비갑개와 중비갑개는 사골의 일부이며, 가장 큰 하비갑개는 고유한 뼈이다.

비강 기도 저항(nasal airway resistance) 비인두나 비강을 폐색시키거나 개방성을 제한하는 문제로 인해 생기는 비강기류의 약화(감쇠)

비강 난기류(nasal turbulence) 비강 스침소리(nasal rustle)를 참조하라.

비강 마찰음(코웃음 소리, 콧방귀 소리, nasal snort) 자음을 산출할 때 콧구멍으로 기류가 세게 방출되면서 갑자기 일어나는 비누출로, 귀에 거슬리고 코를 훌쩍거리는 것 같은 소리가 난다.

비강 맹관공명(nasal cul-de-sac resonance) 말을 산출하는 동안 비강 안에 있는 소리가 부분적으로 막히면서 소리가 나는 공명장애로, 연인두 폐쇄부전(과다비성의 또 다른 원인이 되기도 함)과 코의 전방부의 폐색이 공존할 때 가장 뚜렷하게 지각된다.

비강 밸브(nasal valve) 비강에서 가장 작은 단면적의 마찰 부위로, 코 입구 뒤쪽 약 1cm 지점에 주로 위치한다.

비강 스침소리(nasal rustle) 기류가 부분적으로 열려있는 연인두 밸브를 억지로 통과하면서 난류(난기류)로 변하여 열려 있는 구멍 위에 분비물 거품이 생기면서 산출되는 마찰음. 비강 난기류

(nasal turbulence)라고도 한다.

비강역류(nasal regurgitation) 액체를 마시거나 토할 때 비인두와 비강으로 역류되는 현상

비강 통기도 검사(rhinomanometry) 비강 기도 저항을 측정하기 위한 절차. 비강을 통과하는 공기에 의해 생성되는 압력에 대한 측정도 포함한다.

비공기압 활동(공기압이 작용하지 않는 활동, nonpneumatic activity) 연인두 밸브와 관련하여 삼키기, 구역질, 구토가 해당된다.

비내시경검사(nasendoscopy) 비인두내시경검사(nasophayngoscopy)를 참조하라.

비누출(nasal emission) 말을 산출할 때 코로 기류가 부적절하게 새어 나와서 말소리를 왜곡시키는 경우. 대개 연인두 기능장애가 원인이 되어 나타나는데, 비강 누출(nasal escape)이라고도 한다.

비대(증)(hypertrophy) 구조물의 과성숙

비도(nasal meatus) 비강의 비갑개 바로 아래에 있는 3개의 통로 중 하나.

비디오내시경검사(video endoscopy) 비인두내시경검사를 참조하라.

비디오투시조영검사(videofluoroscopy) 신체의 심부 구조가 움직일 때 그 구조를 검사할 수 있는 방사선 검사로, 검사 영상을 비디오테이프에 기록한다.

비디오투시조영 말 검사(videofluoroscopic speech study) 말을 산출하는 동안 비디오투시조영검사를 이용하여 연인두 기제, 구강 구조 및 인두 구조를 평가한다.

비디오투시조영 삼킴 검사(videofluoroscopic swallowing study, VSS) 구강단계, 인두단계 및 식도단계의 삼킴 과정과 삼킴 단계 간의 상호작용을 관찰할 수 있는 방사선 검사로, 수정된 바륨 삼킴 검사라고도 한다.

비순천공(nasolabial fistula) 입술 밑의 치조에 생긴 천공으로, 외과 의사가 처음 수술할 때 환자의 상악이 더 성장할 수 있도록 일부러 남겨 두는 경우가 많다. 나중에 뼈를 이식하여 메운다. 이를 흔히 의도적 천공이라 부르기도 한다.

비위장관[nasogastric(NG) tube] 수유(섭식)를 위해 코 안으로 넣어 위장까지 내려가게 만든 관(튜브)

비음 섞인 억양(nasal twang) 일부 방언에서 과장되게 나타나는 비성

비음측정도(nasogram) 비음측정기(Nasometer)에 발화한 문단의 비음치 측정 결과가 컴퓨터 스크린에 연속선으로 표시되는 디스플레이(표시장치)

비음치(nasalance score) 비음치측정검사를 실시한 결과로 산출되는 검사대상자의 말에서 비강 음향 에너지의 상대적인 양을 나타내는 수치. 말을 산출할 때 전체(구강+비강) 음향 에너지 중에서 비강 음향 에너지의 비율을 의미하는 것으로 비음치측정검사로 구한다. 여기서 측정된 점수는 한 문단 발화의 평균 비음치를 % 점수로 표시한다. 평균 비음치(mean nasalence score)를 참조하라.

비음치 비율(nasalance ratio) 최소 비음치를 최대 비음치로 나눈 값

비인두(nasopharynx) 인두(목 안)의 한 부위로, 연구개 위, 비강 바로 뒤에 위치하는 부위이다.

비인두 기도관(nasopharyngeal airway tube) 피에르 로빈 연쇄 환자의 경우에서처럼 영유아의 기도를 개선시키는 데 이용하는 관(튜브). 관의 한쪽 끝은 코 밖으로 나오게, 반대쪽 끝은 혀가 막고 있는 부위 아래까지 들어가게 영유아의 코 안에 넣어 준다.

비인두내시경(nasopharyngoscope) 인두, 후두 및 연인두 기제를 검사할 때 사용하는 내시경의 일종

비인두내시경검사(nasopharyngoscopy) 내시경(비인두내시경)을 코 안으로 넣어 비인두에 이를 때까지 삽입한 뒤, 말을 산출할 때 연인두 기제와 후두를 시각적으로 관찰하고 분석할 수 있게 해주는 최소한으로 침습적인 내시경 검사 절차. 연인두 기능, 발성, 삼킴 기능을 평가할 때 이용할 수 있다. 비내시경검사 또는 비디오비내시경검사라고도 한다.

비전정(nasal vestibule) 비강의 가장 앞쪽 부위로 연골로 에워싸여 있다.

비중격(nasal septum) 비강을 반으로 나누는 벽 구조로 서골, 사골 수직판, 사각형 연골로 이루어져 있으며 점막으로 덮여 있다. 중격(septum)을 참조하라.

비치조 교정(코 주형, nasal molding) 입술 수술 전에 영유아의 비중격과 콧날개의 위치를 바로 잡아주는 방법 중 하나. 대개는 테이프로 연결되어 있는 구강 내/비강 장치를 포함하고 있다.

빨기(suckling) 혀의 신장-위축을 특징으로 하는 초기의 빨기 형태

사각형 연골(quadrangular cartilage) 비중격의 전방부를 이루며, 전방으로 돌출되어 콧기둥을 이룬다.

사골 수직판(perpendicular plate of the ethmoid) 아래로 돌출하여 서골과 결합하고, 서골과 사각형 연골 사이에 위치하는 뼈. 비중격의 일부를 이룬다.

사두증(두개골 비대칭증, plagiocephaly) 두개골 형태가 비대칭적이거나 비정상적인 경우

사면교합(occlusal cant) 편측 상악의 수직(길이) 성장장애로 인해 교합면이 가로로 경사져 있는 경우. 동측 하악 치조가 수직 성장하여 이를 보상한다. 편측성 구순열/구개열 환자와 반안면왜소증 환자에게서 흔히 관찰된다.

사위상(사위방향촬영법, oblique view) 연속발화를 산출하는 동안 인두측벽과 연구개를 관찰할 수 있는 방사선 촬영면. 아데노이드 비대나 목을 뻗지 못하여 저면상을 얻기 어려운 경우에 주로 적용한다.

사중나선형 보정기(쿼드 헬릭스, quad helix) 맨 뒤에 있는 어금니에 거는 밴드, 주로 일차 견치에 거는 밴드와 앞쪽에 루프 2개, 뒤쪽에 루프 2개가 구개 측 스프링에 연결되어 있는 구개 확장 장치

삼각거근(levator sling) 양쪽의 구개거근이 서로 얽혀 고리를 이루는 것을 말한다.

삼출성 중이염(middle ear effusion, otitis media with effusion) 이관의 기능부전으로 중이강 안에 물이 차게 되는 상태. 중이의 염증과 함께 삼출액이 동반된다.

삼출액(mucoid effusion) 중이에 차 있는 묽고 점액과 같은 액체

삼킴장애(dysphagia) 음식을 삼키는 데 어려움 혹은 비정상성이 나타나는 경우

상부수축근(superior constrictor) 상인두수축근을 참조하라.

상부식도괄약근(upper esophageal sphincter, UES) 식도의 위쪽 끝으로, 정상적으로는 닫혀 있으나 음식물 덩이가 하인두를 거쳐 식도로 들어가면 수축하면서 열린다.

상악간봉합선(intermaxillary palatine suture line) 정중구개봉합선(median palatine suture line)을 참조하라.

상악 발육부전(maxillary hypoplasia) 상악의 발달이 충분하지 않아, 안면중앙부가 후퇴해 있거나 덜 발달되어 있고, 움푹 파인 모양을 하고 있다.

상악 후퇴(maxillary retrusion) 하악에 비해 작은 상악이 특징이다. 구순구개열 환자에게서 자주 관찰되는 기형인데, 구개열로 인한 선천성 결손과 구개열 수술로 인한 상악 발달의 제한에 의해 나

타난다. 안면중앙부 결손(midface deficiency)을 참조하라.

상염색체(autosome) 성(性)염색체가 아닌 모든 염색체

상염색체 열성(autosomal recessive) 2개의 유전자에 모두 나타나야 발현되는 형질

상인두수축근(superior pharyngeal constrictor) 인두에 있는 근육 쌍. 상부 섬유는 인두측벽을 중심 측으로 움직이게 하여 연인두 통로를 효율적으로 좁혀준다.

상치돌출(수평피개교합, overjet) 상악과 하악 절치가 갖는 수평관계를 의미하는 것으로, 대개는 다문 상태에서 하악 절치의 순측 표면(순면)에서부터 상악 절치의 순측 표면까지의 거리를 mm 단위로 측정한다. 상악 절치와 하악 절치가 살짝 접촉할 때의 상치돌출 정상치는 약 2mm이다. 상악 절치가 순측으로 전위되거나 입술 쪽으로 뻗쳐 난 경우는 상치돌출이 과도한 경우이다.

서골(vomer) 경구개와 수직을 이루는 사다리꼴의 평편한 뼈로, 아래 가장자리 부위는 상악의 비강 측 표면의 중심선을 따라 접해 있으며, 비중격의 아래 및 뒤쪽 부분을 이루고 있다.

선천성(congenital) 태어날 때부터 있는 질환 혹은 기형으로, 유전적(유전자 혹은 염색체에 의함)으로 나타날 수도 있고, 임신 중에 생긴 일로 나타날 수도 있다.

선천성 구개 형성부전(congenital palatal insufficiency, CPI) 구개열 병력도 없고 점막하 구개열이나 기타 특별한 원인이 되는 질환의 동반 없이 나타나는 연인두 기능장애

설소대(lingual frenulum) 입의 바닥에서 혀의 아래쪽 표면 가운데로 이어지는 좁은 점막주름. 소대(frenum, frenulum)를 참조하라.

설소대 단축증(ankyloglossia) 단설증(tongue-tie)이라고도 한다. 설소대가 너무 짧거나 지나치게 혀의 앞부분에 붙어 혀끝(tongue tip)의 운동성을 제한한다. 입을 벌리고 있을 때 혀끝이 입천장에 닿지 않거나 혀를 내밀 때 혀끝이 하악의 치조 혹은 하악 중절치를 벗어나지 못하는 경우에 설소대 단축증으로 진단한다.

설측(설, 혀의, lingual) 혀와 관련된 부분. 위아래 치조궁이 이루는 곡선 중 혀와 접촉하는 안쪽 부분을 뜻하기도 한다.

설측전위(linguoversion) 윗니가 아랫니보다 안쪽을 향해 있는 경우. 전방 교차교합(anterior crossbite) 혹은 하치돌출(underjet)로 알려져 있다.

설편도(lingual tonsils) 혀뿌리에서 후두개까지 이어져 있는 임파성 조직

설하면(ventrum) 혀의 아래 표면

설하수증(glossoptosis) 혀가 뒤로 이동하여 인두까지 후퇴한 상태. 기도폐색을 유발할 수 있다.

성대결절(vocal nodules) 성대 남용이나 오용으로 인하여 성대 표면이 양측으로 팽대해져 있는 부분으로, 경도의 연인두 기능부전 환자들은 연인두 폐쇄를 위해 무리한 발성을 시도하기 때문에 이들에게서 자주 나타난다. 보상조음 특히, 성문파열음의 산출 때문에 부차적으로 나타나는 경우도 있다.

성문파열음(glottal plosive, glottal stop) 보상조음 중 하나로, 성대가 과도하게 닫혀 있는 상태에서 형성된 성문하압이 방출되면서 산출되는 끙끙거리는 것 같은 소리

성벽돌기(circumvallate papilla) 혀 뒤쪽에 거꾸로 된 V자 모양으로 나 있는 미각돌기선

소(micro) 작은

소공(ostium) 부비강과 비강 사이에 있는 작은 구멍

소구증(microstomia) 입의 입구가 작은 경우

소구치(premolars) 때로는 3개의 교두를 갖고 있는 경우도 있지만, 주로 2개의 교두가 있는 치아

소뇌증(microcephaly) 또래에 비해 머리 둘레가 작은 경우

소대(frenum) 고정된 구조물이 움직일 수 있도록 하면서 동시에 과도한 움직임을 방지하도록 연결되어 있는 점막 혹은 기타 막에 붙어 있는 좁은 주름.

소설증(microglossia) 혀가 작은 경우

소아치과 의사(pedodontist) 소아를 담당하는 치과의사를 지칭하는 용어

소안구증(microphthalmia) 작은 눈

소엽형 혀(lobulated tongue) 혀가 여러 개의 엽(葉)을 가지고 있는 경우로, 각 엽 사이에 균열(fissure)이 존재한다.

소이(小耳)증(microtia) 외이(특히, 귓바퀴)가 발육이 덜 되었거나 없는 경우. 외이도 폐색증을 동반할 수도 있다.

소치증(**치아왜소증,** microdontia) 치아 일부 또는 전부가 비정상적으로 작은 상태

소하악증(micrognathia) 하악이 작거나 덜 발육된 경우. 하악 발육부전(mandibular hypoplasia)을 참조하라.

솔기(raphe) 양측으로 대칭을 이루는 2개의 구조가 결합되는 선. 구개솔기는 전체 경구개 길이 중에서 절치유두 뒤에서 시작되는 경구개 점막의 중심선을 말한다.

수동적 말 특성(passive speech characteristics) 필연적 오류를 참조하라.

수면다원검사(polysomnography) 수면검사를 실시하는 동안 여러 가지 신체 변인을 기록하는 진단 검사

수면무호흡증(sleep apnea) 상기도폐색이나 중추신경계의 문제, 또는 이 두 문제가 결합되어 수면 중에 호흡이 정지되는 증상

수용언어(receptive language) 전달받은 메시지의 이해

수정된 바륨 삼킴 검사(modified barium swallow, MBS) 비디오투시조영 삼킴 검사(videofluoroscopic swallowing study, FSS)를 참조하라.

수직피개교합(overbite) 상악 절치와 하악 절치가 수직으로 겹치는 것을 의미한다. mm 단위로 측정하기도 하지만 상악 절치가 하악 절치를 덮는 비율로 나타내는 경우가 더 많다. 상악 절치와 하악 절치의 수직 겹침 정상치는 약 2mm 또는 약 25% 정도이다. 이보다 더 심한 경우를 과개교합 또는 심층피개교합이라 부른다.

순측(**순, 입술의,** labial) 입술과 관련된 부분. 입술과 접촉하는 바깥쪽 치조궁을 뜻하기도 한다.

시모나트 띠(Simonart's band) 배아기 입술 융합이 부분적으로 불완전하게 이루어져 입술 부위에 생긴 연조직 띠

시상면(sagittal plane) 인체의 정중종단면. X선 검사의 관찰면 중 하나.

시상형 폐쇄(sagittal pattern) 연인두 폐쇄 양상 중 가장 드문 형태로 인두측벽이 중심 축으로 움직여서 중심선에서 만나 폐쇄에 기여한다. 연구개가 인두후벽 대신 인두측벽과 만나 폐쇄를 이룬다.

신경섬유종(neurofibromas) 큰 신경초 종양

심리학자(psychologist) 환자의 심리사회적 요구를 평가하고 환자의 문제 때문에 나타나는 의학적, 사회적, 정서적 도전을 환자와 가족이 극복할 수 있게 도와주는 전문가

심방중격결손(atrial septal defect, ASD) 선천적으로 심방을 나누는 조직에 끊어져 있는 부분이 있는 것

심실 중격(ventricular septum) 우심실과 좌심실을 구분해 주는 조직

심실중격결손(ventricular septal defect, VSD) 좌심실과 우심실을 구분해주는 조직이 선천적으로 결손되어 있는 경우

씌우는 의치(overlay dentures) 기존의 치아에 맞춘 의치로 대개는 수직 고경(윗니와 아랫니의 간격)을 증가시켜 준다.

아데노이드(adenoids) 두개저 위 비인두 부근의 인두후벽에서 관찰되는 피막에 싸여 있지 않은 임파성 조직. 인두편도(pharyngeal tonsil), 아데노이드 패드(adenoid pad)라고 부르기도 한다.

아데노이드-편도 절제술(adenotonsillectomy) 편도 조직과 아데노이드 조직을 둘 다 제거하는 수술. 감염의 재발을 막고 이관의 기능을 개선시키거나 상기도폐색을 제거하기 위해 시행한다.

아데노이드 절제술(adenoidectomy) 아데노이드를 제거하는 수술. 감염의 재발을 막고 이관의 기능을 개선시키거나 기도폐색을 제거하기 위해 시행한다.

아데노이드형 얼굴(adenoid faces) 아데노이드 비대증으로 인한 기도폐색에 의해 나타나는 특징적인 얼굴 형태. 입을 벌리고 있고 혀가 돌출되어 있으며 하악은 전하방에 위치해 있고, 얼굴이 길며 안구 아래가 착색되어 있고 눈이 부어 있으며 콧구멍이 죄어져 있는 듯한 모양을 보이는 것이 특징이다.

악간고정술(intermaxillary fixation) 상악과 하악 사이를 금속선으로 고정하여 턱이 다물어지고 제위치에 있도록 한다. 턱수술을 한 뒤 한동안 취해지는 조처

악교정술(orthognathic surgery) 위턱(상악)과 아래턱(하악) 뼈에 이루어지는 수술

안(ophtha) 눈과 관련됨

안각(眼角, canthus) 눈의 각, 눈머리 안쪽

안검(palpebra) 눈꺼풀

안검하수(ptosis) 눈꺼풀이 처져 있는 증세

안구(ocular) 눈과 관련됨

안구돌출증(exophthalmos) 1개 혹은 2개의 안구가 안와 밖으로 돌출되어 있는 경우로, 눈 뒤쪽에 압력을 주는 데 선천적 혹은 병리적 문제가 생겼을 경우에 나타난다. 두개골의 관상 봉합선(coronal suture)이 포함되는 두개골조기유합증에 의해 나타나기도 한다.

안면중앙부 결손(midface deficiency) 상악 후퇴(maxillary retrusion)를 참조하라.

안면중앙부 후퇴(midface retrusion) 상악의 발육부진으로 인해 안면중앙부가 오목하게 들어간 경우를 말한다.

안와하 착색(suborbital coloring) 대개는 수면부족으로 인해 눈 아래가 칙칙하게 착색되는 경우로, 흔히 '검은 눈(멍든 눈)'이라 한다.

압력 자음(pressure-sensitive phonemes) 산출에 구강압력이 필요한 말소리. 파열음, 마찰음, 파찰음이 해당된다.

압력차(differential pressure) 말하는 동안의 비강과 구강의 압력차. 공기역학적 기기를 이용하여 동시에 측정한다.

액주형 기압계(well-type manometer) U 튜브 수압계와 유사하나 압력의 변화를 직접 표시해준다. 물이나 기름으로 채워 눈금이 조정되는 액주식 압력계로, 기압 변환기의 눈금 조정에 이용된다.

양막(amnion) 배아와 태아를 감싸고 있는 막

양막대(amniotic bands) 양막에서 떨어져 나와 양막강(羊膜腔)을 떠다니는 조직의 가닥. 이 가닥은 사지(四肢), 머리, 기타 신체 부위에 접착하여 압박대로 작용한다. 이에 의하여 혈류가 차단되면서 발달과정에서 사지와 손가락이 절단되기도 하고 구순열이 생기기도 하며 두개골에 이르게 되면 두개 뇌류(뇌실질이 돌출되는 것)가 생기기도 한다.

양안과소격리증(hypotelorism) 양쪽 눈의 간격이 너무 좁은 경우

억양(intonation) 발화 전반에 걸쳐 빈번하게 나타나는 음도의 변화를 말한다. 성대의 길이 및 두께와 인두강의 크기를 미세하게 조절함으로써 나타난다. 다양한 음도 변화는 의미의 강조, 감정의 표현, 질문, 기타 다양한 기능을 위해 사용한다.

언어(language) 의사소통을 하는 동안 주고받게 되는 의미 혹은 메시지

역방향 견인 헤드기어(reverse pull headgear) 상악을 전진시켜 전방 교차교합을 개선하는 데 사용하는 장치

연결(coupling) 소리에너지를 공유하는 것을 말한다.

연구개(velum) 구강 뒷부분에 근육으로 이루어져 있는 입천장 부위로, 경구개와 동일한 점막으로 덮여있다. 여린입천장이라고도 한다.

연구개-아데노이드 폐쇄(veloadenoidal closure) 아데노이드가 비대해져 있는 아동들이 말을 산출할 때 연구개가 아데노이드와 접촉하여 폐쇄되는 경우를 말한다.

연구개 건막(연구개 널힘줄, velar aponeurosis) 구개건막(구개 널힘줄)을 참조하라.

연구개 내 연구개성형술(intravelar veloplasty, IVVP) 구개거근에 의한 근육 고리를 재건하기 위한 수술로, 구개성형술을 하는 동안 연구개의 파열을 치료하기 위해 실시한다.

연구개마찰음(velar fricative) 보상적 조음 양상 중 하나로, 혀의 뒷부분이 /y/(yellow)를 산출할 때와 같은 자세를 취하여 혀의 뒷부분과 연구개 사이에 작은 공간이 생기면서 산출된다. 이 작은 구멍을 통해 기류가 나가면서 마찰음이 산출된다.

연구개 뻗침(velar stretch) 연구개가 연인두 폐쇄를 위해 상승할 때 길어지는 과정

연구개 융기(velar eminence) 발성을 할 때 연구개의 비강 측 표면이 부풀어 오르는 부위로 구개수근이 수축하여 생기는데, 비인두내시경검사를 통해 관찰할 수 있다.

연구개음(velar phonemes) 혀 뒷부분이 연구개에 협착하면서 산출되는 말소리로 /k/, /g/, /ŋ/이 있다.

연구개파찰음(velar affricate) 연구개파열음과 연구개마찰음이 연결되어 산출되는 보상 조음. 연구개마찰음을 참조하라.

연구개 패임(velar dimple) 발성을 할 때와 연인두 폐쇄가 일어날 때 구강 측 연구개가 구부러지는 부위로, 구강내부 검사를 실시할 때 관찰할 수 있다.

연쇄(sequence) 한 개인에게서 이미 알고 있는 단일의 기형 또는 기계적 요인이나 우선되는 것으

로 추정되는 기형 또는 기계적 요인으로 인하여 여러 가지 비정상 패턴이 나타나는 경우를 말한다. 피에르 로빈 연쇄에서처럼 한 가지 이상이 다른 이상의 발달을 유도하는 경우에 해당된다.

연인두 기능부전(velopharyngeal incompetence, VPI) 신경운동장애나 신체장애로 인하여 연인두 밸브를 제대로 움직이지 못하는 경우

연인두 기능장애(velopharyngeal dysfunction, VPD) 원인이 무엇이든 간에 비정상적인 연인두 기능을 총칭하는 용어

연인두 폐쇄부전(velopharyngeal inadequacy, VPI) 원인이 무엇이든 간에 비정상적인 연인두 기능을 총칭하는 용어

연인두 학습오류(velopharyngeal mislearning) 조음 패턴을 잘못 학습하여 연인두 폐쇄가 부적절한 경우

연인두 형성부전(velopharyngeal insufficiency, VPI) 해부학적 결함이나 구조적 결함으로 인하여 연구개가 인두후벽에 비해 짧아서 연인두 폐쇄를 제대로 달성하지 못하는 경우

열(**列**, **파열**, cleft) 정상적으로는 닫혀 있어야 하는 해부학적 구조물에 비정상적인 구멍이나 갈라진 틈이 있는 경우

열개(**裂開**, dehiscence) 수술적 처치를 한 곳이 벌어지거나 수술로 폐쇄시킨 부위에 예상치 않은 틈이 생기는 경우

열성유전(recessive inheritance) 양친과 같은 형질(예: 푸른눈)의 유전자를 물려받았다는 점에서 동질적인 사람들에게서만 표현되는 형질. 하나의 형질이 나타나기 위해서는 양친으로부터 동일한 대립유전자를 물려받아야 한다.

염색체(chromosome) 유전자를 가지고 있는 세포핵 속의 물질 중 하나. 세포분열 시 DNA를 조직화하고 압축시키는 작용을 하는 단백질과 연합된 DNA 가닥(하나의 선형 이중가닥)으로 구성되어 있다. 23쌍 46개의 염색체는 세포 복제와 분화를 위한 완벽한 일련의 지도를 가지고 있다.

영유아 구강정형술(infant oral orthopedics) 구개정형술(palatal orthopedics)을 참조하라.

영화촬영검사(cine study) 방사선영화촬영검사(cineradiography)를 참조하라.

오리피스 방정식(orifice equation) 연인두 밸브가 이루는 구멍을 가로지르는 기압차와 기류 속도를 동시에 측정함으로써 연인두 밸브의 단면적을 계산하는 공식

완전 구순열(complete cleft lip) 절치공 주변의 모든 부분, 즉 치조(혹은 치아궁)와 비공, 입술 전체의 파열

완전전뇌(**前腦**)**증**(holoprosencephaly) 전뇌가 2개의 반구로 나뉘는 데 실패한 경우. 얼굴 발달에 있어 중심선에 결손이 나타나거나 정중열(midline cleft)이 동반되기도 한다.

왜소음경(micropenis) 작은 음경

외비공(naris) 콧구멍

외이(external ear) 이개와 외이도로 구성된 귀의 일부

외이도(external auditory canal) 고막으로 연결되는 외이의 피부로 덮인 통로

외이도 폐색증(aural atresia) 외이도가 선천적으로 막혀 있거나 없는 질환으로, 전도성 난청의 원인이 되기도 한다. 귀 폐색증(auditory atresia)이라고도 한다.

우성 유전(dominant inheritance) 어떤 특성의 발현에 1개의 유전자만 필요한 경우(예: 갈색 눈동

자). 부모 중 한 사람으로부터 받은 하나의 대립형질이 다른 한 사람의 대립형질을 누르고 나타나는 경우를 말한다.

운동 기억(motor memory) 새로 학습한 운동의 자동성을 발달시킨다. 새로 학습한 운동을 사용하지 않으면 저하될 수 있으나 비교적 영구적이게 만들어 주는 것으로 운동 기억의 핵심 요소는 연습이다.

운동 학습(motor learning) 복잡한 운동과 운동 순서를 집행하기 위해 새로운 운동 기술을 습득하는 것으로, 한 개인이 의식적 사고 없이 복잡한 운동과 순서를 수행하는 데 필요하다. 운동 학습의 핵심 요소는 피드백이다.

운율(prosody) 말의 강세, 억양, 리듬

원심(distal) 구조물의 중심, 중앙선 혹은 중심점으로부터 멀어지는 방향

원형(circular pattern) 연인두 폐쇄에 관여하는 모든 구조가 동일한 정도로 움직일 때 나타나는 연인두 폐쇄 양상. 이 폐쇄 양상은 괄약근의 움직임과 비슷하다.

위루관(胃瘻官) 섭식[gastrostomy tube(G-tube) feeding] 수술로 만든 입구를 통해 위로 직접 들어가는 관을 사용하여 음식을 섭취하도록 하는 방법

위축(atrophy) 어떤 구조물의 수축이나 퇴행

윌름즈 종양(Wilms tumor) 신장에 생긴 악성종양. 베크위트-위드만 증후군 환자들이 위험군이다. 간모세포종(간아세포종, hepatoblastoma)이라고 부르는 종양이 간에 생기는데 이는 X 염색체 상에 위치한 유전자로부터 물려받은 형질이다. 대개 형질이 더 두드러지게 나타나며 남성의 경우 2개의 X 염색체를 갖고 있는 여성과는 달리 단 1개의 X 염색체만 가지고 있기 때문에 남성에게서 더 치명적이다.

윗입술융기[labial tubercle, tubercle (of the lip)] 윗입술 가운데 아래 가장자리로, 다소 부풀어져 있는 부위

윗입술 중심(**전순**, prolabium) 정상적으로는 윗입술의 가운데 부분으로, 인중능선 사이에 있는 구조에 해당된다. 양측성 구순열이 있는 경우 외떨어진다.

유량계(rotameter) 호흡기류계의 눈금 조정에 이용됨. 기류량을 알기 위해 압축 공기를 공급하여 이용한다.

유모세포(hair cells) 청각기관에 있는 것과 같은 감각세포. 털 모양을 하고 있다.

유스타키오관(eustachian tube) 중이와 비인두를 연결하는 관. 휴식기에는 인두 측 입구가 닫혀 있다가 음식을 삼키거나 하품을 할 때에는 구개긴장근(tensor veli palatini muscle)이 수축하여 열리게 된다. 이로써 중이의 환기가 일어나고, 고막을 사이에 두고 귀 안쪽의 압력이 주변환경과 같아지며 귀로 들어간 물이 빠지는 것이 가능해진다. 이관(耳管, auditory tube)이라고도 한다.

유양돌기(mastoid cavity) 측두골의 일부로, 작은 구멍이 많으며 귀의 바로 뒤에 위치해 있다.

유전자(gene) 유전과 관련된 초소형 기능적 단위로, 염색체 위의 특정한 부위에 위치해 있는데, 각각의 세포분열을 통해 스스로를 복제할 수 있다. DNA 분자 안에 있는 일련의 뉴클레오타이드로 구성되어 있다.

유치(**乳齒**, deciduous teeth) 일차 생치 혹은 '유아기' 치아

유합증(synostosis) 정상적으로는 분리되어 있는 2개 이상의 뼈가 비정상적으로 조기에 융합되는 경우. 두개골조기유합증을 참조하라.

음성장애(dysphonia) 음성이 정상적인 음질에서 벗어난 형태를 보이는 경우로, 바람 새는 소리, 쉰 목소리, 낮은 음성강도와 성대 프라이(glottal fry) 등이 나타난다.

의도적 천공(intentional fistula) 처음 구개성형술을 시술할 때 얼굴 발달을 방해하지 않기 위해 남겨 두는 치조 앞쪽의 천공. 시간이 지난 후 뼈 이식수술을 할 때 막아 준다.

의치(denture) 치아 전체를 교체하는 것으로, 끼웠다 뺐다 할 수 있는 보철 치아.

이(otic) 귀와 관련됨(이염, 이비인후과 의사, 이루, 소이증 등)

이개(pinna) 외이의 일부로, 민감한 연골성 틀. 소리 에너지를 모아 외이도로 전달하는 기능을 한다. 귓바퀴 또는 이갑개라고도 한다.

이관(耳管, auditory tube) 유스타키오관(eustachian tube)을 참조하라.

이관원형융기(torus tubarius) 이관 입구 뒤쪽의 비인두벽에 생기는 융기로, 이관의 연골성 부위가 돌출하여 생긴다.

이관인두근(salpingopharyngeus) 이관융기의 아래 가장자리에서 기시하여 인두측벽을 따라 이관인두 주름 아래로 횡단하여 지나는 근육 쌍. 크기와 위치 때문에 연인두 폐쇄에는 그다지 큰 역할을 담당하지 않는 것 같다.

이관인두주름(salpingopharyngeal folds) 인두 양측의 이관 입구 부위에 있는 이관융기에서 기시하여 인두측벽을 향해 아래로 내려가는 주름. 선상조직과 연결조직으로 이루어져 있다.

이비인후과 의사(otolaryngologist) 중이의 기능을 모니터링하고 중이 질병을 치료하며, 구강, 인두, 비강, 상기도 및 하기도의 이상과 질병을 평가하고 치료하는 일을 담당하는 의사. 귀 · 코 · 목 전문가(ENT specialist)라고도 한다.

이소골(ossicles) 중이 안에 있는 3개의 작은 뼈로 고막에서 전달된 소리 에너지를 와우로 전달한다. 추골, 침골, 등골이 있다.

이질성(heterogeneity) 서로 다른 유전자가 변해서 똑같은 표현형을 가지게 되는 것

이차 구개(secondary palate) 절치공 뒤의 구조로, 경구개(전상악 제외)와 연구개가 포함된다.

이형성(dysplasia) 세포가 조직으로 발달하는 과정에서 나타나는 비정상적인 구조화 혹은 그 산물

인두(pharynx) 식도와 비강 사이에 있는 목구멍 벽

인두강 맹관공명(pharyngeal cul-de-sac resonance) 말을 산출하는 동안 말소리의 대부분이 구인두에 머물러 있을 때 나타나는 공명장애. 주로 편도가 너무 커서 구인두의 출구를 막고 있어서 구강으로 말소리가 나가는 것이 방해될 때 나타난다.

인두괄약근성형술(sphincter pharyngoplasty) 연인두 통로를 둘러싸서 역동적인 괄약근을 만들어 주는 인두성형술 유형. Orticochea 괄약근성형술이라고도 한다.

인두마찰음(pharyngeal fricative) 혀가 후퇴하여 혀뿌리가 인두벽에 근접하기는 하지만 닿지는 않는 상태에서 산출되는 보상적 조음의 한 유형. 혀뿌리와 인두벽 사이에 만들어진 좁은 틈으로 기압이 세게 지나면서 마찰성 소음이 산출된다.

인두벽 증대술(pharyngeal wall augmentation) 수술로 인두후벽에 넣거나 주입한 이식물질 또는 인두벽에서 말아 올린 피판. 연인두 기능장애 교정을 위해 연인두 구멍 부위에 적용한다.

인두성형술(pharyngoplasty) 연인두 기능장애의 교정을 위해 실시하는 인두 수술

인두신경총(**인두신경얼기**, pharyngeal plexus) 인두후벽을 따라 길게 위치한 신경망으로, 설인신

경의 인두분지와 미주신경으로 이루어져 있다. 연인두 폐쇄에 관여하는 근육의 운동 신경지배를 담당한다.

인두측벽(lateral pharyngeal walls) 목구멍의 양 측면에 있는 벽

인두파열음(pharyngeal plosive) 혀 뒷부분이 인두벽과 접촉하여 산출되는 보상적 조음의 한 유형. 인두폐쇄음이라고도 한다.

인두파찰음(pharyngeal affricate) 혀가 후퇴하여 혀뿌리와 인두벽이 조음에 관여하면서 산출되는 보상적 조음의 한 유형. 인두파열음이나 성문파열음이 인두마찰음과 결합되어 산출된다.

인두편도(pharyngeal tonsil) 아데노이드를 참조하라.

인두폐쇄음(pharyngeal stop) 인두파열음을 참조하라.

인두피판술(pharyngeal flap) 연인두 기능의 개선 또는 교정을 위해 연인두 괄약근의 중앙에 수동적인 연조직 폐쇄장치를 만들어 주는 인두성형술의 한 유형

인두후벽(posterior pharyngeal wall) 목구멍의 뒷벽

인중(philtrum) 콧기둥(비주)에서 윗입술까지 길게 패여 있는 부위로, 양측의 인중능선이 경계가 된다.

인중능선(philtral ridges) 인중의 양측에 산등성이처럼 길쭉하게 융기되어 있는 선으로, 윗입술 분절이 융합하여 생기는 배아기 융합선에 해당한다.

인지(cognition) 사고(thinking), 추론, 상상 혹은 학습 등과 같이 의식적인 지능적 활동을 수행하기 위한 개인의 능력을 말한다.

일차 구개(primary palate) 절치공 앞쪽에 있는 입술 및 경구개 부위로, 입술과 치조가 해당된다.

일차 치열기(primary dentition) 상악 치조궁에 10개, 하악 치조궁에 10개의 치아가 있고, 모든 일차치아 사이에 간격이 있는 치열 발달 시기

임시 특별 증후군(provisionally unique syndromes) 기저가 되는 증후군으로 인해 나타나는 여러 비정상적 패턴

입술성형술(cheiloplasty) 구순열 수술

입술 유착술(lip adhesion) 간단한 직선형(straight-line) 수술로, 임시적으로 실시하는 구순열 수술이다. 이로 인해 분리된 입술이 서로 가깝게 당겨져 최종 수술의 성공률을 높인다.

입술패임(lip pits) 아랫입술에 주로 양측성으로 생기는 움푹 파인 부분으로, 구개열을 동반한 반데르 보우데(Van der Woude) 증후군에서 주로 관찰된다.

자극반응도(stimulability) 최소한의 단서만 주었을 때 비정상적으로 산출하던 말소리를 정확하게 산출하는 능력

자문 팀(consulting team) 환자의 총체적 치료를 위해 자문을 해주는 전문가 팀. 치료에 대한 의견과 권고사항들을 치료전문가에게 제공한다.

자음약화/자음생략(weak or omitted consonants) 연인두 밸브로 기류가 새면 구강에서 자음을 산출하는 데 필요한 기류의 양이 줄어든다. 이로 인해 자음의 세기와 압력이 약해지거나 자음이 생략된다.

작은 분절(lesser segment) 파열이 있는 쪽의 구개 조각

잠재성 점막하 구개열(occult submucous cleft) 연구개 점막 아래에 있는 결함으로, 구강 측 표면에

서는 보이지 않는다. 대개 비인두내시경검사를 통해 보면 연구개의 비강 측 표면에 결함이 있는 것이 보인다.

장두(長頭)증(dolichocephaly) 길고 좁은 두개골. 미성숙한 상태.

저면상(base view) X선 촬영을 할 때 적용하는 관찰면 중 하나. 연인두 구멍을 아래에서 위로 올려다보는 것처럼 촬영함으로써 자발화를 산출하는 동안 연인두 괄약근 전체를 볼 수 있도록 해준다. 연인두폐쇄 시 연구개, 인두측벽 및 인두후벽의 상대적인 관계를 파악할 수 있다.

전도성 난청(conductive hearing loss) 내이로 소리를 전달하는 데 문제가 생기거나 전달 자체가 차단되어 나타나는 청각장애의 한 유형

전두(前頭)의(metopic) 이마 혹은 두개골의 앞쪽과 관련 있는.

전방 교차교합(anterior crossbite) 상악치가 하악궁 안에 들어가 있는 상태. 중절치, 측절치와 견치 중 하나 또는 전체에서 나타나는 교차교합을 말한다. 제3형 부정교합 환자들에게서 흔히 관찰된다.

전비극(前鼻棘, anterior nasal spine) 상악의 앞쪽 끝 지점으로 콧기둥(비주, columella)의 기저에 해당한다.

전상악(premaxilla) 양측 절치봉합선에 의해 구분되는 삼각형 모양의 뼈로, 이 뼈 분절에 정상적으로는 상악 중절치와 측절치가 수용되어 있다.

전위치(轉位齒, ectopic tooth) 비정상적인 위치에 난 정상적인 치아

절골술(골절단술, osteotomy) 수술로 뼈를 절단한 뒤 보다 기능적이고 적절한 위치를 잡게 해준다.

절제(resection) 기관이나 신체 조직의 일부를 떼어 내는 것을 말한다.

절제술(ablative surgery) 신체의 일부를 제거하는 수술. 예를 들면 악성종양으로 인해 경구개의 일부를 제거하는 수술이 여기에 해당된다.

절치(앞니, incisors) 삽 모양의 치아로, 가장자리가 가는 칼과 같이 생겼다.

절치공(incisive foramen) 상악궁 치조융기 부분의 뼈에 있는 구멍으로, 중절치(가운데 앞니) 바로 뒤에 위치하며 전상악(premaxilla)의 끝 부분에 해당한다.

절치봉합선(incisive suture lines) 경구개에 위치해 있는 배아기 융합선으로, 측절치(lateral incisor)와 견치 사이를 지나 뒤쪽에서 절치공과 만난다. 전상악을 구분하는 융합선을 말한다.

절치유두(incisive papilla) 구개봉합선 앞쪽 끝 점막의 약간 튀어나와 있는 돌기

점막(mucous membrane, mucosa) 비강, 구강 및 인두의 내벽 조직으로 중층편평상피와 점막 고유층으로 이루어져 있다.

점막성 골막(점막골막, mucoperiosteum) 점막과 골막으로 이루어진 조직으로, 경구개를 덮고 있다.

점막하 구개열(submucous cleft palate) 구개 밑에 있는 구조에 영향을 미치는 선천성 결함으로, 구강 측 표면의 구조는 온전하다. 연구개 근육에 영향을 미치고, 경구개의 뼈 구조에도 결함이 있다.

점액(mucus) 점막에서 분비되는 맑고 끈끈한 분비물

접형골(sphenoid bone) 두개골의 기저에 위치한 1개의 뼈

정면상(frontal view) X선 촬영면 중 하나로 휴식기와 말하는 동안의 인두측벽의 움직임을 관찰할 수 있는 촬영면이다. 이 촬영면은 마치 코를 직선으로 관찰하는 듯한 상을 제공해 준다. 전후상 또는 AP상(anterior-posterior view, AP view)이라고도 한다.

정중구개봉합선(median palatine suture line) 배아기 때 생기는 융합선으로, 절치공에서 시작하여 후비극에서 끝난다. 쌍으로 이루어진 상악골 구개돌기와 구개골 수평판을 좌우로 분리하는 역할을 한다. 상악간봉합선(intermaxillary palatine suture line)을 참조하라.

제1경추(atlas) 첫 번째 경추. 후두골(occipital bone) 및 제2경추와 관절로 연결되어 있다.

제1형 교합(Class I occlusion) 치아의 배열에는 문제가 있더라도 치아궁의 관계는 정상적인 교합. 상악 제1대구치의 근심 협측 교두가 하악 제1대구치의 협측 열구와 맞물리는 양상을 취한다.

제2형 부정교합(Class II malocclusion) 상악 제1대구치의 협측 교두가 하악 제1대구치의 협측 열구보다 더 앞으로 돌출되어 있는 비정상적인 치아궁 관계를 보이는 교합. 상악궁이 하악궁보다 앞쪽으로 심하게 돌출되어 있다.

제3형 부정교합(Class III malocclusion) 상악 제1대구치의 협측 교두가 하악 제1대구치의 협측 열구보다 더 뒤로 후진되어 있는 비정상적인 치아궁 관계를 보이는 교합. 상악궁이 하악궁보다 뒤쪽으로 심하게 물러나 있다.

조롱박 구멍[이상구, piriform(pyriform) aperture] 콧구멍 또는 비강의 입구로, 조롱박(서양배) 모양을 띤다.

조음기(articulators) 말소리 산출 동안 공기 흐름을 조정하기 위해 움직이는 구강 구조물. 입술, 턱(치아 포함), 혀, 연구개 등이 포함된다.

주상두증(주상두개기형증, scaphocephaly) 앞뒤가 긴 두개골. 시상봉합선이 조기에 융합되면서 생긴다.

주의력결핍 과잉행동장애(attention deficit-hyperactivity disorder, ADHD) 주의집중의 문제, 주의산만, 충동성, 과잉행동의 특징을 보인다. 유전학적 문제가 두뇌의 생화학적 기능에 영향을 미쳐 생기는 것으로 보기도 한다.

중격(septum) 두 개의 강(cavity)을 구분하는 얇은 벽. 비중격을 참조하라.

중심와(central fossa) 치아의 협측 교두와 설측 교두의 열 사이에 파인 부분

중이(middle ear) 측두골 안에 있는 빈 공간

중이염(otitis media) 중이의 박테리아 감염 및 염증

증후군(syndrome) 여러 가지 이상(비정상)이나 기형이 함께 나타나면서 병리학적으로 연관되어 있는 양상. 대개 일반적으로 알려져 있거나 의심되는 변인이 있다. 두개안면 증후군(머리와 얼굴이 포함됨)은 가족관계가 아님에도 불구하고 환자끼리 서로 비슷해 보인다(예: 다운 증후군).

지능(intelligence) 학습할 수 있는 능력과 관련된 것. 정상적인 언어발달을 위한 전제조건이 된다.

지속적 양압 제공법(continuous positive airway pressure, CPAP) 호스와 코를 덮는 마스크를 통해 비인두로 기류기압을 지속적으로 흘려보내는 방법. 주로 수면무호흡증 환자의 인두 폐색을 예방하기 위해 사용한다. 연인두 기능장애가 있을 때 연인두 근육을 강화시키기 위한 훈련을 위해 사용하기도 한다.

직접 평가(direct instrumental procedures) 말을 하는 동안이나 삼킴 동작 동안 검사자가 연인두 밸브 구조물을 시각적으로 확인하고 연인두 밸브의 구조와 기능의 비정상성 여부를 관찰할 수 있게 해주는 기기를 이용한 평가 과정. 비디오투시조영검사나 비인두내시경검사 등이 포함된다.

짧은 발화 길이(short utterance length) 코로 기류가 세기 때문에 연속발화에 필요한 구강 기류가 감소하면서 더 자주 숨을 쉬어 기류를 보충함으로써 발화의 길이가 짧아진다.

천공(fistula) 정상적으로는 연결되어 있지 말아야 할 두 개의 상피 구조물 간에 형성된 비정상적인 구멍 혹은 통로. 구강과 비강 사이의 구개에 생긴 천공이나 기도와 식도 사이에 생긴 천공이 그 예이다.

천명성 호흡(stertorous) 호흡 시 코를 심하게 고는 듯한 소리가 난다.

청능치료전문가(audiologist) 청각과 중이 기능의 검사를 담당하는 전문가. 중이질환, 청각적 인지와 지각에 영향을 미치는 구조적 혹은 신경학적 기형으로 인한 난청의 모니터링, 평가, 치료를 이비인후과 의사와 협력하여 시행한다.

체(somia) 신체를 지칭하는 용어

초영역 팀(transdisciplinary team) 팀의 구성원이 서로의 전문 분야에 대해 잘 알고 있고 전체적인 환자 치료를 위해 서로 어떻게 관계를 맺어야 하는지 이해하고 있는 통합 의료팀. 여러 전문 영역에 대한 이해를 통해 환자의 의료관리에 대한 보다 '큰 그림'을 볼 수 있게 해준다.

추골(malleus) 중이의 이소골 중 하나로, 고막과 연결되어 있으며 침골과 관절로 연결되어 있다.

출현율(prevalence) 역학 용어. 특정 인구 집단 중에서 특정 질병이 나타나고 있는 사례수를 의미한다.

충치(caries) 치아의 부식. 이로 인해 치아에 빈 공간이 생기는 경우를 말한다.

측두골(temporal bone) 두개골의 측면과 저면에 위치하는 뼈

측두하악관절(temporomandibular joint) 하악과 측두골을 연결하는 관절

측면 두부계측 X선 사진(lateral cephalometric X-rays) 정중시상면에서 머리 부분을 촬영한 방사선 사진

측면상(lateral view) 연구개와 인두후벽을 정중시상면에서 찍은 방사선 사진. 머리를 옆에서 관찰하는 것과 같아서 측면 구조물을 관찰하는 데 유용하다.

층기류(laminar airflow) 별다른 저항을 받지 않아 일정하고 잔잔한 기류

치경(alveolus) 치아가 자리 잡고 있는 곳. 치조(alveolar ridge)라고도 한다.

치과용 고무끈(dental elastics) 치아나 뼈가 있는 부분을 한곳에 모으는 힘을 더하기 위해 사용하는 작은 고무밴드

치료 팀(treating team) 전체적인 환자 관리에 대해 자문해주고 치료도 제공하는 팀 구성원

치아 임플란트(dental implants) 실린더 모양으로 생긴 티타늄 조각으로, 빠진 치아의 뿌리를 대신하고 치관(齒冠, crown)과 보철기구를 지지하기 위해 사용한다.

치아 틈(치간, diastema) 치아 사이의 틈 혹은 빈 공간. 대개 상악 절치 사이에서 많이 나타난다.

치열(dentition) 모든 치아를 통칭하는 용어로 상하악의 치조궁에 치아가 나란히 배열된 상태를 말한다.

치열교정과 의사(orthodontist) 잘못된 방향을 향한 치아를 정렬시키고 크기가 맞지 않은 턱을 교정하여 치열과 얼굴의 미적 측면과 치열의 기능을 개선시키는 일을 담당하는 전문가

치열 교합(dental occlusion) 상악치와 하악치가 맞물리는 방식. 정상교합에서는 상악이 하악의 치조궁을 덮고 있다.

치조(alveolar ridge) 치아를 지지해 주는 기초가 되는 상악과 하악의 일부. 치경(alveolus) 혹은 단순히 잇몸(gum ridge)이라고도 한다.

치조골이식술(alveolar bone graft procedure) 뼈를 이식하는 수술법 중 하나. 장골(엉덩뼈)에서 뼈를 박리하여 새롭게 뼈가 형성되어야 하는 파열 부위에 삽입한다. 이는 치조융기의 재건을 도와주며, 손실된 비강의 바닥과 콧날개 테를 보충해 주고, 치아 형성을 위한 뼈의 기초를 제공해 준다.

치조궁(dental arch) 곡선을 그리는 상악과 하악의 치조로, 크기의 차이가 있다.

치주골막성형술(gingivoperiosteoplasty) 갈라진 치조를 막기 위한 수술로 파열 부위 양쪽에서 치주(잇몸) 피판(flap)과 그 아래의 골막을 떼어 낸다. 그 표면을 앞으로 끌어당겨 함께 봉합함으로써 성장함에 따라 뼈의 전구세포가 뼈를 제대로 자리 잡을 수 있도록 한다.

치찰음(sibilant phonemes) 기류가 절치를 지나면서 마찰되어 방출되는 소리(즉, /s/, /z/, /ʃ/, /ʒ/, /ʧ/, /ʤ/)

침골[incus(anvil)] 중이에 있는 이소골 중 하나로, 추골 및 등골과 관절로 연결되어 있다.

켈로이드(keloid) 상처가 아무는 동안에 생기는 과도한 흉터 조직

코르티 기관(organ of Corti) 기계적 에너지가 와우관으로 들어가 전기자극으로 전환되는 내이 부위

코 문턱(nasal sill) 콧구멍의 기저부

코 찡그림(nasal grimace) 말소리를 산출할 때 주로 콧등(양미간 부위) 위나 콧날개 주변에서 관찰되는 근육 수축. 연인두 폐쇄를 달성하려고 시도할 때 근육 반응이 과할 경우에 나타난다. 대개는 비누출과 함께 나타난다.

콧기둥(비주, columella) 코의 아랫부분에 있는 작은 기둥으로, 좌우 콧구멍을 나눈다. 코끝 아래에 위치한 연골과 점막으로 비중격의 아랫부분에 위치해 있다.

콧김 소리(코 훌쩍임 소리, nasal sniff) 코로 숨을 세게 들이마실 때 나는 흔치 않은 보상적 조음 산출. 대개 치찰음, 특히 /s/ 음소를 대치하여 산출되며, 주로 어말종성 위치에서 산출된다.

콧날개(비익, ala nasi) ala는 라틴어로 '날개'를 뜻한다. 콧구멍의 외곽을 둘러싸며 휘어져 있는 부분을 말한다.

콧날개 바닥(비익저, alar base) 콧날개가 윗입술과 만나는 지점

콧날개 테(비익연, alar rim) 양쪽 콧구멍 바깥쪽의 곡선을 그리는 가장자리 부분

콧등(비척, nasal bridge) 양 눈 사이에 있는 뼈 구조로, 비전두봉합선이 있는 가운데 부분에 해당된다. 콧뿌리점(nasion)이라고도 한다.

콧뿌리(비근, nasal root) 눈높이에서 코가 시작되는 부위

콧뿌리점(nasion) 콧등(비척)을 참조하라.

큐피드궁(Cupid's bow) 윗입술 가장자리 선의 모양으로, 가운데에 움푹 들어간 곳이 있는 둥근 형상을 하고 있다.

큰 분절(greater segment) 구개열이 없는 정상 쪽의 구개 조각

타운상(반각전후상, Towne's view) 저면상 대신 적용하는 방사선 촬영면으로, 하상상(en face view)을 제공해준다. 검사자가 연인두 구멍을 위에서 아래로 내려다 볼 수 있는 촬영면이다.

턱끝 성형술(genioplasty) 하악의 전진을 위해 하악에 수평으로 절골술을 실시하는 것

통기관(ventilation tubes) 고막에 수술로 삽입하는 작은 관으로, 이관이 제대로 기능하지 못하는 경우에 이관을 대신하는 통로가 되어 공기가 중이로 유입되면서 환기가 이루어진다. 균압관이라고

도 한다.

통합운동장애(dysp raxia) 말 실행증을 참조하라.

통합 팀(interdisciplinary team) 다양한 각계 전문가들의 협력, 상호작용, 의사소통, 협동을 통해 환자를 치료하기 위해 구성된 팀.

투명대(zona pellucida) 구개거근이 비정상적인 위치에 삽입하여 연구개 가운데 부위에 생기는 푸르스름한 부위로 연구개가 얇아 투명하게 보인다.

특이도(specificity) 하나의 검사가 실제로 음성 상태를 정확하게 판정할 수 있는 정도. 특정 검사 결과 음성 상태에 해당되는 사람들을 판정할 수 있는 비율

특정 음소 비누출(phoneme-specific nasal air emission, PSNAE) 구조적 원인이나 생리적 원인보다는 연인두 학습오류 때문에 생기는 비누출. 구강음 대신 후비강마찰음으로 산출하는 경우도 해당된다. 대개 치찰음, 특히 /s/, /z/를 대치하여 산출한다.

파사반트 융기(Passavant's ridge) 인두 안에서 말을 산출할 때 인두후벽 부위에서 돌출되는 선반 모양의 융기. 상인두수축근의 일부 근섬유가 수축하면서 생긴다. 정상 화자와 연인두 기능장애 화자에게서 관찰된다.

파열음(plosive phonemes) 갑자기 기류를 방출하기 전에 구강내압의 형성을 요하는 압력에 민감한 자음. /p/, /b/, /t/, /d/, /k/, /g/가 해당된다.

파찰음(affricate phonemes) 구강내압을 형성한 후 좁은 통로를 통해 공기가 천천히 방출되면서 산출되는 압력 자음. 파열음과 마찰음의 조화에 의해 산출된다.

팔로4징(tetralogy of Fallot) 가장 많이 나타나는 선천성 심장 결함. 심실중격결손(VSD), 대동맥 우방 전위, 우심실 비대, 폐동맥판 협착 등을 동반한다. 증후군과 연관되어 나타나는 경우가 많다.

편도(tonsils) 협구 편도를 참조하라.

편도 비대(tonsillar hypertrophy) 협구궁 부위의 편도가 과하게 비대해져 있는 상태

편도절제술(tonsillectomy) 편도를 절제하는 수술. 감염 재발이나 구강 폐색을 해결하기 위해 실시한다.

편측성 비대증(hemihypertrophy) 몸 한 쪽이 다른 한 쪽보다 더 빨리 자라 부피가 더 큰 경우

평균 비음치(mean nasalance score) 비음치를 참조하라.

폐색장치(obturator) 구멍을 덮는 데 이용할 수 있는 장치의 총칭. 구개 폐색장치를 참조하라.

폐색증(atresia) 신체 내 공간[입구, 통로, 강(cavity)]이 선천적으로 없거나 닫혀 있는 경우

폐쇄성 수면무호흡증(obstructive sleep apnea, OSA) 수면 시 숨을 들이 쉬려고 근육이 움직이기는 하지만 인두가 막혀 있어서 공기가 폐로 유입되지 못하는 증상. 주로 편도나 아데노이드가 비대해져 있거나 수면 시 인두의 근긴장저하증 때문에 나타난다.

표준예방조치(Standard Precautions) 미국 질병통제예방센터에서 출간한 권장절차로, 환자, 전문가 및 모든 의료진을 감염 확산으로부터 보호하기 위해 개발되었다.

표현언어(expressive language) 메시지를 산출하고 전달하는 능력

표현형(phenotype) 한 유전형의 표현. 유전적 증후군과 연관된 특성의 범위

피에르 로빈 연쇄(Pierre Robin sequence) 소하악증, 설하수증, 구개열을 동반하는 선천성 장애로, 생후 몇 개월 동안 상기도폐색증이 흔히 나타난다.

피질골절단술(corticotomy) 뼈를 부분적으로 절제하는 수술

피토관(pitot tube) 기류의 속도를 측정하는 데 이용하는 장치

필연적 오류(obligatory error) 필연적 왜곡을 참조하라.

필연적 왜곡(obligatory distortion) 말소리의 조음위치(기능)는 정상이지만 비정상적인 구조(예: 치열 부정교합, 연인두 형성부전, 구비강 천공)로 인하여 말소리가 왜곡되는 경우로 과다비성, 비누출, 자음 약화, 짧은 발화 길이가 해당된다. 필연적 오류 또는 수동적 말 특성이라고도 한다.

하부식도괄약근(lower esophageal sphincter, LES) 식도의 기저 부분에 있는 괄약근으로 음식덩이가 위로 들어가도록 하는 역할을 한 다.

하상상(en face view) 저면상(base view)을 참조하라.

하악가지(하악지, ramus) 양측 하악의 몸체에서부터 수직으로 위를 향하는 말단부

하악 돌출(prognathia) 하악이 비대해져(증식되어) 돌출됨

하악 돌출증(prognathism) 큰 하악을 보이는 상태

하악 발육부전(mandibular hypoplasia) 하악의 발달이 충분하지 않아 하악이 작고 후퇴해 있는 양상을 보이는 경우. 소하악증(micrognathia)이나 하악 후퇴증(retrognathia)을 참조하라.

하악 후퇴(retrognathia) 한쪽 혹은 양쪽 하악이 정상위치에 비해 후퇴해 있는 경우. 대개 후퇴해 있는 하악을 일컫는 데 이용한다. 소하악증(하악 성장부진)과 관련되어 있다.

하인두(후두인두, hypopharynx) 인두(목구멍)의 일부로, 구강의 바로 아래에 있는 후두개에서부터 식도까지 뻗어 있다.

하치돌출(underjet) 정상적인 절치의 위치가 역전되어 상악 절치가 설측으로 전위되거나 혀 안쪽을 향한다. 설측 전위 또는 전방 교차교합이라고도 한다.

합지증(syndactyly) 손가락이나 발가락이 융합되거나 거미줄처럼 띠로 연결되어 있다.

혀짜래기(tongue-tie) 설소대단축증을 참조하라.

혈관종(hemangioma) 혈관이 뻗어 나가는 데 선천적인 기형이 동반되어 커다란 덩어리가 형성되는 경우

혈액 및 체액 예방지침 통합서(Universal Blood and Body Fluid Precautions, UBBFP) 미국 아틀란타 주에 있는 질병통제예방센터(CDC)에서 개발한 감염 관리 지침서

협구(頰丘, buccal sulcus) 볼과 치아 사이의 공간

협구궁(faucial pillars) 구강의 뒷부분에 커튼처럼 늘어져 있는 2개의 구조. 전협구궁은 연구개가 혀를 향해 양측으로 곡선을 이루며 늘어져 있는 모양을 취하고 있고, 후협구궁은 전협구궁 바로 뒤에 있다.

협착(stenosis) 체내의 관이 비정상적으로 좁혀져 있거나 관이 협착되는 경우를 말한다(예: 후비공 협착증, 인두 협착증, 성문하부 협착증).

협측(뺨 쪽, buccal) 볼과 관련이 있거나 치조궁이 이루는 곡선 중 뺨 쪽을 향하거나 뺨에 인접해 있는 부분을 말한다. 대체로 견치 뒤쪽의 치조궁과 치아 표면의 방향을 말한다.

혓몸(설상면, dorsum) 혓등의 가장 높은 표면

형성부전(hypoplasia) 조직이나 기관의 발육에 문제가 있거나 결손이 있는 경우. 정상적인 세포

수보다 부족하기 때문에 생겨나는 경우가 많다.

형태발생(morphogenesis)　배아 조직 형성 과정

호흡기류계(pneumotachograph)　유량계(flowmeter)와 압력차 감지 변환기(differntial pressure transducer)로 이루어진 기류계측기. 연인두 구멍의 면적이나 비강저항을 측정할 수 있는 기류 역학 기기의 부품 중 하나.

혼합공명(mixed resonance)　연속발화를 산출하는 동안 과다비성, 과소비성 또는 맹관공명이 섞여서 나타나는 경우를 말한다.

홍순(vermilion)　윗입술과 아랫입술의 붉은 색을 띠는 부분

환형(coronal pattern)　연인두 폐쇄의 한 유형으로 연구개가 후방으로 이동하여 인두후벽과 넓게 접촉하고 인두후벽이 전방으로 이동하면서 나타난다. 이 폐쇄 양상에서 인두측벽의 운동은 별로 없다.

후두격막(laryngeal web)　성대 사이에 띠로 된 조직이 덮여 있는 선천성 기형으로, 성대의 앞부분에 주로 생기며 이로 인해 호흡 시 천명이 날 수 있다.

후두연화증(laryngomalacia)　출생 시부터 후두개와 피열후두개주름의 연골이 비정상적으로 무른 상태. 숨을 들이마실 때, 특히 아기가 울거나 심호흡을 할 때 천명이 심하게 난다.

후방 교차교합(posterior crossbite)　견치 뒤에 있는 치아들에서 상악 치아가 하악 치아보다 안쪽으로 전위되어 있는 경우로, 대개는 상악이 좁은 경우에 나타난다.

후방음화(backing of phonemes)　보상조음 전략 중 하나. 대부분의 음소를 혀의 뒷부분과 연구개 혹은 인두후벽으로 조음하는 특징을 보인다.

후비강마찰음(posterior nasal fricative)　연구개가 다소 아래로 내려가서 기류가 열려 있는 연인두 구멍을 통과하면서 청각적인 소음을 동반하는 비누출과 함께 마찰을 일으키면서 산출되는 비정상적인 조음 산출 형태 중 하나로, 주로 치찰음, 특히 /s/, /z/를 대치하여 산출되며, 특정 음소에 국한된 비누출(PSNAE)과 관련 있다.

후비공(**後鼻空**, choana)　서골의 뒷부분에 있는 2개의 구멍으로 비강으로부터 비인두로 이어지는 입구이다.

후비공폐색증(choanal atresis)　선천적인 후비공의 폐쇄

후비공협착증(choanal stenosis)　후비공이 좁아지는 것

후비극(posterior nasal spine)　경구개 후방 경계부의 중심선에 돌출되어 있는 부위

흉선(thymus)　T림프구의 원천이 되는 가슴 부위의 기관

10의 법칙(rule of 10s)　구순열 수술에 적절한 시기를 결정하는 지침으로, 출생 후 최소 10주는 되어야 하고, 몸무게가 10파운드(약 4.53kg)는 되어야 하며, 헤모글로빈 수치가 10g은 되어야 입술 수술을 할 수 있다.

ABNQ(almost-but-not-quite)　거의 폐쇄되지만 완전히 폐쇄되지는 않는 크기의 연인두 구멍을 일컫는 말

Angle의 분류체계(Angle's classification system)　정상교합과 세 종류의 부정교합을 구분하여 제시한 체계

Brodie 교차교합(Brodie crossbite)　상악의 뒤쪽에 있는 모든 치아의 설측 교두가 하악치에 비해

볼 쪽으로 전위되어 있는 경우

Le Fort 제1형 절골술(Le Fort I osteotomy) 코의 바닥 바로 위에 있는 상악을 횡으로 분리해 내는 절골술

Le Fort 제2형 절골술(Le Fort II osteotomy) 비골(鼻骨)과 치조궁을 포함하는 절골술

Le Fort 제3형 절골술(Le Fort III osteotomy) 뺨의 뼈, 안구의 가장자리, 비골과 치조궁을 포함하는 절골술

Nasometer 환자의 말에서 비강 음향 에너지가 차지하는 상대적인 양을 측정할 수 있는 컴퓨터 기반 검사 장비(KayPENTAX, Montvale, N.J.)

Orticochea 괄약근성형술(Orticochea sphincteroplasty) 인두괄약근성형술을 참조하라.

SBNA(sometimes-but-not-always) 비일관된 연인두 폐쇄를 보이는 환자를 지칭하는 용어. 노력하면 연인두를 완전히 폐쇄할 수 있으나 오랫동안 폐쇄를 유지하는 데 어려움이 있다.

TONAR 1970년에 Fletcher가 개발한 것으로 말소리 산출 시 비강과 구강의 음향 에너지를 측정할 수 있는 최초의 장비. Nasometer의 조상이라 할 수 있다.

Veau의 구개열 근육(cleft muscle of Veau) 구개열에 의해 발생하는 연구개 근육의 비정상적인 삽입을 말한다. 구개거근이 중앙에서 손가락이 맞물리듯이 맞물려 있지 않고, 구개거근과 구개인두근이 비정상적으로 경구개의 뒤쪽 경계선에 삽입되어 올바른 기능을 하지 못하게 된다.

W궁(W-arch) 사중나선형 구개 확장장치의 변형

Z-성형술(Z-plasty) 조직을 길게 만드는 데 이용하는 성형술 기법

찾아보기

[ㄱ]

[ㄴ]

[ㄷ]

[ㄹ]

[ㅁ]

[ㅂ]

[ㅅ]

[ㅇ]

[ㅈ]

[ㅊ]

[ㅋ]

[ㅌ]

[ㅍ]

[ㅎ]

[기타]

역자 소개

■ 표화영

이화여자대학교 사범대학 외국어교육과 영어전공 학사
이화여자대학교 대학원 영어영문학과 어학전공 석사
이화여자대학교 대학원 언어병리학협동과정 말장애전공 박사
연세의료원 이비인후과 음성언어치료실 언어치료사 역임
현, 조선대학교 보건과학대학 언어치료학과 교수

♣ 저 · 역서 및 논문

음성장애: 이론과 실제(2014, 박학사)
임상근거기반 의사소통장애(2014, 시그마프레스)
의사소통장애의 진단과 평가(2012, 학지사)

■ 한진순

이화여자대학교 특수교육학과 청각장애전공 학사
이화여자대학교 대학원 특수교육학과 언어장애전공 석사
이화여자대학교 대학원 언어병리학협동과정 말장애전공 박사
전 삼성서울병원 재활의학과 언어치료사
전, 우송대학교 보건복지대학 언어치료청각재활학부 교수

♣ 저 · 역서 및 논문

교육 및 의료 현장 전문가를 위한 의사소통장애 개론(2016, 시그마프레스)
아동의 조음음운장애 치료(2011, 박학사)
언어장애 진단평가(2011, 학지사)

구개열 및 두개안면 기형: 말과 공명에 미치는 영향
Cleft Palate and Craniofacial Anomalies: Effects on Speech and Resonance

발 행 일 | 2016년 8월 30일 초판 1쇄 발행
저 자 | Ann W. Kummer
역 자 | 표화영 · 한진순
발 행 인 | 구본하
발 행 처 | 도서출판 **박학사**
주 소 | 서울시 마포구 월드컵북로5길 33 동아빌딩 2층
전 화 | (02)3142-3764~5
팩 스 | (02)3142-3766
웹 사 이 트 | www.pakhaksa.co.kr
등 록 번 호 | 제10-2230호

정가 36,000원 ISBN 978-89-98521-51-6